한국 응급구조학 표준교재

응급구조학 외상

Korean Prehospital Emergency Care in TRAUMA

한국 응급구조학 표준교재편찬위원회

총괄 편찬위원장 | 조병준 강원대학교 응급구조학과
왕순주 한림대학교 동탄성심병원 응급의학과

외상분과 편찬위원장 | 박찬용 서울대학교병원 외상외과

도서출판 한미의학

응급구조학 외상

초판 1쇄 발행 2024년 2월 10일

지은이 전국응급구조학과교수협의회
펴낸이 이광재
펴낸곳 도서출판 한미의학(2024 Printed in Korea)

포토그래피 김형태, 이해주

책임편집 서영주
본문편집 오인택
책임교정 손인아, 이순례
마 케 팅 이종희
경영지원 이종희, 박희숙

출판등록 1999년 7월 13일 제22-1586호
주소 서울시 마포구 동교로23길36 리앤리빌딩
전화 02-336-3477
팩스 02-336-6762
메일 k_medical@hanmail.net
www.hanmibook.co.kr

ISBN 979-11-90322-63-8 93510
정가 45,000원

About the Authors

집필진 및 감수위원

편찬위원

위 원 장 박찬용 서울대학교병원 외상외과
용어위원장 문준동 공주대학교 응급구조학과
감수위원장 김호현 부산대학교병원 외상외과
부위원장 윤성우 남서울대학교 응급구조학과
부위원장 김상철 충북대학교병원 응급의학과
간 사 정수연 주한미군의무사령부

집필위원

강찬영 연세대학교 원주세브란스기독병원 응급구조사
곽은주 대원대학교 응급구조과
김상철 충북대학교병원 응급의학과
김성호 분당서울대학교병원 응급구조사
김용준 서울대학교병원운영 서울특별시 보라매병원 응급구조사
김형태 연세대학교 원주세브란스기독병원 응급구조사
김호현 부산대학교병원 외상외과
남소윤 국군의무사령부 의료종합상황센터
문준동 공주대학교 응급구조학과
문준영 남부대학교 응급구조학과
박대성 광주보건대학교 응급구조학과
박제성 경기도소방재난본부
박찬용 서울대학교병원 외상외과
박창제 서울대학교병원운영 서울특별시 보라매병원 응급구조사
박희숙 해양경찰연구센터 정책연구팀
서아람 서울소방학교
심경율 창원경상국립대학교병원 응급구조사
양현모 한국교통대학교 응급구조학과
우일웅 주한미군의무사령부
윤병길 건양대학교 응급구조학과
윤성우 남서울대학교 응급구조학과
윤종근 호남대학교 응급구조학과
윤형완 전주비전대학교 응급구조과
이남진 대전소방본부
이정일 행안부 국가민방위재난안전교육원
이정혁 경기도소방재난본부
이효철 호남대학교 응급구조학과
정수연 주한미군의무사령부
조웅룡 경기도소방재난본부
주정미 대전대학교 응급구조학과
채현석 충북대학교병원 응급의학과
최미영 강원대학교 응급구조학과
최성수 광주대학교 응급구조학과
한승은 나사렛대학교 응급구조학과
한승태 육군 특수전학교
홍석환 을지대학교 응급구조학과

감수위원

고승제 을지대학교병원 외상외과
권오상 제주한라병원 외상외과
김광석 충북보건과학대학교 응급구조과
김삼철 국군구리병원 주임원사
김상화 서울대학교병원 성형외과
김선주 연세대학교 원주세브란스기독병원 응급의학과
김순심 선린대학교 응급구조과
김오현 연세대학교 원주세브란스기독병원 응급의학과
김재갑 국군의무학교 응급구조학교관 원사
김정윤 고려대학교구로병원 응급의학과
김호현 부산대학교병원 외상외과
노상균 선문대학교 응급구조학과
노영선 서울대학교병원 응급의학과
문준동 공주대학교 응급구조학과
박도중 서울대학교병원 외상외과
박용주 소방청 119대응국 구급역량개발팀장
박찬용 서울대학교병원 외상외과
배성주 마산대학교 응급구조과
송형근 아주대학교병원 정형외과
신상열 호원대학교 응급구조학과
염석란 부산대학교병원 응급의학과
원영덕 전주기전대학교 응급구조과
윤병길 건양대학교 응급구조학과
윤성우 남서울대학교 응급구조학과
윤정호 단국대학교병원 신경외과
윤형완 전주비전대학교 응급구조과
이강현 연세대학교 원주세브란스기독병원 응급의학과
이성민 전남대학교병원 응급의학과
이영아 제주한라대학교 응급구조과
이재민 광주보건대학교 응급구조학과
이정은 동남보건대학교 응급구조과
이정혁 경기도소방재난본부
정준호 남서울대학교 응급구조학과
정한호 마산대학교 응급구조과
조병준 강원대학교 응급구조학과
채현석 충북대학교병원 응급의학과
최욱진 울산대학교병원 응급의학과
최욱진 서정대학교 응급구조과
최혜경 을지대학교 응급구조학과
현성열 가천대학교길병원 외상외과(심장혈관흉부외과)
홍석환 을지대학교 응급구조학과
홍원표 중앙응급의료센터 외상필수의료관리팀장

Korean Prehospital Emergency Care in TRAUMA

서문

2010년인가 원주세브란스기독병원 심포지엄에 갔다가 당시 Nippon Medical School Chiba Hokusoh Hospital에 근무하고 계시던 Kunihiro MASHIKO 교수님의 발표를 듣게 되었는데 그 분의 발표에서 일본은 'JPTEC(Japan Prehospital Trauma Evaluation and Care)'이라는 병원전 외상처치에 관련된 교육을 전국적으로 시행한 후 예방가능 외상사망률이 크게 감소하였고, Doctor-Heli 사업을 시행하면서 예방가능 외상사망률이 또 한 차례 크게 감소하였다고 하였습니다. 우리나라도 많은 분들의 노력으로 '닥터헬기'가 2011년 인천 가천대 길병원과 전남 목포한국병원에 도입된 이래 2023년 8대가 활발하게 활동하고 있으며, MASHIKO 교수님이 많은 도움을 준 것으로 알고 있습니다. 심포지엄에서 MASHIKO 교수님의 발표가 끝나고 휴식 시간에 찾아가 JPTEC에 대해 몇 가지 질문을 하고 혹시 한국어로 번역을 해도 되겠는지 여쭈어보았는데 흔쾌히 도움을 주겠다고 하시고 일본 측 저작권 문제 해결에 도움을 주셔서 2013년 '병원전 외상처치' 라는 이름의 번역서가 출간될 수 있었습니다.

외상술기교육연구학회 회원들과 함께 2015년 '그림으로 보는 외상학'을 편찬하였고, 대한외상학회 교육이사로 있으면서 2015년 당시 한호성 대한외상학회 회장님께 국내에도 한글로 된 본격 외상 교과서가 필요한 시기가 되었음을 건의드렸고, 회장님께서 흔쾌히 승락하셨습니다. 당시 국내 각 분야에서 고명하신 집필진들을 모시고 열심히 작업한 끝에 2018년 '외상의학' 초판이 빛을 볼 수 있게 되었습니다. 그리고 2022년 제가 대한외상학회 이사장을 시작하면서 개정판 작업을 시작하여 1년 6개월 만에 '외상의학 개정 2판'을 출간하기에 이르렀습니다.

이처럼 외상에 관련된 교재편찬과 교육에 관심이 많던 차에 2022년 전국응급구조학과 교수협의회로부터 응급구조학과 표준교과서 편찬에 대한 제의가 들어왔습니다. 외상분과 위원장을 맡아 부위원장인 충북대학교병원 응급의학과 김상철 교수님과 남서울대학교 응급구조학과 윤성우 교수님, 대표 감수 부산대학교병원 외상외과 김호현 교수님, 용어 위원장 공주대학교 응급구조학과 문준동 교수님, 간사 주한미군의무사령부 정수연 선생님을 비롯하여 전국의 열정 넘치는 많은 선생님들이 함께 참여하여 2년간 열심히 노력하여 결실을 맺기에 이르렀습니다. 초판 작업의 어려움은 겪어보지 않으신 분들은 잘 모르실 거라 생각합니다. '외상의학' 초판 작업을 하면서 그 고충을 겪어본 사람으로서 집필에 참여하는 용기를 내주시고 귀한 시간 할애해 주시고 또한 많은 고통을 감내해 주신 저자 한 분 한 분께 존경과 감사의 마음을 전합니다. 또한 출판 일정이 촉박한 관계로 급하게 감수를 의뢰드렸음에도 선뜻 수락해 주시고, 꼼꼼하고 세심하게 살펴봐 주시어 교재의 수준이 보다 향상될 수 있도록 적극 의견을 개진해 주신 모든 감수위원분들께도 마음 깊이 감사의 말씀 전합니다.

이 책이 세상에 빛을 볼 수 있도록 여러 단계에서 적극적으로 의견을 개진해 주시고 초판이지만 양질의 책을 선보이겠다는 일념으로 분주히 노력해 주신 도서출판 한미의학 이광재 대표님과 책임편집을 맡아 노고를 아끼지 않으신 서영주 과장님께도 심심한 감사의 인사를 전합니다. 또한 많은 이미지들에 대해 사진 작업이 필요했던 바 묵묵히 귀한 시간 내어 양질의 이미지들을 생산해 주신 원주세브란스기독병원 응급구조사 김형태 선생님, 이해주 선생님과 그의 동료들에게도 큰 감사의 박수를 보냅니다.

이 책이 응급구조학을 전공하는 학생들 그리고 구급 현장 일선에서 최선을 다하고 계시는 분들에게 조금이나마 보탬이 되길 바라며, 이를 통해 현장의 외상환자들에게 도움이 되길 기원합니다. 또한 그리 멀지 않은 시기에 개정 2판 작업을 통해 보다 다양하고 디테일한 양질의 지식을 제공해 드릴 수 있기를 희망해 봅니다.

한국 응급구조학 표준교재편찬위원회 외상분과 편찬위원장
전 외상술기교육연구학회 이사장
대한외상학회 19대 이사회 이사장
서울대학교병원 외상외과
박 찬 용

발간사

안녕하세요.

21세기는 기술의 급속한 발전과 글로컬, 국제화로 인해 무한 경쟁시대로 진입하고 있습니다. 더불어 사회전반의 정보화로 인해 편리한 삶을 추구하고 있으며, 정보에 대한 수요는 지속적으로 늘어나고 있습니다. 그러나 응급구조학적 측면에서는 안전불감증으로 감염병, 대형사고와 화재 그리고 자연재난으로 많은 어려움을 겪고 있습니다. 우리는 건강한 삶을 위하여 각종 재난 그리고 사고와 질병에 대한 준비를 해야 합니다.

응급구조사의 준비는 사고현장에서부터 최고의 응급처치가 시작되어야 합니다. 아무리 훌륭한 응급의료종사자와 시설을 갖추었다 할지라도 응급환자를 인지하지 못한다면 응급처치가 늦어져 환자의 생명을 위협하고 생존한다 하더라도 심각한 장애가 발생하여 삶의 질이 떨어질 수밖에 없습니다. 또 발견 즉시 응급의료체계 활성화를 시켰더라도 119구급대가 도착할 때까지 신속하고 적절한 응급처치를 제공하지 못하면 소생의 기회는 그만큼 줄어들게 됩니다. 따라서 빠르게 응급환자를 발견하고 인지하여 목격자에 의한 신속하고 정확한 응급처치가 제공되어져야 하고, 응급구조사에 의한 환자의 중증도에 따른 올바른 응급처치가 시행되어야 합니다.

응급구조사를 위한 교과서인 "응급구조학"은 국내 응급구조사들을 위해 처음으로 국내에서 제작된 교과서로서, 우리나라 응급구조사들의 전문성과 역량 향상에 기여하고자 기획되었습니다. 이제까지 사용되었던 외국서적의 번역판과는 달리, 우리나라의 응급구조 상황과 요구사항을 반영한 내용으로 구성되어 있습니다.

이 표준교재 교과서는 총 3권으로 나뉘어져 있으며, 총론, 외상, 재난으로 구분되어 있습니다. 각 권은 전문 출판사들과의 협업을 통해 완성되었으며, 각각의 출판사는 총론은 군자출판사, 외상은 도서출판 한미의학, 재난은 현문사에서 담당하였습니다.

도서출판 한미의학에 출판한 외상의 세부 내용은 다음과 같습니다:

우선적으로 외상의 이해, 현장환자평가, 그리고 기도와 환기, 쇼크와 순환, 그리고 머리, 목, 척추, 몸통, 팔다리, 물렁조직 손상에 대한 외상 응급처치에 대한 이해는 응급구조사들이 응급상황에서 빠르고 정확한 대응을 할 수 있는 핵심 요소로 구성되어 있습니다.

그리고 다발성 및 중증외상의 접근, 화상, 환경 손상, 특수환자 외상, 군 응급의료, 화학 손상에 대한 외상 응급처치에 대한 이해는 응급구조사들이 응급상황에서 빠르고 정확한 대응을 할 수 있는 핵심 요소로 구성되어 있습니다.

마지막으로 외상성 심정지, 환자 이송체계, 외상점수체계에 대한 응급구조사들이 응급상황에서 빠르고 정확한 대응을 할 수 있는 핵심 요소로 구성되어 있습니다.

다소 어렵게 느껴질 수 있는 외상학 분야이지만, 이 교재를 통해 많은 응급구조사들이 외상학을 이해하고, 이를 통해 응급구조학 기반구축으로 변모할 전국응급구조학과의 밝은 미래를 엿볼 수 있기를 기대합니다.

응급구조학의 발간을 위해 노력해 주신 관계자와 응급구조학 연구 참여기관에 감사드립니다.

이 교과서는 교육과 연구를 위한 지침서로서 응급구조사들의 전문성 향상과 응급상황 대응 능력 강화를 목표로 합니다. 그동안 응급구조사들이 외국서적을 번역하여 사용해야 했던 어려움을 극복하기 위해 이번 교과서의 발간에 협조해 주신 한국 응급구조학 표준교재편찬위원회와 도서출판 한미의학 이광재 대표님과 관련 전문가분들에게 깊은 감사의 말씀을 드립니다.

감사합니다.

전국응급구조학과교수협의회 회장
강원대학교 응급구조학과
조 병 준

발간사

1990년대 연이은 대형참사를 겪으면서 진정한 선진국으로 도약하기 위해서는 어떠한 응급상황에서도 국민들이 안심하고 자신을 맡길 수 있는 체계가 확립되어야 함을 응급의료종사자들이 뼈저리게 느끼고, 응급의료와 재난에 관련된 법률을 정비해왔고 인력양성시스템도 변화되었습니다. 소방과 복지부로 이원화되었던 응급의료체계가 각 기능별로 정비되어왔고 관련 인력으로서 핵심 인력 중 하나가 응급구조사였습니다. 응급구조사를 양성함으로써 우리나라의 응급의료체계는 영미식 선진국 응급의료체계로 가는 기반을 닦는 전환점이 되었고 현재까지도 많은 응급구조사들이 응급의료체계 내에서 다양하게 활약하고 있습니다.

그러나 응급구조사 양성을 위한 교육훈련과 평가에서 그 기준이 되는 교과 과정 내용, 더 구체적으로는 교육 교재는 아쉽게도 선진국의 교재를 번역하여 사용하거나 표준화되지 못한 일부 국내 교재를 활용하여 왔기 때문에 교육과정, 교육내용, 평가기준, 선발과정에 이르는 응급구조사 양성에서 표준화된 교육과 평가가 이루어지지 못하고, 교육과 평가선발이 괴리되는 문제가 그 동안 발생해 온 것이 사실입니다. 이에 전국응급구조학과교수협의회를 중심으로 각 해당과목 교재의 주제에 맞게 대한응급의학회, 대한외상학회, 대한재난의학회와 공동으로 2021년 12월에 한국 응급구조학 표준교재편찬위원회를 구성하고, 총괄편찬위원장을 저와 당시 교수협의회장이었던 박시은 교수가 공동으로 맡아서 시작하였고 2024년에는 현 교수협의회의장이신 조병준 교수가 이어서 공동으로 진행을 하여 주셨습니다.

2022년 2월부터 시작된 표준교재 개발에 응급구조학과 교수님뿐 아니라 응급의학과, 외상외과 등 많은 전문의 선생님들이 집필을 같이 하여 주셨고 감수와 기타 개발 및 관리 작업에 많은 자원이 들어갔습니다. 일차로 응급구조학 표준교재 총론, 외상, 재난의 세 가지 분야를 먼저 제작하였고 총론은 대한응급의학회, 외상은 대한외상학회, 재난은 대한재난의학회의 회원들이 주도적으로 참여하여 이루어진데 대하여 각 전문 학회에 감사를 표하는 바입니다. 이번 일차 표준교재 개발에서 그치지 않고 향후 응급구조사의 교육과 평가, 선발이 이루어지는 다양한 분야에서 지속적으로 교준교재가 개발되고 수정향상되어 국내 응급구조사의 질이 향상되고 외국에서도 응급의료체계 내 교육의 본보기가 되는 날이 오기를 기대합니다. 더불어 이번 표준교재 개발을 위해 애써주신 여러 저자분들, 관련 학회 및 단체, 출판사들 및 담당하신 여러 선생님들께 다시 한 번 본 표준교재편찬위원회를 대표하여 깊은 사의를 표하는 바입니다.

한국 응급구조학 표준교재편찬위원회 총괄위원장
전 대한화상학회 회장
전 대한재난의학회 회장
한림대학교 동탄성심병원 응급의학과
왕 순 주

축사

외상 응급의료체계는 예방, 병원 전 단계, 병원 단계, 재활 네 가지 단계가 유기적으로 역할을 잘 유지해야 최선의 결과를 가져올 수 있습니다. 이 중에서도 손상 환자 발생 시 초기 처치에 임하는 병원 전 단계의 중요성은 아무리 강조해도 지나침이 없습니다. 특히 병원 전 단계에서는 외상이 발생한 사고현장에 제일 먼저 도착하여 현장을 확인하고 평가하여 다중사상 사고에 대응하여야 합니다. 현장이 파악이 이루어진 후에는 개별 외상환자에게 접촉하여 일차평가를 통해 환자의 생명을 위협할 수 있는 상황의 유무를 파악하고 생명 유지에 필요한 초기 소생 조치를 시행하며 환자의 중증도 분류(right patient)에 따른 외상진료가 가능한 최적 의료기관(right place)으로 적절한 시간(right time) 내에 이송하는 것은 매우 중요한 일입니다.

지금까지 응급구조학 관련 교재가 외국 교과서를 번역한 것이 대부분이었던 것이 사실입니다. 이로 인해 실제 국내 상황과 맞지 않는 부분도 상당히 있어 어느 정도 거리감이 있고 현장과 동떨어진 내용도 있었음은 아쉬운 부분입니다. 따라서 국내 현실에 맞는 응급구조학 교과서가 있으면 좋겠다는 바램은 늘 있어 왔지만 실현되지 못하다가 이번에 전국응급구조학과교수협의회 주도로 우리나라 실정에 맞는 표준교과서를 발간하게 됨을 축하드립니다.

표준교과서 가운데에서도 '외상' 교재는 OECD 국가 중 최하위 수준의 예방가능 외상사망률을 보이는 외상 영역에서 중요한 역할을 할 것으로 기대해 봅니다. 학생들 교육에 여념이 없으신 응급구조학과 소속 여러 교수님들과 현장에서 분주한 일정을 소화하는 응급구조사분들이 시간을 쪼개어 자원하여 집필에 참여하셨다고 들었습니다. 부족한 시간에도 불구하고 기대 이상으로 충실하게 내용이 정리되었으며 최신지견까지 포함하고 있습니다. 초판이라는 한계점이 있겠지만 여러 난관을 극복하고 출판에 이르게 된 점이 무엇보다 중요하다고 생각하며, 향후 갈고 다듬어 보다 더 직접 실무에 적용이 가능한 개정판이 나올 것으로 기대합니다. 더불어 병원 단계와 유기적인 협력 체계를 갖추어 대한민국 외상 응급의료 체계가 한 단계 도약할 수 있기를 기원합니다.

전국응급구조학과교수협의회 조병준 회장님을 비롯 외상 교재가 완성될 수 있도록 애쓰신 모든분들께 큰 박수를 보냅니다.

대한외상소생협회 회장
부산대학교병원 응급의학과
염 석 란

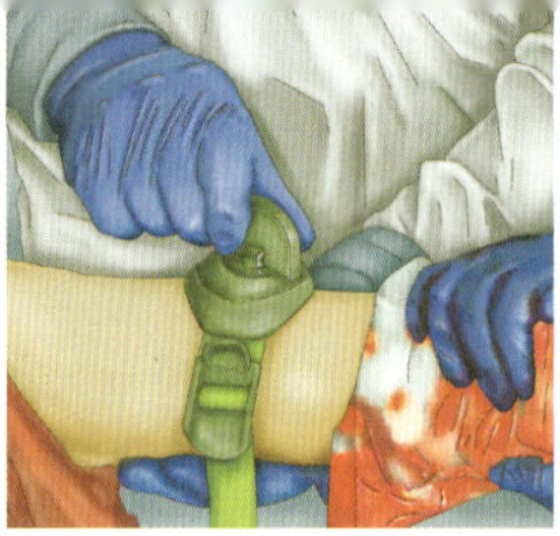
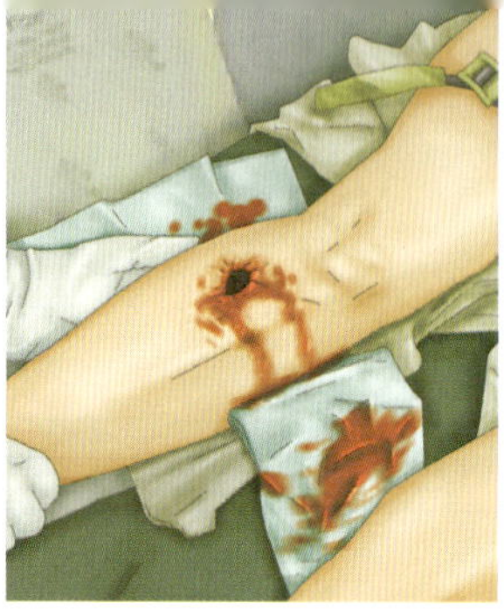
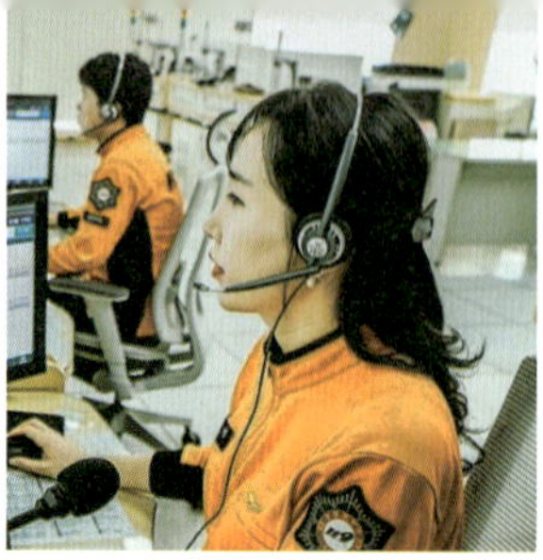

CONTENTS

차례

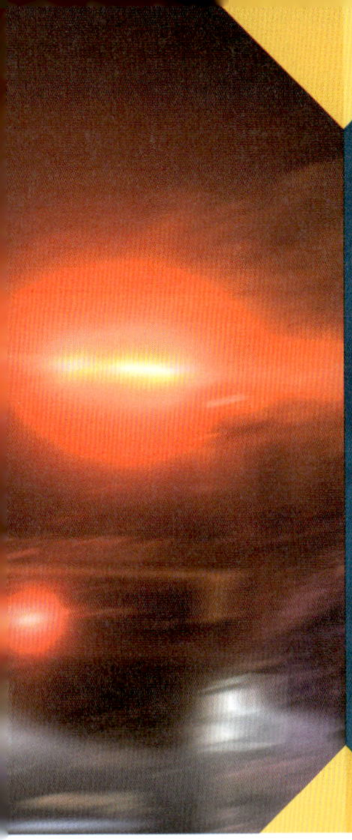

CHAPTER 1
외상의 이해

Chapter editor. 윤형완, 정수연
Author. 윤형완, 정수연

이 장의 학습을 마치면 다음을 시행할 수 있다.

1. 외상응급의료시스템을 설명할 수 있다.
2. 외상처치술의 기본 원칙을 알 수 있다.
3. 응급구조사의 역할을 설명할 수 있다.
4. Golden Hour를 설명할 수 있다.
5. 환자 이송에 대한 결정을 할 수 있다.
6. 손상 예방을 알 수 있다.
7. 손상을 유발하는 외상역학에 대해서 이해할 수 있다.
8. 손상에 영향을 미치는 외상기전을 이해할 수 있다.
9. 손상 유형을 인식하고 그에 따른 손상을 예측 또는 파악할 수 있다.

KEYWORDS

외상응급의료시스템
Golden Hour
손상 예방
외상기전
사고기전
둔상
관통상

1 외상응급의료시스템

1) 외상 개요

외상(trauma)은 외부의 물리적 힘에 의한 신체 손상을 말한다. 현재 외상은 암, 심장질환 및 코로나19 다음으로 네 번째 주요 사망 원인이며, 외상의 사망률은 폐렴과 비슷하고 뇌혈관질환보다는 높은 수준이다. 코로나19에 의한 사망이 3위인 것은 대유행 시기의 특징이라고 볼 수 있을 것으로 보인다(그림 1-1). 또한 외상은 15~44세에서 1위 사망 원인이며, 절반 이상이 외상으로 인해 사망한다. 이처럼 외상은 젊은 사람들의 주요 사망 원인이 되고, 연간 5조 원 이상(2019년 기준)의 의료비용을 발생시키며, 생산 연령손실을 유발한다. 반면 전체적인 외상환자의 입원이나 사망의 수는 나이가 많을수록 높은 편이다(표 1-1).

외상환자는 연간 총 206,887명 이상 발생하며, 2020년 질병관리청 손상 유형 및 원인 통계에 의하면 10년간 전체 외상 및 손상 사망자 수는 꾸준히 증가해 왔다. 2021년 국가응급진료정보망(National Emergency Department Information System, NEDIS)의 외상등록체계(Korean Trauma Data Bank, KTDB)에서는 응급실로 내원한 전체 외상환자의 성별 중 남자가 64.9%, 여자가 35.1%로 남자의 비율이 더 높았으며, 전체 외상환자의 연령별 비율은 60대와 50대가 각각 19.2%, 17.3%로 높았다(그림 1-2).

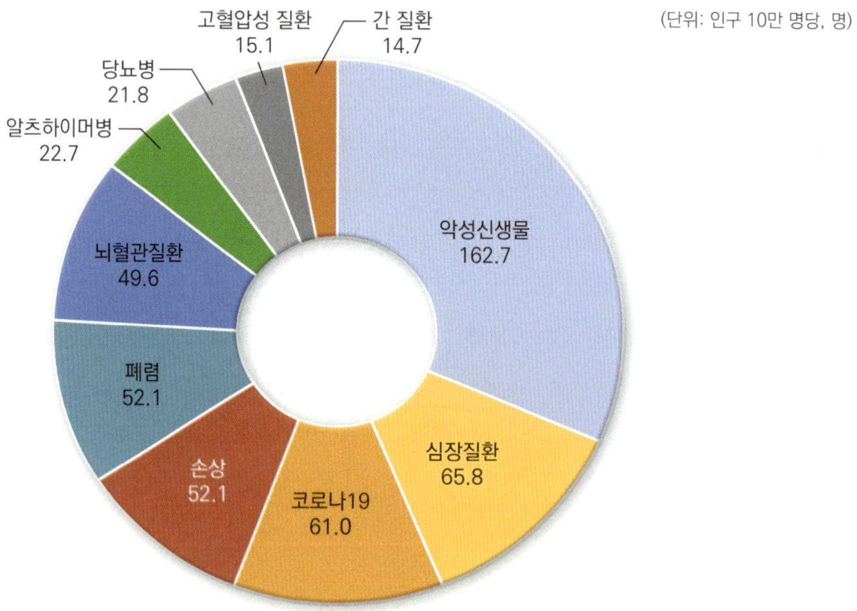

그림 1-1
주요 사망 원인
출처: 질병관리청 국가손상정보포털. 손상발생현황 injury factbook 2022.

표 1-1
응급실 내원 손상 환자 현황(2020)

구분	2018					2019					2020				
	내원	입원		사망		내원	입원		사망		내원	입원		사망	
		건수	분율	건수	분율		건수	분율	건수	분율		건수	분율	건수	분율
전체	**284,014**	**38,255**	**13.5**	**2,807**	**1.0**	**277,372**	**36,084**	**13.0**	**2,630**	**0.9**	**206,887**	**31,554**	**15.3**	**2,534**	**1.2**
성별															
남자	165,588	23,212	14.0	1,915	12	161,334	21,672	13.4	1,768	1.1	119,900	19,052	15.9	1,741	1.5
여자	118,426	15,043	12.7	892	0.8	116,038	14,412	12.4	862	0.7	86,987	12,502	14.4	793	0.9
연령															
0~9세	62,439	2,050	3.3	27	0.0	60,403	1,828	3.0	33	0.1	40,775	1,498	3.7	22	0.1
10~19세	24,777	2,220	9.0	86	0.3	23,973	2,131	8.9	92	0.4	14,391	1,558	10.8	76	0.5
20~29세	35,972	2,952	8.2	161	0.4	35,342	2,780	7.8	168	0.5	28,510	2,670	9.4	186	0.7
30~39세	31,987	3,195	10.0	206	0.6	30,226	2,878	9.5	181	0.6	22,866	2,472	10.8	198	0.9
40~49세	32,406	4,208	13.0	311	1.0	30,217	3,941	13.0	267	0.9	22,957	3,300	14.4	219	1.0
50~59세	37,039	6,462	17.4	493	1.3	35,769	5,882	16.4	435	1.2	27,397	5,104	18.6	394	1.4
60~69세	26,185	6,119	23.4	503	1.9	27,250	5,752	21.1	119	1.6	22,364	5,291	23.7	483	2.2
70세 이상	33,209	11,049	33.3	1,020	3.1	34,102	10,892	31.9	1,005	2.9	27,627	9,661	35.0	956	3.5

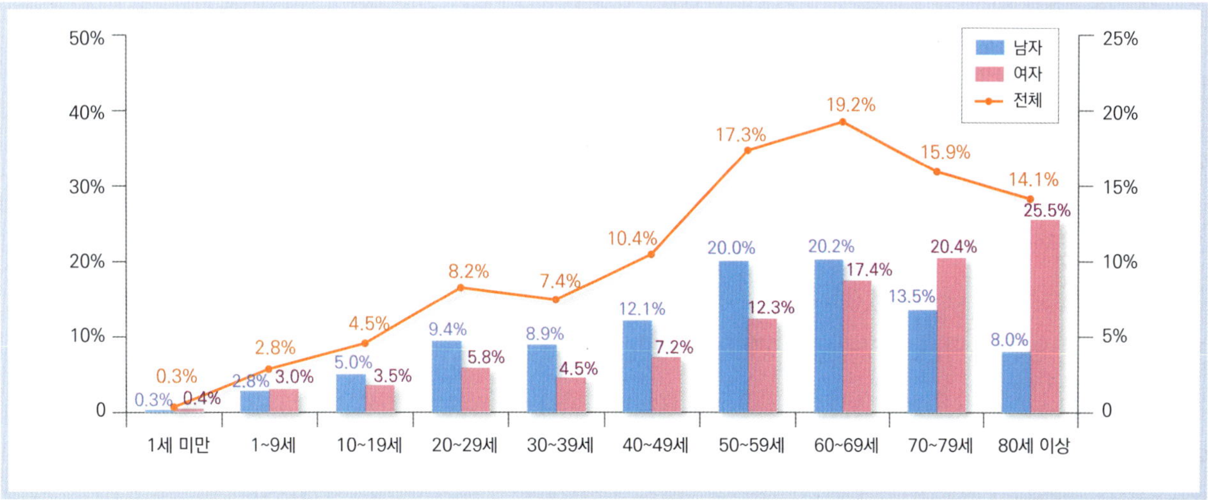

그림 1-2
2021년 성·연령별 외상환자 현황

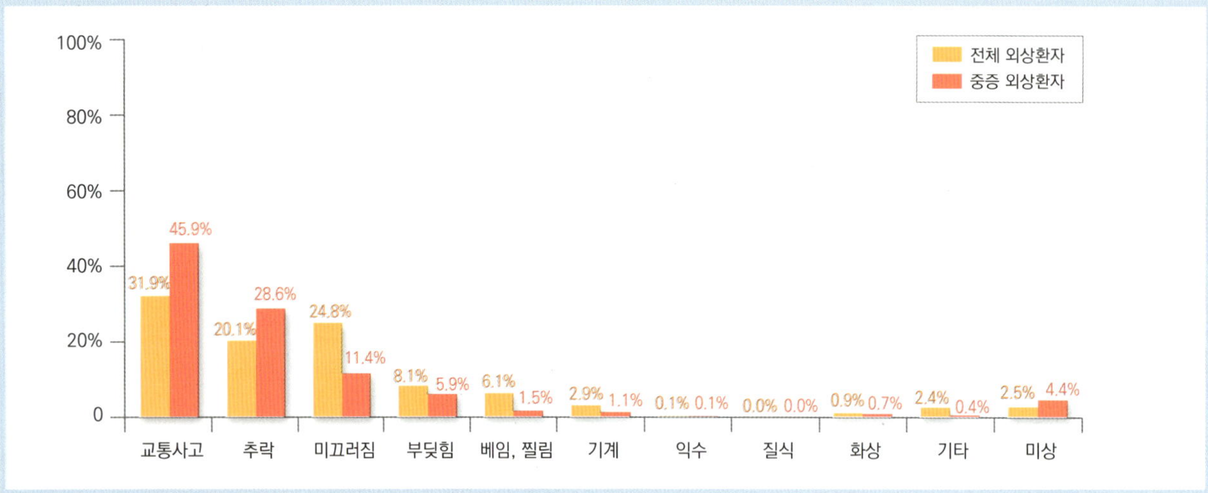

그림 1-3
2021년 사고종류별 현황

손상 유형은 전체 외상환자와 중증외상환자 모두 둔상(무딘 손상, blunt injury)이 각각 91.5%, 96.9%로 대부분을 차지하고 있으며, 그 중 교통사고의 비중이 가장 높았다. 전체 외상환자는 미끄러짐(24.8%), 추락(20.1%), 부딪힘(8.1%) 등의 순이었고, 중증외상환자는 추락(28.6%), 미끄러짐(11.4%), 부딪힘(5.9%) 등의 순으로 많았다(그림 1-3).

응급의료체계(EMS)는 현대의 외상처치에 매우 중요한 역할을 한다. 응급구조사는 외상처치체계의 계획과 목적을 이해하고, 외상환자에게 적절한 평가와 처치를 시행하며, 예정된 외상센터로 이송하는 것이 중요하다.

현대사회에서 산업화, 기계화에 의해 인적, 물적 이동이 많아지고, 산업 현장에서의 재해 및 교통사고 발생률이 증가함에 따라 외상의 빈도는 점점 증가하고 있다. 21세기 들어 쇼크에 대한 생리현상의 규명 및 수액과 혈액을 이용한 소생술, 항생제의 개발, 마취 및 수술기법의 발전으로 외상학은 급속한 발전을 이루었다.

우리나라는 2020년 사망원인별 통계에 따르면 외상과 관련된 사망이 전체 3위였으며, 특히 40세 이전의 가장 흔한 사망원인으로 생명 손실이나 경제적 손실의 측면에서 가장 큰 비중을 차지하는 질환군이다. 사망의 원인에 속하는 항목으로는 운수사고, 추락, 익사, 연기 및 불에 노출, 유독성 물질에 의한 중독, 고의적 자해, 가해, 기타 외인이 있다. 국내에서 일어나는 대부분의 외상은 둔상으로서 광범위한 신체 부위가 큰 압력을 받아 파열되는 것이 주요 기전이며, 주로 다발성 외상의 형태로 나타난다.

이는 찔림이나 총상과는 달리 광범위한 신체 부위에 심한 손상을 가져오면서 패혈증 혹은 다발성 장기부전(Multiple Organ Failure, MOF)과 같은 합병증을 초래하게 된다. 둔상의 경우 환자의 치료과정에서 많은 전문 임상 과목의 의사가 필요할 뿐만 아니라 치료 후 예후도 좋지 않은 특징을 가지고 있다. 외상에 의한 사망률을 낮추기 위해서는 사고를 예방하는 것이 가장 중요하지만 사고 발생 후 신속한 외상처치가 시행될 수 있는 응급의료체계를 구축하고, 응급의료에 관련된 의료진의 외상처치 수준을 높여야 한다.

국내의 경우 외상환자에 대한 최초 응급처치를 시행하는 의료진의 대부분이 임상경험이 적은 의사인 경우가 많았고, 다발성 외상환자나 중증외상환자에 대한 외상처치가

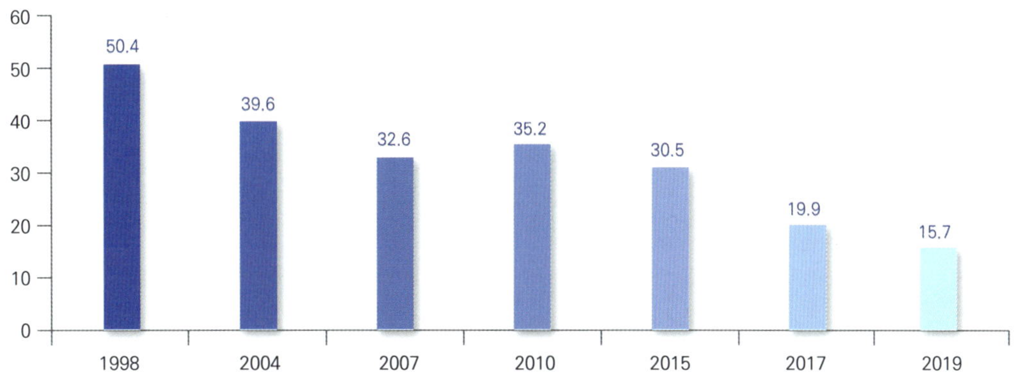

그림 1-4
연도별 예방가능 외상사망률 추이

신속하고 체계적으로 시행되지 않은 경우가 많았다. 우리나라는 2012년 권역외상센터가 선정되기 시작하면서 **외상 응급의료시스템**이 체계화되었다. 외상으로 인한 사회경제적 비용은 2003년 약 13조 7천억 원으로 추산되었으며, 전체 사회경제적 비용 중 손상에 의한 사망으로 생산성 손실 비용이 차지하는 비율은 60.2~62.4%로 나타났다. 우리나라의 예방가능 외상사망률은 1998년 50.4%, 2004년 39.6%, 2007년 32.6%, 2010년 35.2%, 2015년 30.5% 2017년 19.9% 2019년 15.7%로 각각 조사되었으며(그림 1-4), 2007년 미국 등 선진국에서의 예방가능 외상사망률이 2.5% 이내인 것과 비교하면 상당히 높은 수치이다. 이에 정부에서는 예방가능 외상사망률을 선진국 수준으로 낮추기 위해 우선 2020년까지 예방가능 외상사망률을 20%까지 낮춘다는 목표를 세우고 2012년부터 권역외상센터 설치 지원사업을 시작하여 2017년까지 총 17개의 권역외상센터가 선정되었으며, 2024년 기준 17개 권역외상센터가 개소하여 운영되고 있다. 권역외상센터는 국가외상데이터뱅크(Korean Trauma Data Bank, KTDB)에 자료를 업로드하여 외상환자에 대한 포괄적인 정보를 수집하고 있으며, 외상환자에 대한 진료와 국내 외상체계 구축을 위한 연구의 기초자료로 사용되고 있다.

우리나라는 연간 500만 명에 가까운 환자들이 응급실에 내원하며, 이 중 1/4 이상(28.6%)(2021 응급의료 통계연보)은 질병이 아닌 교통사고, 추락, 둔상 등의 외상을 주호소로 내원하고 있다. 외상환자는 1차적으로 가까운 응급의료센터에 내원하게 되며, 전문외상처치술(Advanced Trauma Life Support, ATLS) 또는 한국전문외상처치술(Korean Trauma Assessment and Treatment, KTAT)이 필요한 중증외상환자는 119구급대를 이용해 외상센터로 이송하게 된다. 여러 연구에 따르면 중증외상환자의 경우 사고현장에서 외상센터로 직접 이송하여 치료하는 경우 낮은 사망률을 보였다. 일반적으로 중증외상환자는 사고 후 손상에 대한 전문적인 처치가 이루어지기까지의 시간이 1시간 이내일 때 생존율이 높다. 이를 황금시간(Golden Hour)이라 부른다. 신속한 환자 이송체계의 필요성이 대두됨에 따라 2011년 9월부터 응급의료 전용헬기(닥터헬기)가 도입되어 중증외상환자의 병원 이송 혹은 병원 간 이송에 헬기를 적극적으로 이용하게 되었다(그림 1-5).

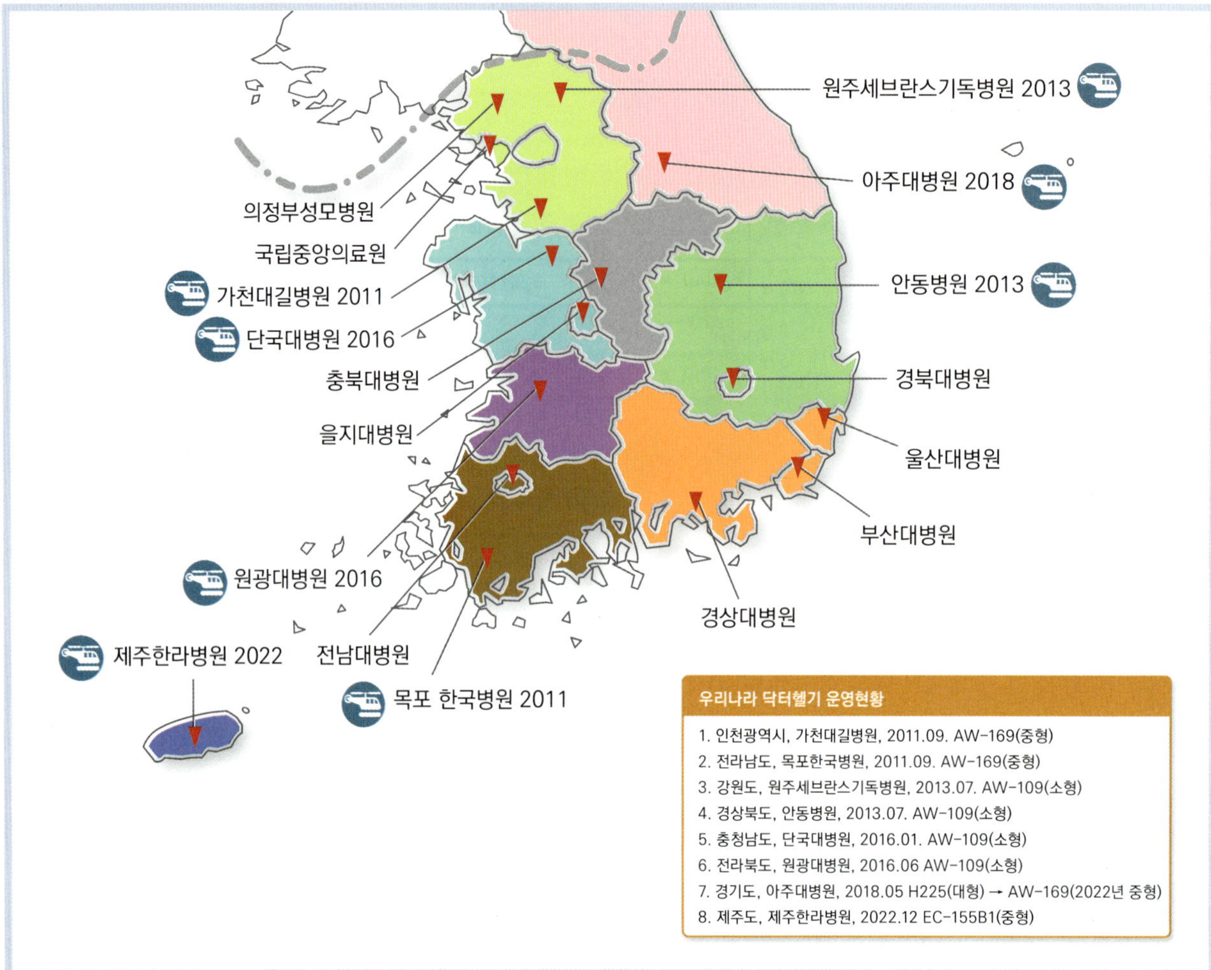

그림 1-5
권역외상센터와 닥터헬기 배치도

2) 외상처치술의 기본 원칙

(1) 응급의료체계

외상환자가 발생한 사고 현장에서 소생률을 높이기 위해서는 목격자가 신속하게 응급의료의 도움을 요청할 수 있는 응급의료체계(Emergency Medical Services System, EMSS)가 구축되어야 한다. 응급의료체계의 대부분은 병원 전 단계에서 이루어지며, 병원 내 외상센터에 도착하면 신속하게 전문외상처치술(ATLS 또는 KTAT)이 이루어지도록 연계되어야 한다. 우리나라는 119종합상황실에서 신고를 접수하고, 119구급대를 현장으로 출동시키며, 사고 현장 통제와 평가, 응급의료제공, 이송로 확보 등의 시스템을 갖추어 체계적으로 진행하여야 한다. 또한 대형사고나 재해에 의한 대량환자 발생에 대비하여 재해의료대책을 수립하고 재난종합훈련을 반복적으로 수행해야 한다.

외상환자의 생존율은 현장에서의 신속한 응급처치, 신속한 이송체계, 병원에서의 응급의료제공 수준에 따라 달라질 수 있다. 따라서 외상환자의 생존율을 높이기 위해서는 이러한 요소들이 상호 보완적으로 연결되어야 하며, 각 분야별로 외상처치에 대한 전문성을 유지하여야 한다.

외상 후 사망의 시점은 크게 세 가지 단계로 나눌 수 있다

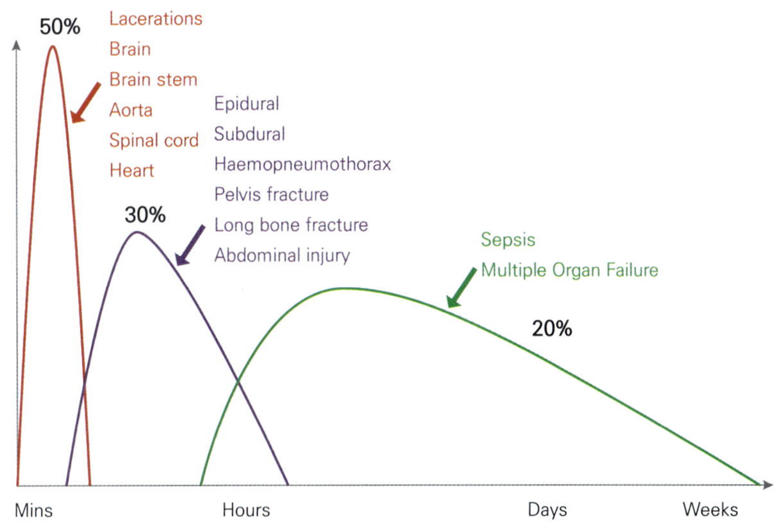

그림 1-6
외상의 사망시점 단계(Trimodal Distribution of Death)
출처: Trunkey DD. Trauma. Sci Am 1983;249(2):20-7.

(그림 1-6). 외상에 의한 사망 중 50%는 병원 전 단계에서 발생되는데 심각한 신경계 손상 또는 대혈관 손상에 의한 출혈로 현장에서 발생하게 되며, 이러한 사망의 감소는 외상의 예방이 가장 중요하다. 외상 후 수시간 이내에 30%가 사망하는데 이 구간 환자의 생존율을 향상시키는 것이 현대 외상학의 목표이며, 초기 손상 및 쇼크에 대한 적절한 대응이 후기 사망률을 낮추는데도 많은 도움이 된다. 병원 전 단계에서 신속하고 효과적인 응급처치가 시행되고 외상센터에서 체계적인 응급의료가 제공된다면 생존할 수 있는 가능성이 매우 높다. 20%는 외상 후 1~2주 이내에 패혈증이나 다발성 장기부전에 의해 사망한다. 여러 연구에서 예방가능 외상사망률을 낮추는 요인으로 병원 전 단계에서 최종 치료가 가능한 외상센터로의 이송시간을 언급하고 있다. 외상 특성상 현장에서의 처치를 위한 시간 지연보다는 전문외상센터로 신속한 이송을 하면서 응급의료가 제공되어야 한다.

사고부터 전문적인 처치가 시행되기까지 응급구조사(Emergency Medical Technician, EMT)가 현장으로 출동하여 사고 현장에서부터 효율적인 외상처치가 시행되어야 한다. 현장에서 응급구조사가 아닌 대원이 응급처치를 시행하는 경우 기본외상처치술(Basic Trauma Life Support, BTLS)을 우선적으로 시행하여야 하며, 숙련된 응급구조사가 출동하게 되면 현장에서 전문인명구조술(Advanced Life Support, ALS)을 시행하여야 한다. 특히 외상환자를 이송 혹은 치료하는 과정에서 2차 손상을 유발하지 않는 것이 중요한데 외상환자의 초기 처치에 관여하는 대원은 기본외상처치술을 잘 알고 있어야 하며, 환자를 이송하는 응급구조사는 이송병원의 응급의료진에게 환자에 대한 의료정보를 미리 제공해야 한다. 사고발생을 접수한 병원의 응급의료진이나 외상팀은 전문외상처치에 필요한 인력을 대기시키고 필요한 처치를 시행할 수 있도록 물품과 장비를 준비해야 한다.

(2) 응급의료종사자의 응급의료 제공

환자가 응급의료기관에 도착하는 순간부터 응급의료진에 의한 전문적인 외상처치가 시행되어야 생존율이 높아지기 때문에 외과의사로 구성된 외상팀이 대기하고 있는 권역외상센터로 신속히 이송하는 것이 바람직하다. 외상팀의 팀장은 가능한 한 외상환자 치료의 경험이 가장 많은 외상외과 전문의로 임명하며, 외상팀은 전문외상처치술의 개념을 정확히 인지해야 함과 동시에 응급처치에 필요한 술기에 익숙해야 한다. 또한 외상처치에 대한 응급구조사나 간호사의 교육 및 훈련도 필요하다. 환자가 도착하면 이송을 담당하였던 응급구조사는 응급의료진이나 외상팀원에게 환자의 인적사항, **사고기전** 및 초기 환자상태, 병원 전 처치에 관한 내용을 알려주어야 한다. 특히 활력징후(vital sign) 변화, 호흡보조기구, 투여한 수액의 종류와 양, 정맥주사바늘의 크기, 심전도 변화, 추정되는 외부 출혈량 등에 대하여 구체적으로 기술해야 한다. 만약 사고 현장사진이 있다면 환자의 외상 유형과 외상 정도를 추정하는데 중요한 자료가 된다.

환자가 도착하면 생명에 치명적인 손상에 대한 응급처치와 함께 환자의 의복을 제거하게 되는데 척추 손상이나 중증 손상이 완전히 배제되지 않은 상태이므로 환자의 의류 등을 제거할 때는 환자의 체위를 변화시키지 않도록 가위를 이용한다. 외상팀은 자신의 역할을 신속히 수행하며, 모든 외상처치가 체계적으로 진행되기 위해서는 팀장의 지시사항을 경청해야 하므로 환자상태가 중증일수록 응급 소생실은 조용한 환경을 유지해야 한다. 외상팀장은 전문 외상처치술에 따라 응급처치가 체계적으로 시행되고 있는지 판정하고, 수시로 환자의 전반적인 상태와 검사 결과를 팀원들에게 알려주어서 치료의 진행 과정을 모두 공유할 수 있도록 한다.

3) 응급구조사의 역할

응급구조사는 응급환자에게 응급의료를 제공하는 응급의료종사자다. 특히 외상환자의 경우 사고 현장에서 외상센터까지 응급환자의 처치뿐만 아니라 출동 전, 중, 후 그리고 병원 내에서까지 다양한 역할과 책임을 가지고 있다. 응급구조사는 응급환자가 발생한 사고 현장에서 상담·구조 및 이송 업무를 수행하며, 현장에 있거나 이송 중이거나 의료기관 안에 있을 때에는 응급처치의 업무에 종사하여야 한다. 또한 응급구조사는 응급환자를 대응하기 전에 정신적, 신체적으로 준비되어 있어야 하며, 응급환자의 질환에 대한 의료 지식이나 술기에 상당한 수준을 갖추어야 한다. 응급구조사는 응급의료에 관한 법률, 지역의료에 관한 법률 및 현장표준지침 등을 알고, 양질의 응급처치를 시행할 수 있어야 하며, 사고 현장의 환자와 그의 가족까지도 심리적 배려를 하여야 한다.

응급구조사의 임무는 정확한 환자평가와 의료지침에 의거한 외상환자분류로 시작해서 신속한 응급처치 및 가장 적절한 의료기관 이송이다. 외상환자분류 기준에 부합되는 환자에게 적합한 의료시설은 가장 가까운 외상센터일 것이다.

외상환자평가는 사고 현장 위험성의 증가 가능성에 대한 관리, 손상기전에 대한 분석, 환자와 환자에 대한 평가 및 치료에 미칠 수 있는 환경적 영향에 대한 고려, 외상환자 중증도분류지침의 적용, 적절한 환자 이송병원에 대한 결정 등이다. 현장에서 외상평가를 하는 응급구조사는 빠른 외상평가를 적용하는 중증환자 혹은 단순 골절과 같이 초점 외상평가가 필요한 국소적 손상을 입은 환자를 다루는 경우가 많다. 병원 전 외상평가는 특수하며, 일반적인 평가 절차는 현장 조사, 일차평가, 이차평가, 재평가로 진행된다.

(1) 현장 조사

현장 조사에서 응급구조사는 현장 안전과 현장 파악에 집중해야 하며, 평가와 처치의 효과를 높일 수 있는 요소를 찾아야 한다. 현장 조사에 있어서 중요한 요소는 표준예방조치를 포함한 현장 안전, 손상기전 분석, 환경적 영향 고려 등이다.

1 현장 안전

외상 사고 현장은 일반적으로 산업 현장이나 기계설비 부근에서 많이 발생하기 때문에 여러 위험을 안고 있다. 이런 환경은 도로의 차량과 같은 교통 위험, 사고 후 방치된 전선으로 인한 감전, 연기 혹은 배터리 속 산과 같이 흘러나온 액체로 인해 노출된 독성 물질, 저장고나 밀폐된 공간, 폭력적인 환자, 공격적인 행위, 무기나 흉기 등을 사용한 폭력 등을 포함한다. 현장 안전은 응급구조사, 다른 대원, 환자, 현장의 행인들 모두에게 가장 중요하다. 조금이라도 주의를 기울이지 않으면 응급구조사는 현장의 많은 위험을 간과할 수 있다. 현장이 위험하고 안전 확보가 어려운 경우 우선 자신과 주변 사람들이 해를 입지 않도록 보호해야 한다. 현장 안전 확보를 위해 필요한 유관기관 또는 필요한 인력을 요청하고, 요청한 기관이나 추가 인력이 도착할 때까지 기다린다.

2 손상기전 분석

손상기전(mechanism of injury)을 미리 판단하는 것은 환자의 손상을 예측하고 응급의료를 제공하는데 많은 도움이 된다. 손상기전은 현장에서 발견한 근거들을 바탕으로 사건을 재구성하는 것도 좋은 방법이다. 사고 현장의 응급구조사는 사고에 작용한 힘의 세기와 방향, 힘의 영향을 받은 신체 부위를 파악해야 한다. 교통사고에서 손상기전은 사고 차량과 충돌한 신체나 물체, 신체와 차량 내부, 충돌할 때 체내의 여러 장기와 조직의 에너지 교환을 모두 포함한다. 사고 현장과 부서진 차량에 대한 유형 등을 조사해 보면 사고와 관련된 증거와 사고 시 작용된 힘을 알아낼 수 있다. 이 부분은 다음 장 손상기전에서 자세히 알 수 있다.

손상기전 분석 도중 얻은 정보는 환자가 입었을 손상에 대한 의심지수(index of suspicion)가 된다. 의심지표는 사고 분석을 바탕으로 예상되는 손상을 요약한 것이다. 차량 충돌에 의한 성인 보행자의 경우에서는 다리 골절을 의심할 수 있다. 만약 충돌 전 차량 시속이 30km 이하였다면 차량 속도가 시속 80km인 경우보다 손상 정도가 덜할 것이다. 또한 차량 속도가 낮았다면 내부 손상의 가능성도 더 낮을 것이다. 손상기전 분석 평가 외에도 응급구조사는 일차평가 및 이차평가를 통해 환자가 신체적 손상으로 인한 외상 증상과 징후가 있는지 평가한다. 최근 연구에 따르면 손상기전은 에너지 전달에 대한 간접적인 지표 그 이상의 의미를 갖지는 못한다고 한다. 최근 자동차의 안전성이 강화되어 운전자나 승객보호시스템으로 심한 차량 충돌로부터 충격을 효과적으로 흡수하기 때문에 환자의 손상된 부위가 적어지고 생존할 확률이 높아진다. 그렇기 때문에 환자의 증상 및 징후, 활력징후, 의식상태를 통해 비정상 소견과 손상기전을 분석하기 위하여 주의 깊게 관찰하는 것이 중요하다. 머리 손상이나 쇼크는 높은 외상사망률을 보이기 때문에 관련 징후를 초기에 주의 깊게 평가해야 한다. 또한 내부 출혈은 보상성 기전이 있어서 증상과 징후가 잘 나타나지 않을 수 있으므로 주의해야 한다. 조금이라도 의심되면 활력징후를 반복적으로 재평가해야 한다.

3 환경적 영향 고려

병원 밖 사고 현장에서 환경적 영향은 환자평가와 처치에 많은 영향을 미친다. 폭우, 폭설, 폭풍일 경우 응급구조사와 환자는 추위와 비바람에 노출될 수 있다. 기상 상황에 따라 응급구조사는 자신과 환자를 미리 보호할 수 있어야 한다. 눈보라 같은 특수한 경우도 환자의 평가와 처치 단계 그리고 이동 단계에서도 예측하고 준비하는 것이 좋다. 눈보라로 인한 교통사고 현장에서 쇼크환자에게 정맥주사를 수행하는 것은 병원과 다른 특수한 상황이기 때문이다. 기온이 너무 높거나 낮으면 일부 장비는 오류(error)가 발생할 수 있으며 환자에게 접촉하는 장비는 너무 차갑거나 뜨거울 수 있으므로 주의 깊게 관리하여야 한다. 심각한 환경적 영향이 있을 경우 위험 요소에 대처할 수 있는 필요 자원을 미리 파악하고, 현장에 있는 응급구조사와 환자가 안전할 수 있도록 준비해야 한다.

(2) 일차평가

외상환자 일차평가는 환자의 인상파악, 척추 예방조치, 환자의 기도확보와 호흡 및 순환 확인, 처치와 병원 이송에 있어 환자의 우선순위 결정을 포함한다.

응급구조사는 환자의 의식수준 반응, 주호소, 불안 수준을 평가한다. 이렇게 수집한 환자 정보는 전반적인 환자 상태 및 추정 진단의 바탕이 되고, 지속적인 환자 진단을 통해 평가의 깊이와 정확성이 높아진다. 척추 손상에 대한 위험성이 배제된 경우 외상평가는 제한적으로 시행하며, 환자 자신의 증세에 대해 제대로 보고할 수 있는 상태이고 척추와 관련한 어떤 증상도 나타나지 않았다고 판단할 때만 가능하다. 손상 혹은 알코올 섭취나 약물 복용의 영향으로 인하여 자신의 증세를 설명할 수 없는 환자는 의식장애를 겪고 있거나, 중증 손상을 입었거나, 고령 혹은 나이가 어린 경우이다. 비록 심각한 출혈 여부를 확인하는 것은 내과 환자평가보다 더 중요한 부분이 있지만 기도 확보와 호흡 및 순환 확인은 내과 환자평가와 유사하다. 심정지가 의심될 경우 순환 확인을 먼저 하는 것은 환자평가의 가장 기본적인 부분이니 외상 상황을 잘 구분하여야 한다. 일차평가를 마친 응급구조사는 추가 평가, 치료 및 이송을 위한 우선순위를 결정한다.

(3) 이차평가

안정으로 분류된 환자는 초점외상평가를 받는다. 의심되는 손상이나 주호소 부위를 잘 관찰하여 외상을 확인하고 필요한 치료만 제공한다. 잠재적 불안정 혹은 불안정으로 분류된 환자는 머리부터 발끝까지 빠른 신체검진을 포함한 빠른 외상평가와 손상기전, 환자의 주호소, 빠른 외상평가 소견을 포함한 외상평가를 한다. 외상의 중증도를 예견하는 글래스고혼수척도(Glascow Coma Scale, GCS)는 훈련과 실습을 통해 정확하고 일관되게 사용하면 많은 도움이 된다. 다른 요소와 더불어 글래스고혼수척도는 환자 처치와 이송의 우선순위 결정에 있어서 큰 도움이 된다.

(4) 재평가

재평가는 환자의 활력징후 변화와 환자상태에 따른 의식상태 변화를 확인한다. 지속적인 재평가는 환자상태의 호전 혹은 악화를 짐작할 수 있게 한다. 환자의 증상과 징후를 발견하는 일차평가, 이차평가 요소를 재평가하며, 측정된 활력징후가 안정된 환자의 경우 매 15분, 그렇지 않은 환자는 매 5분마다 반복 측정한다.

4) Golden Hour

최근 연구에 따르면 일부 환자의 경우 외상 사고 후 외과 치료까지 걸리는 시간이 단축될수록 환자 생존율이 현저히 증가한다. 현대 응급의학에서는 사고 후 근본적 치료(definitive treatment)까지의 목표를 1시간으로 설정하고, 이를 **Golden Hour(Golden Period)**라고 한다. 중증이 아닌 대부분의 외상환자의 경우 몇 분 혹은 몇 시간의 차이로 생존율이 바뀌지는 않는다. 그러나 일부 외상환자는 긴급 외과중재술을 필요로 하므로 외상 사고 현장으로부터 이송 시간을 최소화하는 것이 바람직하다. 환자에 대한 접근, 상황에 따른 구출, 환자평가 및 응급의료 제공, 외상센터로의 이송에 소요되는 시간이 모두 Golden Hour에 포함된다. 특히 병원 전 단계에서 응급구조사는 일차평가와 이차평가, 환자 안정화 및 이송준비 후 이송을 시작하는 데까지 10분 이상 소요하는 것은 좋지 않다. 현장에서 10분 이내(백금 10분, platinum 10 minutes)에 응급의료를 제공하고 사고 발생으로부터 외상센터에서 최종치료 제공까지 1시간 이내에 시행되어야 생존율이 증가하며, 이 1시간을 Golden Hour라고 한다. 거리 혹은 교통상의 문제로 지상 이송 시간이 지연되면 항공의료서비스를 요청해 볼 수 있다. 국내 119구급헬기나 닥터헬기로 제공되는 항공의료 서비스는 중증외상환자의 이송 시간을 단축하는 데 많은 도움이 된다.

5) 환자 이송에 대한 결정

외상환자를 즉시 병원으로 이송할 것인지 추가적인 현장 치료를 시행할 것인지를 판단하는 것은 응급구조사가 내려야만 하는 어려운 결정이다. 환자가 긴급 이송을 위한 신체적 소견 기준을 충족하지 못해도 여전히 의심을 해야 한다. 응급구조사는 사고 발생 직후 몇 분도 안되어 현장에 도착하는 경우가 많아서 아직 현장의 외상환자는 쇼크의 징후를 보일만큼 충분한 내부출혈이 없거나 진행하고 있는 머리(두부) 손상에 대한 징후가 나타나지 않을 수도 있다. 외상환자평가에서 의심이 된다면 외상센터로의 이송을 고려하고 활력징후와 의식수준을 반복적으로 측정한다. '외상환자분류지침서'에 제시된 기준은 외상 중증도에 대해 민감하게 설정되었기 때문에 외상환자에 대한 과대분류(overtriage)가 발생할 수 있다. 환자분류 기준은 중증환자에 대한 평가를 할 때 눈에 잘 보이지 않는 증상과 징후를 놓치지 않도록 하기 위해서이다.

중증도분류 기준에 따라 중증외상으로 판단한 환자는 최종 진료가 가능한 권역외상센터로 이송하는 것을 원칙으로 한다. 그러나 사고 현장에서 권역외상센터와의 거리가 너무 먼 경우 등 직접 이송이 어려운 경우에는 의료지도하에 적절한 치료가 가능한 권역응급의료센터 혹은 지역응급의료센터로 환자를 이송할 수 있다. 또한 환자 이송 시 고려할 점으로 행정구역상 지역 내 가까운 병원으로 환자를 이송하는 것이 아님을 이해하고 있어야 한다. 즉 행정구역이 아니더라도 사고 장소로부터 가장 가까운 권역외상센터 등 적절한 치료가 가능한 기관으로 바로 이송하는 것이 중요하다. 만약 이송 예상거리가 30km 이상이거나 지상 이송보다 항공이송이 유리한 경우 닥터헬기 및 119구급헬기와 같은 헬기이송 요청을 고려할 수 있다.

참고: 소방 헬기요청 기준

제14조(119응급의료헬기 출동권역) ② 현장거리, 교통체증 등으로 구급차를 이용한 이송이 헬기 이륙 소요시간(약 15분) 및 현장까지 소요예상 비행시간보다 더 많은 시간이 소요될 것으로 판단될 경우에는 시·도 경계 등에 관계없이 헬기를 적극 출동 조치한다.

6) 손상 예방

손상은 의도적/비의도적으로 신체가 다치는 것이다. 우리나라의 경우 손상으로 인해 1명이 사망할 때 117.03명이 외래를 방문하고, 28.41명이 입원하였으며(그림 1-7), 2015년 전체 장애보정생존연수(Disability-Adjusted Life Year, DALY) 중 손상이 차지하는 비율은 10.1%였다. 또한 손상은 전체 사망으로 인한 수명손실(Years of Life Lost, YLL)의 25%, 전체 장애로 인해 손실된 건강한 수명

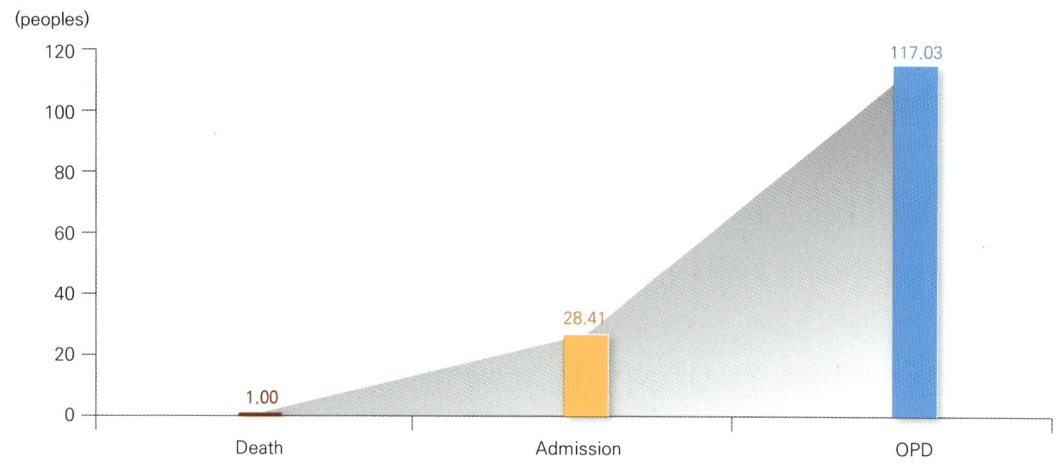

그림 1-7
손상 규모 현황
출처: 김아정. 중증도에 따른 손상규모 추정. 2013. PhD Thesis. 아주대학교.

(Years Lived with Disability, YLD)의 8%를 차지했다.

2015년 자해로 인한 경제적 부담은 83억 달러, 낙상으로 인한 경제적 손실은 43억 달러로 나타났다.

이와 같은 국가의 사회적·경제적 손실을 줄이고자 도입된 개념이 '**손상 예방**'이다. 사고와 유사한 단어라 생각할 수 있으나 사고와 손상은 차이가 있다. 사고(accident)의 정의는 '우연히' 발생하는 것으로 예방할 수 없다는 의미를 내포하고 있으며, 손상(injury)의 정의에는 "예방가능"하다는 의미를 내포하고 있다. 즉 모든 사고는 예방할 수 있는 요소를 포함한다. 대표적인 것이 우리가 흔히 교통사고(Traffic Accident, TA)라 부르는 도로교통손상(Road Traffic Injury, RTI)이다. 외국의 경우에서도 TA보다는 RTI란 단어를 더 많이 사용하고 있다.

이러한 손상을 유발하는 요소들은 해든매트릭스라는 개념을 통해 정리할 수 있으며(그림 1-8), 이 요소들은 모두 정책 개선, 교육 및 적절한 물리적 안전시스템 개발 등으로 해결할 수 있다.

손상 예방 분야에서 응급구조사는 일지작성 등을 통해 정책 개발 근거를 제시할 수 있으며, 정책 개발이나 안전장비 개발에 직접적으로 참여할 수 있다. 또한 일반인 등에게 손상 예방을 위한 교육을 시행할 수 있어야 한다.

7) 질 개선(Quality Improvement)

외상처치시스템 질 개선(이하 QI) 혹은 품질 관리(이하 QM)는 더욱 효과적인 환자처치서비스 제공을 위한 시스템 성능 점검 방식이다. 외상처치시스템의 경우 QI 위원회는 외상환자분류 기준 적용, 현장 술기 성과, 반응·평가·치료·이송과 같은 부분에 소요된 시간, 환자 이송 장소의 적절성 등을 평가한다. 또한 몇 차례의 전화 통화를 통해 서면으로 기록된 평가 결과와 제공된 치료서비스가 실상과 일치하는지 점검한다. 시스템 기준 불충족 시 QI 위원회는 교육 프로그램 지속, 응급의료장비 개선, 지침서 수정 등의 조치를 권고한다. QI는 시스템 품질 평가와 개선점 확보에 있어 효과적인 수단이다. 응급구조사는 병원 전 외상처치

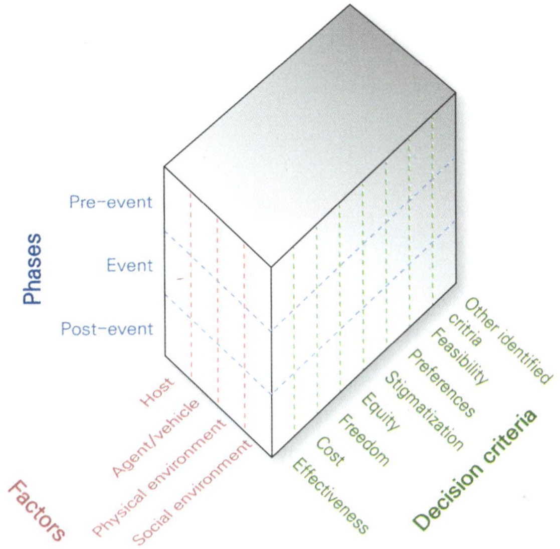

그림 1-8
해든매트릭스 개념
출처: RUNYAN, Carol W. Using the Haddon matrix: introducing the third dimension. Injury prevention, 1998, 4.4: 302-307.

시스템의 일원으로 품질 개선 프로그램에 자신뿐만 아니라 동료 직원의 적극적인 참여를 독려해야 한다.

2 외상기전

1) 외상역학

(1) 운동에너지와 충격

외상은 물체와 신체의 에너지 교환으로 발생한다. 물체의 충돌은 에너지를 환자에게 전달하여 손상을 발생시킨다. 따라서 운동역학과 운동학의 이해는 외상환자에게 영향을 끼칠 수 있는 손상기전을 파악하여 손상 부위와 손상 정도를 예측하는데 도움을 준다.

운동에너지(kinetic energy)는 움직이는 물체의 에너지(energy)이며, 물체의 무게(mass)와 속도(velocity)의 제곱에 비례한다(그림 1-9). 운동에너지를 구하는 공식은 다음과 같다.

$$E_K = \frac{1}{2}mv^2$$

물체의 무게가 1kg인 경우보다 2kg에 부딪히는 운동에너지가 2배 더 크며, 물체의 무게가 같을 때 시속 30km로 이동하는 경우보다 60km로 이동하여 물체에 부딪히는 경우에 운동의 에너지는 4배가 크다. 에너지 보존 원칙에 따르면 에너지는 생성되거나 파괴될 수 없다. 에너지는 한 상태에서 다른 형태로 전환될 뿐이다. 예를 들어 자동차 사고에서 달려오고 차량 한 대가 정지해 있는 차를 충돌한 경우 달려오고 있는 차량의 운동에너지는 다른 차와 충돌하여 없어지지 않고 자동차의 변형, 탑승자가 차량내부에서 충돌하면서 받는 충격 등으로 에너지가 전환되어 나타난다. 따라서 차량의 무게가 크고 속도가 빠를수록 운동의 에너지가 크고, 그에 영향을 받는 물체 또는 인체의 손상 정도가 커지게 된다.

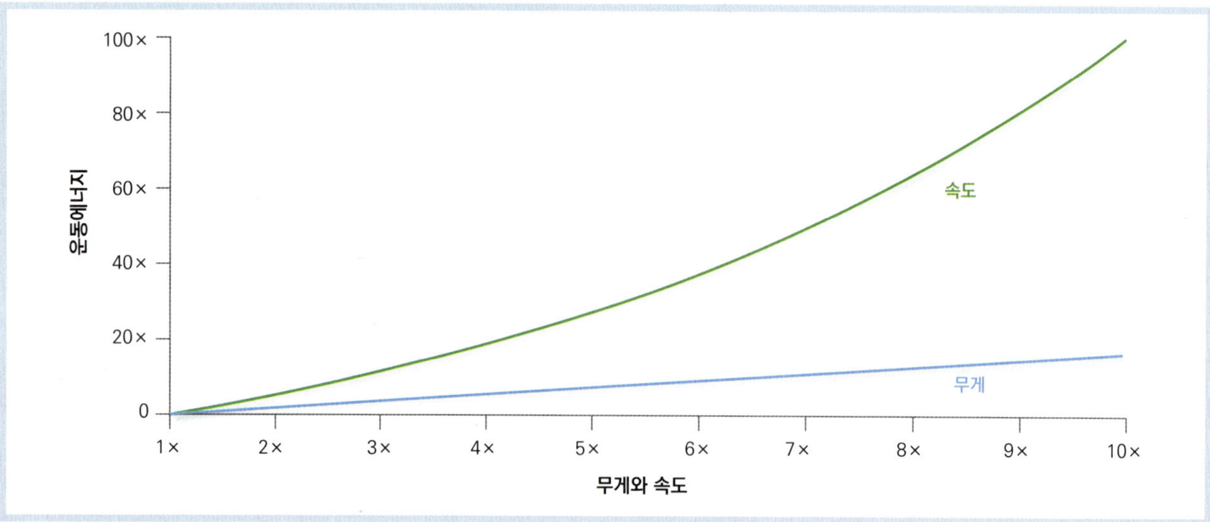

그림 1-9
무게와 속도에 따른 운동에너지

2) 손상기전

외상 현장에서 사고 현장평가는 중요하다. 환자에게 가해진 운동에너지의 크기와 전달경로, 즉 손상기전을 파악함으로써 발생가능한 손상에 대해 예측할 수 있다. 예를 들어 차량사고에서 충돌 방향, 차량 훼손 정도, 충격을 가한 차량의 속도 등은 응급구조사에게 환자의 손상 부위와 정도에 대한 통찰력을 제공한다. 손상기전이 고위험 사고라면 손상 중증도가 치명적일 위험성이 크다는 것을 기억하고 환자상태가 괜찮아 보여도 다른 증거를 통해 중증 손상이 없음이 확인되기 전까지 일단 환자가 중증 손상을 입은 것으로 간주하고 처치해야 한다. 다음 손상기전을 가진 환자는 중증외상환자로 분류하여 적정 수준의 의료기관을 선정하여 이송해야 한다(표 1-2).

우리나라의 경우 2022년 전체 외상환자 사고 유형은

표 1-2
외상센터 이송을 위한 손상기전 기준

손상기전	기준
추락	성인: 6m 이상(건물 3층 높이 이상) 어린이: 3m 이상(건물 2층 높이 이상)
고위험 차량사고	차체 내부 눌림(찌그러짐): 30cm 이상 차체 찌그러짐: 45cm 이상 자동차에서 이탈(튕겨 나감) 동승자 사망 차량 전복
자동차 대 보행자/자전거 사고	충돌로 치임, 나가떨어짐 또는 시속 30km 이상의 속도로 충돌
오토바이 사고	시속 30km 이상의 속도
폭발	폭발에 의한 직접적 영향

출처: 119 구급대원 현장응급처치 표준지침

교통사고 비율이 32.%로 가장 높았으며, 미끄러짐(25.2%), 추락(20.3%), 부딪힘(7.7%) 순이었다. 중증 손상 부위는 머리, 가슴, 팔다리 및 골반 순으로 손상이 많았다(그림 1-10).

외상은 일반적으로 둔상과 관통상으로 분류한다. **둔상(blunt injury)**은 물체가 충돌하면서 발생하는 손상이며(그림 1-11), 차량충돌, 보행자 사고, 추락, 스포츠 손상, 폭발 손상 등 다양한 형태로 나타난다. 반면 **관통상(penetrating injury)**은 물체가 신체를 직접 뚫고 관통하는 손상이며(그림 1-12), 칼에 찔림을 당하거나 총에 맞은 경우 등이 해당된다.

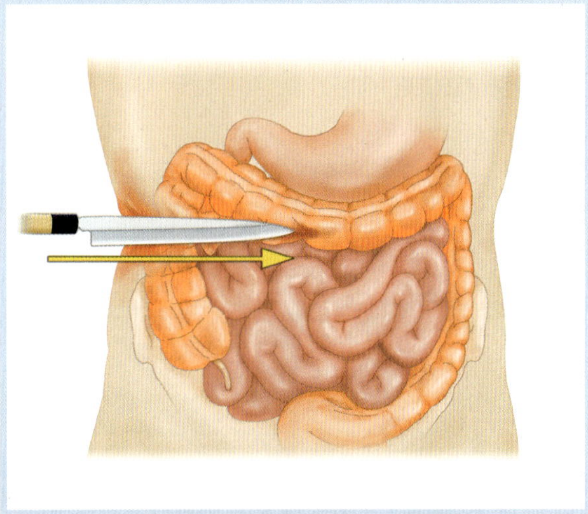

그림 1-12
관통상

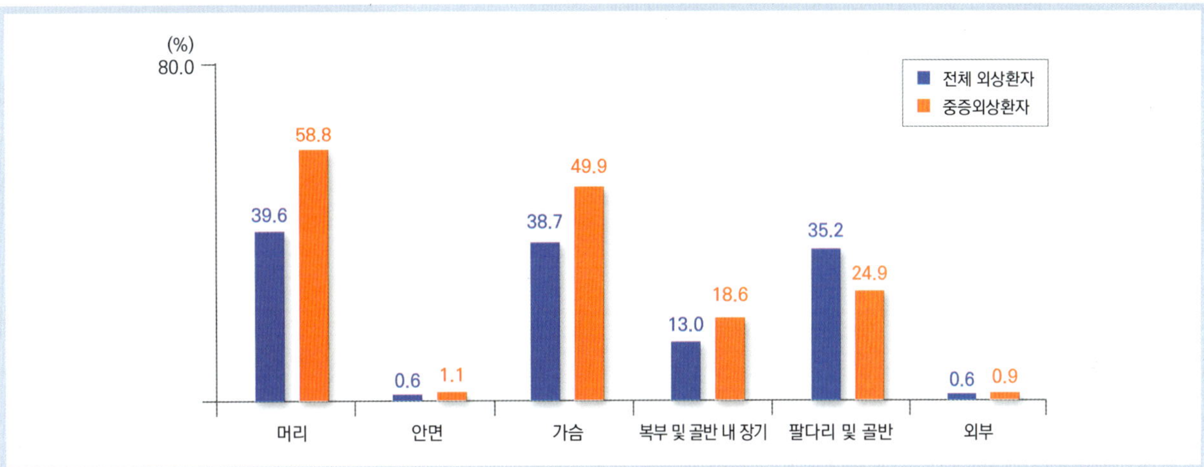

그림 1-10
중증외상환자의 손상부위별 분포
출처: 2022년 질병관리청

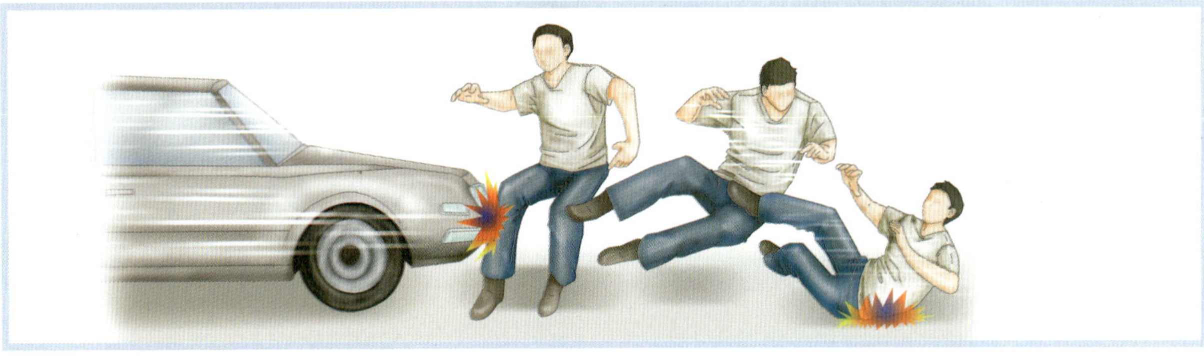

그림 1-11
둔상

(1) 둔상(Blunt Injury)

1 차량사고(그림 1-13)

- 정면충돌
- 측면충돌
- 후방충돌
- 회전충돌
- 전복

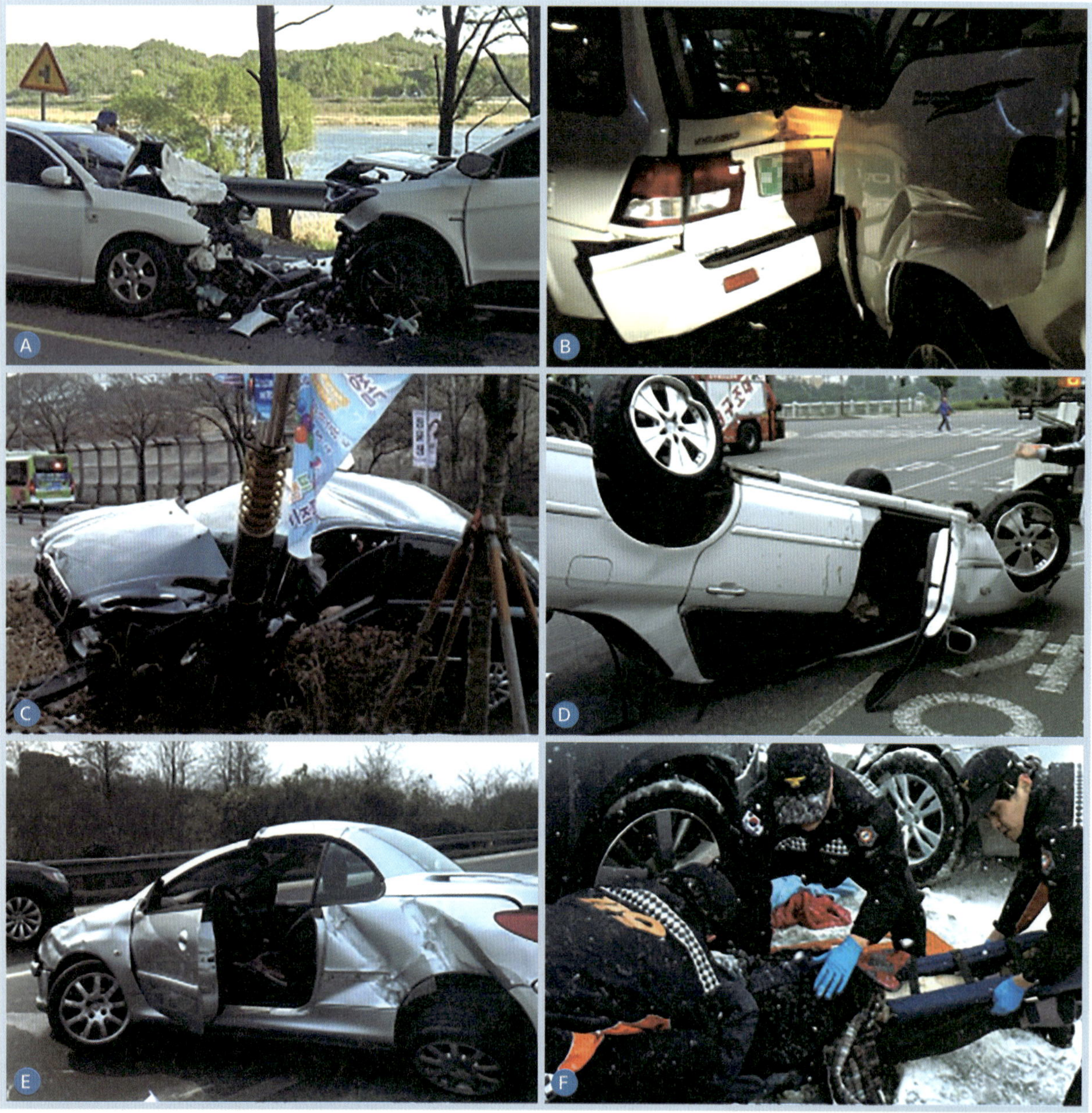

그림 1-13
차량사고
A. 정면충돌 B. 후방충돌 C. 측면충돌 또는 후방추돌 D. 전복 E. 회전충돌 F. 회전충돌 후 튕겨 나감
출처: 2020년 현장전문응급처치학

정면충돌

정면충돌은 운전자의 신체 일부분이 운전대, 대시보드, 정면 창문에 부딪히는 등의 부상을 입을 수 있다(그림 1-14). 안전벨트나 에어백 등의 안전장치를 착용하지 않은 운전자는 정면충돌하면서 움직이는 상체가 전방 상향으로 진행하게 된다. 이러한 상향 이동은 차량충돌사고의 대부분에서 발생한다. 운전대가 가슴이나 복부에 부딪히는 경우 갈비뼈 골절이나 장기 손상으로 이어질 수 있다. 또한 안전장치를 착용하지 않은 탑승자는 차량에서 이탈할 수도 있다. 신체의 상향 이동은 앞 유리창에 머리를 부딪혀(그림 1-15) 머리 손상뿐만 아니라 목뼈를 압박하여 손상을 입힌다. 반면 신체가 전방 하향으로 이동하는 경우 대시보드에 무릎 쪽이 부딪히게 되면서 무릎, 넙다리뼈, 엉덩관절 탈구 혹은 골절이 발생한다.

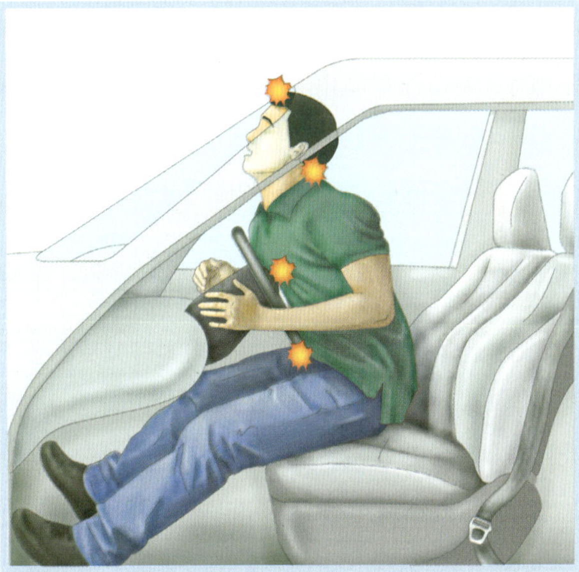

그림 1-14
전방충돌 시 전방 상향 또는 하향으로 이동하면서 충격을 받은 신체 부위에 손상을 입을 수 있다.

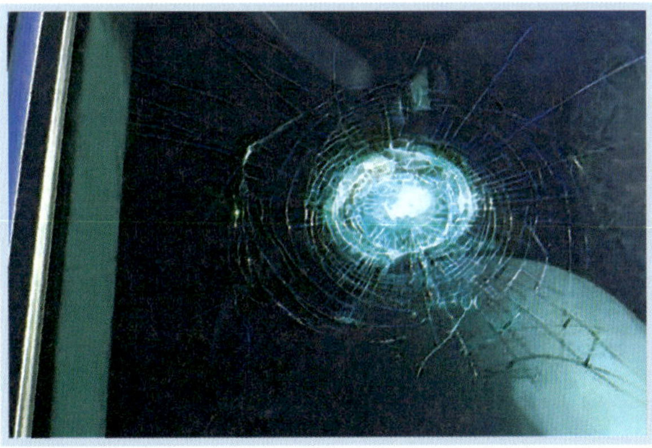

그림 1-15
머리부위가 창문에 부딪힌 경우 거미줄 모양의 손상이 창문에서 발견될 수 있다.

측면충돌

측면충돌은 차량의 측면에 충격이 가해지면서 신체의 측면에 손상을 입을 수 있다. 머리는 차량의 문에 부딪힐 수 있으며 목뼈 부분이 측면으로 빠르게 뒤틀리게 되어 골절될 수 있다. 또한 충격을 받은 쪽의 빗장뼈, 위팔뼈, 갈비뼈, 골반, 넙다리뼈의 탈구 및 골절이 발생할 수 있다(그림 1-16).

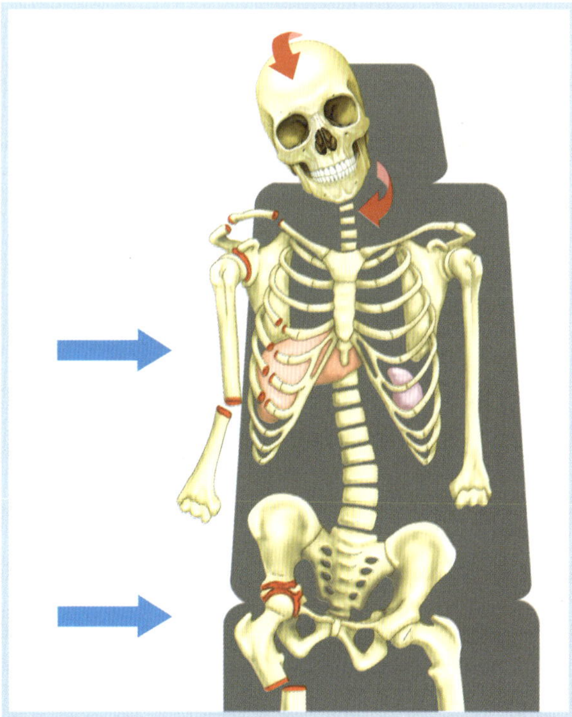

그림 1-16
측면충돌 시 충격받은 쪽의 손상

따라서 차량충돌 시 탑승자의 위치, 차량 내 공간 함입 정도 등에 따라 손상이 달라질 수 있다. 예를 들어 운전자의 반대쪽으로 충격이 가해지는 경우에는 조수석에 있는 탑승자보다 손상이 덜할 수 있다. 반면 차량 내 함입이 더 깊숙이 들어올수록 손상 정도가 클 수가 있다.

후방충돌

후방충돌은 뒤에 오는 차량이 앞에 있는 차량에 부딪힐 때 발생하고, 이러한 경우 뒤에 오는 차량의 크기와 속도에 따라 충격이 달라지며, 그 충격이 앞에 있는 차량에 전달된다. 만약 머리받침대가 적절한 위치에 놓여 있지 않고 아래로 내려가 있는 경우 후방충돌이 발생하면 몸통은 충격으로 인해 앞으로 쏠리지만 머리 또는 목은 뒤로 젖혀진다. 이후 머리는 앞으로 다시 앞으로 꺾이고 목은 굽혀진다. 따라서 후방충돌은 목뼈 손상을 유발할 수 있다(그림 1-17).

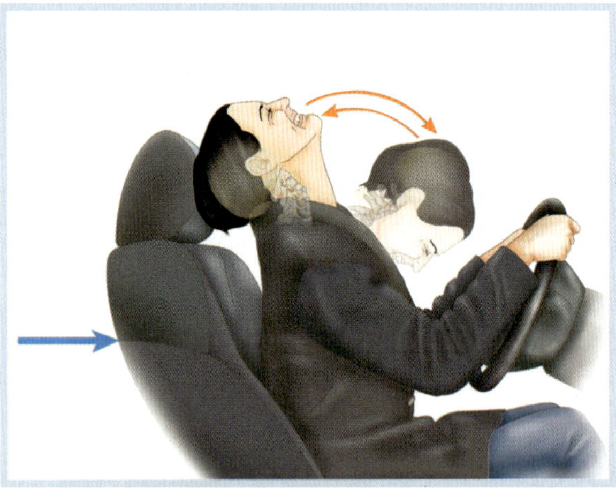

그림 1-17
후방충돌 시 목뼈의 과다폄과 과다굽힘 현상

회전충돌

회전충돌은 전방, 측면, 후방이 아닌 대각선 방향으로 충돌이 발생할 때 차량이 회전하게 된다. 회전충돌의 차량사고에서는 차량이 회전하면서 측면충돌처럼 차량의 옆면에 부딪히고, 충격받는 쪽의 탑승자에게 손상이 일어날 수 있다. 그러나 동승한 그 외의 탑승자들은 차량이 회전하면서 충격 에너지가 소모되기 때문에 손상의 정도가 대개 심하지 않다.

전복

차량이 전복되면서 탑승자들은 여러 각도에서 충격을 받는다. 전복사고에서 안전벨트를 하지 않은 경우 차량에서 이탈하거나 이탈 후 지면에 닿는 이차적인 손상을 받는 등 심각한 손상을 입을 수 있다. 반면 안전벨트를 착용하고 있더라도 차량 내에 신체는 고정되어 있지만 내부 장기는 몸 안에서 이동함으로써 부착지점에서 찢어질 수도 있다. 차량사고에는 차량사고 유형 이외에도 안전벨트, 에어백, 아동용 카시트와 같은 안전장치는 차량사고로 인한 손상에 영향을 준다. 안전벨트는 탑승자의 차량 내부 충돌과 차량 밖으로 이탈하는 확률을 감소시켜 손상의 중증도를 감소시키지만 안전벨트를 올바르게 착용하지 않으면 손상을 입을 수 있다. 안전벨트에서 허리띠만 착용한 경우 머리, 목, 가슴이 앞으로 움직이는 것을 막을 수 없어 대시보드, 운전대 등에 부딪힐 수 있으며, 안전띠(seat belt) 중 허리띠를 잘못 착용한 경우 복부를 압박하여 복부 내 장기 손상에 영향을 미칠 수 있다. 반면 어깨띠를 목 쪽에 위치하여 착용한 경우 목 부분의 찰과상, 좌상 등의 손상을 입을 수 있다(그림 1-18). 에어백은 차량충돌이 발생할 경우 충돌로부터 탑승자를 보호하기 위한 장치로 차량이 충돌할 때 에어백이 공기주머니처럼 부풀어 충격으로부터 완충작용을 하게 된다. 그러나 에어백을 통한 2차 손상의 위험이 있을 수 있다(그림 1-19). 차량충돌 시 에어백이 작동하면서 탑승자에게 여러 가지 손상을 입힐 수 있다. 에어백으로 인해 얼굴, 목, 가슴 등의 찰과상을 입을 수 있으며, 심할 경우 신체 내부 장기에도 손상을 입을 수 있다. 대시보드에

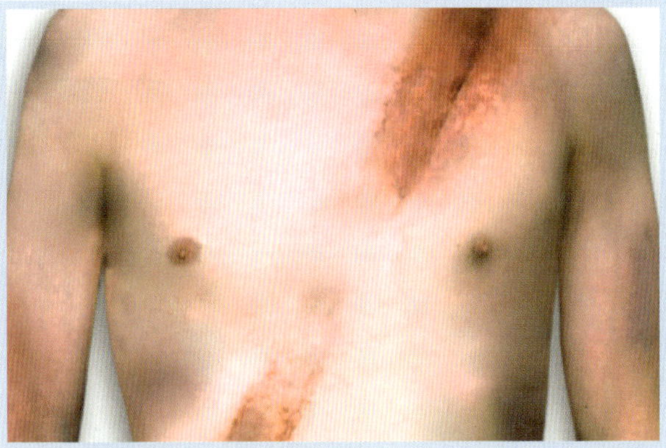

그림 1-18
시트벨트징후(Seatbelt sign)

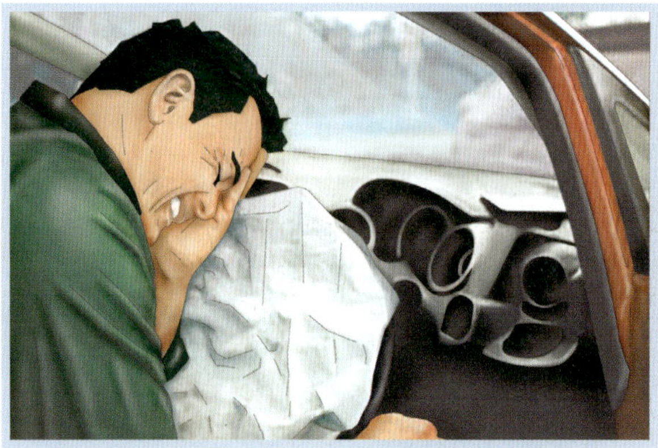

그림 1-19
에어백으로 인한 손상

가까이 앉은 경우(45cm 이하)나 작은 체구의 어린이는 에어백으로 인해 손상을 입을 수 있으니 주의해야 한다. 아동용 카시트 장착 시 아동에 맞는 카시트를 설치하고 그에 맞는 안전벨트를 착용해야 한다. 성인의 무릎이나 품에 안겨 있는 아동은 차량사고 시 안전을 기대할 수 없다.

2 오토바이 사고(그림 1-20)

- 전방충돌
- 측면충돌
- 슬라이딩
- 이탈

전방충돌

오토바이의 전방충돌은 오토바이가 차량 및 다른 물체를 정면으로 부딪히는 경우를 말한다. 오토바이가 다른 차량을 정면충돌하게 되면 운전자는 지속해서 운동상태를 유지하려고 하기 때문에 오토바이에 부딪히는 운전자의 신체 부위에 따라 머리, 가슴, 배, 다리 등에 손상을 입을 수 있다. 특히 오토바이 사고에서는 머리와 하체의 손상이 흔하게 나타난다. 오토바이가 전방충돌을 할 때 운전자가 전방-상향으로 나아가려고 하면 운전자의 하체는 오토바이 핸들에 부딪히면서 넙다리뼈 골절을 유발할 수 있다(그림 1-21). 반면 오토바이로 운전자의 자세가 전방-상향으로 이동하지 않은 경우 전방충돌하면서 엉덩관절의 탈구 및 골절을 유발할 수 있다(그림 1-22).

측면충돌

오토바이의 측면충돌은 오토바이 측면을 충돌한 경우를 말한다. 예를 들면 차량이 사각지대에 있거나 빠른 속도로 움직이는 오토바이를 보지 못하고 차선을 변경하여 오토바이의 측면을 충돌한 경우이다. 오토바이의 측면을 부딪히면 팔다리의 물렁조직(연부조직) 손상 및 골절을 입을 수 있다.

슬라이딩

오토바이가 다른 차량과 부딪혀 도로에서 미끄러질 수 있다. 이 경우에는 피부가 도로에 긁혀 찰과상 및 심한 타박상을 입을 수 있다.

이탈

오토바이 사고의 일반적인 유형 중 하나는 이탈사고이다. 오토바이가 차량 및 다른 물체에 충돌하거나 갑자기

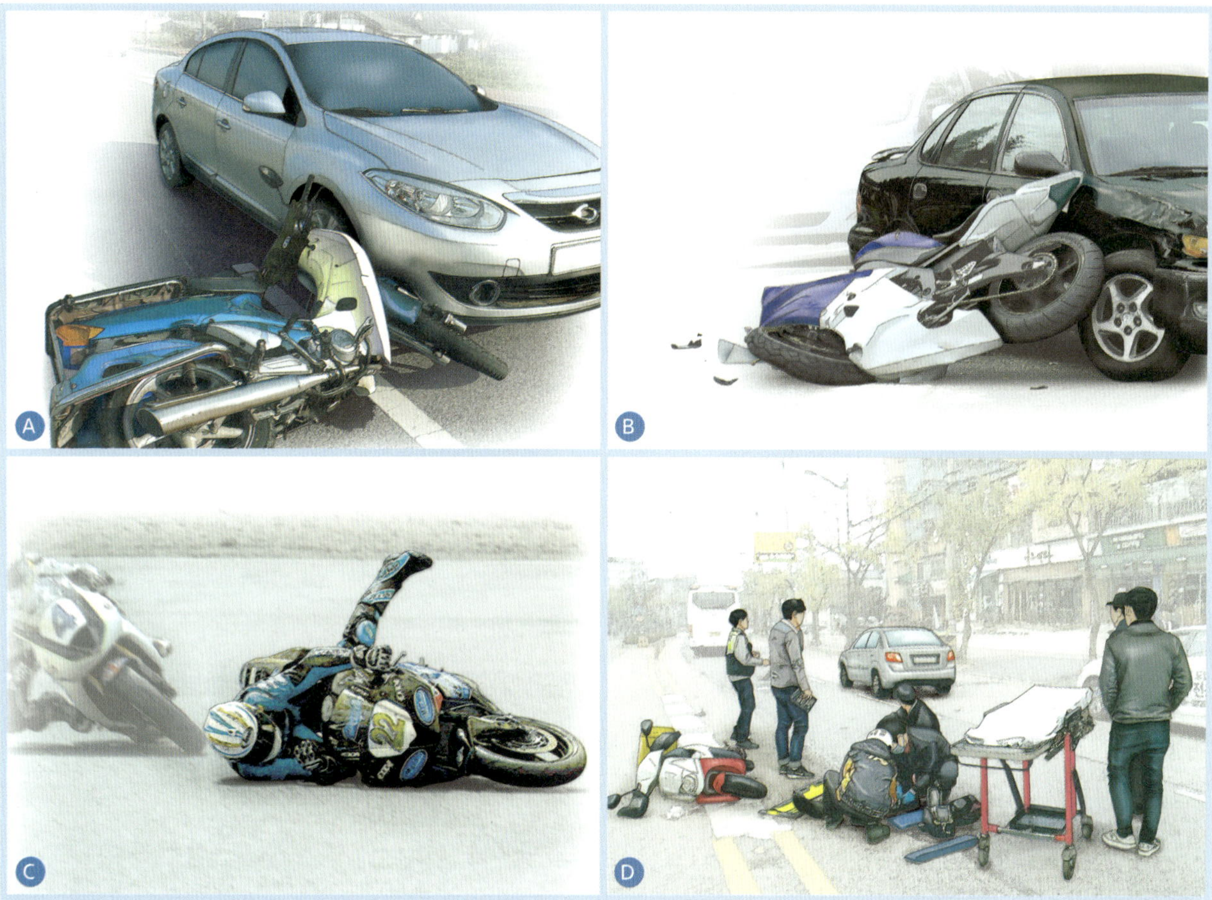

그림 1-20
오토바이 사고
A. 전방충돌 B. 측면충돌 C. 슬라이딩 D. 이탈

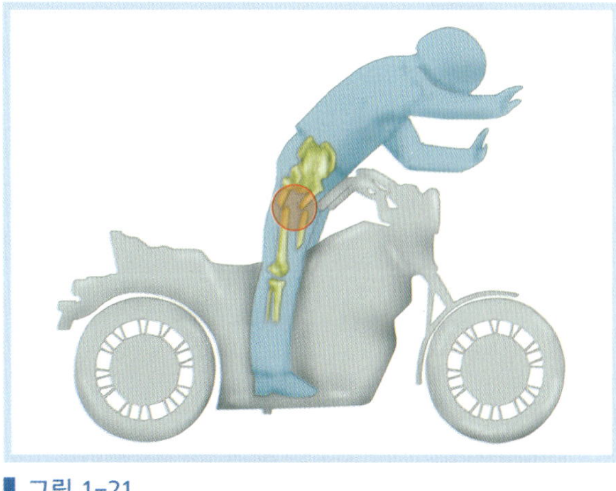

그림 1-21
오토바이 운전자의 전방-상향 이동으로 인한 손상

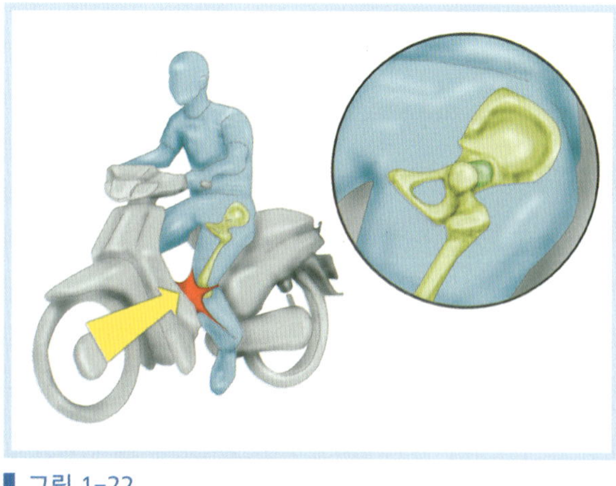

그림 1-22
오토바이 운전자의 전방 이동으로 인한 손상

정지하려고 할 때 운전자는 오토바이를 이탈하게 된다. 운전자는 충돌 이후 오토바이를 이탈하게 되면 지면에 신체가 충돌하면서 2차 손상을 일으킨다.

오토바이는 차량에 비해 안전장치가 부족하기 때문에 사고가 나면 중증 손상으로 이어질 수 있다. 오토바이 운전자의 보호장비로 헬멧, 장갑 등이 있다. 그 중 헬멧은 충격에너지를 흡수하여 머리를 보호한다. 운전자가 헬멧을 착용하지 않은 경우 머리에 심각한 외상을 입으면 뇌출혈 및 뇌부종을 유발할 수 있다.

③ 보행자 사고

차량 대 보행자의 사고는 차량사고의 손상기전에 바탕을 두고, 그에 더해 보행자의 특성에 따라 손상기전을 예측할 수 있다. 예를 들어 차량의 크기가 클수록 또는 차량의 속도가 빠를수록 보행자의 손상 정도가 심할 수 있고, 보행자가 성인인 경우 하지 손상을 입을 수 있으며(그림 1-23), 반면 키가 작은 어린이의 경우 상체, 즉 머리, 가슴, 복부와 같은 신체 부위에 손상을 입을 수 있다(그림 1-24). 또한 차량에 튕겨 나가 도로나 다른 물체에 부딪히는 경우 2차 손상을 받을 수도 있다.

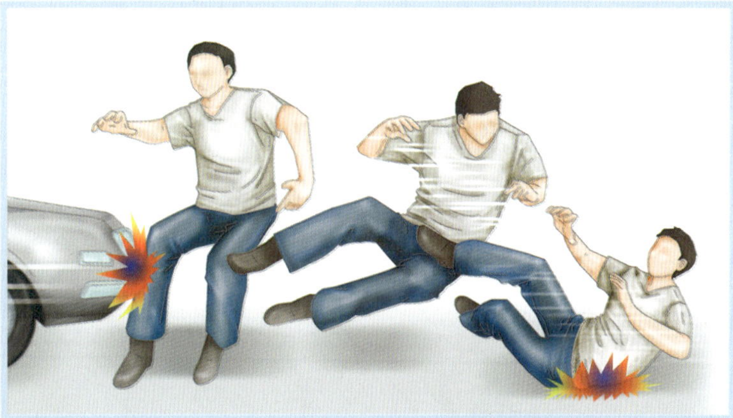

그림 1-23
차체가 크지 않은 자동차와 충돌하는 경우 성인은 하지에 손상을 입을 수 있다.

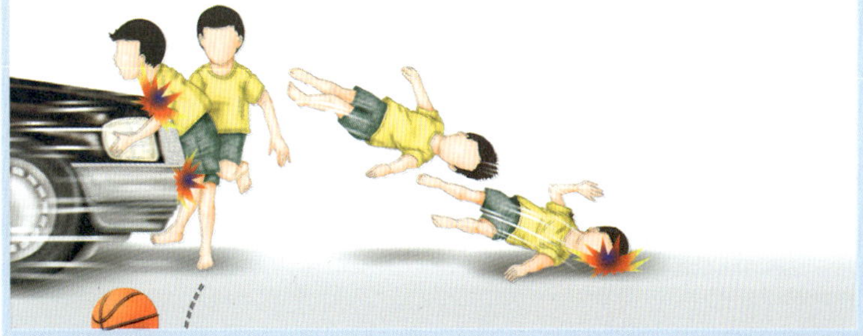

그림 1-24
성인에 비해 키가 작은 어린이의 경우 하지보다는 상체 및 상지 등에 손상을 입을 수 있다.

4 낙상(추락)

낙상은 비의도적 손상으로 많이 발생하며, 어린이와 노인에게서 많이 발생한다. 어린이들은 주변 환경에 대한 호기심과 도전적인 행동의 결과로 주로 발생하며, 노인들의 경우에는 운동능력, 균형감각 및 시력 등 노화에 따른 변화로 인해 낙상이 발생한다. 또한 심근경색이나 뇌졸중과 같은 내과적인 이유로 발생할 수 있다. 따라서 낙상을 입은 환자를 평가할 때 낙상의 내과적인 원인이 있는지 고려해야 한다. 비의도적인 손상 이외에도 자살, 자해 등 의도적인 손상으로 추락 사고가 발생하는 경우도 있다.

낙상으로 중증도는 환자의 나이, 떨어진 높이, 지면에 충돌한 신체 해부학적 부위 그리고 충돌한 지면의 특성에 의해서 결정된다. 노인의 경우 낮은 지면에서도 중증 손상이 발생할 수 있다. 특히 두개내출혈(머리속출혈) 또는 엉덩관절 골절과 같은 심각한 손상을 입을 수 있다. 추락한 높이가 높을수록 손상의 위험도는 커지게 되고, 추락하면서 부딪힌 신체와 지면을 확인하여 손상 부위와 정도를 예측할 수 있다.

5 폭발 손상

폭발 손상은 공장이나 테러 및 범죄 현장에서 발생한다. 폭발로 인한 손상은 5가지의 손상기전에 의해서 발생한다(그림 1-25).

먼저 폭발로 인해 발생한 압력파로 인해 신체에 순간적인 충격과 압력이 가해지면서 신체조직과 장기에 영향을 미친다. 압력파는 신체 압력을 급증-급감시킨다. 신체 부위가 체액으로 가득한 장기는 이에 큰 영향을 받지 않지만 공기로 가득한 신체 부위, 예를 들어 고막, 폐 및 위장관 등의 장기에 심각한 손상을 입을 수 있다. 폭발이 발생하면서 생긴 압력파에 의한 1차 손상으로 청각기관에서는

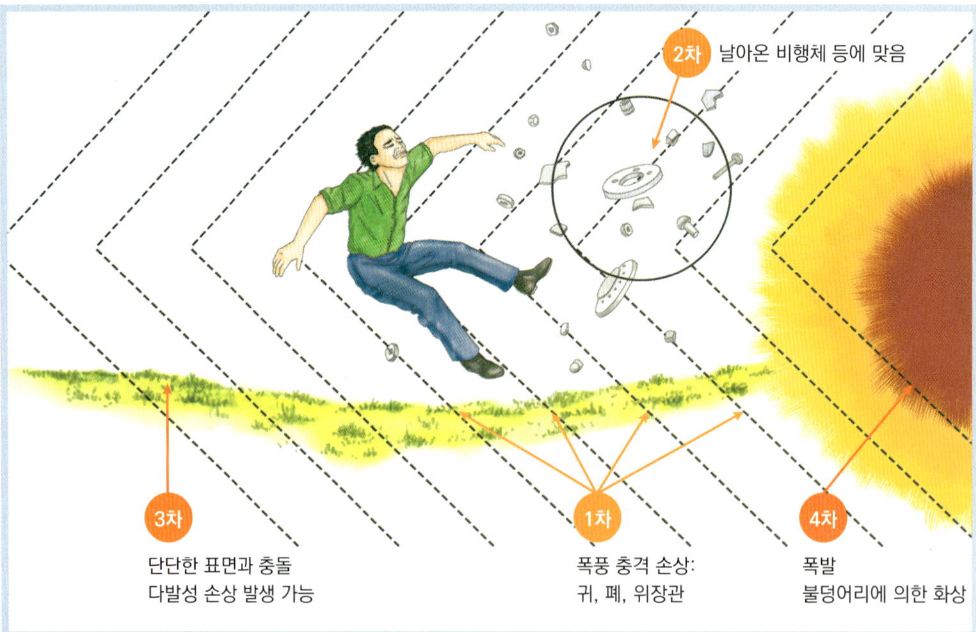

그림 1-25
폭발은 다음과 같은 기전으로 손상을 일으킬 수 있다. 1차 손상(압력파에 의한 손상) → 2차 손상(날아온 파편에 맞음) → 3차 손상(바닥에 충돌) → 4차 손상(불덩어리에 의한 손상) → 5차 손상(폭탄에 포함되어 있는 화학물질에 노출)

흔히 고막파열이 발생할 수 있다. 또한 1차 손상으로 인해 기흉(공기가슴증) 및 폐포(alveoli) 파열 등 폐 손상과 위장관 파열이 발생할 수 있으므로 이에 관련 증상과 징후를 평가해야 한다. 두 번째, 폭발로 인한 2차 손상은 물체가 폭발하면서 날아간 물체의 파편 등으로 맞아서 발생한다. 폭발에 튕겨 날아간 파편은 빠른 속도로 움직여 둔상이나 관통상을 초래할 수 있다. 폭발물 파편에 의한 손상은 경미하지만 크고 무거운 파편은 심각한 조직 손상 및 출혈을 유발할 수 있다. 세 번째, 폭발로 인한 3차 손상은 물체가 폭발하면서 신체를 밀어내고 바닥이나 다른 물체에 충돌하면서 생긴 추가 손상을 말한다. 이 경우 자동차 사고에서 차 밖으로 이탈된 환자의 손상기전과 흡사하다. 따라서 환자가 부딪힌 물체에 따라 손상의 양상과 정도가 달라질 것이다. 네 번째, 물체가 폭발하면서 열에너지가 순식간에 방출되면서 불덩어리가 만들어진다. 그 열기로 인해 신체에 열화상(4차 손상)을 입힐 수 있으며, 연기로 인한 흡입 손상이 발생할 수 있다. 마지막 5차 손상은 폭탄에 포함되어 있던 오염물질 또는 화학물질에 노출되면서 발생한다. 유독 화학물질 또는 방사능물질에 노출되면서 손상이 더욱 심각해질 수 있다.

(2) 관통상(Penetrating Injury)

관통상은 물체가 피부를 뚫고 신체를 관통하는 손상으로 칼 또는 깨진 병에서 나온 유리, 총알 등 다양한 물체에 의해 발생한다. 관통상은 에너지 정도에 따라 저속, 중속, 고속으로 분류된다. 저속 에너지 관통상은 칼, 깨진 병에서 나온 유리로 인해 발생하며, 중속 에너지 관통상은 권총 탄환, 고속 에너지 관통상은 소총 탄환에 의해 발생한다. 저속 에너지 관통상은 보통 관통한 물체가 지나간 이동경로에 국한되어 발생하지만 반면에 중속/고속 에너지 관통상은 관통한 물체가 지나간 이동경로 이외에도 보다 광범위한 손상경로를 유발한다.

칼로 인한 관통상의 중증도는 관통상의 해부학적 부위, 칼날의 길이와 종류, 그리고 관통된 각도에 의해 결정된다. 칼로 인한 찔린상처(자상)는 칼이 지나간 경로에 국한되어 발생하지만 주요 신체 부위를 관통한 경우 사망에 이를 수 있으므로 치명적이다(그림 1-26).

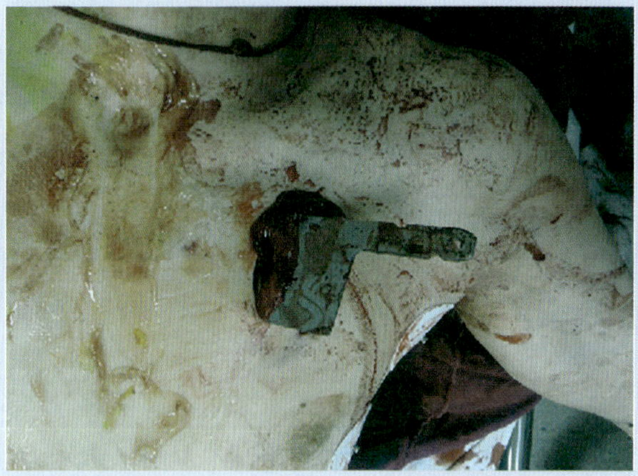

그림 1-26
칼에 의한 가슴 관통상
출처: 부산대학교병원 권역외상센터

총상에 의한 관통상은 총알의 속도가 빠를수록 높은 에너지를 가진다. 권총이나 소총 총알은 작지만 속도가 상당히 빠르므로 높은 운동에너지를 가진다. 또한 총알은 신체 조직을 통과하면서 이동경로에 있는 조직뿐만 아니라 주변 조직에도 영향을 미친다(그림 1-27). 총상에 의해 직접적으로 영향을 받은 부위는 영구적 공동(permanent cavity)이라고 하며, 비가역적인 조직 손상이 발생하고, 총알이 지나가면서 일어나는 충격파로 인해 조직이 밀려났다가 곧 되돌아오는 부분을 일시적 공동(temporary cavity)이라 한다. 따라서 총알이 지나간 경로보다 더 큰 범위의 조직 파손이 일어날 수 있다. 고속형 총알의 경우 일시적 공동의 직경이 커질 수 있다.

응급구조사들이 총상환자를 평가할 때는 총알의 크기

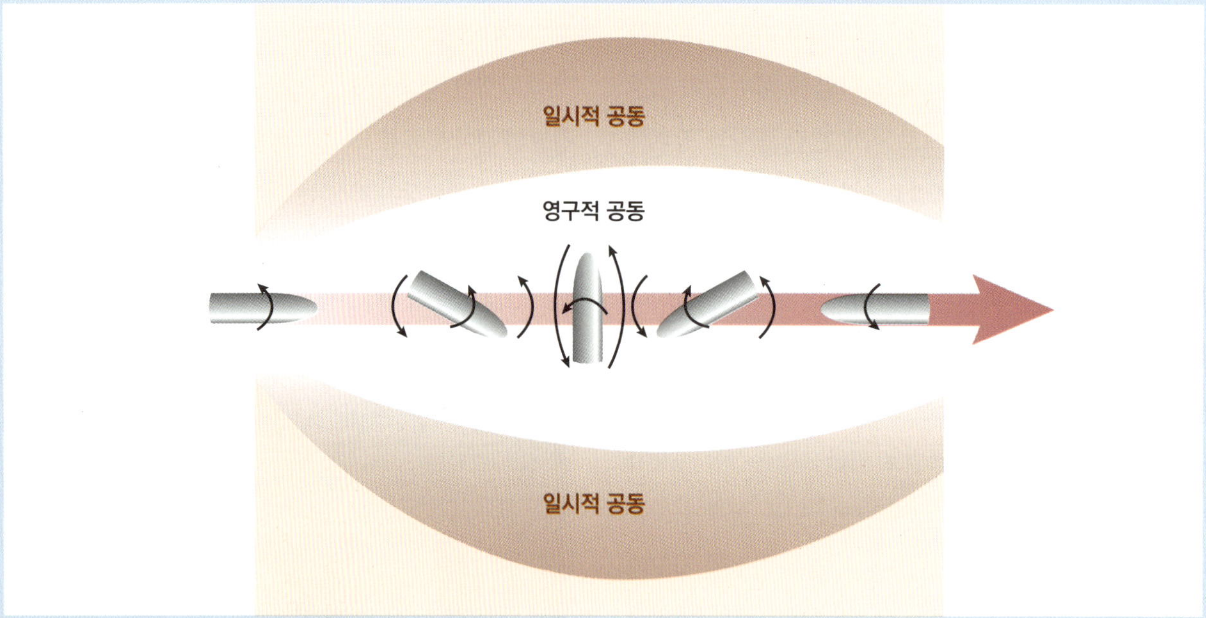

그림 1-27
총에 의한 관통상

(구경), 총알 창상의 총개수와 손상된 부위를 정확하게 식별하는 것이 중요하다. 총알이 박힌 경우에는 출구창상이 없을 수도 있고, 총알이 부서지거나 뼈에 부딪혔을 때는 여러 개일 수도 있다.

현장 및 손상기전을 파악하는 것은 응급구조사 및 현장 처지제공자의 안전을 확보하는 목적과 환자의 중요한 손상 부위와 정도를 예측하여 그에 맞는 올바른 처치를 제공하는데 도움이 된다. 또한 병원에 도착하여 의사 또는 간호사에게 환자의 정보를 제공하여 환자에게 필요한 처치를 빠르게 준비 및 수행할 수 있도록 도움을 줄 수 있다. 만약 손상기전을 제대로 알지 못한다면 환자가 입었을지도 모르는 중증 손상을 예측하는데 실패할 수 있다. 따라서 응급구조사 및 현장 처치제공자들은 환자를 평가할 때 다음 손상기전을 잘 파악하는 것이 중요하다(표 1-3).

표 1-3
응급구조사가 알아야 할 손상기전

둔상	
차량사고	차량사고 유형(전방, 측면, 후방, 회전, 이탈) 차량속도 차량 훼손 부위와 정도 안전장치 착용유무(안전벨트, 에어백, 아동용 카시트)
오토바이 사고	오토바이 사고 유형 오토바이 속도 헬멧 착용 여부
추락	떨어진 높이 지면에 충돌한 신체 해부학적 부위 충돌한 지면의 특성
폭발사고	폭발 유형 1차, 2차, 3차, 4차, 5차에 따른 손상 유형
관통상	
칼(자상)	칼의 종류 손상 부위
총상	총알의 크기(구경) 총알 창상 총개수 손상 부위

참고문헌 REFERENCE

1. 대한외상학회. 외상의학. 범문에듀케이션. 2018.
2. 사단법인 JPCTEC 협의회. 병원전 외상처치. 군자출판사. 2013.
3. 이재혁. 총상의 조직 손상 기전과 처치의 기본원칙. *대한의사협회* 2012;55:5.
4. 전국응급구조과교수협의회. 전문외상응급처치학. 대학서림. 2019.
5. 중앙응급의료센터. 2021 외상등록체계(KTDB) 통계연보. 2022.
6. 질병관리청 국가손상정보포털. 2020 손상 유형 및 원인통계. 2022.
7. KIM, Young-Eun, et al. Trends and patterns of burden of disease and injuries in Korea using disability-adjusted life years. *Journal of Korean medical science* 2019;34.Suppl 1.
8. LEE, Ye-Rin, et al. Measuring the economic burden of disease and injury in Korea, 2015. *Journal of Korean medical science* 2019;34.Suppl 1.
9. NAEMT. 병원 전 외상소생술. 군자출판사. 2020.
10. Roy L. Alson et al. 응급처치 처치제공자들을 위한 ITLS. 대한서림. 2022.

CHAPTER 1

복습하기

응급구조학 외상 이름: ______________

01 이 장에서 중요한 핵심 내용을 요약 정리하여 제출하시오.

02 5지선다형으로 3문제 작성하시오.

CHAPTER 2

외상 현장 및 외상환자평가

Chapter editor. 홍석환
Author. 홍석환, 조웅룡, 박희숙

이 장의 학습을 마치면 다음을 시행할 수 있다.

1. 외상환자의 전반적인 처치 맥락에서 환자평가의 중요성을 이해할 수 있다.
2. 현장평가, 일차평가, 이차평가의 구성 요소를 설명할 수 있다.
3. 다음을 포함하는 현장평가를 시행할 수 있다.
   가. 잠재적인 위험 인지 나. 감염방지 계획 다. 손상기전 파악
   라. 환자 수 파악 마. 추가 지원 요청
4. 다음을 포함하여 일차평가를 시행할 수 있다.
   가. 전반적인 인상평가 나. 주호소 결정 다. 환자의 의식상태 결정
   라. 기도평가 마. 호흡평가 바. 순환평가
   사. 이송을 위한 환자의 우선순위 결정
5. 이차평가의 구성 요소를 기술하고, 외상환자평가 중 언제 이차평가를 시행해야 하는지 설명할 수 있다.
6. 불안정하거나 다발성 손상을 입은 외상환자의 이차평가가 어떻게 시행되는지 설명할 수 있다.
7. 환자로부터 손상 병력을 어떻게 수집해야 하는지 설명할 수 있다.
8. 환자로부터 과거병력을 어떻게 수집해야 하는지 설명할 수 있다.
9. 재평가 동안 변화를 관찰하는 방법과 이유에 대해 토의할 수 있다.
10. 병원 전 환자평가에서 사용하는 활력징후 측정 방법을 설명할 수 있다.

KEYWORDS

환자평가
일차평가
이차평가
현장평가
의식상태
기도평가
호흡평가
순환평가
병력
활력징후 측정

1 개요

외상 현장에 대한 평가는 아직 확인되지 않은 환자에 대한 처치를 가장 효율적으로 대처할 수 있도록 다양한 정보를 획득하는 단계이다. 적절한 정보 획득은 앞으로 대면할 환자에 대한 처치 방향과 병원 선정 및 이송 방법까지 예측할 수 있도록 도와주며 결국 **황금 시간(Golden Hour)**을 넘기지 않고 최고의 선택을 할 수 있도록 한다. 이때 정보를 얻는 시기는 현장에 도착해서 시작하는 것이 아니라 응급의료통신관리자(소방의 구급상황관리사)가 신고를 접수하면서부터 시작된다. 현장 상황에 대해 무선통신을 받으면서 환자 처치 방향과 추가적인 지원요청이 필요할 수도 있다는 것을 인지해야 한다. 현장 도착과 동시에 응급구조사와 환자의 안전을 확보해야 하고 현장의 안전, 감염에 대한 방어, 손상기전과 환자 수 파악, 추가적인 지원요청의 필요 정도를 거의 동시에 판단해야 한다. 이러한 **현장평가**는 일회성이 아닌 계속된 변화에 대응하면서 상황에 맞게 판단을 바꿔야 할 때도 있고, **환자평가** 중에도 이뤄져야 한다.

응급구조사는 다양한 외상에 따른 특징을 이해하고 그에 맞는 현장처치와 적절한 의료기관 선정이 필요하다. 그러기 위해 환자평가는 모든 처치 및 결정의 기초가 되며 환자상태는 현장에 머무르는 시간을 제한하는 기준이 된다. 일차평가에서는 생리학적인 측면에서 생명 기능이 유지될 수 있도록 작동하는 몸의 체계 위주로 평가 및 즉각적인 처치가 이뤄지며, 이차평가에서는 해부학적인 측면에서 곧 발생할 생명을 위협하는 손상을 파악하고 처치한다. 이렇게 파악한 평가 결과는 결국 이송할 의료기관 선정의 기준이 되며, 병원 내에서도 처치의 우선순위를 결정하는 데 도움이 된다.

2 외상 현장평가

현장평가는 모든 응급상황의 첫 단계이며, 가장 중요한 단계이다. 응급구조사 자신뿐 아니라 동료, 환자, 목격자의 안전을 위해서도 시행되어야 하는 필수 과정이다. 현장 진입 전 항상 상황을 파악할 시간을 가져야 한다. 어떠한 상황에서도 침착하게 주위를 살펴보고 절대 급하게 뛰어들면 안 된다.

현장평가를 우선 시행하지만 상황은 계속해서 변화하고 있다는 것을 알아야 한다. 응급 현장은 언제든 갑작스럽게 상황이 변할 수 있는 역동적인 장소이다. 자동차 접촉 사고 현장에서 가해자와 피해자가 싸워 폭력적인 사태로 발전할 수 있다. 화학물질을 다루던 현장에서 화학물질에 의해 화재가 발생할 수도 있고, 비탈길에서 사고 난 자동차의 안전장치가 풀려 자동차가 움직일 수도 있다. 항상 미미한 위험 징후에 주의하고, 특히 응급구조사 자신이 부상을 당하지 않도록 주의해야 한다.

현장평가는 환자평가(일차평가, 이차평가, 재평가)의 기초가 되며 환자 처치에 핵심적인 정보를 제공해 줄 수 있다. 현장평가는 환자 혹은 목격자가 응급의료통신관리자에 신고하면서부터 시작되며 현장에 도착하기 전뿐만 아니라 출동 내내 진행해야 할 사항이다.

응급의료통신관리자로부터 수집해야 할 정보

- 사건(손상 혹은 질병)의 종류
- 응급환자가 발생한 정확한 위치
- 환자 수
- 주호소 및 간단한 환자 병력
- 주위 도로망의 교통상태 청취
- 특수 상황 여부
  (감염, 자살, 약물중독, 재난, 범죄 현장 파악 등)

현장에 도착하기 전 응급의료통신관리자로부터 현장에 대한 정보를 얻을 수 있으며 이러한 정보를 토대로 환자의 중증도를 예측하고 어떤 물품들이 필요할지 추정하여 준비해야 한다(그림 2-1).

응급의료통신관리자로부터 수집된 정보를 토대로 현장에서 발생할 수 있는 위험을 출동 중에 인지하고 안전을 유지하여야 한다.

현장평가 초기에 필요하다면 응급의료통신관리자에게 자신이 무엇을 가지고 있고, 무엇이 필요하며, 무엇을 할 것인지를 알린다. 이러한 알림은 응급의료통신관리자로 하여금 필요에 따라 추가 지원을 요청할 수 있도록 한다. 더 나아가 함께 출동한 동료에게 상황을 전파하고 각자의 역할과 임무를 알려 현장 상황에 안전하고 효과적으로 대처할 수 있도록 한다.

현장평가는 응급구조사의 행동을 안내할 중요한 정보를 제공하고 더불어 사고 현장에서 밝혀낸 손상기전은 에너지 전달의 정도와 손상의 심각성을 추정할 수 있게 한다. 때때로 냉동 창고 또는 저장 탱크 안에서 환자가 발생하거나 특정 가스 냄새를 인지하는 등의 내용이 있다면 저산소증, 저체온증, 질식, 유독가스 중독 같은 외인에 의한 손상도 함께 발생할 수 있으므로 현장에 투입되는 대원의 안전을 위해 필요한 장비를 준비할 수 있도록 현장평가를 할 때는 모든 감각을 사용하는 법을 배워야 한다.

현장평가의 요소

- 신체 분비물 격리
- 현장 안전 유지
- 모든 환자의 위치 파악(필요시 중증도분류)
- 손상기전 파악
- 손상의 특성 파악
- 지속적인 평가

1) 감염 예방(Infection Prevention)

신체 분비물은 종종 건강을 위협하는 병원균을 내포하고 있다. 혈액-매개감염원, 체액-매개감염원 또는 공기-매개감염원에 대한 최대의 방어는 적절히 신체 분비물을 격리하는 것이다. 더 나아가 자신뿐만 아니라 타인에게 감염시킬 수 있으므로 마스크와 장갑 같은 개인보호장비를 갖추지 않고서는 환자와 접촉하지 말아야 한다(그림 2-2).

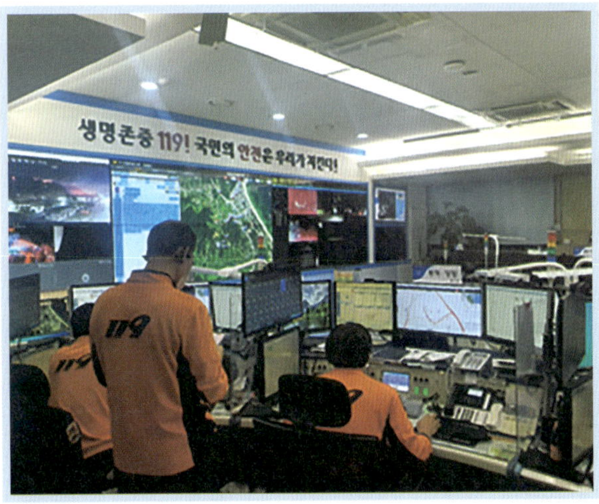

그림 2-1
응급의료통신관리자의 정보 전달

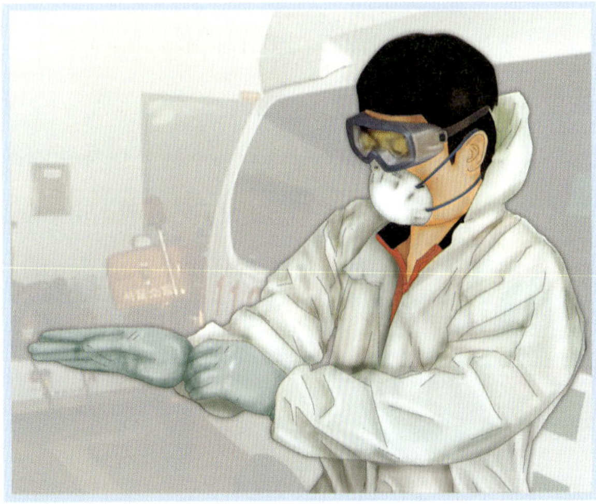

그림 2-2
응급구조사의 개인보호장비

환자의 체액(혈액, 타액 등)은 응급구조사 자신이나 동료에게 박테리아나 바이러스를 옮길 수 있는 위험 요소가 된다. 응급의료종사자들에게 발생하는 가장 흔한 감염성 질환에는 AIDS, B형 간염, C형 간염, 결핵 등이 있다. 따라서 모든 구급차에 개인보호장비가 갖춰져 있는지 확인하고 모든 응급환자 발생 시 적절히 대처해야 한다.

환자 처치 전·후에는 반드시 손을 씻는다. 여러 환자를 치료하는 경우에는 환자 간 감염을 방지하기 위하여 다른 환자를 볼 때마다 장갑을 새것으로 바꾸는 것이 좋으나, 장갑을 교체하기 어려운 상황에서는 장갑을 착용한 채 손 씻기를 시행한다. 불가피하게 장갑을 교체하기 어려운 상황에서는 장갑을 낀 채로 손씻기를 시행할 수 있다. 감염성 질환에 대해 최대한 자기 보호를 위해서는 특정 처치를 하거나 환자를 대할 때 권고되는 모든 장비를 반드시 사용하도록 한다. 만약 감염성 질환이 있는 환자거나 제초제와 같이 피부 흡수가 가능한 독성물질을 복용한 환자의 체액(혈액, 분비물, 토사물 등)이 눈, 코, 입 근처에 튈 수 있다면 얼굴 보호용 마스크와 보안경을 착용하도록 한다. 이러한 장비는 대퇴부 개방성 골절, 동맥혈 출혈, 출산 등의 상황 및 기관내삽관 같은 침습적인 술기뿐만 아니라 구강흡인 상황에서도 착용해야 한다. 만약 혈액이 튈 가능성이 있다면 옷을 보호하기 위해 앞치마형 가운이나 방호복 등을 입어야 한다. 공기를 통해 감염될 수 있는 결핵, 뇌수막염 의심 환자 등에서는 결핵균과 같은 미세한 입자를 걸러내기 위해서 미국 국립산업안전보건연구원(National Institute for Occupational Safety and Health, NIOSH)에서 개발한 고효율 미립자 공기 필터(High Efficiency Particulate Air Filter, HEPA)가 장착된 마스크나 N95 마스크를 환자와 처치자에게 사용하는 것이 권장하고, 없을 경우에는 KF94를 사용한다(KF94는 N95와 유사한 성능으로 보기 어려움).

감염 예방을 위해 현장에서 착용하는 개인보호장비 (Personal Protective Equipment, PPE)

표준주의 3종 세트

- 일회용 장갑
- 마스크(KF-AD 이상)
- 보호안경

긴팔가운 4종 세트

- 긴팔가운
- 보호안경
- 일회용 장갑(1~2겹)
- 마스크(KF94 이상)

레벨 D~A급 보호복 세트

환자 처치 후 또는 중간에도 필요하다면 오염된 모든 장갑과 개인보호장비를 교체해야 하며 오염된 물품은 의료폐기물 수거함에 버려야 한다.

2) 현장 안전(Scene Safety)

현장 안전이란 단순히 응급구조사가 자신과 동료, 기타 접하는 사람, 환자 및 모든 목격자에게 안전한 환경을 제공하기 위해 가능한 모든 조치를 취하는 것을 의미한다.

현장에 접근할 때 가장 먼저 고려해야 할 사항은 응급구조사의 안전이다. 환자가 발생한 현장은 다양한 위험에 노출되어 있으며 안전해 보이는 현장조차도 실제로는 잠재적인 위험 요소가 내재하고 있다. 응급구조사의 다양한 경험과 교육을 바탕으로 빠르고 정확한 판단을 내려야 하고, 만약 현장 안전에 대한 확신이 들지 않는다면 현장으로의 접근을 멈추고 추가적인 도움을 요청해야 한다. 전문적인 훈련과 장비를 갖추고 있지 않은 상황에서 위험스러운 상황에 자기 자신을 노출하는 것은 절대 금지해야 한다. 예를 들어 갓길에 세워진 차량에 접근하는 응급구조사는 차량의 운전석(도로 쪽)이 아닌 쪽으로 접근하여 교통사고를 예방할 수 있다. 이러한 접근은 대부분의 운전자가 생각하는 경찰의 차량 접근 방향과 반대이다. 응급구조사는 차량이 후진하다 끼이는 것을 피하기 위해 구급차와 다른 차량 사이를 걸어 다니면 안 된다.

현장청취는 응급의료통신관리자로부터 전달받은 사전 정보를 바탕으로 구급차에서 내리기 전까지 전반적인 상황을 파악할 수 있어야 한다. 또한 현장에 도착하게 되면 구급차 내에서부터 환자에게 다가가며 주위 상황을 평가한다. 만약 이때 응급구조사가 피해를 당하게 되면 더 이상 환자를 도와줄 수 없고 오히려 자신이 환자 수를 늘리게 되므로 현장 진입은 안전이 확보된 경우에만 실시한다. 100% 안전한 현장은 없으므로 지속해서 경계해야 한다.

안전을 위한 대책이 필요한 것은 위험한 장소, 환자 체액에 대한 노출뿐만 아니라 희박하게 발생할 수 있는 생화학무기에 대한 노출까지 다양하다. 현장에서 인지해야 할 위험이나 위험물에 대한 단서는 화재, 붕괴한 건물, 총소리, 혈흔이나 체액처럼 명백한 것뿐만 아니라 악취나 냄새, 증기처럼 감지하기 어려운 소견도 포함된다. 일반적으로 위험한 상황에 노출된 환자는 평가나 처치가 시작되기 전 안전한 지역으로 이동시켜야 한다.

다음은 현장에서 고려해야 할 환경적 위험 요소들이다.

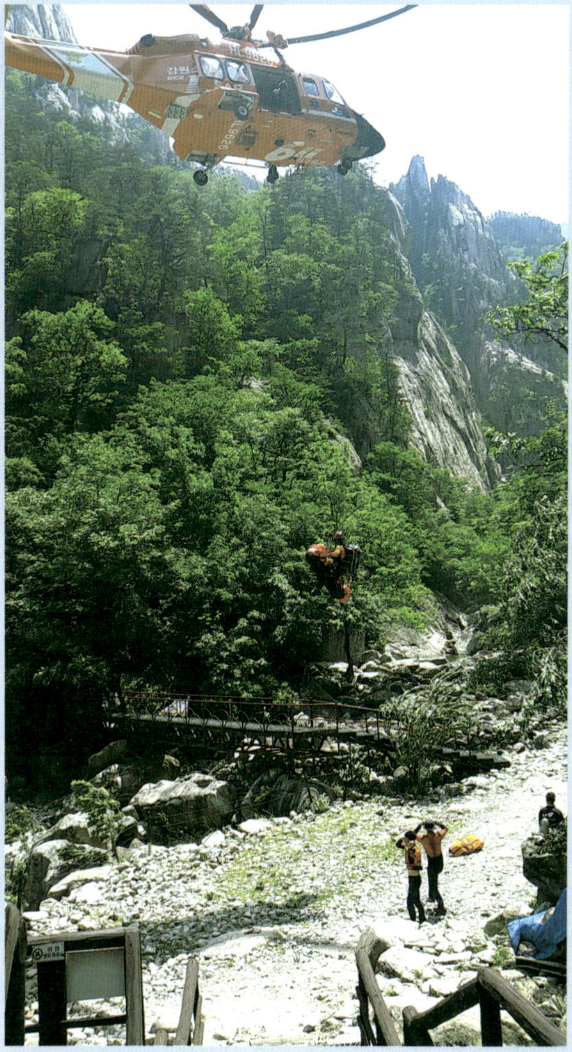

그림 2-3
소방대원의 산악구조

(1) 환경적 요소

환자가 발생한 장소의 지형적 조건은 환자에게 접근하는 것에 영향을 줄 뿐 아니라 환자, 동료 그리고 응급구조사 자신의 안전에도 영향을 줄 수 있다. 미끄러운 경사지대, 산사태가 진행 중인 산등성이, 홍수로 불어나는 하천 근처, 얼음이나 쏟아지는 물이 있어서 표면이 불안정한 현장에서는 특수요원(그림 2-3), 부가적인 구조장비(그림 2-4) 등이 요구된다. 적절한 복장이나 장비, 이런 위험 상황에서 구조할 수 있는 훈련이 되어 있지 않다면 현장으로 진입할

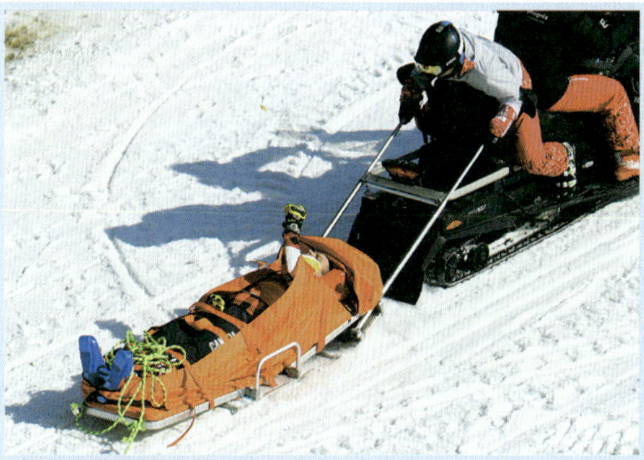

그림 2-4
스키장에서 사용되는 구조장비

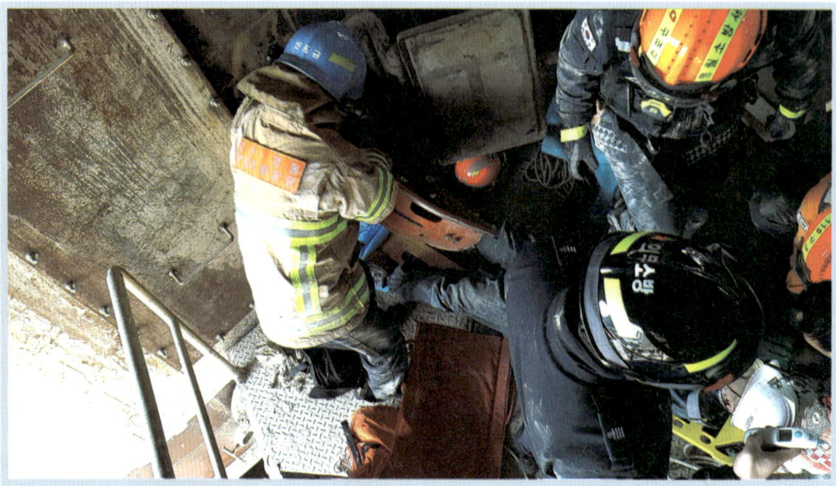

그림 2-5
좁고 밀폐된 공사 현장에서 환자 구조

생각은 하지 말아야 한다. 추가 지원을 얻는 데는 시간이 필요하므로 이런 현장이나 상황이 자주 발생하는 지역의 응급구조사는 관련된 훈련이 필수적이다.

더위나 추위 같은 극심한 기상 조건은 환자뿐 아니라 응급구조사도 탈진, 열사병, 저체온증과 같은 환경 손상에 노출될 수 있으며 밀폐된 공간(그림 2-5), 좁은 계단, 울퉁불퉁한 보도와 같은 곳에서도 항상 위험이 될 만한 상황이 발생될 수 있음을 인지해야 한다. 대부분의 안전과 관련된 주제는 상황과 연관이 있으며 일부 현장 상황은 심각한 안전문제를 유발한다.

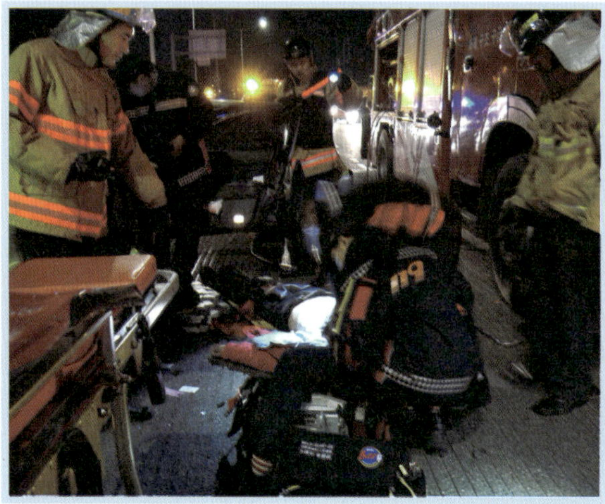

그림 2-6
2차 사고의 위험성
출처: 서울특별시 소방재난본부

(2) 인위적 요소

1 교통사고(인위적 사고 관점)

교통사고 현장은 응급구조사가 빈번히 출동하게 되는 장소이며 많은 추가 사고 위험성이 잠재되어 있어 더욱 주의를 기울여야 한다. 고속도로 사고 차량의 앞쪽과 뒤쪽에 단순히 구급차량을 배치하는 것은 매우 위험하다. 또한 환자를 구급차로 이동하는 도중 사고 현장 곁을 지나가는 차에 응급구조사와 환자는 무방비하게 노출된다. 따라서 지나가는 차량에 의한 이차 사고의 위험성(그림 2-6)을 고려해 교통안전 표지판 혹은 경광등으로 신호를 보내 안전한 공간을 확보하고 필요한 경우 주위 차량을 통제하거나 차단하는 것을 고려해야 한다(그림 2-7).

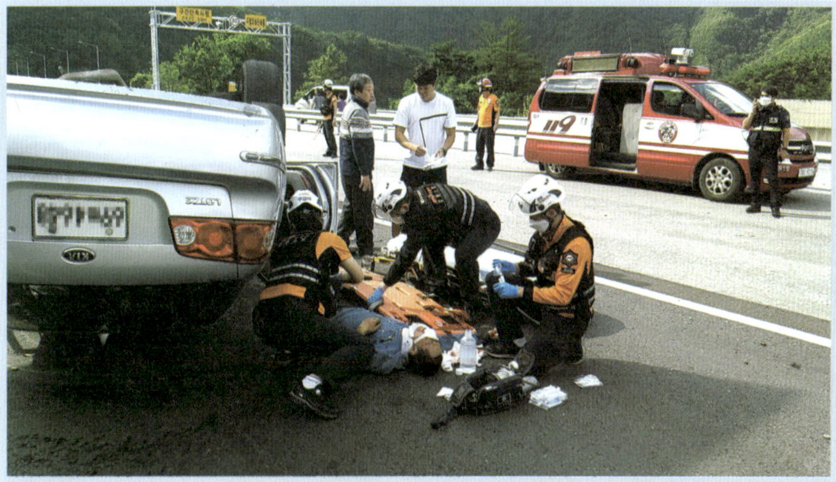

그림 2-7
소방관과 경찰에 의해 교통이 통제되고 있음

2 폭력과 범죄

범죄 현장은 특별한 위협을 내포하고 있다(그림 2-8). 초기 응급의료 통신에서 술집이나 거리에서의 폭력, 총격, 흉기 사용, 가정불화 등으로 출동을 요청 받았을 때는 최대한 경찰과 공조하여야 한다. 현장의 안전을 보장 받기 전까지는 현장 진입을 기다리거나 사안에 따라 경찰에서 비밀스럽게 접근하라는 요청이 있는 경우에는 경광등과 사이렌을 끈 채 현장에서 보이지 않도록 몇 블록 떨어진 곳에 배치하도록 하는 경우도 있다. 경찰에 의해 현장이 안정된 후에도 경각심을 낮추지 말아야 한다. 현장 진입 후 방 안이나 갇힌 공간에 남겨지지 않도록 주의하고 폭력자에 의해 무기나 무기가 될 만한 것들이 있는지 주변을 관찰해야 한다. 항상 자신의 탈출구를 확보해 두고 출구가 봉쇄된 곳은 들어가지 않도록 한다.

적절한 보호장비가 없다면 응급구조사의 안전뿐만 아니라 환자의 안전까지도 위협 받을 수 있다. 또한 가해자나 범죄자가 현장에 계속 남아 있을 수도 있다. 따라서 검거되지 않은 범인이나 가해자가 현장에 있는지에 대한 여부를 포함한 현장에 대한 상황 인식 여부는 경찰의 빠른 투입과 같은 조력자와의 협업이 매우 필요하다.

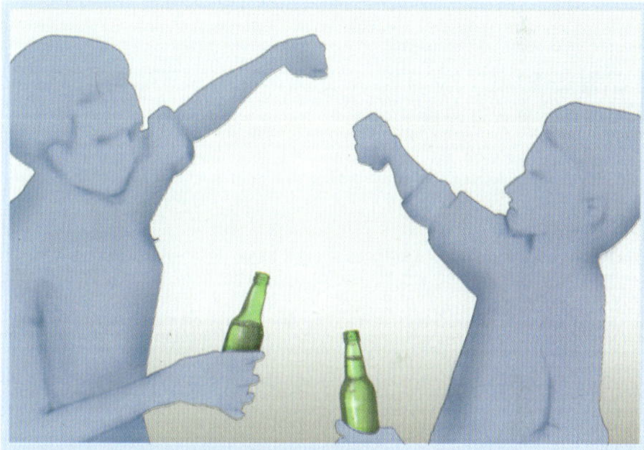

그림 2-8
주취폭행

3 위험물질(화학물질; 인위적 사고 관점)

화재, 차량 사고, 산업 현장의 안전 사고 등의 경우 다양한 위험물질이 유출될 수 있으며 이때 현장 수습 인력의 안전이 위협받는 문제가 발생할 수 있다. 무엇보다 위험물질을 포함한 사고라는 것을 인지하는 것이 가장 중요하며 전문기관에 도움을 요청하여 추가적인 위험이 발생되지 않도록 하여야 한다. 위험물질 노출 사고 현장은 다수사상자가 발생할 가능성이 높아 추가 인력 및 장비 지원 요청과 함께 아직 발견되지 않은 환자가 있을 만한 장소를 반드시

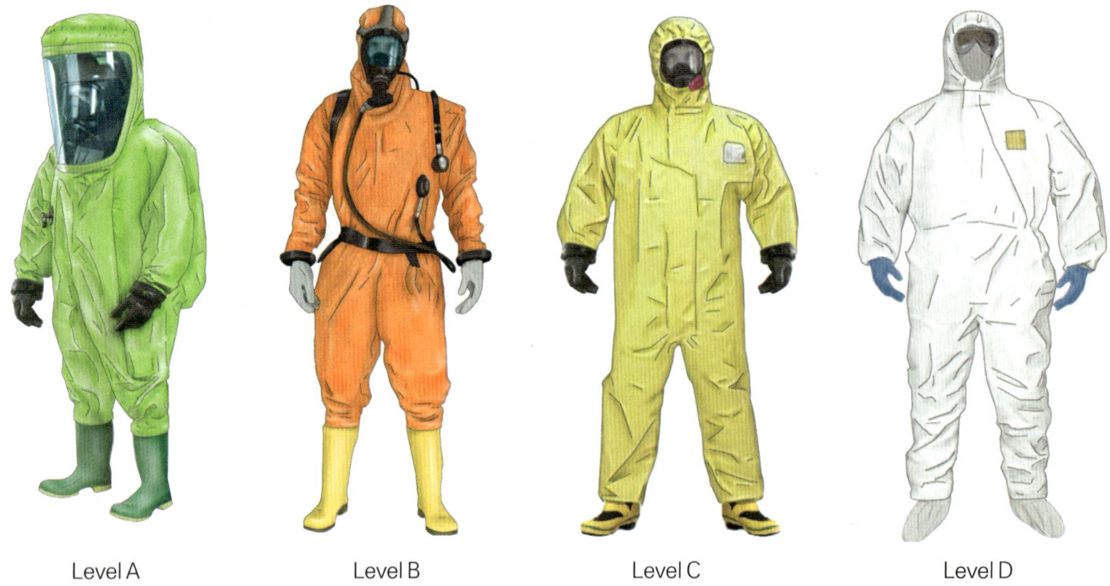

그림 2-9
보호복의 형식과 모습

확인해야 한다. 위험물질 노출 사고는 특수한 상황으로 위험물질 대응팀에 의해 통제되도록 하고 적절한 수준의 보호복(그림 2-9) 및 안전장비를 갖춘 후 활동해야 한다.

(3) 환자의 위험 요소

현장평가 단계에서 외상환자의 경우 손상기전을 확인하는 것이 중요하지만 이에 못지않게 환자의 내과적 질환을 알아보는 것 또한 중요하다. 손상기전은 확연히 드러나지 않은 손상 및 환자상태에 대한 단서를 얻을 수 있는 반면 내과적 질환은 그 사고(또는 외상)가 발생하게 된 계기를 제공하는 경우도 있다. 예를 들어 전복된 차량에서 탑승자가 차량 밖으로 튕겨나갔다거나 교통사고 차량 앞 유리창의 거미줄 모양의 깨짐 현상, 핸들의 변형 등을 통해 환자의 손상 부위나 손상 정도를 예측할 수 있지만 그 교통사고가 발생하게 된 계기가 때로는 갑작스러운 심근경색, 저혈당, 뇌전증 등 내과적인 질환에 의해 발생했을 수도 있다는 것을 고려해야 한다(그림 2-10).

3) 모든 환자의 확인 및 중증도분류

현장평가는 모든 환자의 위치를 확인하기 위하여 현장을 탐색하는 것도 포함한다. 사고와 연관되어 현재 보이지 않는 곳에 사람이 있는지 혹은 내과적 문제로 영향을 받을 수 있는 사람은 없는지 등을 자문해야 한다. 가장 심하게 다친 사람이 발견될 만한 장소와 환자들을 모두 이송하기 위해 얼마나 많은 이송수단과 인력이 필요할지에 대한 결정이 이 단계에서 파악된다(그림 2-11).

손상기전이나 질병의 특성 등은 환자 수를 추정하는데 도움을 줄 수 있다. 예를 들어 움직이는 차량 2대의 사고에서는 적어도 2명의 운전자 환자가 발생할 것이다. 기저귀 가방이나 어린이용 차량 보조의자(car seat), 앞 유리창에

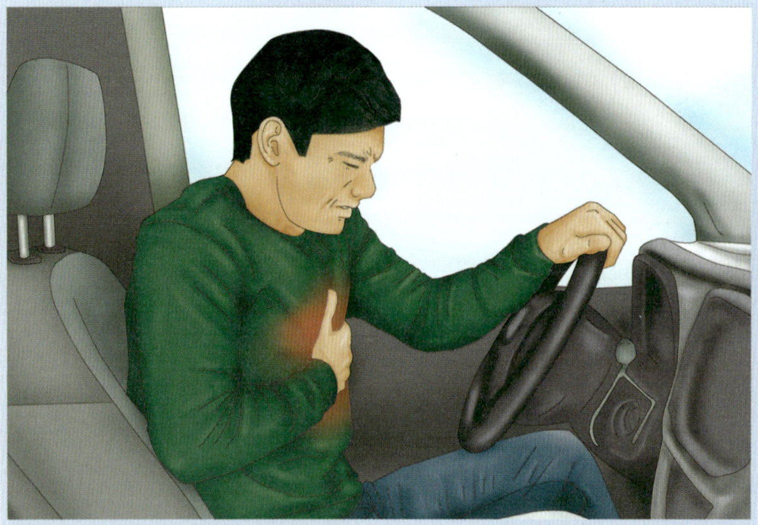

그림 2-10
운전 중 발생한 심근경색

2개의 충격 흔적 등은 눈에 띄는 환자 이외에 더 많은 환자가 있을 수 있음을 의미한다. 일산화탄소 중독같은 몇몇 내과적 문제 상황은 발견된 환자 외에 다른 가족 구성원도 집안 어딘가에 쓰러져 있을 수 있다는 것이다. 더 나아가 건물 내부를 채울 수 있는 화학 실험실의 위험물질 유출은 건물에 있던 모두에게 영향을 미칠 수 있다(그림 2-12).

만약 출동한 팀이 안전하고 효과적으로 관리할 수 있는 숫자 이상의 환자가 발견되었다면 신속하게 추가 지원 요청을 하여야 한다. 가능하면 환자와 접촉하기 전에 요청하여야 하는데 이는 환자 처치를 시작하다 보면 도움을 요청할 시간적인 여유가 줄어들기 때문이다. 많은 경우에 현장에서 환자 처치를 시작한 후에 추가 환자를 발견할 때가 있다(그림 2-13, 14).

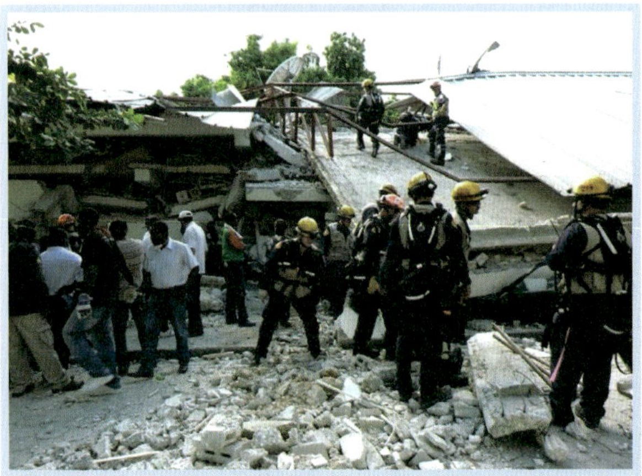

그림 2-11
대형 사고 중 환자를 수색하는 모습

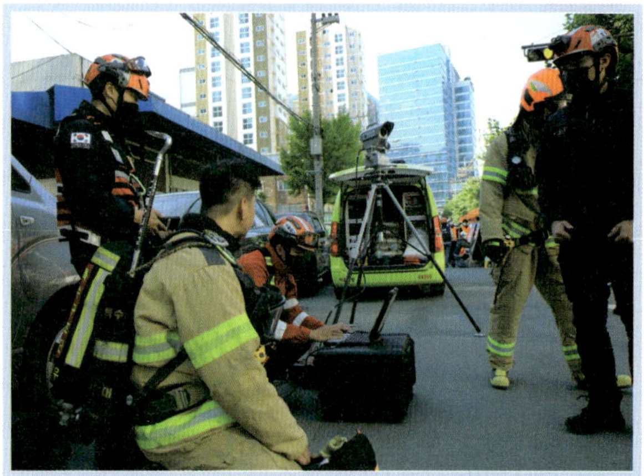

그림 2-12
서울 모 건물 내 이산화탄소 누출로 인한 소방구조대의 대응

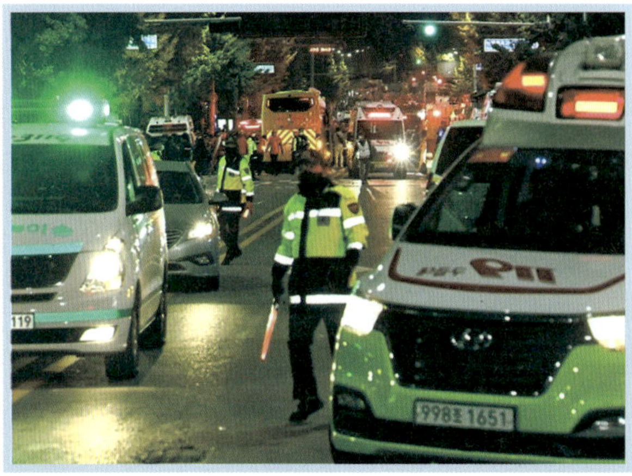

그림 2-13
병원으로 후송되는 부상자
(서울=연합뉴스) 박동주 기자 = 지난 29일 오후 서울 용산구 이태원동 일대에 핼러윈을 맞아 인파가 몰려 대규모 인명 사고가 발생, 부상자들이 병원으로 후송되고 있다. 2022.10.30 pdj6635@yna.co.kr

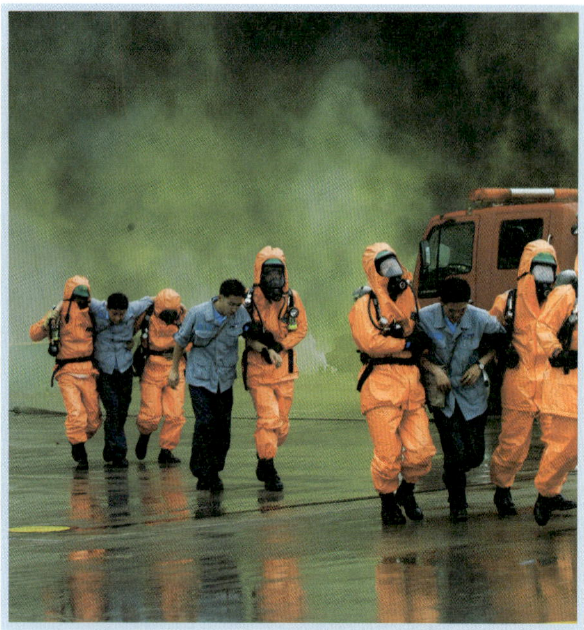

그림 2-14
대형 사고 현장에서 계속 환자를 이송하는 사진
출처: 서울특별시 소방재난본부

다수사상자 사고(Mass Casualty Incident, MCI)일 경우 관련 지침에 따라 대량재해 관리체계를 가동해야 한다. 사고와 함께 발생하는 수많은 환자는 그 숫자와 주변 의료 환경에 따라 중증도분류가 이루어져야 할 때도 있다. 아직 현장 중증도분류의 국가적 기준은 정해져 있지 않지만 소방에서 시범운영을 통해 가장 널리 사용되는 모델은 M-MASS(Modified Move Assess Sort Send)법(그림 2-15)과 START(Simple Triage And Rapid Treatment)법(그림 2-16)이다. 다수 사상자 발생 시 응급구조사는 출동처치 기록지를 작성하는 것이 아니라 중증도분류표(그림 2-17)에 기재하여 환자에게 표식(그림 2-18)을 남겨야 한다. 따라서 응급구조사는 이러한 환자 중증도분류 방법에 대해 잘 알고 있어야 한다.

4) 손상기전(Mechanism of Injury)

손상기전은 환자에게 손상을 입힌 복합적인 힘의 세기, 힘의 방향 그리고 힘의 특성으로 보통 외상 현장을 세심하게 관찰함으로써 드러나게 된다. 손상기전은 손상 부위와 심각성을 예측하는데 도움을 줄 수 있으며 힘의 물리적 특성(가해진 힘의 종류와 크기, 힘의 방향 등)과 그 힘의 영향이 미치는 신체 부위를 확인해 보면 중증도를 예측하는데 도움이 된다. 예를 들어 추락환자의 경우 환자가 어느 높이에 있었는지, 환자가 땅에 떨어지면서 어느 정도의 힘을 받았는지, 어느 부위부터 땅에 닿았는지, 바닥의 재질(물, 콘크리트, 매트, 진흙 등)은 어떤 것이었는지, 떨어지는 중간에 다른 충돌이 있지는 않았는지 등을 확인한다. 추락사고의 경우 성인은 3층(6m) 이상의 높이, 아동은 2층(3m) 이상의 높이 또는 신장의 2~3배 높이 이상에서 추락한 경우 심각한 손상 가능성을 의심하여야 한다. 만약 환자가 높은 곳에서 발로 착지하였다면 발뒤꿈치뼈를 포함한 발과 다리, 골반, 허리 등의 손상을 예상하여야 한다.

자동차 사고의 손상기전은 자동차와 충돌한 물체 사이, 환자와 자동차 내부 장치 사이, 환자 내부에서 충돌한 조직과 장기 사이에 힘이 교환되는 과정을 말한다(그림 2-19).

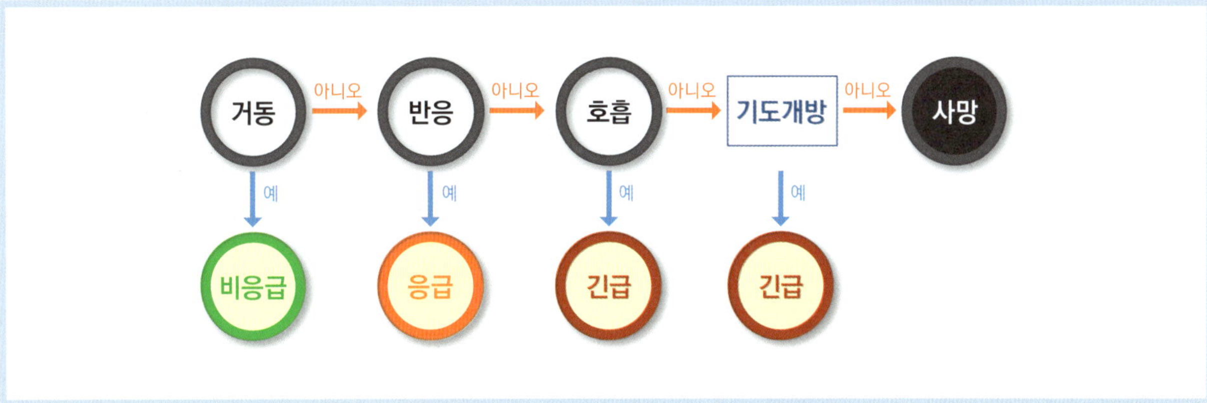

그림 2-15
M-MASS 분류법

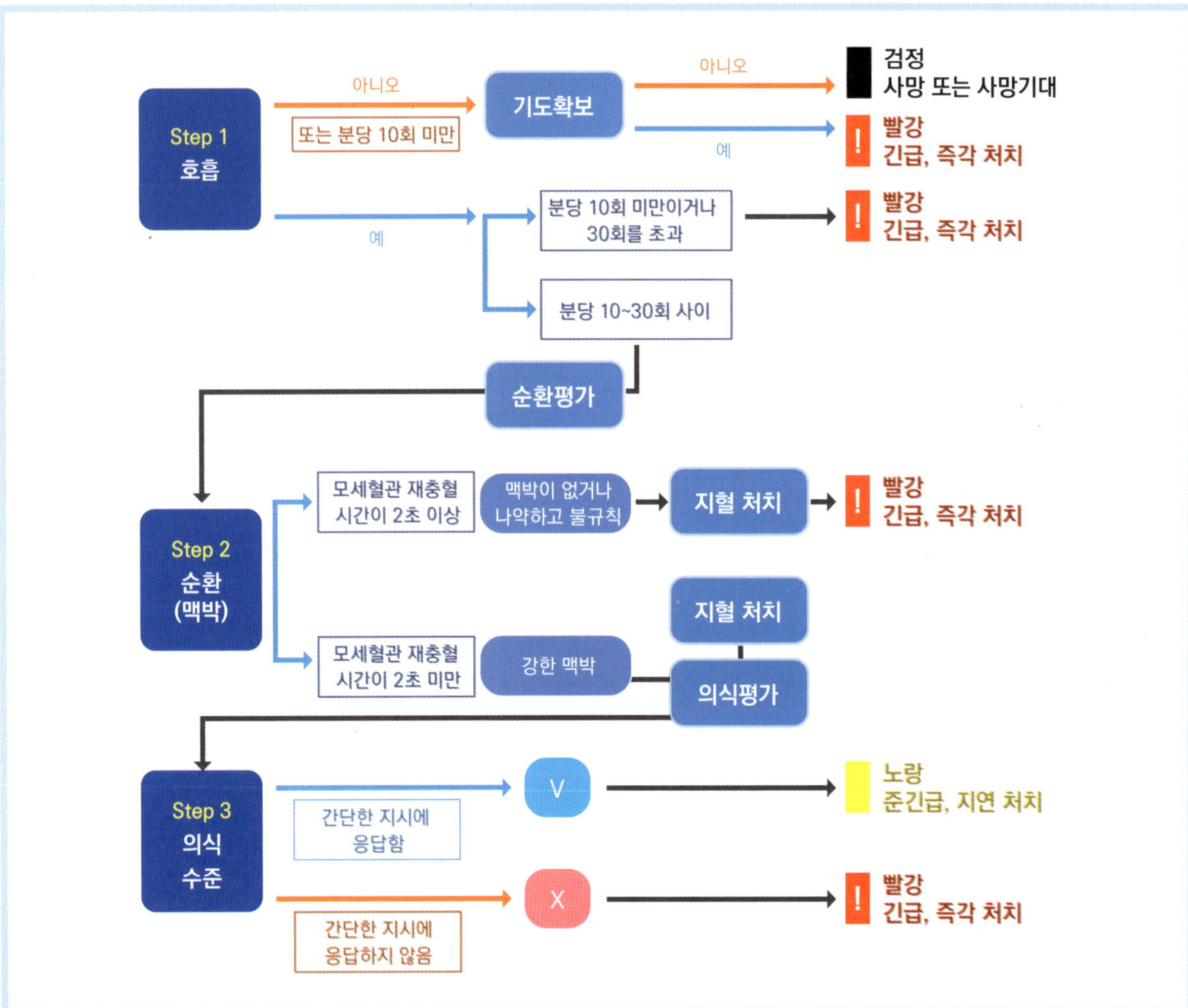

그림 2-16
START 분류법

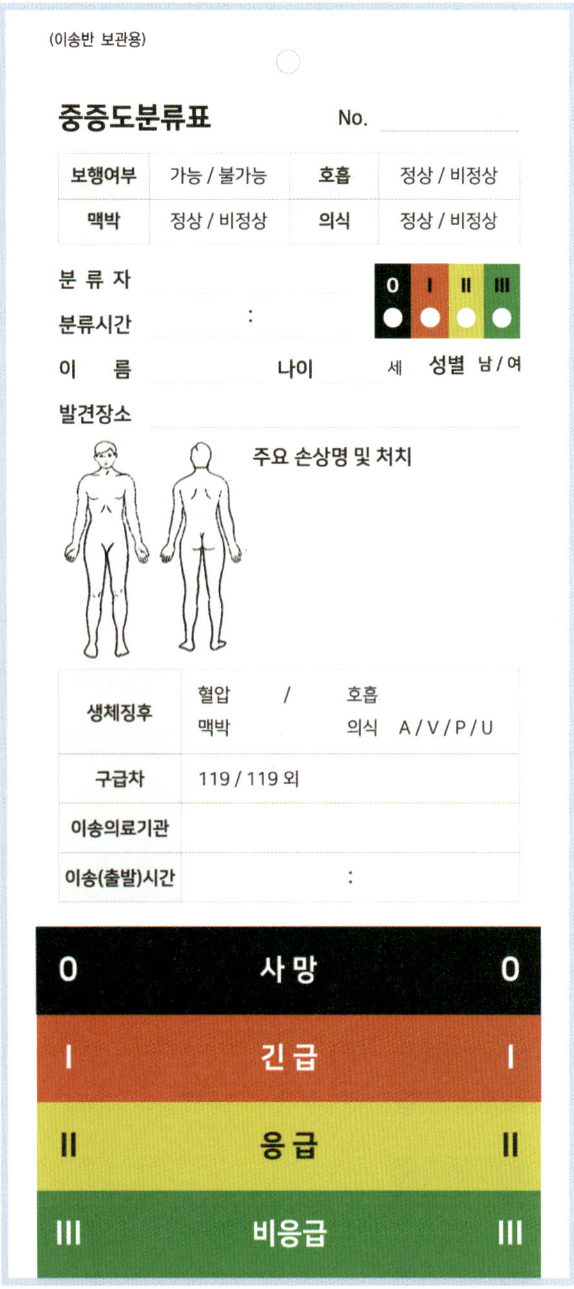
(이송반 보관용)

중증도분류표 No.

보행여부	가능 / 불가능	호흡	정상 / 비정상
맥박	정상 / 비정상	의식	정상 / 비정상

분 류 자

분류시간 :

0 I II III

이 름 나이 세 성별 남 / 여

발견장소

주요 손상명 및 처치

생체징후	혈압 / 맥박	호흡 의식 A / V / P / U
구급차	119 / 119 외	
이송의료기관		
이송(출발)시간	:	

0	사 망	0
I	긴 급	I
II	응 급	II
III	비응급	III

그림 2-17
중증도분류표

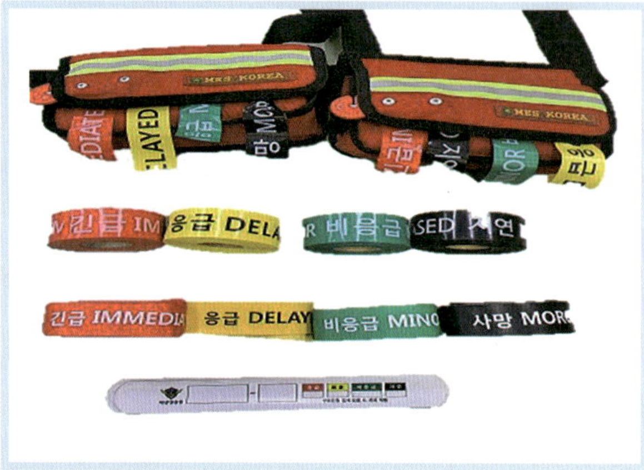

그림 2-18
중증도분류띠

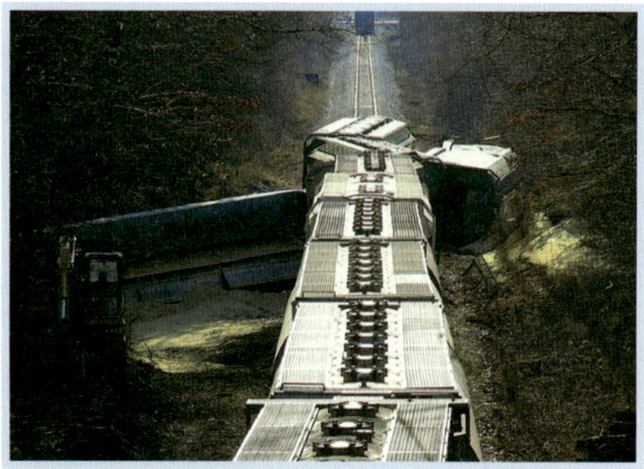

그림 2-19
사고로 인한 힘의 전달

이러한 힘과 힘의 방향을 자세히 관찰하면 여러 가지 가능한 손상들을 추정할 수 있게 된다. 자동차 충돌의 형태, 차량 외부와 내부의 손상 부위와 방향은 결국 환자의 손상 부위와 정도를 예측하게 한다. 안전벨트를 착용하고 있었는지 에어백이 전개되었는지 운전대, 유리창, 계기판 등 차량 내부 구조물의 변형은 없는지도 함께 관찰해야 한다.

차 대 보행자 사고에서는 보행자의 다리 골절이 예상되고 차의 앞 유리가 깨져 있다면 보행자의 머리와 목뼈 손상을 의심해 볼 수 있다(그림 2-20). 만약 차량이 30km/h의 속도로 이동하고 있었다면 60km/h로 이동하고 있었을 때에 비해 골절의 정도가 덜 심각할 것이고 내부 장기 손상도 덜 발생할 것이다. 이렇듯 충돌의 강도와 속성을 평가함으로써 손상 받은 장기와 그 손상 정도를 예측할 수 있다.

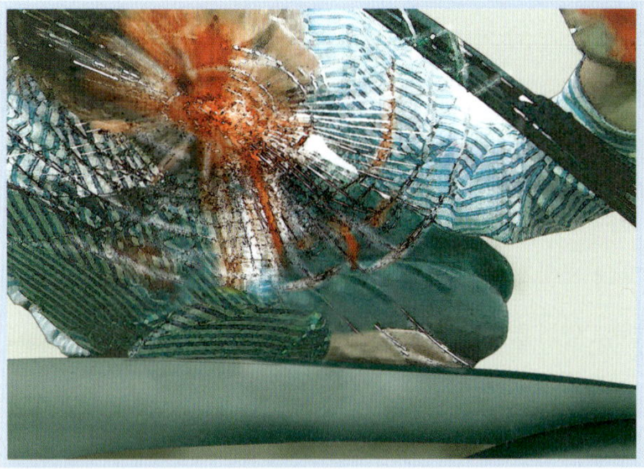

그림 2-20
보행자가 차량 앞 유리에 부딪힘

관통상(총상)의 경우 가능하면 사용된 총의 종류와 탄환의 형태, 발사된 거리를 파악하고, 총알이 들어간 곳과 빠져나간 곳을 모두 확인하여야 한다. 이는 총알이 지나간 자리를 따라 얼마만큼 손상을 입었는지 추정할 수 있을 뿐 아니라 손상 정도를 판단하는데 도움이 된다. 가끔은 손상 기전이 내부 손상을 어느 정도 예측할 수 있게 하는 유일한 단서일 때도 있다. 물론 손상기전을 파악하는 것이 환자의 평가와 처치에 많은 정보를 제공해 주는 것이 사실이지만 절대적인 기준이 될 수는 없으므로 환자에 대한 평가 및 처치는 호소하는 증상, 활력징후, 신체검진 소견 등을 모두 종합하여 살펴보는 것이 중요하다.

5) 질병의 특성(Nature of The Illness)

환자, 목격자 또는 환자의 가족으로부터 환자가 가지고 있는 질병의 특성을 파악해야 한다. 만약 환자가 의식이 있고 지남력이 있다면 환자는 자신의 문제에 대한 가장 좋은 정보 제공자가 될 수 있다. 환자가 반응이 없거나 지남력이 저하되어 올바른 정보를 제공할 수 없다면 가족이나 목격자 또는 가시적인 단서에 의존하여야 한다.

현장은 환자상태에 대한 추가 단서를 제공한다. 환자가 위치한 장소의 상황이 어떠한가? 환자의 나이는 몇 살로 보이는가? 환자가 어떻게 위치하고 있는가? 만약 20대 젊은 남자가 흥분되어 있고 맥박이 빠르며 주변에 내용물을 알 수 없는 주사기가 발견된다면 약물남용 문제를 고려할 수 있다. 출동 나간 현장에 70세 노인이 숨을 헐떡이며 앉아서 숨 쉬기를 곤란해 하고, 방 안에 폐질환 환자를 위한 약과 산소 투여용 튜브, 분무식 흡입기 같은 의료기기가 있다면 아마도 천식, 폐기종 혹은 만성기관지염 같은 폐질환을 의심할 수 있다. 이처럼 내과 환자의 경우 환자 자신이나 목격자, 가족에게 정보를 얻고 현장 상황으로부터 질병의 단서를 확인하는 것이 환자상태와 중증도를 예측하는데 도움을 줄 것이다. 때로는 질병의 단서가 확연히 드러나지 않을 수도 있다. 예를 들어 벌레에 쏘여 심한 알레르기 반응으로 호흡곤란을 호소하는 환자, 눈에 보이지 않거나 오감으로 느낄 수 있는 특징이 없는 독성물질에 노출된 환자, 또는 급성 심장질환과 같이 갑작스럽게 발병한 질환이 있을 수도 있다. 따라서 지금 환자가 호소하는 증상이 단순히 외상에 의한 것만은 아닐 수 있다는 사실을 기억하여야 한다.

6) 지속적인 현장평가

현장평가는 신고가 접수된 후 응급의료통신관리자에 의해 시작되며 현장에 도착하기 전 뿐 아니라 출동 내내 계속적으로 고려해야 할 사항이다. 현장은 언제나 유동적이고 이에 따라 현장평가의 모든 요소들이 계속해서 변화할 수 있다. 따라서 환자가 있는 장소에서 벗어날 때까지 항상 발생할 수 있는 위험에 대비하고 주의해야 하며 변화되는 요소를 동료와 공유하고 필요시 응급의료통신관리자 또는 상부에 보고하여 추가 지원을 요청해야 한다.

3 외상환자평가와 초기처치

1) 일차평가

외상환자에 대한 일차평가는 생명을 위협하는 요인에 대한 즉각적인 확인과 그 요인을 제거하는 것에 목적을 둔다. 환자의 전반적인 인상과 의식상태 확인, 필요에 따른 목뼈와 척추의 추가 손상 예방 조치, 기도·호흡·순환상태 평가를 포함한다. 평가 중 발견되는 치명적인 손상은 즉각적인 처치가 시행되어야 하며, 현장평가에서 얻은 정보와 환자의 전반적인 인상 그리고 일차평가 중 얻은 정보는 환자 이송의 우선순위를 결정하는 중요한 요인이 된다.

의식이 있는 환자라면 대면과 함께 자신의 소개와 환자의 전반적인 인상파악, 일차평가를 동시에 시작한다(그림 2-21). 자신의 소속과 자격사항을 밝히고 앞으로 제공될 처치에 대해 설명해 주며 의식상태를 파악한다. 환자에게 무슨 일이 일어났는지 현재 가장 불편한 것은 무엇인지 등을 묻고 그에 따른 답을 전달받으며 환자의 의식상태에 대한 평가를 시작할 수 있다. 이때 환자가 말로써 표현하는 모습을 통해 기도와 호흡상태도 평가가 가능하며 이와 함께 당신의 손으로 환자의 노(요골)동맥 순환상태를 확인하여 일차평가가 모두 동시에 시작할 수 있도록 해야 한다. 의식이 있는 환자는 이러한 과정을 통해 15~30초 안에 환자의 전반적인 인상 및 기도, 호흡, 순환, 신경학적 상태에 대한 평가를 완료한다.

(1) 환자의 전반적인 인상

환자에게 다가가며 환자의 전반적인 인상을 파악하고 환자평가 중에도 계속적으로 평가한다. 환자의 상태 변화는 결국 이송 우선순위에도 영향을 미치게 된다. 만약 당신이 사고 현장에 도착하였을 때 현장 상황에 비해 전반적인 환자상태와 손상기전, 일차평가로 얻은 정보가 서로 맞지 않다는 생각이 든다면 환자상태를 절대로 가볍게 보아서는 안 된다. 예를 들어 차량 전방충돌 상황에서 안전벨트를 하지 않은 동승자가 차량 밖에서 약간의 어지러움을 호소하면서 자신은 괜찮다고 말하는 경우가 있다. 만약 동승자 쪽 앞유리(windshield)에 거미줄 형태의 파손이 관찰되었다면 뇌손상 및 목뼈, 척추 손상을 간과해서는 안 된다.

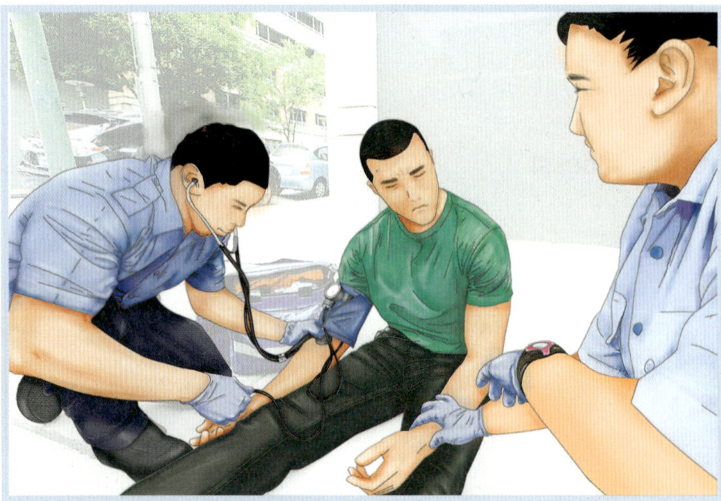

그림 2-21
두 명이 동시에 시행하는 환자평가

때로는 쇼크에 따른 증상과 징후가 아직 발현되지 않았거나 아직 뚜렷하게 나타나지 않았을 수도 있다. 따라서 갑작스럽게 나타날 수 있는 쇼크 증상에 대해 주의 깊게 관찰하고 준비해야 한다. 손상기전은 실제 손상의 정도와 다를 수 있으니 항상 최악의 시나리오로 평가와 처치에 임해야 한다.

(2) 기도확보 및 척추운동제한(spinal motion restriction)

기도평가에서 가장 중요한 것은 기도가 확실하게 열려 있음을 확인하고 이물질이 존재하지 않게 만들어 주는 것이다. 본 단락에 앞서 의식상태 평가에서도 언급하였듯 의식이 있는 환자가 말하는 소리를 듣는 것만으로 쉽게 환자의 기도상태를 평가할 수 있다. 환자가 힘들이지 않고 한 문장을 끊지 않고 한 번에 말한다면 기도는 개방되어 있고 호흡량도 충분하다는 것을 알 수 있다. 이는 또한 뇌로의 산소 공급도 적절히 되어 의식을 잃지 않고 있음을 나타내는 것이기도 하다. 하지만 문장을 끊어 말하거나, 말하는 것을 힘들어하거나, 기도에서 협착음과 같은 특징적인 소리가 발생하는 경우에는 기도나 호흡에 문제가 있음을 의심하여야 한다.

만약 환자의 의식이 저하되어 의사소통이 안 된다면 입 안의 이물질 여부와 가슴과 배가 오르내리는지 관찰한다. 이때 보고-듣고-느끼기 방식으로 평가할 수 있다(그림 2-22). 당신의 얼굴을 환자 얼굴에 가까이 가져가 환자의 가슴이 오르내리는 것을 관찰하고, 기도 내 호흡음(공기의 흐름)을 귀로 들으며, 환자의 들숨과 날숨 동안 실제 공기가 기도를 통해 움직이는지 자신의 뺨을 통해 느껴보는 방식을 사용할 수도 있다. 다만 이 방법은 기도와 호흡평가 중 기도평가에 좀 더 중점을 둔 평가임을 기억한다.

공기의 흐름이 충분치 않다고 판단되면 머리기울임-턱들어올리기법(두부후굴 하악거상법, head-tilt chin-

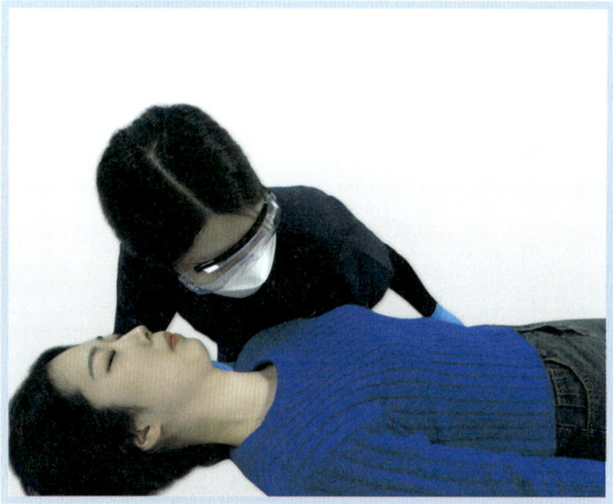

그림 2-22
보고-듣고-느끼기 방식의 기도평가

lift maneuver)이나 목뼈 손상 의심 여부에 따라 턱밀어올리기법(하악견인법, jaw thrust maneuver)으로 기도를 개방한다. 이러한 기도개방을 시도한 이후에도 계속 공기의 흐름상태가 개선되지 않는다면 입인두기도기(Oropharyngeal Airway, OPA)나 코인두기도기(Nasopharyngeal Airway, NPA)를 사용하고, 기도확보의 어려움에 따라 성문위기도기 또는 의료지도를 통한 기관내삽관을 고려한다(그림 2-23, 24, 25).

호흡음 평가는 일차평가의 기도평가에서 빼놓을 수 없는 부분이다. 특히 이차평가 중 청진으로 얻는 호흡음과 다르게 당장 생명에 위협을 주는 문제가 있는지를 확인해야 하는 과정으로 청진기를 사용하지 않은 상태에서도 들리는 기도폐쇄의 징후(signs)가 있는지를 확인하는 절차이다(표 2-1).

목뼈(경추) 손상이 예상되는 환자에게는 목뼈 보호를 위한 몇 가지 지침들이 마련되어 있다. 그 중 가장 초창기 모델이 1990년대 초에 만들어진 Maine EMS 프로토콜의 Maine 척추 손상 확인지침(Maine spinal injury assessment guidelines)이다. 이 지침은 미국 Maine주의 전 EMS 의료 책임자인 Dr. John Burton에 의해 추가

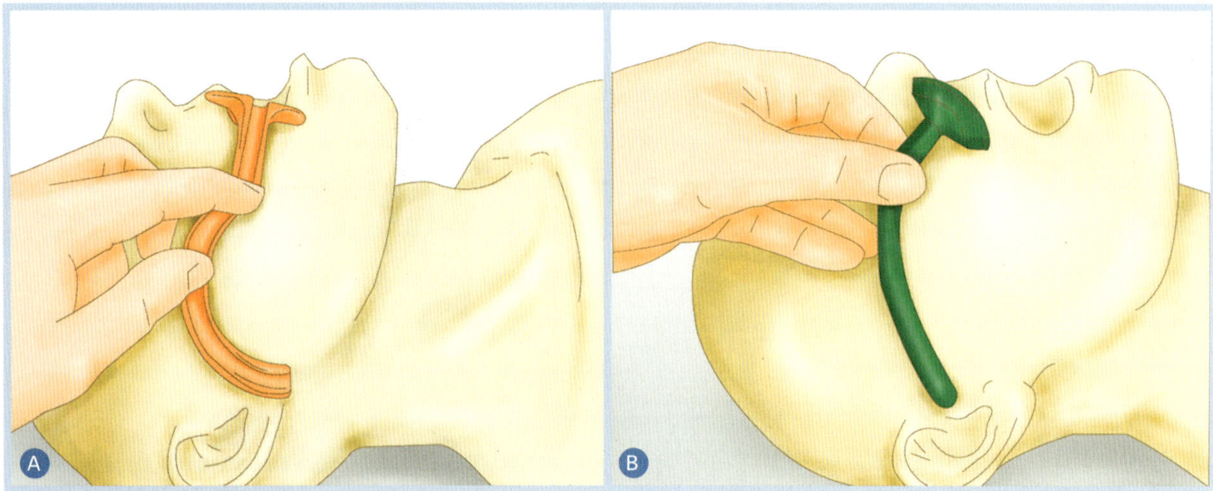

그림 2-23
입인두기도기와 코인두기도기

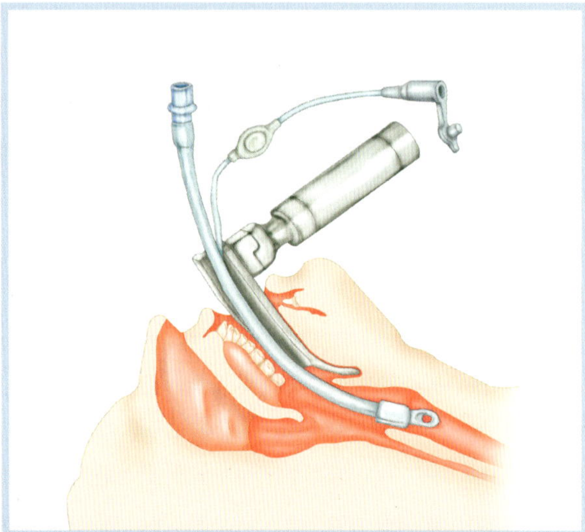

그림 2-24
기관내삽관 튜브

검증되었고, 이때 이 지침으로 평가된 32,000명의 환자 중 단 1건의 심각한 목뼈 손상을 놓쳤다고 한다. Maine 척수 손상 확인지침 이후 NEXUS 기준(National Emergency X-radiography Utilization Study criteria)이 1992년에 개발되었고, 현재 미국 EMS와 PHTLS 교육에서 주로 사용되고 있는 방법으로 알려져 있다. 더 나아가 캐나다에서 개발된 캐다식 목뼈 규칙(Canadian C-spine Rule, CCR)도 있으며, 두 방법은 모두 서로 상당히 닮아 있다 (NEXUS 기준과 캐나다식 목뼈 규칙에 대한 자세한 내용은 제5장 머리, 목, 척추 손상 참고). 국내 소방청의 119구급대원 현장응급처치 표준지침(2023년 12월 발행)도 척추 및 척수 손상 환자에 대해 손상기전 파악을 통한 고위험 손상 여부를 확인하고, 운동 능력, 감각 기능, 심부건 반사나 바빈스키 반사, 척추 통증이나 관련 압통 등의 검사를 통해 척수 손상 여부를 평가한다(그림 2-26). 이후 척추 손상이 의심되는 모든 환자에게 척추 고정을 시행한다.

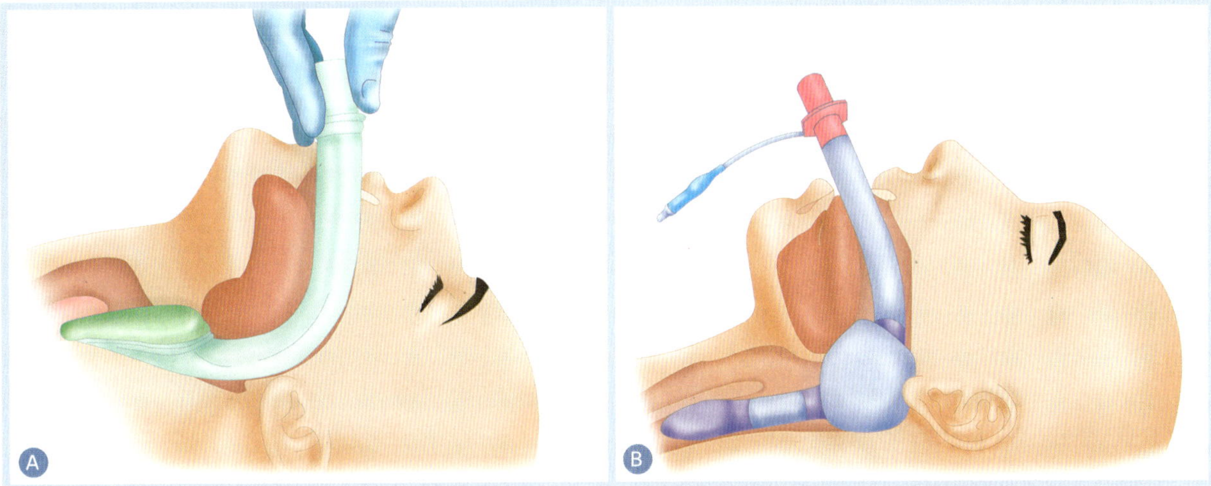

그림 2-25
성문위기도기
A. I-Ge B. King tube

표 2-1
호흡음에 따른 설명과 처치

호흡음	설명	처치
그렁거림 (협착음, stridor)	• 들숨 동안 상기도 내 이물질 또는 협착에 의해 좁아진 공간을 공기가 빠르게 지나가며 발생하는 소리	• 즉각적으로 이물질을 제거하거나 손상에 의해 물렁조직에 부종(edema)이 발생한 경우라면 기관내삽관을 고려해야 함
코골이 (코고는 소리, snoring)	• 대부분 연구개, 목젖 및 주변의 부드러운 조직이 공기의 흐름에 의해 진동이 발생하여 나는 소리이나 의식이 없는 환자의 경우 혀가 입인두 공간으로 처지면서 상기도를 부분적으로 막아 발생하는 소리	• 즉각적으로 머리기울임-턱들어올리기법, 턱밀어올리기법 또는 입인두기도기, 코인두기도기 등을 사용해 기도를 확보해야 함
꿀꿀거림 (꼴깍꼴깍 소리, gurgling)	• 후두개 위쪽 공간이나 구강 내에 타액이나 혈액과 같은 액체가 채워져 호흡을 할 때마다 공기방울이 터지며 발생하는 그렁거리는 소리	• 의식이 있는 환자라면 쉽게 삼키거나 뱉어낼 수 있겠으나 의식이 없다면 신속히 제거하여 기도로 흡인되는 것을 막아야 함
쌕쌕거림 (천명음, wheezing)	• 공기가 좁아진 하기도를 이동하며 발생시키는 고음의 휘파람 소리 • 주로 천식, 만성폐쇄성폐질환과 같은 염증성 질병에서 나타나지만 알레르기(또는 아나필락시스)에 의한 기관지 협착이나 기도 내로 흡인된 이물질에 의해 나타나기도 함 • 천식의 경우 초기는 날숨에만 나타나지만 상태가 악화되면 들숨과 날숨에 모두 발생함	• 다양한 원인으로 발생하므로 원인에 따른 처치가 필요함 • 청진기 없이 쌕쌕거림이 겉으로 들린다는 것은 호흡이 상당히 어려운 상태라는 것을 인식해야 함

환자가 어린아이이거나 노인인 경우 증상이 명확히 나타나지 않을 때가 많아 신중한 판단이 요구된다.

척수 손상을 의심할 수 있는 결손 부위 특징이 있는지 확인

- 운동능력저하
- 감각기능저하
- 깊은힘줄반사(deep tendon reflex, DTR) 이상소견
- 저혈압, 서맥(느린맥)
- 요실금, 변실금 등의 방광기능, 장기능 조절장애
- 척추의 가운데 통증 혹은 압통

그림 2-26
척수 손상 평가
출처: 119구급대원 현장응급처치 표준지침(p. 334참고, 2023년 12월 발행)

(3) 호흡(Breathing)

호흡평가를 위해 가슴과 복부를 노출시킨다. 여성 환자의 경우 반드시 속옷까지 탈의시켜야 하는 것은 아니나 호흡에 맞춰 가슴과 배가 움직이는지는 확인할 수 있어야 한다. 가슴과 배가 대칭적으로 오르내리는지, 이어서 좌·우측 가슴이 동일하게 팽창하는지 확인해야 한다. 일차평가에서 호흡평가는 호흡의 유무, 속도(빠른지 느린지), 깊이를 관찰하되 상세한 횟수까지 파악할 필요는 없다. 호흡이 얕고 느리거나 빠른 경우는 호흡 보조가 필요하며 저장백(reservoir bag)이 결합된 수동식 인공호흡기(bag-valve mask)를 사용하여 고농도 산소를 투여한다. 동요가슴이 관찰될 경우 넓은 반창고와 패드를 이용해 동요분절을 고정시키고(그림 2-27) 수동식 인공호흡기를 이용해 양압환기를 제공한다.

목뼈 손상으로 인해 가로막신경이 차단되었을 경우 환자는 충분한 양의 호흡을 만들어내지 못한다. 이때는 세심한 호흡 관찰과 그에 맞는 호흡 보조가 필요하다. 기본적으로 일차평가에서 청진기를 이용한 청진이 요구되지는 않지만

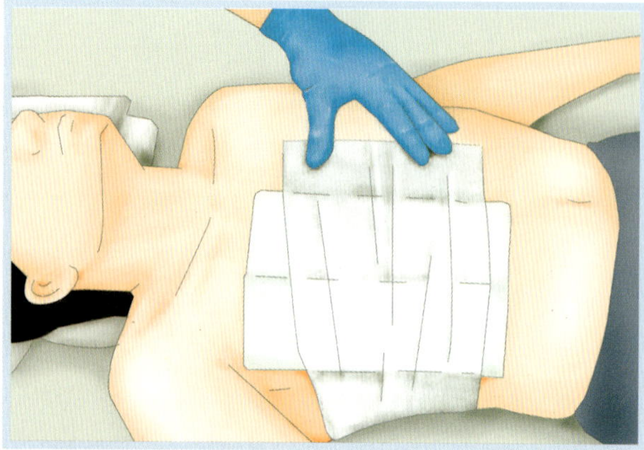

그림 2-27
동요가슴 처치

호흡에 문제가 있는 환자의 경우 청진을 통해 정확한 소견을 파악해야 한다. 타진 결과 과도공명음이나 둔탁한 소리가 들리면 기흉(공기가슴증, pneumothorax)이나 혈흉(혈액가슴, hemothorax)을 의심해 볼 수 있다. 긴장기흉의 증상과 징후가 나타나면 바늘감압술을 고려하고 바늘감압술을 시행하였다면 계속적인 감시를 통해 긴장기흉의 재발에 대비한다(다만 바늘감압술은 2024년 현행 응급구조사의 업무 범위에 해당하지는 않는다). 개방성 기흉이 발생하였다면 개방된 곳을 3면 폐쇄드레싱하거나 기성품으로 제작된 일방향 밸브장비(chest seal, one-way-valve device) 제품을 이용하여 외부 공기가 가슴우리(흉곽) 내로 빨려 들어가는 것을 막아야 한다(그림 2-28). 환자가 의식이 없고 호흡이 없으면 기도확보를 한 채로 저장백이 있는 수동식 인공호흡기를 사용하여 고농도의 산소를 회당 500mL씩 분당 10회로 호흡 보조한다.

일차평가 중 호흡평가는 상세한 수치까지 파악해야 하는 것은 아니다. 다만 초기와 시간이 지남에 따라 변화하는 호흡의 변화(trend)를 파악하는 것은 매우 중요하다. 구조자의 숫자에 따라 역할의 분배가 중요한데 만약 리더가 환자평가를 하고 동료 1이 환자의 머리를 도수고정하는 동안 동료 2는 리더의 명령에 따라 환자에게 즉시 필요한

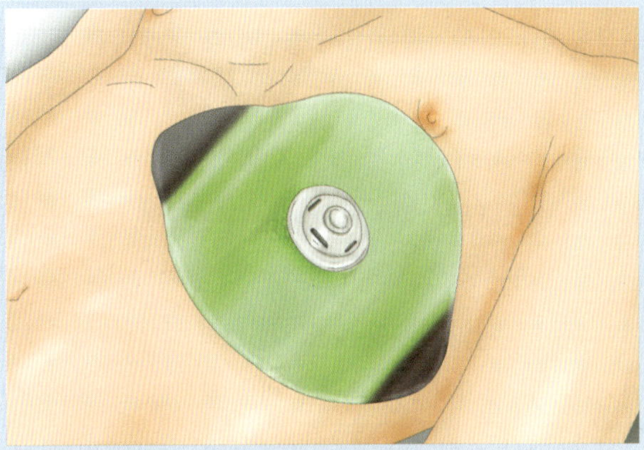

그림 2-28
Sam Chest Seal with valve

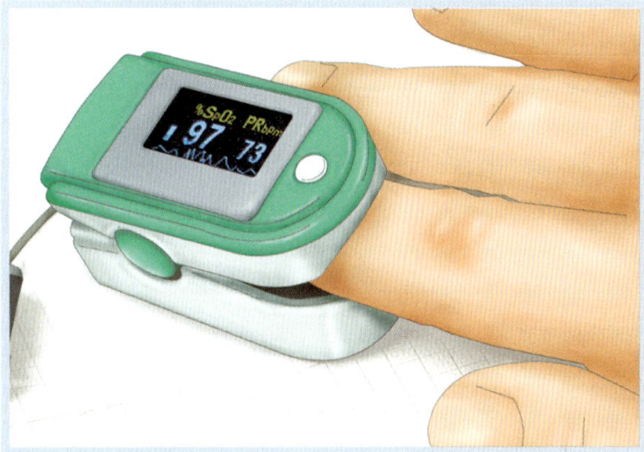

그림 2-29
산소포화도측정기

처치를 제공하거나 이차평가 이후에 시행할 활력징후 측정을 당장 시행할 수도 있다. 더 나아가 동료 2가 존재하지 않는다고 하여도 산소포화도 측정과 호기말이산화탄소 측정은 그 방식이 매우 간단하여 산소 공급이 필요한 환자 처치 시 측정기까지 적용한다면 환자상태 파악에 상당히 유용할 것이다. 산소포화도측정기(pulse oximetry)와 호기말이산화탄소측정기(capnography, capnometry)를 모두 착용시켰다면 각각의 장점을 이용한 평가와 대처가 필요하다.

산소포화도측정기는 외호흡의 효과성을 간접적으로 알 수 있는 장치로 말초혈관을 지나가는 적혈구에 적외선을 투과시켜 산소와 헤모글로빈의 결합 비율을 측정한다(그림 2-29). 이때 측정된 수치에 따라 산소 처치의 정도를 조절하여 96% 이상의 산소포화도(SpO_2)를 유지시킨다. 하지만 일산화탄소 중독 환자는 산소포화도측정기의 수치를 신뢰할수 없다는 점에 유의해야 한다.

호기말이산화탄소측정기는 내호흡의 효과성을 간접적으로 알 수 있는 장치로 호기 시 코나 입으로 배출되는 이산화탄소의 분압을 측정한다(그림 2-30). 호기말이산화탄소 분압($EtCO_2$)은 35~40mmHg로 유지시키고, 머리 외상환자의 경우 두개내압 항진의 징후에 따라 일시적으로 30~35mmHg로 낮추는 처치가 요구되기도 한다.

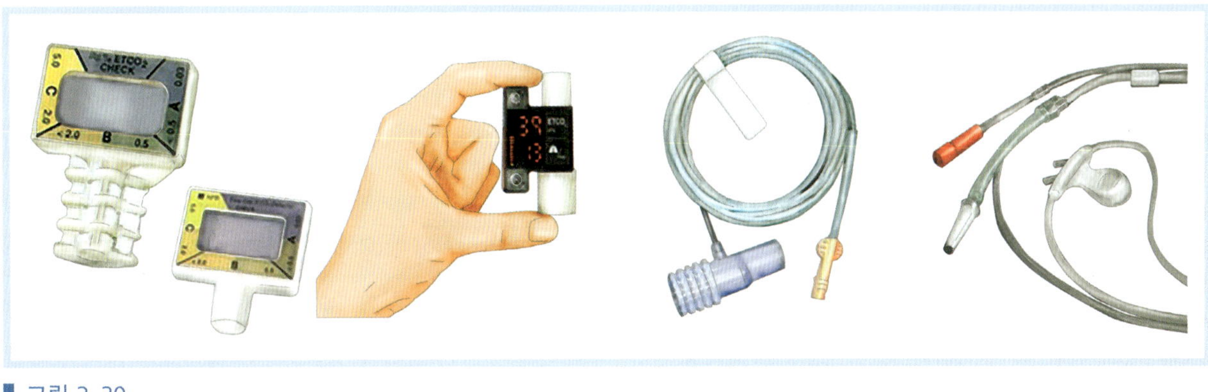

그림 2-30
다양한 호기말이산화탄소측정기

(4) 순환(Circulation)

의식이 명료하고 전반적인 인상에 큰 어려움이 없어 보인다면 노동맥만을 촉지하지만 만약 환자의 의식이 명료하지 않거나 혈역학적인 문제가 예측되는 경우는 목동맥과 노동맥을 동시에 촉지한다. 양쪽의 맥박을 동시에 촉지하는 것은 환자의 순환상태를 비교해가며 알 수 있다는 장점이 있으나 의식이 명료하고 심각한 외상이 없는 환자의 경우 응급구조사에게 신뢰(rapport)가 형성되기 전에는 목동맥 촉지에 불편함을 느낄 수 있다.

맥박의 빠르기, 강도, 규칙성을 평가하고, 분당 횟수는 30초 동안 파악한 횟수에 2배수하여 평가한다. 빠르고 약한 맥박은 심한 출혈이나 쇼크의 보상 반응을 의심할 수 있다. 맥박 촉지 동안 피부의 색깔 및 온도와 발한상태를 확인한다. 창백한 피부는 저체온증이나 심한 출혈 또는 쇼크를 예측할 수 있으며, 차고 축축한 피부는 쇼크의 징후일 수 있다. 모세혈관 재충혈 검사는 신체의 중심부에서도 피부를 눌러 봄으로써 측정할 수 있으며 팔다리 말단 부위는 주변 온도, 복용한 약물, 질환이나 흡연 등에 영향을 받는다는 것을 기억해야 한다. 겉으로 드러나는 심한 출혈이나 쇼크 증상이 없다 하더라도 손상기전에 따라 예상되는 생명을 위협하는 손상 여부를 주의 깊게 확인한다. 만약 심각한 내출혈이 예상된다면 쇼크에 대한 증상과 징후가 나타나기를 기다리지 말고 즉시 적극적인 쇼크처치를 시작한다. 내출혈은 현장에서 해줄 수 있는 처치가 매우 제한적이며 출혈 속도에 따라 보상성 쇼크에서 비보상성 쇼크로 넘어가는 시간이 매우 짧을 수 있다는 것을 기억해야 한다.

순환평가 단계에서 또 한 가지 중요한 것은 대량출혈에 대한 신속한 지혈이다. 학문의 배경에 따라 대량출혈에 대한 처치가 기도유지보다 선행되기도 할 정도로 신속한 처치가 요구된다. 특히 이러한 점은 현장형 전문외상처치(PHTLS)와 병원형 전문외상처치(ATLS)의 차이점이다. 현장형 전문외상처치는 대량출혈에 대한 신속한 지혈이 결국 생존율을 높인다는 연구결과에 의해 ABC처치보다 선행되는 처치로 되어 있다. 하지만 병원형 전문외상처치는 기존 방식대로 순환(circulation)평가 단계에서 대량출혈을 처치하는 것으로 되어 있다. 이러한 차이점은 주어진 인적/물적 자원의 존재와 시간적/환경적 여건에 의해 달라질 수 있다. 따라서 대량출혈에 대한 처치를 ABC처치 앞으로 뺄 것이냐, 아니면 C(순환평가)에서 처치할 것이냐는 응급구조사의 근무지에 따라 다르게 고려할 수 있다.

대량출혈이 육안으로 보이거나 손상기전에 따라 의심되는 환자는 전신을 빠르게 살펴본다. 심한 출혈이 예측되는 부위는 노출시키거나 바닥과 몸 사이에 손을 넣어 출혈 여부를 확인한다. 심한 출혈이 있다면 즉시 직접 압박을 시행한다. 직접 압박하는 크기는 손상의 크기에 맞게 최소한으로 줄인 상태에서 누르는 것이 넓은 범위를 누르는 것보다 효과적이다. 특히 큰 혈관의 출혈일수록 손가락으로 강하게 누르는 것이 손바닥으로 누르는 것보다 효과적일 수 있음을 기억해야 한다. 출혈이 있는 부위를 심장보다 높이 든다거나 지혈점 압박법(손상 부위보다 몸 쪽에 있는 굵은 혈관을 누르는 방법)은 효과가 있다는 근거가 부족하여 더 이상 추천되지 않는다. 강하게 직접 압박을 하는데도 거즈가 흥건히 피에 젖고 지혈이 안 된다면 손상이 깊어 적절한 압박이 이루어지지 않고 있음을 나타내는 신호일 수도 있다. 이때는 롤거즈 등을 이용한 상처 채워넣기(wound packing)와 직접 압박을 병합하여 지혈한다(그림 2-31). 국내에서는 많이 보급되지 않았지만 지혈거즈나 지혈압박붕대를 이용하여 지혈효과를 높이는 방법도 고려해볼 수 있다.

만약 팔다리에 통제할 수 없는 출혈이 발생하였다면 손상 부위에 최대한 가까이 지혈대를 적용시키지만 전쟁이나 테러와 같이 신속히 현장을 빠져나가야 한다거나 정확한 손상 부위를 신속하게 찾을 수가 없는 상황이라면 팔다리의

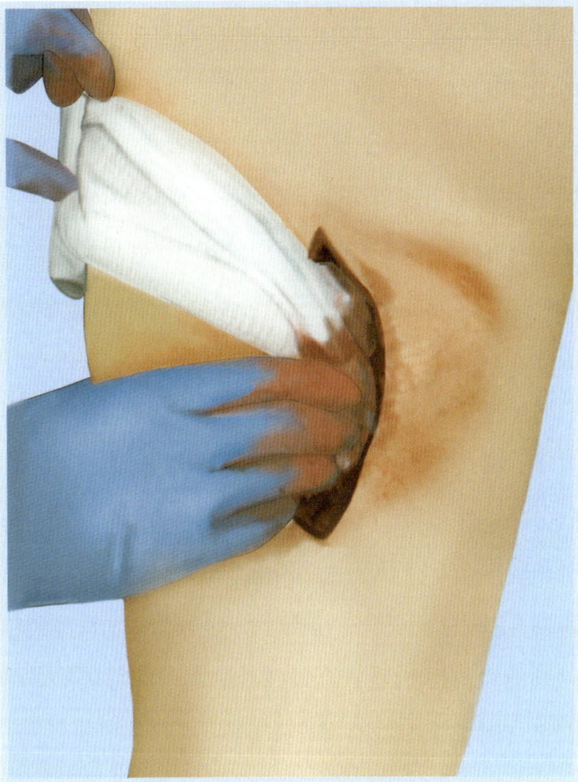

그림 2-31
상처 채워넣기(Wound packing)

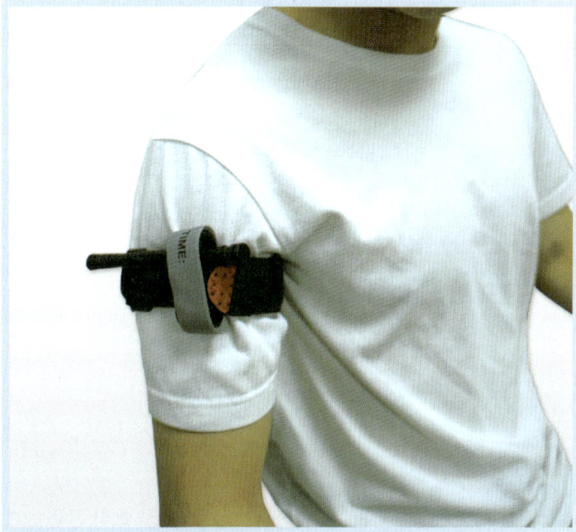

그림 2-32
겨드랑이 부위 지혈대 적용

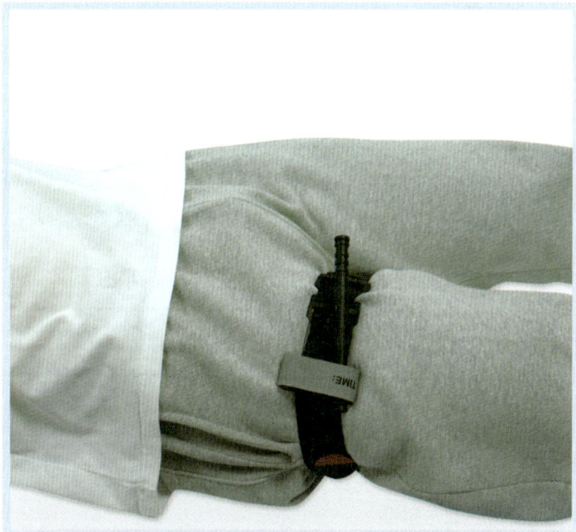

그림 2-33
샅부위 지혈대 적용

가장 몸 쪽(근위부)(겨드랑이 또는 샅)에 지혈대를 적용시킨다(그림 2-32, 33).

지혈대를 적용할 수 없는 신체 부위의 출혈이라면 손꿈치, 손가락 등을 이용한 직접 압박과 상처 채워넣기를 적절히 시도한다.

(5) 신경학적 장애(Disability)

일차평가 중 신경학적 장애는 뇌의 산소 공급 수준을 간접적으로 알 수 있는 뇌 기능(cerebral function) 검사를 의미한다. 의식수준은 AVPU 척도와 지남력으로 파악한다. 지남력은 시간, 장소, 사람 순으로 물어보며 이는 일반적으로 지남력이 상실되는 순서와 같다. 지남력 평가의 각 항목에 따라 첫 질문에 대해 환자가 잘못된 대답을 하였다고 바로 명료하지 않다고 판단하면 안 된다. 최소한 한두 번의 다른 질문을 통해 실제로 지남력이 떨어진 것인지 아니면 헛갈린 것인지를 명확히 해야 한다. 예를 들어 오늘의 요일을 묻는 질문에 잘못된 대답을 하였다면 계절이나 연도와 같이 다른 질문이지만 똑같이 시간적 인지력을 물어보는 질문을 한두 개 정도 추가하여 틀린 답을 말하는 것인지 단순히 헛갈리는 것인지 명확하게 구별해야 한다.

지남력 평가 예문

- **시간**: 오늘이 며칠인지 아시겠어요? 지금 계절이 뭔지 아세요? 올해가 몇 년도죠?
- **장소**: 여기가 어디인지 아시겠어요? 여기가 몇 층인지 아시겠어요? 여기가 뭐 하는 곳인지 아시겠어요?
- **사람**: 성함이 어떻게 되세요? 제가 누구인지 아시겠어요? 옆에 계신 분은 누구예요?

언어 자극에 반응이 없다면 압력자극을 조사한다. 예전에는 복장뼈나 손톱을 강하게 눌러 통증자극에 반응 여부를 확인하였으나 현재는 권장하지 않는 방식이며 국제적인 추세는 등세모근(승모근)의 위쪽을 강하게 쥐어 통증이 아닌 압력에 반응하는지를 확인하는 방식을 권장하고 있다(그림 2-34).

이러한 압력자극을 의도적으로 뿌리칠 수 있는가, 압력에 반응은 있지만 압력을 효과적으로 제거하지 못하는가(피질제거자세, 대뇌제거자세), 아니면 아무런 반응을 하지 못하는가 순으로 의식상태가 점점 낮아지는지를 알 수 있다.

현장에서 환자의 의식수준을 평가하는 방법은 AVPU 외에 글래스고혼수척도(Glasgow Coma Scale, GCS)와 단순운동점수(Simplified Motor Score, SMS)체계도 사용될 수 있으나 GCS는 이차평가에서 시행한다. 참고로 GCS 평가는 개안 반응, 언어 반응, 운동 반응으로 영역을 나눠 평가하는 반면 AVPU 평가는 환자의 상태를 물어

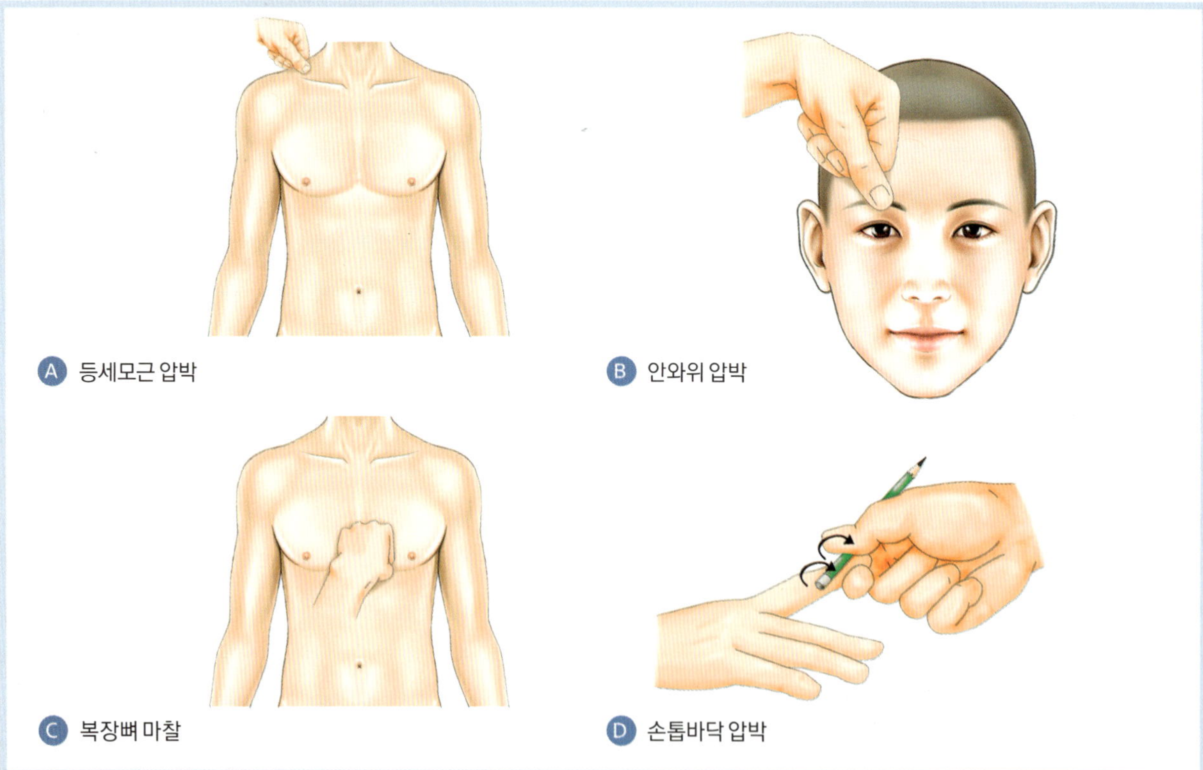

그림 2-34
다양한 통증자극 방법

보고, 깨워보고, 통증자극을 주는 것으로 평가가 단순하여 현장에서 사용이 선호된다. GCS 평가의 불편한 점을 보완하고자 개발된 또 다른 평가 방법이 단순운동점수체계이다. 2011년, Dr. Steven Green에 의해 개발된 단순운동점수체계는 GCS에서 필수 평가만 모아서 단순화시킨 머리 외상환자를 위한 평가도구이며 GCS와 유사한 민감도를 보인다고 한다(GSC와 단순운동점수체계에 대한 자세한 내용은 제5장 머리, 목, 척추 손상 참고).

(6) 노출 및 체온 유지 (Exposure and Environmental Control)

숨겨진 손상 중 생명을 위협하는 손상을 찾기 위해 모든 신체를 노출해야 한다. 다만 환자의 연령, 성별, 문화적인 사항을 고려해야 한다. 신체를 부위별로 순차적으로 노출시키는 것도 좋은 방법이다. 노출-손상 확인-보온을 한 세트로 신체를 부위별로 확인하면 체온을 유지하는 데 도움이 된다. 출혈은 저체온증을 유발시키는 요인 중 하나이다. 특히 대량출혈은 세포에 공급해야 할 산소와 포도당을 줄이고, 이는 근육을 떨어 발열(shivering)시키는 보상기전의 효과를 떨어뜨린다. 더 나아가 체온이 떨어지면 혈액의 응고(지혈)가 지연되어 출혈이 멈추지 않는 악순환을 만든다. 주변 온도가 매우 높은 것이 아니라면 대량출혈이 있거나 의심되는 외상환자에게는 체온이 떨어지지 않도록 담요를 덮어 체온을 유지시키고(그림 2-35), 구급차의 내부 공간도 따뜻하게 유지하며, 수액처치를 위한 수액은 수액가온기(fluid warmer)를 이용하여 39℃를 유지하는 것이 좋다.

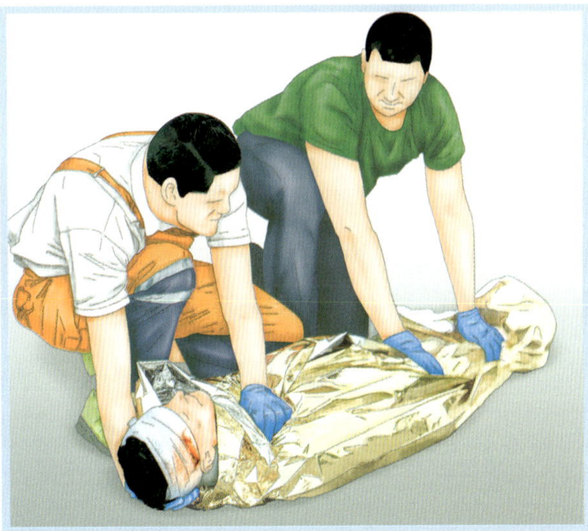

그림 2-35
가온담요를 덮고 있는 환자

(7) 일차평가의 결론

짧은 시간 동안 생리학적인 관점에서 살펴본 일차평가는 환자상태의 변화에 따라 계속적으로 중증도가 변화할 수 있다. CUPS(Critical, Unstable, Potentially unstable, or Stable) 분류 방법의 중증(critical)은 일차평가 중 기도, 호흡, 순환에 즉시 전문적인 처치를 받아야 하는 경우이고 불안정(unstable)은 쇼크의 증상과 징후가 존재하거나 기도와 호흡에 문제가 있는 경우이다. 잠재적 불안정(potential unstable)은 안정과 불안정의 중간에 속하고 안정(stable)은 중증 손상이 발생할 만한 손상기전이 아니고 중증 손상도 없으며 생명에 위협을 주는 손상으로 발전되지 않은 제한적인 손상만이 존재하는 것을 의미한다. 현재 소방에서는 응급, 준응급, 잠재응급, 대상 외, 사망(또는 사망추정)으로 분류하고 있으나 추후 한국 병원전 중증도분류체계(Prehospital Korean Triage and Acuity Scale, Prehospital KTAS) 적용으로 인해 변화가 예상된다. 환자의 중증도에 따라 이송 우선순위를 임시로 결정할 수 있다. 기본적으로 최종 이송 결정은 이차평가가 끝난 후에 판단하나 일차평가 중 환자의 생명이 위협받는 상태라면 최소한의 생명 유지를 위한 처치 후 즉시 현장에서 가장 가까우면서 처치가 가능한 응급의료기관으로 이송해야 한다.

소방청 구급대원 환자분류표

- [ ]**응급**: 불안정한 활력징후에 하나라도 해당되는 경우, 주증상의 흉통/의식장애/호흡곤란/호흡정지/심계항진/심정지/마비에 해당하는 경우, 심각한 기전에 의한 중증외상환자인 경우, 수분 이내에 신속한 처치가 필요하다고 구급대원이 판단한 경우
- [ ]**준응급**: 위의 항목에 해당하지 않으나 수 시간 이내에 처치가 필요한 경우
- [ ]**잠재응급**: 위의 두 항목에 해당하지 않으나 응급실 진료가 필요한 모든 환자 응급환자 이송이 아닌 경우. 외래방문, 예약 환자 등의 경우에 해당
- [ ]**사망추정**: 사후 강직, 시반, 머리 절단, 체간 절단 또는 부패 등의 명백한 사망징후가 있거나 강력히 의심되는 경우. 심정지 환자에서 이러한 징후가 없는 경우는 해당하지 않음

2) 이차평가(secondary assessment)

이차평가는 손상기전과 일차평가 소견에 따라 빠른 외상평가(rapid trauma assessment)와 초점외상평가(focused trauma assessment)가 있다. 빠른 외상평가는 다발성 손상이 발생하였거나 손상이 특정 부위에 국한되지 않았을 손상기전을 가진 환자에게 시행하는 평가로 일차평가 중 발견되지 않은 손상을 해부학적 관점에서 찾는 방법이다. 초점외상평가는 환자의 주호소와 손상기전을 근거하여 손상이 특정 지어지는 환자에게 시행하는 평가로 단일 특정 손상기전으로 발생 가능한 손상을 찾는 방법이다. 이차평가는 환자 신체를 평가하며 증상에 대한 질문하기, 시진, 청진, 타진, 촉진 그리고 환자의 병력 확인 및 활력징후 측정 순으로 진행된다.

(1) 증상에 대한 질문하기

평가하려는 부위에 대해 특별한 증상이 있는지 물어보고 시진 후 촉진에 앞서 통증이나 불편감, 감각이상이나 감각소실, 쇠약하거나 움직이지 못하는 것과 같은 증상을 확인한다. 통증이나 불편감은 매우 주관적이지만 주의를 기울여야 하며 환자의 표현 그대로 기록하고 보고한다. 환자의 대답을 듣는 것만이 아니라 환자의 표정도 함께 확인한다. 특히 의식이 처진 환자의 경우라면 언어적 표현보다 표정에서 확인이 가능할 때도 있다.

(2) 시진

피부색은 병변이 없는 부위라도 환기나 순환에 따라 달라진다. 피부색은 환자를 가장 처음 대면했을 때의 색깔을 기준으로 계속적인 관찰로 환자상태의 변화를 인지하는 것이 중요하다. 피부색이 짙어 변화를 빠르게 알 수 없는 환자의 경우는 입술이나 결막, 손바닥, 발바닥의 상태로 변화를 확인할 수 있다. 창백이나 청색증은 저혈량, 저환기, 저체온증과 같이 말초혈관의 혈액량이 현저히 줄어들었을 때 나타난다. 정맥순환이 멈추거나 울혈이 되는 경우는 피부색이 검붉은색이나 잿빛으로 바뀐다. 타박상에 의한 반상 출혈도 겉으로 드러나기까지는 시간이 걸린다.

병변 부위와 아닌 부위를 대칭해서 비교하여야 한다. 비교는 색깔뿐만 아니라 길이, 움직이는 각도, 자세 등을 모두 포함해야 하며 부기(swelling)가 있다거나 혈관의 팽대, 피부밑공기증(피하기종, subcutaneous emphysema)이나 변형이 있는지도 함께 확인해야 한다. 관절의 탈구나 뼈의 골절과 같이 내부의 변형도 중요하지만 겉으로 드러나는 상처 역시 확인하여야 한다. 찰과상이나 찢김 등의 상처는 단순히 겉으로 드러난 것보다 내부로 진행된 에너지의 이동을 확인하고 내부 장기 손상까지 예상해야 한다. 관통상의 경우 사입구와 사출구(또는 자입구와 자출구)를 확인한다.

(3) 청진

청진기를 이용한 평가는 호흡음과 심음평가 시 흔히 이뤄지며 환자에 대한 많은 정보를 제공한다. 다만 장음 청진은 장음 소실로 예측할 수 있는 복막염 또는 복부 둔상 등을 의심할 수 있으나 그 외 많은 정보를 제공하지는 못한다. 호흡음 청진은 초점외상평가나 재평가 중 폐의 모든 엽을 가슴과 등에 걸쳐 모두 청진할 수도 있지만 일차-이차 평가 중에는 좌우측 2번째 갈비사이(늑간)와 빗장뼈 중앙선이 만나는 곳, 좌우측 4번째 갈비사이와 중앙겨드랑선이 만나는 곳, 그리고 좌우측 6번째 갈비사이와 중앙겨드랑선이 만나는 곳을 청진한다(그림 2-36). 특히 4~6번째 갈비사이와 중앙겨드랑선이 만나는 곳은 폐가 외부와 가장

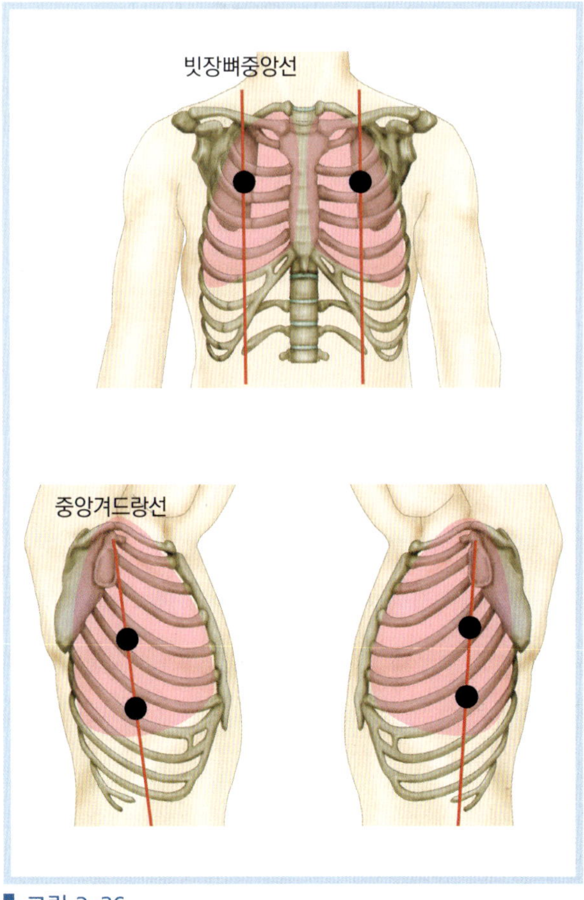

그림 2-36
검은색으로 표시된 청진 위치 6곳

가까이 있으면서 심음의 방해도 적기 때문에 빠르고 효과적으로 청진할 수 있다.

심음은 호흡음 청진보다 조금 더 어렵기 때문에 가능한 조용한 환경을 만드는 것이 좋다. 만약 환자가 명료하다면 앉은 자리에서 몸을 앞으로 기울여 심장이 앞가슴벽(전흉벽)으로 가까이 올 수 있도록 하면 청진이 용이해진다. 심음 발생의 원리는 각각의 판막이 닫히는 소리로 발생한다. 따라서 청진 위치에 따라 특정 판막의 소리를 확대해서 들을 수 있다. 복장뼈 오른쪽 두 번째 갈비사이는 대동맥 판막 소리, 복장뼈 왼쪽 두 번째 갈비사이는 폐동맥 판막 소리, 복장뼈 왼쪽 네 번째(또는 다섯 번째) 갈비사이는 삼첨판막 소리, 왼쪽 다섯 번째 갈비사이와 빗장중간선상은 승모판막 소리를 강조해서 들을 수 있다(그림 2-37).

현실적으로 병원 밖 현장에서 심음을 청취하기란 상당히 어렵기 때문에 손상기전이나 환자 상태를 고려하였을 때 심음 청진이 필요치 않은 경우도 있다. 하지만 심장눌림증이 의심되거나 극심한 저체온증 환자와 같이 맥박 촉지가 어려운 경우 심음청진을 보조적인 역할로 활용할 수 있다. 따라서 응급구조사는 주기적인 심음청진 연습이 필요하다.

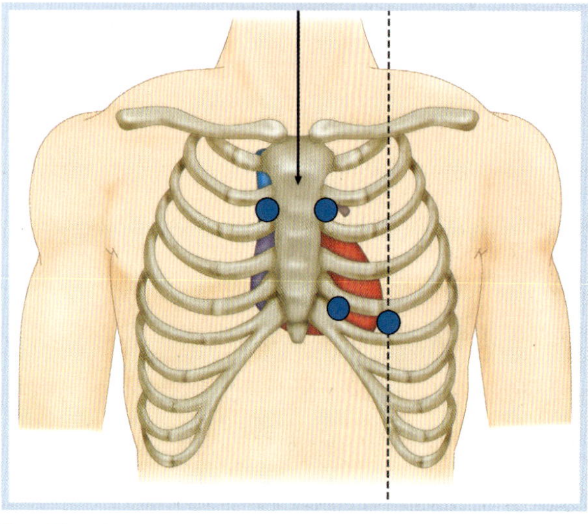

그림 2-37
심장 부위별 심음을 청진할 수 있는 위치

(4) 타진

가슴 타진 시 과도공명음은 가슴막 안에 공기가 채워진 기흉을 의심할 수 있고 둔탁한 음은 체액이나 혈액이 채워진 혈흉을 의심할 수 있다. 신속하게 생명을 위협할 수 있는 손상을 찾아야 하는 이차평가에서 타진을 기흉이나 혈흉을 감별하는 가슴 평가에 주로 사용한다.

(5) 촉진

평가해야 하는 부위를 천천히 눌러보면서 피부의 촉감, 축축한 정도, 근육 긴장도, 피부밑공기증 여부 등을 확인한다. 부위에 따라 누를 때 압통이 있는지, 통증의 양상은 어떠한지, 반발통이 있는지 확인한다. 손상이 있거나 있을 것이 예상되는 부위는 손상이 없는 부위 평가 후에 시행한다. 복부의 경우 근육 긴장의 정도가 정상인지 복벽의 경직(abdominal guarding, 근성방어)은 아닌지 확인이 필요하다.

(6) 빠른 외상평가

심각한 다발성 손상이 의심되는 환자는 머리부터 발끝까지 몸 전체를 신속히 확인할 수 있는 빠른 외상평가를 시행한다. 고령이거나 소아 환자, 만성질환이 있는 환자, 또는 화상, 임신과 같은 특수한 경우는 응급의료지도의사와 상담 후 외상센터로 이송하는 것을 선택할 수 있다. 평가를 위해 환자의 자세를 바꾸기보다는 가급적 발견된 자세를 유지한 채 평가하고 평가나 처치 중 현 자세로는 더 이상 진행이 어렵다고 판단될 때 바로 누운 자세(앙와위)로 변경한다. 필요에 따라 특정 부위에 정밀신체검진(detailed physical exam)을 시행할 수 있으나 이는 이차평가[빠른 외상평가와 병력청취(patient medical history) 및 활력징후(vital sign) 검사]를 모두 마친 이후에 시행한다. 이러한 이유는 빠른 외상평가는 곧 다가올 수 있는 생명에 위협을 주는 손상을 찾는 것이기 때문이며 정밀신체검진을 위해 시간을 지체시키는 행위는 지양해야 한다.

신체의 각 부위별로 DCAP-BLS TIC와 같은 두문자어(initialism)를 이용한 기억법은 효과적이니 반드시 기억해서 평가 중 놓치는 손상이 없게 해야 한다.

두문자어(initialism)를 이용한 기억법

D: Deformities, 변형
C: Contusions, 타박상
A: Abrasions, 찰과상
P: Punctures/Penetrations, 관통상
B: Burns, 화상
L: Lacerations, 찢김
S: Swelling, 부기
T: Tenderness, 압통
I: Instability, 불안정성
C: Crepitus, 비빔소리, 마찰성 잡음
JVD: Jugular Venous Distention, 목정맥 팽대
TD: Tracheal Deviation, 기관편위
PMS: Pulse, Motor, Sensory, 맥박, 운동, 감각

1 머리

머리뼈가 뇌를 감싸고 있어서 겉에 드러난 손상뿐만 아니라 뇌손상까지도 염두에 두어야 한다. 시진으로 DCAP BLS 여부를 확인하고 갈퀴 모양의 손가락으로 머리카락 사이를 밀며 촉진하여 TIC를 확인한다(그림 2-38).

손상이 발견되면 위치와 양상은 파악하지만 찢김과 같은 열린 상처에 대해서 손상의 깊이를 확인하지는 않는다. 코와 귀에서 혈액이 섞인 뇌척수액이 흘러나오는지 확인하고(그림 2-39) 얼굴뼈의 변형이나 골절 여부 및 구강 내 이물질 및 치아 파절 여부도 확인한다.

외상환자에게 동공 반응 검사는 뇌출혈 여부를 가늠할

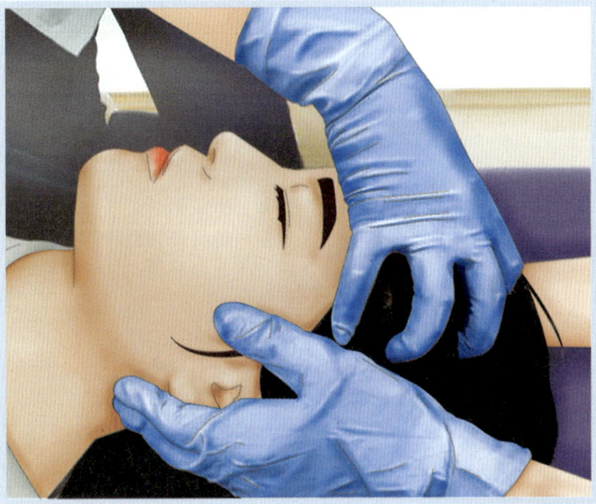

그림 2-38
갈퀴 모양으로 구부린 손가락으로 머리를 촉진

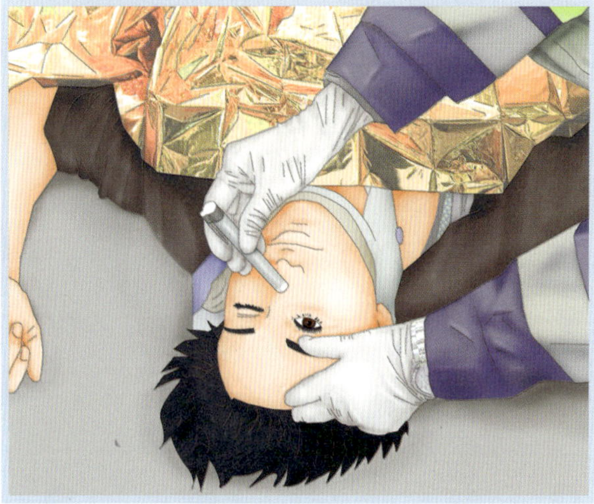

그림 2-40
동공반사 검사

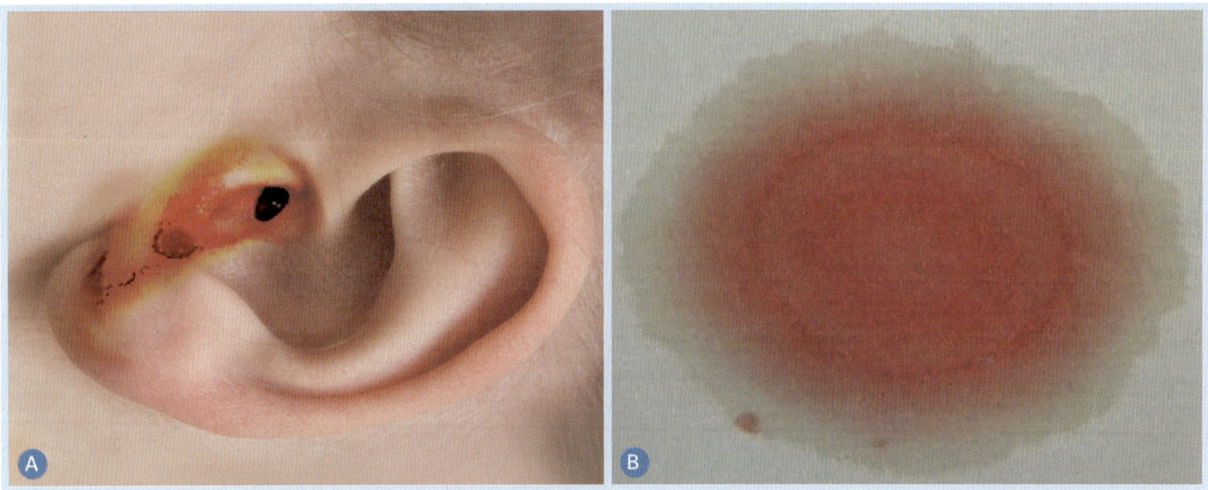

그림 2-39
A. 뇌척수액(이루) B. 달무리징후(halo sign)

수 있어 매우 중요한 평가이다. 양쪽 동공의 크기가 같고, 원형을 이루며, 주변 환경에 맞는 정상 크기이고, 동공에 빛을 비출 때 줄어드는지 확인한다(그림 2-40). 한쪽 눈에 빛을 비출 때 해당 동공이 수축하는 것을 직접반사라 하고 이때 반대쪽 동공이 수축하는 것을 간접반사라고 한다. 이렇게 간접반사와 직접반사가 모두 작용하는지를 알아보기 위해서는 빛을 비출 때는 손으로 눈과 눈 사이를 막아 빛이 한 번에 양쪽 눈에 비치는 것을 막아야 한다. 만약 오른쪽 눈돌림신경이 손상된 환자를 평가하였다면 빛을 비추기 전에도 오른쪽 동공이 산대되어 있다는 것을 발견할 수 있다. 이때 오른쪽 눈에 빛을 비추면 오른쪽 동공은 산대된 상태가 유지되지만 왼쪽 동공은 수축할 것이다. 이후 왼쪽 동공에 빛을 비추면 왼쪽 동공의 수축과 오른쪽 동공의 산대를 확인할 수 있을 것이다(그림 2-41).

GCS 14점 미만의 환자가 동공반사에 문제가 있다는 것은 두개내압 상승을 시사하는 것일 수 있으니 주의 깊게

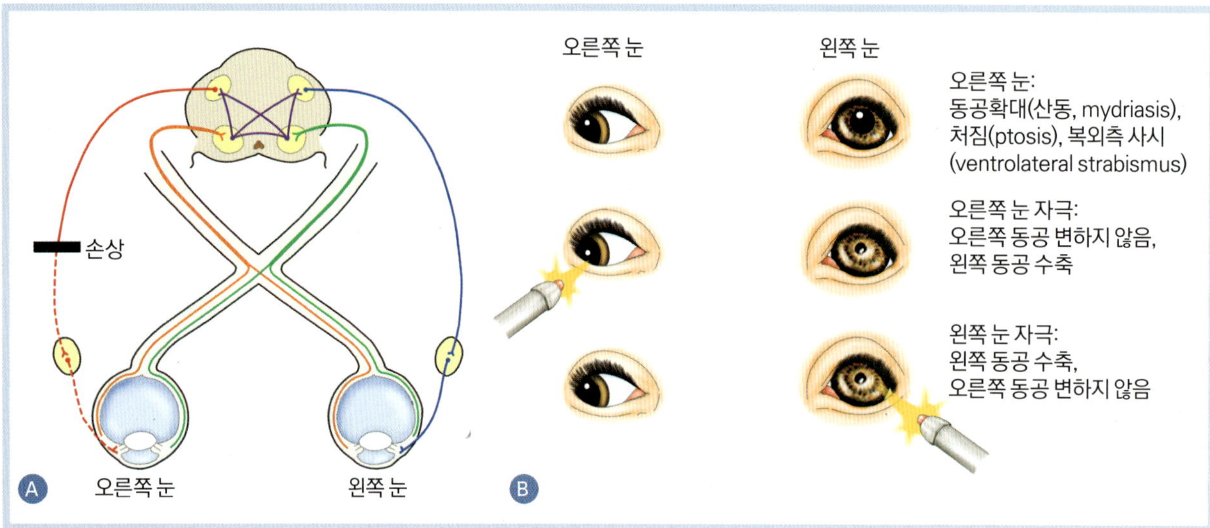

그림 2-41
손상 부위에 따른 동공반사의 이상소견 예

확인해야 한다. 그 외 동공의 문제는 수술이나 특정 안약 사용 또는 선천적인 조건에 따라서 정상이 아닌 것으로 보일 수 있다. 의식이 있고 응급구조사의 지시에 따를 수 있는 환자라면 눈동자의 움직임을 평가해 볼 수 있다. 당신의 손가락으로 환자의 얼굴 앞에 'H'를 그리고, 눈동자로 손가락 끝을 따라가 보도록 하여 뇌신경마비, 안와(눈확, orbit) 골절, 눈동자를 움직이는 근육의 걸림(안와 골절 시 근육이 골절된 부위에 걸려 움직임이 제한될 수 있음) 등을 확인할 수 있다.

2 목

목 손상은 공기의 흐름을 연결해 주는 기관(trachea) 및 심장과 뇌를 이어주는 두꺼운 동·정맥이 있고, 뇌와 전신을 이어주는 척수신경이 있는 매우 중요한 연결 부위이지만 해부학적으로 좁은 목에 큰 머리가 올라가 있는 형태의 상당히 불안정적인 구조를 가지고 있다. 목 부위는 DCAP BLS TIC, JVD, TD까지 검사한다. 특히 기도나 기관지 또는 폐 손상 등으로 공기가 피부 아래층에 쌓이는 피부밑공기증을 검사하기 위해 손가락을 사용하며 세심한 검사가 필요하다. 이때 손가락 끝에서 에어캡 완충제(일명 뽁뽁이)와 같은 공기방울의 움직임이 느껴지고, 비빔소리(염발음, crepitation)가 들릴 수도 있다. 관통상의 경우 기도, 목동·정맥, 목뼈에 영향을 주는 것이 아니라면 당장 급하게 처치할 필요는 없다. 일반적인 경우 관통하고 있는 물체는 현장에서 제거하지 않는 것이 원칙이지만 만약 관통된 물체가 호흡을 막고 있다면 신속히 제거하여 호흡을 유지시켜야 한다. 목보호대의 적용 전은 물론 머리와 몸통이 완벽하게 고정되기 전까지는 목보호대를 착용하였다 하여도 도수고정을 놓아서는 안 된다. 이차평가 결과 목보호대가 필요하다는 소견이 있다면 적절하게 착용시키면 된다. 만약 목보호대를 일차평가 중 착용시켰다면, 동료가 머리도수고정을 시행한 상태에서 목보호대를 잠시 열어 검사 후 재착용시킬 수 있다. 목정맥팽대(Jugular Vein Distention, JVD)는 심장의 혈액 박출 능력이 저하되었거나 흉강내압이 높아진 경우에 바깥목정맥(외경정맥)이 불거지는 모습을 말한다. 목정맥의 팽대가 크게 나타날 때는 눈에 쉽게 띄지만 초기이거나 크게 부풀지 않은 상태에서는 펜라이트의 빛을 목정맥의 옆에서 비춰 목정맥 그림자를

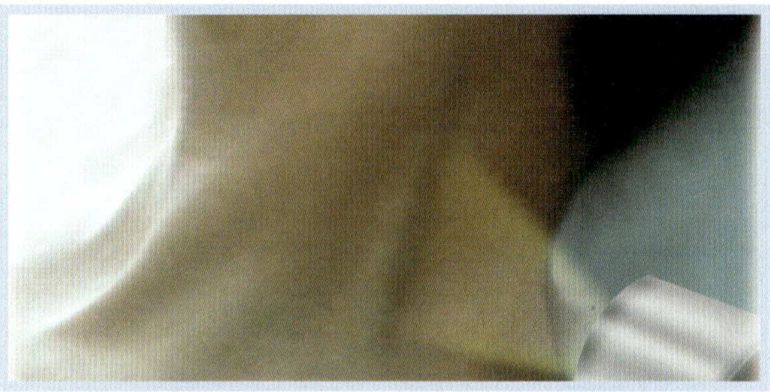

그림 2-42
목정맥 팽대(jugular vein distension)
팬라이트 빛을 목의 옆에서 비추면 팽대된 목정맥에 그림자가 생기며 쉽게 발견할 수 있다.
출처: 부산대학교병원 권역외상센터

만들면 조금 더 쉽게 관찰할 수 있다(그림 2-42).

기관편위(tracheal deviation) 검사는 긴장기흉 여부를 알 수 있지만 X-ray를 확인할 수 없는 현장에서 큰 역할을 하지는 못한다. 이는 좁은 공간에 수직 형태로 빼곡하게 채워져 있는 목의 해부학적 구조 때문이다. 다시 말해 폐가 한쪽으로 밀리는 현상이 벌어진다 해도 목의 겉으로 드러난 부분에서는 기도의 이동이 쉽게 관찰되지 않는다. 이러한 이유로 기관의 수직을 눈으로 보는 것도 중요하지만 목아래패임(sternal notch, jugular notch, suprasternal notch)을 평가하여 기관의 편위를 파악할 수도 있다. 먼저 검지와 약지를 복장빗장관절(sternoclavicular joint) 위에 올려놓고 중지를 이용해 기관이 곧게 내려오는지 확인한다. 목아래패임까지 중지로 기관을 쓸어내린 후 양쪽 목빗근(sternocleidomastoid, SCM) 사이 중앙에 기관이 위치하는지 중지 끝으로 확인한다(그림 2-43).

화상에 의한 기도 손상이 발생하면 후두개와 주변 조직이 붓기 때문에 성문위기도기보다는 초기에 기관내삽관 튜브를 사용한 기도확보가 이루어져야 한다.

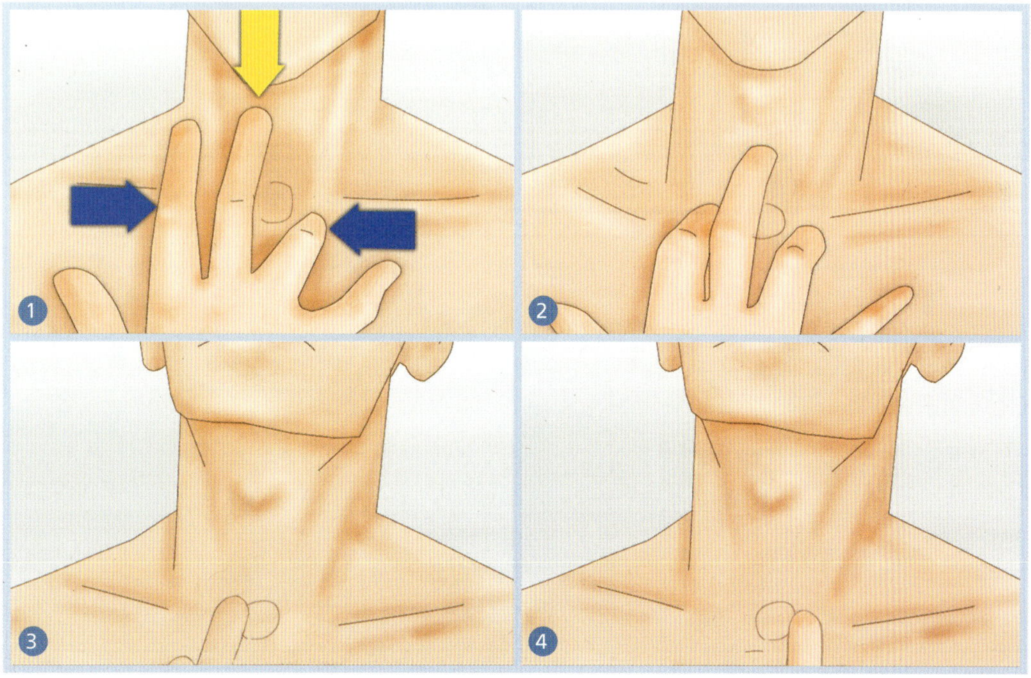

그림 2-43
기관편위를 확인하기 위한 기관촉진 방법
1 중지 끝으로 기관의 중앙 확인
2 패임까지 기관을 쓸어내림
3 기도의 우측에 중지가 위치
4 기도의 좌측에 중지가 위치

3 가슴

가슴은 호흡과 순환에 가장 영향을 미치는 장기를 포함하고 있는 곳으로 가슴우리(흉곽, thoracic cage) 손상은 상당히 신중하게 판단해야 한다. 특히 가슴배 부위(흉복부, thoracoabdominal area)나 cardiac box[위로는 빗장뼈에서 유두선을 따라 내려와 갈비모서리(늑골연, costal margin)까지 잇는 사각형 부위]의 심한 둔상이나 관통상은 에너지의 방향이 어느 쪽 방향으로 이어졌는지에 따라 폐와 심장에 영향을 미칠 수 있기 때문이다(그림 2-44).

가슴은 가슴우리의 모순 운동(기이성 운동, paradoxical movement)을 포함한 DCAP-P BLS TIC 검사 및 폐음과 심음 청진을 시행한다. 촉진은 빗장뼈에서 위팔뼈 머리까지 안쪽에서 바깥쪽으로 갈비뼈는 옆에서 안쪽으로 눌러 골절을 확인할 수 있다. 복장뼈도 위에서 아래로 눌러 골절 여부를 파악한다. 촉진 중 뼈비빔소리(bony crepitus)가 들리거나 국소적인 통증이 발생하면 골절을 의심할 수 있고, 피부밑공기증은 폐와 가슴막(흉막) 손상을 암시한다.

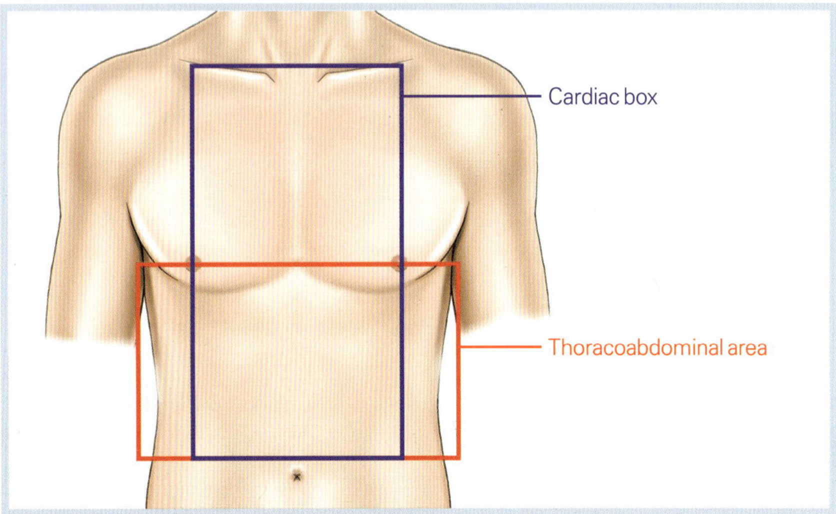

그림 2-44
가슴배 부위(thoracoabdominal area)와 cardiac box

표 2-2
호흡음 청진에 따른 설명

호흡음	청진 시기	설명
굵은 수포음 (Low pitched crackle, course crackle)	흡기	• 기관지의 분비물, 점액, 이물질 등에 의해 발생 • 섬세거품소리와 비슷하나 소리가 크고 거침 • 빨대로 물속에 바람을 넣었을 때 들리는 거품소리 • 삑삑거림처럼 기침을 하거나 이물질이 제거되면 소리가 사라지기도 함
섬세거품소리 (가는 수포음, 털비빔소리, High pitched crackle, Fine crackle)	흡기	• 폐포의 체액, 폐부종, 폐렴, 폐좌상 발생 시 나타남 • 수많은 작은 거품이 터지는 소리 • 굵은 수포음에 비해 작고 섬세하여 주로 머리카락을 비비는 소리로 표현됨
삑삑거림 (건성수포음, Rhonchus)	흡기 < 호기	• 기관지의 분비물, 점액, 이물질 등이 공기의 흐름에 떨리는 소리 • 간혹 기침에 의해 이물질이 제거되면 소리가 사라짐 • 흡기와 호기 시 모두 청진되나 호기 때 더 크게 들림

이차평가에서 가슴평가 중 중요하게 확인해야 할 것이 폐음 청진이다. 이때의 호흡음은 일차평가에서 청진기를 사용하지 않고 들리는 호흡음과는 달리 청진기를 사용한 호흡음을 듣게 된다. 이때 들리는 호흡음에 따라 처치 방법이 달라질 수 있고, 숙달이 필요한 술기이므로 응급구조사로서 놓치지 말고 지속적으로 연습해야 한다(표 2-2).

4 배

복강(celiac)은 복막앞공간과 복막뒤공간으로 나뉘어 있고 특히 복막뒤공간의 장기 손상 시 통증의 양상이 약하며 복벽의 경직(근성방어, muscle guarding) 현상이 늦게 나타나 신중한 검사가 요구된다. 배는 배꼽을 중심으로 사분원으로 나누며 DCAP BLS TIC를 확인한다(그림 2-45).

단순 찰과상처럼 보여도 둔상의 정도에 따라 복강 내 장기가 손상된 것일 수 있다. 복강 내 장기 손상은 빠른 내부 출혈을 야기시킬 수 있는데 쿨렌징후(Cullen sign)나 그레이터너징후(Grey Turner sign), 폭스징후(Fox sign) 등이 겉으로 드러나기까지는 수 시간이 걸리므로(그림 2-46) 손상의 위치와 정도에 따라 내부 장기의 손상을 염두에 두어야 한다.

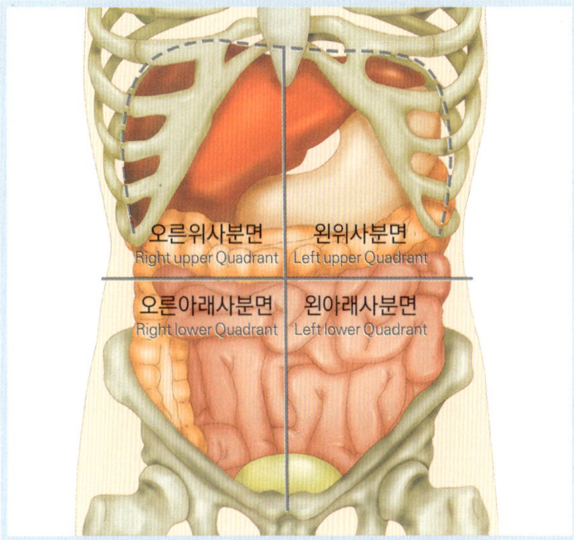

그림 2-45
복부4분면

5 골반

외상환자 중 골반 골절환자는 매우 적으나 골반 골절환자 중 사망환자는 상당히 높다. 그만큼 골반 골절은 환자의 사망에 큰 영향을 미치며 특히 출혈이 큰 영향을 미친다. 골반은 DCAP BLS TIC를 확인하며 촉진 전에 이미 골반 골절이 예견된 모습이라면 촉진을 하지 않고 바로 골반고정대를 착용시킨다. 골반의 원형상태를 촉진으로 확인할 때에는 엉덩뼈능선(iliac crest)을 옆에서 안으로

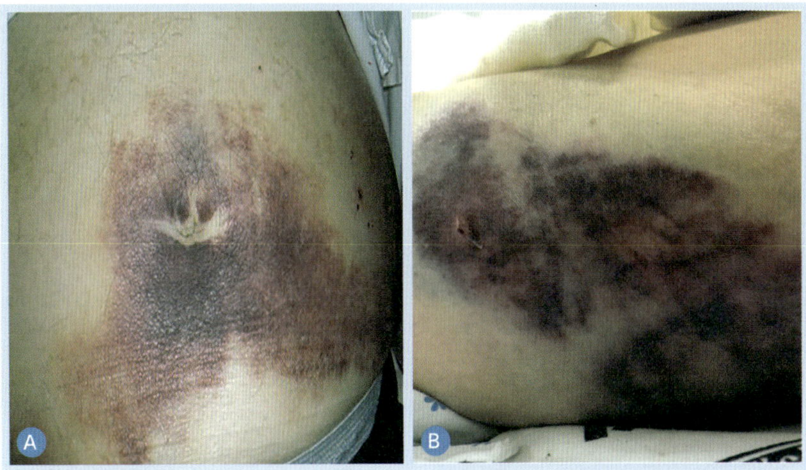

그림 2-46
A. 쿨렌징후(Cullen sign) B. 그레이터너징후(Grey Turner sign)
출처: A, B: 연세대학교 원주세브란스 기독병원

밀어보고(그림 2-47A), 위앞엉덩뼈가시(anterior superior iliac spine) 부분을 아래쪽으로 눌러본다(그림 2-47B). 마지막으로 두덩결합(symphysis pubis)을 아래로 눌러 골반이 견고한 원형을 이루고 있는지 확인하는데 자주 반복해서는 안 되고, 골절 부위가 더 벌어지도록 힘을 너무 강하게 주어서는 안 되며(그림 2-47C), 만약 검사 중 골절이 의심된다면 즉시 검사를 멈추고 골반고정대를 착용시킨다. 골절 당시 부러진 골반이 신체 중심부 쪽으로 들어가는 경우(lateral compression) 골반고정대 착용의 효과성에 대한 논란은 있지만 현장에서 골절된 형태를 확인할 수 없기에 현재는 모든 골반 골절에 골반고정대를 사용하는 것을 권고한다.

성기의 손상은 속옷에 묻은 혈액이나 환자의 통증 호소에 따라 평가를 하되 현장에서 자세한 평가는 하지 않는다(성폭행 등에 의한 성기 손상 및 주의사항은 이 장의 뒷부분에서 다룬다). 성기의 지속발기증(priapism)은 척수 손상을 의심할 수 있으며 임신부에서 다량의 맑은 액체가 발견되었다면 양막 파열을 의미할 수 있다.

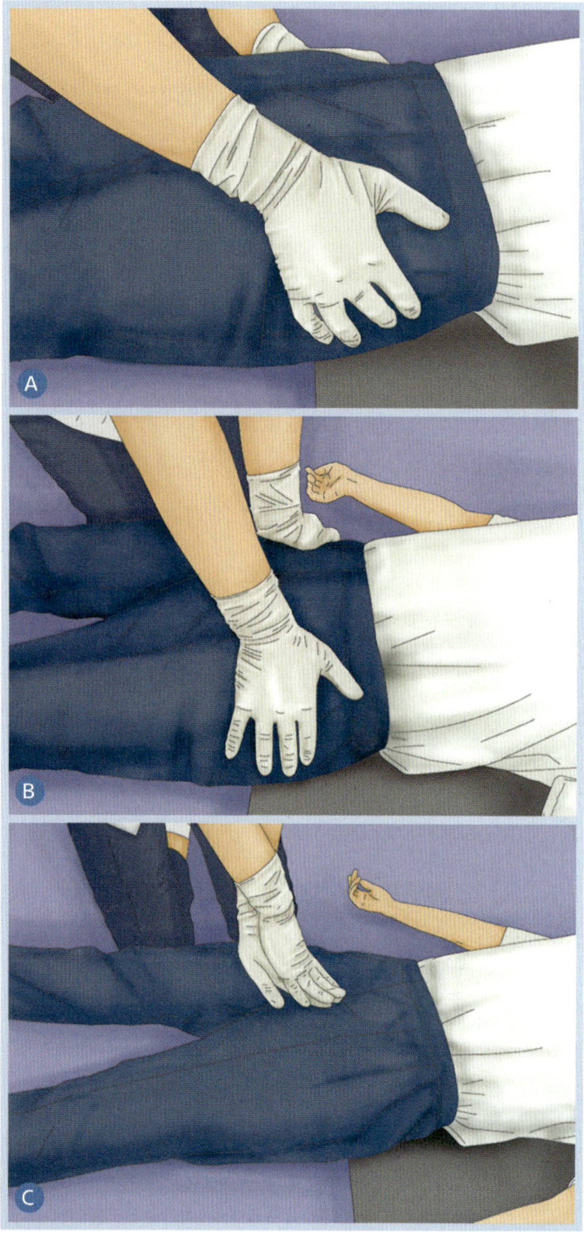

그림 2-47
골반검사

⑥ 팔·다리

팔다리 검사는 DCAP BLS TIC 및 PMS 검사가 이뤄진다. 촉진 시 팔다리의 양쪽을 위아래로 잡고 밀면서 골절 검사를 시행한다(그림 2-48).

맥박과 운동검사는 양쪽을 동시에 검사하여 양쪽이 동일한지도 판단한다(그림 2-49).

감각 검사는 왼쪽과 오른쪽을 각각 검사하는데 "오른손 만지는 것 느껴지세요"라고 묻기보다는 "(오른손을 만지면서) 어느 쪽을 만지는지 아시겠어요?" 라고 물어봐서 환자가 '만진다고 하니까 느껴지는 것 같다'는 착각에서 벗어나 실제로 느껴지는지 확인해야 한다. 또한 왼쪽과 오른쪽을 모두 검사해야 한다. 다양한 현장 상황에서 만약 말단 부위에 맥박 촉지가 어려운 경우에는 모세혈관 재충혈 검사(capillary refill test), 팔다리 말단의 피부색, 해당 부위에서 맥박산소포화도 측정 등으로 맥박촉지를 어느 정도 대신할 수 있다. 특히 모세혈관 재충혈은 팔다리의 가장 말단의 피부조직까지 혈액이 전달되는지를 확인할 수 있고, 또한 현장이 안정되지 않았거나 환자의 맥박이 약해

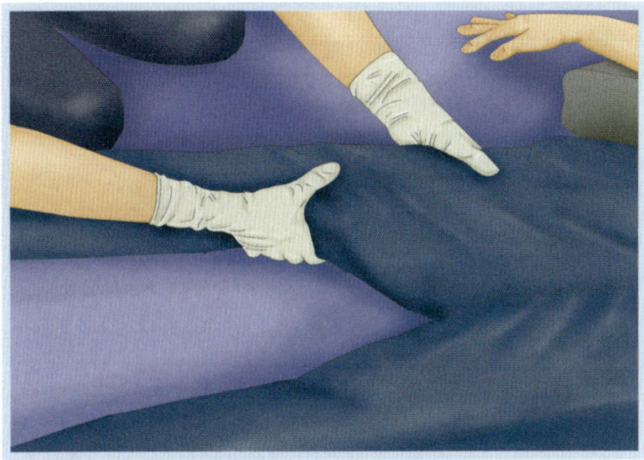

그림 2-48
팔다리의 좌우측을 위아래로 엇갈려 잡고 안쪽으로 밀며 평가

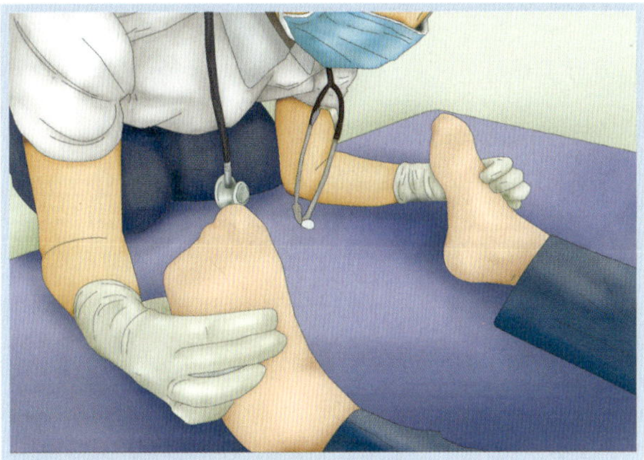

그림 2-49
맥박과 운동검사는 양쪽을 동시에 측정

느끼기 어려울 때에도 모세혈관 재충혈은 확인이 용이하다. 따라서 말단 부위의 맥박촉지가 어려운 경우 모세혈관 재충혈을 방해하는 요인(추위, 쇼크 증상 등)이 없다면 모세혈관 재충혈 검사를 시행해 볼 수 있다.

7 등

환자가 바로 누운 자세라면 통나무굴리기법(log-rolling)을 이용하여 DCAP BLS TIC를 검사한다. 등 전체뿐만 아니라 바닥에 깔려 확인하지 못한 뒤통수와 엉덩이, 허벅지도 시진한다. 촉진 시 등 전체를 만지며 피부밑공기증도 함께 확인한다. 또한 기흉을 유발할 수 있는 열상이

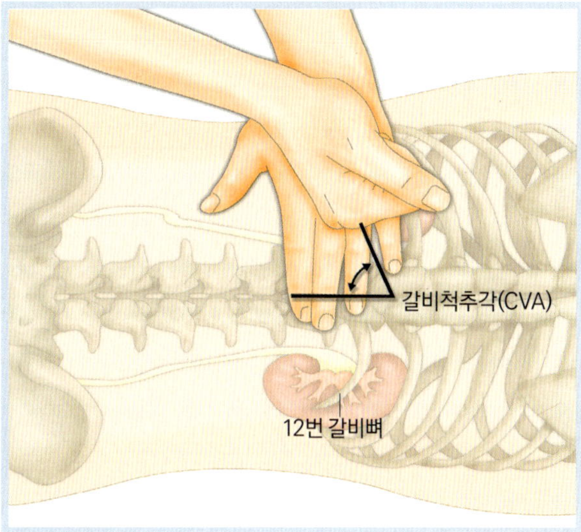

그림 2-50
복막뒤공간 손상 유무 확인을 위한 압통 유발

존재하지 않는지 대량출혈을 일으키는 손상은 없는지 등을 확인하는 것도 중요하다. 척추는 일직선으로 놓여 있는지, 누를 때 뼈비빔소리나 압통은 없는지 조심스럽게 검사한다. 척추에 대한 압통을 조사할 때에는 척추를 하나하나 누르며 통증 유무를 묻지 말고 "이제 등뼈를 눌러볼 건데요. 아프시면 말씀해 주세요."라고 말한 뒤 신속하게 등뼈부터 허리뼈 쪽으로 누르며 내려간다. 필요에 따라 호흡음 청진을 시행할 수 있다. 만약 환자의 사고기전 상 후복막 장기(십이지장, 췌장, 상행결장, 하행결장, 신장, 요관 등) 손상이 의심된다면 **갈비척추각(costovertebral angle)** 아래쪽을 주먹으로 가볍게 2~3회씩 양쪽 모두를 두드려 보는 방식으로 압통 여부를 확인할 수 있다(그림 2-50).

복막뒤공간에 있는 장기는 손상이 되어도 복벽을 자극하거나 근성방어가 지연되어 나타나며 복부평가 때 통증도 딱 짚을 수 없는 애매한 양상으로 나타나 이러한 압통 유발이 복막뒤공간 장기에 대한 손상 유무를 손상 초기에 확인하는 데 유용하게 사용된다.

(7) 외상환자의 병력

이차평가 진행 중이나 마친 이후에 환자의 병력사항을 물어볼 수 있다. SAMPLE 두문자어를 사용하면 기억하기 쉽다.

❶ 징후와 증상(Signs and Symptoms)

환자에게 물어보는 가장 기본적인 질문으로 신체검진 중 응급구조사가 보고, 듣고, 느끼고, 증상에 대해 물어본 내용이다.

❷ 알레르기(Allergy)

주로 현장과 응급의료기관에서 사용되는 약물에 대한 알레르기를 물어보고 확인된 알레르기에 대해서는 의무기록지에 기록한다. 이는 약물사용이나 조영제 사용 등 환자 처치 중 주의해야 할 사항을 동료와 타 의료진에게 알려 의료 사고를 막을 수 있다.

❸ 약물(Medication)

현재 복용 중인 약물이 있는지를 묻는다. 이는 약물 간에 상호 길항작용이나 상승작용이 있을 수 있기에 현장이나 응급의료기관에서 사용할 약물과의 관계를 확인하는데 필요하다.

❹ 과거병력(Past History)

외상환자라고 외상만 존재하는 것은 아니다. 만약 내과적인 질환에 의해 환자가 의식을 잃고, 결국 사고에 의해 외상환자가 되었다면 외상처치뿐만 아니라 내과적인 질환도 함께 처치해야 한다. 또한 현 상태가 기존 사고나 질환에 의해 일반적이지 않은 모습으로 나타날 수 있기 때문에 정확한 판단을 위해 과거병력을 파악한다.

❺ 마지막 식사(Last Meal Intake)

물을 포함한 섭취한 모든 음식을 언제 먹었는지 파악하는 것은 사고 당시 위에 충격을 주었는지 파악하는데 중요하다. 위 안에 내용물이 있는 상태에서는 충격에 약해지며 장파열 시 복막염으로 진행될 수 있다. 또한 수술에 영향을 미칠 수도 있기에 미리 파악해 놓아야 한다.

❻ 발생한 일(Events)

어떤 사고에 의해서 손상이 발생하였는지를 알아본다. 질문은 광범위한 질문부터 구체적인 질문까지 다양하게 할 수 있다. 예를 들어, 차량 사고 시 차의 어느 부위가 부딛혔는지를 물어보고, 당시 안전벨트는 하고 있었는지, 혹시 다른 원인에 의해 사고가 유발되었는지 등 다양한 질문을 통해 에너지의 전달 방향, 크기, 손상받을 수 있는 내부 장기, 사고 이면에 숨어있는 내과적 질환이나 또 다른 손상이 있는지까지도 확인해야 한다. 환자가 직접 답을 하지 못하는 경우라면 주변인을 이용해 정보를 얻어야 한다. 만약 지금 당장 환자의 의식이 명료하여도 병원 도착 전 의식을 잃어 추가적인 문진을 할 수 없는 경우도 있다. 따라서 가급적 손상이 발생하게 된 이유에 대해 되도록 많은 정보를 얻는 것이 중요하다.

(8) 활력징후

활력징후 측정은 순서상 환자평가와 병력청취 이후 가장 마지막으로 수행하나 현장에 출동한 팀원이 충분하다면 리더가 환자평가를 하는 동안 팀원 중 한 명은 활력징후를 측정하도록 지시할 수 있다. 만약 환자상태가 안 좋아 빠르게 이동 중이라면 구급차 안에서 측정하면 되므로 활력징후 측정만을 위해 시간을 허비해서는 안 된다. 활력징후는 체온, 맥박, 호흡수, 혈압을 말한다. 현재의 수치도 중요한 정보이지만 이전과 이후 상태의 변화를 이어서 확인하는 것이 더욱 중요하다.

(9) 재평가

환자상태에 따라 일정 시간을 두고 재평가를 시행한다. 기본적으로 환자가 안정적이라면 15분마다 재평가를 시행하고 환자가 불안정하다면 5분마다 재평가가 이뤄져야 한다. 하지만 언제든 환자상태에 변화가 생기면 즉시 재평가가 이뤄져야 한다. 재평가는 일차평가의 ABCD와 지남력 측정, 환자의 주호소에 따른 집중평가가 이뤄져야 한다. 활력징후도 평가하는데 각각의 수치뿐만 아니라 맥박의 강도, 호흡 양상, 피부색, 체온의 변화도 확인하고 호흡음과 필요시 심음 청진도 시행해야 한다. 만약 환자가 불안해 한다면 충분한 산소를 흡입하지 못하고 있거나 쇼크 증상이 나타나려는 전조 증상일 수 있기 때문에 환자의 심리상태에도 주의를 기울여야 한다.

4 보고와 급변하는 상황에 대한 대응

1) 환자 정보 인계(Presenting the Patient)

응급구조사는 환자를 인수받는 직원에게 모든 의료정보를 효과적으로 전달해야 한다. 환자 정보 인계는 병원 전 과정과 병원 내 과정 모두 해당된다. 응급구조사는 주기적으로 환자 정보를 제공하며, 상황에 따라 전화나 무전기를 통한 전달, 대면 전달, 서면 또는 온라인 전달을 수행하게 된다. 그렇기 때문에 의사소통 술기는 필수적인 것이며, 응급구조사는 동료 그리고 다른 의료팀 구성원에게 신뢰를 얻어야 더 나은 소통을 할 수 있다. 좋은 환자 정보 인계란 청취자에게 환자평가와 처치에 대해 효과적으로 설명하는 것이지만 청취자의 이해 능력 또한 함께 요구된다.

내과환자와 외상환자를 위한 보고의 형식과 내용은 서로 다르다. 내과환자를 위한 보고는 보고의 시작에서 환자의 병력을 중시하는 반면 외상환자의 보고는 손상기전과 빠른 외상평가(신체검진)로 발견된 손상이 중요시된다. 하지만 종종 내과적 문제와 외상이 함께 발생되는 경우도 있으니 이들의 선후 관계를 확인하는 것도 잊지 말아야 한다.

정보 요청에 따른 전달은 응급의료서비스체계와 시나리오에 따라 다양할 수 있지만 무선보고는 짧고 간결해야 하며 다음의 사항을 포함해야 한다.

일반적인 의료지도에 관한 구두보고에서 포함해야 할 내용 및 예시

- 출동 구급대와 제공자(응급구조사) 정보
- 현장 또는 사고에 대한 요약 정보 및 사고기전
- 환자 연령, 성별, 대략의 몸무게(투약 시 참고)
- 환자의 주호소와 심각성 정도 그리고 연관된 증상들
- 현 질병 혹은 손상에 대해 나타나는 통증의 간단하고 적절한 환자병력
- 적합한 환자 병력, 약물 복용 정보, 알레르기 여부
- 적합한 신체검진을 통한 발견 내용(활력징후, 의식수준 등 이차평가 내용)
- 제공된 처치 및 의료지도 의사에 따른 처치 내용
- 의료지도 의사에게 추가 질문 및 지도 요청
- 의료기관 도착 예정 시간
- 기타 참고할 만한 정보

예시:

안녕하세요?

충청북도 ○○시 ×× 안전센터 1급 응급구조사 구급대원 김응구입니다.

이송 의료기관 선정 때문에 의료지도를 요청하게 되었습니다.

60대 남자 환자로 1시간 전 눈길에 미끄러지면서 머리를 바닥에 부딪친 사항으로, 현재 환자의 의식상태는 언어지시에 반응하고 있으며, 활력징후는 혈압이 160/100, 맥박이 분당 90회, 호흡수는 분당 18회, 체온은 36.5도입니다. 산소 포화도는 97%로 측정되고 있습니다. 구급대에서 측정한 환자의 혈당은 105mg/dl이고 심전도 감시에서 정상적이고 규칙적인 리듬을 보이고 있습니다.

표준형식에 따른 병원 혹은 의료지도 의사와의 환자 정보에 대한 의사소통은 응급의료시스템 속 중요 기능 중

하나이다. 이러한 형식은 송수신 시간을 단축하고 통신시스템을 최대로 활용할 수 있도록 해준다. 필요에 따라 추가로 환자의 세부 상태 보고를 요청 받을 수 있으나 핵심적인 정보가 생략되는 실수는 범하지 말아야 한다. 실수를 줄이는 방법 중 하나는 보고할 내용을 항상 순서에 맞게 정리해서 보고하는 습관이다. 이러한 습관은 흡사 보고 중간에 내용이 누락되더라도 누락된 것을 감각적으로 인지하게 되는 효과가 있다. 이것은 환자평가 중 DCAP BLS TIC를 항상 같은 순서로 확인하여 평가해야 할 중요한 항목을 빠뜨리지 않도록 하는 것과 같다.

구두로 하는 유·무선 의사소통은 환자 처치 준비를 위하여 환자의 상태에 대해 병원에 충분한 정보를 제공해야 한다. 이와 같은 의사소통은 해당 분야에서 환자를 처치할 때 필요로 하는 의료적 지도에 따라야 한다. 환자평가 정보를 전달하는 표준형식은 응급의료시스템의 능률성을 제공하고 의사가 환자상태에 대한 정보를 빠르게 접할 수 있게 해주며, 의료 정보가 완전하다는 확신을 하게 해준다.

효과적인 환자 정보 인계의 특성

- 설명이 명확하고 통상 1분 이내에 종료한다.
- 자신이 이해하지 못하는 의학용어를 사용하기 보다 쉽게 풀어서 설명한다.
- 공통의 기초적인 유형을 따른다.
- 표준형식에 의거하여 설명한다.
- 설명에는 타당한 발견과 타당한 부정적 측면을 포함한다.

병원에 도착하면 응급구조사는 환자를 인계 받을 병원 관계자에게 구두 보고한다. 이때는 이미 보고된 환자가 맞는지 혹시 동시간대에 이송되는 다른 환자와 서로 정보가 바뀌지 않도록 확인시킨다. 구두보고에는 아래의 내용이 함께 포함되어야 한다.

병원 도착 후 구두보고를 해야 할 사항

- 환자의 연령, 성별, 손상기전과 발생 시간
- 수축기혈압 90mmHg 미만인 기간을 포함한 병원 전 단계 활력징후
- 확인된 손상
- 현장에서 처치한 내용
- 신경학적 변화
- 혈역학적 변화
- 가지고 있는 질병, 알레르기, 복용하는 약물
- 혈액형(알고 있다면)

2) 법적 의무에 의한 보고

(1) 아동학대의 보고

아동학대란 보호자를 포함한 성인이 18세 미만인 사람의 건강 또는 복지를 해치거나 정상적 발달을 저해할 수 있는 신체적·정신적·성적 폭력이란 가혹 행위를 하는 것과 아동의 보호자가 아동을 유기하거나 방임하는 것을 말한다. 아동학대를 신고하는 목적은 피해 아동에게 추가 피해가 발생하지 않도록 보호하기 위한 것이다. 따라서 아동학대 상황을 발견하거나 피해 아동을 알고 있다면 누구나 신고할 수 있도록 아동복지법으로 규정하고 있다.

아동복지법 [제5조] 보호자 등의 책무

① 아동의 보호자는 아동을 가정에서 그의 성장 시기에 맞추어 건강하고 안전하게 양육하여야 한다.
② 아동의 보호자는 아동에게 신체적 고통이나 폭언 등의 정신적 고통을 가하여서는 아니된다.
③ 모든 국민은 아동의 권익과 안전을 존중하여야 하며, 아동을 건강하게 양육하여야 한다.

아동복지법에 규정되어 있는 유치원 교사, 어린이집 교사, 초등학교 교사, 의료인, 상담 관련 기관 종사자, 아동복지원 종사자 등 아동과 함께 생활하거나 관련이 있는 전문

가들은 법적으로 아동학대 사례를 반드시 신고해야 할 강제의무를 가진다. 하지만 섣불리 아동학대로 판단하거나 가해자를 자극 또는 고소하는 등의 행위는 삼가야 하며 침착하고 전문적인 태도로 아동학대가 맞는지 살피면서 환자를 대해야 한다(소아 학대에 대한 자세한 내용은 제11장 특수 환자 외상 참고).

아동학대가 의심될 때는 전화를 포함한 다양한 방법으로 신고할 수 있는데 우리나라는 범죄신고 전화인 112 또는 182에서 신고 및 상담을 받을 수 있다. 학대받는 아동을 가능한 한 조기에 신고함으로써 아동은 물론 그 가족들도 적절한 조치가 적절한 시기에 이루어지도록 해야 한다.

(2) 노인학대의 보고

2019년 이후 우리나라는 고령화 사회(전체 인구 중 65세 이상인 사람이 7% 이상)에서 고령 사회(65세 이상인 사람이 14% 이상)로 들어섰고, 머지않아 초고령 사회(전체 인구 중 65세 이상인 사람이 20% 이상)가 될 것이다. 2022년 경찰청 자료에 따르면 최근 4년 사이에 노인학대 신고 건수가 2배 이상 급증했다고 한다(그림 2-51). 대부분 가정이나 보호시설 내에서 발생하여 피해자의 적극적인 신고가 이루어지지는 못했고 노인이 학대 문제를 법집행기관이나 사회복지기관에 직접 신고하는 것을 어렵고 두렵게 생각하는 것으로 나타났다. 또한 자신이 학대당했다는 상황에 대해 정신적으로 충격을 받거나 학대자로부터의 보복을 두려워하고 때로는 이러한 사실이 외부에 알려지면 가족에게 피해가 갈 것이라 생각해 학대 사실을 숨기거나 신고하지 못하는 실정으로 실제 피해 사례는 더 많을 것으로 예상된다.

> **노인학대**
>
> 노인학대란 노인에 대하여 신체적·정신적·성적 폭력 및 경제적 착취 또는 가혹행위를 하거나 유기(遺棄) 또는 방임(放任)하는 것을 말한다(노인복지법 제1조의2제4호).

많은 학대당하는 환자들은 보복이 두려워 거짓 진술을 하고 공포를 느낀다. 가정 내에서 학대를 당하는 노인들은 집에서 내쫓길까 두려워 학대하는 사람이 누구인지에 관해 거짓말을 할 수 있다. 때로는 감각기능저하나 치매로

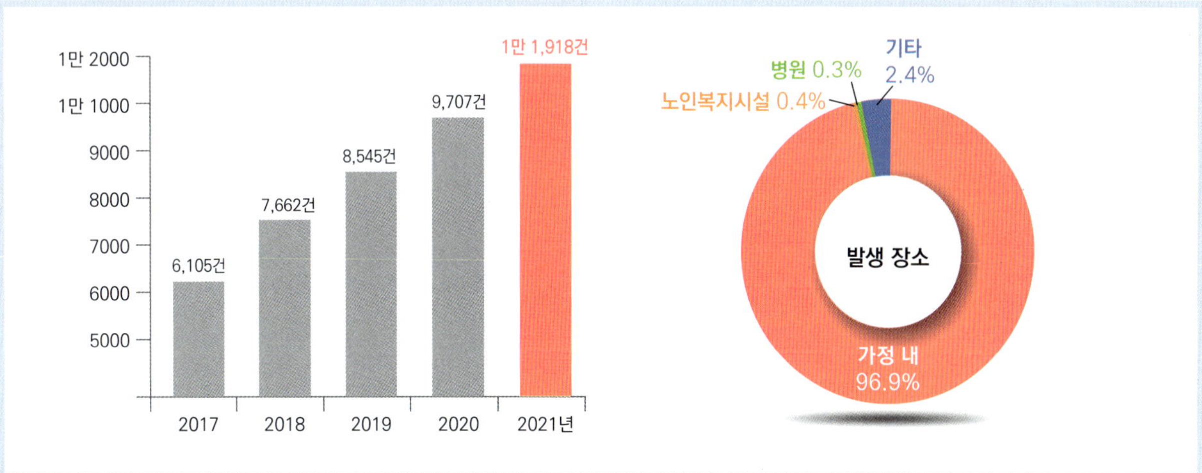

그림 2-51
노인학대 112신고 추이

인해 학대에 대한 적절한 설명을 못할 수 있다. 따라서 응급구조사는 환자에 의해 진술된 학대와 이와 연관된 임상증상에 대해 확인해야 하고 학대에 대한 어떠한 이력이나 증거에 관해서도 기록해야 한다. 만약 노인학대 현장이 의심된다면 반드시 노인보호전문기관 또는 수사기관에 신고해야 한다(노인학대에 대한 자세한 내용은 제11장 특수 환자 외상 참고).

3) 자살/자해

자살을 시도하는 환자의 대부분은 치명적이지 않지만 심각하게 받아들여야 한다. 다른 위기 상황에서와 마찬가지로 응급구조사는 필요한 응급처치를 제공하는 것이 우선이다. 자살에 대한 충동은 많은 사람에게서 경험할 수 있으나 실제로 시도하는 경우는 드물다. 전체 인구의 약 2% 정도가 그들의 삶에 대해서 심각하게 생각하고 약 1% 정도가 실제적으로 자살을 시도한다. 자살 시도율과 자살 성공률의 비는 40:1 정도이다. 통계적으로 한 번 시도한 사람이 자살을 재시도할 가능성이 높으며 재시도 시 더 확실한 방법으로 자살을 시도하게 된다. 예를 들면 처음 시도는 치명적이지 않은 락스나 수면제를 자살 목적으로 사용하였던 사람이라면 재시도 시 높은 다리 위 또는 고층 건물에서의 추락을 시도하거나 제초제 같은 치명적인 농약을 사용하는 방법을 선택하게 된다. 따라서 환자 혹은 가족의 요청으로 현장에 도착하여 당시에 환자가 자살시도를 포기하였다 하여도 재시도가 없을 것이라고 단정지어서는 안 된다. 대부분의 응급구조사들은 환자가 정말로 도움을 바라는 것인지 아니면 실패로 끝나버린 자살인지 감별해 내기 힘들다. 따라서 현장에 도착하면 응급구조사는 항상 환자 곁에 있어야 하며 한순간도 환자를 혼자 있도록 해서는 안 된다.

4) 범죄 현장

범죄에 의해 발생된 외상환자의 상당수는 의도적인 손상이다. 출동을 요청한 환자가 총기 사고나 칼에 찔린 경우뿐만이 아니라 주먹이나 무딘 물체에 의한 손상, 목 졸림 등 다양한 유형의 손상을 지니고 있을 수 있다. 의도적으로 차량에 부딪히거나 달리는 차에 밀치거나 건물에서 떨어져 심각한 손상을 받은 환자도 있다. 약물(마약, 항정신성 약물 등)이나 술에 취한 상태로 운전하다 사고가 발생하면 이는 범죄 현장으로 간주할 수 있다.

환자에게 다가갈 때 위험이 존재할 만한 징후(공포에 떨고 있는 동승자, 알코올 냄새, 차량 안에서 뭔가 숨기고 있는 의심 받을 행동 또는 움직임 등)가 있다면 응급구조사는 즉시 안전한 곳으로 대피하고 경찰관의 도움을 요청해야 한다.

위기 상황에 대처하는 순서

- 진입하지 않는다. 알려진 폭력적인 현장에 출동한 경우에는 경찰관에 의해 위험이 제거된 후 현장이 안전하다고 판단되면 진입한다.
- 철수한다. 현장에 접근하고 있는 중 위험이 발생한다면 차량을 돌려 현장에서 떨어져 안전한 장소에서 현장 상황을 보고한다.
- 진정시킨다. 환자를 처치하는 중 현장이 위험해지는 경우 현장을 떠날 준비를 하는 동안 긴장을 완화하기 위해 환자를 말로 진정시킨다.
- 방어한다. 마지막 방법으로 응급구조사는 자기 자신을 스스로 방어하는 방법을 찾을 수 있어야 한다. 이러한 노력은 현장을 벗어나는데 중요하다. 위험이 인지되는 경우 즉시 현장을 떠날 준비를 한다. 가해자를 추격하거나 진압을 시도해서는 안 되며 반드시 경찰에 협조를 요청해야 한다. 응급구조사 본인의 안전이 가장 중요하다.

응급구조사는 항상 폭행이 범죄행위라는 것을 명심하여야 하고 언젠가는 법정에서 증인으로 요구될 수 있다는 것을 기억해야 한다. 응급구조사의 책임은 응급처치와

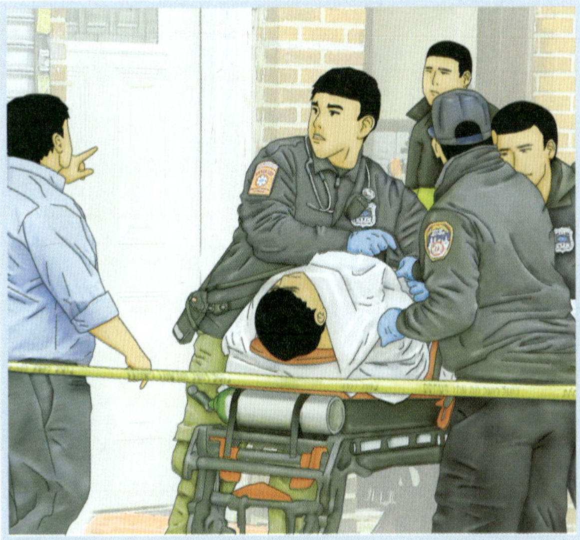

그림 2-52
범죄 현장에서 응급구조사와 경찰의 공조

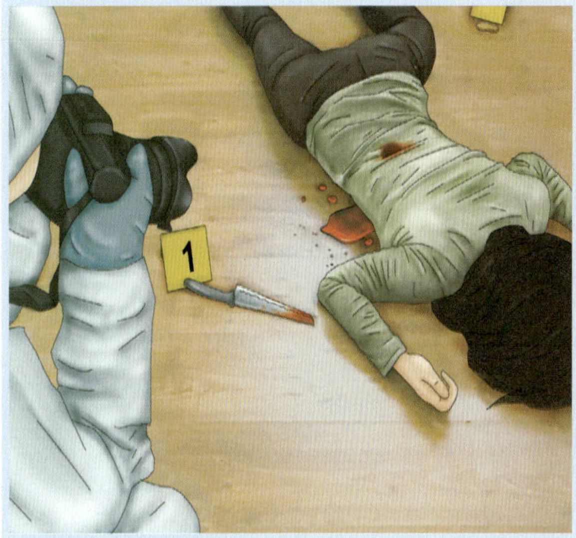

그림 2-53
범죄 현장 사진

이송 그리고 법 체제에 협력하는 것이다. 응급구조사와 경찰은 모두 생명을 유지한다는 목표를 공유하지만 때때로 범죄 현장에서 이뤄지는 업무에 의해 갈등을 빚기도 한다. 응급구조사는 환자를 평가하고 생존 가능성에 초점을 맞추지만 경찰은 범죄 현장의 증거를 보존하거나 정의를 위해 가해자를 체포하는 일에 주력한다. 이러한 상황에서 응급구조사는 범죄 현장에서 증거 보존과 경찰의 가해자 체포에 최대한 협조를 해야 한다. 폭행이 의심되는 경우에는 증거를 수집하는 것도 응급구조사의 중요한 책임 범위이다. 응급구조사는 신체적인 근거를 수집하여 중요한 도움을 줄 수 있는 합법적인 사람이다(그림 2-52).

범죄 현장에서 응급구조사의 부주의한 행동은 중요한 증거가 훼손되거나 오염되고 범죄에 대한 조사가 방해될 수 있다. 응급구조사가 경찰보다 먼저 범죄 현장에 도착하였고 피해자의 사망이 명백한 경우라면 응급구조사는 어떠한 물건도 건드리지 말고 조심스럽게 현장에서 벗어나 경찰을 기다려야 한다. 물론 상황에 따라 생존 가능성에 대한 평가를 위해 환자의 몸을 돌리거나 물체를 옮겨야 하는 경우도 있다. 이러한 경우 현장 사진을 찍어 놓는다거나 명확하게 기록을 해 놓아 응급구조사 자신이 취한 일련의 과정에 대해 설명할 수 있도록 해야 한다. 이런 경우 경찰관은 응급구조사에게 면담을 요구할 수도 있다. 이러한 요구에 대해 걱정할 필요는 없다. 면담의 목적은 응급구조사의 행동을 비난하기 위한 것이 아니라 범죄 해결을 위한 정보를 얻기 위한 것이다. 경찰관은 응급구조사가 글러브를 착용하지 않고 범죄 현장의 물건을 만지거나 움직인 경우 응급구조사의 피 묻은 의복이나 지문 채취 등을 원할 수도 있다(그림 2-53).

증거 수집을 위한 노력

- 치료를 위하여 필요한 경우가 아니면 사건 현장에서는 어떤 것도 만지거나 이동시키지 않는다.
- 흉기로 사용되었을 만한 물품들(칼, 총, 깨진 병조각 등)은 만지지 않는다.
- 응급처치를 위하여 환자의 의복을 찢거나 제거하는 것이 필요하면 초기의 의복상태를 정확하게 기록하거나 영상매체로 기록한다.
- 모든 손상 부위를 정확히 기록하며 가능하면 그림으로 도시하도록 한다.
- 여러 부위가 손상되면 모든 부위를 도시할 수 있는 기록표에 기재한다.

응급구조사는 환자의 의복을 적절하게 다루어야 귀중한 증거를 보존할 수 있다. 환자상태에 따라 상처 부위를 노출하여 치료하기 위해 의복을 절개해야 할 경우 탄환이나 칼이 들어간 구멍을 통해 옷을 자르지 않는다. 제거된 모든 의복은 비닐봉지가 아닌 종이봉투에 넣어 경찰관에게 전달되어야 한다. 일부 환자는 손상을 입힌 가해자에 대해 응급구조사에게 말하는 경우도 있다. 이 정보는 문서로 경찰관에게 전달되어야 한다.

폭력적인 환자를 관리하는 방법은 동료와 미리 논의하고 연습해야 한다. 현장 도착 후에 해결책을 마련하는 것은 올바른 방법이 아니다. 동료와 응급상황을 대비해서 미리 약속된 단어나 수신호를 사용할 수도 있다. 응급구조사는 현장을 평가하고 인식하고 동료의 뒤를 보호해야 한다. 응급구조사가 환자에게 초점을 맞추어 주의를 기울이고 있다면 현장의 위험한 상황을 간과될 가능성이 있기 때문이다. 미리 약속된 단어나 수신호는 동료가 다른 사람에게 경고하지 않고 위험한 상황을 공유하는데 도움을 줄 수 있다(그림 2-54).

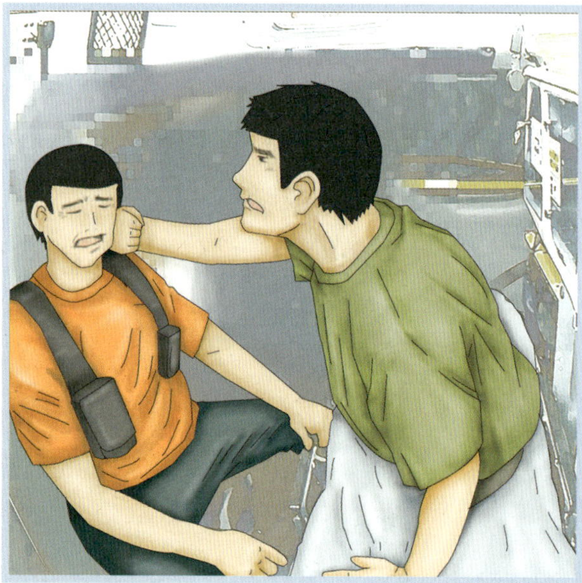

그림 2-54
폭력적인 환자

현장의 환자, 가족, 목격자는 상황을 합리적으로 판단하지 못할 때도 있다. 대부분의 경우 그들의 긴장과 불안은 응급구조사가 환자를 평가하고 처치하면서부터 즉시 감소하기 시작한다. 따라서 응급구조사는 자신감 있고 전문가적인 태도를 유지하는 것이 환자로부터 신뢰를 얻고 현장을 통제하기 위해 중요하다.

폭행 피해자에게서는 분노와 흥분이 가장 많이 나타나는 현상이다. 가끔 이러한 반응이 가해자, 응급구조사, 경찰, 그 밖의 여러 사람에게 표출될 수 있지만 응급구조사는 피해자가 화를 자연스럽게 발산할 수 있도록 해야 한다. 다만 피해자가 응급구조사에게 폭행을 행할 경우에는 경찰에게 도움을 요청해야 한다.

응급구조사는 폭행당한 환자가 언급하는 내용을 개인적으로 받아들여서는 안 된다. 환자가 화를 내는 것은 자연스러운 반응이다. 응급구조사는 사건의 상황에 관하여 피해자와 논쟁을 하지 않도록 주의해야 한다. 폭행을 당한 환자가 횡설수설하며 진술내용을 번복할 수 있으니 환자가 하는 말을 모두 진실로 받아들이지 않아야 한다. 사건이 아닌 환자상태에 따른 질문에는 응급구조사는 항상 사실 그대로 진실되게 대답해야 한다.

폭행을 당한 환자가 비명을 지르고, 고함을 치고, 알 수 없는 이야기를 하며 외부의 도움을 거부하기도 하고 때로는 우울 증상을 나타낼 수도 있다. 위축된 피해자는 응급구조사의 질문에 성의 있는 대답을 하지 않으며 평가와 치료도 최소한으로만 받으려 할 것이다(그림 2-55).

성폭행의 피해자에게는 응급처치뿐만 아니라 정서적인 도움을 주는 것이 중요하다. 응급구조사는 환자의 의복, 저항하며 생겼을 손과 팔다리의 상처, 머리카락이나 손톱 밑에 끼어 있는 이물질, 피부의 반상 출혈 등 기타 손상과 같은 객관적인 증거를 조사하고 세밀하게 기록해야 한다. 구타의 증거는 환자의 머리와 얼굴에서 흔히 관찰할 수

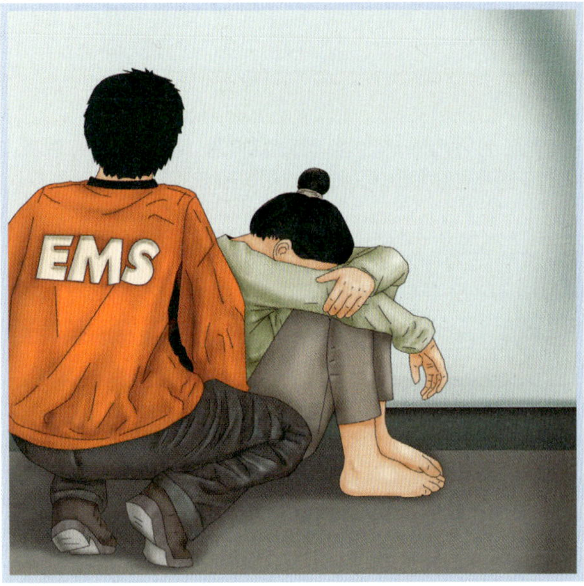

그림 2-55
위축되어 있는 피해자

있다. 명백한 출혈이 없다면 환자의 외음부는 검사해서는 안 된다. 증거보존을 위하여 성폭행 피해자가 병원에서 검사를 받기 전에 목욕을 하거나 소변을 보거나 좌욕을 하게 해서는 안 된다. 질 부위에 정액이 있을 가능성이 있으며 이러한 정액 분석은 나중에 법정에서 증거로 사용된다. 응급구조사는 가능하다면 성폭행 피해자를 위로해 줄 수 있는 여성 응급구조사 혹은 여성 경찰관을 입회시켜야 한다. 더 나아가 응급구조사는 옷의 노출이 심하다. 왜 밤길에 혼자 갔냐는 등 이러한 말로 성폭행 피해자를 비난해서는 절대 안 된다. 성폭행 피해자는 응급의료센터로 이송되어 정신적, 신체적인 피해에 대한 전문 의료진의 치료를 받아야 하고 응급구조사는 이송 동안 피해자에게 편안함과 정서적인 도움을 제공할 수 있도록 노력해야 한다.

5) 기타 보고해야 할 것

물린 상처(동물, 곤충 등), 감염병 등에 대해서도 보고하여야 한다. 특히 감염병 예방 및 관리에 관한 법률에 규정되어 있는 법정감염병의 경우 감염병 예방법 제1조, 3조에 의한 감염병으로 병원 의사에게서 법정감염병 진단을 받은 환자일 경우 환자 소재지의 기초자치단체장(시장, 군수, 구청장) 또는 보건소 소장에게 보고해야 한다(제1급 감염병: 즉시, 제2급과 제3급: 24시간 이내, 제4급: 7일 이내). 보건소에서 환자 격리, 감염원 소독을 하기 때문이다. 또한 법정감염병 환자에게 사용한 모든 의료 소모품은 감염예방을 위해 의료폐기물로 이중 처리하여 폐기하여야 한다.

우리나라 법정감염병은 제1급에 17종, 제2급에 24종, 제3급에 26종 및 제4급에 23종으로 그 내역은 표 2-3과 같다.

6) 유해물질

응급구조사가 유해물질 위험성이 있는 현장에 파견될 때 구조자의 안전, 유해물질의 정도, 다른 기관과의 협력, 일반 대중의 안전에 관한 사항을 고려해야 한다. 많은 유해물질로 구별되는 화학물질은 고정되어 있지 않고 공기 중으로 날아간다거나 흘러내리는 등 위치에 변화가 생긴다. 따라서 위험물 현장 안전을 평가하는 중요한 부분 중 하나는 유해물질이 이동하는 경로를 파악하는 것이다. 아직 유해물질에 노출되지 않았지만 잠재적인 위험을 가진 지역에 대한 평가는 출동지시와 동시에 시작해야 한다. 출동지시와 같이 주어진 정보로 가능성을 확인해야 하는데 비슷한 증상을 보이는 다수의 환자 발생 신고와 관련된 출동은 이러한 잠재적 위험 노출 지역의 방향을 예상할 수 있도록 한다.

이러한 사고는 초기의 협동이 중요하다. 의료지도는 가능한 한 빨리 이루어져야 하며 다른 대원과 연관기관들이 준비할 수 있도록 해야 한다. 모든 유해물질 사고들이 큰 범위의 사건들만 있는 것은 아니지만 단 한명의 환자와 관련된 단일 사건일지라도 완전한 유해물질 반응에 대한 대책이 필요할 수 있다(그림 2-56, 57).

표 2-3
우리나라 법정감염병

분류	감염병명
제1급 감염병 (17종)	에볼라바이러스병, 마버그열, 라싸열, 크리미안콩고출혈열, 남아메리카출혈열, 리프트밸리열, 두창, 페스트, 탄저, 보툴리눔독소증, 야토병, 신종감염병증후군, 중증급성호흡기증후군(SARS), 중동호흡기증후군(MERS), 동물인플루엔자 인체감염증, 신종인플루엔자, 디프테리아
제2급 감염병 (24종)	결핵, 수두, 홍역, 콜레라, 장티푸스, 파라티푸스, 세균성이질, 장출혈성대장균감염증, A형간염, 백일해, 유행성이하선염, 코로나바이러스감염증-19, 풍진(선천성), 풍진(후천성), 폴리오, 수막구균 감염증, b형헤모필루스인플루엔자, 폐렴구균 감염증, 한센병, 성홍열, 반코마이신내성황색포도알균(VRSA) 감염증, 카바페넴내성장내세균속균종(CRE) 감염증, E형간염, 엠폭스
제3급 감염병 (26종)	파상풍, B형간염, 일본뇌염, C형간염, 말라리아, 레지오넬라증, 비브리오패혈증, 발진티푸스, 발진열, 쯔쯔가무시증, 렙토스피라증, 브루셀라증, 공수병, 신증후군출혈열, 후천성면역결핍증(AIDS), 크로이츠펠트-야콥병(CJD) 및 변종크로이츠펠트-야콥병(vCJD), 황열, 뎅기열, 큐열, 웨스트나일열, 라임병, 진드기매개뇌염, 유비저, 치쿤구니야열, 중증열성혈소판감소증후군(SFTS), 지카바이러스감염증
제4급 감염병 (23종)	인플루엔자, 회충증, 편충증, 요충증, 간흡충증, 폐흡충증, 장흡충증, 수족구병, 임질, 클라미디아감염증, 연성하감, 성기단순포진, 첨규콘딜롬, 반코마이신내성장알균(VRE) 감염증, 메티실린내성황색포도알균(MRSA) 감염증, 다제내성녹농균(MRPA) 감염증, 장관감염증[살모넬라균 감염증, 장염비브리오 감염증, 장독소성대장균(ETEC) 감염증, 장침습성대장균(EIEC) 감염증, 장병원성대장균(EPEC) 감염증, 캄필로박터균 감염증, 클로스트리듐 퍼프리젠스 감염증, 황색포도알균 감염증, 바실루스 세레우스 감염증, 예르시니아 엔테로콜리티카 감염증, 리스테리아 모노사이토제네스 감염증, 그룹 A형 로타바이러스 감염증, 아스트로바이러스 감염증, 장내아데노바이러스 감염증, 노로바이러스 감염증, 사포바이러스 감염증, 이질아메바 감염증, 람블편모충 감염증, 작은와포자충 감염증, 원포자충 감염증], 급성호흡기감염증[아데노바이러스 감염증, 사람 보카바이러스 감염증, 파라인플루엔자바이러스 감염증, 호흡기세포융합바이러스 감염증, 리노바이러스 감염증, 사람 메타뉴모바이러스 감염증, 사람 코로나바이러스 감염증, 마이코플라스마균 감염증, 클라미디아균 감염증], 해외유입기생충감염증[리슈만편모충증, 바베스열원충증, 아프리카수면병, 주혈흡충증, 샤가스병, 광동주혈선충증, 악구충증, 사상충증, 포충증, 톡소포자충증, 메디나충증], 엔테로바이러스 감염증, 사람유두종바이러스감염증, 1기 매독, 2기 매독, 선천성 매독

출처: 질병관리청, 감염병누리집(2023. 09.)

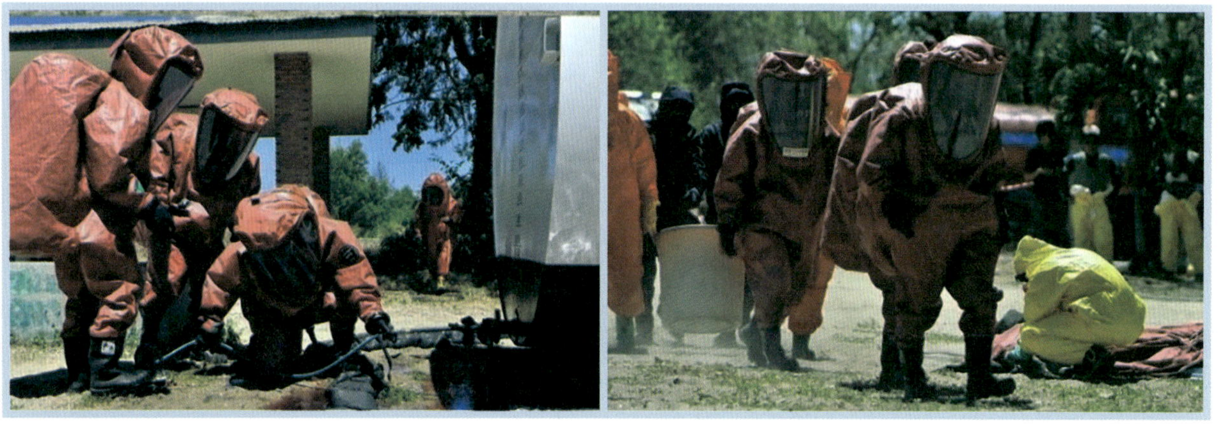

그림 2-56
중앙 119 위험물누출 사고 대응 훈련

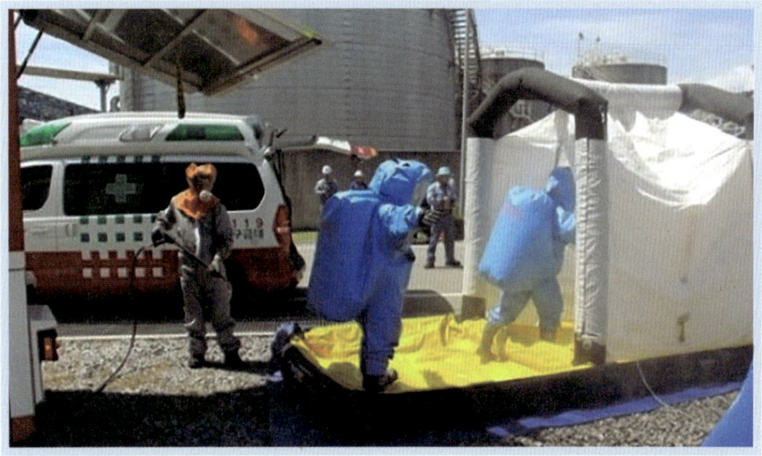

그림 2-57
여수소방서 화학재난대응 사고 훈련 사진

유해물질 사고 현장에 도착한 첫 번째 응급구조사는 모든 장비와 능력을 갖춘 사람이 아니지만 초기 첫 번째 대처자로서 즉각적인 안전과 대피 방향을 제공할 것을 신고자로부터 요구받게 된다. 따라서 응급구조사는 유해물질 사고의 초기처치의 능력을 지니기 위해 교육과 훈련을 받아야 한다.

현장 접근 시 응급구조사는 해당 물질에 대한 지침서를 확인하고 유해 정도와 위험도 평가를 시행한다. 유해물질 사고에서 '유해 정도'는 위험 혹은 유해성을 나타내는 물질의 화학적 특성이다. '위험도'는 해로움 혹은 손실을 당할 가능성으로 말한다. 유해 정도와 위험도 평가는 대중과 환경에 대한 위험성의 고려, 환자의 일차오염 위험성과 구조자에 대한 이차오염의 위험성을 포함한다.

- 일차오염: 물질에 노출된 개인에만 유해성이 있고 다른 사람에게 노출될 가능성이 적다.
- 이차오염: 물질에 노출되어 접촉에 의해 확산되는 액체 물질과 입자들이다.

유해물질 문헌을 통해 현장의 물질이 확인되었다면 응급구조사는 권고된 개인보호복(PPE), 초기 응급처치, '안전거리' 요인들을 지침에 따라 고려해야 한다. 현장 안전을 확보하기 유해 오염된 지역의 안전한 격리를 위한 필요한 인력과 장비를 지원 요청하고 노출된 환자나 개인에 대한 오염을 제거한다.

위험물질 노출 현장에서 현장 안전은 반드시 확보되어야 한다. 누구도 들어가서는 안 되며 또한 누구도 나가서도 안 된다. 응급구조사들은 낮은 데에서 높은 곳으로 바람을 등지고 신중하게 접근해야 한다. 또한 바람의 방향, 냄새, 누출과 증기를 포함한 환경 상황을 고려해야 한다. 좋은 단서로는 야생 동식물의 건강상태가 있다. 식물이 시들거나 색이 바래거나 동물들의 최근 죽은 사체 등을 사고 지역에 들어가기 전 안전한 거리에서 관찰하여야 한다.

유해물질 사고의 환자 진료 활동 및 분류, 이송은 현장 지휘체계 안에서 이루어져야 한다. 특정 유해물질에 대한 정확한 파악은 시간이 필요하다. 구조와 제염, 오염물질 노출에 대한 치료는 적절한 시간 내 이루어지는 것이 중요하며, 제염에 있어서 가장 중요한 목표는 물질의 노출량을 줄이고, 이차오염을 피하며, 구조 시 발생하는 피해를 줄이는 것이다. 즉 유해물질 사고 발생 현장에 출동 지시를 받고 출동한 응급구조사는 환자를 처치하기 위해 아무런 준비

유해물질 사고 시 응급대응지침서에 추천사항

- **신중하게 접근해야 한다.** 직면한 것에 대해 알 때까지 다른 사람들을 도우면 안 된다.
- **위험물질을 확인해야 한다.** 플래카드, 용기에 있는 라벨, 위험물 운반 관련 서류와 현장을 알 만한 사람들을 정보원으로 활용하여 현장에 진입 전 권고된 지침서를 확인해야 한다. 단 지침서는 유해물질에 대한 초기 대응에 관해 정보만 제공한다는 것을 기억해야 한다. 더 정확하게 물질에 대한 정보가 제공되면 대응 상황을 적절하게 적용하면 된다.
- **현장의 안전을 확보해야 한다.** 위험 지역에 진입하지 않고 위험 지역을 격리하면서 환경 안전을 확인하기 위하여 할 수 있는 일을 시행해야 한다. 현장 주변에 사람을 대피시키고 떨어지게 해야 한다. 응급구조사 또한 대피하기에 충분한 공간을 확보해야 한다.
- **도움을 확보해야 한다.** 상급자와 관련 기관에 알려 전문가들의 도움을 받을 수 있도록 해야 한다.
- **현장 진입을 결정해야 한다.** 적절한 장비 없이 재산과 사람을 구하기 위해 절대로 진입을 시도해서는 안 된다. 적절한 보호장비를 갖추었다면 현장에 진입하되 물질 속으로 들어가거나 물질을 만지지 말고 매연, 연기와 증기 흡입을 최대한 피해야 한다. 무색, 무취, 무미하다 해서 해롭지 않을 것이라 단정짓지 말아야 한다.

없이 바로 대응하는 것이 아니라 현장을 빠르게 파악하여 신속히 도움을 요청하고 현장 지휘체계가 조속히 이뤄질 수 있도록 준비하는 것이 핵심 역할이다(화학물질에 대한 자세한 내용은 제13장 중독을 참고).

5 외상 중증도분류와 병원 선정

외상환자를 적절한 치료가 가능한 병원으로 이송하는 과정은 중증도분류를 통해 시작된다. 중증도분류는 현장평가와 환자평가를 기반으로 이루어지며 중증도분류를 통해 중증외상환자를 치료할 수 있는 적절한 병원을 선택하는 것은 최종 치료 시간을 단축시켜 환자의 예후에 좋은 영향을 주는 것으로 알려져 있다. 미국 질병통제예방센터(CDC)의 연구에 의하면 Level I 외상센터에서 치료를 받았을 때 비외상센터 대비 생존 가능성이 25% 높다고 보고되었으며 지정된 외상센터로 외상환자를 이송함으로써 외상으로 인한 사망률을 현저하게 줄일 수 있다고 보고되었다. 한국은 2012년부터 지역별로 권역외상센터를 운영하고 있으며 그에 따른 영향으로 2015년부터는 전국의 예방 가능 외상사망률이 계속 감소하는 것으로 나타났다.

1) 중증도분류

효과적인 중증도분류지침의 목적은 중증외상환자의 과소 분류(under triage)를 최소화하고 외상센터가 수용 가능한 수준까지 과대 분류(over triage)를 허용하는 것이다. 이 같은 목적 달성을 위해 응급구조사는 중증도분류를 시행할 때 과소 분류와 과대 분류 사이에서 균형을 찾아야 한다. 과소 분류는 중증외상환자를 비중증외상환자로 분류한 것이며 과대 분류는 반대로 비중증외상환자를 중증외상으로 분류하는 것이다. 외상환자분류는 곧 병원 선정(이송)으로 이어지기 때문에 분류는 중요한 역할을 한다.

과대 분류가 많아진다면 중증외상환자를 포함한 대부분의 외상환자를 외상센터로 이송하겠지만 이송된 외상환자의 대부분은 외상센터에서 제공하는 특별한 처치가 필요하지 않은 환자일 것이다. 단순 골절이나 열상 등 비중증외상환자들에게 외상센터의 자원이 소모된다면 중증외상환자를 치료하는 것이 지연될 수 있다. 반대로 과소 분류가 많아진다면 중증외상환자를 비외상센터로 이송하게 될 것이다. 비외상센터는 외상 관련 자원이 부족하거나 없기 때문에 중증외상환자에게 적절한 치료를 제공하기 어려워 환자의 예후에 좋지 않은 영향을 주게 된다.

미국에서 과소 분류 비율은 5% 미만이 되도록 권장하고 있으나 체계적 문헌 검토 연구에 의하면 과소 분류 비율은 전체적으로 기준보다 높았고, 특히 소아와 노인(15세 미만 55세 이상)에게서 더 높게 나타났다. 과소 분류를 줄이기 위해서는 과대 분류를 일정 수준 허용해야 하며 보통 과대 분류의 시행 비율은 30~50%가 적절하다고 알려져 있다. 이 같은 비율에서 과소 분류를 최소화하면서도 외상센터의 과도한 자원소모를 막을 수 있다.

(1) 현장 중증도분류지침

미국외과학회 외상위원회(American College of Surgeons Committee on Trauma, ACS-COT)에서는 2021년 손상환자현장분류지침을 개정하며 현장 중증도분류지침의 중요성을 강조하였다. 미국외상위원회는 1986년 'Field Triage Decision Scheme'을 시작으로 현장 중증도분류지침을 제공하고 계속해서 개정해 왔다. 이 지침은 중요한 순서대로 네 가지 단계로 이루어져 각 단계에 해당되면 외상센터로 이송하고 해당되지 않으면 지침에 따라 이송하도록 권장하고 있다. 각 단계는 다음과 같다.

- 1단계: 생리학적 기준(활력징후 및 의식수준 측정)
- 2단계: 해부학적 부위 평가
- 3단계: 손상기전 평가
- 4단계: 환자 특성, 기존 질환 평가

미국외상위원회는 '손상 환자의 현장분류를 위한 국가 지침: 현장분류에 대한 국가 전문가 패널의 권고, 2021'을 발표하여 외상 중증도분류지침을 개정하였다. 개정된 지침은 병원 전 환경에서 응급구조사가 사용 가능하도록 이전의 4단계 구조를 두 가지 주요 범주로 통합하고 간소화 함으로써 적용하는 순서를 응급구조사가 정보를 획득하는 타이밍에 더 잘 맞도록 단순화했으며 현장에서 평가가 수행되는 방식을 반영하여 환자에게 필요한 치료수준에 대해 더 정확한 판단을 내릴 수 있도록 일부 내용을 변경하였다(손상환자현장분류지침에 대한 자세한 내용은 제15장 외상환자 이송 참고).

(2) 손상중증도점수(Injury Severity Score, ISS)

대부분의 지역에서 중증외상환자는 손상중증도점수가 16점 이상인 환자로 정의하고 있다. 손상중증도점수는 신체를 머리, 얼굴, 가슴, 배, 팔다리, 신체표면의 6개 부위로 나누어서 각 신체 부위의 손상별 중증도를 간편손상척도(Abbreviate Injury Scale, AIS)로 점수화하고, 6개 부위 중 중증도가 심한 상위 3개 부위의 AIS 점수의 제곱을 합한 값이다. 하지만 손상중증도점수는 영상검사나 수술을 통해서 발견된 것을 포함하며 병원에서 진단되고 나서야 계산할 수 있기 때문에 현장에서 파악할 수 없어 병원 전 환경에서는 사용되지 않는다.

2) 병원 선정

병원 선정은 환자 상태 및 중증도와 함께 외상센터와의 거리, 헬기 등 이용 가능한 다른 교통수단, 근거리에 외상환자 치료가 가능한 응급의료센터의 유무, 지역별 외상환자이송지침 등 지역별 여건과 현장 상황에 따라 결정되어야 한다. 한국의 외상센터는 권역외상센터, 서울시 중증외상 최종치료센터가 있으며 그 외에 권역응급의료센터, 지역응급의료센터, 지역응급의료기관 등이 역량에 따라 어느 정도 외상 진료 역할을 하고 있다. 미국의 손상환자현장분류지침(National Guideline for the Field Triage of Injured Patients)에 의하면 적색 기준에 속하는 환자는 최고 등급의 외상센터로 이송, 황색 기준은 일반외상센터로 이송하도록 되어있지만, 국내에서는 모두 외상센터 혹은 지역응급의료센터 이상의 응급의료기관으로 이송하는 것으로 되어 있다(그림 2-58).

적색 기준
높은 등급 위험도의 심각한 부상

손상 패턴

- 관통상 또는 자상: 머리, 목, 몸통(torso), 팔다리의 몸쪽 부위
- 머리뼈 변형, 머리뼈 골절 의심
- 척추 손상이 의심되는 운동/감각기능 상실 발생
- 불안정하거나 변형이 있는 가슴벽 또는 동요가슴 의심
- 골반골절 및 의심
- 두 곳 이상의 긴뼈의 몸쪽 골절 및 의심
- 으깸(crushed), 벗겨진(degloved), 썰린(mangled) 또는 맥박이 없는 팔다리
- 손목 또는 발목 근위부 절단
- 지혈대 처치 혹은 직접압박을 포함한 상처 채워넣기 처치가 필요한 활동성 출혈

의식수준과 활력징후

모든 환자
- 간단한 명령을 따르지 못함(GCS의 운동 6점 미만)
- 호흡수 10회/분 미만 또는 29회/분 초과
- 호흡곤란 상태이거나 호흡보조가 필요
- 실내 공기에서 산소포화도 90% 미만

0~9세
- 수축기혈압 < 70mmHg + (2 × 나이)

10~64세
- 수축기혈압 < 90mmHg 또는
- 심박수 > 수축기혈압

65세 이상
- 수축기혈압 < 110mmHg 또는
- 심박수 > 수축기혈압

위의 RED 기준 중 하나라도 해당되는 환자는 지역외상시스템의 이용 가능한 최고 수준의 외상센터로 이송되어야 한다.

황색 기준
중간 등급 위험도의 심각한 부상

손상기전

- 고위험 교통사고
  - 신체의 부분적 또는 완전한 차량에서의 이탈(튕겨져 나감)
  - 차체 눌림(지붕 포함)
    - 탑승자가 있는 쪽이 30cm 이상 밀려 들어옴
    - 차량의 어느 부분이든 45cm 이상 밀려 들어감
    - 갇힌 환자에 대한 차량구조술이 필요한 경
  - 동승자의 사망
  - 어린이(0~9세)가 어린이용 카시트에 앉지 않았거나, 안전벨트 미착용
  - 심각한 손상이 있을 정도의 차량 충돌 정보가 911상황실로 원격 전송된 경우(역자 주: 차량의 자동충돌알림(automatic collision notification) 시스템을 기반으로 마련된 지침이기에 국내 상황과는 다를 수 있다.)
- 큰 충격을 받은 이송장치(예: 오토바이, ATV, 말 등)에서 분리된 탑승자
- 보행자/자전거 탑승자의 튕겨남, 부딪힘, 큰 충격을 받음
- 높이 3m 이상에서의 추락(모든 연령)

응급구조사의 판단

다음에 해당하는 위험 요소를 고려한다:
- 어린이(5세 이하) 또는 노인(65세 이상)의 낮은 높이에서의 낙상으로 머리에 상당한 충격이 있음
- 항응고제 사용
- 아동학대 의혹
- 특별한 건강관리가 필요한 환자 (예: 인공호흡기 의존, 심실보조장치 착용 등)
- 임신 20주 초과
- 외상을 동반한 화상
  - 어린이는 무엇보다도 소아 진료가 가능한 센터로 이송되어야 함

중증외상 고위험군(빨간색) 기준에 해당하지 않지만 중증외상 중간 정도 위험군(노란색) 기준을 해당되는 환자는 지역외상시스템의 이용 가능한 외상센터로 이송되어야 한다(최고 수준의 외상센터일 필요는 없다).

그림 2-58
중증도분류와 병원 선정

① 중증외상환자에 해당하는 경우 중증외상 진료가 가능한 가까운 권역외상센터로 이송함을 원칙으로 하되 권역외상센터 선정병원 등 지역별 여건에 따라 의료지도 등을 받아 치료가 가능한 가까운 지역응급의료센터 이상으로 이송할 수 있다

② 권역외상센터가 선정되지 않았거나 수용이 어려운 지역의 경우 중증외상진료가 가능한 가까운 지역응급의료센터 이상의 응급의료기관으로 이송함을 원칙으로 한다. 단 행정구역상의 권역외상센터보다 다른 광역시도 권역외상센터로 이송하는 것이 더 가까운 경우 가장 가까운 권역외상센터 선정병원으로 이송할 수 있다.

③ 응급의료취약지역의 경우 헬기 등을 이용하여 권역외상센터로 이송하거나 지역별 여건에 따라 치료가 가능한 가장 가까운 지역응급의료기관 이상의 의료기관으로 이송할 수 있다.

④ 현장거리, 교통체증 등으로 구급차를 이용한 이송이 헬기 이륙 소요시간(소방헬기는 약 15분, 닥터헬기는 약 5분 이내) 및 현장까지 소요예상 비행 시간보다 더 많은 시간이 소요될 것으로 판단될 경우에는 헬기이송을 요청하고 지시에 따른다.

⑤ 위 기준에도 불구하고 이송병원 선정이 어려운 경우 직접의료지도를 요청하고 지도에 따른다.

⑥ 중증외상의 기준에 해당하지 않은 외상환자의 경우 가장 가까운 지역응급의료기관으로 이송할 수 있다.

해상과 같은 특수한 조건에서는 지상과는 다른 병원 선정 기준을 마련해야 한다. 해양경찰청의 해상 응급환자 구급 및 이송지침에 따르면 해상에서 발생한 중증환자는 닥터헬기를 비롯한 항공기 출동을 먼저 요청하고 기상불량 등으로 항공 이송이 불가능한 경우 구급함정이 출동하도록 되어 있으며 지상에서는 구급차를 활용하고 있다.

6 외상환자 의료지도

의료지도는 법령의 테두리 내에서 일정한 권한과 책임을 부여받아 응급의료의 질을 향상시키기 위해 수행되는 업무로서 의사의 지도하에 이루어지는 병원 전 응급의료로 정의할 수 있다. 의료지도는 직접의료지도와 간접의료지도로 구분하며 직접의료지도는 음성, 영상 등의 통신수단을 이용하여 의료지도 의사에게 직접 지도를 받거나 의사가 현장으로 함께 출동하여 직접 지도하는 형태가 있다. 간접의료지도는 보다 포괄적인 개념으로 사전에 제작되는 지침이나 사후에 수행되는 품질관리, 교육 등 직접의료지도가 아닌 모든 의료지도를 말한다.

1) 직접의료지도

직접의료지도는 대부분이 음성 및 영상 등의 통신수단을 이용하여 응급의료지도의사에게 직접 지도를 받는 형태를 갖고 있지만 독일과 같이 의사와 응급구조사가 함께 출동하는 국가에서는 현장에서 직접 의료지도가 이루어진다(그림 2-59).

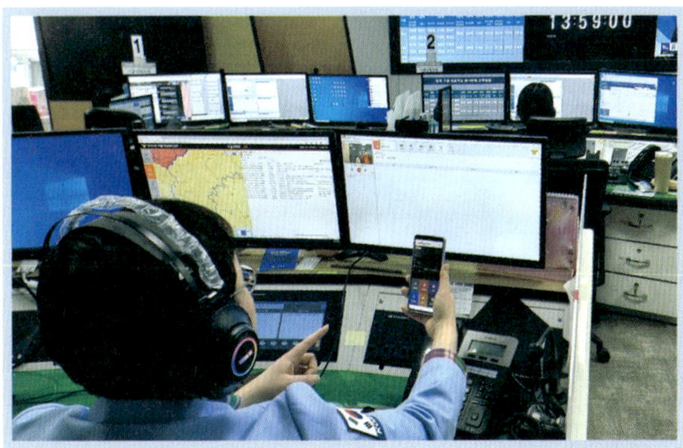

그림 2-59
직접의료지도를 하고 있는 의사

일반적인 상황에서 직접의료지도는 기관, 업체 등에서 지정된 직접의료지도 의사에게 요청하게 되나 중증외상환자처럼 외상센터에 사전 연락함으로써 의료진이 준비할 수 있도록 하는 상황에서는 이송 대상이 되는 외상센터의 당직의사에게 사전연락과 함께 필요한 의료지도를 함께 받을 수 있다.

직접의료지도의 기본은 응급의료지도의사와의 신뢰를 바탕으로 한 의사소통이다. 응급의료지도의사는 중증외상 환자의 병원 전 응급관리에 대한 경험이 있어야 하며 의료지도에 따른 환자와 응급구조사에 대한 책임을 명확히 해야 한다. 또한 응급의료지도의사는 응급구조사의 수준과 업무 범위, 해당 기관의 지침과 현장 활동의 어려움을 잘 이해해야 하며 통신 장비를 사용할 때 기술적 사용과 에티켓에 대해 알고 있어야 한다.

응급구조사는 직접의료지도를 요청할 때와 같은 보고 방법을 활용하여 응급의료지도의사에게 필요한 정보를 효과적으로 전달할 수 있어야 한다.

소방청에서는 '119구급대원 현장응급처치 표준지침'을 통해 다음과 같이 직접의료지도의 요청 기준과 방법을 정하고 있다.

(1) 직접의료지도 요청 기준

직접의료지도는 자격과 소속 기관에 따라 직접의료지도를 운영하는 방식이 다를 수 있기 때문에 소속 기관의 지침에 따라 요청한다. 일반적으로 다음과 같은 경우 직접의료지도 요청을 한다.

- 1급 응급구조사의 업무범위에 해당하여 직접의료지도가 필요한 경우
  - 정맥로 확보, 수액 및 약물 투여, 전문기도 확보 등
- 보다 전문적인 환자의 의학적 상태 평가가 필요한 경우
- 이송병원 선정에 대한 조언이 필요한 경우
- 현장처치 혹은 이송 중 처치에 대한 판단이 어려운 경우
- 응급처치를 거부하는 환자에 대한 조언이 필요한 경우
- 응급조치가 불필요한 환자에 대한 판단이 필요할 경우
- 소생불능 환자에 대해 소생술 유보 및 중단 여부의 판단이 필요한 경우
- 중증도 판단이 어려운 경우

(2) 직접의료지도 요청 방법

일반적으로 다음과 같은 순서로 직접 의료지도 요청을 한다.

① 의료지도 요청을 하는 구급대원의 소속기관 및 지역과 자격, 이름을 밝힌다.

② 직접 의료지도를 요청하게 된 목적을 밝힌다.

③ 환자의 임상 정보를 다음과 같은 순서로 전달한다.

ㄱ. 환자 나이와 성별

ㄴ. 주증상과 병력

ㄷ. 의식수준

ㄹ. 활력징후(혈압, 맥박, 호흡수, 체온, 산소포화도 순서로 전달)

ㅁ. 구급대가 시행한 검사 및 처치 결과

④ 지도를 받아 처치를 수행한 경우 처치 후 환자상태에 대한 정보를 응급의료지도의사에게 다시 전달한다.

⑤ 지도내용을 수행하기 어려운 경우 즉시 응급의료지도의사에게 지도를 수행하지 못하는 이유를 전달한다.

⑥ 기록지에 직접의료지도를 받은 시각, 직접의료지도 사항 및 수행불가 이유를 기록한다.

⑦ 연결 실패 시 소속기관의 지침에 따른다.

2) 간접의료지도

외상환자의 간접의료지도는 사전에 제작되어 현장 활동의 기반이 되는 지침과 현장 활동이 끝난 후에 해당 활동에 대해 평가하는 품질관리와 교육 등 모든 의료지도를 말한다. 일반적으로 응급구조사의 업무범위가 제한적인 국가에서는 약물이나 전문 술기행위를 직접의료지도를 통해 시행하고 있으며, 직접의료지도를 통한 현장 활동과 그에 따른 품질관리를 기반으로 직접의료지도의 업무범위를 간접의료지도로 변경하고 있다. 미국의 경우 과거에는 모든 전문술기와 약물처치에 대해 의무적으로 직접의료지도를 시행했으나 현재는 프로토콜의 안전성과 효능이 입증되어 대부분의 주에서 지침을 통해 수행하고 지속적으로 품질관리와 교육을 통해 관리되고 있다. 한국의 경우 2급 응급구조사의 업무범위는 직접의료지도가 필요 없으나 1급 응급구조사의 업무범위는 직접의료지도가 필수조건으로 남아 있다.

참고문헌 REFERENCE

1. 김진우. 병원 전 외상소생술 2판. 군자출판사. 2016.
2. 소방청. 119구급대원 현장응급처치 표준지침. 2022.
3. 연세대학교 원주의과대학 응급의학교실. 응급구조와 응급처치 9판. 군자출판사. 2022.
4. 이근 외. 전문응급구조학 1판. 군자출판사. 2012.
5. 임경수 외. 재난의학 2판. 군자출판사. 2018.
6. 전국응급구조과교수협의회. 전문외상응급처치학 4판. 대학서림. 2013
7. Craig D Newgard, et al. National guideline for the field triage of injured patients: Recommendations of the National Expert Panel on Field Triage, 2021. *Journal of Trauma and Acute Care Surgery* 2022 93:49–60.
8. First Aid Science Advisory Board. First aid. Circulation. 2005;112(III).
9. Joshua R Lupton, et al. Under–Triage and Over–Triage Using the Field Triage Guidelines for Injured Patients: A Systematic Review. *Prehosp Emerg Care* 2023;27(1):38–45.
10. Maine state government. Medical Direction and Practices Board. https://www.maine.gov/ems/sites/maine.gov.ems/files/inline–files/WhitePaper_SpinalManagement_0.pdf. 2023.
11. Scott M Sasser, et al. Guidelines for field triage of injured patients: recommendations of the National Expert Panel on Field Triage, 2011. *MMWR Recomm Rep. 2012 Jan* 13;61(RR–1):1–20.
12. Swan KG Jr, et al. Tourniquets revisited. *J Trauma*. 2009; 66. https://doi.org/10.1097/TA.0b013e3181986959.
13. Thompson DO, et al. Validation of the Simplified Motor Score in the Out–of–Hospital Setting for the Prediction of Outcomes After Traumatic Brain Injury. *American College of Emergency Physicians* 2011;58(5).

CHAPTER 2

복습하기

응급구조학 외상 이름: ____________

01 이 장에서 중요한 핵심 내용을 요약 정리하여 제출하시오.

02 5지선다형으로 3문제 작성하시오.

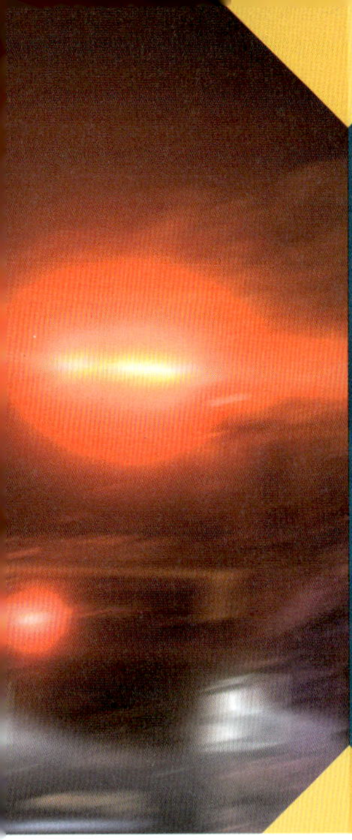

CHAPTER 3

기도와 환기

Chapter editor. 채현석, 이정일
Author. 채현석, 이정일

이 장의 학습을 마치면 다음을 시행할 수 있다.

1. 기도의 해부학적 구조와 호흡과 환기의 병태생리를 설명할 수 있다.
2. 기도폐쇄와 환기장애를 유발할 수 있는 다양한 외상에 대해 설명할 수 있다.
3. 외상환자에서 기도폐쇄의 증상과 징후를 평가할 수 있다.
4. 외상환자에서 기도개방을 위한 술기를 이해하고 시행할 수 있다.
5. 외상환자에서 산소요법의 적응증을 이해하고, 적절한 산소요법을 시행할 수 있다.
6. 맥박산소포화도 측정의 원리를 이해하고, 맥박산소포화도측정기를 사용할 수 있다.
7. 외상환자에서 환기장애의 증상과 징후를 평가할 수 있다.
8. 호기말이산화탄소분압에 대해 이해하고, 호기말이산화탄소분압측정기를 사용할 수 있다.
9. 외상환자에서 환기보조를 위한 술기를 이해하고 시행할 수 있다.

KEYWORDS

기도개방

기도폐쇄

시진

청진

촉진

둔상

관통상

1 개요

1) 기도와 환기

기도(airway)는 호흡 시 공기가 입과 코를 지나 폐(lung)로 전달되기 위해 지나가는 통로이며 코안(비강), 입안(구강), 인두, 후두, 기관, 기관지, 세기관지, 폐포(alveolar)로 구성되어 있다. 기도를 통해 숨을 들이마시고 내쉬며 폐포와 모세혈관 사이에서 산소와 이산화탄소의 교환이 일어난다. 흡입된 산소는 폐포에서 모세혈관으로 전달되어 혈액을 통해서 조직과 세포에 산소를 공급하게 되며, 산소를 공급받은 세포는 자신의 노폐물에 해당하는 이산화탄소를 혈액에 내보낸다. 이렇게 내보내진 이산화탄소 및 노폐물들은 모세혈관에서 폐포로 전달되고 숨을 내쉴 때 제거된다(그림 3-1).

즉, 기도를 통해 숨을 들이마시고 내쉬며 몸에 필요한 산소를 공급하고 이산화탄소를 배출할 수 있게 된다. 이러한 과정을 호흡(respiration)이라고 한다. 호흡은 생리학적 의미를 지니며 단순히 공기가 폐 안과 밖으로 이동하는 것뿐만 아니라 폐포 및 세포에서의 가스교환까지 의미하는 용어이다. 환기(ventilation)는 호흡 과정 중 하나로 흡기와 호기 시 기도를 통한 공기와 가스의 기계적인 흐름을 의미한다. 정상적인 호흡을 위해서는 적절한 환기가 이루어져야 하며 환기에 문제 발생 시 적절한 환기보조가 필요하다.

2) 호흡기계의 해부학

호흡기계(respiratory system)는 상기도(upper respiratory tract)와 하기도(lower respiratory tract)로 구성되며 해부학적 위치에 따라 구분할 수 있다. 상기도에는 코, 코안, 입안, 인두, 후두가 포함되며, 하기도에는 기관, 기관지, 세기관지가 포함된다. 후두는 보는 관점에 따라

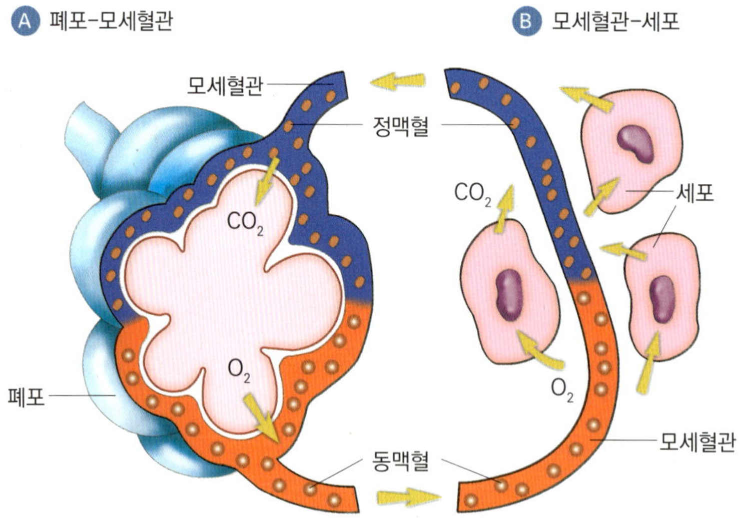

그림 3-1
폐포와 세포에서의 가스교환
A. 폐포-모세혈관에서의 가스교환. 산소는 폐포로부터 모세혈관으로 전달되고, 이산화탄소는 모세혈관에서 폐포로 전달된다.
B. 모세혈관-세포에서의 가스교환. 산소와 영양소는 모세혈관에서 세포로 전달되고, 이산화탄소와 노폐물들은 세포에서 모세혈관으로 전달된다.

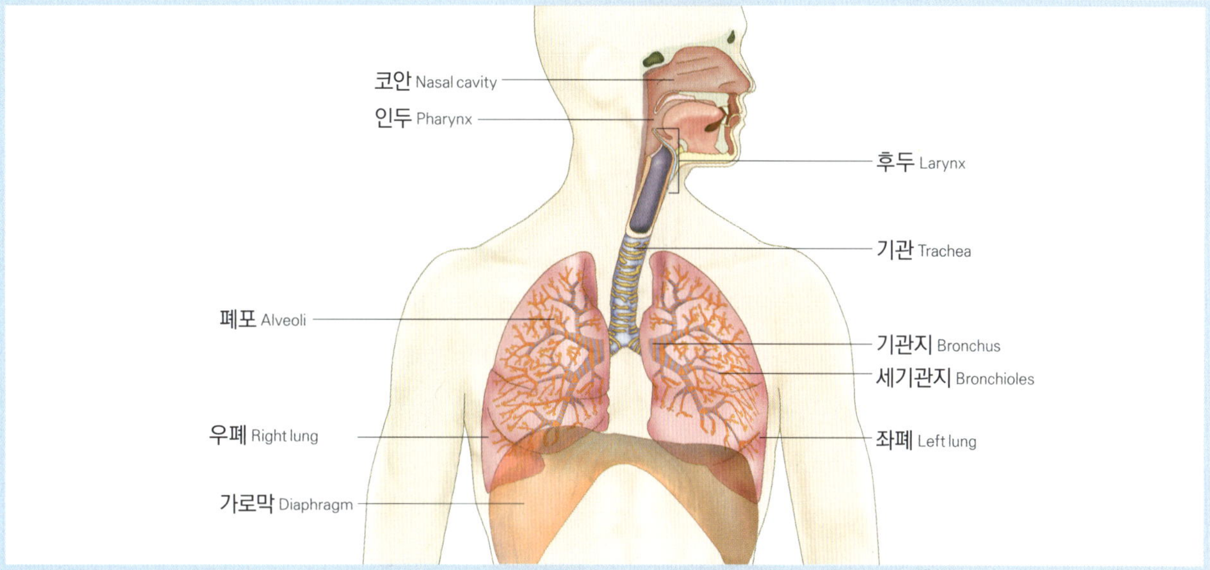

그림 3-2
호흡기계의 해부학

하기도로 분류하기도 한다(그림 3-2).

① 입안과 코안(oral cavity, nasal cavity): 대부분 공기는 코를 통해 호흡기계로 들어오고, 콧속의 털과 점막에 의해 따뜻하게 데워지고 습윤해지며, 외부의 각종 세균, 바이러스 및 유해 물질들이 걸러진다. 입안으로도 호흡할 수 있지만 코를 통한 호흡에 비해 공기를 가온, 가습 및 여과시키는 기능이 적다. 입안 내 혀는 의식저하 시 목구멍 주변 근육들이 이완되어 인두 쪽으로 말리게 되어 기도폐쇄를 유발하는 주요 구조물이다(그림 3-3).

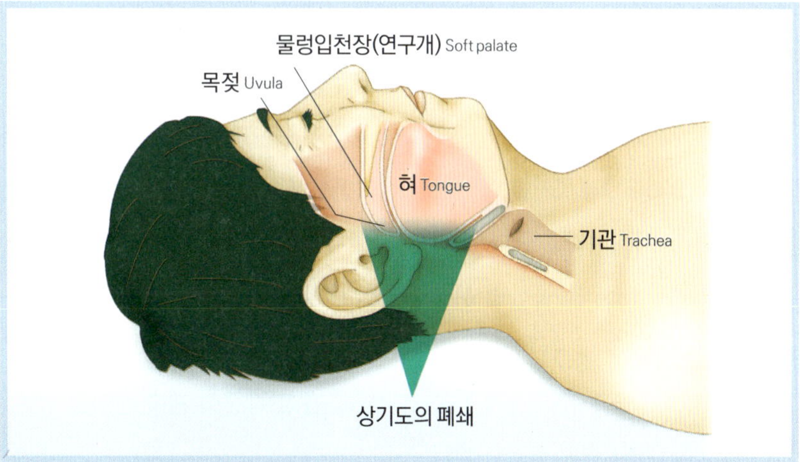

그림 3-3
의식저하 환자에서 상기도의 폐쇄
의식저하 환자에서 상기도 주변 근육들의 이완으로 인해 혀(tongue), 물렁입천장(연구개, soft palate), 후두개(epiglottis)의 이완이 가능하며 이로 인해 상기도 폐쇄가 발생할 수 있다.

② 인두(pharynx): 인두는 코안과 연결된 코인두와 입안과 연결된 입인두로 나뉜다. 음식물과 공기가 지나갈 수 있는 통로로 인두의 아래쪽 끝은 공기가 지나가는 후두와 음식물이 지나가는 식도로 연결된다.

③ 후두(larynx): 인두와 기관 사이에 있으며 성대(vocal cord)가 있어 발성과 연관이 있다. 후두의 앞부분에는 방패연골(갑상연골, thyroid cartilage)이 있고, 방패연골이 튀어나와 있는 부분은 후두융기(laryngeal prominence, Adam's apple)라고 하며, 남성에서 더 두드러져 보인다.

④ 기관(trachea): 후두 끝에서부터 기관분기부(tracheal carina)까지 이어져 있으며 공기가 지나가는 통로이다. 기관분기부에서 좌우 주기관지로 분지한다.

⑤ 기관지와 세기관지(bronchi and bronchioles): 기관분기부에서 좌우 주기관지로 나뉜 기관지는 계속 갈라지며 뻗어 나가면서 점점 가늘어진다. 그중 세기관지는 기관지의 끝부분을 말하며 폐포와 연결된다.

⑥ 폐포(alveola): 세기관지의 끝은 포도알 모양의 폐포와 연결된다. 폐포와 폐포 주위 모세혈관 사이에서 산소 및 이산화탄소 등의 가스교환이 이루어진다.

3) 호흡의 생리학과 병태생리학

(1) 정상 호흡과 환기

성인은 휴식 시 1회 약 400~600mL의 공기를 들이마시며, 이것을 일회호흡량(tidal volume)이라고 한다. 일회호흡량에 분당 호흡수(respiratory rate)를 곱하면 분당 들이마신 공기의 양(minute volume)을 알 수 있으며, 일반적으로 분당 5~12L이다. 정상 호흡을 통해 우리의 몸은 산소를 들이마시고 이산화탄소를 내뱉으면서 적정한 혈액의 산소분압과 이산화탄소분압을 유지한다. 정상 동맥혈의 산소분압(PaO_2)은 80~100mmHg이며, 나이가 들수록 감소한다. 혈액 속의 산소 농도가 정상범위보다 저하된 경우를 저산소혈증(hypoxemia)이라고 하고, 신체의 조직과 세포에 충분한 산소 공급이 안 되는 것을 저산소증(hypoxia)이라고 한다. 저산소증은 저산소혈증 외에도 산소를 운반할 혈액이 부족하거나 심한 빈혈에 의해서도 유발 가능하다. 저산소혈증과 저산소증은 서로 다른 정의를 갖는 용어로 구분해서 알아두자. 정상 동맥혈의 이산화탄소 분압은($PaCO_2$) 35~45mmHg이며, 과환기(hyperventilation) 시 낮아지고, 저환기(hypoventilation) 시 높아지며 고탄산혈증이 발생한다.

(2) 호흡 및 환기장애

부적절한 환기는 폐와 세포에서 가스교환의 저해를 유발하고 조직과 세포로의 산소전달을 저해하며 외부로의 이산화탄소 제거를 저해한다. 환기가 적절한지는 일회호흡량(tidal volume)과 호흡수 두 가지를 확인해야 한다. 환기장애는 일회호흡량 또는 호흡수가 저하되어 유발되거나 둘 모두의 문제로 유발될 수 있다. 환기장애 발생 시 저산소혈증과 혈액의 이산화탄소분압 증가로 고탄산혈증 및 호흡성 산증 유발이 가능하고 이는 의식저하로 이어지며 환기장애를 더욱 악화시키는 악순환을 유발할 수 있다. 저산소혈증 시 조직에서의 대사는 저산소증으로 인해 호기성 대사에서 혐기성 대사로 전환되어 불충분한 에너지 생산 및 젖산 축적을 유발하고 세포기능부전과 조직 및 장기 손상으로 이어질 수 있다. 환기장애로 인하여 저산소혈증 및 호흡성 산증이 계속 진행될 경우 심정지까지도 진행될 수 있다.

2 외상환자에서 기도평가와 기도개방

1) 외상환자에서 기도평가

(1) 외상환자에서 기도평가의 중요성

외상환자에서는 다양한 원인에 의해 기도폐쇄와 환기장애 유발이 가능하고 급격히 발생 및 악화가 될 수 있어 적절한 기도개방과 환기보조는 외상환자의 처치에서 다른 무엇보다 중요하다. 얼굴과 목의 외상에서는 직접적인 기도 손상으로 인한 기도폐쇄가 발생 가능하며, 기도에 직접적인 손상이 없는 경우라도 외상환자에서 의식저하가 동반되면 흡인으로 인한 기도폐쇄 위험이 크다. 머리 손상 환자는 두개내압 상승과 뇌로의 관류저하로 인하여 저산소성 뇌손상에 취약하며, 다량의 출혈이 동반된 환자들은 순환혈류량의 감소로 주요 장기가 저산소증으로 인한 손상을 쉽게 받을 수 있어서 적절한 기도개방, 산소 공급과 환기보조는 이러한 외상환자들에게 있어서 더욱 중요하다.

(2) 외상환자에서 기도평가 방법

외상 현장에서 환자평가 및 처치는 위급한 사항을 우선적으로 신속하게 시행하는 것이 중요하다. 따라서 외상환자의 평가 및 처치는 체계적으로 접근해야 하며 그중 기도와 환기는 제일 우선적으로 평가하고 처치해야 하는 사항이다. 심근경색, 뇌졸중과 마찬가지로 중증외상환자에서 시간은 예후에 영향을 주는 주요한 요소이다. 외상 현장에서 환자평가 및 처치를 가능한 한 10분 이내로 시행을 권고하는 '백금 10분(platinum 10 minutes)'이라는 시간개념이 있다. 즉 제한된 시간에 환자평가 및 처치를 마치려면 불필요한 절차수행을 최소화하고 효율적으로 평가와 처치가 진행되어야 한다. 외상환자 일차평가 시 몇 가지 질문을 통해 10초 이내 기도와 환기에 중대한 문제가 있는지 확인할 수 있다. 본인 이름이 무엇인지, 당시 어떠한 상황이었는지에 대한 질문에 환자가 적절히 대답할 수 있다면 주요한 기도폐쇄는 없고 심한 환기장애 가능성이 없음을 확인할 수 있으며 또한 뇌로의 혈류와 의식수준이 적절히 유지됨을 알 수 있다. 이 과정에서 적절한 대답 및 반응이 없으면 머리 손상 가능성과 더불어 기도와 환기의 문제를 염두에 두어야 하며 추가적인 평가가 필요하다.

기도를 평가하기 위해서는 **기도개방**과 **기도폐쇄**의 객관적인 징후를 인식하는 것이 중요하다(표 3-1). 환자의 입과 코에서 나오는 공기의 흐름이 느껴지거나 들을 수 있으며 환자가 어려움 없이 말할 수 있고, 목소리 변화가 없는 경우에는 기도개방이 적절히 유지가 되고 있음을 알 수 있다. 활력징후 측정을 통해 호흡수를 확인해 보자. 빈호흡은 기도폐쇄 혹은 환기장애의 조기 징후일 수 있다.

표 3-1
기도 손상 및 기도폐쇄의 징후와 검사소견

구분	검사소견
활력징후 확인	• 비정상 호흡수 (성인 호흡수 < 12회/분 또는 > 20회/분)
맥박 산소포화도 측정	• 맥박 산소포화도 저하(SpO_2 < 94%)
시진	• 의식저하, 안절부절못함, 혼돈 • 청색증(손끝, 입술) • 상기도 이물질 확인 (토사물, 음식물, 혈액, 치아 등) • 입안, 혀 및 입인두 부종 확인 • 호흡 시: 부호흡근 사용, 가슴벽함몰
청진	• 비정상 호흡음: 코골이, 협착음 • 쉰 목소리, 목소리의 변화 • 의식이 있으나 말을 할 수 없는 경우
촉진	• 목과 가슴 부위의 비빔소리(염발음)

시진을 통해 환자의 전반적인 외관 및 의식상태를 관찰해 보자. 고탄산혈증 발생 시에는 의식저하 및 혼돈을 보일 수 있고 저산소혈증 발생 시에는 청색증이 나타날 수 있으며 주로 입술과 손끝 같은 말초 부위에서 확인 가능하다. 청색증은 저산소혈증이 초기이거나 심하지 않으면 뚜렷하게 확인이 되지 않을 수 있는데 이러한 경우 맥박산소포화도 측정은 청색증 발생 전의 저산소혈증 확인에 유용하게 활용할 수 있다. 얼굴과 목의 직접적인 외상이나 흡입 화상의 소견을 확인하는 것은 기도폐쇄의 원인 확인에 있어 중요하다.

청진을 통하여 비정상적인 호흡음 및 소리를 확인해 보자. 코골이, 흡기 시 협착음(stridor), 쉰 목소리 및 목소리의 변화는 상기도의 부분적인 폐쇄를 나타내는 소견이다.

촉진을 통하여 기관이 정상적으로 목의 중앙에 위치하는지 확인해 보고 목과 가슴 부위 촉진 시 비빔소리(염발음, crepitus)이 느껴지는지 확인해 보자. 비빔소리, 뼈마찰음이 있다면 기관이나 기관지 손상, 기흉 등으로 인한 피부밑공기증(피하기종)을 시사한다. 외상환자에서 기도폐쇄는 갑자기 발생할 수 있지만 부분적 폐쇄가 서서히 진행될 수도 있으므로 현장 및 이송 중 기도개방 및 적정 환기에 대해 반복적인 확인이 필요하다.

2) 다양한 외상에서의 기도폐쇄

(1) 외상성뇌손상 및 의식저하가 동반된 외상환자에서 기도폐쇄

외상환자에서는 다양한 기전으로 의식저하가 유발될 수 있다. 대부분 외상환자에서의 의식저하는 외상성뇌손상으로 인하여 발생하지만 다량의 출혈로 인한 출혈성 쇼크 혹은 동반된 알코올 섭취 및 수면제 등의 약물 사용으로 인해서도 가능하다. 직접적인 기도의 손상이 없더라도 의식저하가 있는 환자는 호흡기계 방어기전이 제대로 작동되지 않기 때문에 기도폐쇄의 위험이 크다.

의식저하 시 혀는 이완되어 인두를 막게 되며 후두개 또한 이완되어 기도를 막을 수가 있다. 또한 의식저하로 인해 구역 및 기침반사가 소실된 상태에서 혈액이나 구토물의 흡인으로 인한 기도폐쇄 위험이 있으며 호흡수 감소로 인해 환기장애가 발생할 수 있다. 따라서 의식저하가 동반된 외상환자에서 기도확보는 매우 중요하며 현장 일차평가에서 기도폐쇄 징후가 보이지 않더라도 흡인으로 인한 기도폐쇄 유발이 언제든지 가능하므로 이송 중 지속적인 기도개방 확인 및 환기보조는 중요하다.

의식저하 환자에서 기도평가 시 입을 벌려 입안의 이물질 여부를 눈으로 확인해 보고 숨소리를 평가해 본다. 입을 여는 것은 손가락교차법(crossed finger technique)을 이용한다(그림 3-4). 구조자가 환자의 머리 위쪽에서 한 손의 엄지와 검지를 교차시켜 환자의 앞니 부분에 위치시킨 뒤 손가락을 가위처럼 벌려 입을 연다. 이후 입안 내 토사물, 혈액, 분비물, 치아 등 기도폐쇄를 유발할 수 있는 이물질들이 있는지 확인해 보고 이를 제거하여야 한다. 구체적인 이물제거 방법에 대해서는 뒤의 기도개방 파트에서 소개한다.

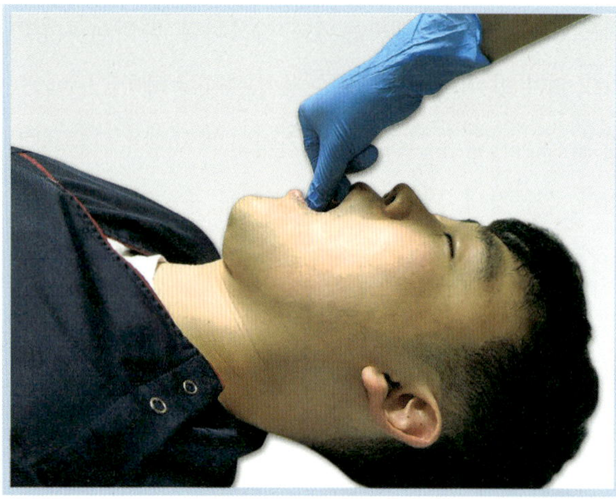

그림 3-4
손가락교차법

(2) 얼굴과 목 외상환자에서 기도폐쇄

얼굴의 외상은 교통사고, 폭행, 스포츠 손상 등으로 인해 발생 가능하며 교통사고에서는 주로 벨트를 하지 않은 자동차 탑승자가 충돌에 의한 압력으로 인해 앞 유리나 대시보드에 머리나 얼굴을 부딪히며 발생한다. 얼굴 외상 환자에서의 기도폐쇄는 얼굴뼈골절, 물렁조직 부종으로 인한 직접적인 기도압박 혹은 출혈, 분비물, 탈구된 치아 등의 흡인으로 인해서 유발 가능하다. 양쪽 아래턱뼈 몸통 골절의 경우 정상적으로 기도를 지지하는 구조물들이 기능을 못하면서 기도폐쇄 유발이 가능하며, 환자는 똑바로 눕지 못하거나 분비물을 뱉어내는데 어려운 모습을 보일 수 있다(그림 3-5).

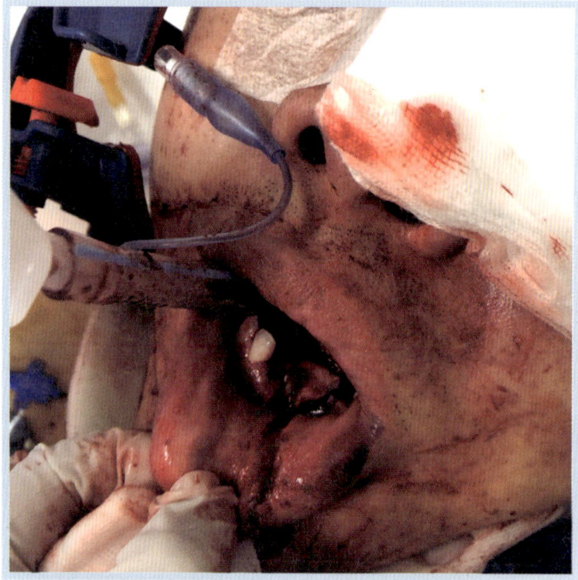

그림 3-5
얼굴 외상

목은 기도와 주요 혈관 및 신경 등 생명유지에 중요한 구조물들이 지나가는 신체 부위이다. 목의 외상은 교통사고, 폭행, 낙상 등으로 인한 **둔상(blunt injury)**과 자상, 총상으로 인한 **관통상(penetrating injury)** 그리고 목맴이나 목조임 등으로 인하여 발생 가능하다.

후두와 기관의 직접적인 손상은 기도폐쇄로 이어질 수 있으며 피부밑공기증(피하기종, subcutaneous emphysema), 협착음, 쉰 목소리, 객혈 등이 있을 시 의심해 볼 수 있다. 목 혈관 손상과 이로 인한 목 부위의 혈종은 기도를 직접적으로 압박하여 기도폐쇄를 유발할 수 있다(그림 3-6).

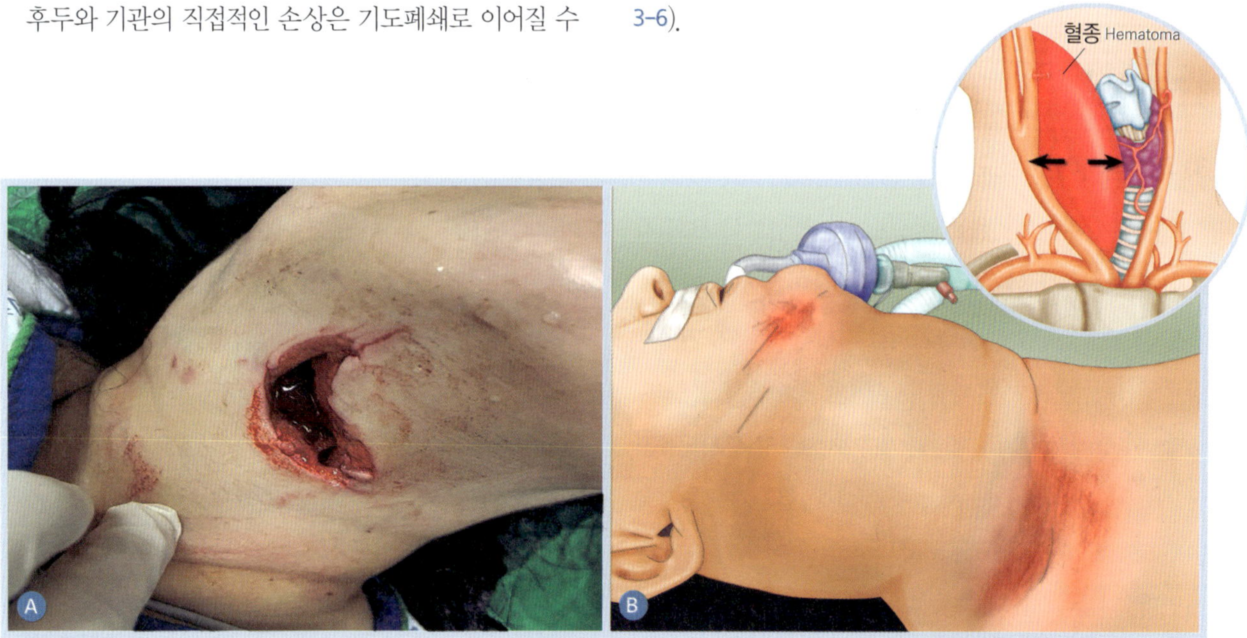

그림 3-6
A. 목의 관통상
B. 목 둔상으로 인한 목 부위 혈종. 혈종의 팽창은 직접적인 기도압박으로 인한 기도폐쇄를 유발할 수 있다.

(3) 흡입 화상환자에서 기도폐쇄

얼굴 화상에서 흡입 화상(inhalation burn)이 있는 경우 기도부종, 기관연축과 다량의 기도분비물들로 인하여 기도폐쇄가 발생할 위험이 증가하며 급격한 호흡부전이 올 수 있어서 주의해야 한다. 얼굴 화상환자에서 눈썹과 코털의 그을림, 입안 및 가래의 그을림, 쉰 목소리 및 의식저하는 흡입 화상을 시사하는 소견들이다(그림 3-7).

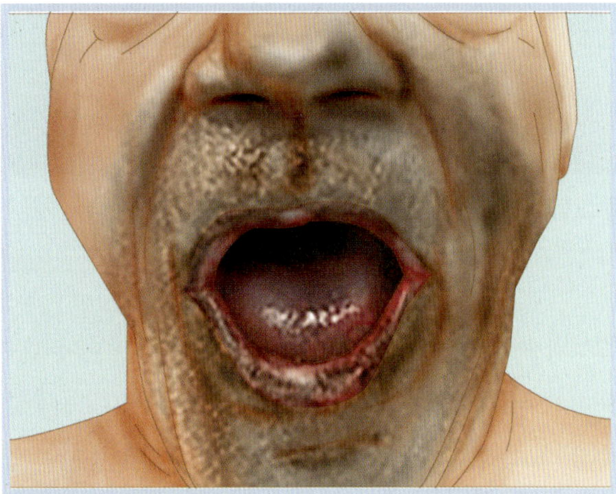

그림 3-7
흡입 화상
코와 입주변의 화상, 코털과 수염의 그을림, 입안 그을림, 검은색 가래, 쉰 목소리 등은 흡입 화상을 시사하는 소견이며, 기도개방에 주의해야 한다.

3) 외상환자에서 기도개방

외상환자에서 기도폐쇄 의심소견이 확인되면 몸의 산소화를 개선하고 환기장애의 위험을 줄이기 위해 즉각적으로 기도개방을 위한 응급처치를 시행해야 한다. 기도개방을 위해서 구조자는 다양한 술기와 장비를 활용할 수 있다. 이 장에서는 기도개방을 위한 처치로 기본기도유지술(basic airway management)과 전문기도유지술(advanced airway management)로 나누어서 기술하였다. 기본기도유지술에는 기도개방을 위한 도수조작, 상기도 이물의 흡인, 기본기도유지기의 사용이 포함되며 전문기도유지술로는 성문위기도기 삽입과 기관내삽관이 있다. 전문기도유지술은 환자에게 보다 침습적이며 술기 습득을 위해 기본기도유지술보다 더 많은 훈련과 경험을 필요로 한다.

외상환자의 기도개방과 유지는 다른 환자들보다 어려울 수 있다. 외상이라는 특수한 상황에서 제한된 시간 동안 전신에 대한 평가와 처치를 해야 하므로 기도개방을 위한 지식과 술기들이 숙달되어 있어야 한다.

목뼈(경추) 손상의 위험이 있는 모든 외상환자에서 기도개방을 위한 처치 시 목뼈 움직임 제한이 필요하다. 이를 위해서는 환자에게 목뼈고정대(cervical collar)를 적용하거나 구조자가 2인 이상이면 한 명이 기도조작을 할 때 다른 한 명은 양손을 이용하여 목뼈고정을 해 주어야 한다(그림 3-8). 이처럼 외상환자에서 목뼈 보호를 위해 움직임을 제한하거나 목뼈고정대를 착용하는 경우가 많은데 이것은 외상환자의 기도개방을 어렵게 하는 요인이 되기도 한다.

의식저하가 동반되거나 구토, 상기도의 분비물 혹은 출혈이 동반되는 경우에는 반복적인 기도 재평가 및 상기도의 흡인(suction)을 필요로 하여 기도관리에 어려움을 준다. 앞서 소개된 얼굴과 목의 외상과 흡입 화상으로 인한 기도폐쇄의 경우 기도개방을 위해 기관내삽관 혹은 수술적 기도(surgical airway)처치술이 필요할 수도 있다. 이와 같은 이유로 외상환자의 기도개방에는 여러 어려운 사항들을 염두에 두고 접근해야 한다. 기도개방을 위한 술기와 장비들에 대해서 하나씩 알아보겠다.

(1) 기도개방을 위한 도수조작

기도폐쇄 징후가 보일 경우 우선적으로 구조자의 손으로 환자의 목이나 턱을 직접 조작하여 기도개방을 시도해 볼 수 있다. 특히 의식이 저하된 환자에서는 혀가 뒤로 말리며 상기도폐쇄를 유발할 수 있으므로 적절한 도수조작을 통한 기도개방이 필요하다(그림 3-9).

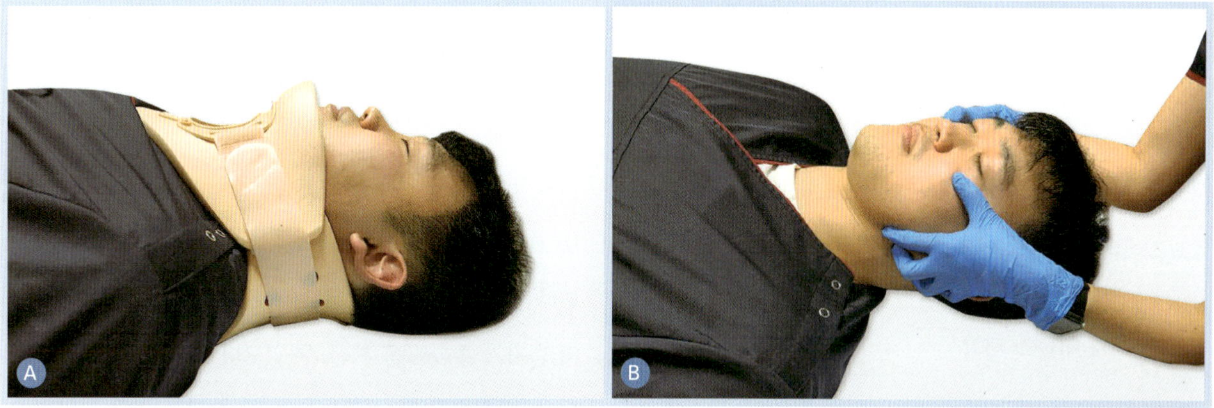

그림 3-8
목뼈고정 방법
A. 목뼈고정대를 적용한 모습. 다양한 형태의 목뼈고정대가 출시되어 있다. 준비되어 있는 목뼈고정대의 사용법에 대해 사전에 숙지하고 있어야 한다.
B. 도수조작을 통한 목뼈고정(manual in-line stabilization): 목뼈고정대가 준비되어 있지 않거나 목뼈고정대 적용 전 구조자의 양손으로 목뼈가 움직이지 않도록 고정해 준다. 환자의 머리 위에서 수행하는 경우 구조자의 양 손바닥으로 환자의 머리를 중립위치에 고정한 뒤 손가락들을 사용하여 아래턱을 지지해 주고, 구조자의 양팔이 움직이지 않도록 팔꿈치를 바닥에 댄다. 무릎을 꿇은 자세에서는 구조자의 무릎 사이에 환자의 머리를 위치시키고 무릎으로 고정해 주면 효과적이다. 상황에 따라서 환자의 머리 아래쪽에서도 수행 가능하며 방법은 그림 3-9A를 참고한다.

기도개방을 위한 도수조작으로 머리기울이기-턱들기법(head tilt-chin lift maneuver)이 일반적인 방법이지만 목뼈 손상이 의심되는 외상환자에서는 머리를 뒤로 기울이는 것은 척추 및 척수에 추가 손상을 유발할 수 있어 사용하지 않는다. 외상환자에서 기도개방을 위한 기본인 도수조작법들에 대해 알아본다.

1 턱들기법 (Chin Lift Maneuver)

한 손의 검지와 중지를 환자의 턱 아래에 놓고 부드럽게 턱을 위로 들어 올리는 법이다. 턱을 들어 올리는 손의 엄지를 환자의 아래 앞니 뒤쪽에 위치시켜 턱을 들어 올리면서 입을 벌릴 수 있다(그림 3-9A).

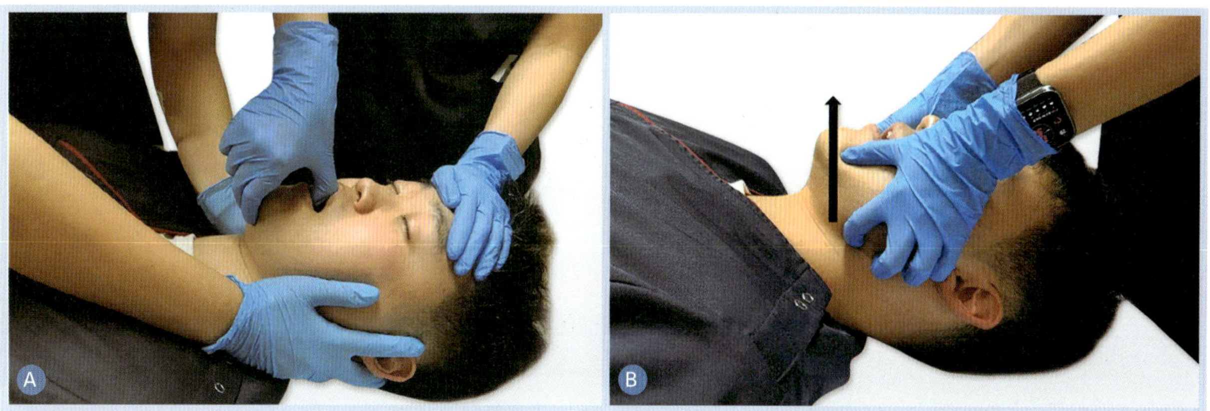

그림 3-9
기도개방을 위한 도수조작
A. 턱들기법. 다른 구조자에 의해 목뼈고정이 동시에 시행되고 있다.
B. 턱밀어올리기법. 환자의 앞쪽으로 아래턱을 들어 올림으로써 뒤로 말린 혀를 앞쪽으로 당겨줄 수 있다.

❷ 턱밀어올리기법(Jaw Thrust Maneuver)

양손으로 환자 양쪽의 아래턱뼈각(하악각, mandible angle) 부위를 잡고 아래턱(하악)을 들어 올린다. 턱밀어올리기법은 백 마스크 환기와 함께 적용 시 마스크 밀봉에 효과적이며 적절한 환기를 유도할 수 있다(그림 3-9B).

(2) 상기도 이물의 제거

도수조작으로 기도개방 이후 보이는 이물이 있다면 기도폐쇄의 위험이 있으므로 흡인을 통해 제거하는 것이 좋다. 외상환자는 다양한 원인과 기전에 의해 구역 및 구토 발생이 가능하며, 특히 외상 전에 음식을 먹었다면 외상성 뇌손상 동반 시 두개내압 상승으로 인한 구토의 위험이 증가한다. 따라서 현장에서 외상환자의 기도개방을 위해 휴대용 흡인기(suction apparatus)는 중요한 역할을 한다. 외상환자에서 구토 시 환자를 목을 고정한 채 옆으로 몸을 돌리거나(통나무굴리기, log roll), 즉각적으로 흡인기를 이용하여 상기도 흡인을 해줄 수 있다(그림 3-10).

흡인기가 준비되어 있지 않은 상태에서 입안 내 이물이 보이는 경우 검지와 중지에 거즈를 감싼 뒤 입안에 넣어서 이물 제거를 시도해 볼 수 있다. 이물을 더 안쪽으로 밀어 넣는 것을 방지하기 위하여 이물의 위치를 눈으로 확인한 뒤 시행해야 하며 이물이 보이지 않는 경우 시행해서는 안 된다. 손가락을 이용한 이물의 제거는 빠르게 시행해야 하며 환자가 손가락을 깨물 수 있으니 조심스럽게 시행해야 한다. 마질겸자(Magill forcep)가 준비가 되어 있다면 이물 제거에 활용해 볼 수 있다(그림 3-11).

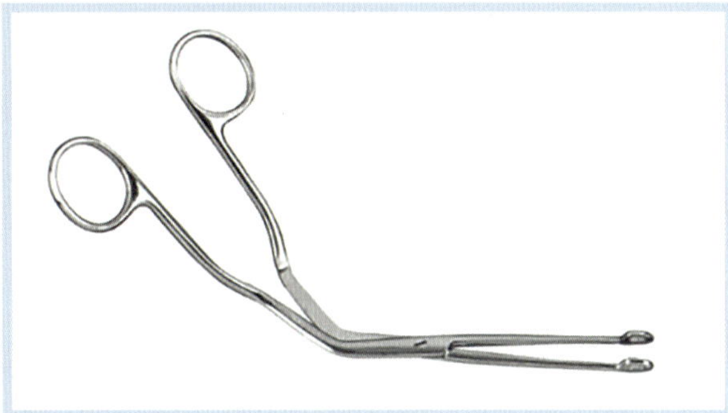

그림 3-11
마질겸자(Magill forceps)

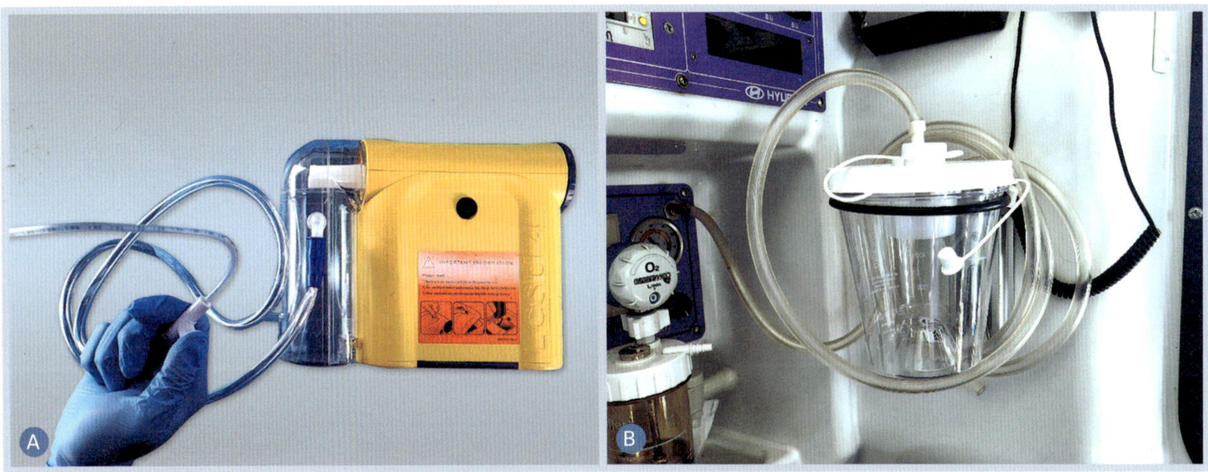

그림 3-10
흡인기(suction apparatus)
A. 휴대용 흡인기 B. 구급차 내 흡인기

(3) 기본기도유지기

도수조작 이후 기본기도유지기(basic airway adjuncts) 삽입을 통해 기도개방 유지를 시도해 볼 수 있으며 대표적으로 입인두기도기(Oropharyngeal Airway, OPA)와 코인두기도기(Nasopharyngeal Airway, NPA)가 있다. 입인두기도기, 코인두기도기의 끝은 입인두에 위치하며 혀의 이완으로 인한 상기도 폐쇄를 예방한다. 기도유지기는 깨끗하고 속공간(내강)이 막혀 있지 않음을 사전에 확인해야 하며 사용에 따른 합병증 예방과 효과적 사용을 위해서 적절한 크기를 선택해야 한다. 또한 혈액이나 토사물의 흡인을 예방시켜 주지는 못하므로 기본기도유지기 적용 이후에도 구토 및 흡인에 대한 주의가 필요하다.

1 입인두기도기

입인두기도기(Oropharyngeal Airway, OPA)는 플라스틱 또는 고무소재의 장비로 혀가 인두 쪽으로 말리는 것을 방지하여 기도개방을 유지하는 역할을 한다. 구역반사와 기침반사가 있는 환자에서 사용 시 구토나 성대의 경련, 두개내압(intracranial pressure) 상승을 유발할 수 있으며, 추후 기도폐쇄로 이어질 위험이 있으므로 사용에 주의하여야 한다. 입인두기도기의 길이가 너무 짧은 경우에는 효과적으로 기도확보를 할 수 없으며, 너무 긴 경우에는 후두경련, 후두 손상 및 후두폐쇄의 위험이 있고, 삽입 중 혀를 뒤로 밀면서 기도폐쇄가 가능하므로 적절한 크기를 선택하여 올바르게 삽입하는 것이 중요하다. 그림 3-12에서 적절한 크기의 입인두기도기 고르는 법과 그림 3-13에서 입인두기도기 삽입 방법에 대해 확인해 본다. 적절한 크기의 입인두기도기를 삽입하게 되면 입인두기도기의 끝은 후두개 위쪽의 입인두에 위치하게 된다. 후두개 및 그 이하 기도의 문제로 기도폐쇄가 유발되는 경우에는 입인두기도기의 효과는 제한될 수 있으며 성문위기도기 혹은 기관내 삽관이 고려되어야 한다.

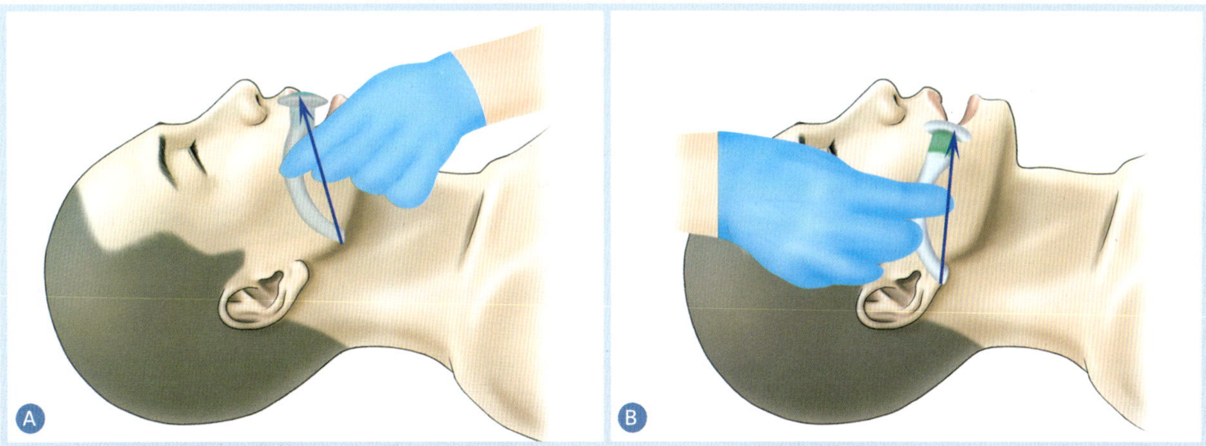

그림 3-12
적정한 크기의 입인두기도기 선택
A. 앞니에서부터 아래턱뼈각(하악각, mandible angle)까지
B. 입 가장자리부터 귓불까지

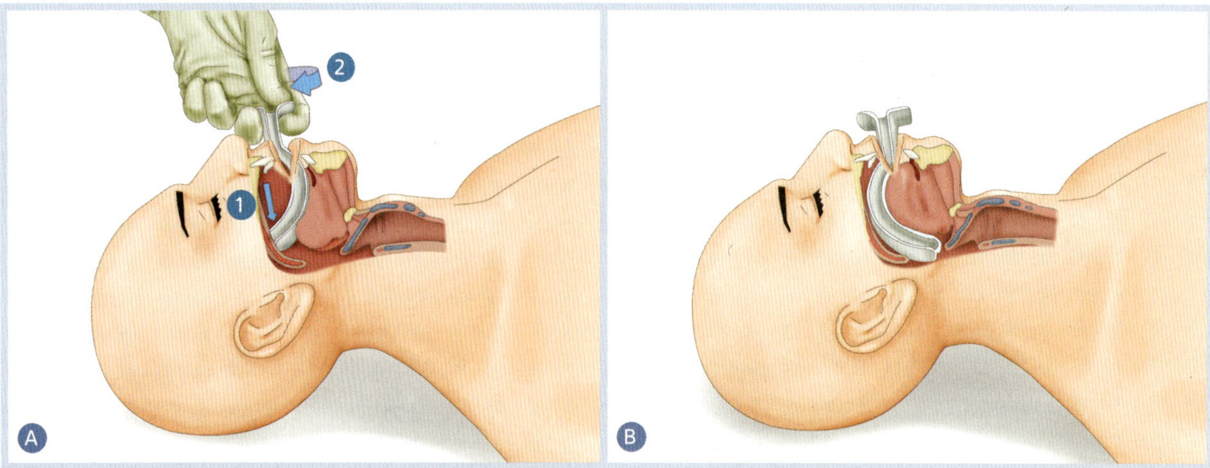

그림 3-13
입인두기도기 삽입 방법
A. 기도기의 오목한 곳이 위를 향하도록 잡고 물렁입천장에 닿을 때까지 입안 내로 진입한다.
B. 이후 180도로 회전하여 혓바닥을 따라서 입인두까지 진입한다.

2 코인두기도기

기본기도유지기로 입인두기도기가 일반적으로 사용되지만 입을 벌릴 수 없거나 구역반사 및 구토로 인해 입인두기도기 사용이 어려운 환자에서 코인두기도기(nasopharyngeal airway, NPA)를 사용해 볼 수 있다(그림 3-14). 환자의 콧구멍에서부터 귓불 혹은 아래턱뼈각까지 길이의 코인두기도기를 선택한 뒤 콧구멍으로 삽입한다(그림 3-15). 콧구멍은 막히지 않아 보이는 쪽을 선택하고 부드럽게 삽입될 수 있도록 윤활제를 바른 뒤 삽입해야 한다. 삽입 중 강한 저항이 느껴지면 삽입을 중단하고 반대쪽 콧구멍에 삽입을 시도해 볼 수 있다. 코의 심한 외상 혹은 머리바닥뼈 골절(skull base fracture)이 의심되는 환자에게서는 사용하면 안 된다.

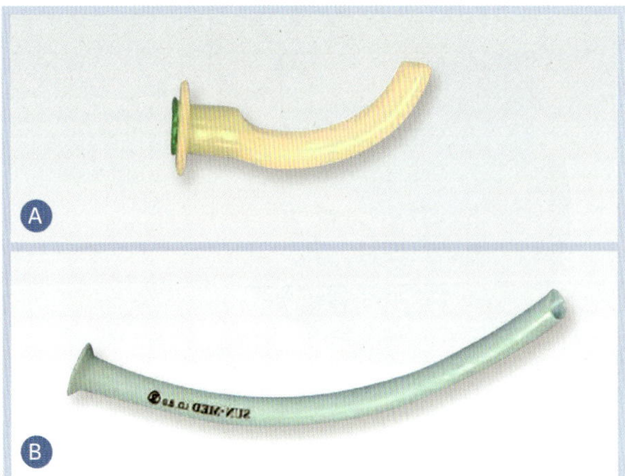

그림 3-14
A. 입인두기도기 B. 코인두기도기

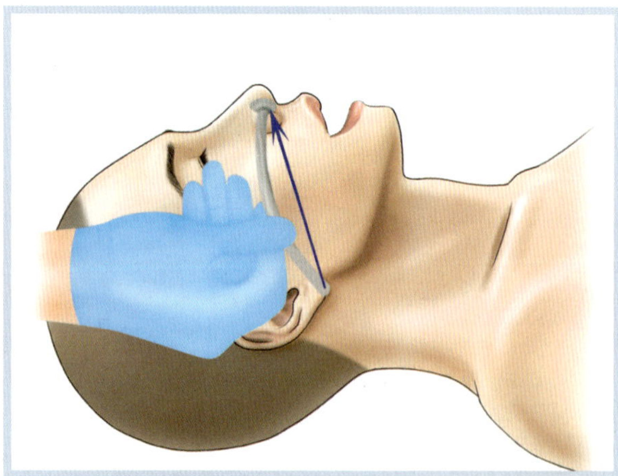

그림 3-15
적정한 크기의 코인두기도기 선택: 콧구멍에서부터 귓불까지

(4) 성문위기도기

기관내삽관(endotracheal intubation)과 달리 기도유지기가 성문(glottis)을 지나지 않아 성문위기도기(supraglottic airway devices) 혹은 성문외기도기라고 불린다.

기관내삽관과 함께 전문기도유지기(advanced airway devices)로 분류되기도 한다. 병원 전 단계에서 기본기도유지술로 환자의 기도개방과 환기보조가 어렵거나 병원까지 이송이 길어지는 경우 적용할 수 있다.

기관내삽관이 효율적인 기도개방과 환기, 흡인방지를 위한 가장 좋은 방법이지만 기술 습득이 어렵고 현장에서 삽관 성공 여부와 적정한 튜브의 깊이 확인이 어려우며 진정유도제(induction agent)와 신경근차단제(neuromuscular blocking agent) 등의 약물을 사용한 전 처치 없이 현장에서 시행하기에는 어려움이 있다.

반면 성문위기도기는 기관내삽관보다 덜 침습적인 장비로 기관내삽관과 달리 직접 성문을 보면서 삽입하지 않기 때문에 사용이 빠르고 간편하다. 외상환자에서 사용 시 다른 기본기도유지술과 마찬가지로 목뼈를 고정하고 신전에 주의하면서 시행해야 하며, 삽입 이후에도 밖으로 밀리지 않고 적정 깊이를 유지하면서 기도개방을 하고 있는지 확인해야 한다. 성문위기도기의 종류는 다양하며 구성과 사용 방법이 조금씩 다르다. 대표적인 성문위기도기 몇 가지를 확인해 보자.

1 후두마스크기도유지기(Laryngeal Mask Airway, LMA)

성문위기도기의 초기 형태로 1980년대 개발되어 마취영역에서 사용되었다가 현재는 현장에서 환자의 기도개방 등 응급의료 영역까지 사용이 확대되었다. 다양한 후두마스크기도유지기 제품들이 있으며, 시간의 흐름에 따라 기존의 단점을 보완한 새로운 제품들이 출시되고 있다. 2세대 성문위기도기로 아이겔(I-gel)이 출시된 이후 현재는 병원 전 단계의 기도개방에 후두마스크기도유지기는 잘 사용하지 않고 있다.

일반적인 후두마스크기도유지기(LMA classic)의 구성과 삽입 방법에 대해 살펴보자. 후두마스크기도유지기 근위부는 커넥터가 있어 외부에서 산소 공급과 환기보조를 위해 양압을 줄 수 있는 기구와 연결을 할 수 있으며, 원위부에는 커프가 달린 마스크가 있으며, 이는 아래인두에서 성문위 구조물들을 덮도록 설계되어 있다(그림 3-16).

후두마스크기도유지기 삽입 시 확인사항과 삽입 방법에 대해 확인해 보자(표 3-2).

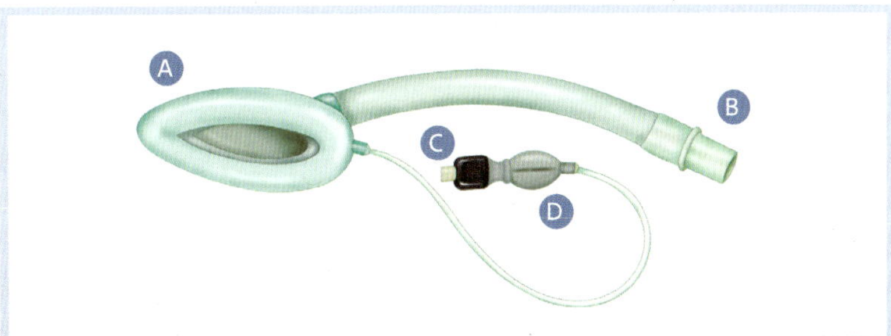

그림 3-16
후두마스크기도유지기
A. 커프: 공기주입 시 팽창되는 부분이다.
B. 커넥터: 산소 공급과 환기보조를 위한 기구와 연결할 수 있다.
C. 커프에 공기를 주입하는 부분이다.
D. 길잡이풍선(pilot balloon)을 통해 커프가 적정히 팽창되었는지 확인할 수 있다.

표 3-2
후두마스크기도유지기 삽입

확인사항 및 삽입 방법
몸무게 대비 적절한 크기를 고르고, 마스크 커프에 주입할 적정 공기의 양을 확인한다(제조사 설명서 참조).
마스크 커프에 공기가 새는지 확인해 보고, 튜브 내강의 폐색이 없는지 확인해 본다.
적절한 기본기도유지술을(도수조작 및 기본기도유지기 삽입) 시행하고 삽입 전 환자에게 100% 산소와 백밸브마스크를 사용하여 산소화 및 환기를 충분히 시켜준다.
공기를 제거하면서 다른 손으로 삽입에 적절한 모양으로 바닥면을 이용하여 커프면을 편평하게 만든다.
원활한 삽입을 위하여 후두마스크기도유지기 뒷면에 수용성 윤활제를 바른다.
백밸브마스크 및 기본기도유지기를 제거한다. 이후 다른 구조자 1명이 적절한 도수조작법으로 기도개방을 유지해 준다.
후두마스크기도유지기를 삽입한다. 환자의 머리 위쪽에서 검지 부분이 마스크와 튜브의 연결지점에 오도록 펜을 잡듯이 잡는다. 이후 입천장을 따라서 아래인두 부분까지 밀어 넣는다.
적정한 저항이 느껴질 때까지 부드럽게 삽입한다(제조사 설명서 혹은 튜브말단에 공기주입 권장량 참조).
후두마스크기도유지기의 마스크 커프에 공기를 적정량 주입한다(제조사 설명서 혹은 튜브말단에 공기주입 권장량 참조).
후두마스크기도유지기의 위치 및 깊이가 적정한지 평가한다.
환기보조를 몇 차례 시켜주면서 가슴 청진을 통해 삽입의 성공 여부를 확인한다.
테이프를 이용하여 후두마스크기도유지기를 고정해 준다.

2 아이겔(I-gel)

아이겔은 Intersurgical 사에서 출시한 제품의 상품명이다. 후두마스크기도유지기와 비슷하게 보이나 후두를 덮는 마스크 커프는 공기주입이 필요가 없는 젤(gel) 소재로 되어 있다. 마스크 커프에 공기를 주입하는 과정이 필요 없어 신속한 술기 시행이 가능하며 현재 국내 병원 전 단계에서 전문기도유지술이 필요할 때 자주 사용되고 있다.

아이겔의 특징으로는 일회용이고, 위흡인관(gastric channel)이 있어서 위 역류에 대비할 수 있으며, 제품의 근위부에는 일체형 물림보호대(integral bite block)가 있어 환자가 깨물면서 튜브가 폐색되는 것을 방지할 수 있다. 몸무게별로 크기가 다르고 색깔로 구분할 수 있다. 국내에서 일반 성인에게 주로 사용하는 것은 4번 size 제품(체중 50~90kg)으로 초록색이다(그림 3-17).

사용 방법은 후두마스크기도유지기와 비슷하다. 몸무게 대비하여 적정한 크기의 제품을 고르고, 사전에 기기에 문제가 없는지 확인한 후 수용성 윤활제를 마스크의 뒷면에 발라준다.

삽입 시 기구를 잡는 부위가 후두마스크기도유지기와 조금 다른데 아이겔 삽입 시 환자의 머리 위쪽에서 아이겔의 근위부(물림보호대 부위)를 잡고 입천장을 따라 아래인두 부분까지 밀어 넣어 준다. 삽입 후 깊이가 적정한지 평가하고 가슴 청진을 통해 삽입 성공 여부를 확인한다. 환자의 앞니는 일체형 물림보호대 부분에 위치해야 하며, 최적의 앞니 위치는 검은색 선으로 표시가 되어 있다. 위흡인관을 포함한 보다 자세한 아이겔 사용법은 제품설명서를 참조한다.

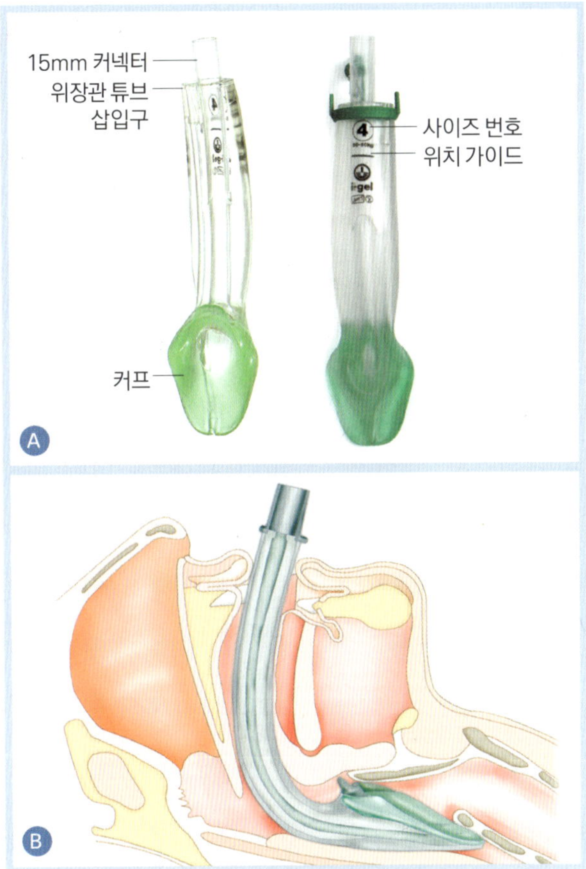

그림 3-17
A. 아이겔(I-gel) B. 삽입된 아이겔의 모습

(5) 기관내삽관

기관내삽관(endotracheal intubation)은 기다란 튜브를 성문을 지나 기관(trachea)까지 넣는 기도유지술로 흡인예방, 효율적인 기도개방과 환기보조를 할 수 있다(그림 3-18). 목뼈 보호를 위해 목을 고정시킨 상태에서 후두경을 사용하여 직접 성문을 보며 기관내삽관 튜브(endotracheal tube)를 성문을 통해 기관 내에 위치시킨다.

기도개방이 어려운 환자에서 확실한 기도개방(definitive airway)을 위한 방법으로 기관내삽관을 시행한다. 의식이 있거나 구역반사가 있는 환자에서 흡인 등의 합병증을 최소화하며 용이한 기관내삽관을 위해 여러 약물을 보조적으로 사용할 수 있다(약물보조기관삽관, Drug

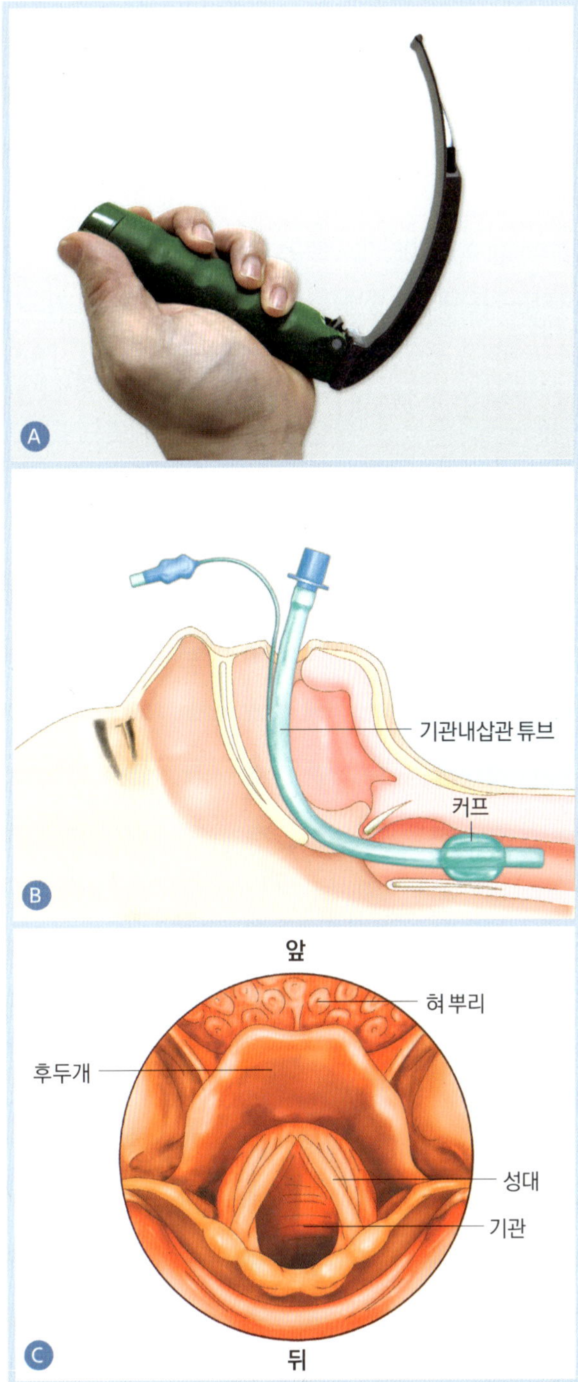

그림 3-18
기관내삽관
A. 후두경(laryngoscope)
B. 튜브의 끝이 성문을 지나 기관 내에 위치한다. 삽관 이후에는 커프를 팽창시켜 튜브의 위치를 고정한다. 커프의 팽창은 흡인으로부터 기도를 보호하고 환기보조를 위한 공기가 새어나가지 않게 한다.
C.후두경으로 확인되는 성문(epiglottis)의 모습

assisted intubation). 사용하는 약물 중 진정유도제(induction agent)와 신경근차단제(neuromuscular blocking agent)를 순차적으로 투약한 뒤 기관내삽관을 시행하는 것을 급속연속기관삽관(Rapid Sequence Intubation, RSI)이라고 한다. 이 방법은 중증환자에서 선호되는 기관내삽관 방법으로(표 3-3) 많은 국가에서 기도확보가 어려운 응급환자에게 가장 일반적으로 많이 사용되는 신속한 삽관 방법이다.

표 3-3
급속연속기관삽관에서 사용되는 약제

구분	약제
진정유도제	Etomidate, Propofol, Ketamine
신경근차단제	Rocuronium, Vecuronium, Succinylcholine

성문위기도기 파트에서 언급했던 바와 같이 현장 및 병원 전 단계에서 기관내삽관을 시행하는 데에는 여러 가지 제한사항이 있다. 특히 급속연속기관삽관(RSI)을 위한 약제 투여가 병원 전 단계에서는 어려우며, 약제 투여 이후 삽관 실패 시 수술적 기도(surgical airway)처치술이 바로 필요할 수 있어 주의가 필요하다. 따라서 외상환자의 병원 전 단계에서 기관내삽관은 추천되지 않으며, 기본기도유지술로 기도개방이 어려운 경우 성문위기도기 사용을 우선적으로 권고한다.

단 환자가 입이 충분히 벌어지며 구역반사가 소실될 정도의 의식저하가 있거나 심정지 상태로 진정유도제 및 신경근이완제 사용이 필요하지 않는 상황이라면 숙련자는 병원 전 단계에서 기관내삽관을 시도해 볼 수 있다. 병원으로 이송된 외상환자에서 상기도 내 지속적인 출혈과 구토물, 상기도 부종 등의 이유로 기관내삽관이 실패할 경우 반지방패연골절개술(cricothyroidotomy), 기관절개술(tracheostomy) 등의 수술적 기도처치술을 시행해 볼 수 있다.

3 외상환자에서 산소요법

1) 산소요법의 정의와 적응증

산소요법(oxygen therapy)이란 다양한 방법을 통하여 혈중 산소 농도가 저하된 환자에게 보조적 산소를 제공하여 저산소혈증을 교정하는 치료 방법이다. 혈액의 산소 농도가 감소하면 조직의 저산소증 및 장기의 손상으로 이어질 수 있어 산소요법은 기도폐쇄와 환기장애가 의심되는 환자들에게 중요하다.

외상환자의 경우 의식저하, 기도와 가슴 손상, 출혈성 쇼크에 의한 관류부전 등에서 산소요법을 필요로 하는 경우가 많다. 외상성뇌손상 환자들은 뇌로의 혈류가 저하되어 있어 저산소성 뇌손상에 취약하므로 산소요법 및 적절한 환기보조가 중요하다. 산소는 쉽게 환자에게 투여할 수 있어 활용도가 높으며 단기간 산소의 사용은 환자에게 큰 해가 없다고 알려져 있다. 또한 이송 중 산소요법은 오심과 구토를 감소시켜 주는 효과가 있다고 알려져 있어 산소요법은 병원 전 단계에서 환자 처치 및 이송 시 널리 사용되고 있다. 일반적인 산소요법의 적응증을 확인해 보자(표 3-4).

표 3-4
산소요법의 적응증

적응증
맥박산소포화도(SpO_2) < 94%
호흡곤란을 호소하거나 기도폐쇄의 징후를 보일 시
기도 및 가슴 손상 의심 시
외상성뇌손상 의심 시
관류불량의 징후: 의식저하, 저혈압, 창백하고 차가운 피부, 모세혈관 재충혈 시간 지연

2) 산소화 평가 및 감시도구

(1) 맥박산소포화도측정기

혈중 산소 농도는 맥박산소포화도측정기를 통해 모니터링이 가능하다. 맥박산소포화도측정기는 말초동맥에서 헤모글로빈의 산소포화도와 맥박수를 측정하는 비침습적인 장비이다. 맥박산소포화도측정기는 광선을 방출하는 광원과 투과하는 광선을 탐지하는 광센서로 구성이 되어 있다. 기기의 원리는 산소와 결합된 헤모글로빈인 옥시헤모글로빈(oxyhemoglobin)과 산소와 결합되지 않은 디옥시헤모글로빈(deoxyhemoglobin)이 서로 흡수하는 파장이 다른 성질을 이용하는 것이다.

두 가지 서로 다른 파장(660nm, 910nm)의 광선을 말초동맥에 투과하여 옥시헤모글로빈과 디옥시헤모글로빈을 측정하고 이를 통해 산소포화도(SpO_2, %)를 구할 수 있다.

$$SpO_2(\%) = \frac{HbO_2}{HbO_2 + Hb} \times 100(\%)$$

맥박산소포화도측정기는 손가락, 발가락이나 귓불에 빠르게 적용 가능하며, 지속해서 맥박수와 산소포화도를 감시할 수 있는 장점이 있어 병원 전 단계 환자 감시에서

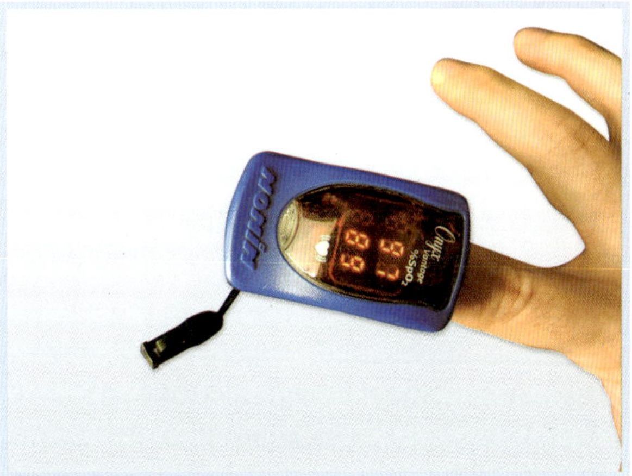

그림 3-19
휴대용 맥박산소포화도측정기
맥박산소포화도 및 맥박수 확인이 가능하다.

유용하게 사용되고 있다. 맥박산소포화도측정기는 다양한 형태로 출시가 되어 있으며, 휴대용부터 수동심장충격기나 환자 감시 장치에 포함된 제품 등 다양하다(그림 3-19).

이 중 병원 전 단계에서는 휴대용 맥박산소포화도측정기가 널리 사용되고 있으며, 심전도 모니터링이 필요한 환자에서는 수동심장충격기에 맥박산소포화도측정기를 연결하여 사용하기도 한다.

(2) 맥박산소포화도 측정 시 주의점

일반적으로 맥박산소포화도측정기를 사용한 동맥혈 맥박산소포화도(SpO_2) 값은 실제 동맥혈 채혈과 혈액가스 분석을 통해 구해진 동맥혈 산소포화도(SaO_2) 값과 오차를 보일 수 있으나 거의 비슷한 값을 보인다. 그러나 맥박산소포화도측정기 원리가 동맥의 맥박을 이용하는 것으로 말초혈액순환이 감소하면 측정이 부정확해질 수 있다. 심한 빈혈, 저체온증이나 쇼크로 인하여 말초관류가 불량한 경우 환자의 SpO_2는 실제 SaO_2와 차이가 크게 날 수 있다. 맥박산소포화도측정기는 비정상 헤모글로빈인 일산화탄소-헤모글로빈(CO-Hb)을 옥시헤모글로빈(O_2-Hb)과 구분하지 못한다. 따라서 일산화탄소 중독상태에서 SpO_2는 실제 SaO_2와 차이가 날 수 있음을 염두에 두어야 한다.

최근 일산화탄소포화도(SpCO, %)를 측정할 수 있는 휴대용 일산화탄소포화도측정기(CO-Oximeter)가 출시되어 병원 전 단계에서 비침습적으로 혈중 일산화탄소포화도를 측정해 볼 수 있다.

맥박산소포화도로는 체내의 이산화탄소 농도를 구할 수 없다. 따라서 SpO_2가 정상범위에 있다고 해서 환기가 잘 이루어진다고 보장할 수 없으므로 필요시 호기말이산화탄소분압($EtCO_2$, mmHg) 검사를 통하여 적절히 환기되고 있는지 모니터링이 필요하다. 호기말이산화탄소분압에 대해서는 이후 환기 내용에서 기술한다.

맥박산소포화도 측정 시 주의점으로 손가락, 발가락에 매니큐어나 이물이 있으면 아세톤을 사용하여 손톱을 닦아낸 후 검사를 시행해야 한다. 혈압계가 감겨 있는 팔에서 혈압을 재는 동안 맥박산소포화도 값이 실제보다 내려갈 수 있다. 출혈 및 외상이 있는 팔다리의 손가락, 발가락은 피해서 부착하는 것이 좋다.

3) 산소요법 장비와 방법

산소요법 시행 시 산소원(산소탱크), 조절기와 유량계, 연결 튜브, 산소 공급기구(마스크나 코삽입관)에 문제가 없는지 사전에 확인해야 하며 사용법에 대해 숙지하고 있어야 한다. 어느 정도의 산소 유량으로 어떤 산소 공급기구를 통해 산소요법을 시행하는지에 따라 다양한 농도의 산소를 환자에 투여할 수 있다.

(1) 코삽입관

코삽입관(nasal cannula)은 산소요구량이 낮은 환자들에게 산소를 제공하는 방법으로 코를 통하여 산소를 제공한다. 마스크와는 달리 안면을 덮지 않아 덜 답답하며 대화 및 식사도 가능한 장점이 있다. 안면 외상이나 코피가 동반되어 코를 통해 호흡하지 못하는 환자에게서는 사용이 제한된다. 코삽입관은 산소 투여 유량이 6L/min 이상인 경우 비점막이 매우 건조해지면서 손상 유발이 가능하므로 2~6L/min 사이의 유량을 유지한다. 일반적으로 코삽입관으로 산소 공급 시 유량이 1L/min에서 산소 농도는 24%가 제공되며, 유량이 1L/min 증가할 때마다 제공되는 산소 농도는 4%씩 오른다고 생각하면 된다. 따라서 코삽입관으로 6L/min의 유량을 제공 시 산소 농도는 44% 정도가 된다(그림 3-20).

(2) 단순안면마스크

단순안면마스크(simple facial mask)는 중등도의 산소를 필요로 하는 환자에게 사용된다. 투명한 플라스틱 소재로 만들어져 있으며 코와 입을 덮을 수 있다. 아래쪽 끝에는 산소가 연결되는 포트가 있으며 측면에는 외부 공기가 자유로이 드나들 수 있는 구멍이 나 있다(그림 3-21).

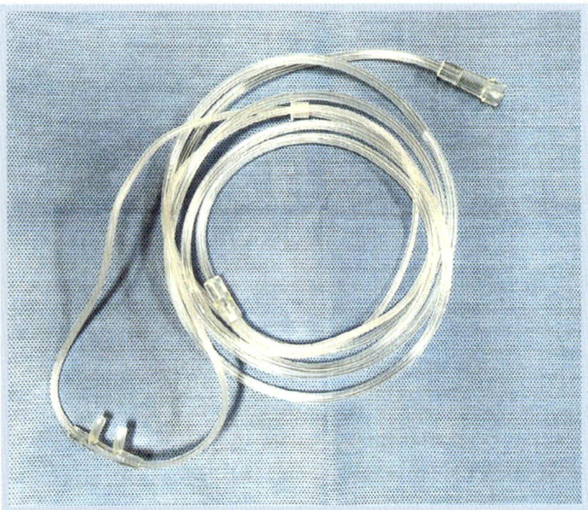

그림 3-20
코삽입관

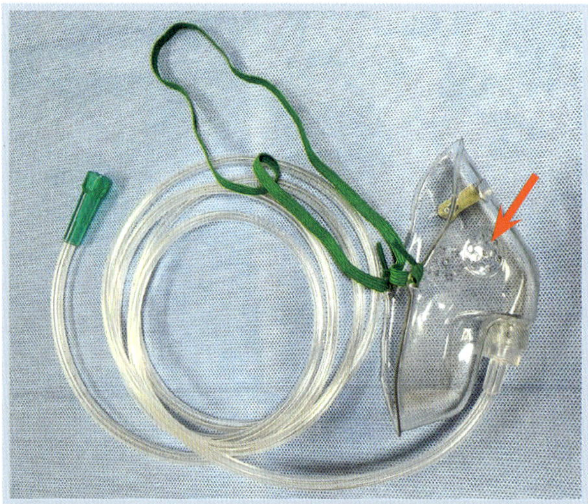

그림 3-21
단순안면마스크
측면에 공기가 자유로이 드나들 수 있는 구멍이 있다(화살표).

호기 시 내뱉는 공기는 마스크 측면의 구멍을 통해 빠져나가며, 흡기 시에는 공급되는 산소와 함께 마스크 측면의 구멍을 통해 실내 공기가 같이 유입되어 흡기 시 산소 농도를 희석시킬 수 있다. 내뱉은 이산화탄소가 마스크 안의 공간에 남아 내뱉은 이산화탄소를 다시 들이마실 위험이 있으므로 투여 산소 유량은 6L/min 이상으로 유지하는 것이 좋다.

비재호흡마스크와 달리 외부의 공기로 인해 제공되는 산소가 희석되므로 높은 농도의 산소를 공급하기는 힘들다. 투여 산소 유량은 약 6~10L/min 투여 시 약 40~60% 농도의 산소를 공급할 수 있으나 환자 호흡수와 호흡의 깊이에 따라 영향을 받을 수 있어 제공되는 산소의 농도를 예측하기 어려운 점이 있다. 코로 호흡하는 것이 제한되는 환자 및 40% 이상 산소 농도의 산소요법이 필요한 환자에게 코삽입관 대신 적용할 수 있으며 마스크가 빈틈없이 꼭 맞게 착용될 수 있도록 적용하는 것이 중요하다. 환자가 60% 이상의 고농도 산소투여가 필요한 외상환자에서는 비재호흡마스크 적용을 고려해 보아야 한다.

(3) 저장백이 있는 비재호흡마스크

병원 전 단계에서 고농도의 산소를 투여하는데 가장 좋은 방법이다. 마스크에는 한 방향 밸브(one way valve)가 적용된 포트가 있어 호기 시 내뱉는 숨을 밖으로 나가게 해주지만 흡기 시 외부 공기가 들어오는 걸 차단해 준다. 또한 100% 산소가 들어있는 한 방향 밸브가 적용된 산소 저장 백이 붙어 있어 흡기 시 실내공기 유입 없이 산소저장백의 산소를 흡입할 수 있는 점이 단순안면마스크와의 차이이며, 높은 농도의 산소를 제공할 수 있는 원리이다.

이론적으로는 산소 유량을 15L/min로 투여 시 100%에 가까운 산소를 투여할 수 있으나 마스크의 가장자리 틈에서 조금씩 공기가 흡입되는 경우를 고려하면 90~95%로 조금 낮을 수 있다. 높은 농도의 산소 투여를 위해서 마스크를 빈틈없이 꽉 끼게 쓰는 것이 중요하다. 마스크의 한 방향 밸브는 외부 공기 흡입을 차단하기 때문에 산소원으로부터 산소 주입이 중단될 경우에 환자가 질식할 수 있으므로 산소탱크의 공기가 충분한지 확인해야 한다.

비재호흡마스크 사용법은 단순안면마스크와 유사하며 사용 전 저장백에 산소를 채워서 사용하는 특징이 있다(그림 3-22).

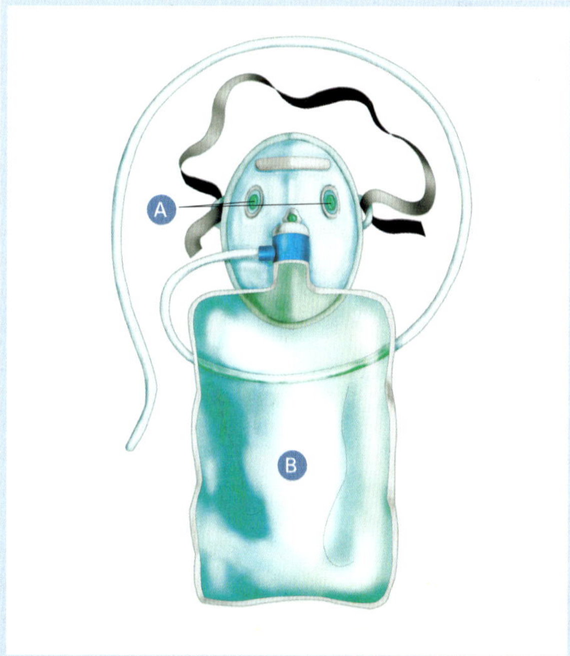

그림 3-22
저장백이 있는 비재호흡 마스크
A. 한 방향 밸브가 적용된 포트로 호기 시 내쉬는 숨은 내보내고 흡기는 차단한다.
B. 산소저장백

4 외상환자에서의 환기평가와 환기보조

1) 외상환자에서의 환기장애

기도개방은 환자에게 산소를 공급하고 적절한 환기를 제공하는 데 있어 첫 번째 단계일 뿐 기도개방이 신체에 적절한 산소 공급 및 환기를 보장하지는 않는다. 기도를 개방하였다 해도 적절한 산소 공급 및 환기보조 없이는 저산소혈증 및 환기장애를 해결할 수 없다. 호흡곤란 환자가 의식저하를 보일 때는 환기장애로 인한 고탄산혈증, 호흡성산증을 염두에 두어야 하며, 환기장애 악화 시 심정지까지 가능하므로 기도개방과 산소 공급 외에 적절한 환기보조가 필요하다.

외상환자의 환기장애에 대해 알아보자. 외상환자에서 환기장애는 다양한 기전에 의해 유발될 수 있다(표 3-5). 환기장애는 기도폐쇄나 의식저하 혹은 가슴우리(흉곽, thoracic cage)와 가로막의 호흡운동에 문제가 생길 경우 발생 가능하며 기도개방에도 불구하고 지속적 환기장애 동반 시 환기장애를 유발하는 다른 문제들에 대해 생각해 보아야 한다. 호흡기질환이 있는 노인 환자들의 경우 환기장애에 더욱 취약할 수 있어 주의가 필요하다.

표 3-5
외상환자에서 환기장애의 다양한 원인

원인
기도폐쇄, 화상이나 부종, 흡인, 기도의 외상 등으로 인해 기도유지가 안 될 경우
머리 외상 혹은 외상성 쇼크로 인한 의식저하
척수의 손상으로 가로막(횡격막)과 갈비사이근(늑간근)을 조절하는 신경계에 저해가 온 경우
구조적 가슴벽(chest wall) 손상 및 가로막 손상 등으로 인해 흡기와 호기에 필요한 압력 변화를 만들어 내지 못하는 경우
심한 가슴통증으로 인해 깊게 숨 쉬지 못하는 경우

목뼈 손상 환자에서 C3~5 척수에 손상이 있는 경우 가로막신경(phrenic nerve) 및 가로막 기능저하 유발이 가능하다. 따라서 의식이 명료하며 가슴 손상이 없더라도 목뼈 손상 의심 환자에서는 환기장애 유무 평가와 모니터링이 필요하다.

2) 외상환자에서의 환기평가

외상환자가 생명유지에 적절한 환기를 하고 있는지 어려움은 없는지 정확하게 평가하여 환기보조를 할 수 있어야 한다. 적절한 환기평가를 위해서는 목과 가슴 부위를 적절히 노출시킨 후 시진, 청진 및 촉진이 필요하다(표 3-6). 환기평가 전에 환자에게 적절한 기도개방 및 산소화가 이루어지고 있는지 확인해 보자(표 3-1). 시진을 통해 환자의 호흡 깊이와 호흡이 편안한지 확인해 보고, 호흡 시 가슴벽 양쪽이 대칭적으로 동일하게 상승하는지 관찰해 본다. 양쪽 가슴벽의 비대칭적 움직임은 기흉과 다발성 갈비뼈 골절에서 보일 수 있으며, 흡기 시 가슴벽이 함몰되고 호기 시 팽만을 보일 경우 동요가슴(flail chest)을 생각해 볼 수 있다.

표 3-6
적절한 환기의 징후

징후
정상 호흡수 (성인: RR 12~20회)
양쪽 가슴에서 대칭적 호흡음과 호흡 시 가슴벽의 상승
코안과 입안에서 정상적인 공기의 흐름이 들리거나 느껴짐

양쪽 가슴에서 호흡음을 청진해 보자. 한쪽에서 호흡음의 감소는 기흉(공기가슴증)이나 혈흉(혈액가슴) 등을 염두에 두어야 한다. 촉진 시 가슴벽의 통증은 갈비뼈 골절 가능성을 시사하며 통증으로 인해 호흡이 얕아질 수 있어 환기장애 위험이 있다.

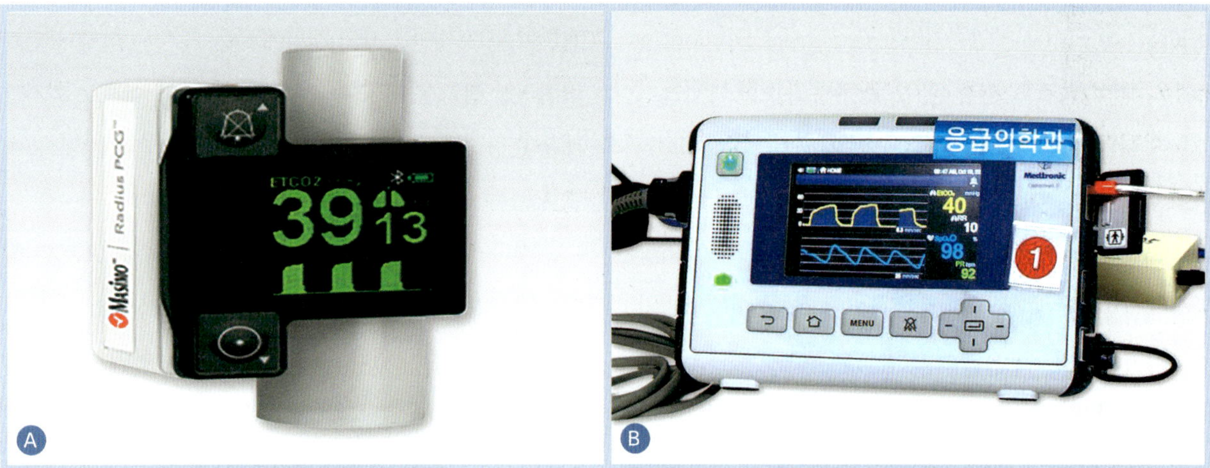

그림 3-23
호기말이산화탄소 측정 장비
A. 휴대용 장비로 병원 전 단계 및 이송 중에 활용할 수 있다.
B. 호기말이산화탄소와 맥박산소포화도를 같이 관찰할 수 있는 장비

환자의 환기평가와 환기감시를 위해 호기말이산화탄소분압측정기(capnometry)를 사용해 볼 수 있다. 이산화탄소는 인체에서 세포대사의 결과물로 생성되고 혈류를 통해 폐로 전달되며 호흡을 통해 몸 밖으로 제거된다. 호기말이산화탄소분압측정기는 이름처럼 호기말에서 이산화탄소를 측정하는 기기이며, 이는 내뱉어지는 숨에서 최대 이산화탄소의 양을 의미한다. 이처럼 호기말이산화탄소를 측정하는 것은 우리 몸에서 생성된 이산화탄소가 호흡을 통해 효과적으로 제거되고 있는지를 확인하는 것이며 환기가 적절히 되고 있는지 평가할 수 있는 방법이다.

정상 심혈관 및 폐 기능이 유지되는 상태에서 호기말이산화탄소분압($EtCO_2$, mmHg)은 30~40mmHg로 채혈을 통해 구하는 동맥혈 이산화탄소분압($PaCO_2$, mmHg)에 비해 약 5mmHg 정도 낮은 값을 보인다. 정상보다 낮은 호기말이산화탄소분압을 보이는 경우 과환기가 높을 경우에는 저환기를 의심해 볼 수 있다. 환기뿐만 아니라 심박출량이 감소하는 상황에서 폐로 들어가는 혈류가 줄어들면 혈액의 이산화탄소가 폐로 전달되지 못하므로 $EtCO_2$는 낮아지게 된다.

심정지의 경우 폐로 전달되는 혈류가 없으므로 $EtCO_2$ 값은 0이 되고 가슴압박을 하는 경우 폐로의 혈류가 발생하며 $EtCO_2$값이 올라가게 된다. 이와 같은 특성을 활용하여 $EtCO_2$는 심정지에서 효과적 가슴압박 여부와 자발 순환 회복을 평가하는 데 사용되기도 한다.

이처럼 다양한 요인들이 호기말이산화탄소에 영향을 줄 수 있어 결괏값을 해석하는데 다양한 변수들을 고려해야 한다. 외상으로 인한 환기장애 발생 시에 저환기에 주의해야 하며 $EtCO_2$가 정상보다 높아질 경우 적절한 환기보조를 시행해야 한다.

호기말이산화탄소분압측정기(capnometry)는 호기말이산화탄소의 압력을 측정하여 숫자로 나타내며(mmHg), 카프노그래피(capnography)는 호기말이산화탄소의 변화를 그래프로 나타낸다(그림 3-23).

4) 외상환자에서의 환기보조

환자에게 환기장애가 보일 시 외부에서 공기와 산소를 불어 넣어 줌으로써 환기를 보조해 주어야 한다. 환자의 폐로 공기를 투여하는 것은 외부에서 압력을 주어 환기를

보조한다는 의미로 양압환기(Positive Pressure Ventilation, PPV)라고도 한다. 환기보조에는 다양한 방법들이 있으며 다양한 장비와 환기보조 방법에 대해 숙지하고 있어야 한다.

기도개방도 산소요법과 마찬가지로 환기보조 역시 외상 환자에서 목뼈를 고정하며 시행하여야 한다. 산소요법이 필요한 환자에서 환기보조가 필요할 경우 앞서 소개한 코삽입관 및 마스크를 통한 산소 공급은 제한되며, 환기 보조 기구에 산소원을 연결하여 산소 공급과 동시에 환기 보조를 해주어야 한다. 기본적인 환기보조 방법들에 대해 알아보자.

(1) 구강 대 구강 환기(Mouth to Mouth Ventilation)

구강 대 구강 환기는 환기 보조의 가장 기본적인 방법이지만 체액에 의한 감염 노출 위험과 제한된 농도의 산소 공급으로 사용 빈도는 낮다. 구조자가 호기 시 불어 넣는 숨에는 산소가 16% 정도밖에 없어 효과적인 산소전달이 제한된다.

심정지 등의 응급상황 및 환기보조를 위한 다른 장비가 준비가 안 되어 있는 경우 사용할 수 있다. 구강 대 구강 환기 시에는 환자의 코를 막은 상태에서 환자의 입으로 숨을 불어넣어 주어야 하며, 환자의 폐가 과팽창되지 않도록 유의해야 한다. 만약 환자의 입이 열리지 않는다거나 입안 내 심한 물렁조직(연부조직) 혹은 뼈의 손상이 있어 효과적인 구강 대 구강 환기가 어려울 경우 구강 대 비강 환기법을 적용해 볼 수 있다.

(2) 구강 대 마스크 환기(Mouth to Mask Ventilation)

구강 대 마스크 환기법은 포켓마스크를 사용하는 방법으로 포켓마스크는 환자의 입과 코를 덮는 마스크에 한 방향 밸브가 적용된 포트가 있는 투명한 플라스틱 환기보조 장치이다. 포켓마스크의 사용으로 구조자는 환자의 입과 직접적인 접촉을 피할 수 있으며, 한 방향 밸브로 환자가 배출한 공기의 흡입을 방지할 수 있어 감염의 위험을 줄여 준다.

포켓마스크에는 보조 산소를 투여시켜 주는 포트가 있어 산소요법이 필요한 환자에게 추가적인 산소를 공급해 줄 수 있는 장점이 있다. 구조자는 환자의 머리 위쪽에 위치한 뒤 마스크를 환자에게 씌우고 양손을 사용하여 E-C technique으로 마스크를 환자에게 밀착시킨다. 산소요법이 필요한 경우 산소포트에 산소를 연결하고 숨을 불어넣어 적절한 환기를 진행한다. 마스크 밀착에 양손을 사용하기 때문에 마스크를 얼굴에 잘 밀착시킬 수 있는 장점이 있다.

그러나 지속적인 환기가 필요할 시 구조자가 지칠 수 있으며, 고농도의 산소가 필요한 외상환자의 경우에 사용은 제한적이다. 이러한 이유로 환기보조가 필요한 외상환자에서는 백밸브마스크보다 효율성이 떨어진다(그림 3-24).

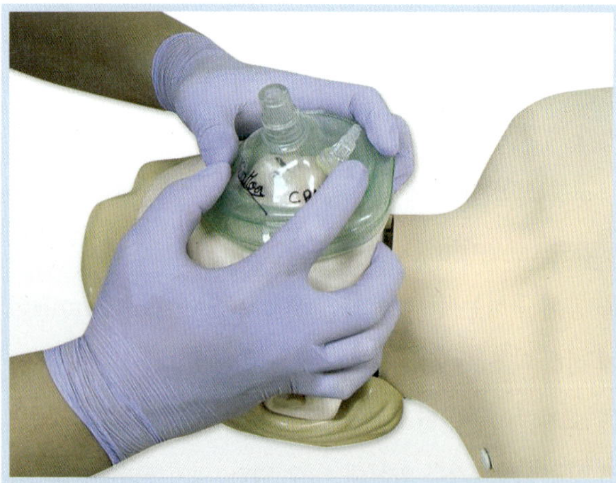

그림 3-24
포켓마스크와 E-C technique
- 포켓마스크: 마스크 중앙부에 구조자가 숨을 불어 넣을 수 있는 포트와 그 아래에 산소원과 연결할 수 있는 포트가 있다.
- E-C technique: 얼굴에 마스크를 밀착할 시 중지, 약지, 새끼손가락이 E 모양을 만들고, 엄지와 검지로 C 모양을 만든다.

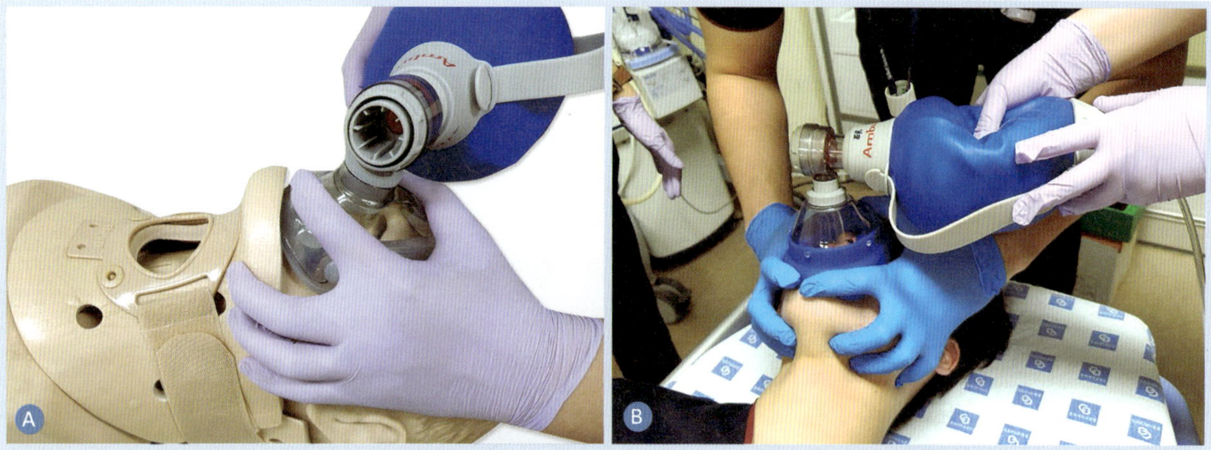

그림 3-25
백밸브마스크 환기
A. 목뼈고정대를 적용한 환자에서 백밸브마스크 환기보조. 마스크의 안면밀착을 위해 E-C technique을 사용
B. 2인 구조자에서 백밸브마스크 환기보조. 양손을 사용하여 효과적으로 마스크의 밀착과 턱밀어올리기법의 적용

(3) 백밸브마스크 환기(Bag Valve Mask Ventilation)

병원 전 단계에서 환기보조 시 적용하는 일반적인 방법이다. 안면마스크와 자기팽창백(self inflating bag)으로 구성되며 AMBU bag이라고도 한다(그림 3-25).

일반적인 백(bag)의 크기는 성인에서 대략 1,600mL 정도이며, 한 방향 밸브가 적용되어 있어 환자가 호기 시 내뱉는 숨은 백 속으로 들어오지 못하므로 효과적인 산소 공급이 가능하게 한다. 다른 환기법에 비해 구조자의 감염위험이 적고 적용하기 간편하며, 산소저장 주머니와 함께 사용 시 고농도의 산소를 환자에게 투여할 수 있다. 산소요법이 필요하지 않은 환자에게서는 산소투여 없이 환기를 보조할 수도 있으며, 이 경우 산소저장 주머니는 필요 없다.

효과적인 환기보조를 위해 마스크를 얼굴에 잘 밀착하고 백을 짜주는 것이 중요하다. 틀니가 있는 환자에게서는 그대로 끼우고 하는 편이 얼굴과 마스크를 밀착시키기 좋다. 구조자가 2명인 경우 한 명이 백을 짜고 다른 한 명이 양손을 이용하여 마스크를 안면부에 밀착시키면 더욱 효과적인 환기보조를 할 수 있다. 구조자는 지속해서 마스크를 환자의 얼굴에 밀착시킬 수 있도록 해야 하고, 기도폐쇄 동반 시 기도개방을 위한 도수조작을 시행하며, 구역반사 소실 시 기본기도유지기 사용을 고려한다.

과도한 환기는 위장관의 팽창을 유발하고, 역류 및 흡인으로 이어질 수 있으므로 적절한 일회환기량(400~600mL)으로 환기보조를 하는 것이 중요하다. 1초에 걸쳐서 양 가슴이 오르는 정도로 환기보조를 해주거나 백 용량이 대략 1,600mL인 점을 고려하여 1/3 정도로만 짜서 환기를 보조한다.

기도개방을 위하여 전문기도유지술로 성문위기도기 혹은 기관내삽관을 시행한 경우 백밸브마스크에서 마스크 부분을 뗀 이후 백과 밸브(bag and valve) 부분을 전문기도유지기와 연결하여 환기보조가 가능하다.

5 외상환자에서 기도개방, 산소요법과 환기보조

앞서 외상환자의 기도개방, 산소요법과 환기보조에 대해 각각 알아보았다. 외상환자에서 기도폐쇄와 환기장애는 같이 동반되어 있을 수 있으며, 환자상태에 맞추어 처치를 해야 한다. 그림 3-26에 외상환자의 기도개방과 환기보조에 대해서 요약하였다. 구조자는 우선적으로 환자의 기도폐쇄 및 환기장애의 징후를 인지할 수 있어야 하며, 기도개방을 위한 기본기도유지술과 적절한 산소요법을 적용할 수 있어야 한다.

경증환자의 경우 산소요법만으로도 처치가 충분할 수 있으며, 기도개방이 필요한 경우 환자상태에 맞춰서 적절한 기본기도유지술을 시행해 보자. 기본기도유지술과 산소요법으로 적절한 기도개방, 산소화와 환기가 유지된다면 모니터링을 하면서 주기적으로 기도와 환기를 재평가한다.

기본기도유지술로 기도개방은 유지되나 환기보조가 필요한 경우에는 백밸브마스크 환기보조를 고려해야 한다. 이때 기존의 산소요법은 적용이 불가능하며, 산소는 백밸브마스크를 통해서 투여한다. 기본기도유지술에도 기도개방이 적절하지 않은 경우에는 성문위기도기 삽입을 고려해 본다. 성문위기도기 삽입 후에는 백밸브마스크에서 마스크 부분을 뗀 후 백과 밸브(bag and valve) 부분과 성문위기도기를 연결하여 환기보조를 할 수 있다.

병원 전 단계에서 기관내삽관은 많은 제한사항이 있으나 심정지 혹은 의식저하가 심하여 진정유도제 및 근이완제 사용이 불필요한 경우 조심스럽게 시도해 볼 수 있다. 기관내삽관이 실패한 경우 성문위기도기와 백밸브마스크를 이용하여 기도개방과 환기보조를 해주며 수술적 기도확보술을 고려해야 한다.

외상환자의 기도개방과 환기보조에는 항상 어려운 사항들을 염두에 두고, 초기처치 이후에도 기도폐쇄와 환기장애 지속 시 그 다음 단계에 대한 준비가 되어 있어야 한다. 구조자의 숙련도에 따라 처치할 수 있는 범위가 달라질 수 있으며, 특히 성문위기도기와 기관내삽관의 숙달을 위해서는 많은 연습과 현장경험이 필요하다.

외상환자에서의 기도개방 및 환기보조를 위한 술기들은 혼자서 수행하기에는 제한적으로 2인 이상의 팀 단위로 연습해 보자.

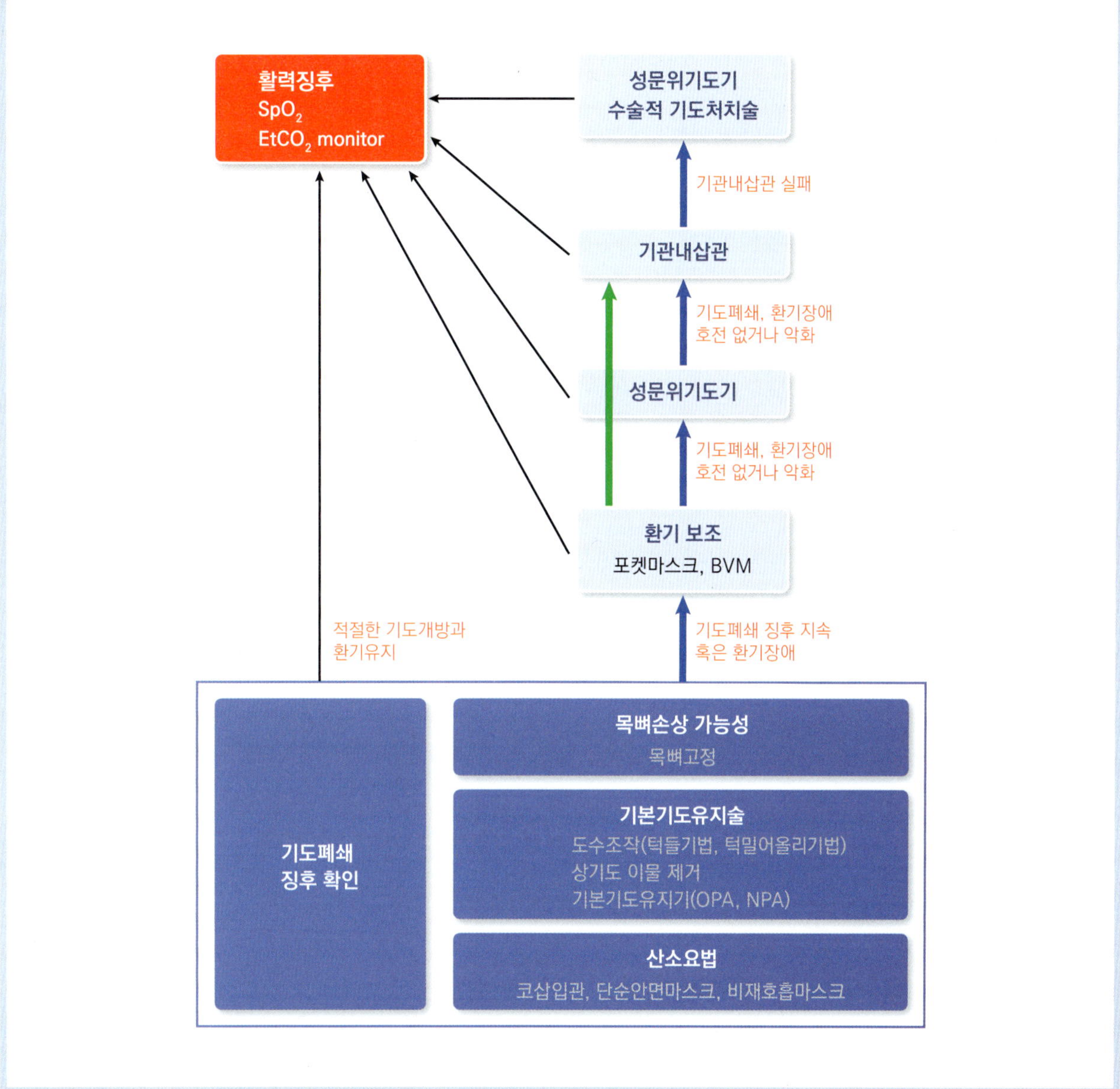

그림 3-26

기도개방과 환기보조 알고리즘

→ 검정색 가는 화살표: 적절한 기도개방과 환기유지가 될 때

→ 굵은 녹색 화살표: 급속연속기관삽관(RSI)의 가능 여부 및 구조자의 숙련도 정도에 따라 필요시 바로 기관내삽관을 시도해 볼 수 있다.

OPA: Oropharyngeal airway, NPA: Nasopharyngeal airway, BVM: Bag valve mask

참고문헌 REFERENCE

1. 대한응급의학회 외. 한국전문외상처치 2판. 군자출판사. 2014.
2. American college of surgeons. ATLS tenth edition. 2018.
3. Bledsoe. et al. Paramedic care principles & practices. Volume3 Medical Emergencies Fifth edition. Pearson. 2018.
4. Bledsoe. et al. Paramedic care principles & practices. Volume5 Trauma Emergencies Fifth edition. Pearson. 2019.
5. Calvin A. et al. The walls manual of Emergency Airway Management Fourth edition. Wolters Kluwer. 2018.
6. David V. et al. Trauma ninth edition. Mc Graw Hill. 2021.
7. John E. et al. International Trauma Life Support for Emergency Care Providers Eighth edition. Pearson. 2018.
8. Joseph J. et al. Prehospital Emergency Care Eleventh edition. Pearson. 2018.
9. Judith E.. Tintinalli. Tintinalli's Emergency Medicine ninth edition. Mc Graw Hill. 2020.
10. Micheal R. et al. Evolution of the Extraglottic airway. Anesthsia & Analgesia. 2012.
11. Suman saini. et al. Airway management in maxillofacial trauma. *Journal of anaesthesiology clinical pharmacology* 2021.

CHAPTER 3

복습하기

응급구조학 외상 이름: ____________

01 이 장에서 중요한 핵심 내용을 요약 정리하여 제출하시오.

02 5지선다형으로 3문제 작성하시오.

CHAPTER 4

쇼크와 순환

Chapter editor. 우일웅
Author. 최성수, 우일웅, 이남진

이 장의 학습을 마치면 다음을 시행할 수 있다.

1. 쇼크와 순환에 대해 설명할 수 있다.
2. 출혈성 쇼크의 단계를 설명할 수 있다.
3. 쇼크의 병태생리를 설명할 수 있다.
4. 출혈 환자를 평가하고 출혈성 쇼크를 인지할 수 있다.
5. 출혈 및 쇼크 환자 처치를 시행할 수 있다.

KEYWORDS

출혈성 쇼크
저혈량성 쇼크
산증
저체온증
혈액응고장애
직접 압박
상처 채워넣기
지혈대
수액소생술
Tranexamic Acid(TXA)
골반고정대

1 순환(Circulation)

우리의 신체 내 혈액은 끊임없이 순환이 이루어지고 있다. 혈액은 신체의 각 조직세포 대사활동에 필요한 산소 및 영양분을 전달하고, 조직세포 대사활동 후 발생되는 이산화탄소 및 노폐물을 제거할 수 있는 장기로 운반해 주는 역할을 담당하고 있다. 이러한 혈액이 끊임없이 순환하기 위해서는 펌프역할을 하는 심장과 각 조직세포로 혈액을 이동시켜 주는 혈관이 필요하다. 이러한 조직들을 순환계라고 한다.

1) 순환계

순환계는 심장, 혈관, 혈액으로 이루어진다.

(1) 심장

혈액의 순환은 심장의 펌프작용으로 시작된다. 심장은 두 개의 심방과 두 개의 심실로 구성되어 있으며, 심방의 기능은 혈액을 축적하고 저장한 다음 심실로 혈액을 빠르게 내보내는 역할을 한다. 오른심방은 인체의 대정맥으로부터 혈액을 받아 오른심실로 내보낸다. 오른심방으로부터 받은 혈액을 오른심실이 수축, 폐동맥을 통해 폐로 보내며, 폐에 도착한 혈액은 폐로부터 적혈구에 산소를 받고, 이산화

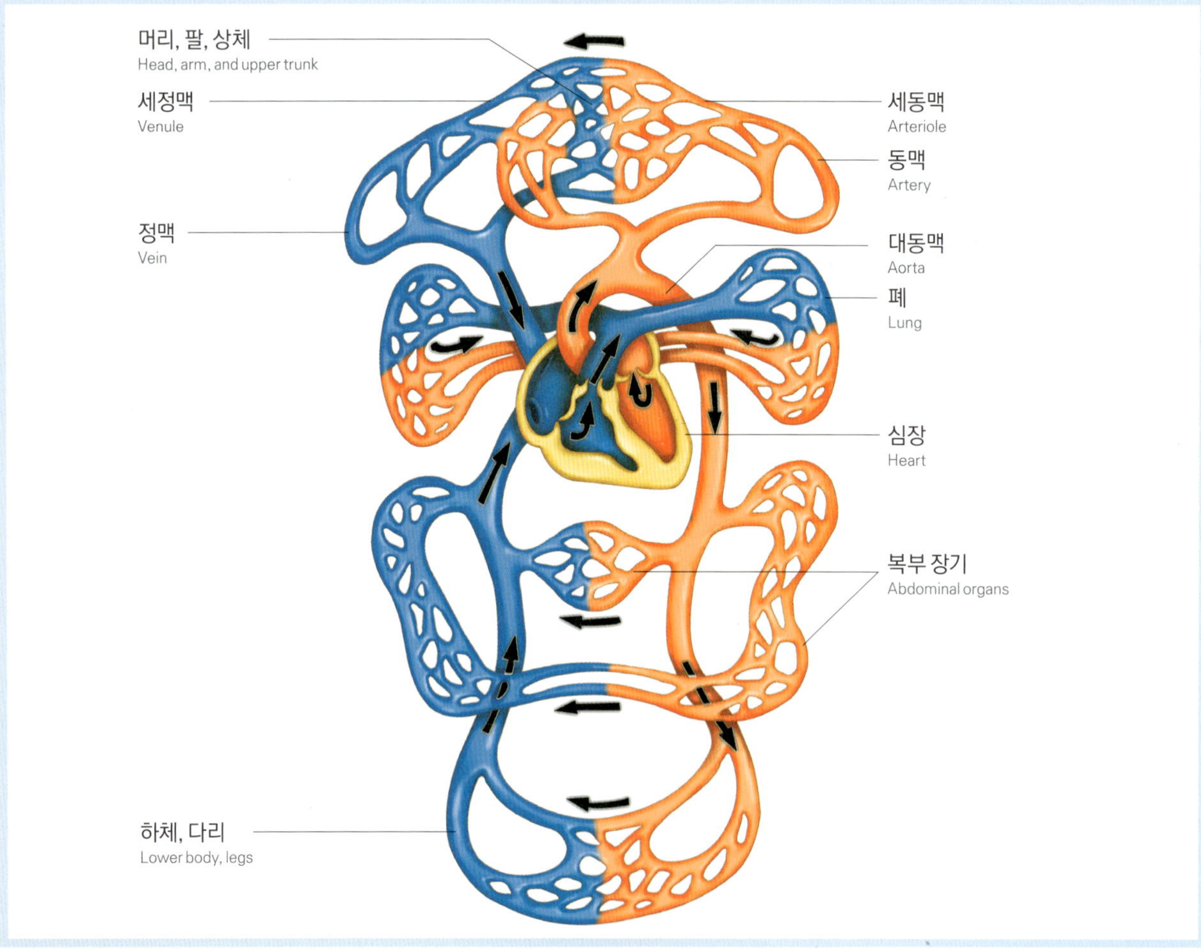

그림 4-1
폐순환과 온몸순환

탄소를 폐로 배출한다. 이렇게 산소화된 혈액은 폐정맥을 통해 왼심방으로 들어간다(폐순환). 왼심방으로 들어온 혈액은 왼심실로 빠르게 보내고, 왼심실에 들어온 혈액은 대동맥을 통해 동맥 그리고 모세혈관을 이용하여 각 조직 세포에 산소를 공급하고 이산화탄소를 받아 모세혈관과 정맥을 통해 다시 오른심방으로 되돌아온다(온몸순환, 그림 4-1).

심장의 매 박동마다 박출되는 혈액의 양을 일회박출량이라고 하고, 일회박출량은 심장으로 들어오는 혈류(전부하), 심장의 수축강도(심장수축력), 심장으로부터 나가는 혈액을 받는 혈관의 저항(후부하)에 의해 결정된다.

신체가 휴식 상태일 때 심장의 일회박출량은 약 70mL 이며, 1분에 약 5~6L 박출한다.

심장박출량(CO) = 일회박출량(SV) × 심장박동수(HR)
= 약 5~6L/min

CO: Cardiac Output
SV: Stroke Volume
HR: Heart Rate

(2) 혈관

혈관은 혈액을 담고 있으며, 신체의 각 조직과 세포로 혈액을 이동시킨다. 이러한 혈관은 동맥, 모세혈관, 정맥으로 구성된다. 혈관의 구조는 모세혈관을 제외하고는 혈관의 속공간을 둘러싸는 세 층(속막, 중간막, 바깥막)으로 이루어져 있으며, 가장 안쪽의 속막은 단층편평상피로 된 내피로 부드러운 표면을 형성하여 혈액이 혈관 속으로 흐를 때 마찰을 최소화한다. 중간막은 민무늬근육(평활근)으로 구성되어 혈관의 지름을 감소시킨다(혈관수축). 혈관의 가장 바깥쪽에 있는 바깥막은 아교섬유와 탄력섬유를 함유하는 연속적인 조직으로 구성되어 혈관의 최대 직경을 결정한다(그림 4-2).

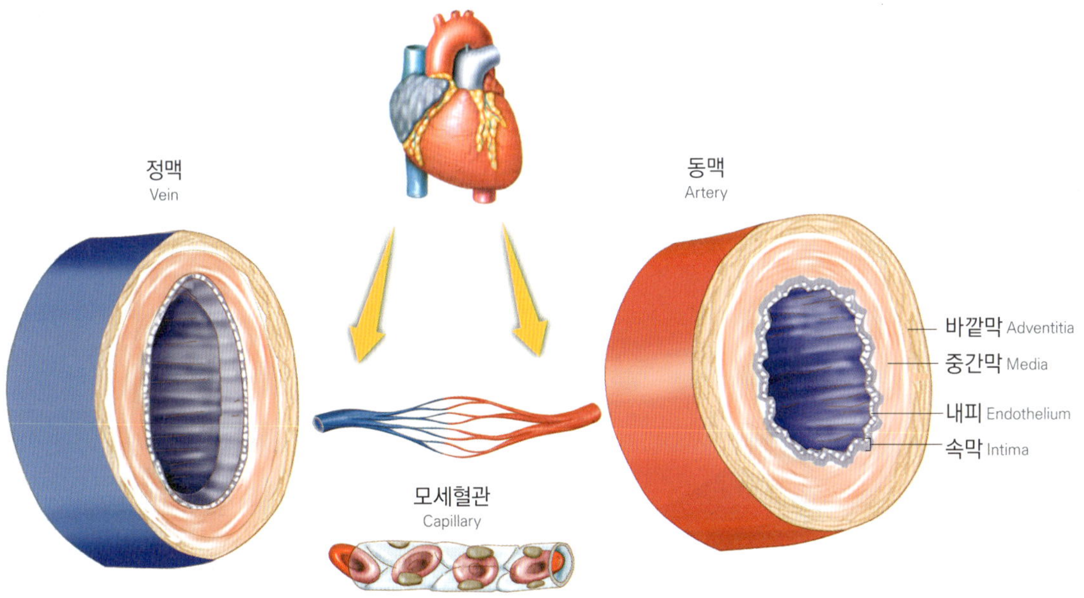

그림 4-2
혈관의 구조(동맥, 정맥, 모세혈관)

동맥은 전체 혈액량의 약 13% 정도를 가지고 있으며, 가장 큰 대동맥은 왼심실의 수축으로 내보낸 혈액을 받는다. 이때 발생되는 압력으로 맥박파가 만들어지고, 대동맥에서 받은 혈액을 각 신체기관, 팔다리, 기타 신체 부위로 공급하는데 이런 맥박파는 특정 신체 부위에서 만져진다. 가장 압력이 높을 때를 수축기혈압이라고 하며, 왼심실 이완 시 동맥 내 일정한 압력이 유지되는데 이를 이완기압력이라고 한다. 수축기와 이완기의 압력의 차이를 맥압이라고 한다. 동맥에서 받은 혈액을 각 신체기관으로 공급하는데 가장 크기가 작은 세동맥이 혈류를 조절하며, 말초혈관저항(후부하)의 주요 결정요인이다. 말초혈관저항(후부하)은 평균동맥압(Mean Arterial Pressure, MAP)에 의해 측정되고, 평균동맥압의 계산은 다음과 같이 두 가지 방법을 이용할 수 있다(그림 4-3).

평균동맥압	
① 이완기압력 + 1/3 맥압	② (이완기압력 + 이완기압력 + 수축기압력)/3
예시) 혈압 120/80mmHg	
80 + [(120 − 80)/3] = 80 + (40/3) = 80 + 13.3 = 93.3	(80 + 80 + 120)/3 = 280 / 3 = 93.3

모세혈관은 가장 작은 혈관으로 전체 혈액량의 약 7%를 차치하고 있으며, 모세혈관의 벽은 내피세포의 한 층으로 이루어져 있다. 세포 하나 크기이기 때문에 적혈구와 혈장에 의해 운반되는 산소와 영양소는 모세혈관의 벽을 통해 주변 조직세포로 쉽게 확산한다. 각 세포는 세포막으로 덮여 있고, 세포막과 모세혈관 사이에는 사이질액이 존재하며, 양은 매우 다양하다. 체액의 이동은 모세혈관 내부의 정수압과 모세혈관 밖의 정수압의 차이로 이동하며, 혈장

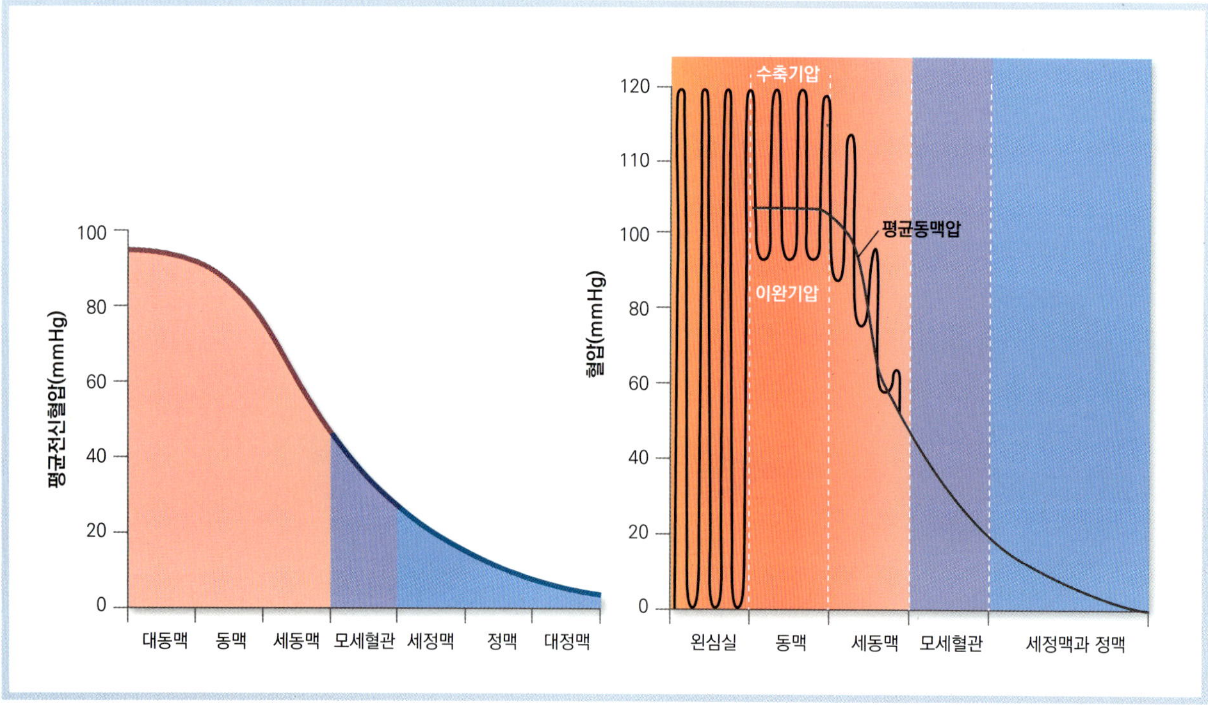

그림 4-3
혈관 내 혈액 공급과 순환 조절

속 단백질 농도로부터 발생하는 삼투압과 모세혈관 외부의 삼투압 차이 그리고 모세혈관의 누수 또는 투과에 의해 결정된다. 정수압, 삼투압 그리고 모세혈관의 투과성에 의해 결정된다(그림 4-4).

정맥은 전체 혈액량의 약 64% 정도를 포함하고, 모세혈관으로부터 심장으로 혈액을 운반하는 혈관이다. 정맥의 구조적인 특징은 심장으로 향하는 혈액의 역류를 막는 판막이 있다. 정맥은 동맥보다 혈관벽의 탄력성이 더 적은데 이는 정맥이 혈압을 낮출 필요가 없기 때문이다. 하지만 정맥이 수축하면 최대 1,000mL 정도의 혈액을 중심순환계로 활용할 수 있다. 이러한 정맥 수축은 저혈량성 쇼크의 초기단계에서 정맥환류(전부하)를 유지하는데 매우 효과적이다.

(3) 혈액

혈액의 순환은 심장의 펌프작용으로 시작된다. 혈액은 심장으로부터 박출되어 동맥을 따라 이동하며, 아주 작은 모세혈관이 될 때까지 계속 분지한다. 모세혈관벽을 통해 산소와 영양소는 혈관을 떠나 신체조직으로 확산되며, 이산화탄소와 세포 노폐물은 조직으로부터 혈류로 확산된다. 산소가 부족한 혈액은 모세혈관으로부터 정맥으로 흘러들어 심장으로 되돌아온다. 그 후 심장의 혈액은 폐로 펌프되고, 그 곳에서 이산화탄소를 체외로 배출하고, 산소를 공급받은 후 심장으로 되돌아온다.

혈액량은 전체 체중의 약 8% 정도이며, 혈액을 원심분리하면 적혈구와 연층, 혈장으로 구분되는데 적혈구는 전체 혈액의 약 45% 정도이고 이를 적혈구 용적률이라고 한다. 적혈구에는 산소와 이산화탄소를 포함하고 있다. 연층은 얇은 회색층으로 백혈구와 혈소판이 존재하며, 전체 혈액의 1% 미만이며, 나머지는 혈장으로 전체 혈액의 약 55% 정도를 차지하고, 혈장의 약 90%는 물이지만 단백질(알부민, 글로불린, 섬유소원)을 포함한 이온, 당, 지방 그리고 산소, 호르몬 비타민 등을 함유하고 있다(그림 4-5).

적혈구는 폐포로부터 세포까지 산소를 공급하는 헤모글로빈을 포함하며, 폐 속의 일부 압력에서 산소를 확보하는 헤모글로로빈의 능력과 세포 속 일부 압력에서 산소를

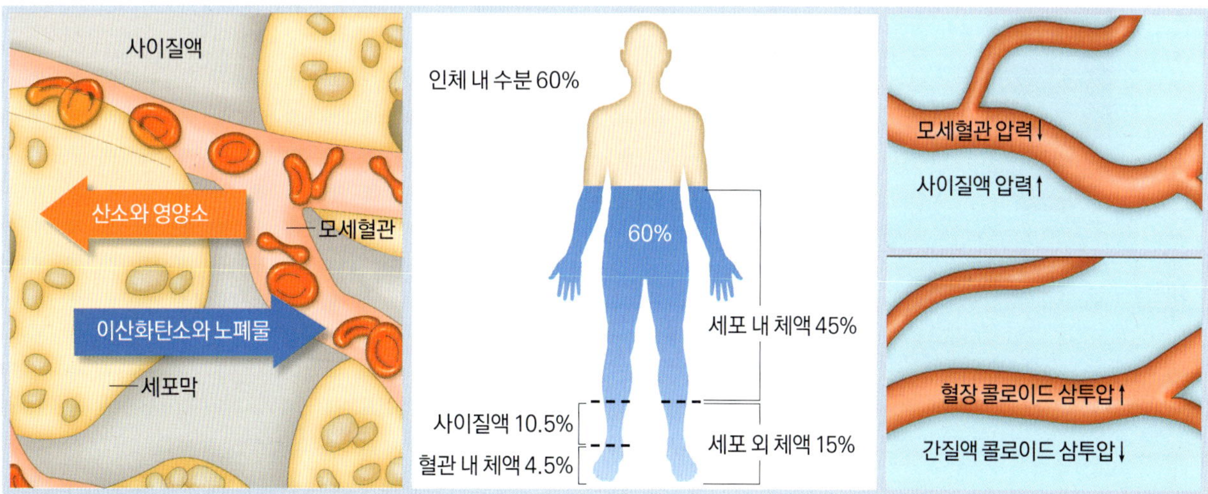

그림 4-4
모세혈관의 체액 이동

방출하는 능력에 대한 곡선 그래프 산소화헤모글로빈 해리 곡선으로 설명된다.

혈소판은 혈관벽에 손상이 생기면 출혈을 멈추게 하는 역할을 한다. 혈관 손상 직후 손상 부위에 노출된 콜라겐에 많은 수의 혈소판이 부착되며, 트롬보플라스틴을 분비하여 혈장 내 일련의 화학 반응인 응고를 시작하게 하며, 단단한 섬유소(피프린섬유)의 그물망을 형성하게 한다. 섬유소는 혈장단백질인 섬유소원으로부터 형성된 섬유소 끈, 혈소판 그리고 이 그물에 걸린 다른 혈구세포들의 덩어리를 혈병(clot)이라고 하며, 손상된 혈관을 막아준다.

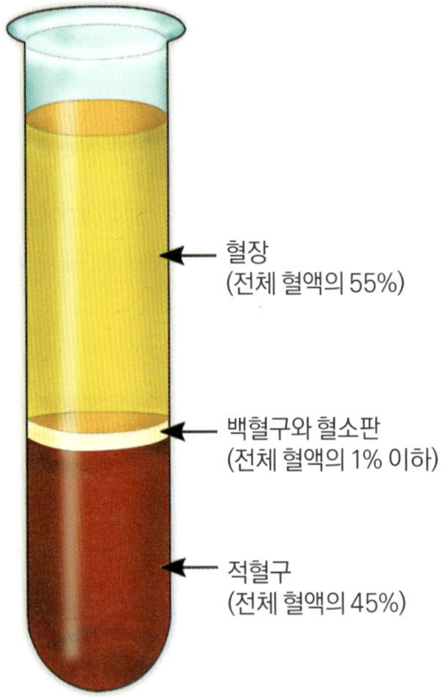

그림 4-5
혈액의 구성

2 쇼크(Shock)

1) 쇼크의 원인

쇼크란 한마디로 정의하면 '각 신체조직으로의 부적절한 관류 상태'이다. 쇼크는 산소 대사부터 무산소 대사까지 세포 기능의 변화를 의미하는데 결과적으로 세포 단위에서 산소의 전달이 신체의 신진대사 요구를 충족시키기에 불충분한 상태를 말한다. 쇼크는 환자의 신체에 나타나는 저혈압, 빠른맥박, 축축한 피부 등을 회복시키는 것뿐만 아니라 산소 대사와 에너지 생산을 회복하는 것이 매우 중요하다. 외상과 관련해 가장 일반적인 쇼크의 형태는 출혈성 쇼크이며, **출혈성 쇼크(hemorrhagic shock)**는 출혈이라고 하는 혈관의 혈액 손실로 발생한다. 출혈은 저절로 멈출만큼 경미할 수도 있고, 생명을 위협할 정도로 심각할 수 있다. 출혈은 외상의 결과로 자주 발생하고, 외상환자의 쇼크와 사망의 일반적인 원인이다.

2) 쇼크의 분류

(1) 저혈량성 및 출혈성 쇼크

저혈량성 쇼크(hypovolemic shock)는 신체의 체액 손실로 심혈관계의 용적이 감소되어 발생한다. 신체의 체액 손실 원인 중 가장 흔한 원인은 출혈이며, 이를 출혈성 쇼크라고 한다. 다른 원인으로는 광범위한 중증 화상이나 오랜 기간의 구토, 설사, 발한 등과 같은 체액 및 전해질 손실이 신체의 혈관 내 체액을 감소시키고 저혈량증을 유발한다. 출혈성 쇼크는 다음과 같은 단계로 진행된다(표 4-1).

1 Class I 단계: <15% 출혈량

건강한 상태의 환자는 정맥을 수축시켜 출혈을 최소화시키며 출혈량을 쉽게 보상한다. 혈압, 맥압, 호흡, 소변량은 일정하게 유지되며, 맥박수는 다소 증가할 수 있지만 정상수준으로 빠르게 회복된다. 24시간 이내에 혈액량을 회복하고, 일반적으로 수혈이 필요하지 않다.

2 Class II 단계: 15~30% 출혈량

신체의 일차 보상 반응은 더 이상 유지할 수 없고, 이차 기전이 작용된다. 빠른맥박, 호흡곤란, 맥압저하 등의 증상이 나타난다. 이완기혈압이 증가하면서 맥압이 좁아지고 맥박 강도가 약화된다. 카테콜라민 분출로 수축기 혈압은 유지되지만, 말초혈관은 수축하고 피부가 차고 축축해진다. 따라서 맥박을 평가하는 것이 중요하다. 출혈에 의해 중추신경계 증상인 불안, 두려움 등이 나타날 수 있으며, 세포 내 및 사이질 공간의 수분이 감소하고 삼투압이 변화하기 때문에 갈증을 호소한다. 소변량은 시간당 20~30mL 수준을 유지한다. 수혈이 필요할 수 있으나 초기에 결정성 용액 처치를 하면 대부분 안정화된다.

3 Class III 단계: 31~40% 출혈량

부적절한 관류의 전형적인 징후인 혈압이 감소하면서 빠른맥박이 나타난다. 맥압이 좁아지면서 맥박이 약해지고, 호흡곤란, 빠른호흡 등이 나타난다. 중추신경계 증상은 더욱더 악화되어 의식변화, 불안, 초조 및 갈증은 더욱 심해지고, 창백하고 차갑고 식은땀이 난다. 혈액소실에 대한 신체보상을 하지만 유지하는 효과가 감소한다. 초기에 지혈하는 것이 중요하고, 필요한 경우 응급수술, 색전술 등이 필요하며, 수혈이 필요한 쇼크상태이다.

4 Class IV 단계: > 40% 출혈량

생명의 위험한 단계이다. 급격한 빈맥(tachycardia)을 보이며, 혈압이 낮아 맥박이 거의 만져지지 않을 수 있다. 수축기의 현저한 감소가 나타나고, 맥압이 매우 좁아지며, 이완기혈압을 측정할 수 없게 된다. 중추신경계 증상은 더욱더 악화되어 혼돈 또는 무의식상태로 진행되며, 피부는 차갑고 매우 축축하다. 소변이 나오지 않는다. 이런 상황에서는 즉시 수혈이 필요하다.

표 4-1
출혈성 쇼크의 단계의 따른 증상 및 징후

분류	Class I	Class II (경증)	Class III (중등도)	Class IV (중증)
출혈량	<15%	15–30%	31–40%	>40%
맥박	↔	↔/↑	↑	↑/↑↑
혈압	↔	↔	↔/↓	↓
맥압	↔	↓	↓	↓
호흡	↔	↔	↔/↑	↑
소변량	↔	↔	↓	↓↓
Glasgow Coma Scale	↔	↔	↓	↓
염기 부족*	0 to −2mEq/L	−2 to −6mEq/L	−6 to −10mEq/L	−10mEq/L or less
혈액제제 필요성	감시	가능	필요	대량수혈이 필요

* Base Deficit(BD)는 정상범위에서 벗어나서 높아지거나 낮아진 완충염기의 정도를 뜻한다. (−) 숫자는 염기가 저하된 상태이며, 대사성 산증이라고 한다.
출처: Mutschler A, Nienaber U, Brockamp T, et al. A critical reappraisal of the ATLS classification of hypovolaemic shock: does it really reflect clinical reality? *Resuscitation* 2013,84:309 − 313.

(2) 심장성(심인성) 쇼크

심장성 쇼크(cardiogenic shock)는 심장의 수축능력 감소로 심부전에 의한 쇼크이다. 원인은 내부적 원인과 외부적 원인으로 발생할 수 있는데 내부적인 원인은 인구의 고령화, 고혈압, 심장질환, 당뇨 등이 있고, 외부적인 원인으로는 가슴 손상으로 인한 심근좌상, 심근경색, 판막 손상 등이 있다.

(3) 신경성 쇼크

신경성 쇼크(neurogenic shock)는 중추신경계와 신체 사이의 신호 전달 경로의 방해로 발생한다. 척수 손상과 머리 손상의 경우 말초혈관이 확장된다. 전신 혈관저항의 감소와 혈관 확장으로 저혈압이 발생하면서 쇼크의 증상 및 징후가 나타나다(머리, 목, 척추 손상 참고).

(4) 폐쇄성 쇼크

폐쇄성 쇼크(obstructive shock)는 심장으로 돌아오는 정맥환류가 물리적으로 폐쇄되어 수축을 위한 충분한 혈액이 심장에 들어가지 못하게 되어 심박출량 감소, 말초순환 감소, 저관류가 발생하는 것으로 가장 흔한 폐쇄성 쇼크는 긴장기흉(tension pneumothorax)과 심장눌림증(cardiac tamponade)이다.

(5) 과민성 쇼크

아나필락시스 쇼크(anaphylaxis shock)라고도 하고, 신체 내·외부 물질의 다양한 원인에 의해 발생할 수 있으며, 히스타민 대량 방출로 신체의 호흡기, 순환기, 소화기, 피부 등에 쇼크의 징후들이 나타난다.

(6) 패혈성 쇼크

패혈성 쇼크(septic shock)는 광범위한 감염의 결과 또는 패혈증 동반으로 발생하는데 외상 후 또는 수술 합병증으로 발생할 수 있다. 혈관과 혈액의 분포를 조절하는 혈관계통의 능력에 부작용을 유발하는 세균의 독소가 유리되어 발생한다.

3 쇼크의 병태생리

내과적 또는 외과적 원인으로 발생하는 쇼크는 장기조직(organ tissue)이 필요로 하는 만큼의 산소와 영양분의 전달이 부족한 상태를 뜻한다. 이것을 철학적인 관점에서 본다면 쇼크는 삶과 죽음의 경계선 어딘가에 있는 것으로 말할 수 있다. 우리가 쇼크의 병태생리를 학습하는 것은 환자의 체내에서 발생하고 있는 혈역학적 변화를 보다 깊이 이해함으로써 적절한 지혈과 소생 전략을 세우는 데 튼튼한 기초를 제공할 것이다.

내과적인 원인을 제외한 외상으로 인해 단시간 내에 발생 가능한 쇼크는 대표적으로 출혈성 쇼크, 폐쇄성 쇼크, 신경성 및 척수 쇼크가 있다. 출혈성 쇼크는 혈관 내 혈액의 빠른 소실로 인해 조직으로의 산소 공급이 그 수요를 따라갈 수 없을 때 발생한다. 외상 이후 환자는 출혈성 쇼크로 인해 빠르게 치명적인 상태가 될 수 있으며, 외상으로 인해 사망하는 환자들 중에서 출혈성 쇼크는 외상성뇌손상에 이어 두 번째로 높은 사망원인이다. 폐쇄성 쇼크는 가슴 손상(6장)에서, 신경성 및 척수 쇼크는 척추 손상(5장)에서 자세히 다루고 이 장에서는 출혈성 쇼크에 대해 집중적으로 공부해 보도록 한다.

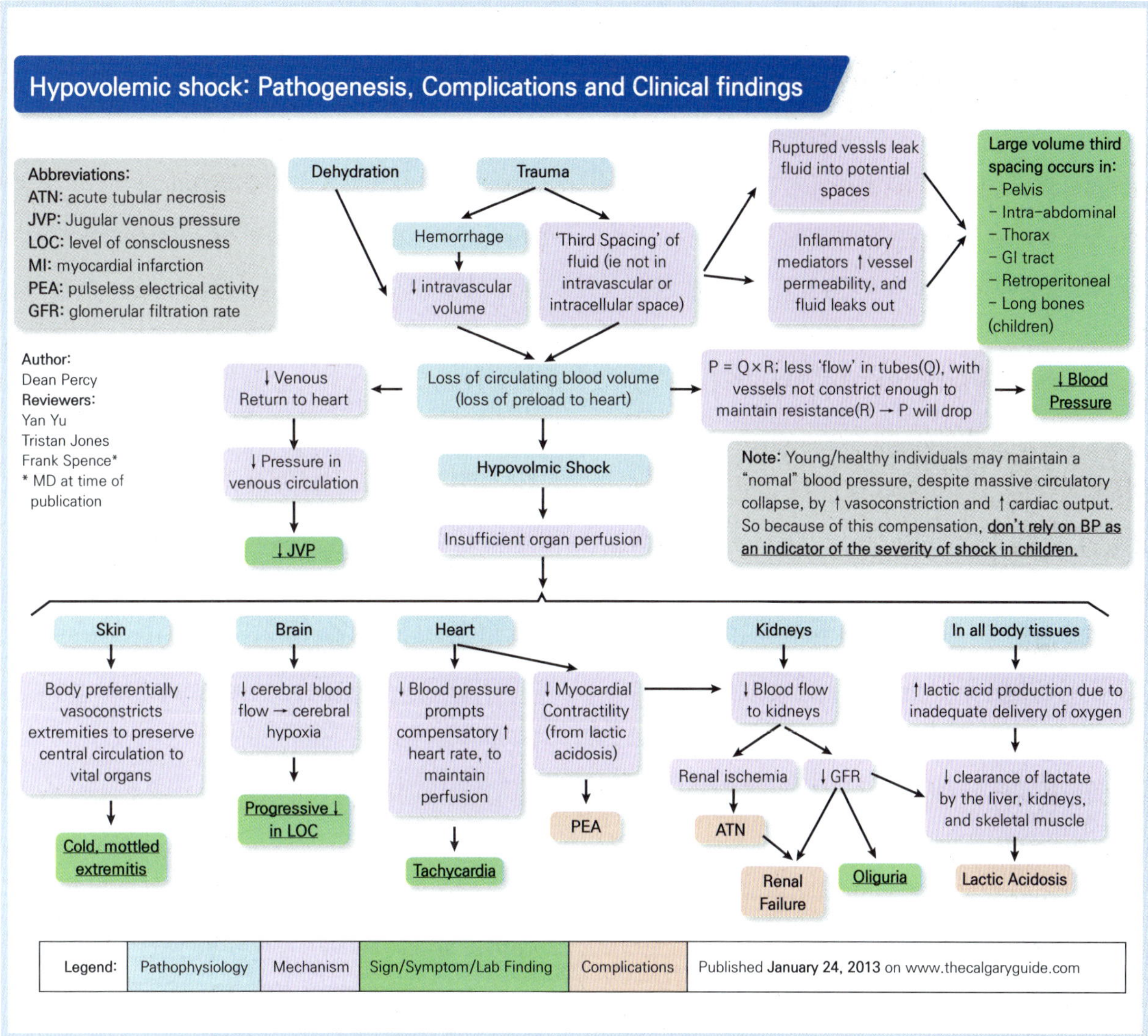

그림 4-6
저혈량성 쇼크: 발병기전, 임상적 특징, 합병증
출처: https://calgaryguide.ucalgary.ca/hypovolemic-shock/

1) 출혈성 쇼크에 대한 인체의 반응

인체는 출혈성 쇼크 초기부터 다양한 보상기전을 발휘하며, 필수장기를 보호한다. 출혈이 지속되어 환자의 혈관 내 혈액의 양이 점점 줄어들수록 더 많은 임상적 특징과 합병증을 보인다(그림 4-6).

(1) 수축기혈압 및 맥압의 감소

외상으로 인한 출혈이 발생하면 혈관 내에 혈액량이 줄어들 뿐만 아니라 체액이 혈관이나 세포 안이 아닌 가슴안(흉강, thoracic cavity), 배안(복강, abdominal cavity), 골반안(골반강, pelvic cavity) 등의 '제3의 공간' 으로 빠져나간다. 이러한 기전은 전부하의 감소를 수반하고 목정맥압과 수축기혈압이 감소한다. 더불어 출혈성 쇼크가 진행되면서 점차 이완기혈압이 상승하고 맥압이 좁아진다. 말초혈관저항을 간접적으로 나타내는 이완기압은 말초혈관 수축기전에 의해 유지 또는 상승되고, 이는 종종 맥압이 25mmHg 이하로 좁아지는 결과를 가져온다. 이완기에 심실에 채워지는 혈액이 지속적으로 줄어들면 결국 심박출량이 감소하고 수축기혈압도 감소하게 된다.

(2) 교감신경계와 레닌-안지오텐신계의 활성화

출혈에 의한 혈액의 소실과 혈압의 저하는 목동맥팽대(경동맥동, carotid sinus)와 대동맥활(대동맥궁, aortic arch)에 존재하는 압력수용기(baroreceptor)를 자극하여 교감신경계 활성화를 통해 심근의 수축력과 심박수를 증가시킨다. 또한 부신에서 카테콜라민의 분비를 촉진시켜 말초혈관 수축을 통한 정맥압을 상승시키고 심박출량을 증가시킴으로써 저하된 혈압을 올리려는 보상작용을 한다. 또한 콩팥과 뇌하수체의 레닌–안지오텐신계를 활성화시켜 말초혈관 수축과 콩팥의 나트륨과 수분의 흡수를 촉진하고 체액량을 증가시켜 혈압을 상승시키는 체액성 보상기전을 통해 혈압의 변화에 대응한다.

(3) 피부의 변화 및 산증

교감신경계의 활성화를 통한 말초혈관 수축은 상대적으로 덜 중요한 장기와 조직으로 가는 혈액을 생명을 유지하는데 필수적인 장기인 심장, 뇌, 콩팥, 내장으로 우회시킨다. 이때 피부는 차고 축축하며 창백하게 된다. 하지만 이러한 피부와 말초로의 혈류 감소는 조직세포가 호기성 대사를 지속할 수 없어 혐기성 대사로 전환하며, 결과적으로 빠르게 다량의 젖산이 생성 및 축적되어 산증을 유발시키고 증상을 더욱 악화시킨다.

(4) 의식과 호흡의 변화

출혈에 의해 조직으로 가는 혈류가 줄어들고, 적혈구 수치가 감소한다. 결과적으로 조직으로 공급되는 산소가 감소하고 앞서 말한 바와 같이 산증에 빠진다. 혈압이 감소함에 따라 뇌에 적절한 혈액 공급이 이루어지지 않아 뇌는 저산소증이 발생하고 결국 환자는 점차 의식저하를 보인다. 그뿐만 아니라 저산소증과 산증으로 인해 환자의 호흡은 점차 빨라진다.

(5) 소변량 감소 및 급성신부전

출혈이 지속되면서 중등도 이상으로 쇼크가 진행되면 콩팥으로의 혈류도 줄어든다. 이때 콩팥은 허혈로 인해 세뇨관 세포에 손상이 생겨 급성세뇨관괴사를 일으킨다. 그뿐만 아니라 줄어든 혈류로 인해 사구체여과율이 감소하면서 소변량도 감소된다. 이러한 변화가 교정되지 않고 지속되면 급성신부전으로 이어진다.

(6) 무맥성 전기활동(Pulseless Electric Activity, PEA)

심장은 심박출량을 유지하기 위해 한동안 빈맥(빠른맥, tachycardia)을 보이지만 출혈이 지속되면 서맥(느린맥, brachycardia)을 보이다가 결국 무맥성전기활동(PEA)이 나타난다. 저혈량성 쇼크와 저산소증은 PEA의 가장 흔한 두 가지 이유로 알려져 있다. 따라서 중증의 출혈성 쇼크 환자는 신속한 지혈과 수혈이 소생률을 높일 수 있다.

2) 죽음의 3징후(Lethal Triad)

대량출혈로 인한 출혈성 쇼크에 빠진 환자들에게는 여러 가지 합병증이 발생하는데 이 중 치명적인 합병증으로 **산증, 저체온증, 혈액응고장애**를 들 수 있으며, 이들은 죽음의 3징후로 불린다(그림 4-7). 대량출혈이 있는 환자에게 있어 각각의 합병증이 사망의 원인이 될 수 있고, 이들은

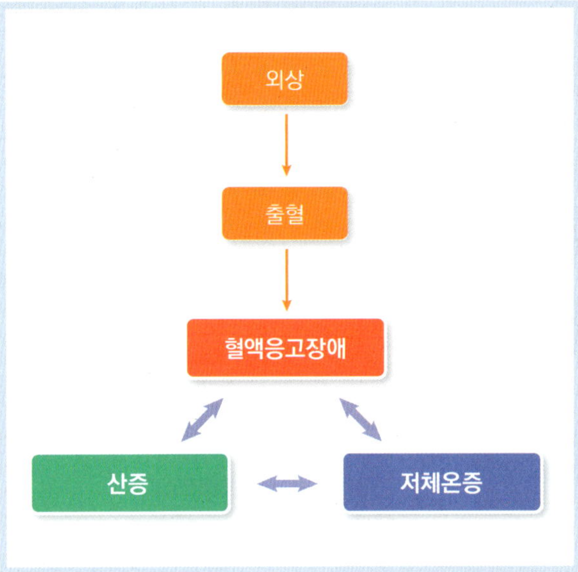

그림 4-7
죽음의 3징후(Lethal Triad)

서로 상승작용을 일으켜 악순환의 고리를 형성한다. 그뿐만 아니라 이 치명적인 조합은 회복이 불가능한 악순환을 형성하며, 중증외상환자의 높은 사망 위험과도 관련이 있다. 최근 행해지고 있는 손상통제소생술(damage control resuscitation)과 손상통제수술(damage control surgery)은 이들 합병증을 교정하고 예방하는데 중점을 둔 치료 방법이라 할 수 있다.

(1) 산증(Acidosis)

정상적인 조직은 산소를 이용하여 해당작용(glycolysis) 과정을 통해 ATP(adenosine triphosphate)와 수분 및 이산화탄소를 생성함으로써 인체의 에너지원을 만든다. 하지만 조직으로 가는 산소가 부족하면 이 과정에 문제가 생겨 소량의 ATP와 젖산(lactate)을 생성한다. 출혈성 쇼크 환자는 헤모글로빈의 손실로 인해 조직으로의 산소 전달 능력이 감소하며, 이와 더불어 교감신경반응을 통해 말초 혈관을 수축시킴으로써 주요 장기로 혈액을 이동시킨다. 조직으로의 불충분한 산소 전달은 체내의 젖산 생성을 가속화시키고, 결과적으로 대사성 산증을 일으킨다.

젖산은 조직의 저산소증 정도와 출혈성 쇼크의 중증도를 반영하는 간접적 표지자로서의 역할을 한다. 젖산이 빨리 호전되는 환자들은 좋은 예후를 보인다는 보고들이 있어 젖산 제거(lactate clearance)가 출혈성 쇼크 환자들에게 중요한 예후인자로 인식되고 있다. 또한 산증의 정도를 반영하는 염기부족(base deficit)도 출혈성 쇼크 환자들에게 중요한 예후인자로 산증이 심할수록 사망의 가능성도 증가한다.

(2) 저체온증(Hypothermia)

인체에서 열 생성은 ATP 생산에 의존하고 이는 다른 항온동물에서도 마찬가지이다. 외상을 입은 환자는 환경적 요인과 더불어 조직에 대한 산소 공급의 저하로 인해 ATP 생성이 저하되고, 이는 저체온증을 유발하게 된다. 또한 과다출혈 환자는 불가피하게 과도한 수액과 수혈에 노출되며, 외부 환경에 노출, 처치 시 노출되는 체표면적의 증가, 체온 조절능력의 감소 등에 의해서도 저체온이 유발된다.

환자의 중심체온이 감소함에 따라 출혈을 멈추는 신체의 능력도 감소한다. 저체온은 혈액응고인자에 관여하는 효소의 기능을 저하시키고 혈소판 기능을 저하시켜 혈액응고장애를 악화시킨다. 저체온은 환자의 사망과 관련된 독립적인 위험인자로 알려져 있으며, 특히 출혈성 쇼크 환자가 내원 당시 섭씨 32도 이하면 사망률이 100%에 이르는 것으로 알려져 있다.

(3) 혈액응고장애(Coagulopathy)

대량출혈 환자에서 혈액응고장애는 다양한 인자가 복합적으로 작용한다. 먼저 과다한 출혈에 의한 응고인자와 혈소판의 소모, 주입된 수액에 의한 희석, 혈우병 같은 선천성 질환 등에 의한 절대적인 응고인자의 감소가 주된

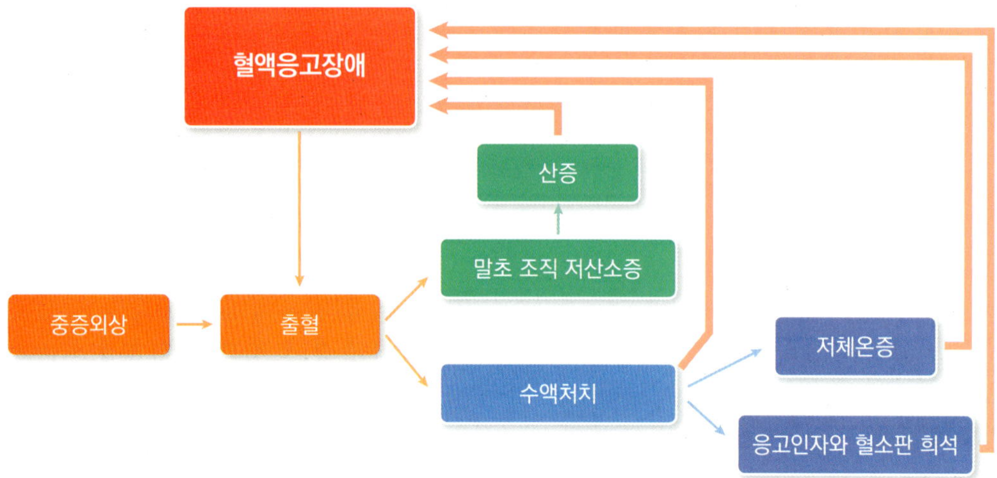

그림 4-8
혈액응고장애

원인이 된다. 또한 앞서 설명한 바와 같이 산증과 저체온증이 혈액응고장애를 촉진시키는 요인이 된다. 외상으로 인한 출혈이 많을수록 산증과 저체온증이 심해져 혈액의 산소 운반능력을 방해하며 혈액이 묽어지고 응고장애가 발생한다. 혈액응고장애는 출혈을 더욱 유발시키고, 이 출혈이 응고장애를 악화시키는 악순환을 유발한다(그림 4-8).

죽음의 3징후는 산증, 저체온증, 혈액응고장애 중 하나로 시작될 수 있으며, 각각은 다른 요소에 영향을 미친다. 결국 이런 악순환은 더 많은 출혈을 일으키기 때문에 적절하게 치료하여 연쇄 반응을 중단시키지 않으면 환자는 예측 가능하지만 돌이킬 수 없는 사망에 이르게 된다. 따라서 외상에서 산증, 저체온증, 응고장애의 치료는 손상의 외과적 관리만큼 많은 주의가 필요하며, 이 세 가지 요소의 연쇄 반응을 인식하고 예방하는 것이 치료보다 더 효과적일 수 있다. 이러한 이해는 출혈이 있는 외상환자에게 제공되는 모든 응급처치의 초석이 되어야 한다.

4 평가

중증의 외상으로 인한 심각한 출혈은 생명을 위협하는 출혈성 쇼크의 원인이 된다. 하지만 외부에서 관찰되는 상당한 출혈은 쉽게 식별할 수 있어도 내부 출혈은 현장에서 진단이 어렵다. 출혈로 인해 체내 혈액량이 15% 이상 감소하여 심장기능이 손상되거나 탈수가 심한 중증의 출혈성 쇼크는 적절한 시기에 치료하지 않으면 영구적인 장기 손상이나 사망을 초래할 수 있고, 진단 및 치료가 어려운 의학적 응급상황이다.

외상이 발생한 환자에서 출혈이 있음을 인지하고 신속하게 지혈하기 위해서는 환자평가가 우선시되어야 한다. 지혈은 가능하지만 이미 많은 양의 실혈(blood loss)을 한 경우는 수혈을 필요로 하고, 지혈되지 않는 복강 내 출혈 등은 수혈 및 수술을 필요로 한다. 따라서 응급구조사는 신속한 평가를 통해 출혈성 쇼크를 인지해야 하며, 현장에서 지혈 외에 많은 처치를 하고자 이송을 지체하지 않아야 한다. 출혈성 쇼크 환자는 외상이 발생한 시점부터 병원에 도착하기까지의 시간이 최소화될 때에 예후가 좋고 사망률이 감소됨을 염두에 두어야 한다.

1) 현장평가

외상환자가 있는 현장의 위험 요소 파악은 현장에 도착하기 전에 시작되어야 한다. 팀의 리더는 출동지령을 통해 현장 상황을 예상하면서 추가로 도움이 필요한 자원을 요청하고 화재, 폭발, 위험물질, 범죄 등 현장에서 안전이 확보되지 않은 경우에는 현장에 진입하지 않는 것이 원칙이다. 가용할 수 있는 응급처치 장비를 고려하여 팀원 각각의 역할을 지정한다. 현장 도착 시 신속하게 현장의 위험 요소를 파악하고 의사소통을 통한 지시와 의사결정을 담당해야 한다.

외부 출혈을 보이는 환자는 외상으로 인한 손상과 함께 감염에 크게 노출되어 있다. 환자와 응급구조사가 서로의 안전을 위해 반드시 개인보호장비(Personal Protective Equipment, PPE)를 착용하고 접근하여야 한다. 여러 개인보호장비들 중에서 장갑은 개방성 상처로 인한 출혈이 있는 환자와 접촉할 때에 가장 효과적이다.

손상기전에 관한 정보는 최대한 빠르게 수집하도록 한다. 손상기전을 확인하는 것은 환자에게 생명에 위협이 될 수 있는 손상 중 외부 출혈 및 내부 출혈 가능성을 예상할 수 있어 평가와 처치 및 이송 병원을 고려하는 데에 많은 도움이 된다. 예를 들어 빠른 속도로 주행하던 오토바이 운전자가 차량과 충돌하였다면 척추 손상과 더불어 뇌손상, 내부장기 출혈, 다발성 골절 등으로 인한 출혈성 쇼크를 예상할 수 있다. 가슴과 배를 칼에 찔린 환자 역시도 출혈성 쇼크로 이어질 가능성이 크지만 호흡과 관련된 문제가 있을 가능성을 배제할 수 없기 때문에 현장에 도착하자마자 지혈과 함께 환자의 호흡에 대한 신속한 평가와 처치를 염두에 두어야 한다. 이러한 환자의 경우 외상센터와의 거리가 멀다면 사전에 의료헬기 지원요청을 통해 현장에서 헬기를 기다리는 시간을 최소화하여 환자가 외상센터에 최대한 빨리 도착하도록 할 수 있다.

일반적으로 현장에 도착하면서 신고자나 목격자 또는 환자 본인의 진술을 통해 손상기전에 대한 정보를 수집하지만 가능하다면 현장 도착 전부터 신고자와 통화하며 환자의 상태와 함께 손상기전에 대한 정보를 수집하여 환자의 손상 정도를 예측하고 팀원과 공유하며 준비한다. 사전에 초기 정보 수집은 현장에 도착했을 때 예상하지 못했던 상황에 대한 오류를 최소화하고 빠른 판단을 가능하게 함으로써 현장체류시간을 줄일 수 있다.

2) 일차평가

외상환자에 대한 체계적인 접근의 첫 번째 요소는 일차평가이다. 현장에 도착하여 환자에게 다가갈 때(아직 환자와 대화하기 전), 손상기전을 고려하며 환자의 의식상태, 자세, 행동, 숨 쉬는 양상, 피부 등의 전반적인 모습과 함께 주변에 출혈 흔적을 살피면서 전반적인 인상(general impression)을 파악한다. 불안, 혼돈, 공격성이나 의식 저하는 머리 손상이나 출혈성 쇼크의 징후일 수 있다.

환자에게 접근하면서부터 생명을 위협하는 손상 또는 상태를 XABCDE 평가 방법을 이용해 신속하고 체계적인 평가가 이루어져야 한다. 필요에 따라 즉각적인 교정이 가능하다면 평가와 동시에 처치를 시행하여 환자를 안정화하는 것에 중점을 둔다. 예컨대 입 안에 구토물이나 출혈을 발견하고 흡인하는 것이나 팔 또는 다리의 심각한 출혈을 막기 위해 지혈대를 적용하여 생명의 위협 요소를 제거하는 것을 말한다. 반대로 내부장기 손상으로 인한 출혈성 쇼크 환자의 현장 수액처치는 그 효과가 제한적일 뿐만 아니라 즉각적인 처치라 할 수 없으므로 일차평가 단계에서는 적절하지 않다. 이러한 경우에는 출혈성 쇼크의 가능성을 염두에 두고 신속하게 권역외상센터 등 적절한 기관으로 이송결정 후 구급차 내에서 수액 처치를 시행한다. 중증외상환자에게 현장에서 반드시 해야 하는 처치가 아닌 중재를 위해 구급대의 현장체류시간이 늘어날수록 환자의 예후는 악화된다는 것은 이미 많은 연구들에서 입증되었다. 따라서 환자 구출 등으로 현장에서 지체가 불가피한 경우가 아니라면 현장에서 소비되는 시간을 최소한으로 한다는 원칙은 지켜져야 한다.

일차평가에서 환자가 깨어 있다면 '무슨 일이 일어났는지?', '기억을 잃지 않았었는지?' 질문하며 평가를 시작한다. 매번 XABCDE 각각의 요소를 순차적으로 하나씩 확인하기보다는 동시다발적으로 시행되는 경우가 많다. 환자가 현 상황을 인지하고 질문에 또렷한 목소리로 명확하게 대답을 할 수 있다는 것은 기도와 호흡에 큰 문제가 없다는 것을 나타내며, 당장에 처치나 이송을 고려해야 할 만한 신경학적 장애도 갖고 있지 않다는 것을 암시한다. 반면에 중증의 외상환자가 이러한 질문에 대답을 잘 못하는 경우는 기도, 호흡, 순환, 신경학적 장애에 대해 신속한 평가를 시행함과 동시에 즉각적인 처치가 필요할 수 있다. 외상환자의 임상 상태가 빠르게 바뀔 수 있으므로 어느 하나에서 이상이 확인되면 다음을 진행하기 전에 정확한 평가와 처치를 반복하여 생명을 위협하는 손상을 먼저 해결 후 다음 단계로 나아가야 한다.

(1) X - 대량출혈(Exsanguination)

출혈은 외상환자에서 예방가능 외상사망의 가장 흔한 원인이다. 따라서 최근 외상환자의 일차평가는 생명을 위협하는 외부 출혈의 지혈이 많이 강조되고 있다. 대량의 외부 출혈을 조기에 인지하고 신속하게 통제하는 것을 최우선으로 하고, 출혈을 멈추기 위한 노력을 기울여야 하는 단계이다. 출혈로 인한 사망은 절반에 가까운 사례가 처음 24시간 동안에 발생하며, 대부분의 사망은 병원 전 단계에서 발생한다. 지혈이 필요한 환자는 적극적으로 지혈을 시행하고 팔다리에 심한 출혈이 있는 경우는 지혈대의 빠른 적용을 고려해야 한다. 중증외상환자는 내부 장기 출혈과 다발성 골절로 인한 출혈을 염두에 둔다. 이러한 환자들의 병원 전 단계 처치 목표는 환자를 최단 시간 내에 치료가 가능한 병원으로 이송하면서 적절한 활력징후를 유지하는 데 필요한 처치를 최소화하는 것이다.

(2) A - 기도(Airway)

중증외상을 입은 환자는 기도가 막히거나 환기가 적절하게 이루어지지 않아 저산소증으로 이어지고 수 분 안에 사망할 수 있다. 따라서 환자가 효과적으로 산소를 공급받을 수 있는 기도의 개방성 및 안정화를 위해 기도관리 계획을 수립해야 한다. 목뼈 손상의 가능성을 염두에 두고 직접적인 외상이나 이물질에 의한 기도폐쇄를 확인하기 위해 반드시 입을 열어서 이물질, 출혈, 구토 등이 있는지 기도를 직접 눈으로 보고 확인한다. 구역반사가 없다면 기도 개방 유지를 위해 입인두기도기(Oro-Pyharyngeal Airway, OPA)를 삽입하고, 만약 기도를 막고 있는 이물질이 있다면 마질겸자를 이용해 제거한다. 혈액이나 구토는 흡인기를 이용해 흡인한다. 혈관 손상을 동반한 얼굴뼈 골절 등으로 인해 지속적으로 출혈이 발생하거나 구토의 가능성이 있다면 흡인과 함께 기관내삽관 또는 성문위기도기(supraglottic airway)를 통해 신속하게 기도확보를 실시해야 한다.

(3) B - 호흡(Breathing)

환자의 가슴을 노출시켜 호흡 노력 및 호흡 운동을 관찰한다. 출혈성 쇼크의 후기 징후인 빠른호흡과 산소 부족 및 호흡곤란의 징후들을 파악한다. 호흡과 환기 및 산소 공급을 방해하는 요소가 있는지 확인하고, 산소포화도가 94% 이상 유지될 수 있도록 적정 산소를 투여하며, 필요시 환기보조를 시행한다. 발생 시 신속하게 식별하고 처리해야 하는 몇 가지 특정 손상이 있다. 여기에는 긴장기흉, 대량혈흉 및 개방성 기흉이 포함된다. 각각의 진단은 임상소견을 기반으로 하며, 호흡 시 가슴의 대칭적인 상승, 기관 위치, 목정맥팽대 여부, 호흡음 및 가슴벽(chest wall) 외상의 근거를 평가하고, 문제가 발견되면 즉각적인 처치가 필요하다. 양압환기는 기흉을 더욱 악화시킬 수 있으므로 필요시 세심한 주의를 기울이며 환기한다.

호기말이산화탄소분압측정술(capnography)은 호흡을 확인하는 데 매우 유용한 방법이다. 환자의 호흡수뿐만 아니라 호기말이산화탄소분압 및 파형 분석을 통해 호흡의 질을 수치로 평가 가능하며, 성문위기도기와 기관내삽관이 잘 유지되고 있는지를 실시간으로 파악이 가능하다. 또한 환자가 중증 쇼크인 경우 산증에 대한 정보를 간접적으로 알 수 있어 호흡과 환기에 대한 모니터링이 필요한 경우 적극적인 사용이 권장된다.

(4) C - 순환(Circulation)

중증외상환자에서 쇼크의 가장 흔한 원인은 지속되는 출혈로 인한 저혈량성 쇼크이다. 저혈량성 쇼크의 궁극적인 관리는 환자를 소생시킴과 동시에 출혈의 원인을 확인하고 지혈하는 것이다. 따라서 응급구조사는 이 단계에서 맥박을 촉지하며 순환을 파악한다. 맥박수와 강도, 피부색과 온도 그리고 모세혈관 재충혈 확인과 같은 방법을 활용하여 쇼크 또는 감소된 조직관류를 감지하고 관리하는 데 중점을 두어야 한다.

중증외상환자의 맥박이 분당 100회 이상으로 빠르고 강도가 약해지는 경우 저혈량성 쇼크로 인한 보상기전이 작용하는 징후일 수 있다. 이러한 경우 환자의 피부색과 상태도 면밀히 관찰한다. 실혈에 대한 보상기전으로 교감신경이 활성화되면서 혈관을 수축시켜 말초혈관저항을 증가시키므로 피부는 차고 축축하고 창백하게 나타날 수 있다. 이것은 뚜렷한 쇼크의 징후일 수 있다. 지혈이 되지 않는 중증의 출혈성 쇼크 환자는 수혈과 수술이 필요하다. 현장에서 수액 처치가 필요할 수 있지만 이것을 위해 더 중요한 이송을 지연시키지 않아야 한다.

(5) D - 신경학적 장애(Disability)

외상환자에서 신경학적 장애평가는 환자의 의식수준을 판단하는 것이다. 이것은 환자의 뇌관류 상태를 간접적으로 평가하며, 일차평가에서 중요한 부분이다. 많은 양의 실혈을 한 환자는 저혈량증과 저산소증으로 인해 뇌가 필요로 하는 산소와 영양분 공급이 부족해 의식이 저하될 수 있다. 동공의 크기 및 반응, 의식수준(AVPU) 및 글래스고혼수척도(Glasgow Coma Scale, GCS) 적용을 통해 환자의 신경학적 장애에 대한 신속한 평가를 진행한다. 한편 이러한 증상은 잠재적으로 두개내(머리속, intracranial) 손상, 술 또는 약물, 저혈당, 발작 등으로 인해 발생할 수도 있으므로 함께 의심해야 한다. 상태를 추적하거나 임상적 상태가 악화되는 경우를 식별하기 위해 GCS 평가를 반복할 수 있다.

(6) E - 노출(Exposure)

일차평가의 마지막 단계는 환자의 의복을 제거하고 손상을 확인하는 것이다. 가슴 손상으로 인한 혈흉, 복부 손상으로 인한 내부 장기의 출혈, 골반뼈 골절 등은 모두 출혈성 쇼크로 진행될 수 있다는 것을 염두에 두어야 한다. 몸을 돌리는 과정을 통해서 등 부위를 완전히 노출시키는

데 중점을 두어 인지하지 못한 손상을 찾아낸다. 외상환자의 평가와 처치를 위한 노출 과정에서 체온손실로 인한 저체온증을 방지하기 위해 따뜻한 담요, 외부가온장치, 수액가온기를 통한 보온조치로 저체온증에 대비해야 함을 잊지 않는다.

2) 이차평가

이차평가는 환자의 중증도에 따라 그 방법이 달라질 수 있다. 다발성 외상환자 또는 환자의 의식이 감소되어 정상적인 대화가 불가능한 경우에는 빠른 외상평가를 시행하고, 의식이 정상인 단일 외상환자의 경우는 초점외상평가를 시행하는 것이 적절하다. 단 후자의 경우라도 환자의 상태가 예상과 달리 급격하게 나빠진다면 빠른 외상평가를 시행하여 인지하지 못한 손상을 확인하고 처치한다.

다발성 외상환자	단일 외상환자
한 부위 이상의 신체 및 장기의 손상이 발생한 경우	한 부위에 제한된 신체 또는 장기의 손상이 발생한 경우
예) 자동차와 충돌한 오토바이 운전자의 외상성뇌손상(TBI), 긴장기흉, 비장 파열, 골반 골절	예) 걷다가 넘어져 손목 골절이 발생했으나 출혈로 인한 쇼크의 징후는 없는 경우

생명의 위협이 있는 중증의 외상환자에게 이차평가에 앞서 일차평가를 적절하게 시행한다는 것은 환자에게 당장 생명에 위협이 되는 요소를 확인하고 처치한다는 뜻이다. 하지만 이러한 처치는 빠르게 악화되는 환자의 상태를 잠시 지연시킨 것이지 근본적인 치료를 한 것이 아니다. 따라서 생명을 위협받는 중증의 외상환자는 일차평가 후 즉시 이송하면서 이차평가를 시작하는 것이 보다 적절하다. 중증의 외상환자가 아니라면 일차평가와 이차평가를 통한 종합적인 평가와 처치를 기반으로 적절한 병원으로 이송한다.

(1) 빠른 외상평가

중증의 외상환자는 머리부터 발끝까지 신체검진을 신속하게 완료하여 출혈성 쇼크의 징후 및 증상을 파악하고 추가적인 부상을 찾아낸다. 환자의 의복은 제거한 상태로 노출시키고 검진하면서 심각한 손상이 발생하거나 힘이 가해졌음을 암시하는 부위에 주의를 기울인다. 심각한 외부 출혈은 직접 압박을 신속하게 시행하고 드레싱과 붕대를 적용한다. 골절은 경우에 따라 많은 양의 출혈이 발생한다는 것을 기억한다.

심각한 출혈이나 골절이 있는지 머리를 검진한다. 머리덮개(scalp)에 있는 혈관은 크고 수축력이 낮기 때문에 많은 출혈이 발생할 수 있다. 외부 출혈이 심한 경우 지혈을 위해 즉시 거즈를 대고 직접 압박을 시행하며, 붕대를 이용하여 드레싱을 고정하고 압박한다. 머리 손상으로 인해 의식이 변화되는 것은 출혈성 쇼크의 징후와 혼동될 수 있다. 적절한 판단을 위해 손상기전 및 출혈성 쇼크로 인해 발생하는 다른 징후들(예: 약하고 빠른맥박, 맥압의 감소, 혈압의 감소, 빠른호흡 등)과 함께 고려한다.

목에는 기도와 목뼈뿐만 아니라 목동맥과 목정맥 같은 큰 혈관이 있어 목 손상은 치명적일 수 있다. 목동맥과 목정맥에 열상이 생긴 환자는 단시간에 많은 양의 출혈이 발생할 수 있으며, 개방된 목정맥으로 공기가 흡입되는 경우 공기색전이 발생하여 환자의 상태가 빠르게 악화될 수 있다. 따라서 지혈을 위해 압박을 가할 때 폐쇄드레싱을 적용한다. 목 한쪽에 발생한 단순 자상이나 관통상은 목뼈(경추) 고정을 위한 목보호대는 필요하지 않다. 만약 저혈량증이 의심되는 외상환자가 가슴에 손상이 있고 바로 누워 있을 때 목정맥이 팽대되었다면 폐쇄성 쇼크에 대한 신중한 평가가 필요하다(그림 4-9).

가슴 관통상이나 둔상은 긴장기흉 또는 심장눌림증으로 진행될 수 있으나 많은 양의 출혈을 동반한 혈흉의

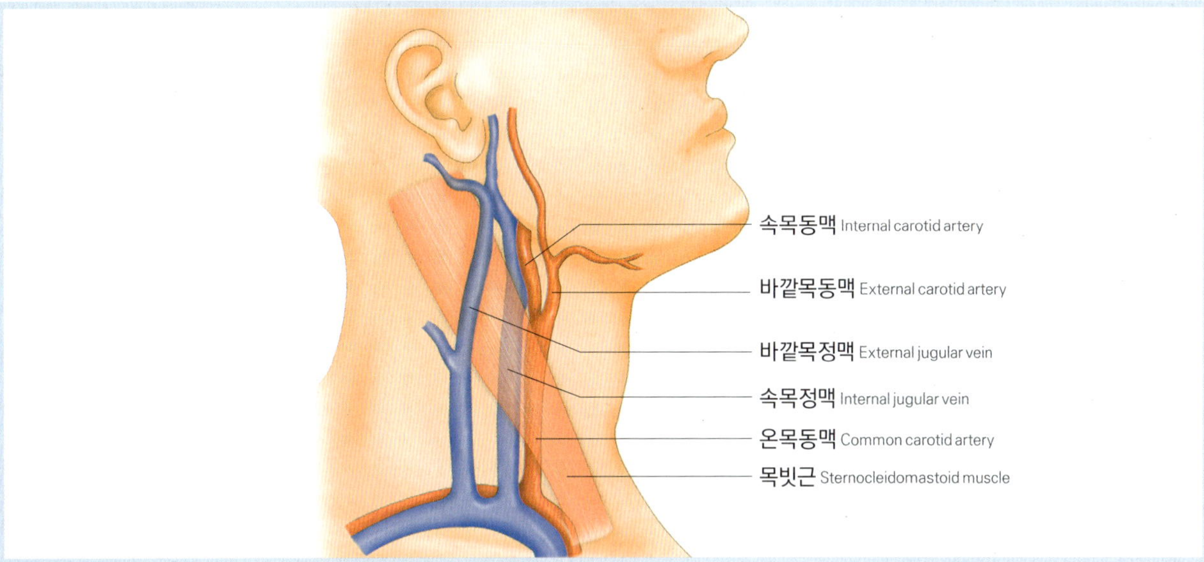

그림 4-9
목의 큰 혈관 구조

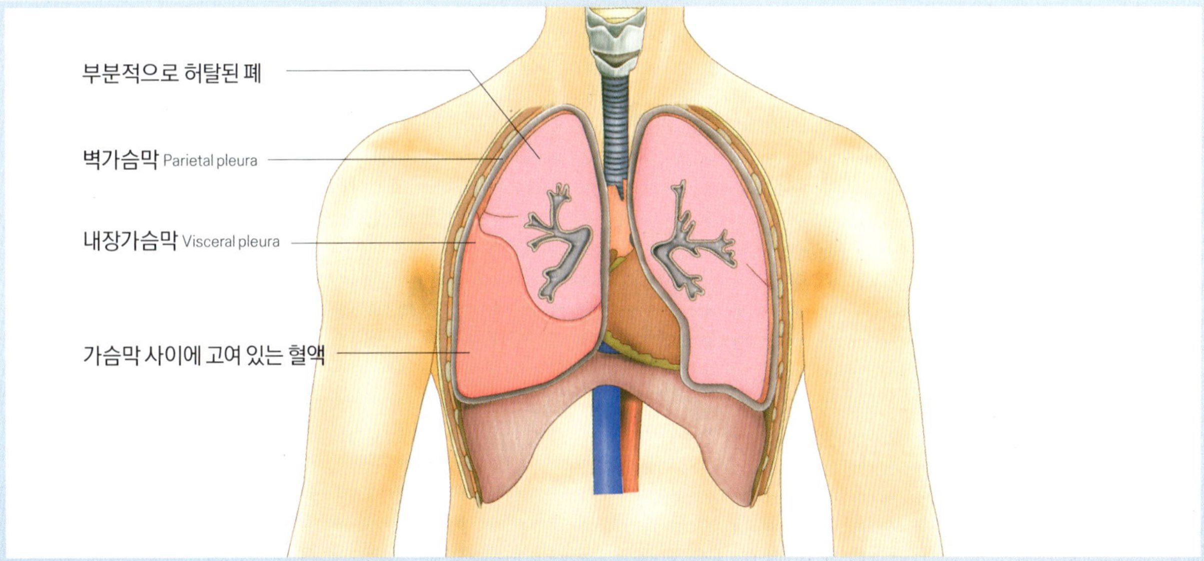

그림 4-10
대량의 혈흉(massive hemothorax)

가능성을 배제할 수 없다. 70kg 성인의 가슴 한쪽 공간(편측흉곽, hemithorax)은 2L 이상의 혈액이 고일 수 있으며, 가슴 한쪽 공간에 1.5L 이상의 혈액이 있는 경우 대량 혈흉(massive hemothorax)으로 정의된다(그림 4-10).

가슴 평가 시 환자의 호흡곤란, 저산소증, 가슴통증(흉통), 저혈압, 빈맥(빠른맥), 환기 시 비대칭적인 가슴의 움직임 그리고 손상 부위 청진 시 감소된 호흡음은 긴장기흉 및 대량의 혈흉에서 공통적으로 나타나는 증상 및 징후이다.

표 4-2
긴장기흉과 대량의 혈흉을 구분하는 임상적 특징

구분	호흡음	타진음	기관 위치	목정맥	가슴우리 움직임
긴장기흉	감소/없음	과도공명음	손상 반대쪽으로 편위	팽대	과다팽창 움직이지 않음
대량의 혈흉	감소	둔탁음	중앙	허탈	움직임

목정맥팽대(Jugular Vein Distension, JVD)는 폐쇄성 쇼크인 긴장기흉에서는 보이지만 많은 양의 출혈로 전부하가 감소된 혈흉 환자에서는 나타나지 않는다. 타진 시 과도공명음(기흉)이나 둔탁음(혈흉)은 뚜렷하게 구분되는 징후이다. 기관편위는 긴장기흉의 후기 징후로 잘 알려져 있다. 일반적으로 혈흉 환자에서 한쪽 가슴의 출혈량으로 인한 압력이 심장을 반대쪽으로까지 밀게 되는 경우는 드물어 기관편위가 보이지 않는다. 하지만 긴장기흉이 혈흉과 함께 발생한다면 목정맥팽대와 기관편위가 보일 수도 있으므로 가슴 손상이 동반된 쇼크 환자는 주의 깊은 평가가 요구된다.

복부는 내부 손상을 암시하는 징후를 찾는다. 외부에 심각한 출혈이 보이지 않더라도 환자의 의식 변화를 포함한 혈역학적 변화가 파악된다면 내부 장기의 심각한 출혈을 강하게 의심해야 한다. 복부의 타박상, 찰과상, 압통, 경직성, 방어적 긴장(guarding)이 있는지 검사한다. 홍반(피부가 붉어지는 것)은 타박상의 초기 징후이며, 시간이 많이 지나지 않았다면 극단적인 변색은 현장에서는 관찰되지 않는 것이 정상이다. 이러한 평가를 바탕으로 출혈성 쇼크가 의심되는 환자는 GCS 및 활력징후를 최소 매 5분마다 재확인하여 내부 출혈에 대한 환자상태의 변화를 면밀히 살피고 관리한다.

골반뼈 골절은 2L 이상의 출혈이 발생할 수 있어 이 하나의 손상만으로도 환자는 중증의 출혈성 쇼크에 빠질 수 있다. 골반뼈 골절 유무를 확인하기 위해 엉덩뼈능선을 가볍게 눌러 골반고리(pelvic ring)의 상태를 확인한다. 골반뼈 골절이 의심되는 경우 엉덩뼈능선에 압박을 주거나 다른 평가를 하지 않는다. 넙다리뼈 골절은 1.5L 이상의 출혈이 가능하다. 정강뼈, 종아리뼈, 위팔뼈 골절은 추가로 500~750mL의 출혈이 있을 수 있으므로 다른 손상 부위와 함께 출혈량을 고려한다.

부위별 손상에 따라 발생 가능한 출혈량

골반뼈 골절 2,000mL
넙다리뼈 골절 1,500mL
정강뼈 골절 750mL
위팔뼈 골절 750mL
넓은 범위의 좌상 500mL

활력징후는 ABC 평가와 함께 환자의 출혈성 쇼크를 판단하는 데 중요한 정보를 제공한다. 하지만 출혈성 쇼크에 대한 신체의 보상기전은 다양한 원인에 의해 영향을 받기 때문에 심각한 외상환자의 활력징후만을 통해 환자를 성급하게 진단하지 않아야 한다. 환자의 나이, 기존에 앓고 있던 심장과 폐의 질병, 복용하고 있는 혈압 관련 약물은 환자의 혈압과 심박수에 큰 영향을 미친다. 예를 들어 고혈압 치료를 위해 사용되는 여러 가지 약 중 베타차단제는 맥박수를 낮추므로 출혈로 인한 초기 보상기전인 맥박수에 변화가 적을 수 있다. 이러한 환자는 보상기전이 적절하게 작용하지 않으므로 고혈압약을 복용하지 않는 환자들보다 상태가 더욱 빠르게 악화될 수 있으므로 활력징후는 전체적인 평가와 함께 고려되어야 한다.

환자가 복용하는 약물이나 과거력으로 인해 지혈 능력에도 영향을 끼친다. 아스피린이나 클로피도그렐(플라빅스)과 같은 항혈소판제와 경구투여용 와파린(쿠마딘)이나 정맥/피부밑주사용 항응고제는 지혈을 방해한다. 환자가 혈액응고인자 결핍인 혈우병을 앓고 있거나 응고인자를 생성하는 장기인 간에 질환이 있다면 지혈이 어려울 수 있으므로 가능하다면 환자나 보호자로부터 관련 과거력을 수집하여 병원에 인계해야 한다.

(2) 이송 중 재평가

지속적인 평가와 모니터링은 관리의 우선순위를 정하고 즉각적인 중재가 필요한 상황을 식별하는 데 도움이 된다. 언제든 환자상태의 악화가 확인되면 다시 일차평가로 돌아가서 XABCDE 재평가를 시작하여 부상의 중증도를 결정한다. 이송 중 활력징후도 지속적으로 재평가하고 추가 부상이 발견되면 적절하게 진단하기 위해 가능한 한 많은 정보를 얻는 것이 중요하다. 현장에서는 생명에 위협을 받는 부분에 대해 신속하게 처치를 진행하고 이송 중에는 지속적인 재평가를 통해 처치의 우선순위를 정하고 처치하며 치료 가능한 의료기관으로 이송하는 것은 외상환자의 이환율, 사망률 모두에 영향을 미칠 수 있다.

5 처치

출혈성 쇼크를 치료한다는 것은 근본적인 출혈의 원인을 찾아서 치료하는 것을 의미한다. 이러한 쇼크 환자 관리는 모든 평가를 마치고 나서 시행하는 것이 아니고, 일차평가에서부터 필요한 지혈 및 교정처치를 함께 시작한다. 전통적으로 환자 접근 시 ABC 개념의 암기법(mnemonic)을 생각하고 응급처치를 해왔다. 외상환자의 조절되지 않는 출혈은 환자의 소생 가능성을 낮추기 때문에 최근에는 ABC를 통제하기 이전에 출혈(X: Exsanguination) 통제가 가장 우선시된다. 현장에 도착하는 응급구조사 또는 구급대원이 2명 이상인 경우에는 지혈과 ABC 관리는 가능하다면 동시다발적으로 시행하는 것이 이상적이다.

1) 출혈 조절(Hemorrhage Control)

(1) 직접 압박(Direct Compression)

외부 출혈 부위를 찾는 것과 동시에 지혈 처치는 필수이며 여러 가지 방법 중 **직접 압박**은 가장 빠르게 적용 가능하며 거의 모든 출혈을 조절할 수 있다. 정확한 출혈 지점에 거즈와 붕대 등 사용할 수 있는 도구를 이용하여 혈진이 형성될 때까지 3분 이상 출혈 부위 압박을 시행한다. 직접 압박을 통해 출혈을 멈추기 위해서는 그 압력이 상처의 혈압을 초과해야 하기 때문에 직접 압박으로 가해지는 압력을 높게 유지하는 것이 중요하다. 만약 드레싱 부위로 출혈이 새어 나오더라도 기존 드레싱과 붕대를 제거하지 않고 추가 드레싱과 붕대를 이용하여 압박을 유지한다. 피가 스며든 드레싱과 붕대를 제거하면 응고 과정이 방해되고 출혈이 지속되기 때문이다. 지혈되지 않는 출혈은 이후에 기술할 상처 채워넣기 또는 지혈대와 같은 처치가 필요하다.

(2) 지혈 거즈를 사용하여 상처 채워넣기(Wound Packing)

상처가 깊고 비교적 큰 혈관이 손상된 경우는 표면에서부터 누르는 직접 압박으로 지혈이 어려울 수 있다. 이러한 경우에는 상처 주변의 옷을 제거하여 상처를 노출시키고 필요시 거즈를 이용하여 주변 혈액을 닦아내어 상처 부위를 파악하고 직접 압박을 한다. **상처 채워넣기** 전용 거즈

(그림 4-11, 지혈제가 포함되어 있음) 또는 긴 거즈(roller gauze)를 상처 내부의 출혈 부위를 중심으로 조금씩 집어넣으며 메운다. 거즈를 넣는 동안 가급적 출혈이 발생한 혈관을 누르는 압력을 유지한다. 거즈가 촘촘하게 들어가지 않은 부위는 나중에 압력을 유지하기가 어려우므로 상처 공간에 여유를 두지 않고 거즈의 끝부분까지 전부 사용하여 아주 빡빡하게 메운다. 상처 부위가 깊고 넓은 경우 추가 거즈를 이용하여 상처 공간을 빈틈없이 채워 넣는다. 최종적으로 채운 거즈가 상처보다 더 높이 올라오도록 충분한 양을 사용하며, 온전히 다 메운 후 상처와 수직이 되게 거즈 위로 3분 동안 압력을 가한다. 마지막으로 상처 부위에 압박붕대를 적용하여 감싸고, 이송 중 움직임으로 인해 출혈이 다시 발생할 우려가 있다면 그 부위에 부목고정을 고려할 수 있다(그림 4-12).

> **상처 채워넣기 후에도 출혈이 지속된다면?**
>
> 상처 채워넣기 전용 거즈 제조사는 출혈이 지속되는 경우 거즈를 제거하고 새로운 거즈를 이용해서 다시 채워넣기를 권장한다. 이는 거즈를 촘촘하게 넣지 않았거나 상처 깊은 곳의 출혈이 발생한 혈관에 충분한 압력이 가해질 만큼 상처 바닥 부위부터 채워넣기를 시작하지 않았을 가능성이 있기 때문이다. 이런 경우는 위에서 더 밀어 넣어도 바닥면에 충분한 압력이 가해지기 힘들어 지혈이 효과적이지 않다. 만약 거즈를 더 넣을 공간이 있다면 더 넣거나 직접 압박을 더 시행하는 방법도 상황에 따라 택할 수 있지만 어느 것을 선택하든 그것은 이송을 지연시키지 않기 위해 이송 중 구급차 내에서 시행하도록 한다.

(3) 거상과 동맥점 압박

거상(올림)과 동맥점 압박은 직접 압박과 지혈의 효과를 돕기 위해 과거부터 오래 사용되어 왔다. 하지만 최근 연구들에 의해 그 효과성에 의문이 제기되고 있다. 거상은 환자의 손상 부위를 움직이며 동맥점 압박은 응급구조사가 압박을 계속 유지해야 하는데 추가로 시행할 수 있는

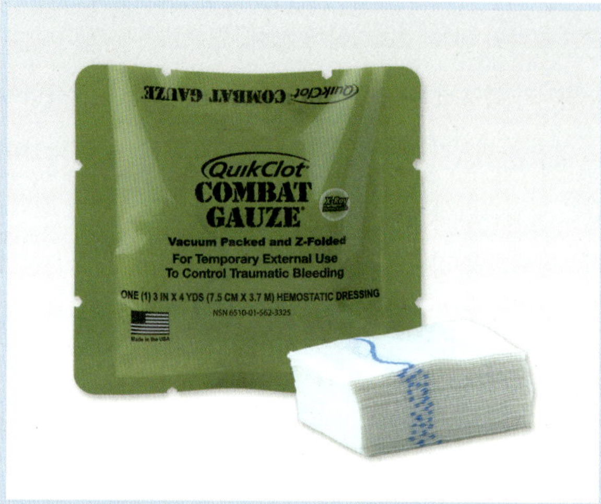

그림 4-11
미군에서 사용하는 상처 채워넣기 전용 거즈(지혈거즈)

처치가 제한될 뿐만 아니라 지속적으로 환자를 이동하는 병원 전 단계에서 효과적으로 꾸준한 압박을 제공하기 쉽지 않다.

(4) 지혈대

지혈대는 팔·다리에 적용하여 큰 혈관을 압박함으로써 출혈을 효과적으로 멈출 수 있는 장비이다. 구급 현장에서 지혈대를 올바르게 적용하는 경우 지속되는 출혈성 쇼크의 악화를 방지할 수 있으며, 응급실 도착 시 수축기혈압 증가, 혈액제제(packed RBC, Fresh Frozen Plasma 등) 이용 감소, 외상환자의 생존 증가와 같은 이점이 있다. 반대로 지혈대의 적용 시간이 늦어질수록 출혈량은 많아지고 쇼크는 악화되어 소생이 더욱 어려워진다.

제한적인 시간과 인력이 주어지는 구급 현장에서 신속한 지혈대의 사용은 긍정적으로 고려되어야 한다. 하지만 안타깝게도 최근까지 지혈대의 사용은 출혈이 계속되고 멈추지 않을 때 사용하는 최후 수단으로 인식되어 왔다. 지혈대의 장시간 적용은 정맥혈전색전증, 구획증후군, 횡문근융해, 신부전(콩팥기능상실), 근육괴사 등 여러 가지 합병증들이 발생 가능하고, 이것은 곧 근막절개술 또는

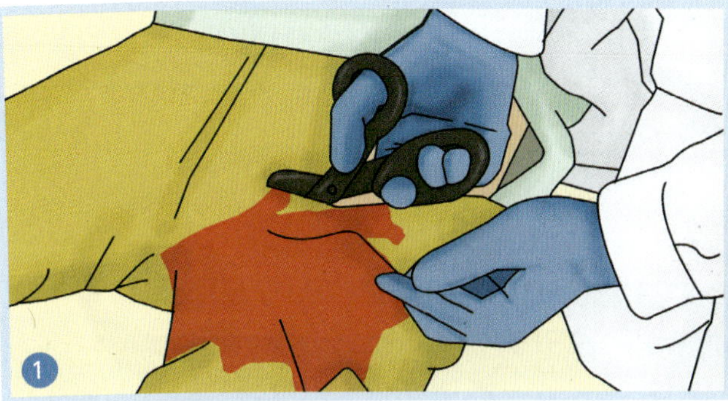

상처 부위 옷을 잘라 노출시킨다.

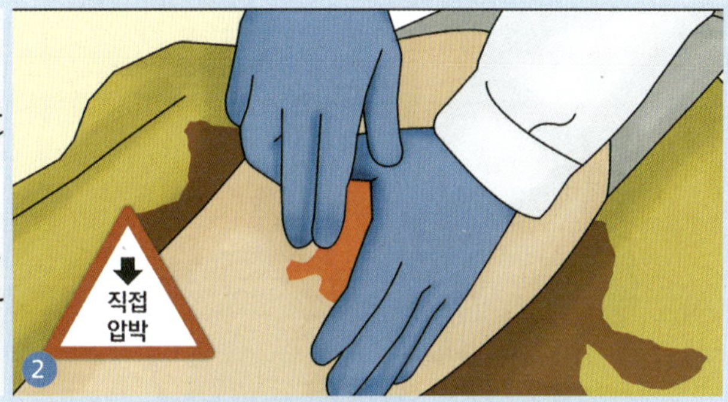

출혈이 발생하는 지점을 찾아 직접 압박을 가한다.

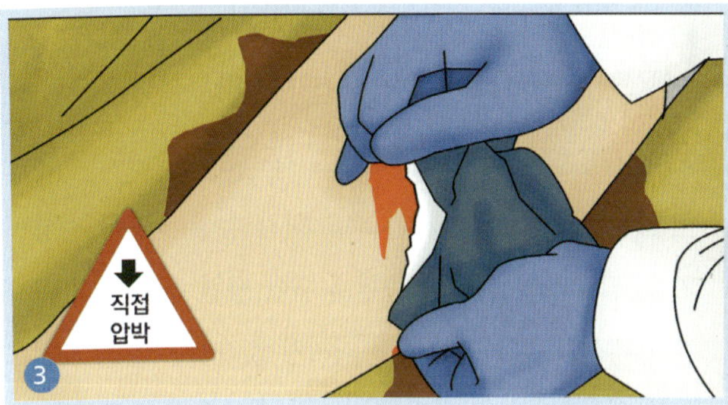

압박을 유지하면서 멸균팩에서 거즈를 꺼낸다.

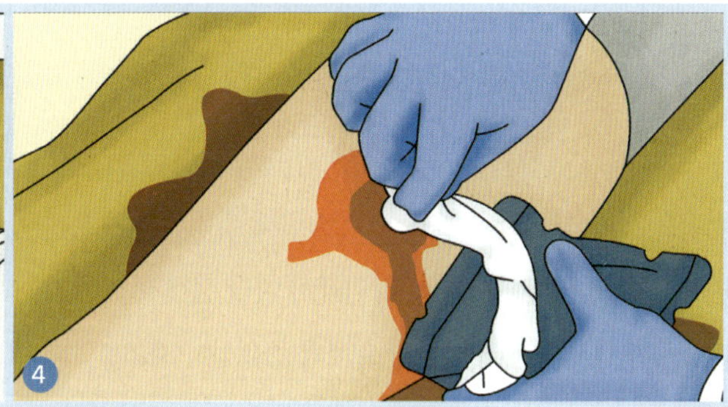

출혈이 시작되는 곳으로 거즈를 빈틈없이 빡빡하게 채워 넣는다. 거즈의 끝이 피부에서 2.5~5cm 정도 위로 덮어지게 한다. 필요시 추가 거즈를 사용한다.

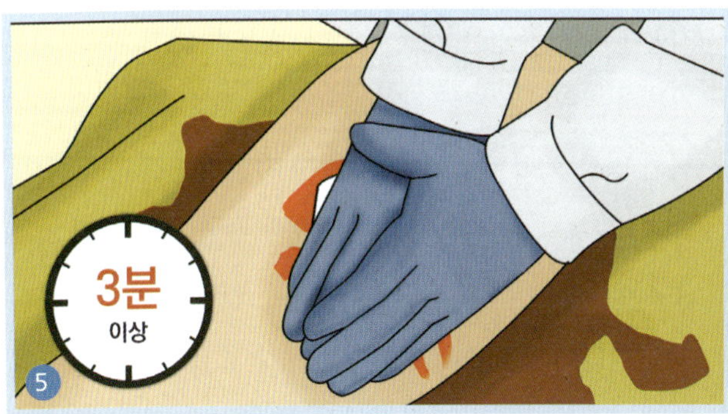

최소 3분 동안 압박을 가한다.

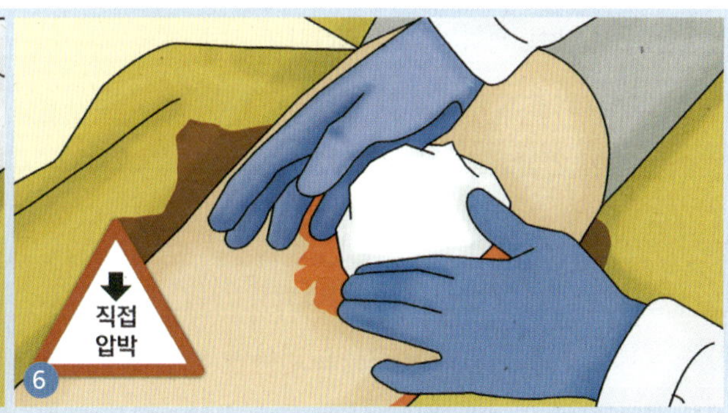

압박을 유지하면서 출혈이 멈춘 것을 확인한다.

만약 출혈이 멈추지 않아 상단 거즈가 혈액으로 흥건해지는 경우

7a 지혈거즈로 채워넣기가 시행되었다면 기존 거즈를 꺼내고 새 거즈로 다시 3번부터 시행한다.

7b 일반(지혈제 성분이 없는)거즈로 채워넣기가 시행되었다면 추가로 새 거즈를 대고(3분 동안) 출혈이 멈출 때까지 압박을 가한다.

그림 4-12
상처 채워넣기 전용 거즈(지혈거즈)로 상처를 메우는 방법

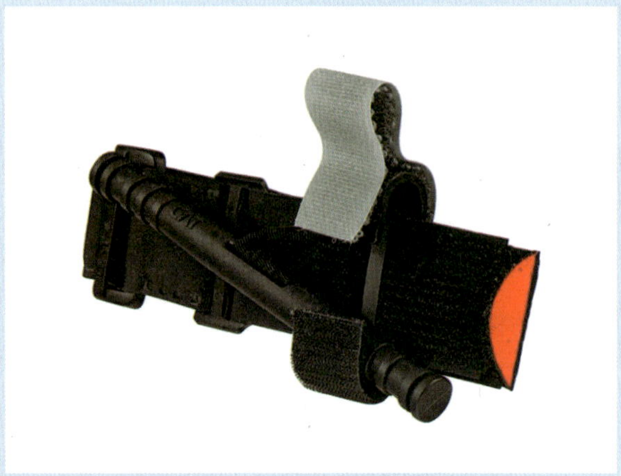

그림 4-13
Combat Application Tourniquet(C-A-T)

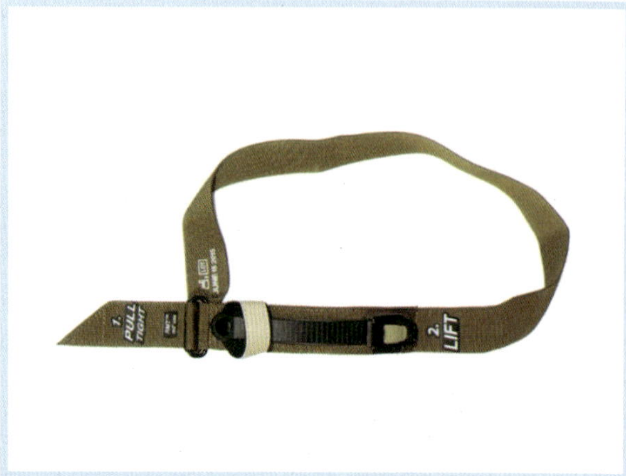

그림 4-14
M2 Ratcheting Medical Tourniquet(RMT)

절단으로 이어진다는 과도한 염려로 한때 광범위한 사용이 줄기도 했으나 2000년대 이후 미국이 여러 전쟁과 테러 사건을 겪으면서 지혈대 사용의 효과와 중요성이 재조명받게 되었다.

2시간 이내의 지혈대 사용은 주요 합병증(신경마비, 이차 감염)의 위험을 증가시키지 않으면서 출혈을 효과적으로 통제한다. 실제로 정형외과에서 건강한 사람에게 시행하는 팔 또는 다리 수술 시에도 지혈대를 사용하며, 2시간 이내의 수술 동안 지혈대를 그대로 유지하는 것은 전 세계적으로 보편적인 관습이다. 일반적으로 우리나라 병원 전 단계의 구급 현장에서부터 권역외상센터까지 2시간 이내에 도착하는 데에 무리가 없다는 점을 고려하면 지혈대의 적극적인 사용으로 인해 환자에게 가해지는 위험보다 이점이 명백히 더 많다. 따라서 지혈대 사용이 최후의 수단으로 인식되는 것은 환자에게 긍정적인 영향을 미치지 않으며, 최후가 아닌 최선의 조치가 되어야 하는 부분을 강조하고 적극적인 처치가 이루어질 수 있어야 한다.

병원 전 단계에서 지혈대 사용의 적응증과 결과는 손상 기전에 따라 크게 다르다. 관통상 환자는 수술적인 방법으로 출혈 조절이 필요한 주요 혈관 외상을 동반하는 경향이 있는 반면 둔상 환자는 주요 혈관 손상이 적은 경향이 있다. 팔다리의 관통성 출혈에 대한 병원 전 지혈대 적용은 결정적인 치료가 수행될 때까지 효과적인 출혈 조절을 통해 외상환자의 장기적인 결과를 개선하고 생존율을 높일 수 있다.

지혈대는 출혈 부위로부터 5~7.5cm 몸쪽에 적용한다. 지혈대의 사용법은 제조사마다 조금씩 다를 수 있지만 기본적인 원리는 모두 같다. 지혈대의 적절한 효과를 얻기 위해 먼쪽 맥박이 사라질 때까지 지혈대를 조여야 하며, 팔·다리 동맥 출혈의 흐름을 통제할 수 있는 검증된 제품을 사용해야 한다(예시 그림 4-13, 14). 만약 적정 압력을 유지하지 않아 동맥혈이 지혈대를 지나 흐르고 정맥혈은 차단된 상태가 지속되면 팔다리의 말단부에 압력이 쌓여 구획증후군을 유발할 수 있으므로 주의해야 한다.

2) 기도 및 호흡 관리

신체 조직의 산소화와 이산화탄소의 적절한 배출을 위해 기도확보와 유지는 필수이다. 산소포화도(SpO_2) 최소 94% 이상과 호기말이산화탄소분압($EtCO_2$) 35~45mmHg에 맞춰 필요에 따라 산소투여를 하며, 적절하게 환기를 제공한다. 쇼크 환자의 빠른호흡수는 산증에 대한 보상기전으로 나타나는 자연스러운 현상이다.

의식이 저하된 환자가 누워 있는 상태에서 구토를 하는 경우 응급구조사가 바로 인지하지 못하고 환기를 계속하게 되면 구토물이 폐로 들어가 흡인성 폐렴의 위험이 높아진다. 따라서 가능한 한 빠른 시점에 시행하는 기관내삽관은 가장 안정적인 기도 확보의 방법이다.

긴장기흉은 현장에서 바늘감압술을 통해 빠른 증상 완화가 가능하다(6장 가슴 손상 참조). 혈흉의 경우 10~14G 바늘(카테터)로 혈액을 배액하기에는 직경이 작아 관류 속도가 느리므로 배액이 효과적이지 않다. 긴장기흉이나 혈흉 모두 궁극적으로는 흉강삽관술이 필요하다.

양압 환기는 환기가 부적절한 환자에게 적절한 환기량을 제공하기 위해 필요하다. 하지만 대표적인 합병증으로 기흉을 악화시킬 수 있어 가슴 손상과 함께 호흡곤란을 보이는 환자에게는 기흉에 대한 평가 및 처치와 함께 주의 깊게 시행되어야 한다.

3) 체온 조절

외상환자가 출혈이 지속되면 저체온증의 위험에 빠지게 된다. 출혈이 지속되는 외상환자는 일반적으로 신체활동이 줄어들고 피부혈관이 수축하면서 평소보다 더 많은 열을 빼앗기는 반면 열 생산은 감소한다. 발열을 위한 반사작용으로 추워서 몸을 떠는 과정은 산소와 포도당이 소모되어 오히려 쇼크 치료에 도움이 되지 않으며 저혈량증은 응고기전 효과를 감소시켜 지혈을 어렵게 한다. 따라서 환자가 쇼크 증상을 보이거나 추워한다면 이불이나 담요를 덮어주고 구급차 내부의 환자공간을 따뜻하게 하며, 가급적 정상 체온에 가까운 수액을 투여하면서 체온 유지를 위한 노력을 기울여야 한다.

4) 수액소생술

출혈성 쇼크 환자는 적혈구와 응고인자 및 혈소판을 필요로 하지만 전혈(whole blood)이나 농축적혈구는 보관 온도에 민감하고 보관 가능한 기간이 짧아 현장에서의 수혈은 현실적으로 어렵다. 따라서 저혈량증을 보이는 환자에게 현장에서 대안으로 사용할 수 있는 가장 실용적인 수액은 생리식염수 또는 링거락테이트수액과 같은 등장성 결정질 용액이다.

과거에는 출혈성 쇼크가 의심되는 외상환자에게 적극적으로 수액을 투여하는 소생술로 순환 혈액량을 회복하고 장기의 관류 유지를 위한 보편적인 접근방식이 적용되었다. 하지만 많은 연구들에 의해 적극적인 수액 투여는 혈관 내 용적 증가로 혈관이 늘어나 혈전의 장력이 증가하면서 생성된 혈전이 쉽게 파괴되고, 혈액에서 순환하는 응고인자와 혈소판 같은 중요한 지혈 요소가 희석되어 혈전 형성 및 강화를 방해한다는 것이 밝혀졌다. 그뿐만 아니라 지속적인 혈전 파괴는 응고병증(coagulopathy)의 악화와 저체온증을 초래하고 손상 부위 혈관의 추가 출혈에 영향을 미쳐 사망률을 증가시키는 것으로 나타났다. 따라서 **수액소생술**은 출혈 조절, 손실된 혈액량 회복, 조직관류 및 장기 기능 회복을 목표로 하며, 중증외상환자의 수액소생술에서 장기(organ) 관류와 지혈 사이의 균형을 이루는 것이 중요하다.

과도한 수액 투여로 인한 부작용을 피하기 위해 환자의 정상 혈압을 목표로 하지 않으면서 수축기혈압을 증가시키기 위해 적정 수액을 제공하는 것을 허용 저혈압(permissive hypotension)이라 한다. 이는 조직관류 감소의 위험과 응고장애 예방의 이점을 균형 있게 조절함으로써 출혈성 쇼크 환자에서 출혈이 지속되는 경우 수액량을 제한하고 혈압을 정상 범위 이하로 유지하면서 외상환자를 관리하는 방법이다. 정상 혈압을 목표로 하는 기존의 공격적인 수액 처치와 비교하여 허용 저혈압은 환자의 합병증을 줄이면서 회복을 긍정적으로 개선하고 사망률이 감소하는 것으로 나타났다.

유럽 가이드라인에서는 출혈이 조절될 때까지 목표혈압을 달성하기 위해 제한적 용량 대체법(restrictive volume replacement approach)을 권장한다. 외상성뇌손상(TBI)이 없는 경우에는 80~90mmHg(평균동맥압 50~60mmHg)의 수축기혈압이 허용되지만 볼루스 투여보다 느린 투여가 선호되며, 외상성뇌손상을 동반한 경우 수축기혈압을 110mmHg 이상으로 유지할 것을 권고하고 있다. 이러한 수액 투여와 관련하여 병원 전 외상소생술(PHTLS)에서는 한 번에 250mL 수액을 투여하고, 그에 따른 환자의 혈역학적 반응을 지속적으로 평가하면서 재투여할 것을 권장한다. 수액 투여에 혈역학적 변화가 빠르게 나타나는 환자는 상대적으로 출혈량이 적은 환자이고, 중증의 출혈성 쇼크 환자는 1리터의 수액 투여에도 반응이 없을 수 있으며, 이러한 환자는 수액보다는 수혈을 필요로 하는 환자이다.

허용 저혈압에 관한 주의사항은 머리 손상 환자에게 사용해서는 안 된다. 외상성뇌손상으로 인해 증가된 두개내압(Intracranial Pressure, ICP)은 뇌관류압 유지를 어렵게 만들기 때문에 손상된 중추신경계의 조직 산소화를 보장하고, 이차 손상을 방지하기 위해 외상성뇌손상이 있는 경우에는 수축기혈압을 110mmHg 이상으로 유지하는 것이 권장된다. 목표는 혈압을 정상으로 회복시키는 것이 아니라 중요한 장기의 관류를 유지하며, 쇼크를 피하는 동시에 출혈을 증가시키지 않도록 하여 최적의 심박출량을 보장하는 것임을 염두에 둔다.

수액소생술의 자세한 방법은 외상성 심정지(제14장)를 참고한다.

5) 약리학적 중재 – 트라넥사민산(Tranexamic Acid, TXA)

트라넥사민산(TXA, 그림 4-15)은 아미노산인 라이신(lysine)의 합성 형태이다. TXA는 플라스미노겐(plasminogen)에 부착하여 섬유소 결합 부위를 차단해 섬유소용해요소 형성을 방지함으로써 섬유소분해를 차단하여 출혈을 줄이는데 사용된다(그림 4-16). 역사적으로 TXA는 출혈 악화를 방지하고, 이미 형성된 혈전을 안정화하기 위해 수술실에서 사용되었다.

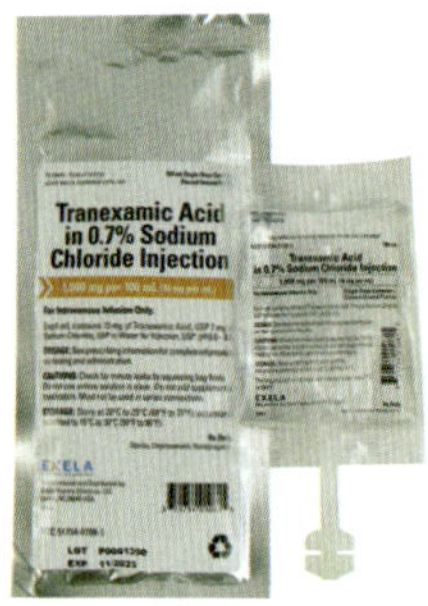

그림 4-15
트라넥사민산(Tranexamic Acid, TXA) 프리믹스주(premixed)

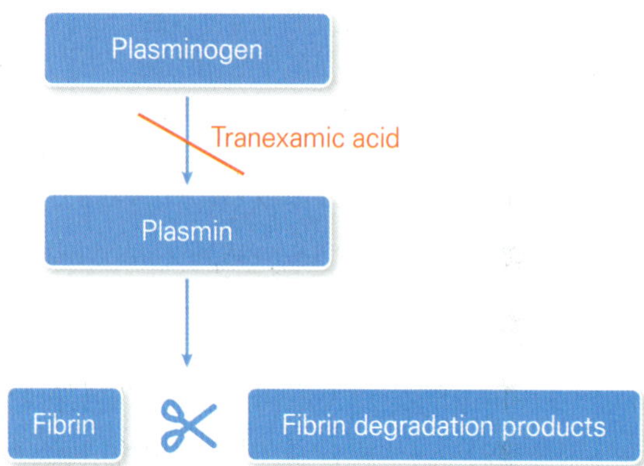

그림 4-16
TXA 약물 기전

TXA는 외상환자에게 효과적이고 안전하면서 비용도 저렴하다. 손상 후 대량 수혈(농축적혈구 10단위 이상)이 필요한 한 환자에게 혈액 성분을 기반으로 한 소생술과 함께 가능한 빨리 투여하면 응고장애 감소, 생존과 같은 환자의 더 나은 결과로 이어질 수 있다. TXA의 생존상의 이점은 손상 당시부터 3시간 이내에 치료를 시작했을 때 가장 큰 영향을 미치므로 가능한 한 빨리 TXA 1g을 100mL의 생리식염수에 희석해 IV 또는 IO로 10분 동안 투여하여 응고장애 개선과 출혈로 인한 사망의 위험을 줄여야 한다. TXA는 손상 후 첫 1시간 이내에 투여했을 때 출혈로 인한 사망이 1/3로 감소하고, 1~3시간 사이에 투여하면 사망률이 1/5로 낮아진다. 이러한 생존상의 이점은 손상 후 3시간 이내에 치료를 시작한 환자는 출혈로 인한 사망 위험이 감소되는 반면 3시간 이후에 시작된 TXA 투여는 출혈로 인한 사망 위험을 증가시키는 것으로 나타났다.

일반적으로 도심 외곽 지역에서는 외상센터까지의 거리가 멀어 수혈과 수술을 받기까지 시간이 오래 걸리므로 도심지역에서 TXA가 사용될 때보다 환자 생존이 더욱 향상되는 긍정적인 효과를 기대할 수 있다. 추가적으로 외상성 뇌손상 환자에서도 TXA의 조기 투여는 두개내출혈 확장을 예방하거나 감소시켜 환자의 예후에 도움이 된다.

6) 골반고정대(Pelvic Binder)

골반뼈 골절은 종종 다른 생명을 위협하는 부상과 함께 발생하며, 잠재적으로 생명을 위협하는 외상 중 하나이다. 둔상(blunt injury)으로 인한 중증외상환자는 골반고리(pelvic ring) 손상으로 출혈성 쇼크가 발생하며, 높은 사망률을 보인다. 혈역학적으로 불안정한 환자에게 **골반고정대**를 사용한 골반 골절의 조기 안정화는 골반 부피를 감소시키고, 정맥 출혈의 압박을 촉진하며 2차 출혈로 이어질 수 있는 뼈 조각의 이동을 방지하여 혈역학적 안정을 촉진한다.

골반 통증, 모든 주요 다리 절단 환자에서 무의식, 쇼크와 같이 골반 골절이 의심되는 경우 먼저 외부 대량출혈과 기도, 호흡 손상에 대한 응급처치 후 골반 내 혈전 형성으로 인한 지혈을 위해 골반고정대 적용을 고려한다. 병원 전 단계에서의 골반고정대는 훈련의 일관성과 용이성을 위해서 제품화된 장비를 사용한다(그림 4-17, 18). 골반에 정확

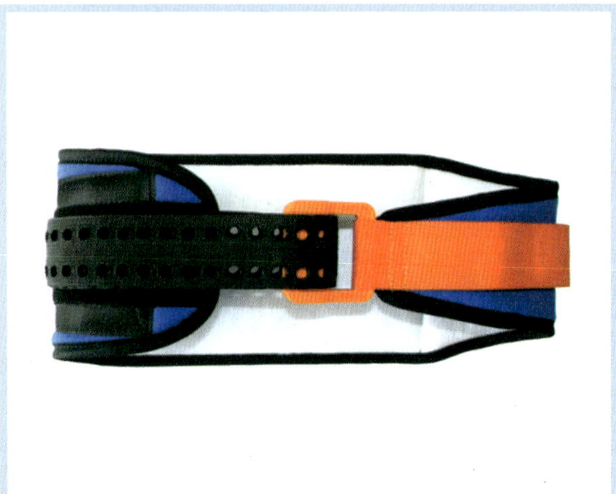

그림 4-17
SAM® Pelvic Sling

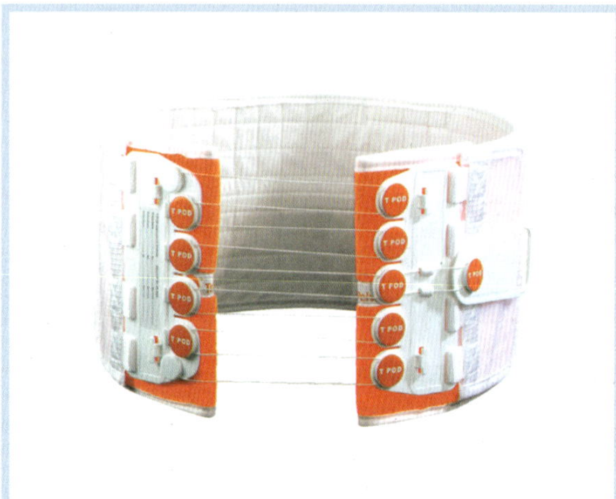

그림 4-18
Arrow® T-POD™(골반손상 교정 기구)

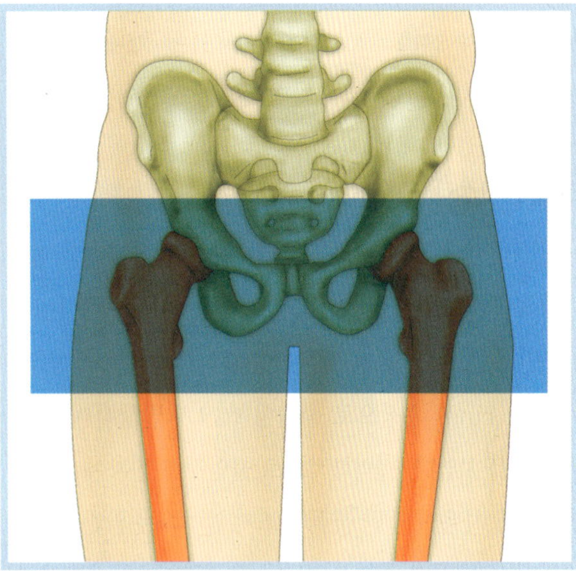

그림 4-19
골반고정대 착용 위치

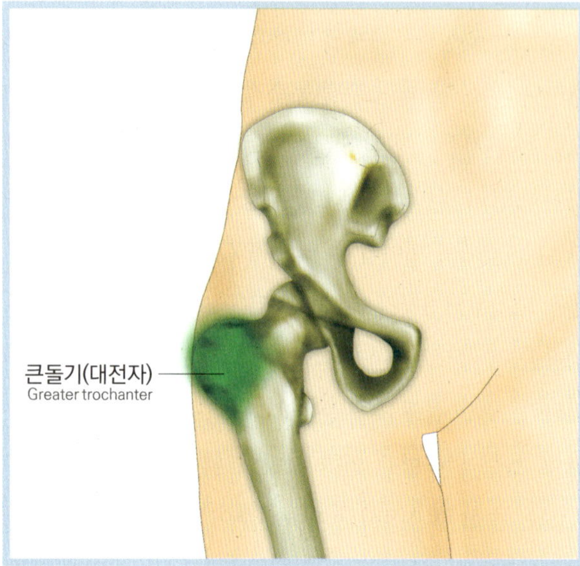

그림 4-20
큰돌기(대전자)의 위치

하게 배치하기 위해서는 큰돌기(대전자, greater trochanter)의 높이에 착용하여 주변 압력이 두덩결합 분리(치골결합 이개, symphysis pubis diastasis)를 줄여야 한다. 양쪽 무릎을 모아주면 보다 효과적이다. 골반뼈 골절에 대한 더욱 자세한 내용은 골반 손상(6장)을 참고한다(그림 4-19, 20).

결론

외상으로 인한 출혈성 쇼크는 대부분 외상 후 오랜 시간이 지나지 않은 상황에서 빈번하게 발생한다. 출혈성 쇼크의 사망률이 높긴 하지만 예방가능 사망 원인의 상당 부분을 차지한다. 따라서 병원 전 단계에서 구급대원이 가지는 역할의 중요성을 아무리 강조해도 지나치지 않다.

대부분의 중등도 이상 출혈성 쇼크 환자는 외상센터와 같은 적절한 기관에서 가능한 한 빨리 수혈 및 수술을 받는 것이 예후가 좋다. 그러므로 생명에 위협이 있는 환자는 현장에서는 생명을 유지하기 위한 최소한의 처치를 하면서 현장 체류 시간을 줄이고 신속한 이송을 하면서 이차평가와 추가 처치를 시행한다. 이러한 접근법을 통해 응급구조사는 환자의 생존율을 최대한 높이는 처치를 제공할 수 있다.

참고문헌 REFERENCE

1. 강우성 외. 출혈성 쇼크의 병태생리. *Journal of Acute Care Surgery* 2016;6(1):2–6.
2. 김진우 외. 병원 전 외상소생술 9판. 군자출판사. 2020.
3. 대한응급의학회 외. 한국전문외상처치. 군자출판사. 2014.
4. 전국응급구조과교수협의회. 내과전문응급처치학 5판. 도서출판 한미의학. 2018.
5. 전국응급구조과교수협의회. 전문외상응급처치학 5판. 대학서림. 2020.
6. 홍해숙 외. 사람해부학 7판. 니드엠케어. 2016.

7. ACS. Advanced Trauma Life Support® Student Course Manual 10th edition. 2018.
8. Bonner et. al. Accurate placement of a pelvic binder improves reduction of unstable fractures of the pelvic ring. *J Bone Joint Surg Br* 2011;93(11):1524–8.
9. CRASH-3 trial collaborators. Effects of tranexamic acid on death, disability, vascular occlusive events and other morbidities in patients with acute traumatic brain injury (CRASH-3): a randomised, placebo-controlled trial. *Lancet* 2019 Nov 9;394(10210):1713–1723.
10. Eastridge JB, et al. Outcomes of traumatic hemorrhagic shock and the epidemiology of preventable death from injury. *Transfusion* 2019;59(S2):1423–1428.
11. Hsu SD, et al. Effect of Early Pelvic Binder Use in the Emergency Management of Suspected Pelvic Trauma: A Retrospective Cohort Study. *Int J Environ Res Public Health* 2017;14(10):1217.
12. Pham HP, et al. Update on massive transfusion. *British Journal of Anaesthesia* 2013;111 Suppl 1:i71–82.
13. NAEMT. Prehospital Trauma Life Support 9th edition. Jones & Bartlett Learning. 2018.
14. Rossaint, et al. The European guideline on management of major bleeding and coagulopathy following trauma sixth edition. *Crit Care* 2023 Mar 1;27(1):80.
15. Scott I, et al. The prehospital management of pelvic fractures: initial consensus statement. *Emerg Med J*. 2013;30(12):1070–2.
16. Shlamovitz, et. al. How (Un)Useful is the Pelvic Ring Stability Examination in Diagnosing Mechanically Unstable Pelvic Fractures in Blunt Trauma Patients? *J Trauma*. 2009;66(3):815–20.
17. Wound packing and pressure bandage. Tactical Combat Casualty Care. *Deployed medicine*. 2019. https://learning-media.allogy.com/api/v1/pdf/ab6637e2-674d-4806-9a95-87f07bb25310/contents

CHAPTER 4

복습하기

응급구조학 외상 이름: ______________

01 이 장에서 중요한 핵심 내용을 요약 정리하여 제출하시오.

02 5지선다형으로 3문제 작성하시오.

CHAPTER 5

머리, 목, 척추 손상

Chapter editor. 이효철
Author. 이효철, 박창제, 서아람

이 장의 학습을 마치면 다음을 시행할 수 있다.

1. 머리 손상의 역학을 설명할 수 있다.
2. 머리 손상의 병태생리학을 설명할 수 있다.
3. 머리 손상의 종류와 특징을 설명할 수 있다.
4. 머리 손상의 일차평가와 처치를 시행할 수 있다.
5. 머리 손상의 이차평가와 빠른 외상평가를 시행할 수 있다.
6. 목의 해부학과 생리학을 설명할 수 있다.
7. 목 손상의 손상기전을 설명할 수 있다.
8. 목 손상의 병태생리를 설명할 수 있다.
9. 목 손상을 평가할 수 있다.
10. 목 손상 시 응급처치를 시행할 수 있다.
11. 척추 손상의 개요를 설명할 수 있다.
12. 척추의 해부학적 구조 및 생리를 설명할 수 있다.
13. 척추에 손상을 가할 수 있는 외상의 다양한 기전을 설명할 수 있다.
14. 척추 손상과 연관된 병태생리학적 증상을 구분하고 설명할 수 있다.
15. 척추 손상 환자의 종합적인 평가 과정을 설명할 수 있다.
16. 병원 전 척추 손상 환자에 대한 처치를 시행할 수 있다.

KEYWORDS

외상성뇌손상
머리덮개널힘줄
이끌정맥
경막
연막
거미막
혈액-뇌장벽
대뇌낫
소뇌천막
다리뇌
뇌관류압
양쪽안와뼈막얼룩출혈(너구리눈징후)
귓바퀴뒤얼룩출혈(배틀징후)
달무리징후
표적징후
경막외출혈
경막밑출혈
연결정맥

1 머리 손상

1) 머리 손상의 개요

외상성뇌손상(Traumatic Brain Injury, TBI)은 사망과 장애를 초래하는 주요한 원인 중 하나이다. 외상에 의한 뇌손상은 수상 당시 직접적인 뇌조직 손상 및 이차적인 뇌허혈, 뇌부종, 뇌압증가와 경련, 신경전달물질 분비 등에 의해서 발생된다.

외상성뇌손상 환자는 전 세계적으로 연간 약 6,900만 명가량 발생하고 있다. 이 중 경증 외상성뇌손상 환자의 비율은 81% 정도이고, 중증 외상성뇌손상 환자의 비율은 11%에 달한다. 외상성뇌손상을 야기하는 대표적인 원인과 사고기전은 전 세계적으로 낙상 및 추락사고, 교통사고, 폭력 손상이 주된 원인으로 알려져 있다(그림 5-1).

얼굴 손상은 자동차 사고, 폭행, 스포츠 손상, 낙상, 화학물질 노출, 열화상 또는 동물에게 물려 발생하는 얼굴의 뼈 또는 물렁조직(연부조직) 손상이다. 얼굴은 많은 뼈, 혈관, 신경, 근육 및 감각기능을 포함하는 복잡한 영역으로 발생한 손상에 대해 적절한 치료를 하지 않으면 보기, 말하기, 씹기, 삼키기 등에 영구적 기능 손상과 외관 손상을 유발할 수 있다.

우리나라의 경우에는 2008년부터 2017년까지 전국의 23개 병원 응급실 손상환자 심층조사 자료(Emergency Department based Injury In-depth Surveillance, EDIIS)를 보면 전 연령대에서 추락 및 낙상(39.6%)이 가장 흔한 원인이었으며, 이어서 운수사고(27.7%), 둔상(13.2%)이 주요 손상 원인이었다(그림 5-2).

취약한 연령별로 볼 때 소아청소년의 경우 같은 손상이 가해지더라도 성인에 비해 심각한 외상성뇌손상 비율이 더 높은 것으로 보고되고 있다. 소아청소년의 연령대에서 외상성뇌손상은 건강상에 미치는 영향이 성인과 다르고

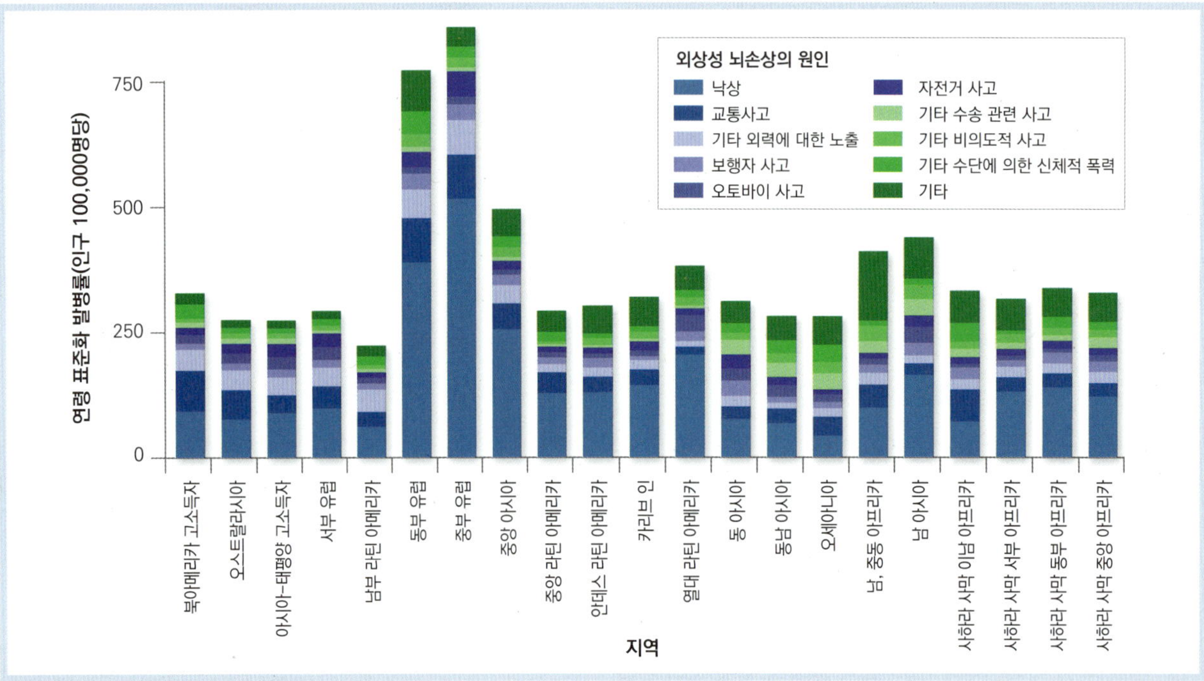

그림 5-1
전 세계 외상성뇌손상 발생원인

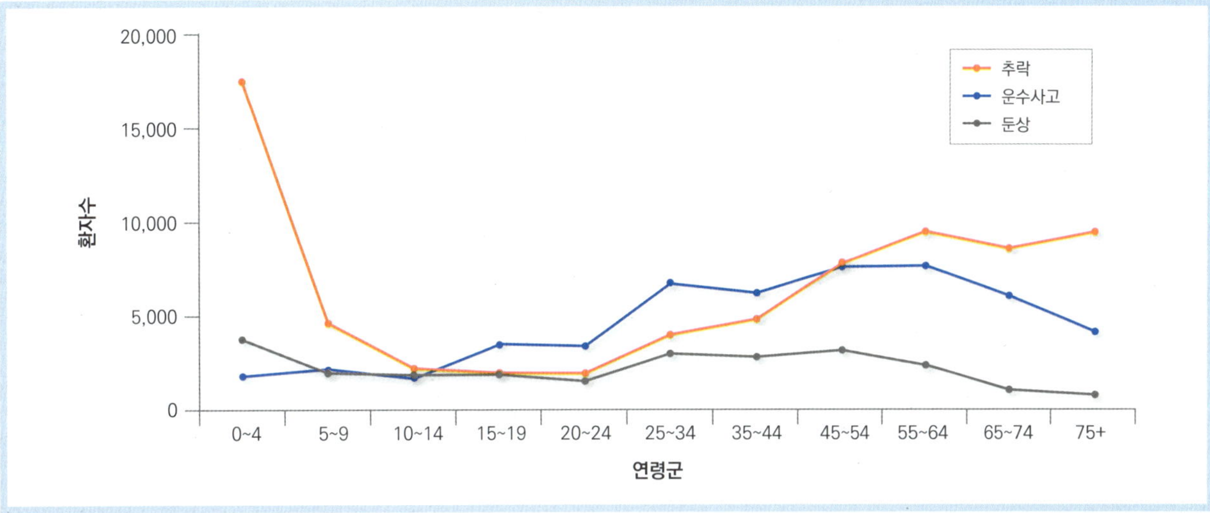

그림 5-2
연령에 따른 국내 외상성뇌손상의 손상기전 분포(EDIIS) (2008-2017)

뇌발달 자체에 영향을 미쳐서 발달 과정과 학교에서의 학습 활동 등 생활 전반에 걸쳐 영향을 미칠 수 있다. 2008년부터 2017년까지 노인을 대상으로 한 국내 연구를 살펴보면, 70대 이상에서 외상성뇌손상 발생이 1.96배 증가한 것을 볼 수 있다. 특히 80세 이상에서 외상성뇌손상으로 인한 사망률이 가장 높고, 55세 이상에서 교통사고 발생 시 중증 외상성뇌손상의 발생 위험도가 높아진다고 알려져 있다.

2) 뇌의 정상 구조와 머리 손상의 병태생리

(1) 해부학적 구조

뇌를 덮고 보호하는 세 개의 구조물로는 두피, 머리뼈, 뇌척수막이 있다. 각각의 구조물은 열손실과 같은 환경적 요인과 외상으로부터 보호 기능을 한다.

1 두피(Scalp)

두피(머리덮개)는 혈액 공급이 풍부하여 체온조절을 위한 중요한 역할을 하며, 전신 체온의 50%를 방출할 수 있다. 머리카락은 외부 환경의 온도로부터 뇌를 단열하는 부가적인 기능을 하며, 충분하지 않지만 손상으로부터 뇌를 보호하는 기능을 한다.

두피의 첫 번째 층인 피부는 3mm(정점)에서 8mm(뒤통수)까지 신체의 다른 피부보다 두껍고, 모낭, 기름샘, 땀샘을 포함한다. 두 번째 피부밑층(피하층)의 결합조직(connective tissue)은 동맥, 정맥 및 림프관의 풍부한 네트워크로 이루어져 있다. 피부밑지방은 섬유질 중격(septum)에 비해 여러 개의 작은 구획으로 나뉘는데 동맥이 진피와 섬유선 중격에 부착되어 상대적으로 수축할 수 없기 때문에 두피의 열상에서 동맥성 출혈을 흔히 목격할 수 있다.

머리뼈에 부착된 두피 바로 아래 머리의 위쪽 표면을 덮고 있는 섬유질결합 조직층인 **머리덮개널힘줄(모상건막, galea aponeurotica)** 전방에는 앞머리를 덮는 근육층인 이마근이 위치한다. 후방의 뒤통수를 덮는 근육은 뒤통수근이고, 측면의 눈덩이 측면과 뒤통수 사이와 외이(바깥귀, external ear)의 윗부분을 덮는 귓바퀴근(이개근)이 있다. 머리덮개널힘줄과 뒤통수근, 귓바퀴근 아래와 골막 바로 위에 성긴결합조직층이 있다. 이 조직층에는 경막(dura mater) 정맥굴과 연결되어 정맥혈이 흐르는 **이끌정맥(도출정맥, emissary vein)**이 있고, 코안(비강, nasal

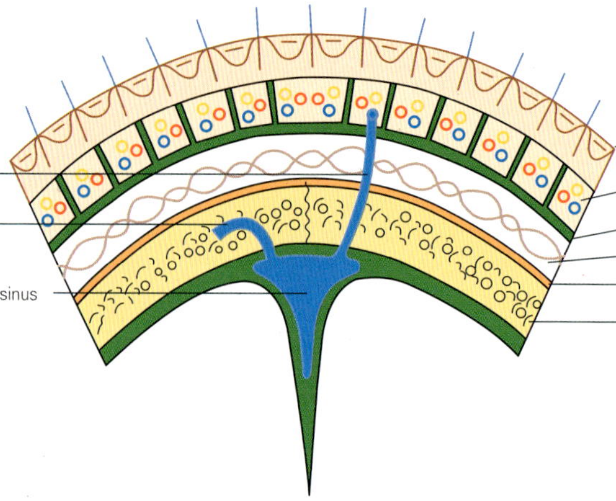

그림 5-3
두피층

cavity) 위쪽에도 이와 같은 이끌정맥이 있는데 이 때문에 두피 손상이나 코 손상 시 감염원이 뇌쪽으로 전달될 수 있는 잠재적인 통로가 될 수 있다(그림 5-3).

2 머리뼈(Skull)

머리와 얼굴을 지탱하는 뼈대구조로 뇌를 감싸는 머리뼈와 얼굴의 바닥뼈대를 형성하는 얼굴뼈로 구성된다. 이 중 머리뼈는 봉합(sutures)이라는 가짜관절로 연결된 여러 개의 뼈로 구성되어 있다. 봉합은 초기에 두뇌성장에 따른 확장성 관절로 작용하지만 성인에서는 융합되어 확장성이 없어진다. 머리뼈는 내구성이 높은 치밀뼈로 된 두 개의 층 가운데 스폰지처럼 성긴 해면뼈 1개 층이 사이에 있는 구조로 되어 있다. 이러한 골판은 뇌를 담고 있는 견고하고 가벼운 원형 구조로 이 때문에 머리뼈는 외상으로 인한 직접적인 영향으로부터 꽤나 효과적으로 뇌를 보호한다. 하지만 같은 이유로 머리뼈는 내부 부종이나 출혈이 생기면 여유 공간이 거의 없기 때문에 머리뼈 내부에서 팽창하는 병변은 뇌와 뇌척수액을 이탈시키거나 두개내압(머리속 압력, Intracranial Pressure, ICP) 상승을 유발한다. 이로 인해 뇌관류를 감소시키고 직접적으로 뇌의 연약한 조직에 심각한 손상을 야기할 수 있다. 이와 같이 두개내압 상승을 야기하는 뇌의 출혈이나 부종이 발생한 경우 해당 부위의 팽창으로 인해 다른 뇌조직이 밀려나는데 이러한 지속적인 팽창작용은 근처에 있는 뇌조직 특히 뇌줄기를 물리적으로 압박하고 결국 뇌조직은 대뇌낫과 소뇌천막으로 밀리게 된다. 이러한 과정은 뇌탈출(brain herniation)을 야기한다. 뇌탈출은 뇌구조의 일부가 큰구멍(대공, foramen magnum)으로 빠져나오면서 뇌조직 손상과 함께 혈액 공급 장애가 생길 수 있다. 이러한 이탈력이 큰구멍을 통해 숨뇌를 밀어내는 것을 소뇌탈출(cerebellar herniation)이라고 하는데 환자는 호흡과 혈압, 심장박동의 문제가 생기게 된다. 이탈력이 천막파임에 압력을 가하면서 뇌줄기 위쪽에 영향을 미치는 것을 갈고리이랑탈출(천막뇌이탈, uncal herniation)이라고 하며, 이 경우 환자는 의식수준의 변화와 구토증세, 동공확대의 증상을 보인다.

각각의 머리뼈 이름은 그 아래 존재하는 대뇌 구조물들을 설명하는 데 도움이 된다. 눈두덩이에서 시작되는 이마뼈는 뇌의 상부 전방 표면을 덮고, 이마의 측면 후방에서 시작되는 마루뼈는 머리뼈의 귓바퀴 윗부분을 형성하고 있다. 머리뼈의 후하방 부위를 덮고 있는 뒤통수뼈는 큰구멍(대후두공)을 형성한다. 귀의 앞에 있는 머리뼈 측면

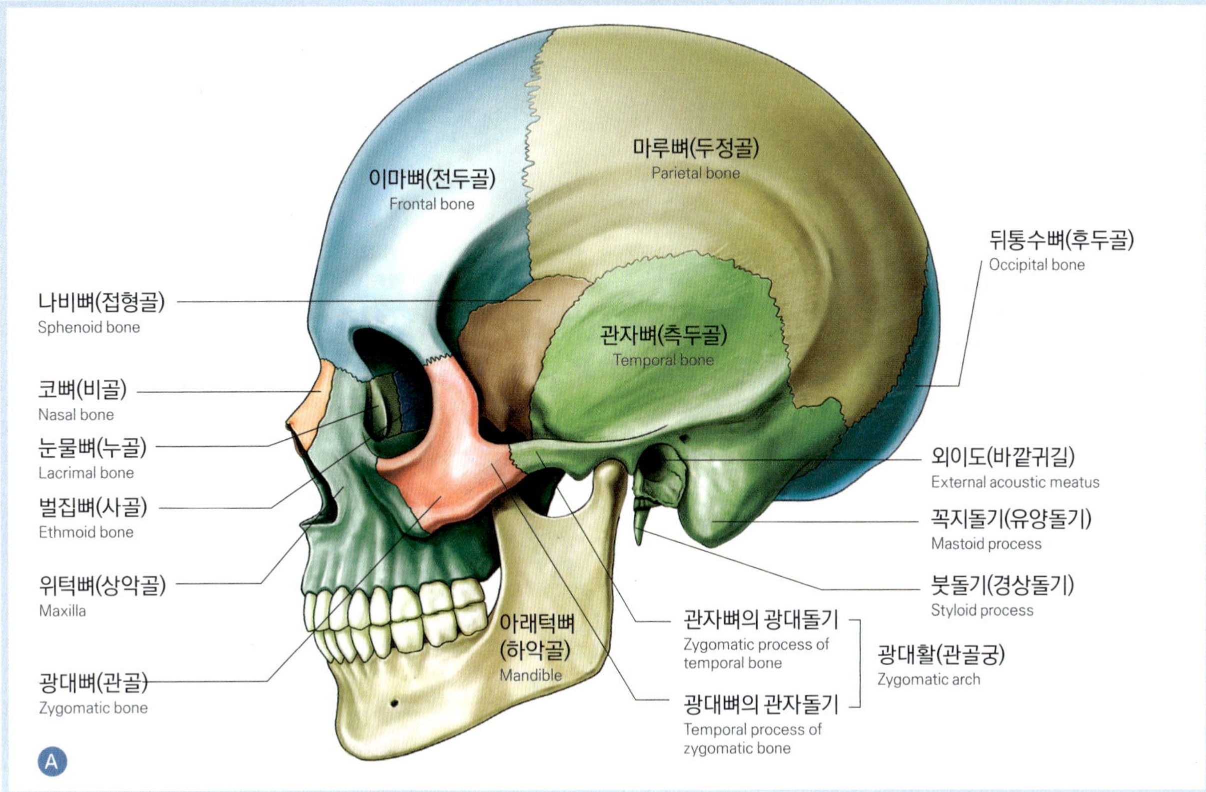

그림 5-4A
머리뼈의 뼈대

표면을 형성하는 관자뼈는 머리뼈에서 가장 얇은 뼈대로 골절에 취약하다. 형태가 매우 불규칙적인 벌집뼈와 나비뼈는 얼굴뼈 부위를 형성한다.

뒤통수뼈, 관자뼈, 나비뼈, 벌집뼈의 일부로 구성되는 머리뼈의 바닥은 혈관, 척수, 이도, 뇌신경 구멍이 통과하는 곳이기 때문에 외상 발생 시 매우 중요한 부위이다. 뇌바닥은 이런 구멍에 의해 얇기 때문에 중증외상에 의한 골절에 취약하다.

머리뼈 내부의 기타 주요 지점은 체판(cribriform plate)과 큰구멍이다. 체판은 벌집뼈의 불규칙적인 부분과 뇌바닥의 일부로 구성된다. 체판과 뇌바닥의 나머지 부분에는 (강한 감속 손상 시 뇌의 찰과상, 열상, 혹은 좌상이 유발되는) 거친 표면이 있다. 큰구멍은 척추와 만나고 척수가 머리뼈에서 나오는 머리뼈의 바닥에 위치한다(그림 5-4).

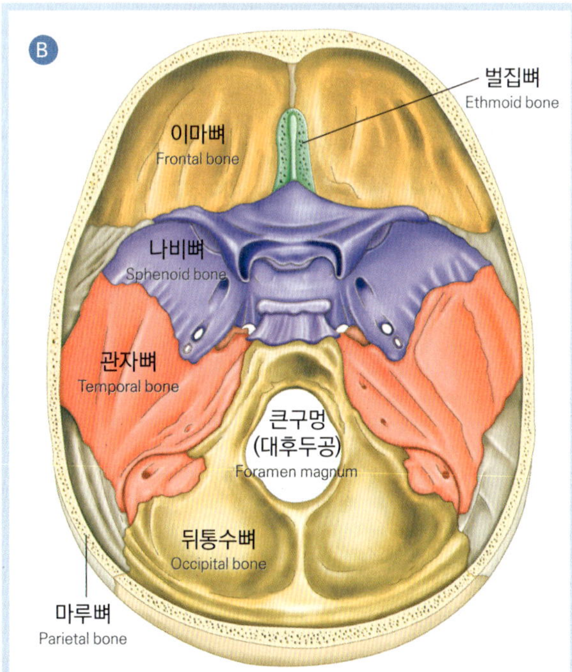

그림 5-4B
머리뼈 공간

3 뇌척수막

뇌척수막은 머리뼈와 뇌 사이 그리고 척추와 척수 사이에 위치한 세 개의 조직층이다. 가장 바깥층에 있는 **경막**은 견고하고 탄력이 높은 결합조직이다. 경막은 두 개의 층으로 구성되는데 경막바깥(경막외, extradural)은 뇌나 척수를 덮고 있는 막으로 뼈공간 부위에 단단하게 부착되어 있고, 경막안(경막내, intradural)은 **대뇌낫(falx cerebri)**과 **소뇌천막(tentorium cerebelli)**이라는 구분막을 형성하는 견고한 결합조직으로 구성되어 있다. 경막 위에는 뇌 표면으로 혈류를 제공하는 대형동맥이 위치한다. 경막사이에는 뇌의 주요 정맥 배액이 일어나는 경막정맥굴(dural venous sinus)이 위치한다.

뇌와 척수에 가까운 뇌막층인 **연막(연질막, pia mater)**은 뇌와 척수의 모든 주름을 덮는 물렁조직(연부조직)이다. 경막에 비해서는 연약하지만 뇌나 척수조직보다는 견고하다. 연막은 뇌와 척수의 표면에 혈액을 공급하는 혈관이 집중된 조직이다.

경막과 연막은 **거미막(지주막, arachnoid mater)**이라는 또 다른 결합 조직층에 의해 구분된다. 거미막은 연막에 느슨하게 부착되어 있어 잠재적인 거미막밑공간의 형성이 가능하다. 안쪽 경막을 덮는 거미막은 콜라겐 및 엘라스틴 섬유를 통해 뇌를 머리뼈공간에 연결한다. 거미막 아래에 있는 공간은 뇌척수액이 들어 있다. 이 거미막밑공간은 머리에 강한 감속 혹은 가속 충돌이 가해질 경우 뇌에 완충작용을 한다.

4 뇌척수액

뇌척수액은 수분, 단백질, 포도당, 염분이 혼합된 무색의 깨끗한 용액으로 가쪽 뇌실(lateral ventricle)의 맥락얼기(맥락총, choroid plexus)에서 매일 약 500mL가 생성된다. 성인의 경우 평균적으로 150mL의 뇌척수액이 뇌와 척수 주위를 둘러싸고 있어 뇌가 머릿속에서 거의 무중력 상태와 비슷한 환경에서 떠 있을 수 있도록 부력을 제공한다. 또한 뇌척수액은 산소, 단백질, 염분, 이산화탄소와 같은 영양소와 노폐물이 뇌 조직에서 확산이 일어나는 곳이다. 뇌는 **혈액-뇌장벽(Blood-Brian Barrier, BBB)**에 의해 혈액 내 많은 물질로부터 격리되기 때문에 이러한 뇌척수액의 기능은 매우 중요하다.

5 뇌

성인 뇌의 중량은 1,300~1,500g 사이로 머리뼈 전체 부피의 80%를 차지한다. 뇌의 세 가지 주요 구조인 대뇌, 소뇌 그리고 뇌줄기(brainstem)는 두 개의 고정된 경막의 주요 부착 부위를 통해 구분된다. 대뇌(cerebrum)는 중추신경계에서 가장 큰 부위로 머리공간의 대부분을 차지한다. 대뇌에는 회색질(gray matter)로 구성된 겉질이 있고, 대뇌 중앙 부위는 대부분 신경전달 경로(축삭)를 구성하는 백질(white matter)이다. 대뇌는 고도의 기능을 수행하는 뇌 부위로 의식적 사고, 성격, 언어, 운동조절, 시각·청각·촉각을 담당하는 중추이다. **대뇌낫(falx cerebri)**은 수직으로 대뇌반구를 뇌줄기까지 아래 방향으로 분리한다. **소뇌천막(tentorium cerebelli)**은 대뇌낫에 직각으로 위치해 있으며, 소뇌로부터 대뇌를 분리시킨다. 뇌줄기는 소뇌천막파임(tentorium incisura)이라는 구멍을 통해 소뇌천막을 뚫고 지나간다. 소뇌천막의 바로 아래에 있는 소뇌(cerebellum)는 대뇌의 아래쪽 뒤에 위치한다. 소뇌는 운동 동작을 세밀하게 조절하고 신체가 한 자세에서 다른 자세로 자연스럽게 이동할 수 있도록 한다. 또한 소뇌는 균형감각과 근육 긴장도를 유지한다. 뇌줄기는 중앙 생명활동과 직결된 작용을 처리를 담당하는 중추이며, 대뇌, 척수, 소뇌, 뇌신경 사이의 교신을 담당한다. 뇌줄기는 중간뇌, 다리뇌, 숨뇌를 수용한다. 뇌줄기의 상부를 차지하는 중간

뇌(midbrain)는 시상하부, 시상 그리고 이와 연관된 구조로 구성된다. **다리뇌(pons)**는 다양한 중추신경계 기관인 소뇌, 대뇌, 중간뇌, 척수 사이의 교신 중개소 기능을 한다. 숨뇌의 바로 위에 위치한 전구 모양을 띠는 다리뇌는 그물 활성계에서 수면을 담당하는 것으로 보인다.

머리뼈 내부에 위치한 마지막 중추신경계 기관은 숨뇌(medulla oblongata)이다. 숨뇌는 척수 가장 위에 튀어나온 부분이다. 숨뇌에는 세 가지 중요한 중추인 호흡 중추, 심장 중추, 혈관 운동 중추가 있다. 심장 중추는 심장 수축력과 속도를 조절하고, 혈관 운동 중추는 혈액의 공급과 혈압 유지를 담당한다. 호흡 중추는 호흡 속도, 깊이, 리듬을 조절한다.

(2) 머리 손상의 병태생리

머리 손상은 병원 전 단계에서 진단이 어렵고 환자의 생명에 큰 위협일 뿐만 아니라 큰 장애를 초래할 수 있는 중대한 문제이다. 머리 손상에 관여하는 손상기전과 병태생리의 명확한 이해는 손상에 대한 예측과 평가뿐 아니라 신체에 미치는 영향과 예후를 효과적으로 관리할 수 있다.

1 머리의 손상기전

다른 손상과 마찬가지로 크게 둔상과 관통상으로 구분된다.

둔상

머리와 얼굴은 배 부분의 둔상으로부터 잘 보호되지만 이러한 보호 수준을 넘는 둔상에 의해 중상이 발생되는 경우가 있다. 머리 손상은 차량, 오토바이의 충돌사고로 많이 발생하고 차량 충돌 사망의 50% 이상을 차지하는 위험한 손상이다. 떨어지는 물체, 폭발, 낙상, 스포츠 관련 손상, 몽둥이에 의한 타격 등은 발생 확률이 낮지만 심각한 결과를 초래할 수 있다. 머리는 해부학적 구조상 신체의 최상부에 돌출해 있기 때문에 둔상에 자주 노출된다. 머리 둔상이 발생하면 얼굴 보호를 위해 반사적으로 목이 굽혀지고 머리가 충격에 노출된다. 나이가 매우 어린 환자의 경우 신체의 나머지 부위에 비해 머리가 상대적으로 크고 목의 유연성, 영아 및 소아의 미숙한 방어 능력으로 인해 소아 환자의 머리 손상의 발생률과 중증도가 높다.

대개 심각한 얼굴 손상은 머리 손상보다 발생률이 낮다. 이는 의식이 있는 환자가 손상으로부터 얼굴과 머리의 보호를 시도하며 낙상의 경우도 마찬가지로 팔, 가슴, 머리가 충격을 흡수한다. 하지만 폭력의 경우 얼굴 손상이 흔히 발생하는데 이는 얼굴 부위가 주먹이나 몽둥이와 같은 둔기에 의한 타격의 표적이 되는 경우가 많기 때문이다. 다이빙이나 폭발과 같은 압력 변화에 의해 귀 손상이 발생할 수도 있지만 중이/내이는 둔상으로부터 보호를 잘 받는다. 눈은 종종 라켓볼, 야구공, 테니스공과 같은 작은 물체로 인한 충격에 의해 손상되는 경우도 있다.

관통상

관통상은 둔상에 비해 발생률은 낮지만 중증도가 높고 치명적이다. 특히 수막이 뚫리면 심각한 감염 통로가 발생하는 것을 시사한다.

주로 총상과 자상에 의해 발생하는데 국내의 경우 총상의 발생률은 낮고, 칼에 의한 자상의 경우 넓게 자리한 뼈대구조로 손상이 깊지 않은 경향이 있다.

2 뇌손상의 병태생리

외상으로 인한 급성 뇌손상은 보통 일차 손상(primary injury)과 이차 손상(secondary injury)으로 구분된다. 외상성뇌손상에서 급성 혹은 일차 손상은 손상을 일으킨

힘의 직접적인 결과로 인해 발생한 세포 단계에서의 손상을 의미한다. 이로 인한 일차 세포사는 비가역적이기 때문에 손상을 사전에 예방하고 뇌에 가해지는 힘을 완화하는 것만이 이환율과 사망률을 낮출 수 있다. 이차 손상은 초기의 비가역적인 손상을 입지 않은 세포로 피해 범위가 확장되면서 발생한다. 손상 발생으로부터 수 시간에서 수 주가 경과한 후에 압박이나 혈관 손상에 의해 초래된 국소 조직의 허혈이 이차적인 세포사를 일으킨다. 때문에 허혈과 저산소증의 예방이 외상성뇌손상 환자 치료에 주요한 목표가 된다.

뇌는 전신 체중의 2%이지만 전신 산소소모량의 20%와 심박출량의 15%를 소비한다. 뇌조직의 적절한 관류를 유지하는 것이 이차 뇌손상을 막는 데 있어서 중요하다. **뇌관류압**(Cerebral Perfusion Pressure, CPP)은 뇌로의 혈액 유입과 유출의 압력 차로서 뇌혈류를 유지하는 주된 압력이다. 뇌혈류의 측정을 대신하여 이용되는 뇌관류압은 다음과 같이 계산된다.

$$\underset{\text{(cerebral perfusion pressure)}}{\text{뇌관류압}} = \underset{\text{(mean arterial pressure)}}{\text{평균동맥압}} - \underset{\text{(intracranial pressure)}}{\text{두개내압}}$$

정상적인 환경에서 뇌혈류의 주된 조절 기전은 이산화탄소분압, 혈압, 혈액의 pH이다. 저혈압, 저호흡은 이산화탄소분압을 상승시키고 pH는 감소한다. 이러한 상태에서 뇌의 혈관계가 확장하여 뇌혈류를 증가시키고, 더 많은 산소를 전달한다. 반대로 고혈압, 저탄소증, 알칼리혈증은 혈관 수축을 일으킨다.

3) 머리 손상의 종류

(1) 두피 손상

두피에는 혈관 분포가 많아 손상 시 다량의 출혈이 발생할 수 있다. 머리뼈 손상이 의심될 때를 제외하고는 직접 압박을 통해 지혈을 시행해야 하고, 출혈의 멈춤이 확인되면 상처를 드레싱하고 붕대를 적용한다. 두피 열상의 출혈만으로도 환자는 종종 심각한 저혈량성 쇼크와 급성 빈혈을 유발할 수 있다는 것을 명심해야 한다(그림 5-5).

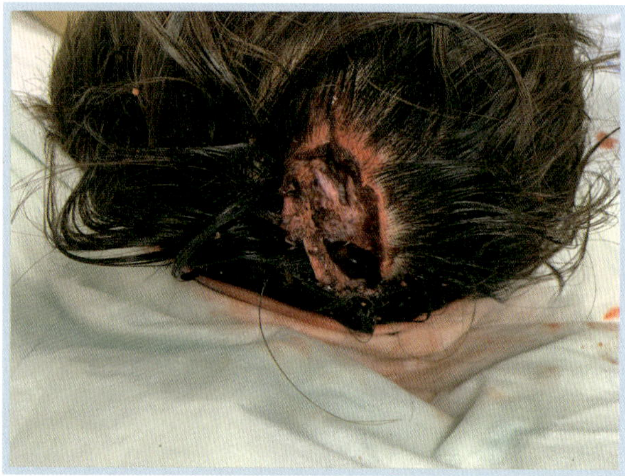

그림 5-5
두피 손상의 예
출처: 원광대학교병원 권역외상센터

(2) 머리뼈 손상

머리뼈 손상은 뇌손상을 초래할 수 있는 힘이 가해진 경우이므로 환자평가에 주의해야 한다. 대표적 머리뼈 손상 중 머리뼈 골절은 골절 위치(뇌덮개뼈, 뇌바닥뼈), 골절 양상(선상, 함몰, 분쇄), 그리고 피부와 피부아래의 손상 여부에 따라 개방성과 폐쇄성으로 구분된다(그림 5-6). 머리뼈가 부러질 정도의 손상은 급성 혹은 일차적 뇌손상의 위중함을 나타내는 객관적 지표일 수 있고 수술적 중재가 필요한 머리내 병변의 위험이 증가한다고 보고되었다. 이마엽이나 마루엽, 뒤통수엽에 손상 부위가 보이지 않는 경우라도 뇌바닥 골절이 발생할 수 있다. 뇌바닥뼈는 매우 약하고 경막에 가깝기 때문에 합병증의 위험이 두드러진다(그림 5-7). 전통적으로 **'양쪽 안와뼈막의 얼룩출혈(너구리눈징후, raccoon eye's sign)'**이나 **'귓바퀴뒤의 얼룩출혈(배틀징후, battle sign)'**을 보인다고 설명하지만 이는 일정

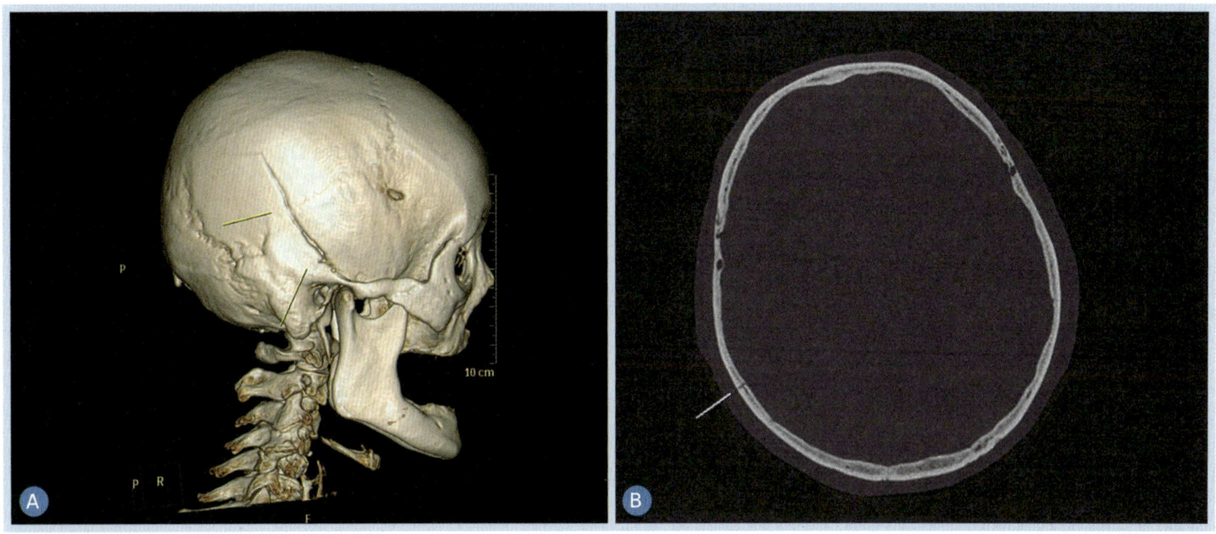

그림 5-6
머리뼈 골절의 예

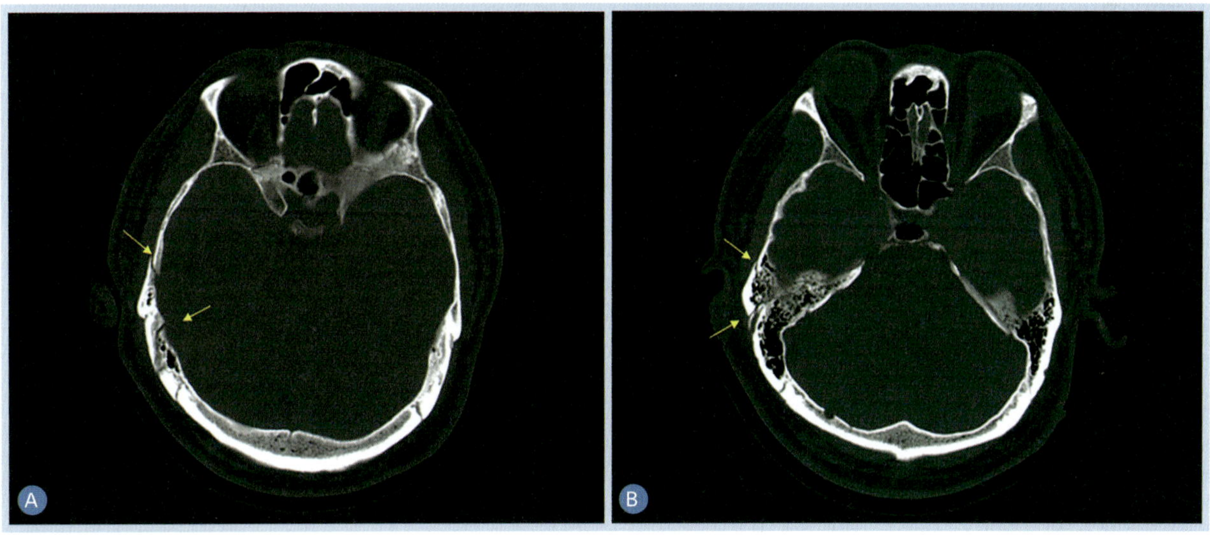

그림 5-7
머리 바닥뼈 골절의 예

정도 시간이 지나야 보이는 소견으로 손상초기에 관찰되지 않을 수 있다. 뇌척수액이 섞인 혈액이 코나 입 혹은 외이도로 흘러나오는 경우 액체가 떨어진 베개나 수건에서 옅은 황색 원으로 둘러싸인 암적색 원이 형성되는 **달무리징후**(halo sign)와 **표적징후**(target sign)가 발생할 수 있다. 정상 혈액은 이동성이 다소 떨어지는 적혈구에 의해 황색을 띠는 얇은 원으로 둘러싸인 적색 원을 형성한다. 뇌척수액과 혈액이 섞일 경우 황색 띠 부분이 더욱 커진다. 하지만 눈물, 콧물, 침과 같은 액체가 혈액에 섞여도 같은 반응이 나타날 수 있다는 점에 유의한다. 그렇기 때문에 표적징후는 외이도를 통해 체액이 유출되는 경우에 가장 신뢰성이 높다. 뇌척수액이 코나 외이도를 통해 흘러나오는 경우 수막에 침투되는 감염 경로가 형성될 수 있기 때문에 주변을 소독하고 멸균된 거즈를 덮어주어 2차 감염을 막는다.

(3) 뇌손상

1 뇌타박상

뇌타박상(cerebral contusion)은 뇌의 모세혈관성 출혈을 유발하는 국소적 뇌 조직에 가해진 둔상에 의해 발생한다. 타박상은 머리 둔상과 함께 비교적 자주 발생하는 편이고, 지속적인 의식장애나 다른 유형의 신경학적 장애를 종종 유발한다. 이러한 병리는 충격/반충격 손상기전에 의해 유발될 수 있고, 뇌의 한 부위 혹은 여러 부위에서 발생할 수 있다. 국소적 손상은 손상 부위의 기능부전을 동반한다. 예를 들어 이마에 가해진 외상으로 인한 이마엽 타박상을 입은 환자는 성격 변화를 겪을 수도 있다(이마엽은 손상이 가장 자주 일어나는 부위라는 점을 기억한다). 뇌타박상은 작은 단일성이거나 광범위한 손상일 수 있다. 더 많은 뇌조직이 관여될수록 손상, 증상 및 징후, 신경장애의 정도가 심각해진다.

2 두개내출혈

두개내출혈(머리속출혈, Intracranial Hemorrhage, ICH)은 뇌실질에 혈액을 공급하는 혈관(대부분 동맥)의 파열로 발생하는데 출혈량은 많지 않지만 혈관밖으로 유출된 혈액이 뇌조직을 자극하면서 부종이 발생하기 때문에 환자에게는 치명적이고 증상과 징후는 시간의 경과에 따라 점차 악화된다.

두개내출혈은 사망과 장애로 인해 높은 사회적 비용을 초래하므로 빠른 처치가 필요하고, 특히 4시간 이내의 수술이 예후에 상당한 영향을 미친다는 것이 보편적으로 알려져 있다.

3 경막외출혈

경막과 머리뼈(두개골, cranial bone) 내부 표면 사이의 출혈인 **경막외출혈(Extradural Hemorrhge, EDH)**의 임상 증상은 출혈의 양, 출혈발생 부위 및 사고 이후 시간의 경과에 따라 다르게 나타날 수 있다. 발생 초기에는 경미한 두통만 있거나 증상이 전혀 없을 수 있으나 출혈의 양이 늘거나 악화되면서 심한 증상이 나타난다. 초기 의식이 좋은 상태에서 환자는 두통과 오심 등의 증상이 나타나기도 하지만 신경학적 증상이 나타난 이후에는 빠르게 의식이 저하되면서 반신마비나 동공의 대광반사의 비대칭과 같은 심한 신경학적 증상이 나타날 수 있으므로 신속한 진단 및 치료가 요구된다. 특히 경막외출혈의 경우 14~21%에서 사고 당시 충격으로 짧은 시간 의식을 잃었다가 회복된 후 갑자기 급격하게 의식의 소실로 혼수상태에 빠지는 경우가 관찰되며, 이때 의식소실 사이에 의식상태가 좋아지는 시기를 "명료기간(lucid interval)"이라 하고 환자의 상태가 비교적 양호해 보여 출혈의 진단 및 치료가 지연될 수 있다. 경막외출혈로 인한 고압력의 동맥출혈은 사고 발생 이후 수 시간 안에 뇌탈출을 야기할 수 있다(그림 5-8).

4 경막밑출혈

경막 아래와 거미막공간 사이에 출혈이 생긴 경우를 **경막밑출혈(Subdural Hemorrhage, SDH)**이라고 하고 주로 경막정맥동의 **연결정맥(bridging vein)**의 견인 및 파열 혹은 뇌겉질에 있는 혈관의 손상으로 발생한다. 가속-감속 손상으로 발생하는 경우가 많아 손상 부위의 반대편에 출혈이 발생하는 경우가 흔하다. 그래서 노인이나 알코올 중독자처럼 뇌 위축이 심한 경우에 경막밑출혈이 더욱 발생하기 쉽다. 일반적으로 고에너지 손상과 연관되어 있으며 경막외출혈에 비해 예후가 좋지 않다. 특히 경막밑출혈은 전체 머리 손상의 3% 미만으로 매우 드물지만 골절이

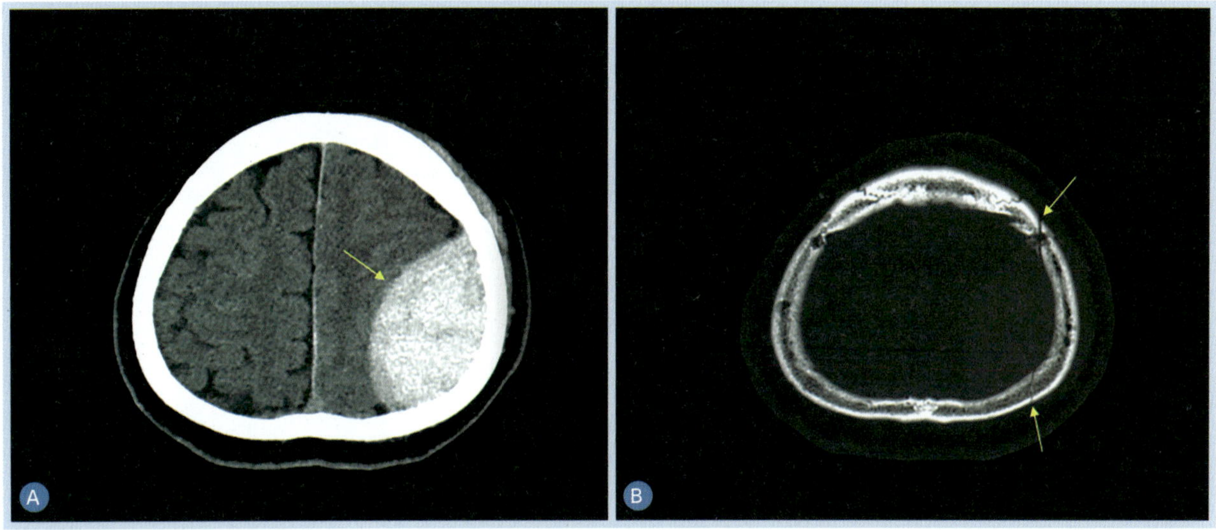

그림 5-8
경막외출혈을 동반한 머리뼈 골절

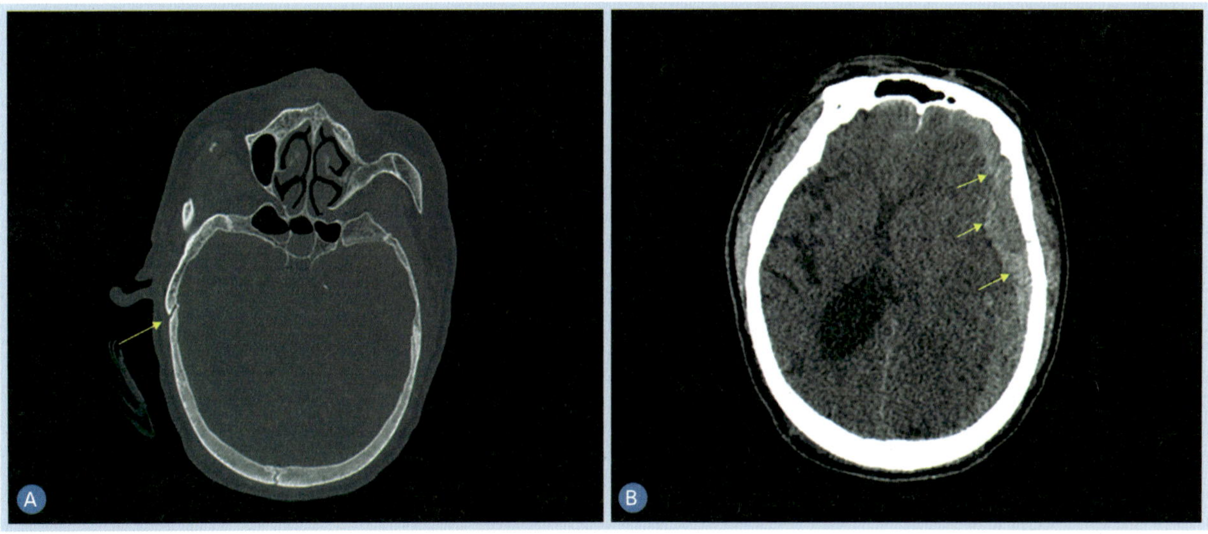

그림 5-9
손상 부위 반대편에 발생한 경막밑출혈의 예

동반되는 경우가 빈번하고, 나쁜 의식상태가 되는 비율이 높아 예후가 좋지 못하고 사망률이 높다(그림 5-9).

5 거미막밑출혈

외상성 거미막밑출혈(지주막하출혈, Subarachnoid Hemorrhage, SAH)은 거미막밑의 혈관 손상으로 발생하고, 뇌척수액에 혈액이 혼합되어 있다. 중등도 및 중증의 머리 외상에서 외상성 거미막밑출혈은 환자의 예후에 사망이나 식물인간 상태 혹은 심한 장애와 같은 부정적인 결과를 미칠 가능성이 높다. 그래서 전통적으로 외상성 거미막밑출혈 환자는 소량일지라도 GCS와 상관없이 중환자실 치료를 받도록 하고 있다(그림 5-10).

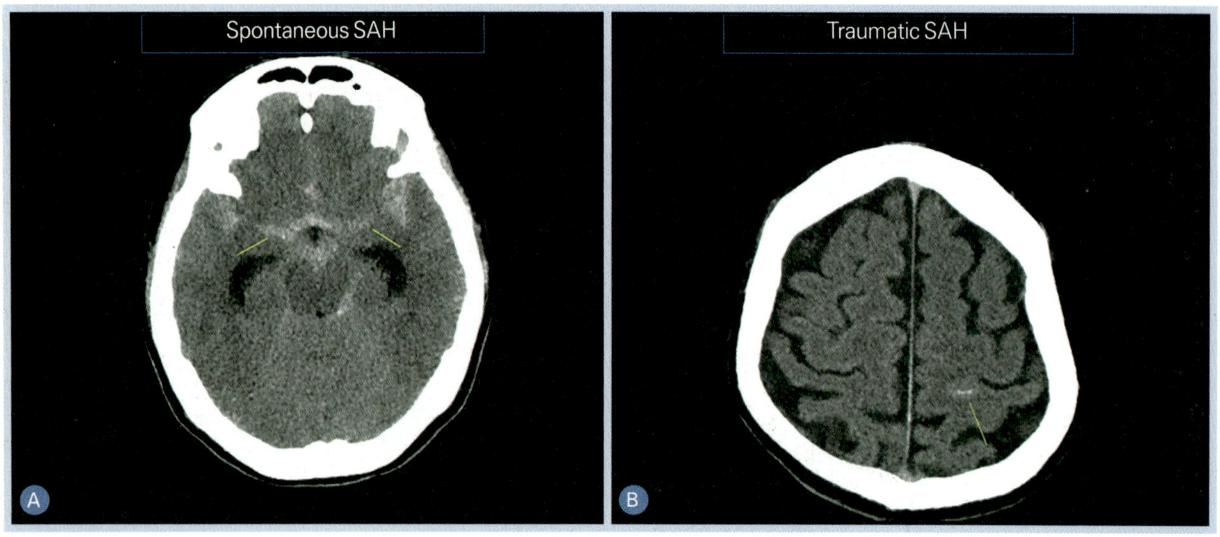

그림 5-10
A. 자발성 거미막밑출혈 B. 외상성 거미막밑출혈

(4) 얼굴 손상

얼굴 손상은 단순히 미용적인 문제에 그치지 않고 얼굴에 있는 많은 혈관 구조, 기도와 소화관의 시작 지점 그리고 시각, 청각, 미각, 후각 장기가 모두 위치해 있기 때문에 심각한 외상성 합병증이다. 특히 중증의 얼굴 손상은 머리 및 척추 손상을 동반할 수도 있다는 점을 유의해야 한다.

1 얼굴 물렁조직 손상

얼굴은 많은 혈관분포 때문에 대량출혈로 저혈량증을 유발할 수 있다. 대개의 얼굴 손상은 폭행에 의해 발생하는 경우가 많다. 표면의 손상과 출혈은 기도에 거의 영향을 주지 않지만 깊은 열상의 경우 내부 혈액의 축적으로 기도에 영향을 주거나 소화관에 유입되면 구토를 유발할 수 있다.

호흡과정에서 흡기는 가슴안(흉강, thoracic cavity)에 대기압보다 낮은 압력이 형성되며, 공기가 유입되는 원리로 이루어지는데 이와 같이 감소된 내압은 뼈, 연골로 이루어진 기도의 손상된 구조를 파괴시킬 수 있다. 특히 물렁조직의 종창은 기도를 급속도로 좁아지게 하거나 완전히 폐쇄시킬 수 있다. 물렁조직 손상으로 인한 종창으로 변형된 얼굴은 해부학적 구조를 구분하기가 힘들기 때문에 기도관리가 더욱 어렵다. 또한 중증 얼굴 물렁조직 손상의 경우 항상 뇌바닥뼈 골절이나 척추 손상의 동반 가능성을 염두에 두어야 한다.

2 코 손상

코는 얼굴 손상에서 가장 흔한 골절 부위이다. 코 손상은 심한 통증을 유발하고, 외양상 변화가 심하지만 대개 치명적이지는 않다. 연골이나 코뼈의 탈골 혹은 골절로 인해 공기의 유입이 방해되면서 종창을 동반하는 출혈이 기도에 위협이 될 수 있다. 하지만 대개 의식이 명료한 경우 스스로 기도를 잘 유지한다. 코 출혈은 얼굴 외상에서 흔히 동반된다. 코 출혈은 자발성과 외상성 그리고 전방 코 출혈과 후방 코 출혈로 분류된다. 코중격(비중격, nasal septum)에서 발생하는 전방 출혈은 혈관 밀집 부위인 키셀바하혈관방(Kiesselbach's triangle and plexus)에서 발생한다. 이러한 코 출혈은 대개 느린 속도로 진행되고 스스로 멈춘다. 이에 반해 후방 코 출혈은 중증도가 높을 수 있고, 혈액이 인두 뒤쪽으로 넘어갈 수 있다. 중증 머리 외상에 의해 뇌바닥 골절이 동반된 코 출혈의 경우 코안 후벽의 손상으로 인해 코인두기도기, 코위관, 코기관내삽관을 시도할 경우 튜브가 머리뼈안(두개강, cranial cavity)으로 들어가 직접적 뇌손상을 유발할 수 있다.

3 귀 손상

귓바퀴(이개, pinna), 외이(바깥귀, external ear)는 귀의 구조물 중 돌출되어 있는 부위로 외상의 발생빈도가 높다. 외이는 최소한의 혈액 공급이 이루어지는 부위로 열상이 발생하더라도 심각한 출혈로 이어지지는 않는다. 반면 다른 물렁조직 손상에 비해 회복이 느리다.

귀의 내부 구조물인 외이도(바깥귀길, external auditory canal), 중이(가운데귀, middle ear), 내이(속귀, inner ear)는 머리뼈 구조에 둘러싸여 외상으로부터 보호받는다. 귀의 내부 손상은 물체가 귓속으로 침범하는 경우나 다이빙, 폭발과 같은 기전에 의해 급격한 압력차가 나는 경우에만 발생한다. 이 경우 고막을 자극하거나 파열시킬 수 있고, 강력한 기압이 작용할 경우 귓속뼈를 골절시킬 수 있다. 고막의 손상은 생명을 위협하는 손상이 아니고, 고막의 절반이 파열되더라도 수술적 치료 없이 자발 회복이 가능하다. 하지만 급성 청력 손상은 환자에게 불안감과 초조함을 느끼게 하고 질문이나 지시에 반응하지 못할 수 있다. 특히 사고 현장에서 다가오는 차량 소리 등 근접해 오는 위험 요소의 소리 식별이 불가능할 수 있다.

4 눈 손상

눈은 얼굴에서 두드러진 위치에 있지만 여러 개의 얼굴뼈에 둘러싸여 보호받고 있다. 눈의 안쪽(내측)은 코뼈와 코뼈연골에 의해 보호되고, 이마뼈에 의해 위쪽에서 보호된다. 광대뼈는 측하방에서 눈을 보호한다. 이러한 뼈대가 모여 안와(눈확, orbit)를 형성한다.

안와는 효과적인 보호기능을 하는 부위이지만 관통상이나 타박상에 의해 중증의 손상을 받을 수 있다. 방수(aqueous humor)나 유리체액(vitreous humor)의 손실이 동반되는 치명적인 관통상이 발생한 경우 시력을 위협받거나 영구적인 시력 손실이 발생할 수 있다. 관통성 물체는 경우에 따라 앞방뿐만 아니라 뒷방의 구조물 손상을 일으킨다.

일상에서의 눈 손상은 눈 표면에 작은 이물질에 의해 유발된다. 대개 눈깜빡임과 눈물에 의해 제거되지만 각막으로 유입될 수 있고, 각막에 찰과상이나 열상이 발생할 수 있다. 환자는 물체가 제거된 이후에도 지속적인 이물감과 통증을 호소할 수 있다.

눈의 둔상 중 앞방에서 출혈이 발생해 홍채와 동공전방에 혈액이 고이는 경우를 앞방출혈(hyphema)이라고 한다. 이 증상의 발생은 시력에 위협이 될 수 있고, 안과 전문의의 평가 후 입원을 요할 수 있다. 이외에 결막밑출혈(subconjunctival hemorrhage)은 높은 강도의 재채기나 구토에 의해 생길 수도 있지만 안와 골절 등 직접적인 외상으로 인해 생길 수도 있다.

망막에 관여하는 외상성 인자인 망막박리(retinal detachment)는 눈 후벽으로부터 망막이 분리되는 증상이고, 환자는 암막이 시야를 가리는 듯한 경험을 하게 된다. 이는 영구적으로 시력을 잃을 수 있는 심각한 응급 증상이다.

눈 주변 물렁조직 열상은 자주 발생하고, 종종 눈꺼풀을 침범하기도 한다. 열상 발생의 경우에 맹목적인 세척은 눈물관(누관, lacrimal duct) 손상 시 좋지 않은 상황을 더욱 악화시킬 수 있으므로 세척 등의 별다른 조작 없이 안과 진료를 보도록 한다(그림 5-11).

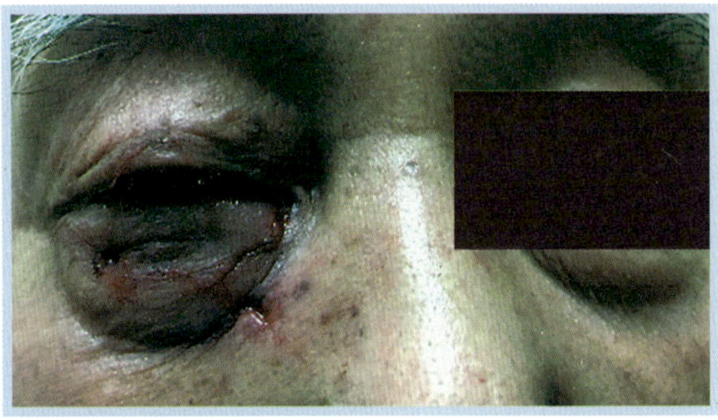

그림 5-11
눈 물렁조직 손상

5 얼굴 탈구 및 골절

얼굴 손상은 개방성 혹은 폐쇄성 얼굴뼈 골절로 인해 통증, 부종, 변형, 비빔소리(염발음), 출혈 등이 동반되는 아래턱뼈, 위턱뼈, 코, 안와 등의 골절 및 탈구가 생길 수 있다.

환자에게서 입의 맞물림 장애, 치아의 부정교합, 아래턱뼈 부근의 얼굴변형이 관찰된다면 아래턱뼈 탈구를 의심할 수 있다. 환자는 스스로 기도를 통제하기 힘들어 할 수 있지만 호흡에 심각한 위협이 되는 경우는 많지 않다.

아래턱뼈가 골절될 정도의 손상이 있었다면 일부 치아 상실이 발생했을 수도 있고, 아래턱 면의 변형이 동반된다. 이 경우 환자가 바로 누워 있을 경우 혀가 아래턱뼈에 의해 지지를 받지 못하고 후방으로 이탈되어 의식이 있는 환자라 하더라도 기도폐쇄가 유발될 수 있다.

위턱뼈 골절은 1901년 르네 르포트(Rene' Le Fort)의 사체 연구 결과를 기반으로 한 르포트 기준 체계(Le Fort criteria)에 따라 분류된다(그림 5-12). 르포트 I형은 코뼈 바닥 수준에서의 골절로 위턱뼈의 불안정성이 미약한 경우이다. 르포트 II형은 위턱뼈와 코뼈, 안와 골절을 포함하여 해당 부위의 불안정성을 유발한다. 르포트 III형은 위턱뼈와 광대뼈를 포함한 눈썹 아래에 위치한 얼굴을 포함한 골절을 의미한다. 르포트 II형과 III형은 뇌척수액의 유출을 유발할 수 있고, 기도를 유지하기 어려울 수 있다. 얼굴 골절이 있는 환자의 0.5~3%에서 실명이 발생하는데 르포트 III형 2.2%, 르포트 II형 0.64%이다.

4) 일차평가

외상성뇌손상은 두 단계를 거치면서 뇌에 손상을 미치는데 외상력이 뇌에 충격을 가하는 순간 뇌와 주변조직 및 뼈에 즉각적인 구조적 손상을 주면서 일차 손상이 발생한다. 시설과 장비가 잘 갖추어진 외상센터 바로 앞에서 발생한다고 해도 이 손상은 되돌릴 수 없다. 두 번째 단계인 이차 외상성뇌손상은 초기 손상 후에 중추신경계로의 혈류 부족과 대뇌 신경세포의 저산소증으로 인해 발생한다. 이와 같은 뇌손상은 병원 전 단계에서 제공되는 치료에 의해 완화될 수 있다.

2007년부터 2019년까지 진행된 애리조나의 EMS 및 공중 보건파트너십에서 진행된 EPIC TBI(Excellence in Prehospital Injury Care Traumatic Brain Injury) 프로젝트는 병원 전 단계의 관리를 위한 NAEMSP(National Association of EMS Physicians) 지침을 포함하여 구현되었고, 그 결과 퇴원까지의 전체 생존율에는 유의미한 개선과 관련이 있지는 않았지만 중증 외상성뇌손상 환자의 생존율과 병원 입원까지 생존과의 관계에서 유의한 결과를 보였다.

외상성뇌손상의 치료에서 보다 공격적으로 극복해야 할 세 가지 위험은 수소폭탄(H-Bomb)으로 설명되는 저산소증(Hypoxemia), 저혈압(Hypotension), 과환기(Hyperventilation)이다(그림 5-13).

수축기혈압 90mmHg 미만의 저혈압은 병원 전 단계와 병원 단계 모두에서 생존율을 상당히 감소시키는 요인으로 단 한 번의 에피소드만으로도 사망률을 2배 이상 증가시키고

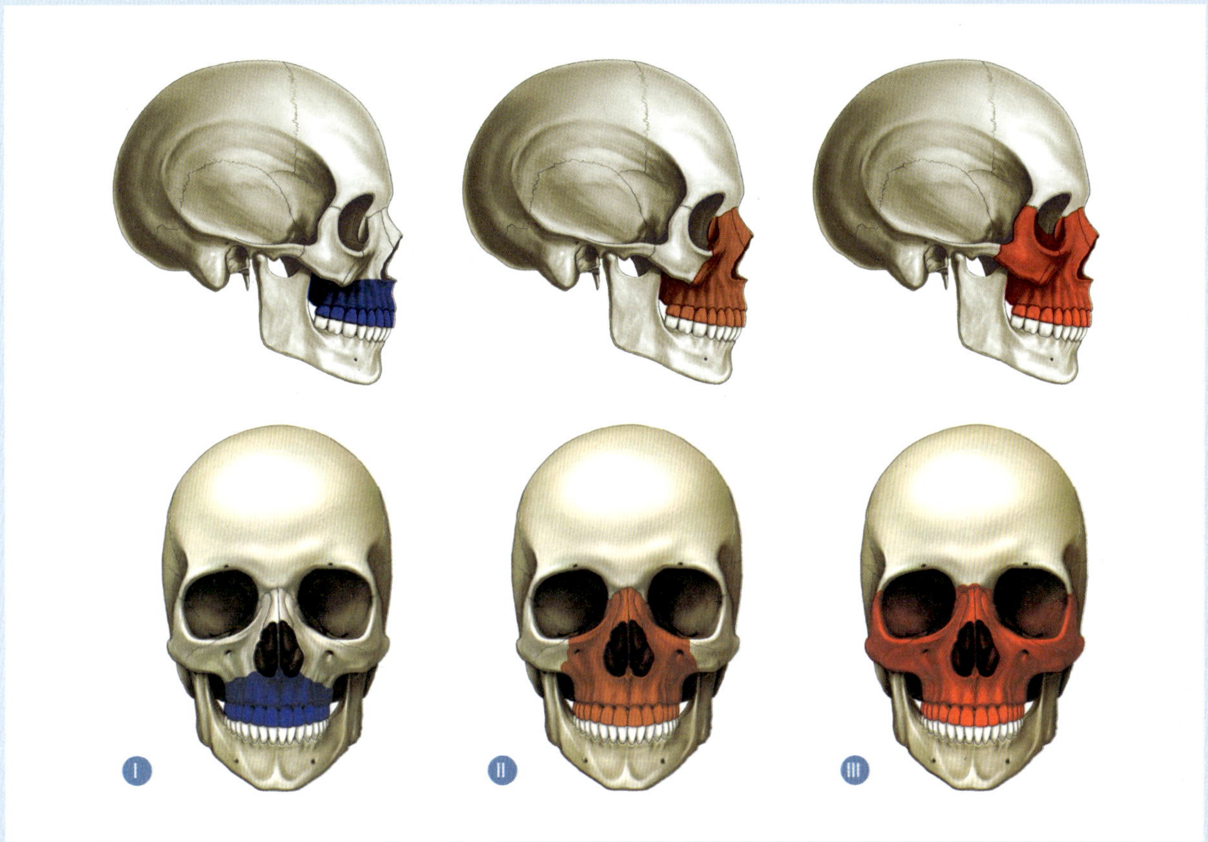

그림 5-12
르포트 기준 체계(Le Fort criteria)

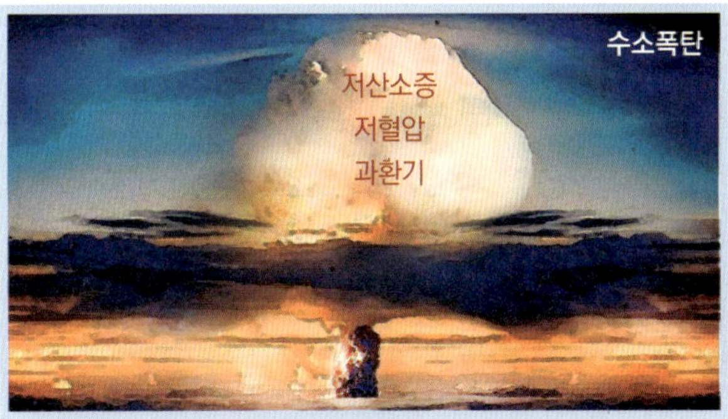

그림 5-13
외상성뇌손상에서의 수소폭탄

반복되는 에피소드는 사망률을 극적으로 증가시킨다.

산소포화도 90% 이하, 동맥혈산소분압 60mmHg 미만의 저산소혈증은 외상성뇌손상 환자의 병원 전 처치 단계에서 빈번하게 발생하는데 사망률의 증가와 밀접한 관계가 있고 일부 연구에서는 7배 증가했다고 보고되었다.

1990년 초반까지 '치료적 과환기'가 외상성뇌손상의 결과를 개선시킬 수 있다는 연구를 기반으로 과환기의 시행이 일반적으로 시행되었다. 그러나 현재는 과환기가 혈관수축 유발로 인한 뇌허혈 등의 좋지 못한 영향을 끼친다는 근거가 압도적으로 발표되었다. 그럼에도 불구하고 병원 전 단계에서 기관내삽관이 시행된 환자에게 의도하지 않은 과환기가 종종 발생하고 그 결과 저탄산혈증이 심해진다. 외상성뇌손상 급성기에 인공호흡이 적절하게 조정되지 않으면 중증도 보정 사망률이 6배까지 증가한다.

(1) 일차평가

일차평가 시 우선 환자의 첫인상을 기록하고 환자의 의식수준과 시간, 장소, 사람에 대한 지남력을 평가하도록 한다. 환자가 질문에 대해 명확한 답을 하지 못하는 경우 뇌손상에 대한 의심을 해야 한다. 환자의 지남력을 평가하는 데 시간이 지연될 수 있으나 변화를 확인하는 것은 외상성뇌손상 환자를 감별하는 데 주요한 역할을 한다. 환자에게 일어났었던 일을 물어보면서 역행성 혹은 전향성 기억상실증이 발생했는지 확인한다. 질문에 대한 환자의 대답이 적절한지 확인한다.

일차평가 시행 중에 환자의 얼굴 피부색과 호흡 노력, 반응수준을 유심히 관찰한다. 이러한 요소는 뇌손상 여부와 중증도를 판단하는데 상당히 중요하다.

1 기도 – Airway

외상성뇌손상이 의심되는 환자가 의식수준이 감소될 경우 환자는 스스로 기도를 유지하지 못할 수 있다. 환자가 통증 자극에 대하여 반사적인 방어 반응을 보이지 못할 경우 척추고정 조치를 취하는 동시에 성문위기도기나 기관내삽관을 통해 기도를 유지한다. 환자가 통증 자극에 반응이 있지만 온전히 의식이 명료하지 않은 경우라면 구토를 대비하여 기도 흡인을 준비하면서 기도의 개방상태를 주의깊게 관찰한다. 척추 손상 등의 금기증이 없다면 흡인의 위험을 감소시키기 위해 환자를 회복 자세나 머리와 어깨가 15° 상향된 자세로 조정한다. 이는 흡인을 방지할 뿐만 아니라 두개내압을 낮추는데 도움이 된다. 환자의 의식수준이 저하되어 구역반사가 상실된 경우에는 기도기를 준비하여 기도를 보호한다.

2 호흡 – Breathing

환자가 적절한 환기를 하고 있는지를 확인하기 위해 호흡수, 호흡 깊이를 측정하여 호흡상태를 지켜본다. 환자의 호흡이 적절하지 못하다고 판단될 때는 즉각 환기 보조를 고려한다. 외상성뇌손상은 불규칙한 호흡 패턴을 유발하고, 이로 인한 저산소증과 이산화탄소의 축적은 뇌손상의 장애율 및 사망률에 큰 영향을 미친다.

3 순환 – Circulation

환자의 맥박은 신중하게 평가해야 한다. 만약 환자의 맥박이 분당 60회 이하의 서맥으로 강하게 뛸 경우 뇌손상을 의심해 볼 수 있다. 뇌출혈 단독으로는 저혈량증에 이르지 않지만 두피 손상 시 심각한 출혈이 유발될 수 있으므로 일차평가 시 심각한 출혈은 조절되어야 한다.

4 의식상태 – Disability

머리 손상을 야기한 손상기전이 있다면 중추신경계 손상을 고려해야 한다. 의식상태 평가를 위해 AVPU법과 글래스고혼수척도(Glasgow Coma Scale, GCS)를 통해 환자의 의식상태를 평가할 수 있다. 이 장에서는 글래스고혼수척도를 중심으로 살펴보도록 한다.

글래스고혼수척도는 최근 들어 환자 결과에 대한 신뢰도를 의심받고 있지만 수십 년간 사용된 신경학적 평가의 주요 방법으로 환자의 중증도, 기도확보의 필요성, 병원으로의 이송 속도를 판단하는데 유용하게 사용되었다. GCS는 눈뜨기 반응과 언어 및 운동 반응을 평가하고, 각 반응에 대한 점수를 부여하는 방식으로 점수는 3~15점으로 설정되어 있다(표 5-1).

소아 환자용 척도(표 5-2)는 평가 점수가 13~14점인 경우는 경증 머리 손상, 9~12점은 중등증 손상, ≤8점은 중증 머리 손상을 의미한다. 환자의 혼수척도가 ≤8점인 경우 환자는 스스로 기도를 유지할 수 없는 상태이므로 전문기도유지가 필요할 수 있다.

표 5-1
글래스고혼수척도

	기준	평가	점수
눈뜨기 반응	자극 전에 눈뜸	지속적	4
	음성 또는 외침 후에	소리에 반응	3
	손가락 끝 자극 후에	자극에 반응	2
	눈뜨지 않으며, 간섭요인 없음	무반응	1
	자극에 눈감음	측정 불가	NT
언어 반응	사람, 장소, 날짜에 대한 정확한 인지	지남력 있음	5
	지남력 없으나, 일관성 있는 의사소통 가능	혼란스러움	4
	이해할 수 있는 단어 사용	단어 사용	3
	신음소리/끙끙거림	소리	2
	음성적 반응 없으며, 간섭요인 없음	무반응	1
	의사소통을 방해하는 요인	측정 불가	NT
운동 반응	두 가지 지시에 따름	지시에 따름	6
	자극에 반응해 손으로 잡거나 막음	적극적 방어	5
	자극을 뿌리치려는 단순 행동	소극적 방어	4
	자극에 팔꿈치를 굽히고 분명하게 비정상적인 모습	비정상적 굽힘	3
	자극에 팔꿈치를 폄	폄	2
	팔/다리 움직임 없음, 간섭요인 없음	무반응	1
	마비나 기타 제한 요인	측정 불가	NT

물리적 자극 위치

손가락 끝 압박

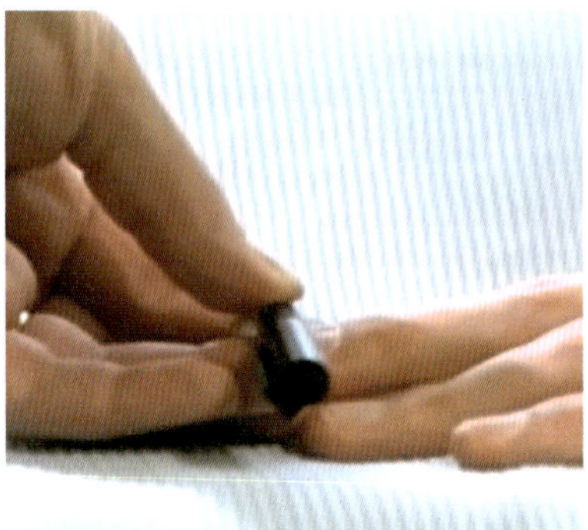

등세모근

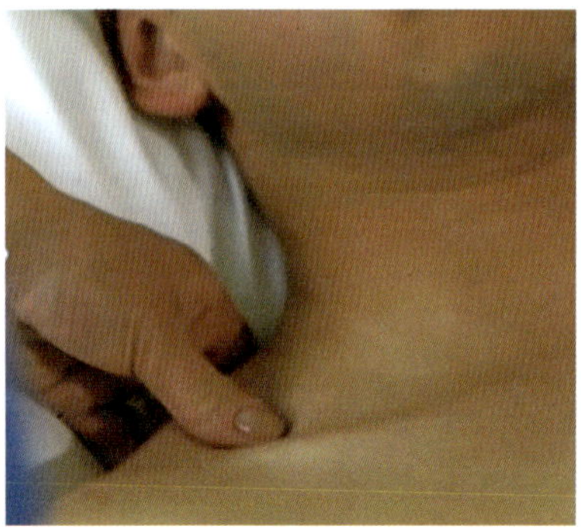

안와 위파임

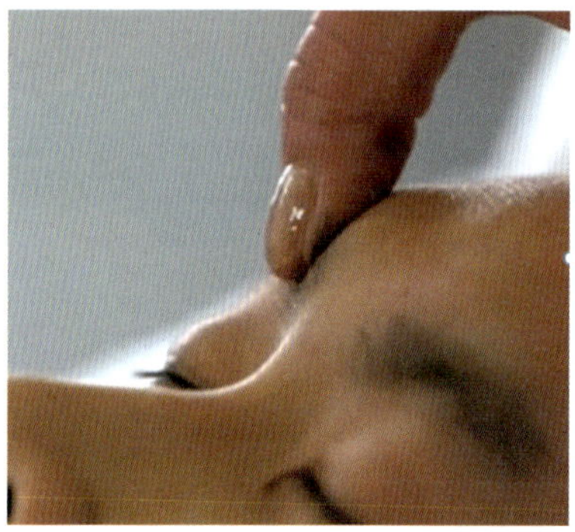

표 5-2
소아 글래스고혼수척도

	점수	생후 12개월 이상		생후 12개월 미만
눈뜨기 반응	4	자발적 눈뜨기		자발적 눈뜨기
	3	언어적 지시에 따른 눈뜨기		소리침에 대한 눈뜨기
	2	통증 반응에 눈뜨기		통증 반응에 눈뜨기
	1	무반응		무반응
		생후 12개월 이상		생후 12개월 미만
최대 운동 반응	6	언어적 지시에 따름		
	5	통증 부위를 구별함		통증 부위를 구별함
	4	통증 부위로부터 움츠림(굽힘)		통증 부위로부터 움츠림(굽힘)
	3	통증에 대한 비정상적인 굽힘 반응(겉질제거경축)		통증에 대한 비정상적인 굽힘 반응(겉질제거경축)
	2	통증에 대한 폄 반응(대뇌제거경축)		통증에 대한 폄 반응(대뇌제거경축)
	1	무반응		무반응
		5년 이상	생후 2–5년	생후 0–23개월
최대 언어 반응	5	지남력, 대화가능	적절한 단어 및 구절	웃음, 소리 내어 웃음, 반응에 적절한 울음
	4	지남력 없고, 대화 가능		울음
	3	부적절한 단어 선정	울음 혹은 비명	반응에 부적절한 울음 혹은 비명
	2	알아들을 수 없는 소리	신음소리	신음소리
	1	무반응	무반응	무반응

글래스고혼수척도는 다음과 같은 점수체계로 평가된다.

① 눈뜨기 반응: 무반응(1점), 통증에 반응한 눈뜨기(2점), 언어적 지시에 따른 눈뜨기(3점), 자발적 눈뜨기(4점)

② 언어 반응: 무반응(1점), 알아들을 수 없는 소리(2점), 부적절한 단어(3점), 혼란스럽고 지남력이 상실된 내용(4점), 명료하고 지남력이 있음(5점)

③ 운동 반응: 무반응(1점), 대뇌제거자세(2점), 겉질제거자세(3점), 통증으로부터 신체를 움추림(4점), 의도적인 움직임을 통해 (손으로) 통증 부위를 찾음(5점), 간단한 언어적 지시에 반응(6점)

겉질제거자세(decorticate posture)와 대뇌제거자세(decerebrate posture)는 환자가 매우 심각한 뇌손상 상태임을 의미한다. 두 자세의 경계는 중간뇌에 위치한 적색핵으로 적색핵 이상의 손상의 경우 대뇌제거자세가 나타나고, 이하의 손상의 경우에서 겉질제거자세가 나타나며, 두 자세 모두 심각한 뇌손상 상태이지만 대뇌제거자세에서 예후가 더 좋지 않다(그림 5-14).

글래스고혼수척도는 일차평가에서 한 번 사용되는 것이 아니라 반복해서 평가함으로써 환자상태 악화 여부를 지속적으로 확인해야 한다.

5) 이차평가

(1) 안구 검사

일반적으로 안구의 반응성은 뇌의 산소화 상태를 반영한다. 동공이 밝고 반짝이며 활발히 반응하는지를 확인

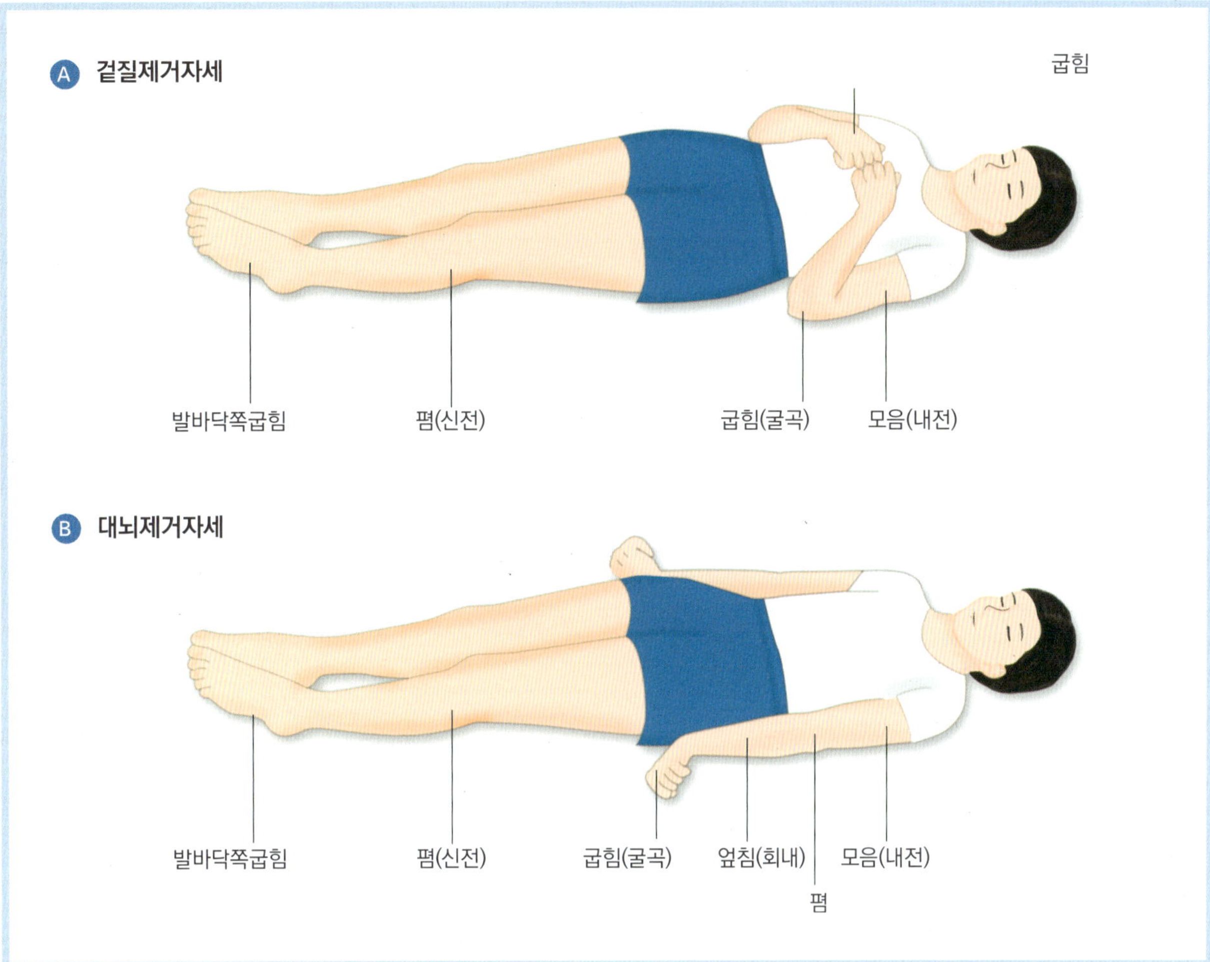

그림 5-14
A. (위)겉질제거자세 B. (아래)대뇌제거자세

한다. 태양이 너무 밝은 경우 안구 부위를 가리고, 안구에 밝은 불빛을 비추면서 동공의 빛에 대한 반사가 느리거나, 반응이 없거나, 수축 혹은 확대되는지 살펴본다. 양안의 반응이 균등한지 확인한다. 한쪽 안구에 비치는 불빛의 강도 변화에 대해 양안 모두 반응해야 한다(공감성 반응, consensual reactivity). 무언가를 주시할 때 양안은 함께 움직이고, 휴식상태일 때는 전방을 향한다. 머리 손상의 경우 손상 부위와 같은 쪽 동공이 영향을 받는다. 머리를 양 측면으로 돌리면서 안구의 움직임을 살펴본다. 일반적으로 머리를 측면으로 돌리면 안구의 움직임이 둔화된다. 안구가 머리와 함께 이동하지 않을 경우 이를 인형눈 운동(doll's eye movement) 또는 눈머리 반사(oculocephalic reflex)라고 부르며, 머리 손상을 의심해 볼 수 있다. 척추 손상을 배제할 수 없는 경우 인형눈 반응을 시도하지 않는다.

머리 손상의 가능성이 있는 환자를 평가할 때는 안구를 유심히 관찰해야 하는데 이를 통해 CN-II, III, IV, VI 뇌신경의 장애와 뇌혈류에 연관된 관류의 문제에 대한 평가가 가능하다. 또한 안구는 환자의 정서적 상태(불안, 공포, 분노 등)가 가장 잘 드러나는 부위이다.

동공의 크기 및 빛에 대한 반응성은 뇌의 상태에 대한 단서를 제공한다. 항우울제나 저산소증은 동공의 반응성을 감퇴시키고, 극도로 심각한 저산소증은 동공이 확대된 채로 고정되게 만든다. 뇌출혈의 증가 및 뇌부종의 증가 등의 머리 병변의 물리적 증가는 눈돌림신경(CN-III)을 압박하면서 동측에 있는 동공의 빛에 대한 반응성을 느리게 하고, 동공이 확대된 채로 고정되게 만든다. 이는 바깥쪽 눈돌림신경이 부교감신경 섬유를 수용하기 때문이다. 증대되는 압력이 신경섬유를 압박하면서 동공이 확대되고 수축이 불가능해진다. 한쪽 안구가 고정된 채로 공감성 반응을 보이지 않을 경우 눈돌림신경에 이상이 발생했을 가능성이 가장 높다(그림 5-15).

눈돌림 신경 압박

확장된 동공의 동측의 대뇌부종 또는 갈고리이랑 뇌탈출로 인해 확장되고 반응하지 않는(고정된) 동공

양측 사이뇌 손상

시상 및 시상하부에서 양측 교감신경 경로 손상을 나타내는 작은 반응성 동공

호르너증후군(Horner's syndrome)

눈꺼풀 처짐이 있는 환측의 작고 반응성 동공(축동). 환자는 또한 같은 쪽 이마에 무발한증을 보일 것이다. 목의 외상, 목동맥 박리 또는 외측 연수 또는 복외측 경추 척수의 병변으로 인해 발생할 수 있다.

다리뇌 손상

작고 반응이 없는 동공. 이것은 허혈이나 출혈로 인한 다리뇌손상 때문일 수 있다.

양측 확장 무반응 동공

동공은 심각한 무산소증에 이차적으로 확장되고 고정되며 심각한 뇌손상 및 임박한 죽음을 나타낸다.

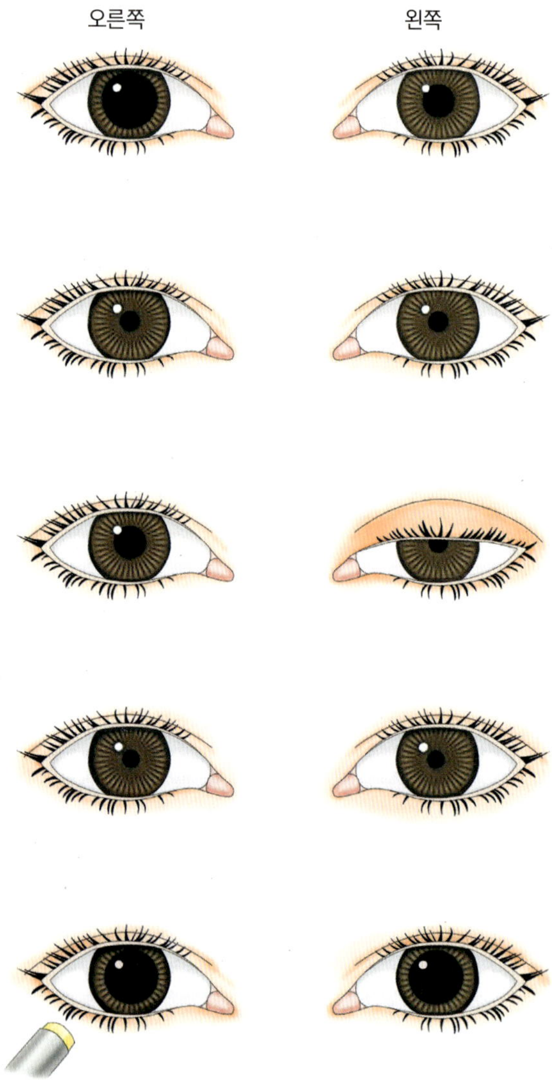

그림 5-15
비정상적인 동공 반응

(2) 재평가

중증 손상의 위험이 있는 환자에게는 매 5분마다 재평가를 제공한다. 맥박 감소, 수축기혈압의 증가(맥압의 증가), 더욱 깊고, 빠르고, 불규칙적인 호흡의 진행(쿠싱 3징후)에 특히 유의한다. 의식수준이나 지남력 변화를 유심히 살펴본다. 글래스고혼수척도 및 단순운동점수체계를 통한 시간에 따라 여러 차례의 평가를 진행하면서 변동사항을 확인한다. 마지막으로 안구를 관찰하면서 뇌의 저산소증(눈에 초점이 없고 흐리멍텅한 눈) 혹은 뇌압 상승(빛에 대한 동공 반응이 느려지고, 반응하지 않고, 확대됨)에 대한 징후를 지켜본다. 손상에 의해 영향을 받는 피부분절 및 근육분절의 변화를 관찰한다. 환자의 겉으로 나타나는 변화를 기록하고 환자상태가 개선, 악화 또는 유지되는지 지켜본다.

맥박산소포화도측정기, 호기말이산화탄소분압측정기, 혈압측정기 감시를 통해 저산소증이나 저혈량증을 방지한다. 뇌손상의 경우 저산소증과 저혈량증은 사망률과 장애율을 높이는 데 영향을 미친다. 환자의 상태가 악화되는 징후가 발견될 경우 빨리 이송한다. 호기말이산화탄소분압 수치가 35~40mmHg를 유지하도록 한다. 산소포화도는 96% 이상을 유지하고, 그 이하로 떨어질 경우 보충적 산소를 투여한다.

6) 외상성뇌손상의 처치

(1) 저산소증(Hypoxemia)의 예방

저산소증이 발생하고 환자의 SpO_2가 한 번이라도 90% 미만으로 떨어지면 신속하게 교정하더라도 사망률은 2배 이상 높아진다. 외상성뇌손상이 있는 모든 환자는 비재호흡 마스크를 통해 고유량 산소를 공급받아야 한다. 환자의 호흡이 적절하지 못하다고 판단된 경우는 지체없이 양압 환기(Positive Pressure Ventilation, PPV)를 통한 적극적인 환기 보조를 시도하여야 한다. 기관내삽관이나 성문위기도기 삽관과 같은 전문기도유지술은 주의해서 접근해야 한다. 병원 전 전문기도유지술은 첫 번째 시도에서 성공하더라도 저산소증과 관련이 있으며, 이는 외상성뇌손상 환자에게 매우 좋지 않은 영향을 미친다. 전문기도유지술은 백밸브마스크를 통한 환기가 비효율적이거나, 이송 시간이 연장되거나, 환자가 흡인의 위험이 높은 경우에만 고려되어야 한다. 기관내삽관을 시도하거나 성문위기도기 삽입을 결정한 경우 환자는 충분한 산소 공급을 받은 후 시행하여야 한다.

머리 손상 환자는 스스로 기도를 유지하기 어렵고 구토 증세를 보이기도 한다. 환자가 무반응이거나 글래스고혼수척도가 8점 이하인 경우 전문기도기 삽관의 적응증이 된다. 만약 환자가 스스로 기도유지를 할 수 없지만 무반응 상태가 아니라면 급속연속기관삽관(Rapid Sequence Intubation, RSI)이 필요할 수 있다. 병원 전 단계에서 중증 뇌손상 환자를 대상으로 한 기관내삽관은 제공자의 낮은 숙련도와 호기말이산화탄소 측정을 통한 과환기 증상에 대한 관리의 미흡한 사례 등으로 논란이 있다.

(2) 과환기(Hyperventilation) 예방

병원 전 단계 처치 시 양압환기를 받는 환자에게서 과환기가 종종 발생한다. 외상성뇌손상 환자가 과환기를 경험하면 사망률이 6배 증가하는 것으로 나타났다. 성인 환자에게 적정한 환기 속도는 분당 10회이므로 양압환기를 제공하는 응급구조사에게는 매우 느리게 느껴질 수밖에 없다. 엄격한 분당 환기수를 준수하기 위해 환기만을 담당하는 응급구조사(V-EMT)를 지정하고 매 6초마다 한 번씩 깜박이는 표시등을 제공하는 장비의 사용(그림 5-16)으로 도움받을 수 있다. 또한 40mmHg(35~45mmHg 범위)를 목표로 하는 지속적인 호기말이산화탄소분압 모니터링이

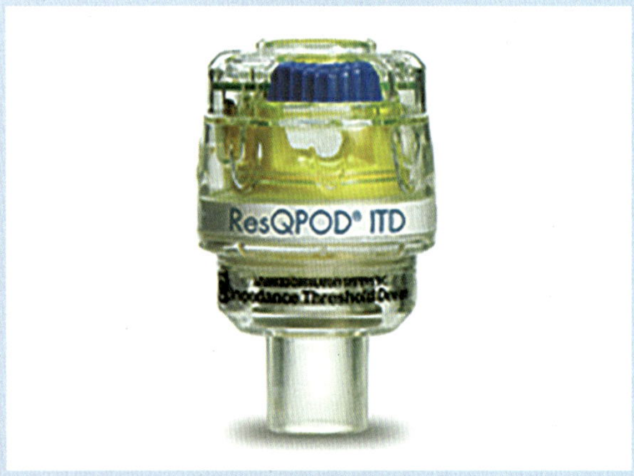

그림 5-16
Impedance Threshold Device (ITD)
출처: https://www.zoll.com/products/ipr/resqpod

필요하다. 병원 전 처치에서 뇌탈출이 의심되는 환자에게 과호흡을 하도록 권장하는 것은 과거 관행이었다. 그러나 이 관행을 뒷받침하는 근거는 거의 없다. 실제 뇌탈출은 외상성뇌손상의 후기 징후이며, 현장에서 발생한 경우라면 환자의 예후는 매우 좋지 않다. 한쪽 동공확장과 반신마비, 비정상적인 호흡 양상과 같은 뇌탈출의 징후 및 증상은 뇌탈출이 발생하지 않은 중증 외상성뇌손상 환자에게서도 나타날 수 있기 때문에 증상과 징후에 기초한 맹목적 과환기는 이와 같은 환자에게 심각한 해를 입힐 수 있다.

(3) 저혈압(Hypotension) 예방

저혈압은 외상성뇌손상 환자에게 치명적이다. 환자의 수축기혈압이 90mmHg 미만인 저혈압이 한 번만 발생하더라도 외상성뇌손상과 관련된 사망률은 최소 2배 증가하는 것으로 알려져 있다. 또한 저혈압이 반복되어 나타나거나 지속적인 저혈압은 사망 위험을 8배 증가시킬 수 있다. 저혈압을 예방하기 위해서는 출혈과 같은 원인을 빠르게 파악하고 바로 치료에 임해야 한다. 정맥로 확보를 위해 환자의 이송을 지연시켜서는 안 되지만 환자의 GCS가 8점 이하라면 수축기혈압이 100mmHg 이하로 저하되지 않도록 250~500mL의 등장성 생리식염수를 급속 투여하여야 하고, 병원 전 투여량은 3,000mL를 초과하지 않도록 한다. 소아 환자는 20mL/kg의 생리식염수를 필요에 따라 반복하여 최대 60mL/kg까지 투여해야 한다. 일부 연구에서 고장성 용액과 덱스트란을 사용한 치료 방법이 생존율을 향상시켰다는 보고도 있었다.

2 목 손상

1) 목 손상의 개요

목은 머리뼈(skull) 바닥에서 빗장뼈(clavicle)에 이르는 부위로 생명을 유지하기 위한 중요한 해부학적 구조물들이 많이 존재한다. 여기에는 폐까지 연결되어 공기 통로관 역할을 하는 후두·기관(larynx·trachea)과 뇌로 혈액을 공급하는 혈관인 목동맥(carotid artery), 뇌로부터 혈액을 가져오는 혈관인 목정맥(jugular vein), 척수(spinal cord) 그리고 위까지 연결되어 음식물을 보내는 식도가 포함된다. 이러한 주요 구조물들은 서로 인접하게 위치하고 있어 심한 손상을 받게 되면 환자상태가 빠르게 악화되거나 사망할 수도 있다. 또한 목 손상은 손상의 평가 및 처치가 어려운 부위라는 점에서 응급구조사들에게 어렵고 도전적인 상황이 될 수 있다.

2) 해부 및 생리학적 특징

(1) 해부학적 구조

목은 기도, 혈관, 척수, 식도 등 주요 구조물이 제한된 공간 내에 밀집되어 있다. 또한 갑상샘(thyroid gland)과 부갑상샘(parathyroid gland), 하부 뇌신경(cranial nerve), 팔신경얼기(brachial plexus), 가슴림프관(흉관, thoracic duct)과 같이 외부 충격에 영향을 받기 쉬운 장기도 포함되어 있다. 척수는 뼈에 의해 보호를 받지만 대부분의 구조물은 피부에 근접해 있어 손상을 입기 쉽다.

전방에서 후방까지 갑상샘, 후두, 기관, 식도 및 척주가 중앙선에 놓여 있다. 방패연골(갑상연골, thyroid cartilage)은 목 앞면의 중앙선에 보이는 후두융기(laryngeal prominence)로 촉진이 가능하다. 후두융기는 Adam's apple이라고도 한다. 후두융기 바로 밑에는 반지연골(윤상연골, cricoid cartilage)과 기관연골고리(tracheal ring)가 있다. 갑상샘은 후두와 기관 앞에 붙어 있다. 방패연골과 목빗근(흉쇄유돌근, sternocleidomastoid muscle) 사이에는 온목동맥(common carotid artery)이 뇌로 향하고 있다(그림 5-17).

목의 주요 혈관은 목동맥과 목정맥이다. 목동맥은 대동맥활(aortic arch)에서 갈라져 나온 동맥으로 머리 및 뇌 부위에 혈액을 공급한다. 구체적으로 목동맥은 오른쪽 팔머리동맥(brachiocephalic artery)과 왼쪽 대동맥(aorta)에서 갈라져 나오며, 이 동맥들은 기관을 따라 위로 그리고 안쪽으로 이동하다가 후두의 상부 근처에서 Y자 형태로 속목동맥(internal carotid artery)과 바깥목동맥(external carotid artery)으로 나뉜다.

목정맥은 목보다 상위에 있는 정맥 혈액을 심장 쪽으로 전달하는 혈관이며, 기관을 기준으로 오른쪽, 왼쪽에 대칭적으로 위치한다. 목정맥을 통해 많은 양의 혈액이 흐르기 때문에 목정맥이 손상되면 심각한 출혈이 빠르게 발생할 수 있으며, 치료하지 않으면 저혈량성 쇼크(hypovolemic shock)를 일으키고 사망할 수 있다. 또한 목정맥은 비교적 지름이 크고 위치상 심장과 가까워 임상 치료에 흔히 이용된다.

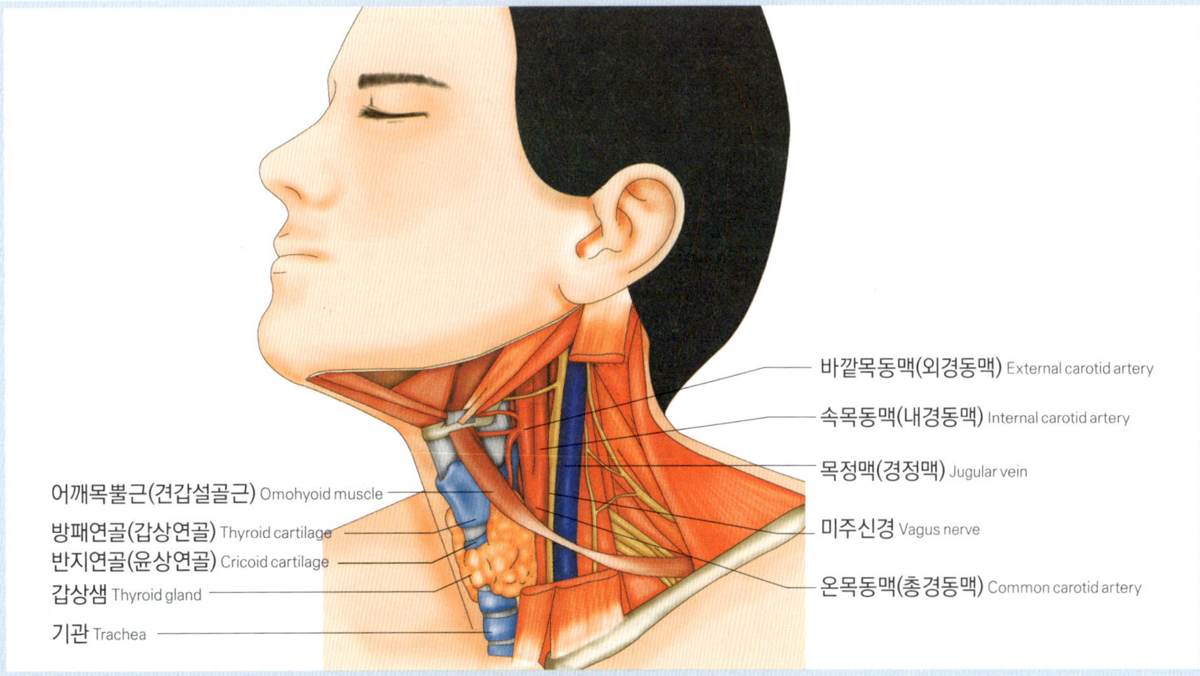

그림 5-17
목의 해부학적 구조

목정맥은 크게 속목정맥(internal jugular vein)과 바깥목정맥(external jugular vein)으로 구분된다. 속목정맥은 목동맥의 바로 바깥쪽 옆에서 나란히 주행하는 반면 바깥목정맥은 목 바깥쪽에서 피부 표면 가까이에 분포하는 정맥으로 목빗근을 따라 위치한다. 속목정맥과 바깥목정맥은 빗장뼈 바로 아래에서 팔머리정맥(brachiocephalic vein)으로 합류하고, 합류된 정맥은 위대정맥(superior vena cava)으로 합쳐져 심장의 우심방(right atrium)으로 연결된다(그림 5-18).

목 내부의 다른 구조물로는 식도, 뇌신경, 가슴림프관, 갑상샘 및 부갑상샘, 팔신경얼기가 있다. 식도는 기관의 뒤쪽에 위치하며, 구체적으로는 왼쪽 주기관지의 뒤쪽에서 약간 왼쪽에 위치한다. 혀인두신경(glossopharyngeal nerve)(CN-IX) 및 미주신경(vagus nerve)(CN-X)을 포함한 일부 뇌신경이 목을 가로지른다. 미주신경은 언어, 삼키기, 심장 및 호흡, 내장기능을 포함한 많은 부교감신경 활동에 필수적인 기능을 한다. 혀인두신경은 목동목소체와 목동맥팽대를 자극하여 혈중 산소 수치와 혈압을 모니터링한다. 가슴림프관은 우리 몸에 있는 림프관 중 가장 큰 림프관으로 우리 몸의 하반신으로부터 올라온 림프가 가슴림프관에 모인다. 오른쪽 림프관과 왼쪽 가슴관은 목정맥과 빗장밑정맥(subclavian vein)이 만나는 지점에서 정맥계로 림프를 전달한다. 갑상샘은 반지연골 바로 아래 기관 위에 위치하며 갑상선호르몬과 칼시토닌을 분비하여 우리 몸의 대사작용을 조절하는 역할을 한다. 팔신경얼기는 등의 위쪽 부분 및 가슴의 일부분의 기능을 담당하는 빗장뼈위신경과 팔 및 나머지 가슴 부분의 기능을 담당하는 빗장뼈아래신경이 존재한다.

마지막으로 목에는 수많은 근육, 근막(fascia) 및 물렁조직이 존재한다. 대표적인 근육은 목빗근, 넓은목근,

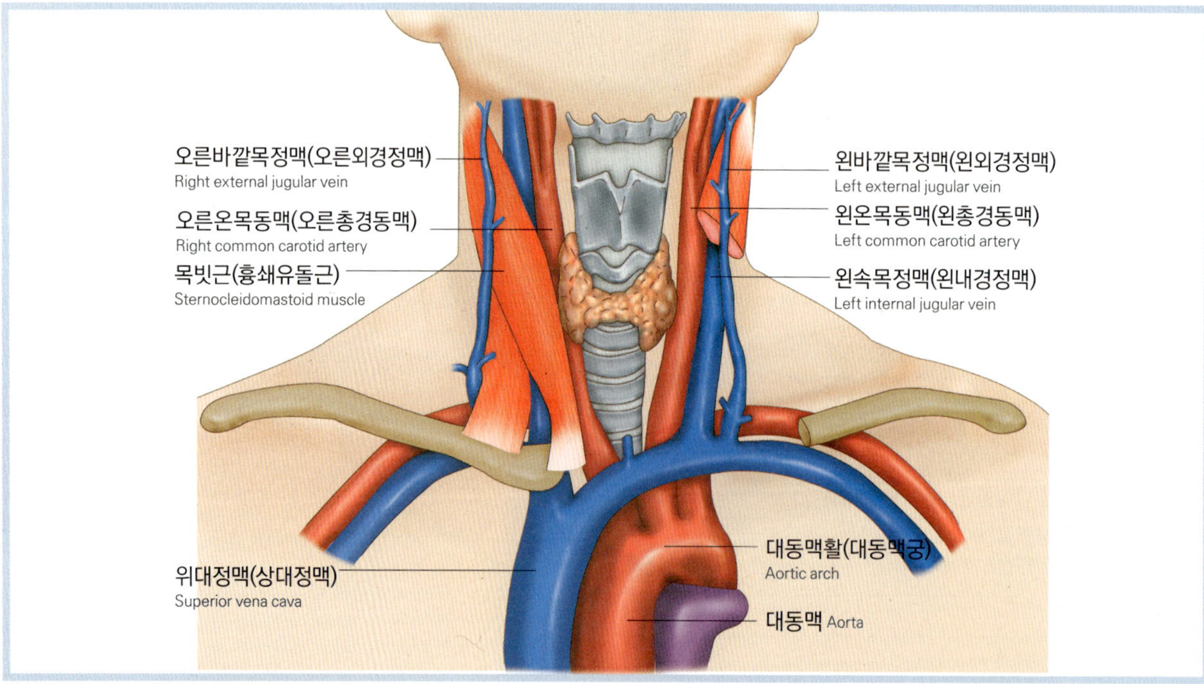

그림 5-18
목동맥 및 목정맥의 해부학적 구조

상부 등세모근(승모근, trapezius muscle)이 있으며, 팔다리 근육과 마찬가지로 목근육은 근막 구획 내에 포함되어 있다. 만약 물렁조직에 손상이 발생한다면 급속한 부종이 구획 내의 압력을 증가시키고 혈류를 제한할 수 있다.

(2) 해부학적 분류

목의 해부학적 구조, 특히 주요 구조물의 위치 숙지는 적절한 응급처치를 시행하는 데 필수적인 요소다. 목은 삼각형(triangle), 구역(Zone) 또는 근막층(fascial plane) 기준으로 해부학적 분류가 가능하다. 하지만 세 가지 분류법 중에서는 구역 분류법(이하 Zone 분류법)이 가장 권장된다. Zone 분류법은 응급처치 방향을 결정하는데 기준이 되며 외상성 목손상 평가에 용이하기 때문이다.

1 삼각형 분류법

삼각형 분류법은 목의 구역을 두 개의 삼각형인 앞목삼각형(anterior triangle of neck)과 뒤목삼각형(posterior triangle)으로 나눈다(그림 5-19). 앞목삼각형과 뒤목삼각형을 구분할 수 있는 경계선은 목빗근(sternocleidomastoid muscle)이다. 앞목삼각형은 목빗근의 경계선, 아래턱뼈(하악골, mandible), 목의 중앙선으로 목의 앞부분으로 삼각형이 형성된 부위를 말한다. 앞목삼각형 부위에는 인두, 후두, 기관, 식도 및 주요 혈관 등 중요한 구조물들이 위치한다. 뒤목삼각형은 목빗근, 등세모근, 빗장뼈 부분으로 삼각형이 형성된 부위를 말한다. 뒤목삼각형에는 근육, 척추부신경(spinal accessory nerve), 척주(vertebral column)가 있다. 특정 근육과 관련된 개별 신경을 제외하고 뒤목삼각형에는 중요한 해부학적 구조물이 없으므로 척추 손상만 아니면 이 부위의 손상은 예후가 좋은 편이다.

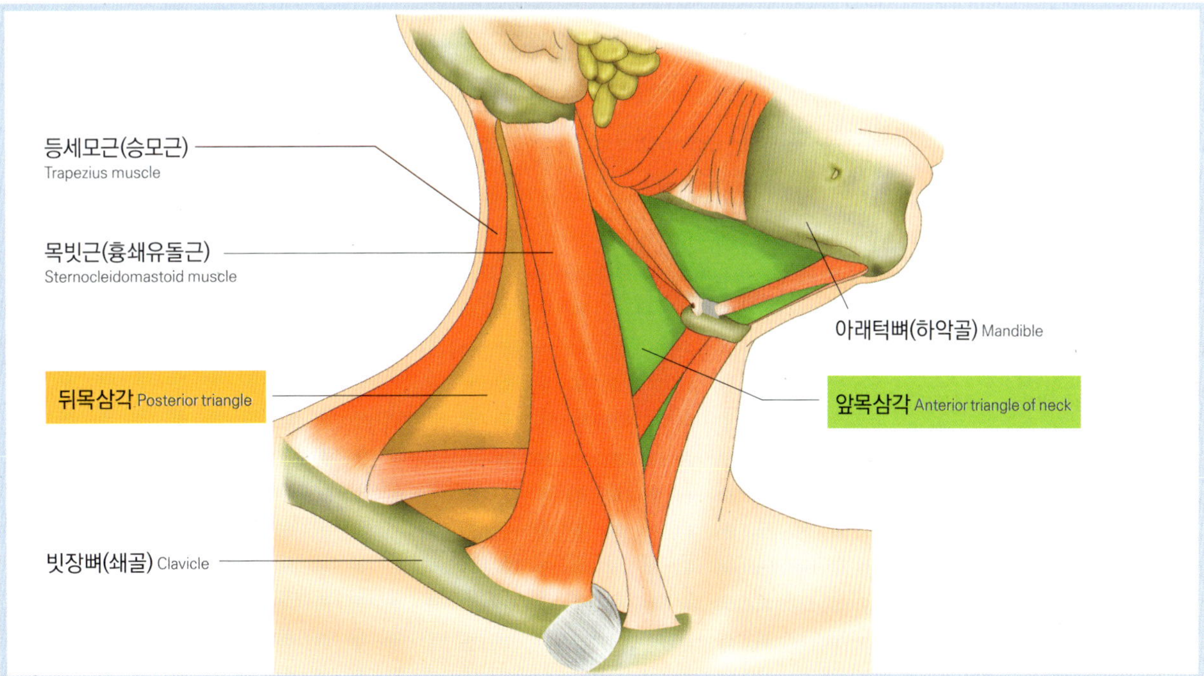

그림 5-19
앞·뒤목삼각형 분류

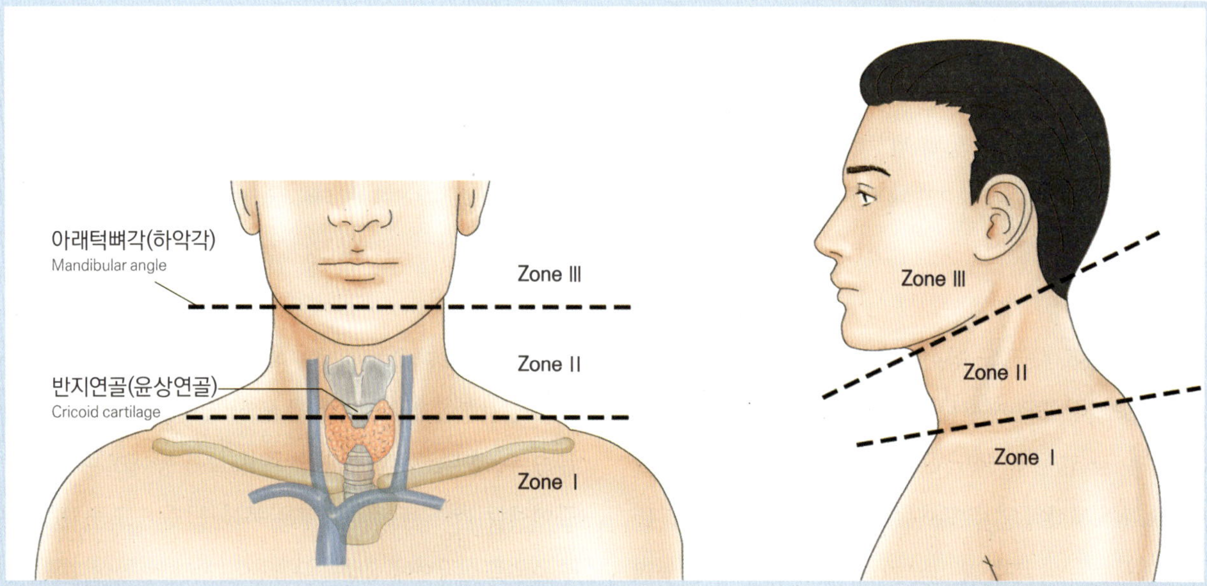

그림 5-20
Zone 분류법

2 구역 분류법

앞목삼각형은 해부학적으로 3개의 수평선으로 나눠 구분하며, 세 구역의 분류는 Zone Ⅰ, Ⅱ, Ⅲ로 명명한다(그림 5-20). Zone 분류법은 해부학적 평가 및 처치 측면에서 중요하다. 목의 부위를 세 구역으로 구분하기 때문에 손상의 위치를 표현하기 편리하며, 응급처치에 대한 임상적 판단을 내리는 데 도움이 된다. 특히 관통상의 경우 손상 부위가 어떤 구역으로 분류되는지에 따라 처치 방법이 달라질 수 있다.

Zone Ⅰ의 위치는 빗장뼈부터 시작되며 Zone Ⅱ, Ⅲ로 갈수록 아래턱뼈각(mandibular angle)과 가까워진다. 심장을 기준으로 가까운 부분이 Zone Ⅰ, 먼쪽이 Zone Ⅲ로 기억하면 쉽다. 손상의 빈도는 Zone Ⅱ가 50%로 가장 많으며, Zone Ⅲ가 16%, Zone Ⅰ이 13%의 빈도로 발생하고 있다. Zone Ⅰ, Ⅱ, Ⅲ에 따른 해부학적 구조는 다음과 같다(표 5-3).

- Zone I: 빗장뼈부터 반지연골 사이의 구역이다. 대혈관이 있고 평가 및 처치에 대한 접근이 어려워 사망률이 가장 높은 구역이다. 이 구역에는 목동맥, 척추동맥(vertebral artery), 빗장밑동맥(subclavian artery) 및 팔신경얼기, 기관, 식도, 폐꼭대기(apex of lung) 및 가슴관 등 주요 구조물이 포함되어 있다. 또한 아래가슴문(흉곽출구, thoracic outlet)의 빗장뼈, 갈비뼈 등 뼈 구조물이 있어 이 구역에서 외과적 노출 및 접근이 어려울 수 있다. Zone Ⅰ의 손상은 목뿐만 아니라 세로칸(종격동, mediastinum) 손상이 동반될 수 있다.
- Zone II: 반지연골부터 아래턱뼈각 사이의 구역이다. 가장 큰 구역이며 외부로 잘 드러나 있어서 흔하게 손상을 입기도 한다. 목동맥 및 척추동맥, 속목정맥, 인두, 후두, 기관, 식도, 목뼈 및 척수가 이 구역에 위치한다. 이 구역은 손상이 가려지지 않는 편이라 비교적 쉽게 임상적 평가가 가능하다.

표 5-3
Zone 분류에 따른 목 앞부분의 해부학적 구조

구역	해부학적 경계선	구조
Zone I	빗장뼈부터 반지연골 사이	몸쪽(proximal) 목동맥 몸쪽 척추동맥 주요 가슴 혈관 상부 세로칸 폐 식도 기관 가슴관 척수
Zone II	반지연골부터 아래턱뼈각 사이	목동맥 및 척추동맥 목정맥 기관 후두 식도 척수
Zone III	아래턱뼈각과 머리뼈의 바닥 사이	먼쪽(distal) 목동맥 및 척추동맥 인두 척수

- Zone III: 아래턱뼈각과 머리뼈 바닥 사이의 구역이다. 이 구역에는 먼쪽(distal) 목동맥, 척추동맥 및 인두가 위치한다. 또한 침샘 및 귀밑샘, 기관, 식도, 척추뼈몸통(vertebral body), 목정맥 및 주요 신경(뇌신경 IX-XII 포함)과 같은 다양한 구조물이 이 구역을 가로지른다. 머리뼈의 바닥과 매우 가까워 해부학적 평가 및 신체검진을 시행하기 어려운 부분이다.

❸ 근막층 분류법

마지막으로 목을 근막층을 기준으로 구분할 수 있다. 목의 근막층은 얕은 근막과 깊은 근막으로 나뉜다. 얕은 근막은 넓은목근(platysma muscle)을 둘러싸고 있으며, 피부 바로 밑에 위치한다. 깊은 근막은 얕은층(피복층, investing layer), 기관앞층(pretracheal layer), 척추앞층(prevertebral layer), 목혈관신경집(carotid sheath)으로 구성된다.

얕은 근막과 깊은 근막 사이에는 넓은목근이 위치하는데 넓은목근은 얼굴근육에서 가슴까지 넓게 뻗어 있으며, 근육층이 얇고 편평한 근육이다. 넓은목근은 피부밑에 자리하며, 주요 구조물과 가깝게 위치하여 임상적으로 중요하다. 넓은목근의 손상 여부에 따라 깊은 상처 또는 얕은 상처로 구분한다. 넓은목근을 관통하지 않은 상처는 생명을 위협하지 않지만 넓은목근에 손상이 있는 경우 목 부위 주요 구조물의 손상 가능성을 의심하여야 한다(그림 5-21).

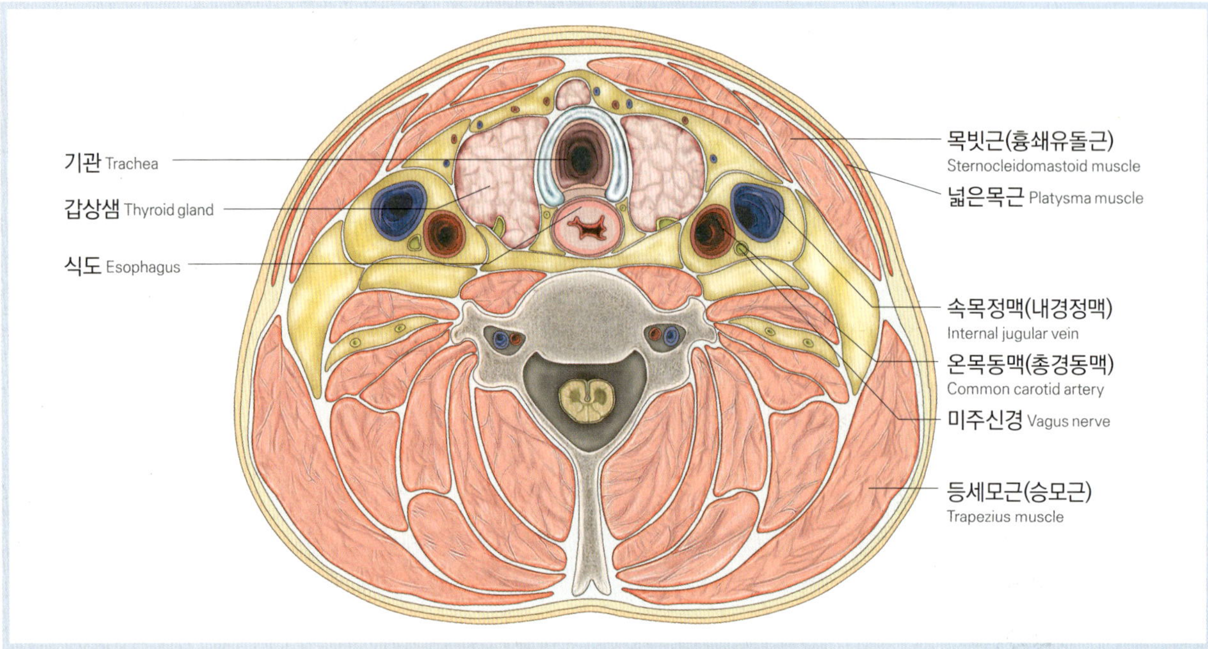

그림 5-21
목의 횡단면 및 근막

3) 손상기전

목 손상의 발생기전은 다양하지만 주요한 세 가지 기전은 관통상(penetrating neck injury), 둔상(blunt neck injury), 목맴 및 목조임(hanging Injuries and strangulation)이다. 이러한 손상은 전 세계적으로 다양한 원인으로 발생한다. 폭행으로 인한 찔림 및 총상, 자해, 교통사고, 고속도(high-velocity) 물체에 의한 손상 등이 흔한 발생 원인이다. 어린이도 성인과 동일한 손상기전에 취약하다. 유년기에 발생할 수 있는 추가적인 손상 원인으로는 아동학대, 운동장에서 발생한 외상 그리고 자전거에서 추락으로 인한 자전거 핸들에 의한 손상이 포함된다.

(1) 관통상

관통상은 주로 찔림(stabbing) 및 총상이 원인이 되어 발생한다(그림 5-22). 관통상의 경우 사망률이 약 11% 이하로 보고되고 있으며, 동반 손상으로 기도 및 식도 손상이 19%라는 점에서 심각한 외상 중 하나다. 다만 국외 연구들에서는 총상을 발생 건수에 포함하고 있어 총기 사용을 규제하는 국내에서 목 손상 사망률 및 합병증 발생률은 국외 연구 결과와 다를 수 있다. 국내의 경우 목 손상의 대부분은 찔림 손상이 차지하고 있으며, 국내 한 연구에서는 관통상을 유발한 도구로는 칼(62%), 깨진 유리병(32%), 총기(1.5%), 기타(4.5%)로 보고하였다.

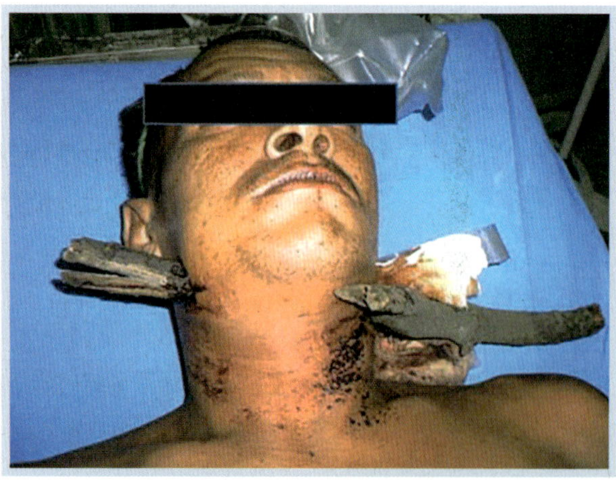

그림 5-22
목 부위 관통상
출처: Charlie's ED, penetrating neck trauma(2017)

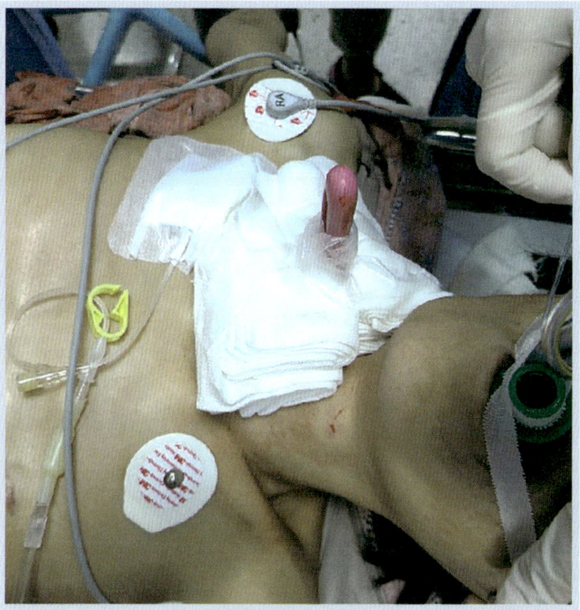

그림 5-23
목 부위 찔림 손상
출처: 원주세브란스기독병원 제공

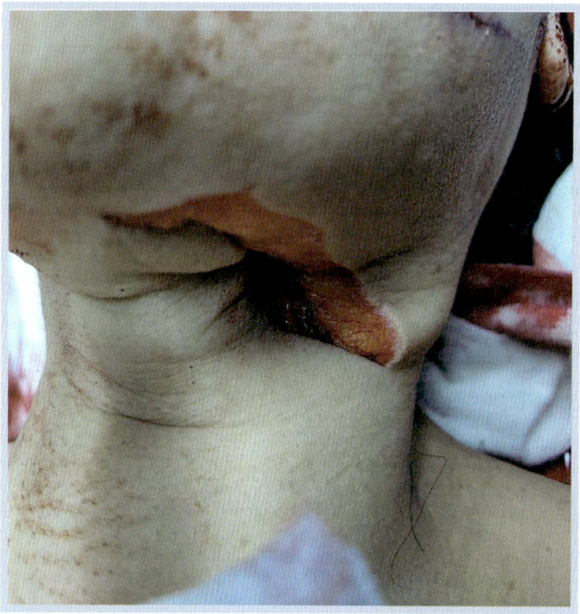

그림 5-24
목 부위 찔림 손상

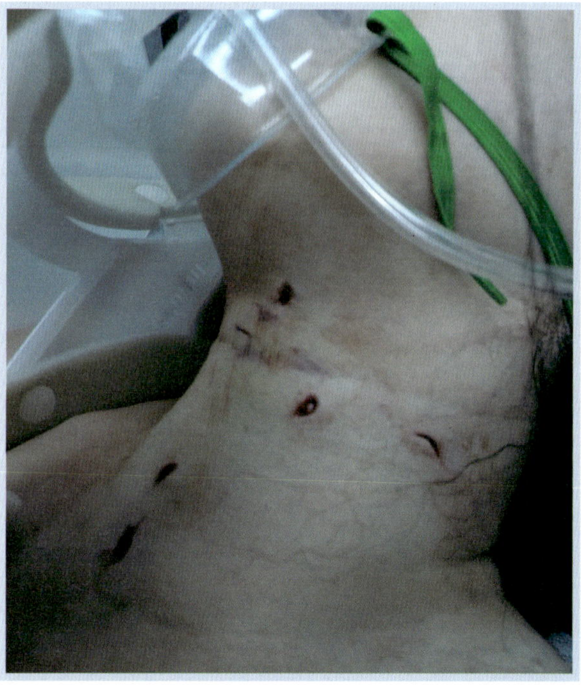

그림 5-25
목 부위 찔림 손상

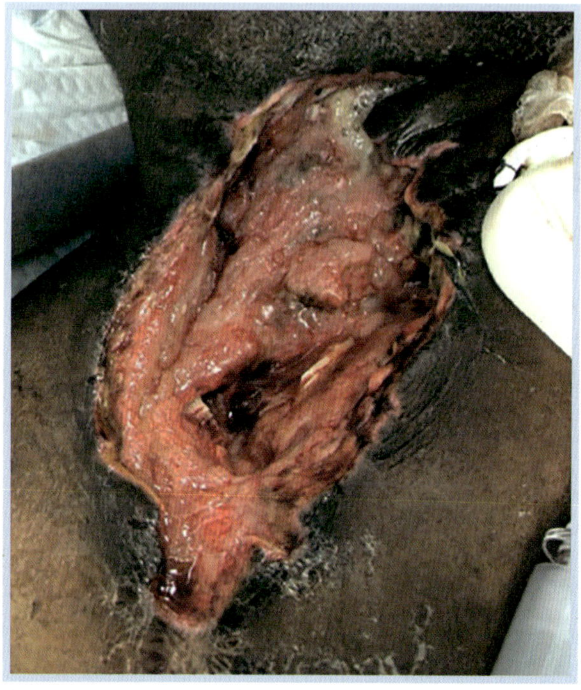

그림 5-26
목 부위 총상
출처: sciencedirect, A lucky bullet in the neck: Incidental carcinoma of unknown primary found during a gunshot wound repair

(2) 둔상

둔상은 외상성목손상 중 5%를 차지하고 있으며, 흔하게 접할 수 있는 손상은 아니다(그림 5-27). 둔상의 가장 흔한 손상기전은 교통사고이다. 그 외 손상기전으로는 타인의 폭행에 의한 주먹 또는 발의 타격, 추락, 야구 방망이 등 기타 물체에 의한 타격 등이 있다. 카이로프랙틱 치료 또는 물리치료 중 과도한 도수조작으로 인해 발생하기도 한다.

교통사고 발생 시 둔상은 자동차 핸들이나 대시보드에 부딪혀 손상을 입는다. 오토바이, 제트 스키, 설상차(snow mobile), 사륜 오토바이(All-Terrain Vehicle), 자전거, 말 등 탑승 중에 고정된 줄 또는 나뭇가지에 부딪혀 목 부위에 손상을 입기도 하는데 이를 "빨랫줄 손상(clothes-line injury)"이라고 부른다. 이 경우 후두-기관 손상이나 식도 손상이 발생할 수 있다.

카이로프랙틱(chiropracic) 치료의 경우 척추동맥 손상이 발생한 여러 사례가 보고되어 있다. 이 외에도 요가, 미용 체조, 양궁, 천장에 페인트칠 작업 등에서도 척추동맥 손상의 사례연구가 있다. 이때 발생하는 기전은 과다폄(hyperextension), 반대쪽 회전 또는 두 가지 기전이 동시에 발생하는 경우이다.

(3) 목맴 및 목조임

목맴은 목에 두른 끈에 체중 또는 그 일부의 힘을 실어 목을 압박하는 것을 말한다. 목조임은 외부 압력으로 목을 압박하는 것을 의미한다. 목조임은 교사(끈졸림, ligature strangulation), 액사(손졸림, manual strangulation), 자세에 의한 목조임(postural strangulation) 등으로 발생한다. 교사는 벨트 또는 로프 등 끈으로 액사는 손으로 목을 조르는 것을 말한다. 자세로 인한 목조임은 주로 영아에게 발생하는데 이는 영아의 목이 어떤 물체 위에 위치한 상태에서 영아의 몸무게가 가해질 때 발생하게 된다(그림 5-28). 이러한 경부 압박의 손상기전은 자살, 사고, 폭행, 살인, 처형 등으로 발생할 수 있다.

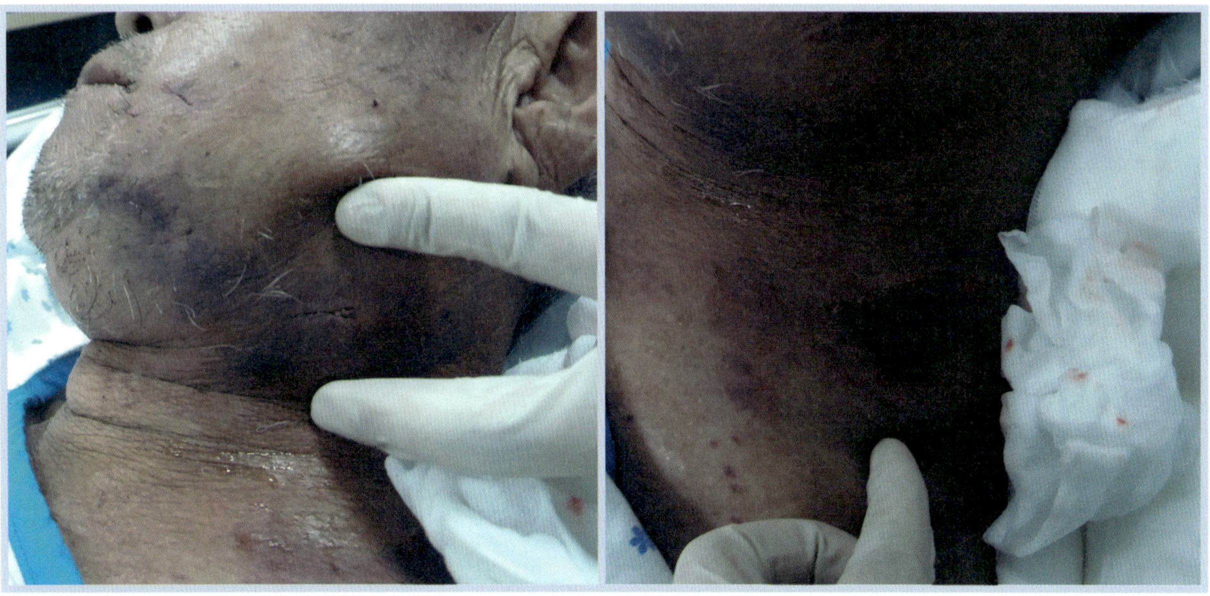

그림 5-27
목 부위 둔상
출처: 원주세브란스기독병원 제공

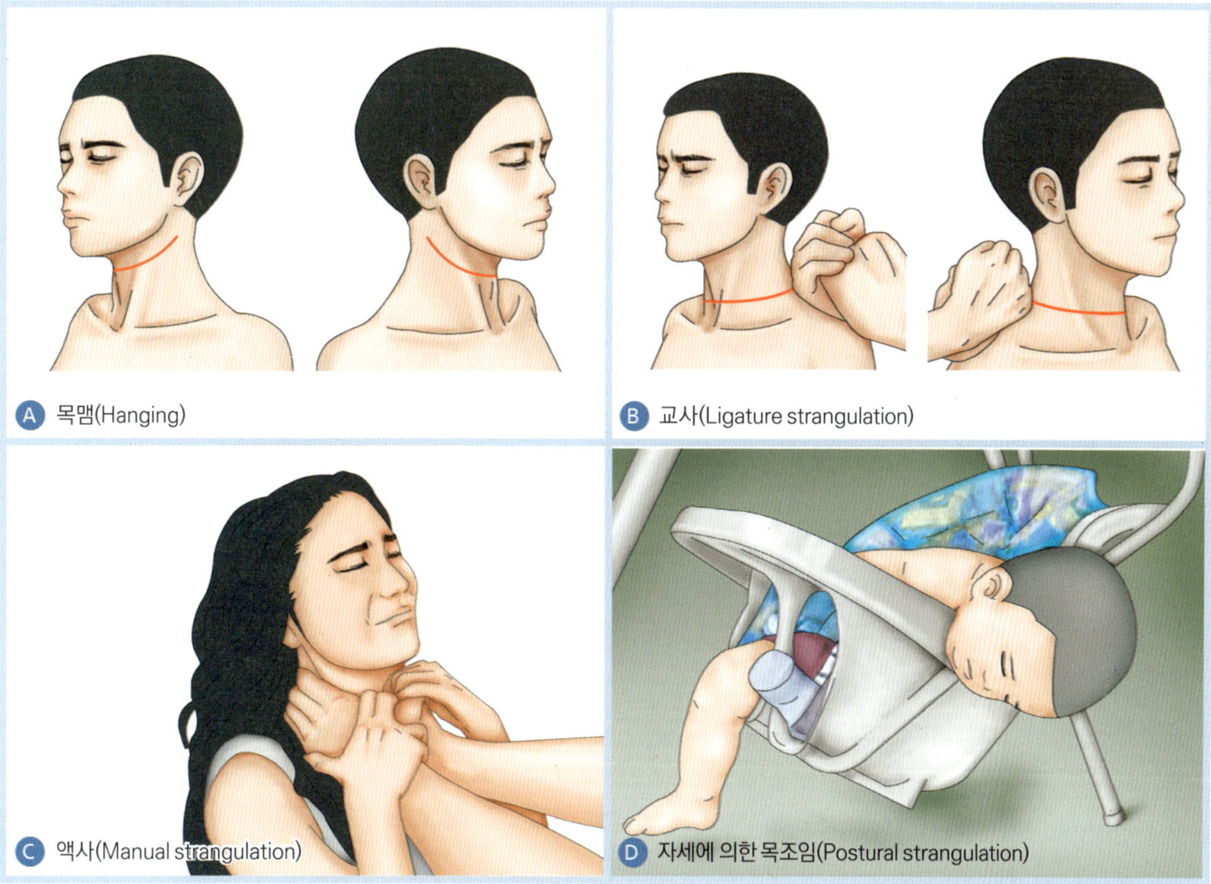

그림 5-28
목맴 및 목조임의 분류

4) 병태생리

(1) 관통상

관통상은 외상성 손상의 1%에 불과하나 사망률은 10%에 이른다. 관통상 환자 중 혈관 손상은 최대 40%로 발생한 것으로 보고되었으며, 목동맥과 속목정맥은 혈관 손상 중 가장 흔한 손상 부위다. 목동맥 손상은 빈번한 사망 원인 중 하나로 목동맥 손상 환자 중 약 15%에서 뇌졸중으로 이어지고, 최대 22%에서 사망할 수 있다. 관통상 중 최대 20%에서 정맥 손상이 발견되나 정맥 손상의 징후는 미묘하고, 신체검진으로 식별하기 어려운 경향이 있다. 증상이 없는 정맥 손상의 경우 대부분 혈관재건술이 필요하지 않으나 혈관 손상의 뚜렷한 징후가 있는 환자는 수술적 중재가 필요하다.

주요 혈관에 직접적인 손상이 있는 경우 지혈이 어려운 대량출혈로 이어져 빠르게 사망으로 진행될 수 있다. 또한 혈관의 부분 또는 완전 절개를 유발하거나 내막편(intimal flap), 동정맥샛길(arteriovenous fistula), 거짓동맥류(pseudoaneurysm)의 형성을 초래할 수 있다.

혈전증(thrombosis)은 혈관 손상의 가장 흔한 합병증으로 환자의 약 25~40%에서 발생한다. 또한 관통상 환자의 약 20% 이상에서 기흉(공기가슴증) 또는 혈흉(혈액가슴)이 동반될 수 있다. 인두 또는 식도 손상(5~15%), 후두 또는 기관 손상(4~12%), 주요 신경 손상(3~8%) 등이 동반되기도 한다.

총상은 찔림보다 혈관 및 호흡·소화기계 손상을 일으킬 가능성이 더 높다. 총상의 양상과 심각성은 해당 발사체가 얼마나 큰 운동에너지를 지니고 인체에 접촉했는지와 그 에너지 중 얼마나 많은 양이 조직에 전달되었는지에 따라 결정된다. 운동에너지가 크고, 운동에너지의 많은 양이 인체 조직에 전달될수록 손상은 커진다. 발사체가 지닌 운동에너지(Kinetic Energy, KE)는 다음과 같은 공식을 따른다. 총상의 경우 발사체 자체에 의한 직접적인 손상 외에도 공동 현상 및 폭발 효과에 의하여 주변 조직의 광범위한 손상이 동반된다.

$$\text{운동에너지(KE)} = 1/2 \times (\text{발사체 질량}) \times (\text{타격 속도})^2$$

(2) 둔상

목은 대부분의 둔상으로부터 보호가 되는 경향이 있다. 해부학적으로 머리 및 얼굴, 가슴이 목보다 더 앞쪽으로 돌출되어 있고 목의 옆으로는 어깨가 상당히 돌출되어 있어 보호가 잘 이뤄지는 편이다. 하지만 목은 특정 상황에서 발생한 충격에 취약한 신체 부위이기도 하다. 예를 들어 자동차 사고 충돌 시 목이 자동차 핸들이나 대시보드에 부딪혀 손상이 발생할 수 있다. 이러한 손상은 "Padded dash syndrome"이라 하며, 자동차 충돌 시 탑승자의 상체가 급격하게 앞으로 쏠려 나가면서 과도하게 펴진 목이 자동차 핸들 또는 대시보드에 부딪히는 경우를 말한다(그림 5-29). 이 경우는 안전벨트를 착용하지 않았거나 2점식 안전벨트(lap-type belt)를 착용한 탑승자에게서 발생한다. 2점식 안전벨트는 주로 버스나 다인승 승합차의 뒷좌석에서 사용되고 있으며, 허리의 좌우 두 점을 고정하는 방식으로 상체 움직임을 제한하지 못한다(그림 5-30).

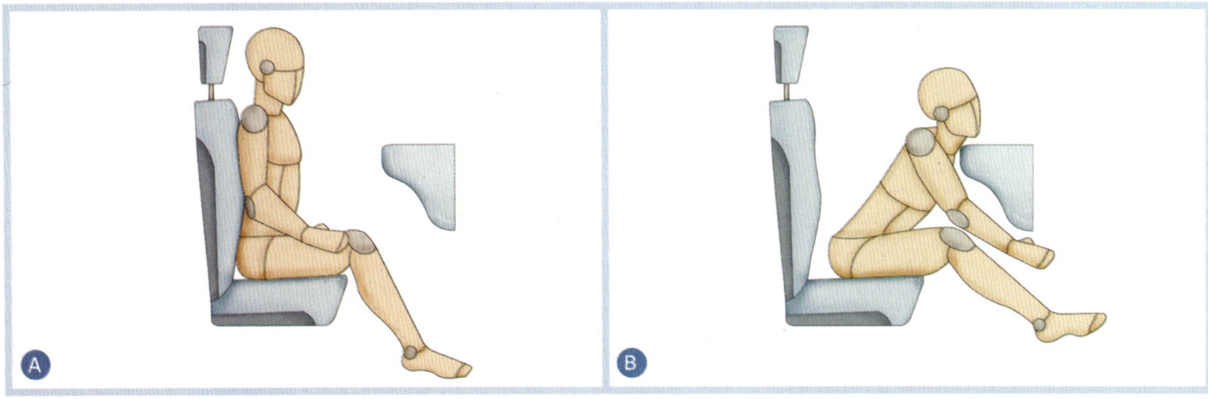

그림 5-29
Padded dash syndrome

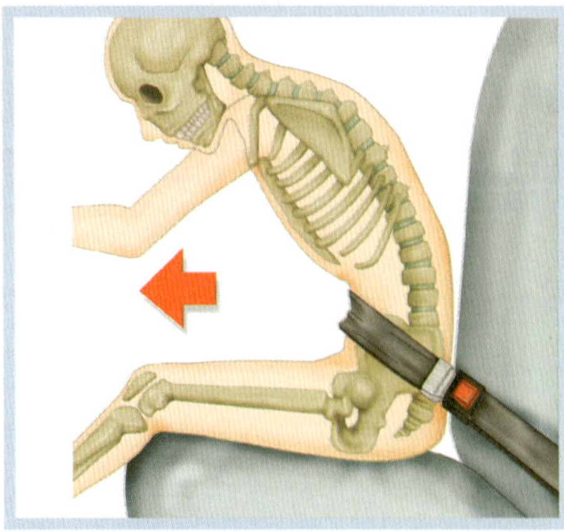

그림 5-30
2점식 안전벨트

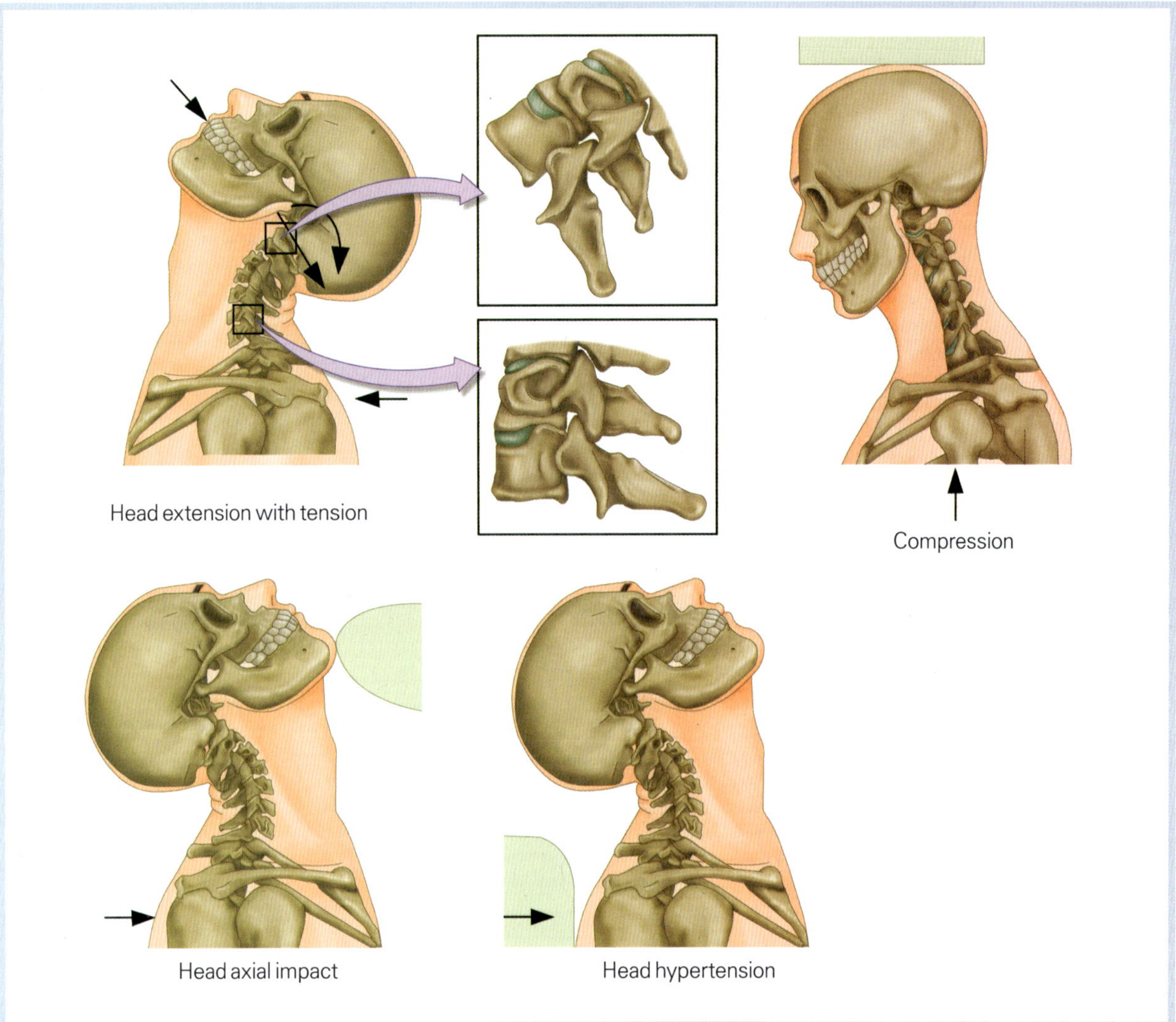

그림 5-31
목 혈관을 손상시키는 기전의 종류

둔상은 흔하게 발생하지 않지만 치명적인 손상이다. 대부분 머리, 얼굴 및 목뼈의 심각한 손상과 함께 발생한다. 관통상과 달리 둔상은 출혈보다는 기도폐쇄가 가장 치명적인 손상의 원인이다. 목에 가해진 전방 충격은 특히 반지연골 고리에서 후두 또는 기관을 찌그러뜨리고 뒤쪽 척수에 맞서 식도를 압박할 수 있다. 닫힌 성문에 대한 기관 내 압력의 급격한 증가(예: 안전벨트의 부적절한 착용), 빨랫줄 손상 또는 급격한 가속-감속 동작은 기관 손상을 유발할 수 있는 요인이다.

또한 둔상은 다양한 손상기전을 통해 혈관을 손상시킬 수 있다. 목뼈의 가로돌기(transverse process)에 목동맥을 압박시키는 과다폄, 목뼈 부위와 아래턱뼈 사이에 목동맥을 압박시키는 과다굽힘, 직접적인 타격, 구강 내 손상, 머리 바닥뼈 골절(basal skull fracture)은 혈관을 손상시키는 기전이다(그림 5-31). 목뼈의 과도한 회전 및(또는) 과다폄은 동맥과 정맥의 팽창과 스트레칭을 유발하여 엇갈림 손상(shearing injury), 혈전증을 유발한다. 머리바닥뼈 골절은 목동맥의 추체 내 부분을 손상시킬 수 있다.

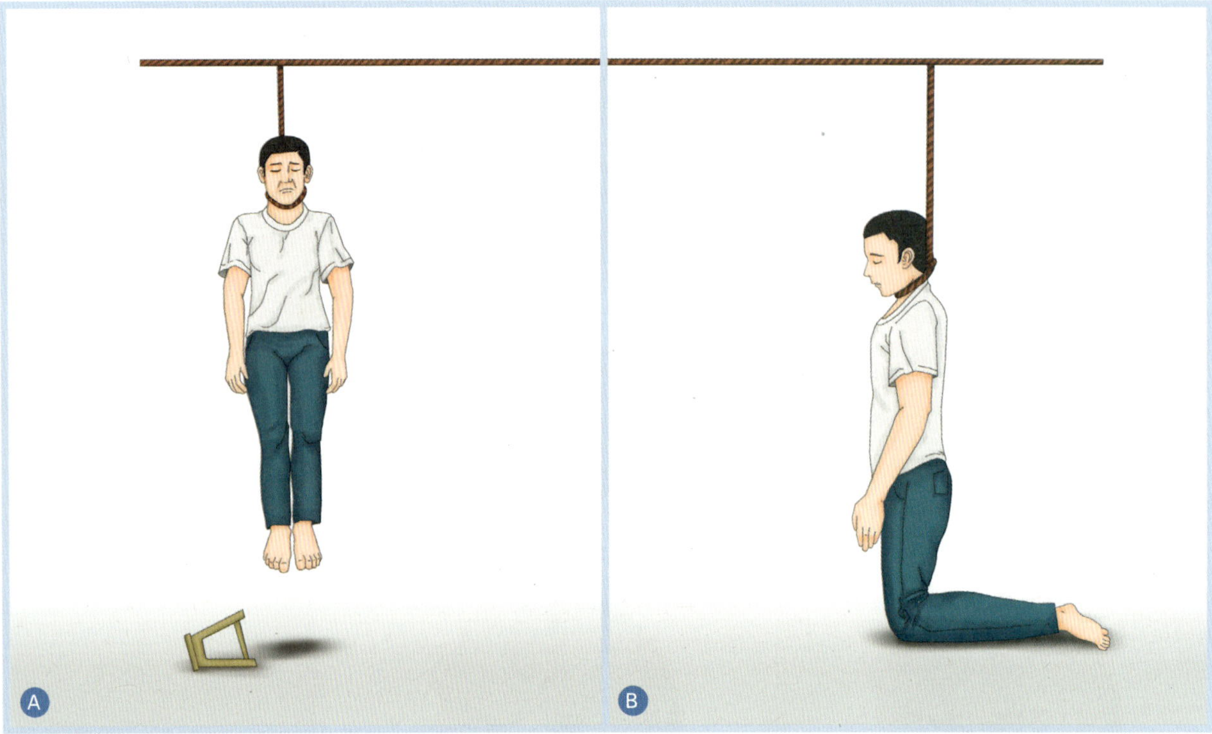

그림 5-32
A. 완전 목맴(Complete hanging) B. 불완전 목맴(Incomplete hanging)

(3) 목맴 및 목조임

목맴은 완전 목맴(complete hanging)과 불완전 목맴(incomplete hanging)으로 구분된다(그림 5-32). 신체가 공중에 떠 있는 상태에서 목을 맨 경우를 완전 목맴이라고 한다. 몸 전체가 지면에서 떨어져 있어 발이 땅에 닿지 않고 신체가 공중에 떠 있으면 환자의 몸무게 전체가 목에 가중된다. 불완전 목맴은 신체의 일부 또는 대부분이 바닥이나 벽에 지지된 경우를 말한다. 몸의 일부분이 지면과 닿아 있어 환자의 몸무게 전체가 목에 부하되지는 않는다. 심각한 목뼈 및 신경 손상은 환자의 신장(height)보다 높은 높이에서 추락한 경우 빈번하게 나타난다. 환자의 신장보다 낮은 곳에서 발생하는 경우 목뼈부 손상은 거의 없는 편이다.

목맴 및 목조임은 무산소증, 목정맥 및 목동맥 폐쇄로 인해 대뇌 저산소증을 유발한다. 사망의 주된 병태생리학적 기전은 급성 기도 손상보다는 뇌정맥 환류의 폐쇄가 흔한 것으로 밝혀졌다. 바깥목정맥과 속목정맥이 동시에 막히면 뇌혈관 울혈, 부종, 무의식을 유발한다. 무의식은 근육긴장도의 완전한 소실로 이어져 대뇌동맥 및 기도폐쇄를 더욱 빠르게 진행되도록 한다. 다른 원인으로는 목동맥 압력으로 동맥 수축이 발생하여 뇌혈류 감소와 허탈이 발생하는 것 그리고 목동맥활에 대한 압력과 부교감신경 항진으로 인한 미주신경허탈(vagal collapse)이 있다.

뇌 무산소증(cerebral anoxia) 외에도 후두-기관 골절, 목뼈 골절, 인두 열상, 목동맥 손상이 사망 원인으로 포함된다. 목뿔뼈(설골, hyoid bone) 골절은 고전적으로 목맴 손상과 연관이 있다고 알려졌으나 목뼈부 골절이나 불안정은 처형 목적으로 인한 목조임 경우 이외에는 거의 발생하지 않는다.

5) 평가

목 손상의 위험성은 크나 손상의 심각성을 병원 전 단계에서 인식하기 어려울 수 있다. 사망 및 장애 가능성을 줄이기 위해서는 환자평가 초기에 머리, 얼굴, 목, 척추 및 중추신경계 손상의 징후와 증상을 인지해야 한다.

(1) 현장평가

현장에서 환자가 왜 다쳤는지 원인을 파악하는 것은 매우 중요하다(그림 5-33). 다음은 손상기전 평가 시 파악해야 하는 사항이다(표 5-4). 손상의 원인을 추측하고 그와 연관된 손상이 있는지 확인한다. 구급활동일지 등 출동

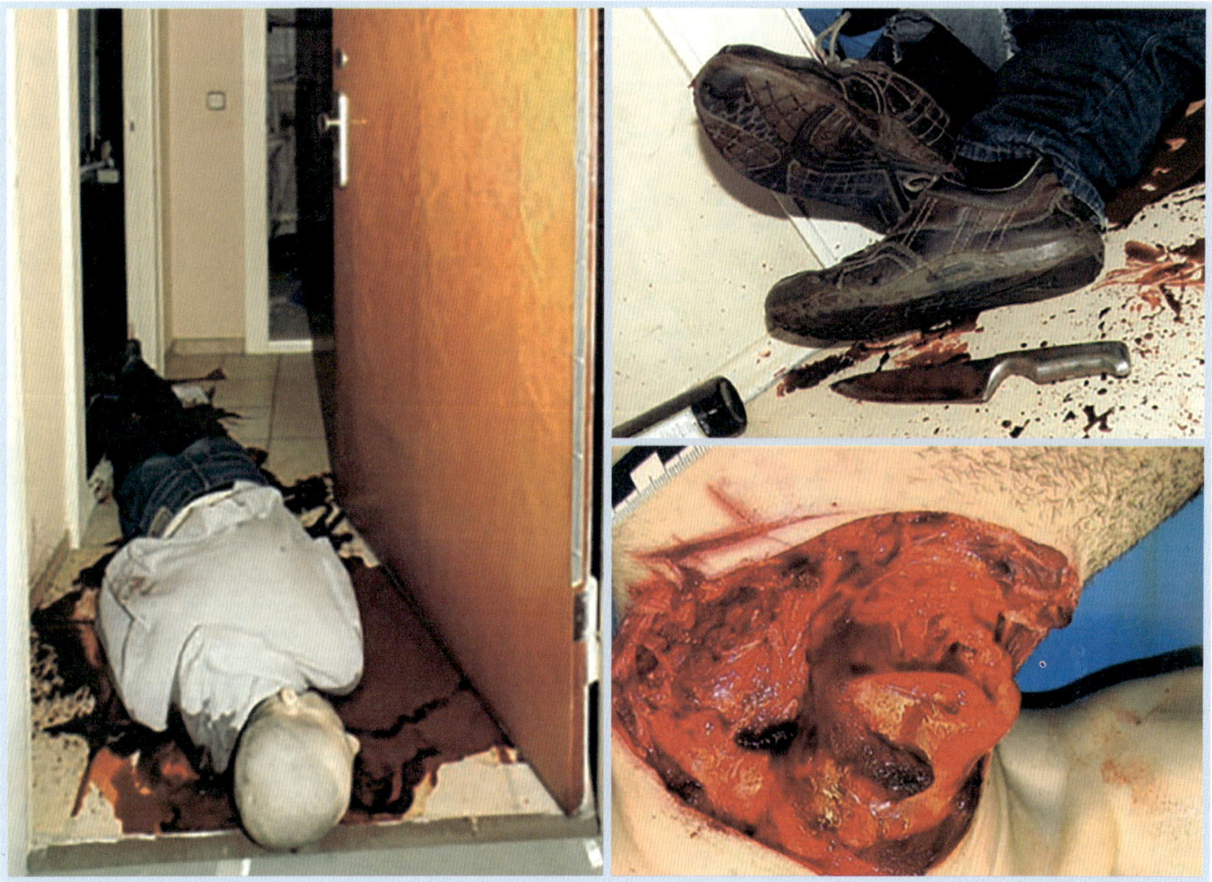

그림 5-33
현장에서 손상기전에 대한 필수 정보를 얻는 것은 대단히 중요하다.
출처: Romanian Journal of Legal Medicine(2011)

표 5-4
손상기전 파악 시 확인해야 할 사항

구분	확인해야 할 사항
언제(When)	손상 발생 시간
어디서(Where)	손상의 위치 및 상처 부위의 개수(입·출구 손상), 주요 구조물과의 근접성
어떻게(How)	칼, 권총, 자동차 등 사용된 도구의 종류

표 5-5
목 손상 부위에 따른 증상 및 징후

후두 또는 기관 손상의 징후
• 목소리 변화 • 객혈 • 협착음(그렁거림) • 침흘림 • 목 부위 흡인성 상처(sucking wound), 공기 거품이 일거나 부글부글 끓음 • 피부밑공기증 및(또는) 뼈마찰음 • 쉰 목소리 • 호흡곤란 • 해부학적 왜곡 • 촉진 시·기침 시·삼킬 때 통증 • 혀를 움직일 때 통증 발생
식도 및 인두 손상의 징후
• 삼킴곤란 • 타액에서 피가 묻어나옴 • 목 부위 흡인성 상처 • 목의 통증 및 압통 • 수동적으로 목을 움직이게 하였을 때 저항감이 느껴짐 • 뼈마찰음 • 입이나 코위관에서의 출혈 • 대량 객혈 • 상당한 양의 토혈 • 호흡곤란
목동맥 손상의 징후
• 의식수준 저하 • 반대쪽 반신마비 • 출혈 • 혈종 • 기관 압박에 따른 호흡곤란 • 떨림 • 잡음 • 맥박 결손(pulse deficit) • 목정맥 손상의 징후에는 혈종, 외부 출혈 및 저혈압이 포함됨
척수 또는 팔신경얼기 손상의 징후
• 위팔 수용력의 감소 • 팔다리마비 • 병적 반사 • 브라운세카르증후군(Brown–Sequard syndrome) • 지속발기증 및 구해면체 반사 소실 • 요저류(urinary retention), 대변실금 및 마비장폐색증(paralytic ileus) • 호르너증후군 • 신경성 쇼크 • 저산소증 및 저환기
뇌신경 손상의 징후
• 얼굴 신경(뇌신경 VII): 눈썹 주름 이상, 눈감기 이상, 입가 처짐 • 혀인두 신경(뇌신경 IX): 삼킴곤란(구역 반사의 변화) • 미주신경(뇌신경 X, 되돌이후두): 쉰 또는 약한 목소리 • 척수부신경(뇌신경 XI): 어깨를 으쓱할 수 없으며, 턱을 반대쪽 어깨 방향을 향해 옆으로 돌릴 수 없음 • 혀밑신경(뇌신경 XII): 돌출이 동반된 혀의 편위

기록지상에는 손상에 사용된 도구의 종류 및 유형, 예상출혈량(Estimated Blood Loss, EBL), 초기 활력징후, 임상적으로 의미 있는 신체 소견, 총 병원이송 시간 등을 포함하여 기록한다.

(2) 신체검진

목 손상 환자에서 목의 통증, 호흡곤란, 삼킴통증, 쉰 목소리, 토혈, 객혈 증상이 있는지 확인한다. 의식이 있고 협조가 가능한 환자일 경우 기침, 침 삼키기, 말하기가 가능한지 확인한다. 명확한 증상이나 징후가 나타나지 않는 경우라도 잠재적으로 치명적인 손상의 가능성이 있으므로 간과하지 않도록 주의하여야 한다.

출혈, 혈종, 반상출혈(얼룩출혈, ecchymosis), 부종 또는 해부학적 변형이 있는지 목을 평가한다. 목에 압통이나 피부밑기종(피하기종, subcutaneous emphysema)이 있는지 확인한다. 일부의 증상 및 징후는 지연되어 나타날 수 있으므로 주의가 필요하다. 목 손상 부위에 따른 증상 및 징후는 다음과 같다(표 5-5).

1 관통상

목에는 생명 유지에 필요한 주요 구조물들이 많고 서로 인접해 있어 관통상이 발생했다면 주요 구조물이 한꺼번에 심각한 손상을 받을 수 있다. 손상 정도가 경미해 보이는 상처라도 즉각적으로 또는 지연되어 생명을 위협하거나 합병증을 유발할 수 있다.

관통상이 있는 환자에서 신경학적 결손(deficit) 없이 목뼈 손상이 발생하는 경우는 드물다. NEXUS는 목뼈 손상 시 영상검사 시행 여부를 결정하기 위한 임상 의사결정규칙(clinical decision rule)이다. 다음과 같은 NEXUS(National Emergency X-radiography Utilization Study) 기준을 충족하는 경우 목뼈 손상이 발생했을 가능성은 거의 없다.

- 의식이 명료함
- 중독 손상 없음
- 국소 신경학적 손상의 징후/증상이 없음
- 후방 정중선 목뼈 부위의 압통이 없음
- 떼어당김 손상(distracting injury) 없음

목 손상 중 혈관 손상은 가장 흔하며, 'hard sign' 및 'soft sign' 징후를 평가한다. hard sign과 soft sign을 비교한 증상 및 징후는 다음의 표와 같다(표 5-6). 'hard sign'을 발견하였다면 혈관 손상을 의심해야 하며, 즉각적인 중재가 필요한 심각한 손상이 발생했음을 인지해야 한다. 또한 외과적 수술 또는 진단적 검사가 가능한 의료기관

표 5-6
Hard sign과 Soft sign의 비교

Hard sign	Soft sign
혈종이 빠르게 팽창하거나 박동성이 있는 경우	경미한 객혈
출혈이 심하거나 출혈 조절이 어려운 경우	입인두 내 혈액
수액 투여에 반응 없는 쇼크	발성장애 / 삼킴곤란
맥박이 감소하거나 없음	피부밑공기증 또는 세로칸 내 공기
신경학적 결손(신체검진상 뇌허혈을 의심할 수 있음)	커지지 않는 혈종
기도폐쇄	국소적인 신경학적 결손

으로의 이송이 필요하다. 'soft sign'은 경미한 객혈, 토혈, 발성장애, 삼킴곤란, 피부밑공기증 또는 세로칸 내 공기, 커지지 않는 혈종, 국소적인 신경학적 결손 등이 포함된다. soft sign이 있다면 구조적 손상 가능성을 의미하기 때문에 추가적인 진단 검사가 필요하다. 모든 징후는 진단 검사가 필요하나 hard sign이 비교적 중증의 손상과 관련이 있는 경우가 많다.

Zone Ⅰ과 Zone Ⅲ에서 발생한 관통상은 혈관 손상의 잠재적 위험성이 크다. 또한 머리, 가슴 또는 복부에 심각한 손상이 동반될 수 있음을 기억해야 한다.

관통상의 중증도를 결정하는 요소는 넓은목근의 손상 여부이다. 손상 정도를 판단하기 위해 넓은목근이 손상되었는지 확인하는 것을 권장하지만 이는 조절하기 어려운 출혈을 유발할 수 있으므로 병원 단계에서 시행하여야 하는 평가이다.

2 둔상

둔상은 관통상과 달리 증상 및 징후가 거의 나타나지 않는 경우가 많다. 증상이 적게 나거나 증상이 지연되어 나타나는 경향이 있다.

둔상의 대부분은 머리, 목뼈 및 얼굴에 심각한 손상과 함께 발생한다. 둔상의 발생으로 후두, 혈관 및 소화관 손상이 발생할 수 있는데 이러한 손상의 증상 및 징후는 뒤늦게 나타날 수 있다. 증상 및 징후가 늦게 나타나 진단이 늦어지는 경우가 많으므로 이를 빨리 인지하고 치료할 수 있으면 예후가 좋을 수 있다.

후두 또는 기관 손상의 전형적인 증상은 발성장애, 쉰 목소리, 삼킴곤란, 삼킴통증, 호흡곤란, 통증, 객혈, 쌕쌕거림이 있다. 징후에는 압통, 피부밑공기증(피하기종), 변형, 타박상, 기관 변형 등이 있다. 혈관 손상의 임상 증상에는 혈종, 혈관 잡음, 맥박 소실, 일과성 허혈 증상, 반대측의 운동 및 감각소실, 환측의 호르너증후군 등이 있다. 신경학적인 증상은 빨리 나타날 수도 있지만 몇 주 후에도 나타날 수 있다.

3 목맴 및 목조임

목맴의 징후 및 증상으로는 목 주위 묶인 흔적, 얼굴 또는 결막밑 점상출혈(petechia), 망막출혈, 공막출혈, 협착음 등이 있다(그림 5-34). 목 주위 묶인 흔적을 발견했다면 현장에서 목맴에 사용된 도구(벨트, 로프 등)가 있는지 확인한다(그림 5-35). 점상출혈은 피부나 결막에서 잘 보인다(그림 5-36). 목맴 및 목조임 손상의 hard sign은 다음과 같다(표 5-7). 목맴 손상을 발견했다면 우울증 또는 자살 시도 병력에 대한 평가를 시행한다.

표 5-7
목맴 및 목조임 손상의 hard signs

머리, 눈, 귀, 코, 목
• 시력장애 • 결막 또는 안면부 점상출혈 • 혀 또는 입인두의 부종 • 입인두의 이물질(혈액, 토사물, 조직) • 안면 부종, 열상, 찰과상, 반상출혈 • 목 부위의 찰과상, 부종, 열상 또는 끈 자국 • 후두 촉진 시 압통 • 쉰 목소리 또는 협착음 • 피부밑 부종 또는 뼈마찰음
심혈관계
• 청색증 또는 저산소증 • 부정맥 • 호흡곤란 • 거품소리 또는 쌕쌕거림 • 기침
신경계
• 의식상태 변화 • 발작 • 뇌졸중과 유사한 증상 • 실금

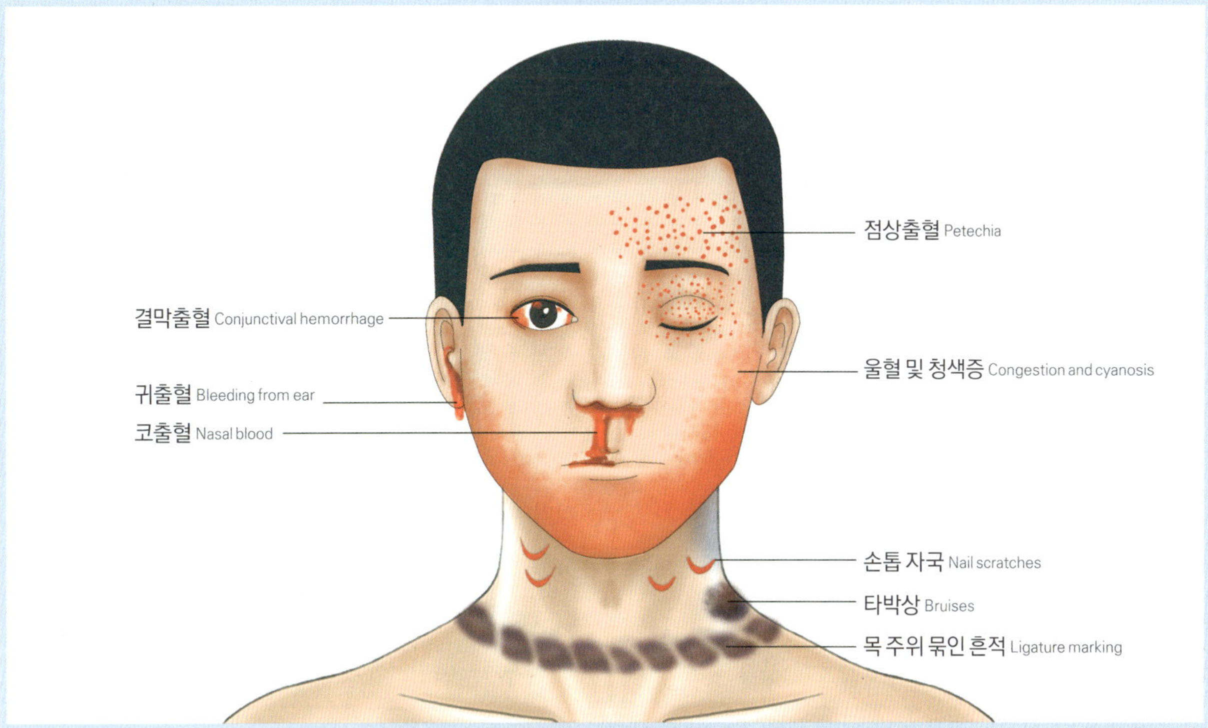

그림 5-34
목맴 및 목조임의 징후

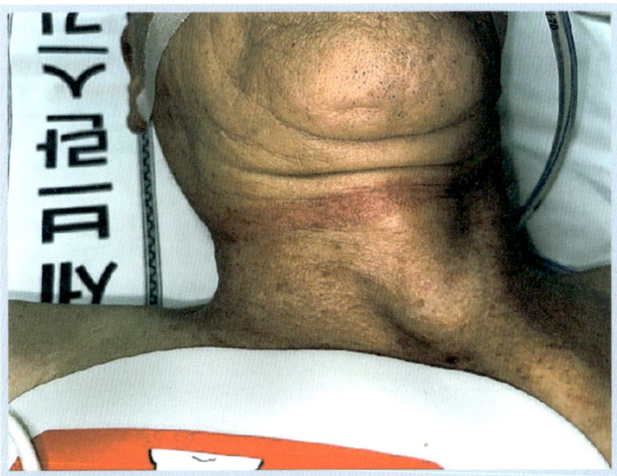

그림 5-35
목맴 손상 자국
출처: 원주세브란스기독병원 제공

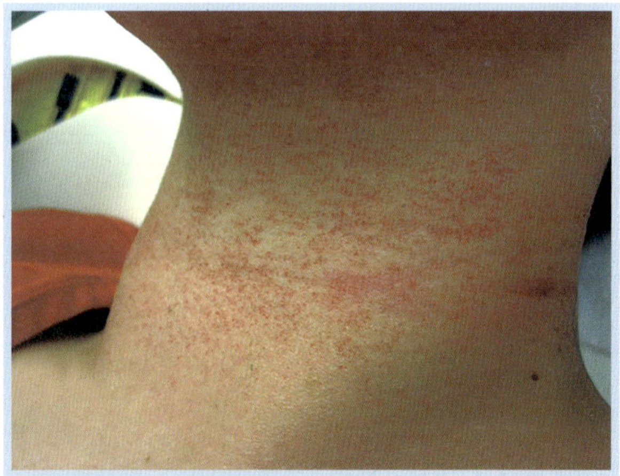

그림 5-36
목맴 점상출혈
출처: Emergency Physicians Monthly, "Clinical Focus: Strangulation and Hanging Injuries"

목조임 손상은 증상이 없을 수도 있으며, 초기 신체검진 결과상 경미한 증상에서부터 모호한 목 통증, 호흡정지까지 다양한 증상이 나타날 수 있다. 증상 및 징후로는 목 주변의 손가락 자국, 타박상, 기침, 협착음, 목소리의 변화, 얼굴 또는 결막밑 점상출혈, 후두 압통 등이 있다. 타박상, 부종, 점상출혈 등은 정맥 환류가 폐쇄되었음을 그리고 저산소증 및 무산소증 증상은 공기 흐름(air flow)이 폐쇄되었음을 시사한다.

증상이 있는 경우 가장 흔한 증상은 목 부위 통증, 목소리 변화, 삼킴곤란, 호흡 장애이며, 이러한 증상은 기도 폐쇄가 임박했다는 신호일 수 있으므로 즉시 대처해야 한다.

목맴 또는 목조임 손상 환자에서 모호한 상황은 목이 졸린 흔적이 없고 '걷기도 하고 말하는' 환자를 평가하는 경우이다. 이 경우 환자는 알코올 또는 약물에 영향을 받고 있거나 과호흡(hyperventilation)을 하는 중일 수 있다. 이처럼 일부 환자에서 증상이 없거나 눈에 띄는 징후가 보이지 않을 수 있다. 실제로 광범위한 후두 손상이 발생했으나 겉으로 나타나는 징후가 없었던 사례, 지연성 뇌부종 또는 폐부종이 뒤늦게 발생하여 사망한 사례가 보고된 적이 있어 주의가 필요하다.

6) 처치

목 손상의 발생기전은 다양하나 응급처치의 원칙은 동일하다. 우선순위는 초기 혈역학적 안정이다. 목 손상의 초기 처치는 기도, 호흡, 순환 등 일차평가와 함께 ATLS(Advanced Trauma Life Support) 프로토콜을 따른다. 일차평가에서 생명을 위협하는 손상에 대한 식별·처치를 시행한 후 이차평가를 통해 추가 손상이 있는지 확인한다. 혈관, 기관 또는 식도 손상이 의심되는 환자는 즉각적으로 의료지도를 요청한 후 처치를 시작한다. 관통상을 입은 환자는 출혈에 대한 보상기전이 빠르게 나타나지 않을 수 있으므로 즉시 가장 가까운 중증외상센터로 이송해야 한다. 손상 초기에는 환자가 안정적으로 보일 수 있으나 상태가 급격하게 악화될 가능성이 있어 주의가 필요하다.

(1) 기도(Airway)

목 손상에서 주요한 처치는 기도 안정화와 적절한 환기 보조다. 하지만 목의 폐쇄적인 해부학적 특징으로 인해 출혈이 동반된 혈관 손상, 혈종, 부종이 발생하면 기도관리가 어려워질 수 있다. 기도관리의 성공이 어려울 수 있음을 예상하고, 이에 대비하여 보조 기도유지 장비를 미리 준비한다.

초기에는 안정적인 상태를 보이다가도 기도 손상이 빠르게 진행될 수 있으므로 응급구조사는 환자 접촉 초기에 기도관리를 시행할 것인지 판단한다. 쇼크, 혈액 또는 분비물에 의한 기도폐쇄, 급성호흡부전증후군(Acute Respiratory Distress Syndrome, ARDS), 혈액 또는 분비물로 인한 기도폐쇄, 대량 피부밑공기증, 기도 변형, 의식상태의 변화 시 즉각적인 기도관리가 권장된다(표 5-8). 해부학적 구조가 변형되었거나 부종 또는 혈종이 팽창 중이라면 기도폐쇄가 임박했음을 의미한다.

표 5-8
즉각적인 기도관리가 요구되는 임상적 징후

임상적 징후
협착음(stridor)
급성호흡부전증후군
혈액 또는 분비물로 인한 기도폐쇄
목 부위 혈종의 확장
심각한 쇼크
광범위한 피부밑공기증
의식상태의 변화
기관 편위

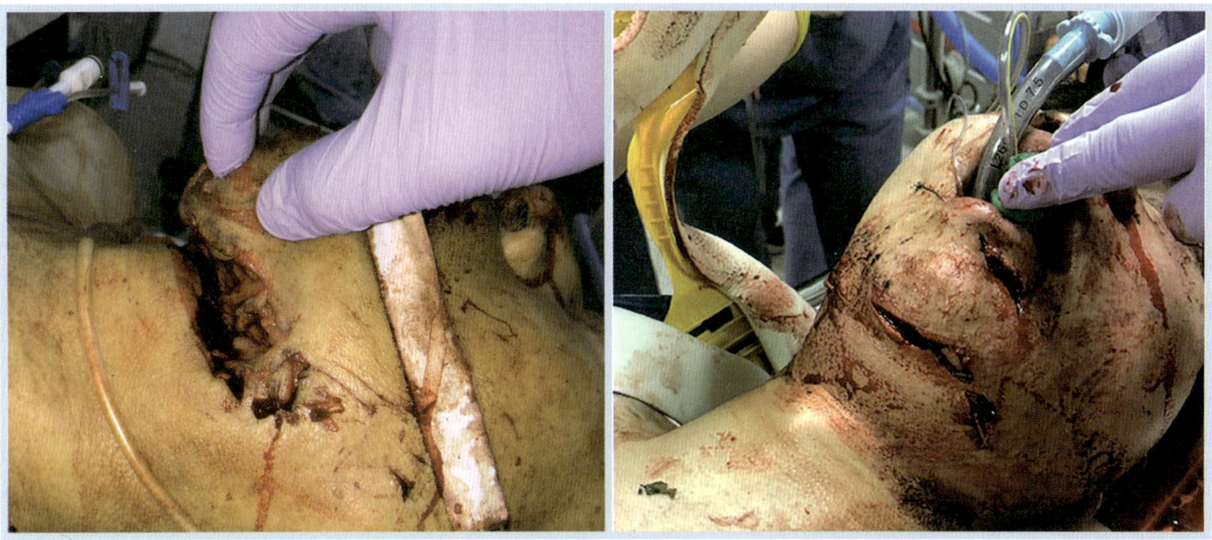

그림 5-37
기도 변형이나 목 부위 손상으로 인해 백밸브마스크 환기가 어려울 수 있다.
출처: 원주세브란스기독병원 제공

성문위기도기(supraglottic airway)는 전문기도유지 장비이지만 심각한 기도 변형이 있는 환자에게는 금기이다. 효과가 있다 하더라도 성문위기도기는 환기 보조를 위한 일시적인 수단일 뿐 최종적인 기도관리 방법으로는 사용하지 않는다.

일반적으로 목 손상 기도관리는 병원 전 현장에서 제한되는 상황이 있어 백밸브마스크(bag valve mask)를 사용하여 환기 보조를 적절하게 유지하여야 한다. 하지만 기도 변형이나 외상으로 인해 백밸브마스크 환기도 쉽지 않을 수 있다(그림 5-37). 얼굴에 털이 많은 환자, 불안정한 안면 골절, 혈액 또는 구토, 팽창하는 혈종으로 인한 기도폐쇄, 피부밑공기증, 열린 후두 손상이 있는 경우에는 백밸브마스크 환기가 어려울 수 있다.

병원 단계에서 시행하는 기도관리는 급속연속기관삽관(Rapid Sequence Intubation, RSI), 외과적 반지방패연골절개술(surgical cricothyrotomy) 및 바늘 반지방패연골절개술(needle cricothyrotomy) 등이 포함된다. 국내의 경우 급속연속기관삽관, 반지방패연골절개술은 병원 단계에서 가능한 술기로 병원 전 단계에서는 시행하기 어렵다.

(2) 호흡(Breathing)

호흡곤란, 객혈, 피부밑공기증, 쌕쌕거림, 쉰 목소리, 삼킴곤란, 발성장애 등이 있는 경우 후두-기도 손상을 의심한다. 징후에는 압통, 피부밑공기증, 변형, 타박상, 기관 변형 등이 있다. 상처에서 나오는 거품 또는 공기는 기관이 손상되었음을 암시할 수 있으며, 뼈마찰음(crepitus)은 공기가 물렁조직공간으로 이동하였음을 예측할 수 있다. 뼈마찰음이 있음을 확인하였다면 기관 및 식도 또는 폐의 기관지 등 즉각적인 평가를 시행해야 한다. 식도 손상의 징후 및 증상은 손상 초기에 명백하게 나타나지 않을 수 있다.

손상된 기도에 기관내삽관을 시도하였을 때 기도가 완전 또는 부분적으로 폐쇄될 가능성이 있다. 이러한 이유로 기도관리가 제한되기 때문에 병원 전 단계에서는 고농도 산소를 투여하면서 신속하게 이송하는 것이 가장 신중한 방법일 수 있다.

(3) 순환(Circulation)

출혈은 관통상 환자의 가장 흔한 사망 원인이다. 외상으로 인한 대량출혈은 기도폐쇄보다 더욱 빠르게 사망하는 원인이 된다. 병원 전 단계에서는 최대한 직접 압박하고, 긴급 수술이 가능한 병원으로 지체 없이 이송하는 것이 중요하다.

목의 출혈은 직접적인 압박이 가장 효과적이다(그림 5-38). 출혈이 있는 상처에 직접 압박을 가하여 지혈한다. 양쪽 목동맥을 동시에 막거나 환자의 기도를 막지 않도록 주의한다. 목 부위 손상에서 압박붕대 감기는 다음의 그림과 같이 시행할 수 있다(그림 5-39). 공기를 빨아들이거나 거품이 발생하는 흡인성 상처는 침윤 거즈(impregnated gauze) 또는 바셀린 거즈로 덮어야 한다.

속목정맥의 개방성 손상이 있는 환자가 심호흡을 하거나 앉아서 고개를 들어 숨을 들이쉴 때 공기색전증이 발생할 수 있다. 공기색전증의 위험을 줄이기 위해 환자를 좌측면 트렌델렌부르크(Trendelenburg) 자세로 두는 것이 가능하다(그림 5-40). 환자를 좌측면으로 돌려 눕히고,

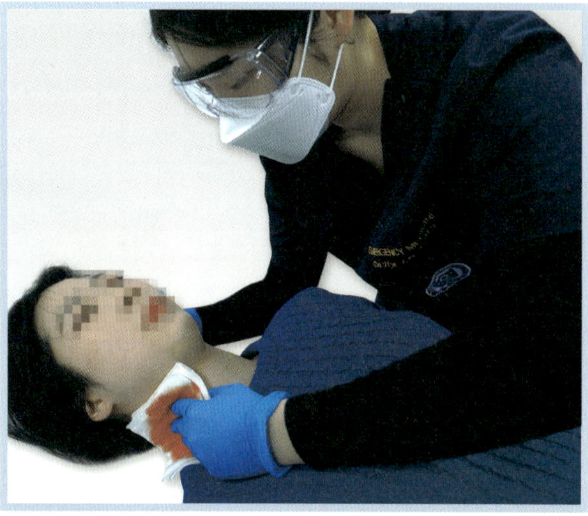

그림 5-38
목의 출혈은 직접적인 압박으로 가장 잘 조절된다.

우심실에 공기색전을 가두기 위해 환자의 머리는 발보다 낮게 위치시킨다.

병원이송 도중 정맥로 확보 및 수액 처치를 시행한다. 최소 2개 부위에 18G 이상 바늘 구경이 큰 카테터로 정맥로 확보를 시도한다. 팔머리정맥 또는 빗장밑정맥(subclavian vein) 손상 가능성이 있는 경우 다리 부위에 1개의

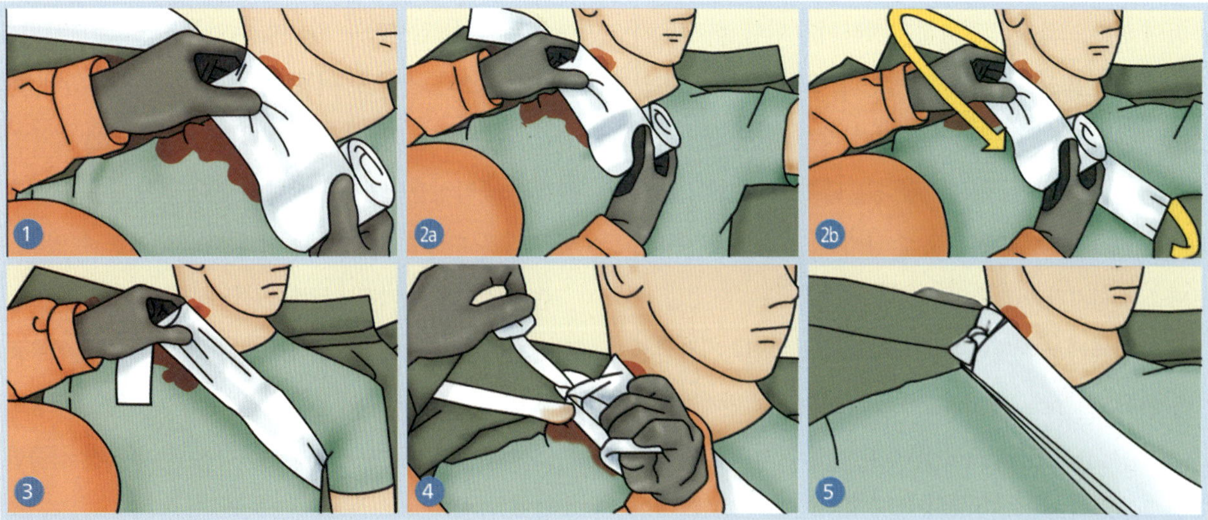

그림 5-39
목 부위 손상 붕대법

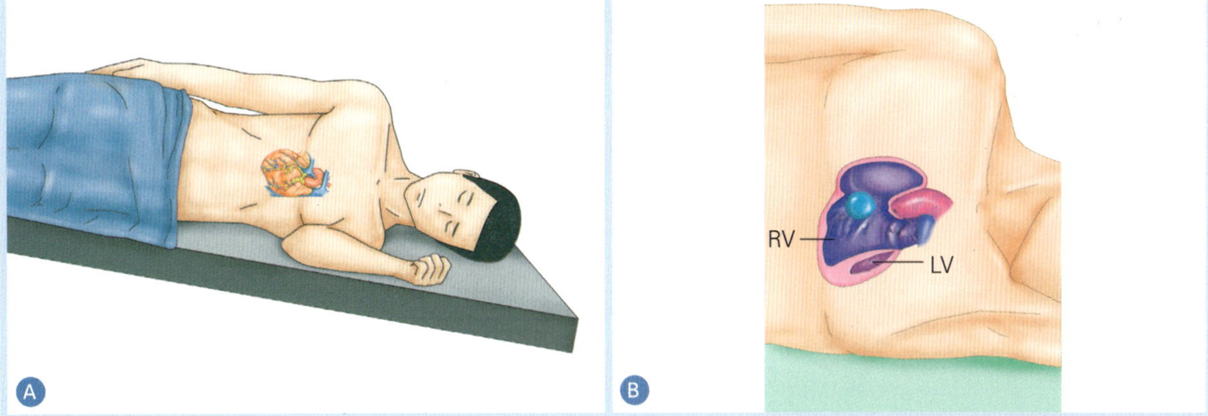

그림 5-40
좌측면 트렌델렌부르크 자세(Left lateral Trendelenburg postion)

정맥로를 확보하고, 손상되지 않은 쪽의 팔에 또 다른 정맥로를 확보한다. 손상 부위의 같은 쪽 정맥 순환이 중단된 경우 손상 부위의 반대쪽 팔다리에 시도하는 것이 바람직하다.

정맥로를 확보하고 저혈압, 쇼크징후가 있을 때 수액 처치를 시행한다. 수액은 링거락테이트 수액 또는 생리식염수를 사용한다. 목맴과 목조임 손상에서 수액 처치는 이차적으로 급성호흡부전증후군과 뇌부종을 유발할 수 있어 신중하게 시행하여야 한다. 부정맥이 발생할 것을 대비하여 심전도 모니터링을 시행한다.

찔린 물체는 현장에서 뽑아내거나 제거해서는 안 된다(그림 5-41).

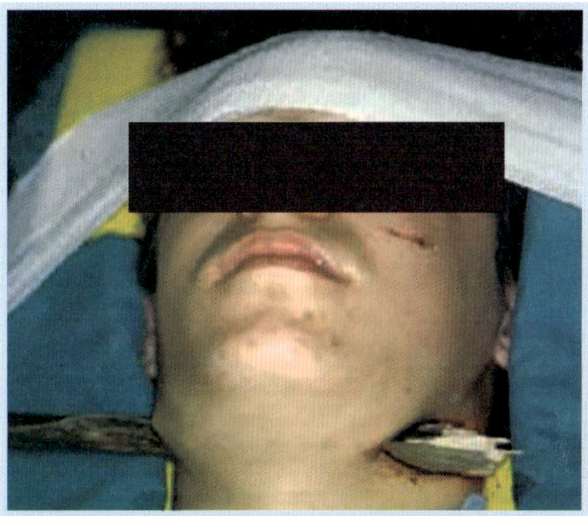

그림 5-41
찔린 물체는 현장에서 뽑아내거나 제거해서는 안 된다.
출처: Annals of Surgical Case Reports, "Zone 2 Neck Impalement: A Case Report and Review of Management", (Published: 23 Aug, 2019)

(4) 장애(Disability)

관통상에서 목뼈고정은 일반적으로 권장되지 않는다. 관통상에서 불안정한 목뼈 골절의 발생률은 매우 낮으며, 목고정대(경추고정대, cervical collar) 착용 시 손상 징후가 가려지거나 기관내삽관을 방해할 수 있기 때문이다. 예외는 의식이 없거나 술에 취한 환자에서 국소 신경학적 손상 또는 척추 손상에 대한 높은 임상적 의심이 있는 경우이다. 또한 자동차 사고, 총상이나 둔기에 의한 고에너지 손상은 목뼈 손상의 가능성을 높이므로 목뼈고정을 고려해야 한다.

둔상의 경우 목뼈 손상이 동반될 수 있음을 의심해야 한다. 목뼈고정 및 긴 척추고정판에에 환자를 바로 누운 자세(supine position)로 고정하는 등 예방적 조치가 필요하며, 이는 신체검진 및 CT 촬영 등 영상검사를 통해 손상 가능성이 배제될 때까지 유지한다. 하지만 목고정대는 손상 부위의 평가 및 응급처치(지혈, 기관내삽관 등)를 방해하는 요소로 작용할 수 있으므로 손상 부위 평가 또는 인명구조 절차를 방해하면서까지 목고정대를 적용·유지할 필요는 없다. 헬멧이나 기타 쓸 것(headgear)의 제거는 목이 안정화될 때까지 시행하지 않는다.

(5) 노출(Exposure)

목 앞부분의 평가가 필요하나 목고정대 착용으로 가려져 있는 경우 보조처치자와 함께 평가를 시행한다. 보조처치자가 양손으로 환자의 목을 중립으로 유지시키면 주처치자는 목고정대의 앞부분을 조심스럽게 제거하고 평가를 진행한다. 병원 전 현장 단계에서 상황이 가능하다면 잠재적으로 치명적인 다른 부상을 놓치지 않도록 환자의 몸 전체를 노출하고 관찰한다.

3 척추 손상

1) 척추 손상(spinal injury)의 개요

척추 손상(spinal injury)은 인체생리학, 생활방식, 경제적 상황에 엄청난 영향을 줄 수 있고, 주로 중증외상에서 발생하며, 모든 연령대에서 올 수 있으나 가장 폭력적이고 활동적인 16~35세에서 많이 발생한다. 대부분의 외상 환자는 16~20세이다. 그 다음 21~25세이고, 세 번째 그룹이 26~35세이다. 최대 위험군은 15~24세의 남성이며, 영유아, 고령자 순이다. 척추 손상은 척수신경에 손상을 미칠 수도 있으므로 위험하며, 척추의 뼈, 인대 그리고 뼈대가 손상되면 척수 또한 손상을 받는다.

대부분의 척추 손상은 동력 차량 충돌, 낙상, 공격 및 운동 부상으로 인한 것이며, 물리적인 힘을 받자마자 발생하는 손상을 일차 손상이라고 한다. 척수의 신경조직은 잘 치유되지 않고, 손상을 받는 경우 신경전달 기능을 영구적으로 상실하는 경향이 있다. 감각 상실, 근력 상실, 장, 방광 및 성 기능 상실 등과 같은 증상이 일시적이거나 영구적일 수 있다. 잠재적으로 척추에 엄청난 손상이 가해지면 특별한 평가와 처치가 시행되어야 한다.

외상성 척수 손상은 흔히 발생하지는 않으며, 발생빈도는 국가에 따라 차이가 있다. 2007년 전 세계의 외상성 척수 손상의 발생률은 100만 명당 23명이며, 국내의 경우 2007년부터 2017년까지의 국민건강보험공단 자료상 인구 100만 명당 26.4명으로 미국, 일본보다는 낮고 전 세계 평균과 비슷하다.

척수 손상의 발생 원인은 다양하다. 외상성과 비외상성 원인으로 구분되며, 국내 통계에 의하면 80.9%가 외상에 의한 것이고, 외상 중 교통사고가 55.3%, 낙상 32.1%, 스포츠 손상 6.1% 순이다. 비외상성 손상이 19.1%를 차지하는데 이 중 종양이 19.6%, 척수염 19.2%, 척추관협착증/추간판탈출증 15.3%, 감염 12.9% 순으로 나타났다. 척수 손상을 부위에 따라 분류할 경우 팔다리마비가 60.3%, 다리마비 39.7%이다.

국내 척수 손상의 발생률은 낮지만 상대적으로 척수 손상 환자의 정신건강과 관련된 유병률은 일반 인구보다 높다. 2018년 보건복지부 자료에 따르면 척수 손상 환자가 속해 있는 지체장애의 경우가 우울과 불안장애의 유병률이 각각 12%, 14.6%로 확인되었다. 국내에서 자살의 경우 척수 손상 환자의 34.8%가 자살 사고가 있고, 이 중 17.3%가 실제 자살 시도를 하는 것으로 나타나 일반 인구의 자살 사고 10.4%, 자살 시도 8.7%보다 높게 나타난다.

2) 해부학적 구조 및 생리학

(1) 척추의 해부·생리

1 척주

척주(vertebral column)는 머리와 골반까지 인대와 근육을 통해 신체를 지지하는 중심 구조를 제공하고 척수를 보호하며, 33개 척추뼈로 구성되고, 목뼈(Cervical) 7개, 등뼈(Thoracic) 12개, 허리뼈(Lumbar) 5개, 천골과 융합된 엉치뼈(Sacrum) 5개, 융합되어 있는 4개의 꼬리뼈로 총 33개 뼈대로 구성되어 있으며, 성인은 엉치뼈와 꼬리뼈가 붙어서 각각 하나의 뼈를 이루고 있어 총 26개 뼈대가 형성된다(그림 5-42).

2 척추의 구분

척추는 척추뼈의 앞쪽에서 몸무게를 지탱하는 둥근 척추뼈몸통(vertebral body)과 뒤쪽의 고리 모양의 척추뼈고리(척추궁, vertebral arch)로 구성되어 있다. 척추뼈몸통과 척추뼈고리 사이의 척추뼈구멍(vertebral formen)으로 척수와 척수를 둘러싸는 막이 지나간다. 척추뼈고리는 원기둥 모양인 2개의 뿌리(pedicle)와 납작한 2개의 고리판(lamina)으로 구성되어 있다. 뿌리는 척추뼈의 양쪽 옆부분을 이루고 판은 척추뼈 뒤에 있다.

척추뼈고리에서부터 7개의 돌기(가시돌기 1개, 가로돌기 2개, 관절돌기 4개)로 되어 있다. 가시돌기(spinous process)는 좌우 두 고리판이 만나는 곳에서 뒤로 돌출되어 있다. 가로돌기(transverse process)는 고리판과 고리뿌리가 만나는 곳에서부터 옆으로 돌출되어 있다. 가시돌기와 가로돌기는 모두 지렛대로 근육과 인대가 부착한다(그림 5-43).

관절돌기는 수직 방향이고, 위관절돌기(superior articular process) 둘과 아래관절돌기(inferior articular process) 둘로 구성되어 있으며, 관절돌기는 고리판(arch)과 고리뿌리가 만나는 곳에서 시작한다. 한 척추뼈의 좌우 두 관절돌기가 바로 위 척추뼈의 좌우 두 아래관절돌기와 관절을 이루는데 좌우 두 관절 모두 윤활관절이다. 이와 같은 해부학적 구조로 척추의 굽힘(굴곡, flexion), 폄(신전, extension), 가쪽굽힘(외측굴곡, lateral flexion), 회전(rotation), 휘돌림 운동이 가능하다. 이것은 척주 움직임의 축이 된다. 연속된 일련의 인대들은 척주의 배열을 유지시킨다(그림 5-44). 연령이 증가할수록 수핵의 물 성분이 줄어들고 섬유 연골 성분이 증가한다. 추간판은 축부하가 전달될 때 충격을 흡수한다. 추간판(척추사이원반, intervertebral disc)의 흡수력을 넘어서는 압축력이 가해지면 섬유테는 파열되고 수핵이 척주관(vertebral canal) 내로 튀어나오고, 결과적으로 척수신경(spinal nerve) 또는 척수가 압박된다.

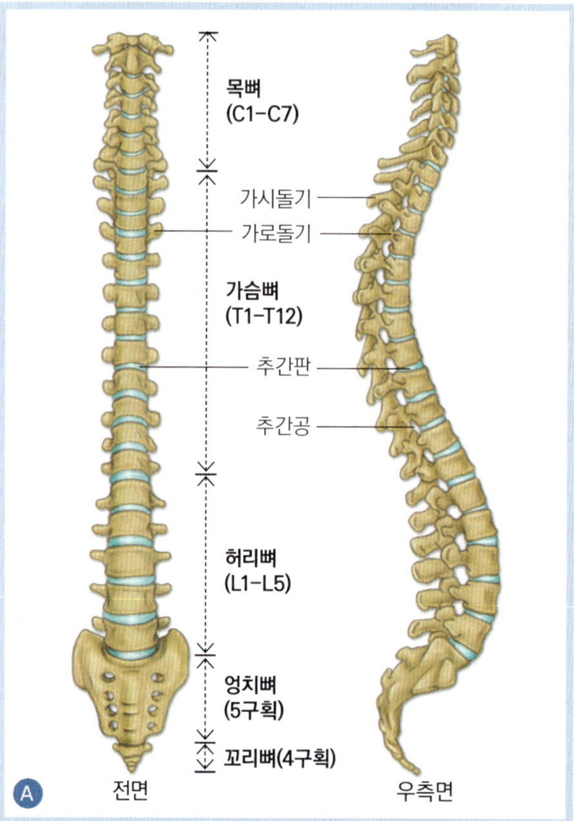

그림 5-42
척주의 구성

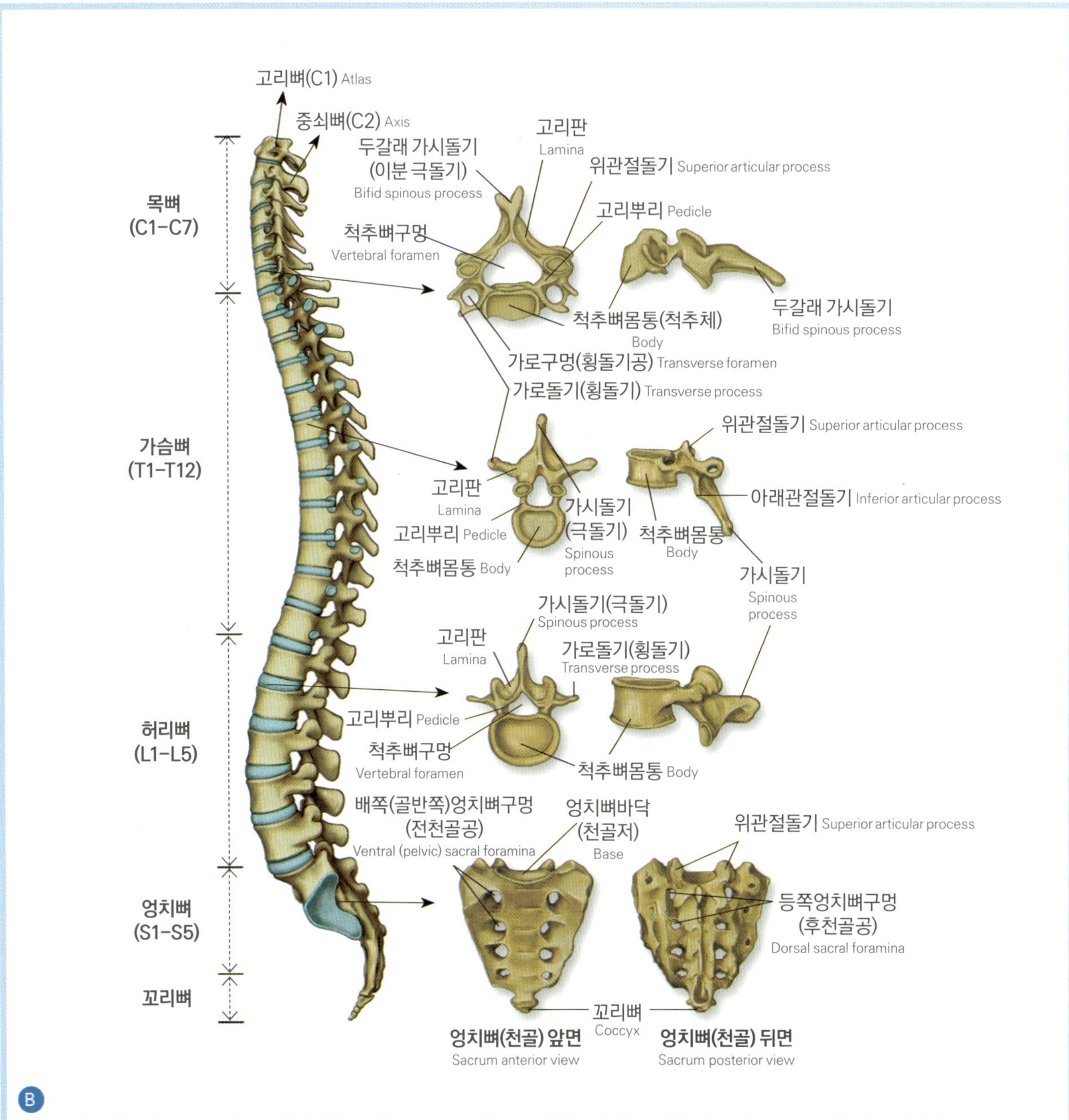

그림 5-42(계속)
척주의 구성

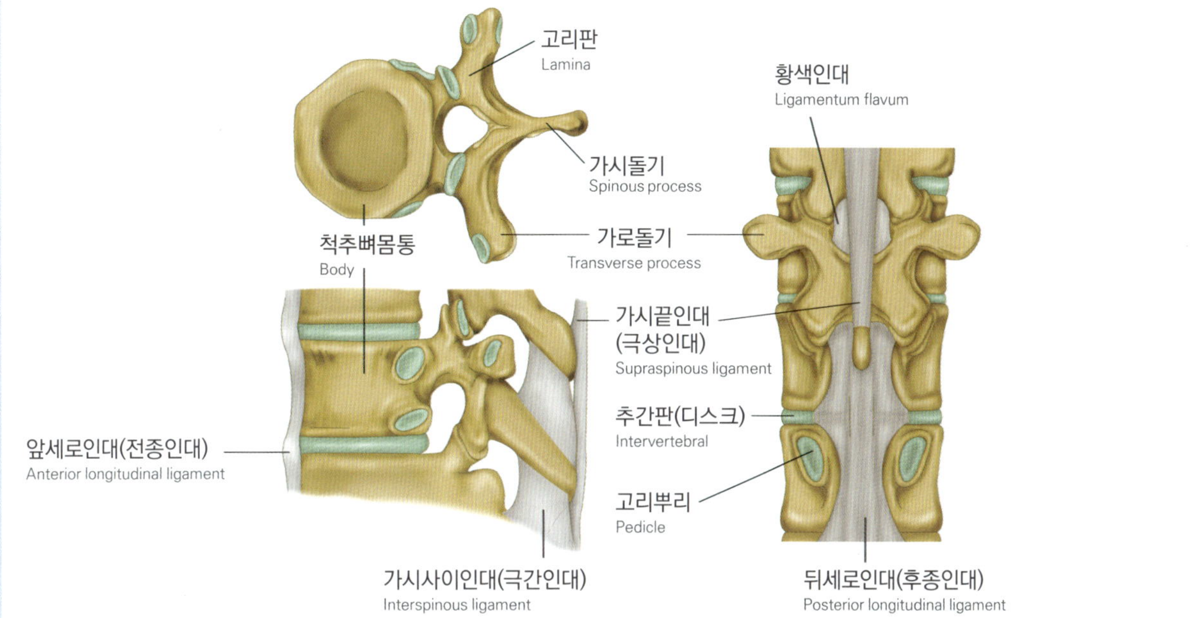

그림 5-43
척추는 인대에 의해 안정성을 유지한다.

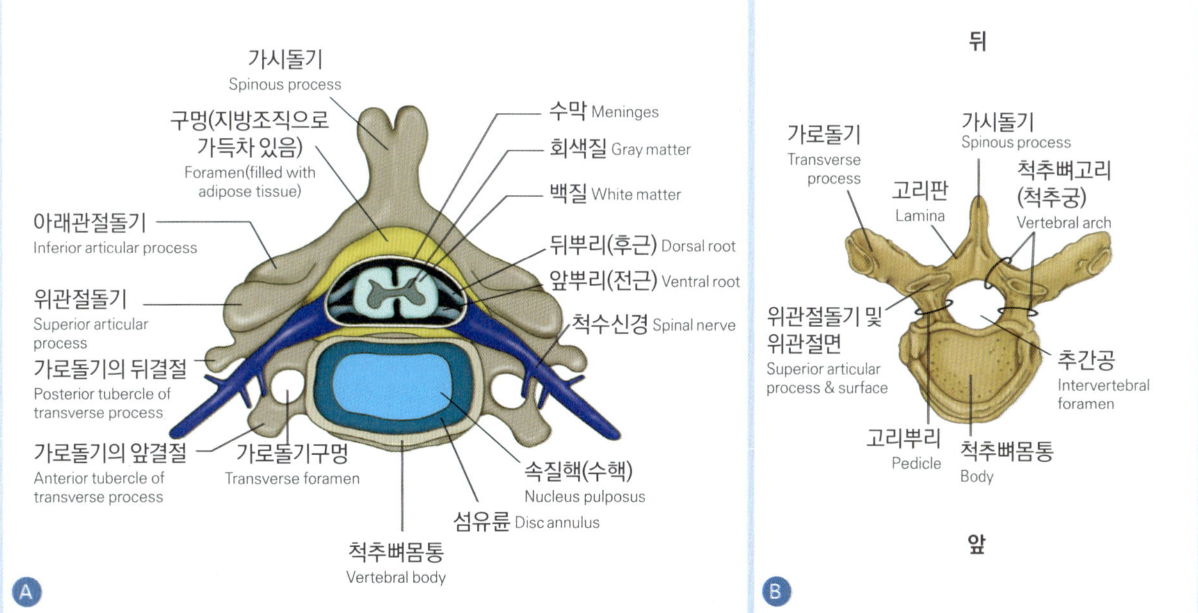

그림 5-44
척추주변 구조물
척추주변에는 척수와 척수신경, 추간판, 지방조직 등의 구조물이 있다.

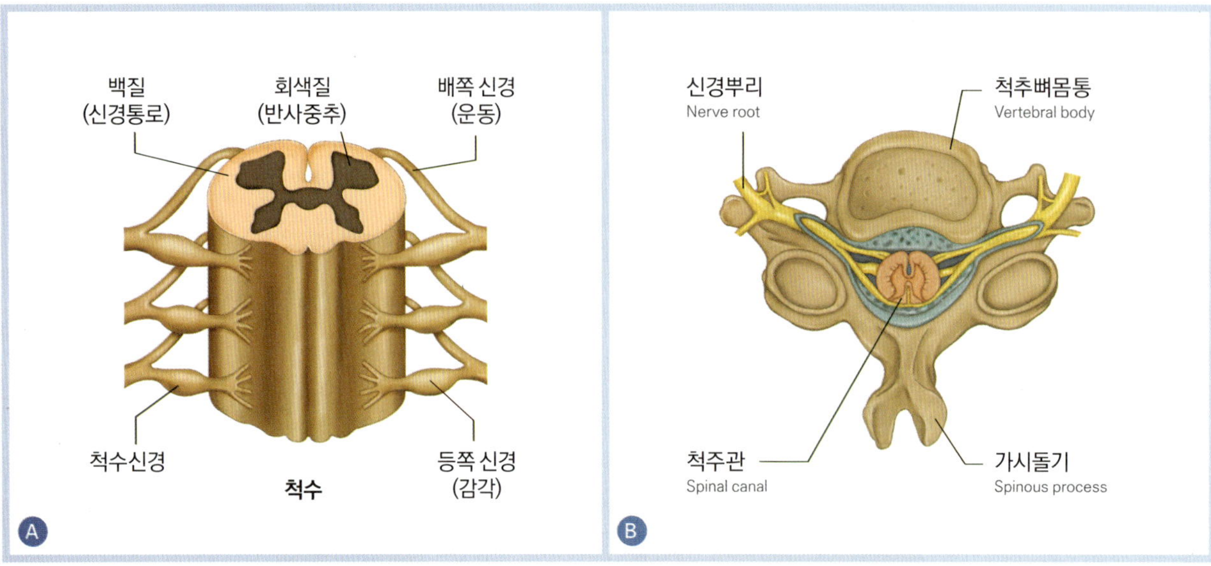

그림 5-45
A. 척수는 척추의 뼈대 구조에 의해 보호받는다. B. 목의 신경뿌리와 이를 보호하는 구조를 잘 보여준다.

(2) 척수의 해부생리

1 척수(Spinal cord)

척수는 관과 같은 구조로 뇌간 끝에서 시작하여 척추 아랫부분까지 이어진다. 척수는 뇌와 신체 다른 부위 사이의 송수신 메시지를 전달하는 신경으로 되어 있으며, 척수 경로를 통해 뇌는 신체의 대부분 기능을 관리하고 조절한다. 또한 척수는 감각신호를 수용하고 필요한 반사신호를 연관된 근육으로 전달한다. 척수가 손상될 경우 손상 지점의 먼쪽부터 조절기능이 상실된다.

모든 중추신경계 조직과 마찬가지로 척수는 산소화된 혈액 공급이 필요하며, 이러한 혈액은 척추동맥(vertebral artery), 목동맥(carotid artery), 가슴동맥(thoracic artery), 허리동맥(lumbar artery)과 같이 쌍으로 분화되는 동맥들과 척추동맥을 통해 공급된다. 척추동맥은 척추 사이 구멍을 통해 나아가다 앞쪽 동맥과 뒤쪽 동맥으로 분화되어 척수에 혈액을 공급한다. 척수의 표면에는 동맥과 연결되는 수많은 접합부(혈관 문합)가 있다. 이러한 혈관 문합은 혈관이 막히거나 손상되는 경우 적절한 순환의 기회를 제공한다.

해부학적으로 척수는 앞정중틈새(anterior median fissure)와 뒤정중고랑(posterior median sulcus)에 의해 좌우측으로 갈리는 긴 실린더 형태의 구조이다. 횡단면으로 볼 때 척수의 중앙 부위는 나비 모양 혹은 "H자"로 형성되었고 회백질로 되어 있으며, 이러한 회백질은 주로 신경 세포체로 구성되고 반사체계에서 중요한 역할을 한다.

나머지 부위는 백질은 세 개의(단백질 막에 덮인) 수초 신경섬유다발로 척수의 각 회백질 부위의 가쪽에 위치한다. 이로 인해 앞백질기둥, 측백질기둥, 뒤백질기둥이 형성된다. 백질은 축삭(axon)이라 불리는 신경세포 경로로 구성된다. 백질은 오름신경로(ascending pathway)를 통해 신호를 뇌로 전달하는 축삭다발과 내림신경로(descending pathway)를 통해 척수 아래로 신호를 전달하는 축 다발을 수용한다. 오름신경로와 내림신경로는 한쌍으로 위치하고, 손상은 두 가지 중에서 하나 혹은 모두 영향을 줄 수 있다(그림 5-45).

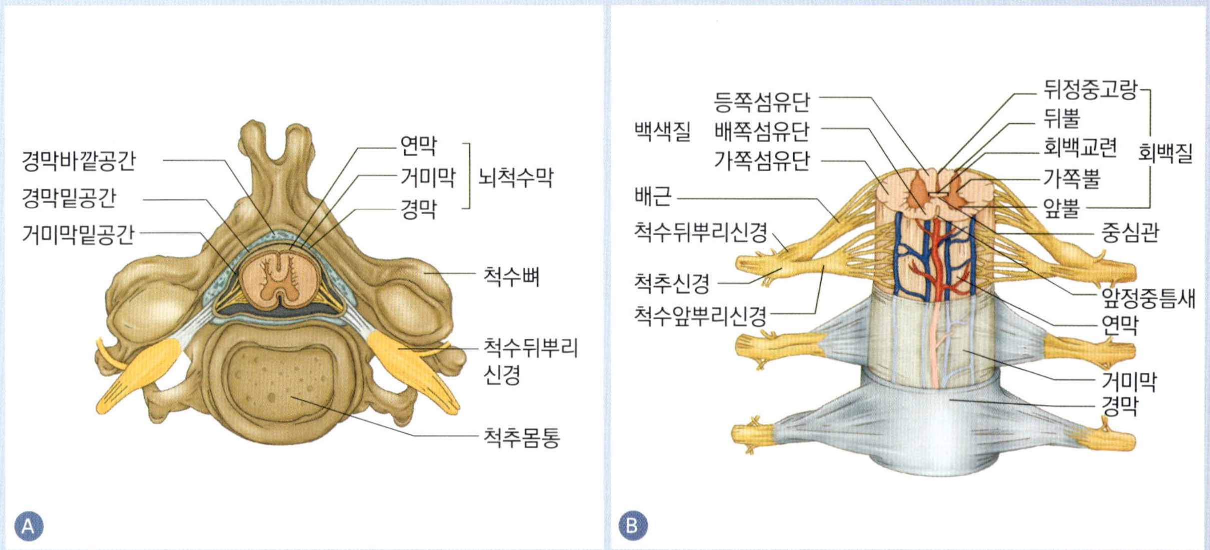

그림 5-46
A. 목 부위의 척수 절단면 B. 척수와 수막의 전방

주요 오름신경로에는 널판다발(gracile fasciculus), 쐐기다발(cuneate fasciculus), 척수시상로(spinothalamic tract)가 있다. 널판다발과 쐐기다발은 가벼운 촉각, 진동, 피부/근육/힘줄 관절의 위치 감각의 감각 자극을 뇌로 전달한다. 널판다발과 쐐기다발은 척수의 후방에 위치한다. 해당 부위의 손상은 숨뇌에서 교차하기 때문에 신체의 같은쪽(ipsilateral)에 손상을 입힌다. 척수시상로는 전측면 경로를 수용한다. 전방 경로는 통증과 온도를 조절하고 측면 경로는 촉감 및 압력감을 조절한다. 이러한 경로는 척주에 진입하여 척수와 연결이 되면서 서로 교차한다. 그렇기 때문에 전방 경로와 측변 경로의 손상은 반대쪽 결핍을 유발할 수 있다.

주요 내림신경로는 겉질척수로(corticospinal tract)가 있다. 겉질척수로는 신체 동측면의 맘대로근의 움직임을 거절한다. 겉질척수로는 척수의 후측면에 위치한다. 엉치뼈 영역은 가쪽겉질척수로의 가쪽에 위치하고 목뼈 영역은 더 안쪽면에 위치한다. 이 때문에 나중에 추가적으로 설명할 중심척수증후군은 다리보다는 팔에 더욱 큰 영향을 미친다. 다른 두 개의 내림신경로는 그물척수로(reticulo-spinal tract)와 적핵척수로(rubrospinal tract)이다. 그물척수로는 측면, 안쪽면, 전방에 3개의 하부경로로 구성된다. 그물척수로는 자세를 형성하는 근육 활동과 발한에 관여한다. 적핵척수로는 손과 발의 작은 근육기능을 관리 및 조절하는 측면 경로이다. 손상은 이러한 경로의 동측면에 영향을 미친다.

2 뇌척수막(Meninges)

경막(경질막, dura mater)은 머리뼈의 바닥과 엉치뼈의 콜라겐 섬유인 꼬리뼈인대에 단단히 붙어 있다. 각 쌍의 말초신경뿌리와 함께 이러한 접합부와 경막의 접합 부위는 척수를 척추관의 중앙에 위치하게 하지만 척수 주변에서 흔들리는 척주의 움직임을 허용한다(그림 5-46).

뇌와 마찬가지로 뇌척수액은 거미막밑공간을 채워 척수를 잠기게 한다. 뇌척수액은 영양소 및 노폐물 교환을 위해 매체가 되고, 급작스러운 움직임에 의한 충격을 흡수한다. 뇌척수액은 영양소 및 노폐물 교환을 위한 매체가 되고,

급작스러운 움직임에 대한 충격을 흡수하며, 뇌실에서 생성되어 뇌실을 통해 순환되고 뇌척수막의 거미막공간으로 흐른다. 뇌척수액은 척수 수조(spinal cistern)라 불리는 허리뼈 수막의 하부에서 특수 세포(거미막 융모)에 의해 흡수된다.

척수와 척추구멍 사이의 간격은 척추의 위치에 따라 다르다. 간격이 가장 좁은 등뼈(흉추) 부위에서는 척추의 움직임이 가장 제한적이다. 이 부위는 거의 손상되는 경우가 없지만 척추뼈구멍(vertebral foramen)에 조금이라도 무언가가 유입되는 경우 척수 손상이 발생할 수 있다. 척수와

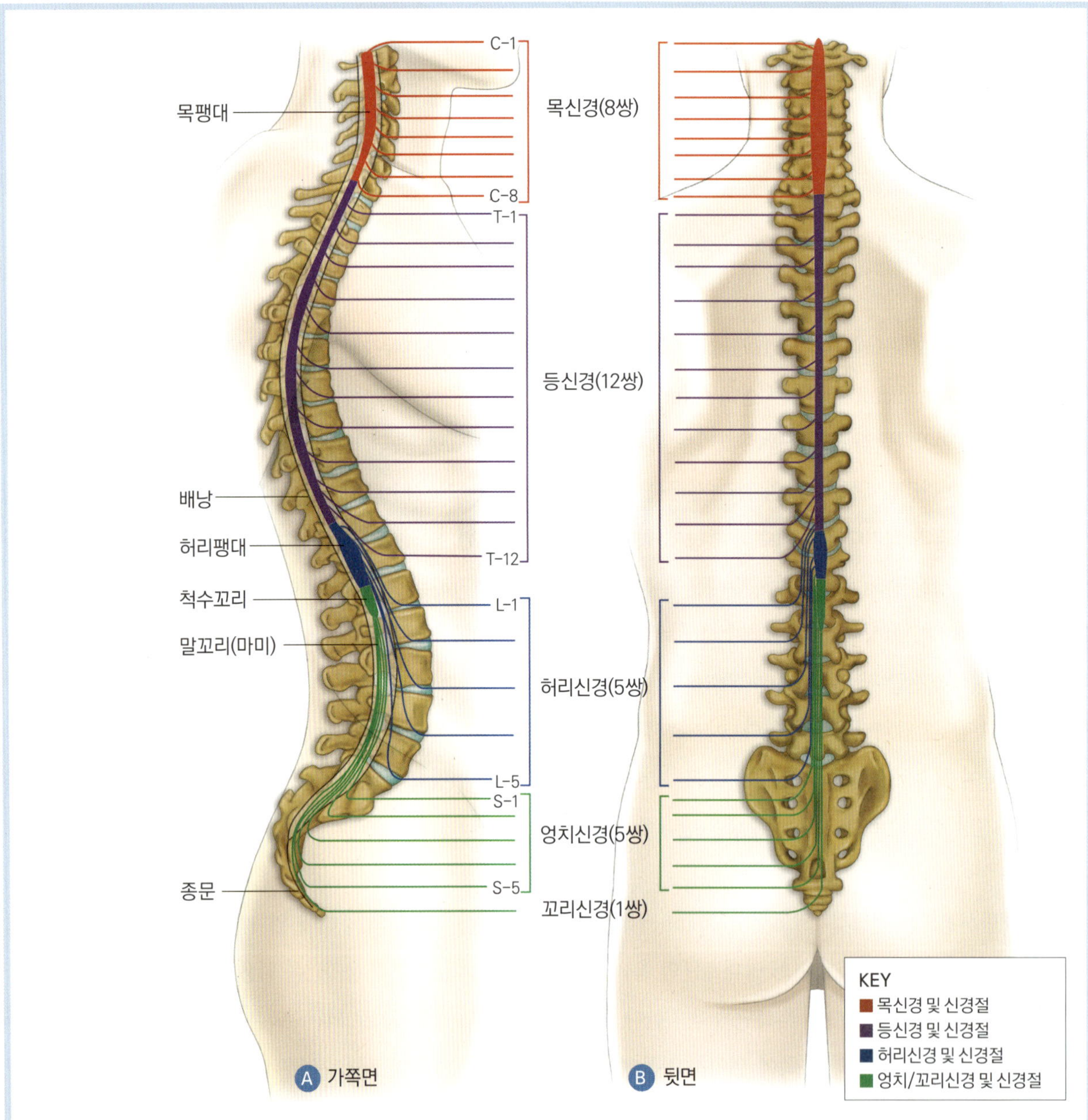

그림 5-47
척수신경의 모습. 가쪽면(A), 뒷면(B) 신경절 또한 상세히 표시됨

척추 내부 간의 간격이 가장 큰 곳은 허리뼈 상부와 목뼈 상부이다.

성인을 기준으로 척수는 1~2번 허리뼈에서 끝나기 때문에 허리뼈 중하부의 손상은 보통 척수를 손상시키지 않는다. 하지만 허리뼈 손상은 말초신경뿌리가 손상이 될 수 있다. 척추구멍 내부의 경막주머니는 뇌척수액으로 되어 있다. 환자의 진단이나 마취제 투여를 위한 허리천자(lumbar puncture)는 말총(cauda equina)을 고려할 때 2번 허리뼈 이하에 적용하는 것이 안전하다.

3 척수신경(Spinal Nerves)

척수신경은 척수에서 쌍으로 형성되는 말초신경계통(Peripheral Nervous System, PNS)의 뿌리이다. 척수사이 공간을 통해 뻗어 있는 척수신경은 감각(sense) 및 운동(motor) 신경섬유(nerve fiber)를 가지고 있다. 척수신경은 피부, 근육, 내부 장기에 신경을 분포시킨다. 총 31쌍의 척수신경뿌리가 있다(그림 5-47).

첫 번째 쌍은 머리뼈와 1번 목뼈 사이를 통해 척추에서 밖으로 나온다. 이후 7개 쌍은 각각 한 개의 척추 밑에서 나오고 2~8번 목신경으로 불린다. 목뼈는 7개이지만 목신경은 8개이다. 이후 가슴신경은 12쌍, 허리신경은 5쌍, 엉치신경은 5쌍, 꼬리신경은 1쌍이 있다. 각각의 신경 쌍은 이름이 붙여지는 척추의 바로 밑으로 나와 있다. 각 척추신경 쌍은 2개의 뒤뿌리와 2개의 앞뿌리를 가지고 있다. 앞뿌리(ventral root)는 척수에서 신체로 운동 자극을 전달하고, 뒤뿌리(dorsal root)는 신체에서 척수로 감각 자극을 전달한다(1번 목신경과 1번 꼬리뼈신경에는 감각 자극을 전달하는 뒤뿌리가 없다).

신경뿌리들은 합쳐서 신경얼기라고 부르는 신경다발 군을 형성한다(표 5-9).

신경얼기는 말초신경뿌리가 다시 모여 하나의 군으로서 기능을 할 수 있게 한다. 다섯 가지의 목신경뿌리로 구성된 목신경얼기는 목에 신경을 분포시키고, 가로막신경을 생성한다. 3~5번 목뼈에 걸친 말초신경으로 구성된 가로막신경은 가로막을 조절한다. 팔신경얼기는 5번 목뼈에서 1번 등뼈(흉추)에 이르는 위팔을 조절하는 신경을 한데 묶는다. 허리 및 엉치신경얼기는 아래다리의 신경분포를 조절한다. 팔신경얼기는 5번 목뼈에서 1번 등뼈에 이르는 위팔을 조절하는 신경을 한데 묶는다. 허리 및 엉치신경얼기는 아래다리의 신경분포를 조절한다.

표 5-9
신경얼기

신경얼기	발생지점	신경	조절 부위	손상의 결과
목신경얼기	1~5번 목뼈	가로막신경	가로막	호흡마비
팔신경얼기	5~8번 목뼈 1번 가슴뼈	겨드랑신경 노신경 정중신경 근피부신경 자신경	세모근/어깨피부 세갈래근/아래팔 굽힘근, 아래팔, 위팔 위팔의 굽힘근 손목/손	삼각근 마비 손목 처짐 사용 감퇴 사용 감퇴 갈퀴손(claw hand) 손가락을 펴지 못함
허리신경얼기	12번 가슴뼈~4번 허리뼈	넙다리신경 폐쇄신경	아랫배, 볼기근, 넙다리 벌림근, 넙다리 안쪽	다리를 뻗거나 엉덩관절을 굽히지 못함 사용 감퇴
엉치신경얼기	4번 허리뼈 3번 엉치뼈	궁둥신경	다리	사용 감퇴

감각피부분절의 도식적 경계

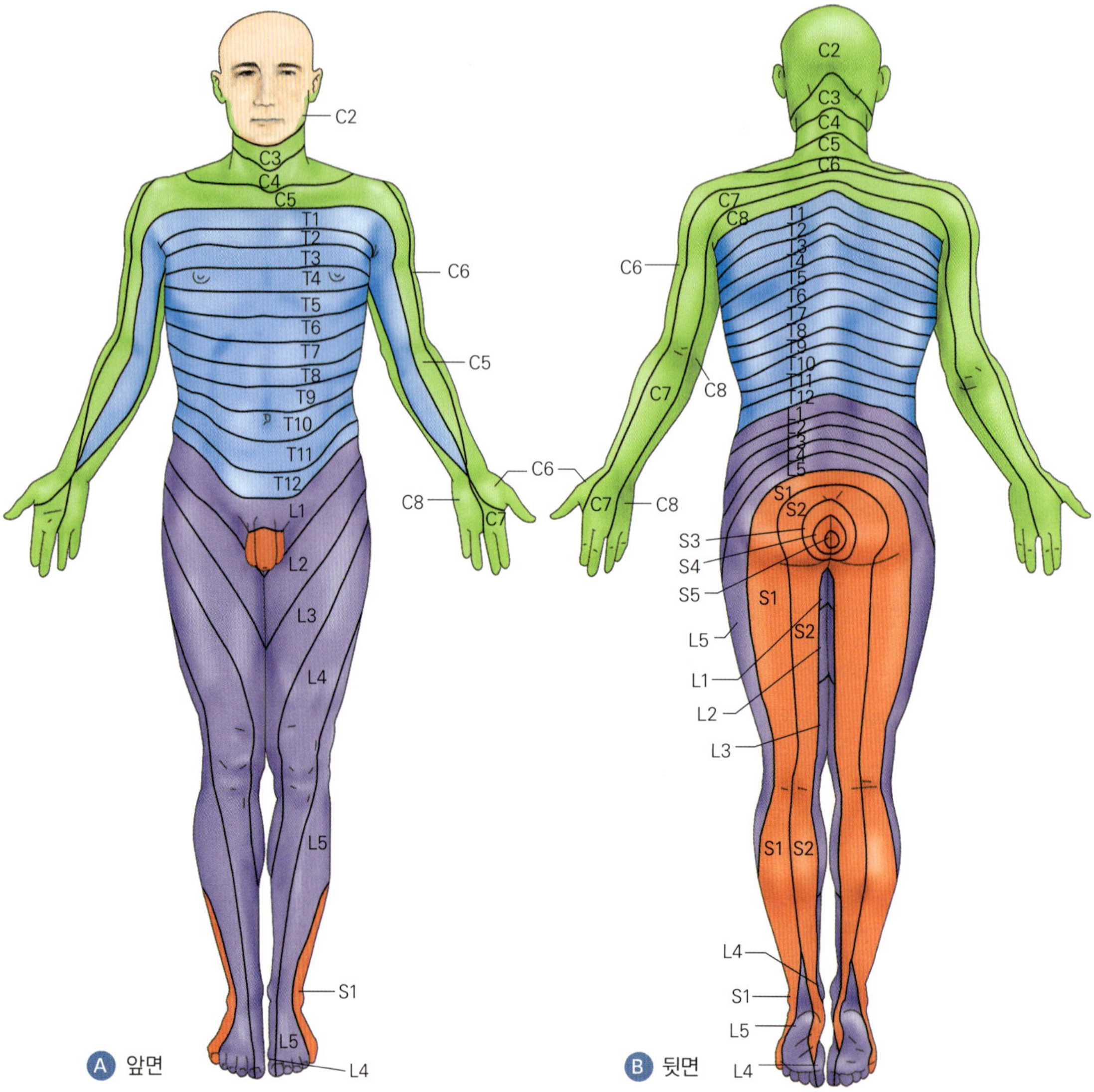

주요 피부분절의 수준

C5	빗장뼈(clavicles)	T12	샅부위 또는 샅굴 부위
C5, 6, 7	팔의 가쪽 부분	L1, 2, 3, 4	다리의 앞면과 속면
C8, T1	다리의 안쪽면	L4, 5, S1	발
C6	엄지(thumb)	L4	엄지발가락의 안쪽면
C6, 7, 8	손(hand)	S1, 2, L5	다리의 바깥뒷면
C8	반지손가락과 새끼손가락	S1	발과 새끼발가락의 가쪽 가장자리
T4	젖꼭지수준	S2, 3, 4	샅(회음, perineum)
T10	배꼽수준		

그림 5-48

피부분절 앞면, 뒷면

피부분절은 척수의 다양한 분절에 의해 지배되는 피부이다. "C"는 목뼈 수준의 분절에 의해 지배되고 "T"는 가슴뼈 "L"은 허리뼈 그리고 "S"는 엉치뼈 수준의 분절에 의해 지배된다.

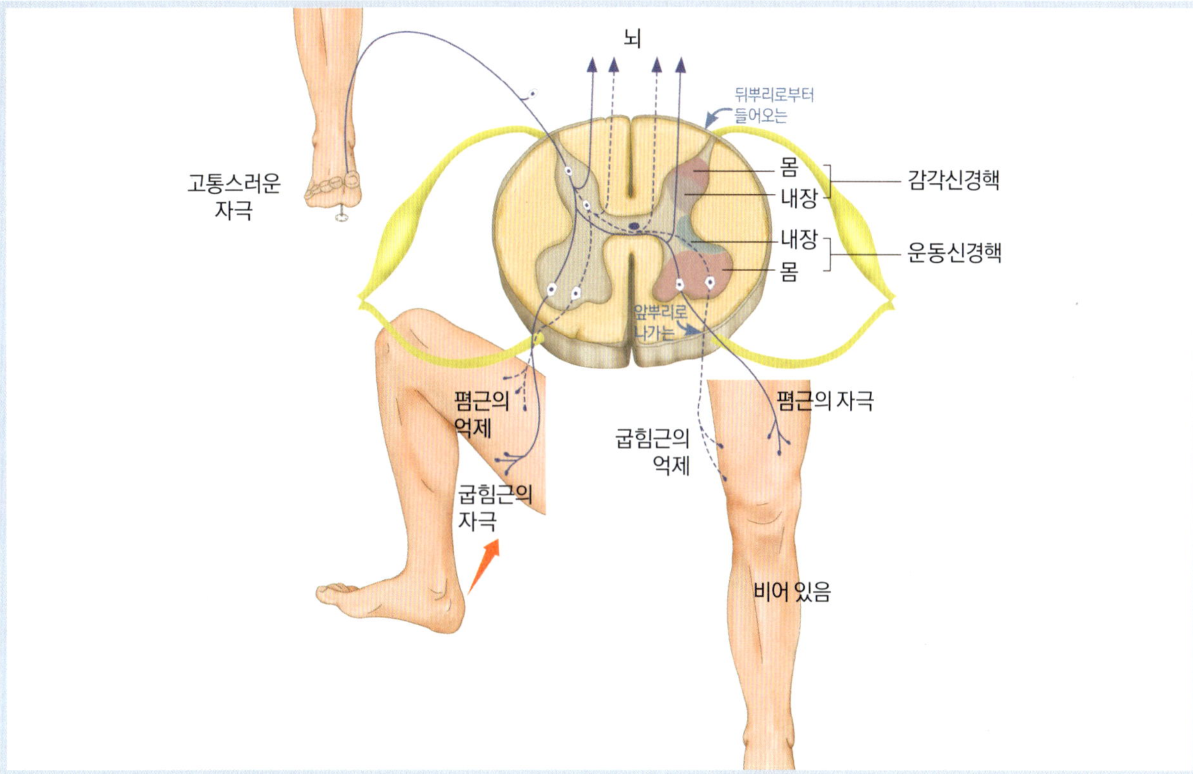

그림 5-49
반사궁(reflex arc)
척수는 신체의 반응 속도 향상과 뇌의 균형 감각 및 근육 긴장의 유지를 돕는다.

척수신경 중 감각을 담당하는 구성 요소는 특정 표면에 신경을 분포한다. 피부분절(dermatome)이라 불리는 이 부위는 뒤통수에서 발꿈치와 엉덩이에 이른다(그림 5-48). 척추신경 중 감각을 담당하는 구성 요소는 특정 표면에 신경을 분포한다. 피부분절이라 불리는 이 부위는 뒤통수에서 발꿈치와 엉덩이에 이른다. 평가의 주요 지점은 목테구역(C-3), 새끼손가락(C-7), 젖꼭지선(T-4) 배꼽(T-10), 작은 발가락(S-1)이다. 척추신경뿌리 중 운동을 담당하는 부위는 근육분절(myotome)이라 불리는 조직 및 근육 부위에 신경을 분포한다. 하지만 신체가 성장 및 성숙해짐에 따라 일부 근육은 합쳐지면서 조절기능이 피부분절에서처럼 분명하지 않게 된다. 신경 평가를 위한 주요 근육분절은 팔의 폄(C-5), 팔꿈치관절(C-7), 새끼손가락의 벌림(T-1), 무릎관절 폄(L-3), 발목관절 굽힘(S-1)이다(그림 5-48). 피부분절과 근육분절의 조절을 받는 해당 부위에 대한 평가를 통해 손상이 관여한 척수 부위를 쉽게 발견할 수 있다. 척수는 일부 1차적인 처리 기능을 시행한다. 척수는 신체의 반응속도 향상과 뇌의 균형 감각 및 근육 긴장의 유지를 돕는다. 척수신경 피부분절에서 손상된 아래의 피부는 따뜻하고 건조하며 감각기능이 상실된다.

척수는 신체의 반응속도 향상과 뇌의 균형 감각 및 근육 긴장의 유지를 돕는다. 반사라고 불리는 이러한 반응은 사이신경세포(interneurons)라 불리는 척수의 특수 뉴런이 감각 신호를 수용할 때 발생한다(그림 5-49). 뇌에 보내진 신호가 처리되어 운동 명령을 가지고 돌아오기 전에 팔다리를 자동적으로 뒤로 무른다. 이러한 반사 반응의 속도는 손상의 중증도를 완화시킨다. 신체가 한 자세로 오래 서 있을 경우 신체 자세를 안정적으로 유지시키는 반사 반응이 작용한다. 뻗침수용기(stretch receptor)는 신체가 이동 중임을 보고할 경우 간재 뉴런이 반대 움직임을 통해 자세를 유지하라는 신호를 근육으로 보낸다. 이는 신체의 반사 반응시간을 단축하고 신체가 서 있거나 현재 자세를 유지할 수 있게 한다.

3) 병태생리

(1) 척추 손상의 병태생리

1 척추 손상의 종류

둔상(Blunt injury)

척추는 다양한 유형의 손상에 취약하다. 손상성 충격은 힘줄, 근육, 인대를 파열시켜 통증을 유발하고, 척주를 불안정하게 할 수 있다. 이러한 충격은 척추를 정상 위치에서 이탈시켜 아탈구(subluxation)나 탈구(dislocation)를 유발할 수 있다. 손상 과정은 가시돌기(spinous process)와 가로돌기(transverse process), 고리뿌리(pedicle), 고리판(lamina), 척추체 자체를 파열시킬 수 있다. 특히 축 부하 같은 외상은 추간판(척추사이원반, intervertebral disc), 결합조직 및 척추 뼈대 조직의 손상을 야기할 수 있고, 이는 척수 손상을 동반할 수도 있다.

꼬리뼈(coccyx) 또한 손상을 입을 수 있는 부위이다. 비록 꼬리뼈는 척수(spinal cord)나 많은 말초신경(peripheral nerve)뿌리를 수용하고 있지 않지만 꼬리뼈 손상은 심한 통증을 유발한다. 이러한 손상은 위쪽 엉덩이로 떨어지는 낙상과 같은 직접적 둔상과 흔히 연관이 있으며, 출산(delivery)의 경우 자주 골절되는 부위이다. 둔상, 관통상의 기전은 연관된 구조에 따라 다양한 손상을 발생시킬 수 있다.

관통상(Penetrating Injury)

머리, 얼굴, 목, 척추 관통상은 주로 총상과 자상에 의해 발생한다. 총상으로 인한 발생률이 가장 높고, 폭발이 발생할 경우 폭발물 내부에 있었던 물질과 폭발로 인한 파편 등이 머리, 얼굴, 목, 척추를 관통할 수 있다.

관통상의 물체는 척추인대의 손상 척추구조의 골절, 뼈대 파편의 척수에 대한 유입, 척수의 직접적 손상을 유발할 수 있다. 하지만 둔상과는 달리 관통상에 의한 척수 손상은 불안정성이 드물며, 발생률이 낮다. 칼, 날카로운 얼음조각, 탄환과 같은 물체에 의한 관통상 또한 척추 손상이 발생한다.

추락(Fall)

높은 위치에서 추락은 다리, 골반, 척추 손상을 동반한다. 예를 들면 환자의 키 높이 이상에서의 추락(일반적으로 환자 키의 2~3배), 소아에서는 두발 또는 세발 자전거에서 떨어져서 발생된다. 가장 흔한 손상 부위는 가슴뼈, 허리뼈 접합부 손상이다. 수직 감속 사고 환자에서 조기에 철저한 신경학적 검사가 필요하고, 다른 검사로 확인될 때까지 모든 환자를 불안전 손상으로 간주해야 한다.

2 척추의 외상을 유발하는 손상기전

과도한 움직임(Excessive Movement)

척추의 압박은 머리가 물체에 부딪히고 나서 정지된 머리가 여전히 움직이는 경우 척추의 압박은 여전히 움직이고 있는 신체의 체중이 가해질 때 발생한다. 예를 들면 채찍 손상(경추편타증)은 과다굽힘, 과다폄으로 인해 발생한다. 과다폄은 후방 척추구조 가시돌기, 고리판, 고리뿌리에 상당한 압박으로 작용한다. 이는 자동차 후방 충돌 시 머리와 목이 채찍질처럼 순간적으로 빠르게 뒤로 젖혀졌다가 앞으로 돌아와 목과 그 주변 신경, 근육, 인대 등을 다치는 부상을 말한다.

축 스트레스(Axial Stress)

당김력(distraction force)이 척추 축에 가해질 때 발생한다. 압력에 의한 스트레스 축 부하(axial load)는 허리뼈가 견디지 못할 정도의 무게를 들어 올릴 때 발생할 수 있다. 상체(upper body), 머리(head), 목(neck)과 들어 올리는 물체의 무게는 골반(pelvis), 다리(leg), 발(foot)을 압박한다. 이에 허리뼈가 압박이 가해지면서 척추(vertebra)가 눌린다.

높은 곳에서 떨어진 환자가 뒤꿈치로 착지할 때 이와 유사한 압력 손상(barotrauma)이 발생할 수 있다. 그 결과 손상은 골반(pelvis), 엉치뼈(sacrum), 허리뼈(lumbar)로 전달되며, 손상된 신체 부위는 12번 가슴뼈(T-12)와 2번 허리뼈(L-2)의 사이이다.

발생률이 높은 축 부하의 또 다른 손상기전은 수심이 얕은 곳으로 다이빙하는 것이다. 다리의 하중에 의해 가슴이 머리를 짓누르고, 이에 목뼈의 압박골절이 발생한다(그림 5-50). 이와 유사한 기전은 충돌의 힘에 의해 탑승자가 앞유리창으로 날아가 부딪히는 차량 충돌의 경우도

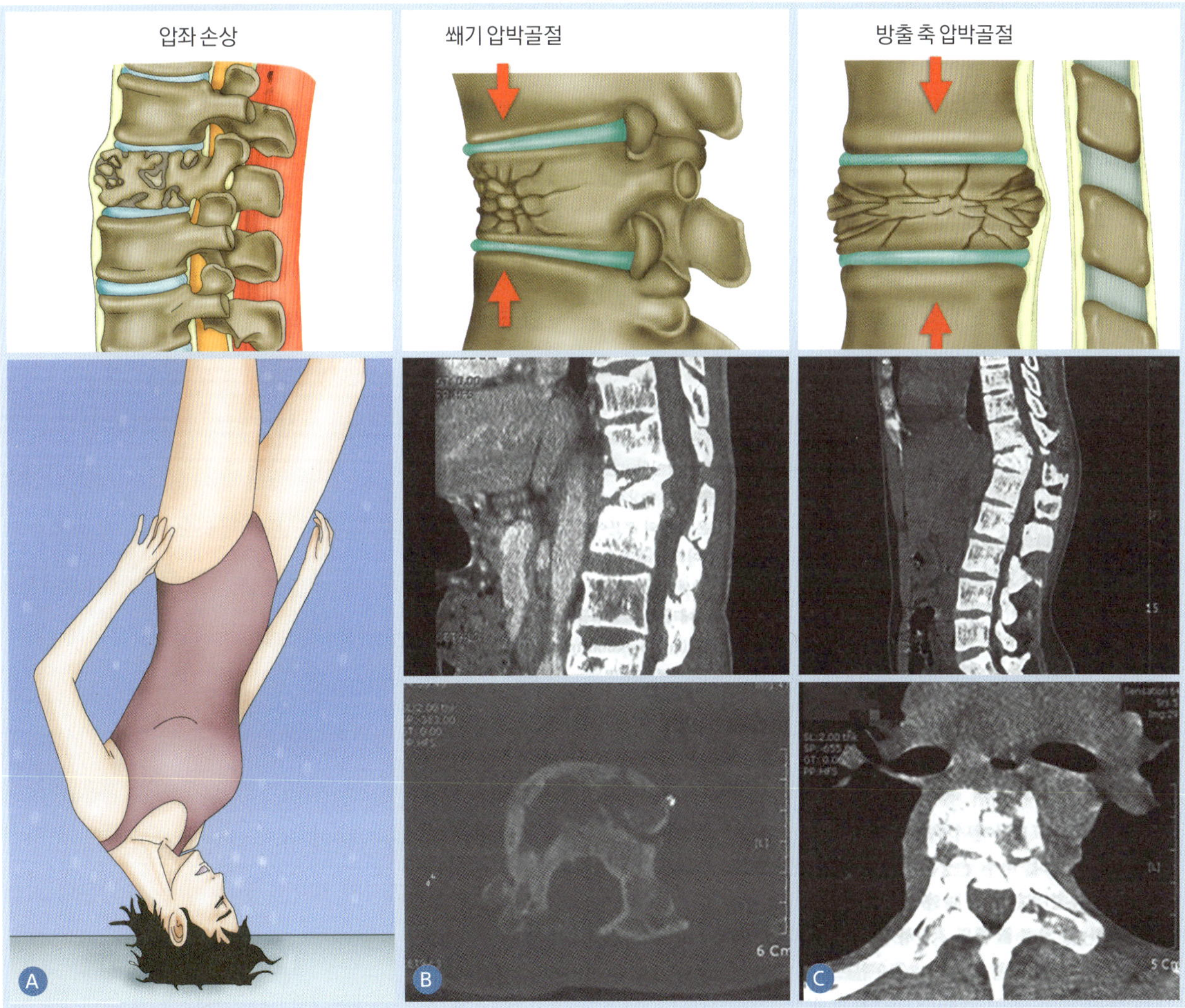

그림 5-50
다이빙으로 인한 압박골절

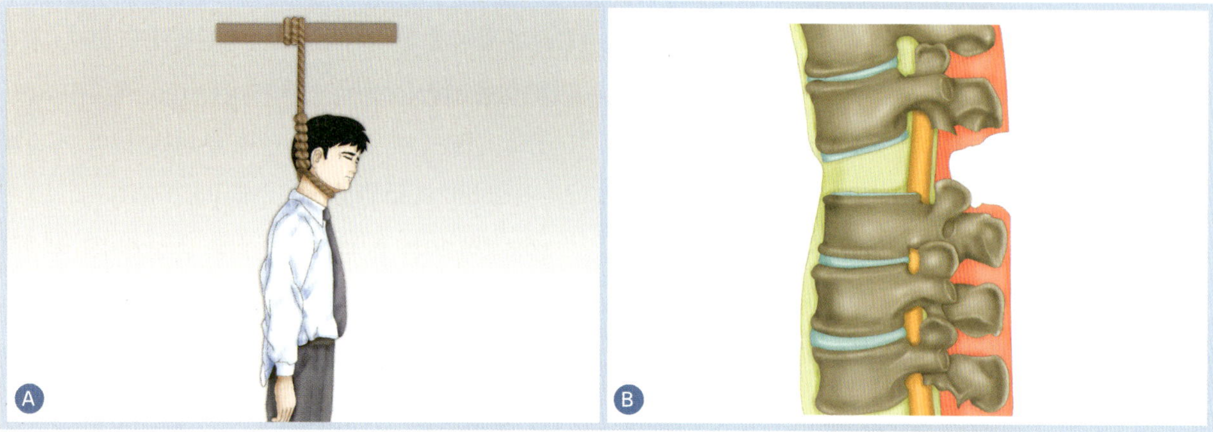

그림 5-51
A. 교수형 골절(hangman's fracture), B. 끈으로 공중에 매달렸을 때나 번지 점프 후 최하단에서 발생하는 손상

발생한다.

당김(traction)은 축 부하의 반대되는 개념이다. 척추의 한 부분이 안정적이고 나머지 부분이 세로 방향으로 움직일 때 발생한다. 이렇게 척수가 분리되면 척수가 쉽게 늘어나고 찢어질 수 있다. 끈으로 공중에 매달렸을 때나 번지 점프 후 최하단에서 작용하는 중력과 같은 힘은 척추를 늘어뜨리고 인대를 파열시킨다(그림 5-51). 또한 이러한 과정에 의해 척추에 대한 물리적인 손상 없이 척수가 늘어나고 손상될 수 있다. 이러한 당김 기전에 의해 가장 많은 영향을 받는 부위는 상부 목뼈이다.

3 척추의 기타 손상기전

① 칼, 날카로운 얼음조각, 탄환과 같은 물체에 의한 관통상 또한 척추 손상이 발생된다.
② 외상으로 인해 척수 부근의 조직은 부어오르거나 척추공에 유입될 수 있으며, 척추공의 내부 표면과 척수 사이의 좁은 허용공간으로 인해 이러한 종창은 척수의 상당 부분에 대한 순환장애(circulatory disorder)를 유발할 수 있다.
③ 감전으로 인해 척추 손상이 발생할 수도 있다.
④ 꼬리뼈의 손상은 낙상과 같은 직접적 둔상과 흔히 연관이 있으며, 출산(delivery) 시 자주 골절되는 부위이다.

(2) 척수 손상의 병태생리

1 척수 손상

척수 진탕(Concussion)

척수 진탕은 뇌진탕과 마찬가지로, 척수의 운동기능, 감각기능이 일시적으로 마비되었다가 24시간 이내에 자연스럽게 회복되는 것을 말한다. 병리학적으로는 척수에 어떤 기질적인 변화도 없다.

척수 타박상(Contusion)

단순히 척수가 멍든상태를 의미하는 척수 타박상은 약간의 물렁조직 손상, 혈관 유출, 염증, 부종과 연관된다. 혈액이 혈액뇌장벽을 통과할 경우 더욱 심각한 부종이 발생할 수 있다. 하지만 일반적으로 척수 타박상은 그 외 후유장애를 남기지 않고 스스로 회복된다. 척수 타박상은 척수진탕에 비해 정상 상태로 돌아오는 시간이 더 오래 걸린다.

압박 손상(Compression)

척수는 이탈된 뼈(그림 5-52), 척추뼈 조각의 탈구, 그 주변의 종창, 혈액(혈종), 농궤(농양), 종양(악성 또는 양성) 또는 추간판탈출 또는 파열로 압박이 될 수 있으며, 순환의 제약, 허혈성 손상 등 허리에 물리적 손상을 유발할 수 있다. 또한 신체의 목 또는 허리 통증, 근육 쇠약, 이상 감각 또는 방광 및 제어 기능장애 등 증상이 경미하거나 심각할 수 있다.

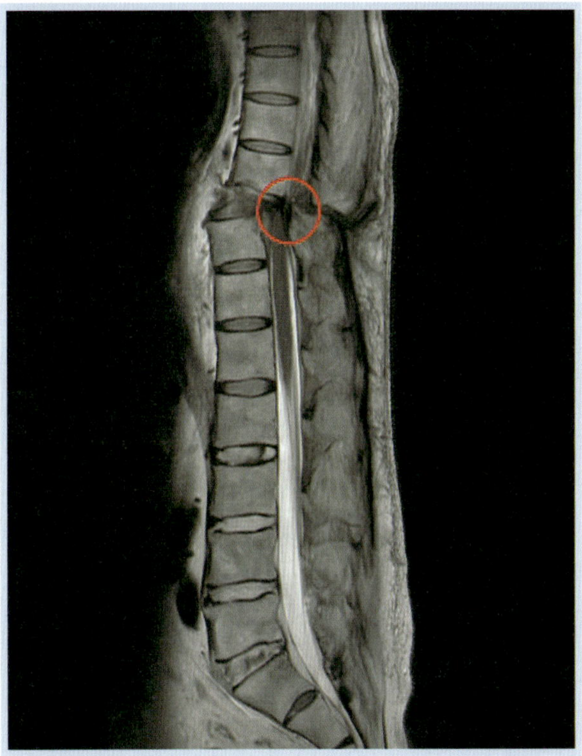

그림 5-52
허리뼈 골절 및 척수 압박 전산화단층촬영 측면상(lateral view)
척추체의 전반부가 쐐기 모양으로 압박됨. 전주 및 중간주가 파괴됨
출처: 단국대학교 병원 제공.

척수 열상(Laceration)

척수 열상은 뼈 조각이 척추구멍에 유입되거나 척수가 파열될 정도로 구부러지는 경우 발생한다. 열상은 척수 조직으로의 출혈, 손상으로 인한 부종, 척수와 이에 관련된 신경로의 손상을 유발한다. 매우 경미한 열상의 경우 약간의 회복을 기대할 수 있다. 중증 열상은 영구적 신경장애를 발생시킨다.

척수 출혈(Hemorrhage)

척수 출혈은 타박상, 열상, 신경 손상에 연관되는 경우가 많다. 척수 출혈은 혈류의 방해, 혈액 축적에 따른 내압 상승, 혈액이 혈액뇌장벽을 통과하면서 자극을 유발할 수 있다. 척수에 혈액을 공급하는 일부 동맥은 손상의 원위부에 대한 순환에 악영향을 미치고, 손상 부위 윗부분에 허혈성 손상을 유발한다.

척수 절단(Transection)

척수 절단은 척수의 일부 혹은 전체가 절단되는 손상이다. 완전 척수 절단의 경우 척수가 완전히 절단되고 손상 부위 이하에서 신경을 주고받는 기능이 상실된다. 등뼈(흉추)의 시작점 아래에 발생한 척수 절단의 경우, 요실금, 변실금과 하반신마비(paraplegia)가 발생할 수 있다. 목뼈 부위의 절단은 팔다리마비(quadriplegia), 요실금, 변실금, 부분적 혹은 완전 호흡마비를 유발할 수 있다.

2 척수증후군

척수 손상의 정도에 따라 기능회복의 예후를 결정하므로 증상과 징후는 손상을 받은 척수의 위치와 손상의 정도와 직접적인 연관이 있다. 척수 손상이 완전·불완전 손상으로 구분되고, 불안전 척수 손상이란 손상받은 척수 이하 부위의 운동 및 감각기능이 일부 보존된 상태이며, 이것은 단지 직장 수지 검사에서 항문 주위의 점액피부 접합부에 감각만 남아 있거나 항문 괄약근에 자발적인 수축만 남아 있는 경우도 해당된다. 완전 손상은 손상을 입은 수준에 따라 하반신마비나 팔다리마비를 유발하며, 운동 및 감각의 완전 소실을 의미한다. 불완전 척수 손상으로 인한 척수증후군에는 중심 척수증후군(central cord syndrome), 브라운-세카르증후군(Brown-Sequard syndrome), 전방 척수증후군(anterior cord syndrome), 후방 척수증후군(posterior cord syndrome) 등이 있다.

중심 척수증후군(Central Cord Syndrome)

목뼈 손상 시 일어나는 형태로 목뼈가 과도하게 뒤로 젖혀질 때 손상이 발생한다. 소아에서는 주로 굽힘(굴곡) 손상에 의해 발생하며, 척수 중심의 파괴로 회색질 및 백질이 모두 손상된다. 주로 다리보다 팔의 기능장애가 심하게 나타난다.

척추관을 좁히는 관절염과 같은 기존의 퇴행성 질환과 연관이 있고, 팔에 근력 악화, 방광기능 이상이 발생되며, 주로 50세 이상 환자에서도 자주 발생한다.

브라운-세카르증후군(Brown-Sequard Syndrome)

척수의 한쪽 절반이 손상되고, 가쪽면을 꿰뚫는 관통상, 척추경의 골절에 의해 자주 발생하며, 일부 신경섬유가 척수에 나타나 교차하기 때문에 브라운-세카르증후군은 드물게 발생한다. 앞 세 가지(완전, 전방, 중심) 척수증후군보다 예후가 좋으며, 환자의 90% 이상이 배뇨, 배변 기능이 회복되고 보행이 가능하다.

전방 척수증후군(Anterior Cord Syndrome)

과다굽힘(굽힘-폄)으로 인해 골편이나 추간판으로 후방전위에 의하여 전방 척수동맥과 전방 척수의 압박으로 발생되며 혈관장애 및 허혈과 경색에 의해 손상된다. 손상 부위 아래쪽에 통증이 발생하며, 후각 세포의 기능은 있어 가벼운 촉각, 온도에 대한 감각 상실이 나타나고, 전방 척수증후군은 두 번째로 자주 발생하며 예후가 나쁘다.

후방 척수증후군(Posterior Cord Syndrome)

이 증후군은 매우 드물며, 목뼈 과다폄 손상에 의해 발생한다. 척수후기둥(등쪽기둥, posterior column)의 손상으로 심부감각, 고유수용체 감각, 진동감각의 소실이 있으나 운동신경 및 통각, 온도감각 등은 보존된다. 예후는 좋으며 회복이 가능하다.

완전 척수 절단(Complete Cord Transection)

상부 목뼈 손상으로 급성 단계로 척수 전체가 절단되며 호흡부전, 팔다리마비, 팔, 다리 반사소실(areflexia), 손상부위 아래쪽 감각소실(anesthesia), 직장(곧창자), 방광 조임근 긴장상실, 저체온증, 하반신마비(paraplegia)가 발생한다. 다음 단계인 아급성 단계의 경우(손상 후 3~4주), 근육이완, 근육경련이 발생한다.

척수성 쇼크의 증상과 징후는 장기간 지속될 수 있으며, 자율신경 반사항진(autonomic hyperreflexia)이 발생한다.

말꼬리증후군(말총증후군, Cauda Equina Syndrome)

척수의 아래 말단신경뿌리가 압박이 되면서 발생되는 척추관내 요천추신경근 손상이다. 감각 및 운동조절, 방광, 장 등 다리로 가는 말초신경 조절이 소실된다. 추간판탈구, 종양, 감염, 골절, 척추관이 좁아지는 증상에 의해 발생하며 통증 감각 둔화, 쇠약감이 발생한다.

3 척수성 쇼크(Spinal Shock)

신체의 손상 부위 아래쪽 모든 감각 운동기능이 없어지는 것으로 아래운동신경세포(하위운동신경원, lower motor neuron)의 운동섬유가 일시적으로 기능이 정지되기 때문에 팔, 다리, 다른 근육을 사용할 수 없는 이완성 마비(flaccid paralysis)가 나타난다. 방광 및 장 조절기능이 자주 상실되고 남성의 경우 지속발기증이 일어나는 경우가 있다. 척수가 심각하게 손상되지 않은 한 척수성 쇼크는 일시적인 증상에 그치는 경우가 많다.

4 신경성 쇼크(Neurogenic Shock)

교감신경계의 기능상실로 인해 혈관(동맥, 정맥) 확장을 일으키는 신경계통 작용에 의한 쇼크로 심박출량이 감소되어 혈압이 정상적으로 유지되지 않을 수 있다.

신경성 쇼크에서 서맥(느린맥, bradycardia)과 저혈압이 동시에 나타나는 것은 사실이지만 저혈압과 서맥이 나타난다고 해서 오로지 신경성 쇼크로만 간주해서는 안 된다. 활력징후가 종종 비특이적이기 때문이다. 만약 환자 배꼽아래 부위에 척수 손상이 있으면 손상 부위 위쪽에서는 쇼크와 같은 증상(서늘하고 창백하고, 축축한 피부), 손상 부위 아래쪽에서는 따뜻하고, 건조하고, 붉어진 피부, 남성의 경우 지속발기증이 나타날 수 있다.

5 자율신경 과다반사증후군 (Autonomic Hyperreflexia Syndrome)

척수성 쇼크 기간 이후 제5~6등뼈 또는 그 이상 손상을 입은 환자에게 볼 수 있는 증상은 척수 병변으로 정상적인 억제 신호가 제대로 아래까지 전달이 되지 않아 자율신경 반사 이상이 나타나며 비뇨생식기, 항문, 다리 부위가 자극을 받으면 교감신경이 과도하게 흥분되어 몸에 치명적인 증상이 나타나는 합병증이다. 두통, 고혈압, 코막힘, 흐린 시야, 방광 및 직장(곧창자) 분변의 축적 등의 증상이 나타나고 발작, 뇌졸중의 경우에는 사망의 위험성이 높다. 자율신경 과다반사증후군 응급 상황이므로 즉각적인 치료가 필요하다.

6 일시적 증후군들

대부분 스포츠 활동에 의해서 유발된다. 이 중 가장 자주 발생하는 것은 '스팅어(stinger)' 증상이다. 스팅어는 스포츠 활동으로 인해 목 혹은 어깨의 신경에 발생한 손상이다. 이는 버너(burner)나 너브 핀치(nerve pinch) 손상으로도 불린다.

스팅어라는 용어가 운동선수들이 경험하는 목이나 한쪽 팔에서 시작되는 전기 자극처럼 찌릿한 통증이 느껴지는 증상을 가장 잘 설명한다.

더욱 심각한 증상은 일시적 팔다리마비(사지마비, transient quadriplegia)이다. 일시적 팔다리마비는 보다 심각한 목, 척수 손상에 의해 발생하지만 일시적이다. 신경장애는 한쪽/양쪽 팔 혹은 다리, 모든 팔다리, 혹은 한쪽 방향의 팔 및 다리에서 일어날 수 있다.

7 소아 척추 및 척수 손상

소아 환자는 연령대별로 다양한 손상 패턴이 나타난다. 영아는 목 근육 미발달, 석회화가 끝나지 않은 쐐기 모양 척추, 얇으며 수평으로 향한 척추뒤관절로 인해 이동성과 탄력성이 매우 높다. 아동은 상체에 비해 머리 크기가 크다. 머리뼈와 1번 목뼈 사이 손상이 매우 높게 나타나며 소아(2~10세)는 척추에 근육, 인대, 뼈대가 형태와 크기를 갖추고, 연골 부위가 견고한 뼈대로 대체된다. 몸체에 대한 머리의 비율도 줄어든다. 소아의 목뼈 상부가 연령에 따라 성숙하는 것은 10세 정도에서 완성되고, 목뼈 아래의 성숙은 14세 정도에 완성되는 것으로 보인다.

소아 또한 성인이 겪는 손상과 유사한 손상을 입을 수 있다. 하지만 소아의 척추가 더욱 유연하고 인대가 더욱 쉽게 늘어나기 때문에 X-ray 소견에서 이상이 없는 척수 손상을 입을 수 있다. 방사선 소견상 이상이 없는 척수 손상(spinal cord injury without radiographic abnormality, SCIWORA)으로 불리는 이러한 손상은 방사선 검사(단순 X-ray, flexion-extension X-ray, CT 스캔)에서 이상 소견이 발견되지 않는 척수 손상으로 정의된다. 소아의 척추는 척수가 손상되어도 신전력을 잘 견뎌내기 때문에 척추 손상의 징후가 없을 수 있다. 척추와 척수의 탄력성의 불일치는 소아 환자의 방사선 소견에서 이상이 없는 척수 손상 발생의 주요 원인이다.

4) 척주 손상

(1) 척주 손상(Spinal Column Injury)

척주에서 목뼈 1번, 2번, 7번 척추 손상이 자주 발생하며, 등뼈와 허리뼈의 전환 지점(12번 등뼈와 1번 허리뼈)에서도 손상이 발생한다. 이와 마찬가지로 5번 허리뼈와 1번 엉치뼈에서도 손상이 발생한다. 척수가 허리뼈 1~2번에서 끝난다. 해당 허리뼈 아래에는 척추신경뿌리가 척주를 벗어날 때 말총(cauda equina)까지 뻗어 있으며, 척추신경뿌리는 척수보다 이동성이 높고 척주 손상 시 척주관(spinal canal) 내부에서의 손상 발생률이 더 낮다.

5) 척추 손상의 평가

(1) 현장평가

척추 손상 환자의 현장에서 처치는 목이나 등에 통증을 호소하거나 압통을 호소하는 환자는 척추 손상이 확인되기 전까지는 척추 손상이 있는 것으로 간주하여야 한다. 척추는 고정되어야 하고, 조기에 수액을 공급해야 한다. 환자는 고정하여 이송해야 하며, 목고정대로 목을 고정하고 머리고정대를 이용하여 추가적으로 머리와 목을 고정해야 한다. 가슴과 허리는 긴 척추고정판을 이용해야 한다. 특히 빗장뼈 윗부분에 심한 손상을 가진 환자는 목에 증상을 호소하지 않더라도 목뼈 손상을 가진 것으로 간주하여야 한다.

(2) 초기소생술

척추 손상 환자의 초기소생술은 손상 후 일주일 동안 목표 평균동맥압을 90mmHg로 유지하는 것이 필요하다. 척추에 적절한 관류를 유지하는 것이 잠재적 위험 손상인 저혈압이 나타나기 때문에 이차적 척추 손상의 가능성을 줄이는 방법 중에 하나이다. 또한 적절한 정맥 라인을 통해 결정질 용액, 콜로이드 또는 혈액제제를 사용하여 신경학적 혈류를 회복할 수 있다.

투여하는 수액소생술에서 포도당이 함유된 것은 피해야 한다. 첫 번째로 포도당은 빠르게 대사되어 신체에 부종이 일어날 수 있다. 두 번째 포도당을 과량으로 투여하면 고혈당증을 유발하여 무산소대사를 증가시켜 젖산이 증가되어 pH를 감소시킨다.

목뼈(C5) 이상의 부위에 척추 손상은 혈압상승 및 박동조율기와 같은 심혈관 중재가 필요할 가능성이 높다. 부교감신경 섬유는 가슴 부위에서 척추 바깥 미주신경으로 주행하는 반면에 혈관운동성 교감신경 섬유는 등뼈(T1-4)수준 사이의 척추에서 나오므로 높은 목뼈 손상에서 전달될 수 있다. 이에 따라 부교감신경 유입이 감소되지 않고 저혈압을 동반한 서맥(느린맥)의 역설로 이어진다.

(3) 평가

① 신속한 현장 안전 및 평가와 병력청취를 통해 척추 손상의 가능성을 결정한다.
② 외부 고정으로 척추를 보호해야 한다.

③ 환자의 머리는 가능한 한 중립적인 자세로 유지해야 한다.

④ 척추고정판을 포함한 목보호대, 진공 부목, 구출고정장비 등 척추 운동 제한 장비를 사용하여 고정할 때까지 도수고정을 유지한다.

⑤ 손상기전이 불분명하거나 현장평가를 적절하게 시행할 수 없거나 신뢰할 수 없는 경우 척추 손상이 있다고 가정하고 보다 철저한 평가를 시행할 수 있을 때까지 외부 고정을 시작한다.

1 기도

기도 처치를 하면서 척추를 고정해야 한다. 환자가 적절하게 준비되지 않으면 기도확보에 저항할 것이고, 불안정한 골절의 움직임은 척추 손상을 더 악화시킬 것이다. 모든 척추 손상 환자는 반드시 정상적인 산소화가 필요하다. 기도의 확보와 유지는 머리, 목 그리고 척추 손상 환자에게 우선되어야 한다. 기도와 환기에 주의를 기울이는 것이 필수적이다. 환자의 GCS점수가 8점 이하인 경우 전문기도기 사용을 고려해 볼 수 있다. 기관내삽관이 표준 처치이지만 성문위기도기의 사용이 증가하고 있다. 뇌손상이 의심되는 환자는 척추 손상 가능성이 있기 때문에 척추 보호 조치를 유지하며, 기도관리 시 척추의 중립 자세를 유지하며, 진정제와 신경 근육 차단제를 사용하는 것은 머리 손상 환자의 기관내삽관을 용이하게 해 준다.

2 정밀 신체검진

척수 손상인 경우 신체를 가로지르는 횡단선이 있고 횡단선 이하의 피부는 붉게 변하고 따뜻하다. 횡단선 이상의 피부는 서늘하고 축축할 수 있다. 이는 손상 부위 이하에 신경조절 기능이 제대로 작동되지 않기 때문이다. 또한 신체가 손상 부위 이하의 혈액이 충분하지 못하기 때문에 쇼크에 징후가 되는 울혈이 발생한 것일 수 있다. 손상 부위 상부에는 저혈량증에 보완작용을 하는 말초혈관 수축으로 인해 피부로의 혈류가 제한될 수 있다. 이러한 환자는 쇼크 보상 능력이 제한되고, 조기 비보상성 쇼크의 위험이 있다.

전신 검진을 하는 동안 정상 감각과 감각이상, 무감각증을 구분하는 선을 찾아보고 근육 긴장도의 차이가 있는지 확인한다. 검진은 발에서 시작해서 하체, 상체를 지나 머리까지 진행한다. 신체검진에는 손상을 유발하지 않을 정도의 날카로운 물체를 사용한다. 환자가 최초로 발견한 감각이나 통증 부위를 확인하고 이를 피부분절(dermatome)에 연관지어 살펴본다. 사인펜을 통해 환자가 최초로 감각을 느낀 부위를 표시함으로써 초기 검사 결과와 추후 검사를 비교할 수 있다.

척수신경의 근육 조절상태를 확인하기 위해 근육분절(myotome)이라고 불리는 부분에서 신체의 개별 조직과 근육을 자극한다. 목 부상이 심하다고 예상되는 상황에서 뇌신경 평가가 중요하다. C3의 손상을 가리키는 증상인 위 눈꺼풀이 늘어지고 동공이 축소되는지(호르너증후군) 관찰한다. 각 팔의 경우 2, 3, 4번째 손가락을 잡은 채로 환자의 손가락을 펴보게 하면서 손가락의 벌림·모음(abduction·adduction, T1)검사를 한다. 양쪽의 손가락은 균등하게 저항해야 한다. 이후 환자에게 양쪽 팔꿈치를 굽히고(C5) 펴게(C7) 함으로써 또 동시에(C6) 함으로써 간단하게 검사할 수 있다. 손가락이나 손의 폄(extension, C7) 검사를 하며, 마지막으로 환자의 손으로 응급구조사의 엄지와 검지를 쥐어 보게 하면서 양손의 쥐는 힘을 확인한다. 팔다리 감각을 평가하기 위해 우선 팔다리에서의 이상한 감각(마비, 불안전마비, 감각이상)이나 통증을 느꼈는지를 물어본다. 마비(paralysis), 근력 약화(paraparesis), 저림(paresthesia) 또는 통증이 있는지 확인한다.

환자의 눈을 감게 한 뒤 가볍게 만지는 느낌과 통증 감각의 차이점을 구별할 수 있는지 평가한다. 다리의 운동 및 감각 기능을 평가한다. 환자가 발 앞꿈치로 응급구조사의 손을 밀어보게 한다(발바닥쪽 굽힘, planta-flexion, S1~2). 이후 환자가 응급구조사 손의 저항에 맞선 발과 발가락의 발등쪽 굽힘의 힘을 평가한다(발등굽힘, dorsiflexion, L5). 다리의 강도 및 감각상태는 상실되지 않아야 하고 양쪽에서 동일하게 나타나야 한다. 또한 바빈스키반사(Babinski reflex) 징후란 발바닥 자극 시 발가락을 펼치는 것을 말한다. 평상시에는 발가락이 밑으로 내려간다.

신경 이상 부위가 있는 경우 척추 손상을 의심해 본다. 신경뿌리 손상은 척주 손상을 가리키고, 척추고정 조치의 필요를 의미한다. 신경 이상 발원지가 물렁조직과 연관된 말초신경의 손상 혹은 손상된 경로에 있는 근골격계 손상인지 확인한다. 손상에 연관된 피부분절 및 근육분절을 확인하고 척추, 척수근, 말초신경에서 병변 위치를 찾아본다(표 5-9, 10).

3 활력징후

활력징후는 불안정한 환자는 매 5분, 안정한 환자는 15분마다 체크해야 하며 쇼크, 저혈압에 주의해야 한다. 척추 손상 환자의 경우 체온도 중요한 고려사항이다. 주변 온도의 변화에도 불구하고 환자는 이에 체온조절이 불가능할 수도 있다. 이는 척추 손상 환자가 척수 병변 부위 아래로 피부의 열에 대한 보존 및 방출을 조절하는 기능을 상실했기 때문이다. 환자를 담요로 덮어주고, 추위를 호소하는지를 확인하면서 환자의 체온을 지켜본다. 빠른 외상 평가를 마치면서 환자의 빠른 이송의 필요성을 판단한다.

표 5-9
목뼈 검사 시 확인사항

신경뿌리	근육군/기능
4번 목뼈 아래(C-5)	어깨세모근
5번 목뼈 아래(C-6)	손목관절 폄
6번 목뼈 아래(C-7)	손목관절 굽힘
7번 목뼈 아래(C-8)	손목관절 굽힘
1번 가슴뼈(T-1)	뼈사이근(손가락 벌림)

표 5-10
허리뼈 검사 시 확인사항

신경뿌리	근육군/기능
2-3번 허리뼈(L-2/3)	넙다리네갈레근
4번 허리뼈(L-4)	발등굽힘/내번
5번 허리뼈(L-5)	엄지발가락 폄
1번 엉치뼈(S-1)	발다닥쪽 굽힘/외번

4 중추신경계 손상의 기타 징후

남성 환자의 척수 손상의 경우 가장 자주 나타나는 증상은 지속발기증(priapism)이다. 성적인 흥분이 없는데도 경우에 따라 오랫동안 고통스러운 남성 성기의 발기상태가 유지되는 것은 길항되지 않는 부교감신경 자극에 의해 유발된다.

너무 어리거나 고령인 환자가 자신이 증상에 대해 제대로 말을 못하는 상태이거나, 척수 손상의 증상 및 징후가 나타나지 않거나, 손상기전이 척수 손상을 가리키지 않을 경우 환자에게 목을 가볍게 움직일 것을 요청한다. 목의 움직임으로 인해 통증이나 불편감을 호소하거나 신경장애가 나타나는 경우 척추고정을 취하고 추가평가를 위해 외상센터로의 이송을 고려한다. 신경 손상의 징후가 팔, 다리에서 나타나는지 살펴본다. 해당 징후가 발견되면 척추 보호를 시행한다.

5 신경검사

목이나 등의 통증 혹은 대소변의 실금은 척수 손상의 가능성을 의미한다. 환자의 증상 악화에서 적절한 비교를 위하여 완전한 초기 신경학적 검사를 기록하여야 한다. 목이나 등에서의 압통 유무도 기록한다. 근육의 운동 검사가 시행되어야 하고 0–5의 척도로 기록한다(표 5-11). 감각소실의 위치를 확인하고 등쪽 척추의 기능을 확인하기 위하여 고유감각과 진동감각을 검사한다. 심부건 반사를 검사한다. 운동 및 감각이 없는 환자도 "엉치신경 보존(sacral nerve sparing)"이 있으면 이는 불완전 척수 손상이다. 직장 항문 검사도 반드시 시행해야 한다. 망울해면체근반사(bulbospongiosus reflex)를 검사하기 위하여 음경을 압출할 때 항문괄약근이 수축하는지 알아보고, 동시에 항문 긴장을 평가한다. 지속발기증은 완전 척추 손상을 의미한다. 고환올림근 반사(cremasteric reflex)를 시행하는데 핀이나 무딘 도구를 이용하여 허벅지의 안쪽면을 위로 긁어 올릴 때 고환이 위로 올라가면 척수 일부는 손상되지 않는 상태이다. 항문 주위를 핀으로 찌를 때 항문이 움츠리면 엉치신경이 일부 보존되어 있는 것이다.

표 5-11
운동 등급 체계

등급	근육 수축 가능 정도
5	정상적인 힘
4	중력과 정항에 대항하는 근육 수축이 관찰
3	중력에 저항하는 근육 수축이 관찰
2	중력이 없는 상태에서 근육 수축 가능
1	근육 수축의 기미 관찰
0	근육 수축이 없음

6) 척수 손상 처치

(1) 일반적인 방법

병원 전 단계에서 목, 등에 통증이나 압통을 호소하는 환자는 척추 손상이 있는 것으로 간주하고, 모든 척추는 고정되어야 하며, 수액을 초기에 공급해 주어야 한다.

① 도수고정을 통해 환자 머리를 중립 자세로 유지한다.

② 단단한 목고정대로 고정한다.

③ 환자의 손상 정도에 따라서 짧은 척추고정판 혹은 구출고정장비(KED)를 적용하고 환자가 땅에 누워 있다면 긴 척추고정판에으로 등뼈와 허리뼈를 적용하며, 만약 환자가 자동차에 있다면 신속한 구출 방법을 사용한다.

④ 환자의 몸통을 위, 아래, 왼쪽, 오른쪽으로 움직이지 않게 고정한다.

⑤ 패드가 필요할 경우 성인은 머리 뒤 소아는 가슴 뒤쪽에 위치시킨다.

⑥ 환자의 팔을 고정한 후 일차평가를 통해서 팔다리의 순환상태(circulation), 운동감각(motor), 감각기능(sensory)을 평가한다.

⑦ 척수에 적절한 관류(수액)를 유지하는 것이 현장에서 이차 손상을 줄일 수 있다.

⑧ ① – ⑦ 절차가 끝나면 이송한다.

(2) 도수고정을 이용한 중립 자세에서 머리 중립 자세 안정화

1 금기증

① 움직임에 대한 저항이 생기는 경우

② 목 근육의 경련

③ 통증의 증가

④ 무감각, 저림, 운동기능 감소 등의 신경학적 결손이 발생하거나 더 심해지는 경우

⑤ 기도나 호흡에 문제가 생기는 경우

(3) 목(경추)보호대

목보호대는 항상 도수고정이거나 적절한 척추고정 장치로 제공되는 기계적 고정을 함께 사용해야 하며, 머리의 움직임을 제한한다. 환자에게 맞는 크기여야 하며, 환자의 머리를 중립 자세로 유지한 후 사용해야 한다. 너무 꽉 조인 목보호대는 목의 정맥을 압박하여 두개내압(머리속압력, intracranial pressure)을 증가시킬 수 있으므로 주의해야 한다.

(4) 짧은 척추고정판과 구출고정장비(Kendrick Extrication Device, KED)

차량 사고와 같이 제한된 공간에서 목, 머리 및 상반신을 고정하여 구출할 수 있는 장비이다(그림 5-53, 54).

(5) 긴 척추고정판(Long Backboard)

가벼운 알루미늄으로 구성되어 있고, 환자의 척추를 고정하여 신경계를 보호하기 위한 장비이다(그림 5-55-57).

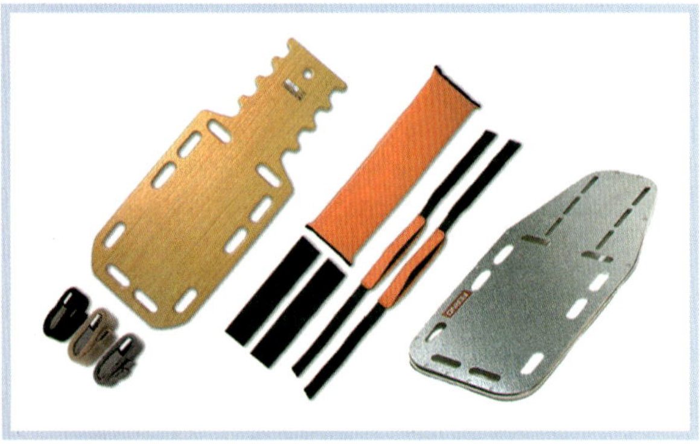

그림 5-53
짧은 척추고정판(소아)(Short Backboard)
긴 척추고정판을 사용할 수 없는 경우에 환자의 목(경추), 척추를 고정하여 중추신경계를 보호한다.

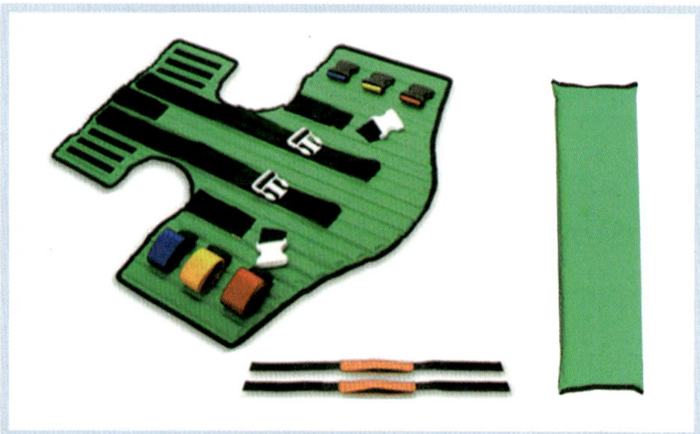

그림 5-54
구출고정장비(KED)
차량에서 발견된 앉아 있는 환자에게 사용한다. 짧은 척추고정판보다 효과적인 장비이다.

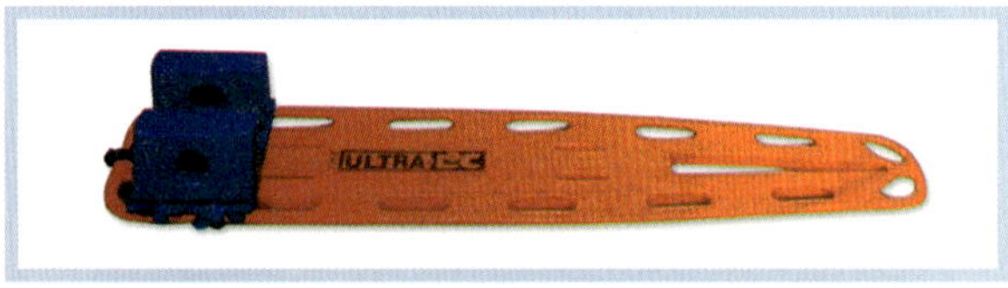

그림 5-55
긴 척추고정판(long backboard) 수상 구조 및 다이빙 손상 환자를 위한 밀러고정판

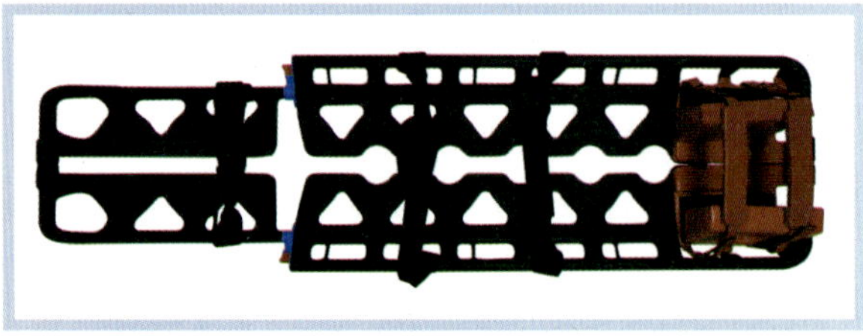

그림 5-56
카본 분리형 들것

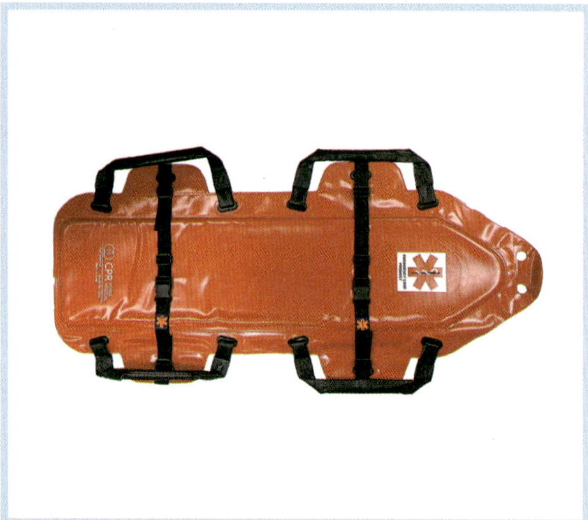

그림 5-57
가변형 들것

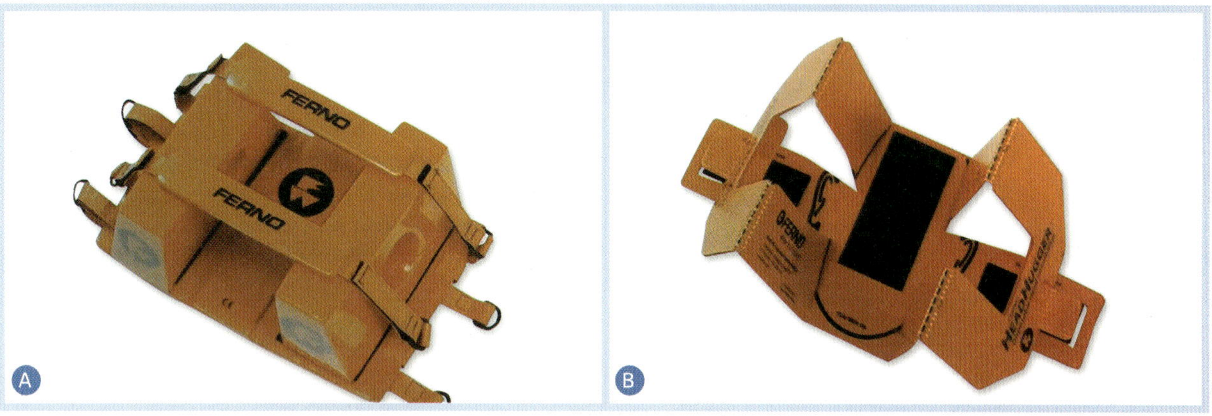

그림 5-58
A. Ferno 머리고정대 B. 일회용 머리고정대
출처: EMERGENCY CARE, 13th ed Jongno-gu, Seoul. 2017 Charter 29 head, neck, spine, trauma

(6) 머리고정대

환자의 신체를 긴 척추고정판에 완전히 고정한 후 사용해야 한다. 머리를 항알레르기성 접착 테이프로 고정한 후 구토물을 배출할 수 있고, 기울일 때 머리를 받쳐 준다(그림 5-58).

(7) 척추고정판에 적용 시 주의사항

1 똑바로 누워 있는 환자를 고정할 때 주의사항

① 통나무굴리기법(log roll method)을 이용해 환자에게 긴 척추고정판을 적용할 수 있다.

② 환자의 머리 몸통과 척추고정판 사이의 빈 공간에 패드를 댄다. 이때 움직임을 유발하거나 환자의 척추 정렬이 어긋나지 않도록 주의해야 한다.

③ 소아 환자인 경우 긴 척추고정판에 고정할 때 머리는 도수고정을 유지하면서 마지막으로 고정한다. 끈으로 고정할 경우 벨크로나 순간 부착 고정끈이 편하다.

④ 만약 환자가 임신 말기의 여성이라면 척추고정판에 고정한 뒤에 저혈압과 현기증을 유발하는 자궁에 의한 대정맥 압박 효과를 최소화하기 위해 왼쪽으로 기울어지게 하여 환자의 오른쪽을 왼쪽보다 높게 만든다.

⑤ 척추고정판 자체에 어깨와 가슴을 가로질러 고정하는 고정끈이 없는 경우 가슴 상부에 팔을 포함시켜 둘러 묶은 다음 손을 빼고 골반과 다리를 고정한다. 만약 좁은 건물에서 구조할 경우, 지하 계단에서 올릴 경우, 또는 좁은 승강기 안에서 이송하기 위해 환자를 세워야 할 경우 등은 끈으로 겨드랑이 아래를 고정하고 허벅지를 단단히 고정했는지 확인한다.

⑥ 헬리콥터를 이용해 이송할 때는 척추고정판이 적합한 사이즈인지 확인해야 한다. 긴 척추고정판의 규격상 몇 가지 제한점이 있을 수 있는데 이는 헬리콥터의 적재 규모에 따라 달라질 수 있으므로 미리 확인한다.

⑦ 수상 구조 또는 다이빙 손상을 위해 밀러고정판(Miller board)과 같은 다양하고 특별한 척추고정판이 있다. 이것은 수면 아래서 환자를 뜨게 하도록 고안되었으며 적용하기 쉽게 벨트로 묶는다.

❷ (실내) 목 손상이 의심될 때 통나무굴리기법

환자에게 머리와 목을 고정한 후 목보호대를 착용시킨다. 환자를 척추고정판에 조심스럽게 통나무굴리기법을 시행한 후 머리가 고정되기 전까지 목을 고정한 응급구조사는 지속적으로 목을 고정한다(그림 5-59).

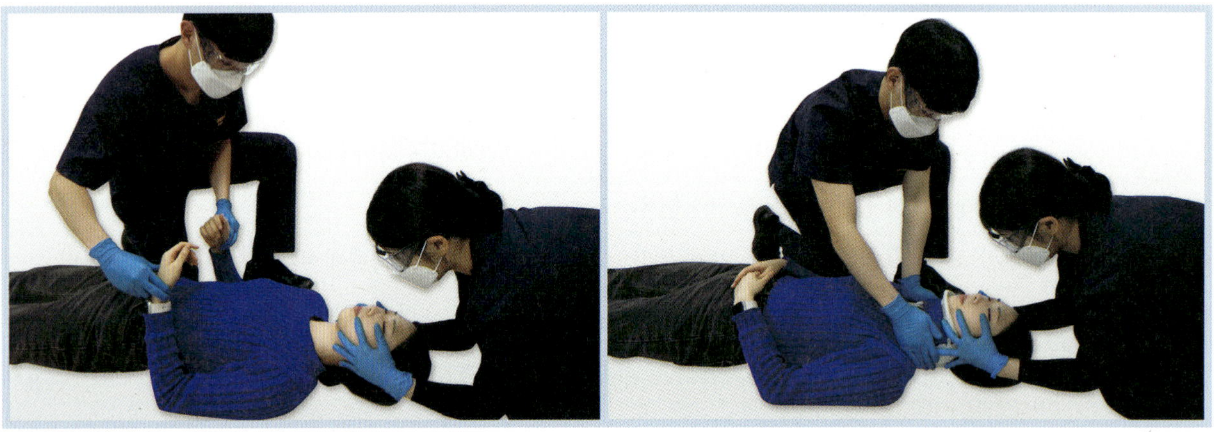

① 환자의 머리와 목을 고정한 후 목보호대를 착용시킨다.

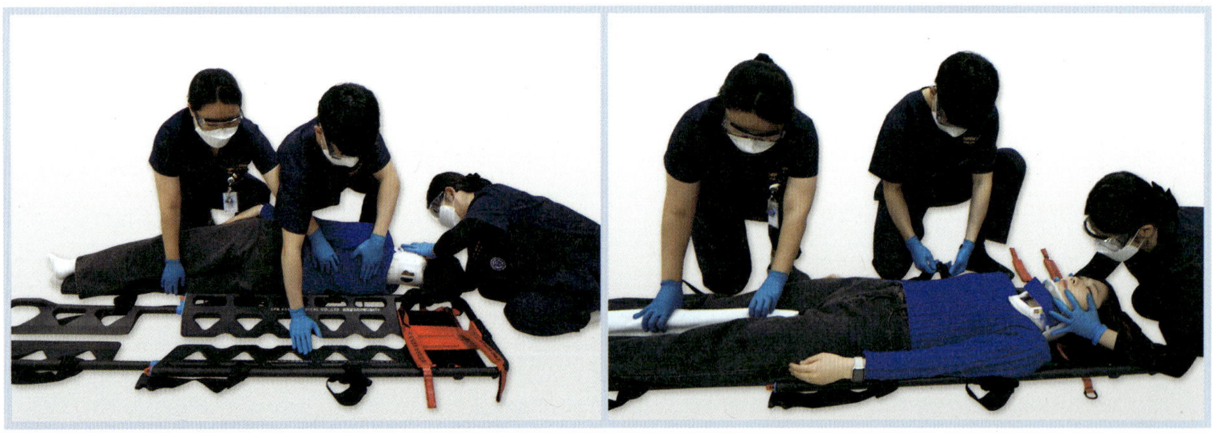

② 머리와 목을 고정하고 있는 응급구조사는 다른 구조자들에게 환자를 하나의 단위(통나무)처럼 굴리도록 지시한 후 척추고정판을 환자와 나란히 밀착시킨다.

그림 5-59
(실내) 목(경추) 손상이 의심될 때 실내에서의 구조

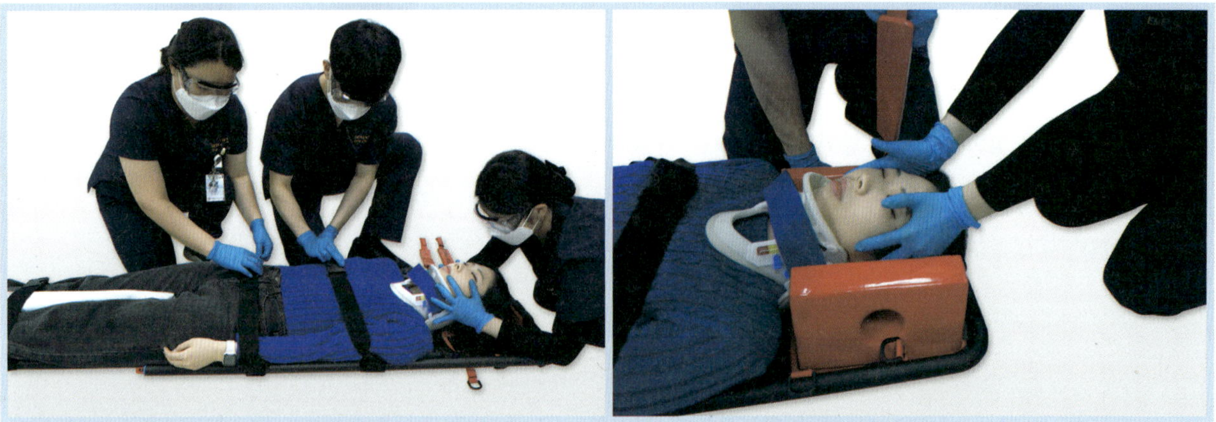

③ 통나무굴리기법으로 긴 척추고정판에 올리고(구령과 동시에), 머리와 목을 고정하고 있는 응급구조사는 머리를 계속 손으로 지지한다.

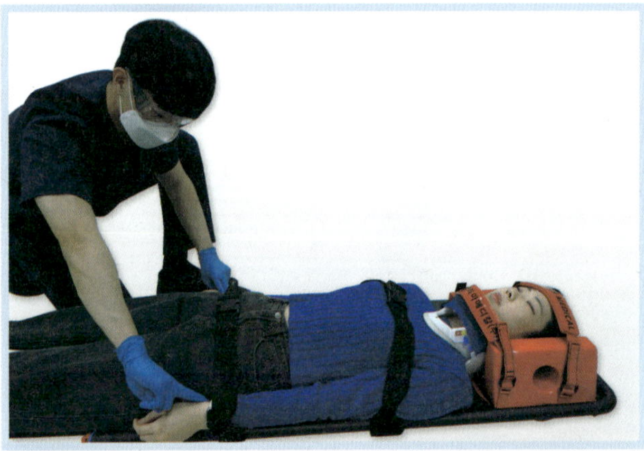

④ 목뼈(경추), 등뼈(흉추), 허리뼈(요추)가 일직선으로 유지가 되도록 환자를 고정한다.

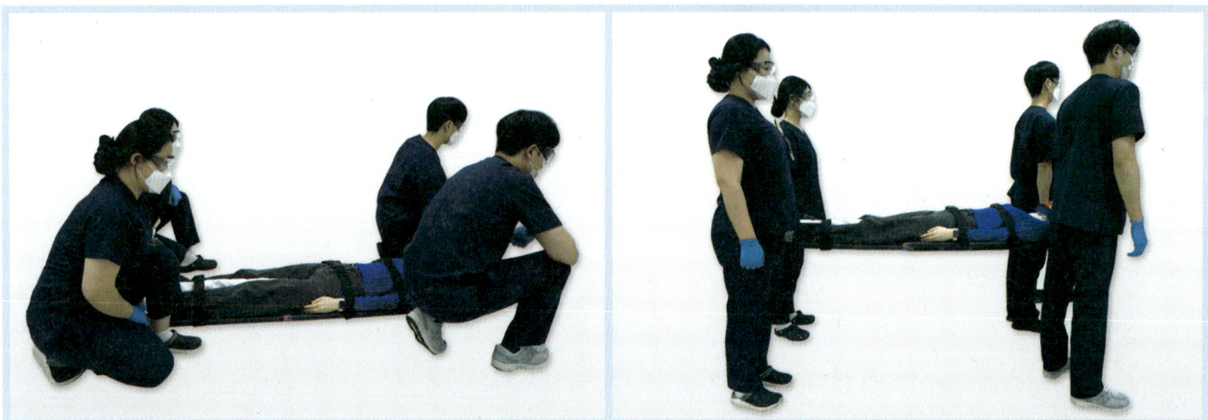

⑤ 긴 척추고정판을 수평으로 유지한 다음 구령과 동시에 일어난다.

⑥ 환자의 머리를 진행 방향으로 향하게 하여 이송한다.

3 (야외) 전신 긴 척추고정판(long backboard) 구조

긴 척추고정판은 척추 손상이 의심되는 부상자를 추가 손상 없이 운반하는 장비로 머리 손상이 있을 때 척추 손상을 의심하여 환자를 들어 올릴 때 움직이게 해서는 안 된다 (그림 5-60).

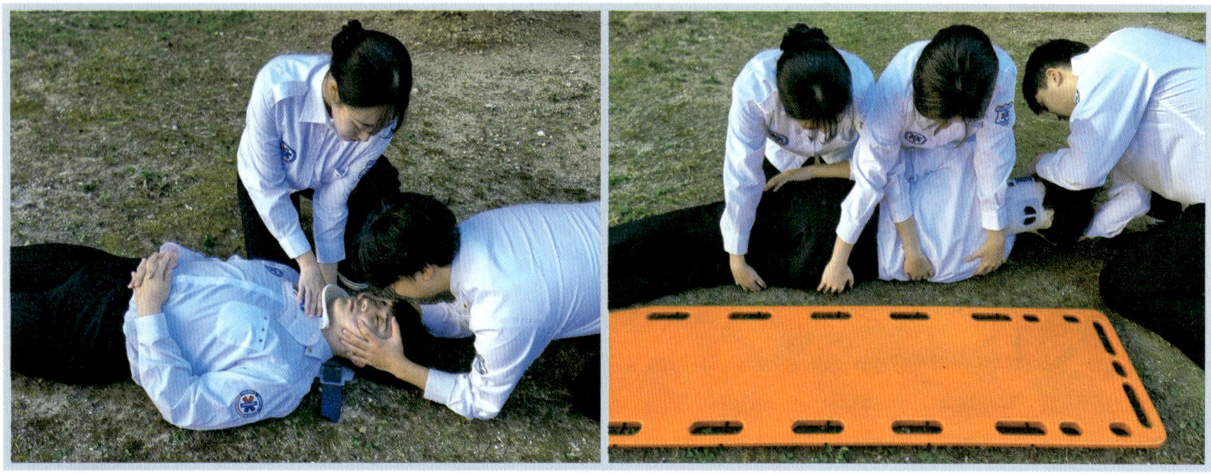

① 현장이 안전한지 확인한다.

② 응급환자 머리를 손으로 지지하고 목보호대로 목을 고정한다

③ 통나무굴리기법으로 환자를 긴 척추고정판에 올린다.

그림 5-60
(야외) 전신 긴 척추고정판(long backboard) 구조

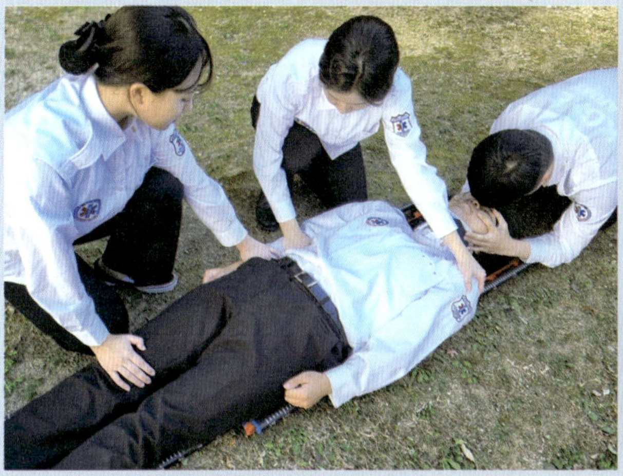

④ 긴 척추고정판 중앙에 환자를 고정한 후 환자 머리 위에 있는 응급구조사는 손으로 머리를 계속 지지한다.

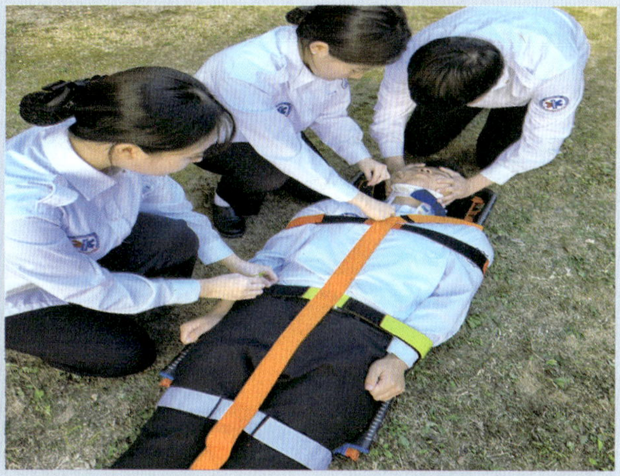

⑤ 목뼈(경추), 등뼈(흉추), 허리뼈(요추)가 일직선으로 유지되도록 한 다음 환자를 고정한다.

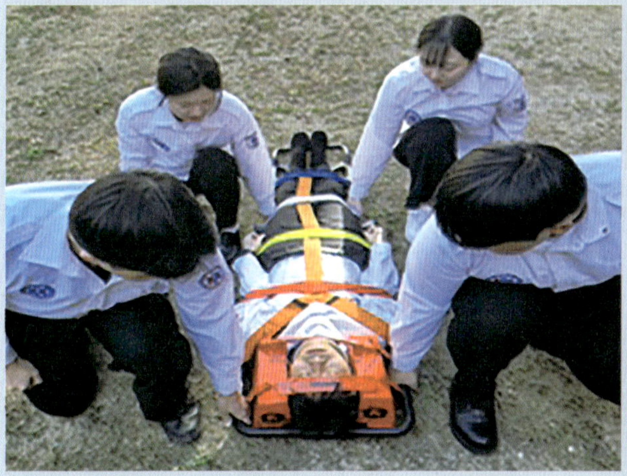

⑥ 긴 척추고정판을 수평으로 유지한 후 구령과 동시에 일어난다.

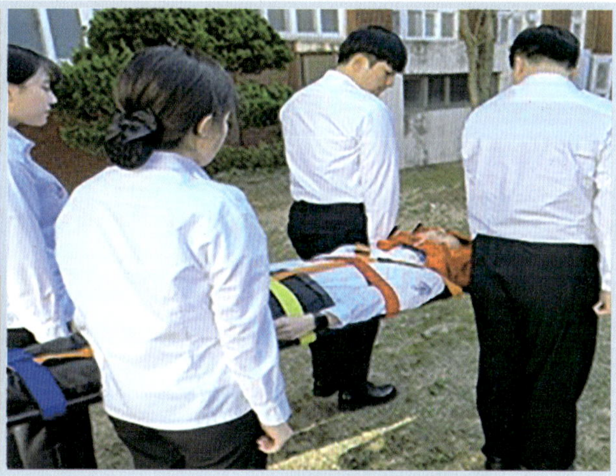

⑦ 응급환자의 머리가 앞으로 가도록 한 다음 이송한다.

4 바로 누운 환자의 척추고정법

환자의 머리 몸통과 척추고정판에 움직임을 유발하거나 혼자의 척추 정렬이 어긋나지 않도록 주의해야 한다(그림 5-61).

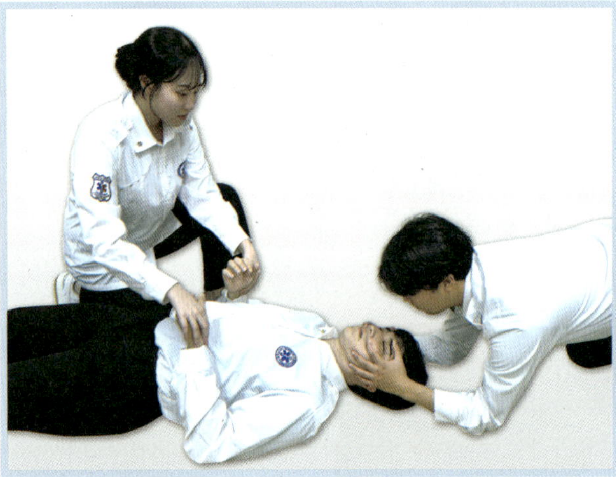

① 머리를 중립상태에서 일렬로 놓고 머리와 목을 손으로 고정한다.

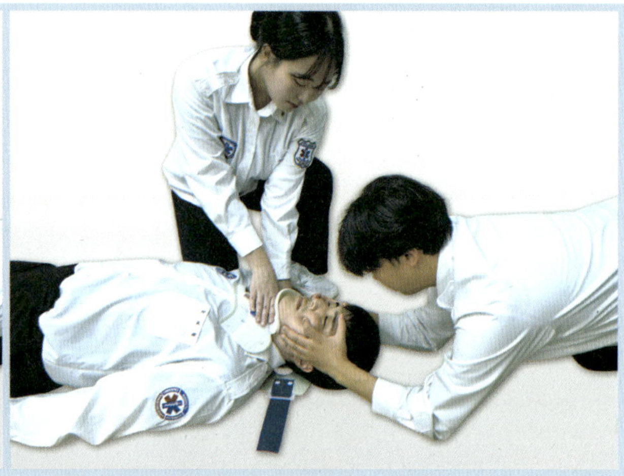

② 적절한 크기의 경성 목보호대를 착용시킨다.

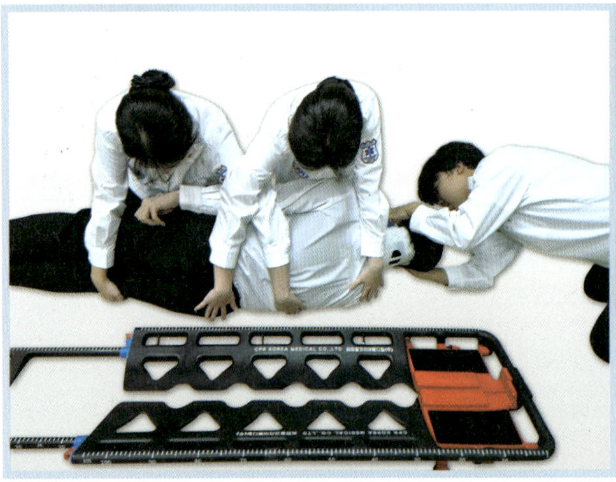

③ 척추고정판을 가져다 놓는다.

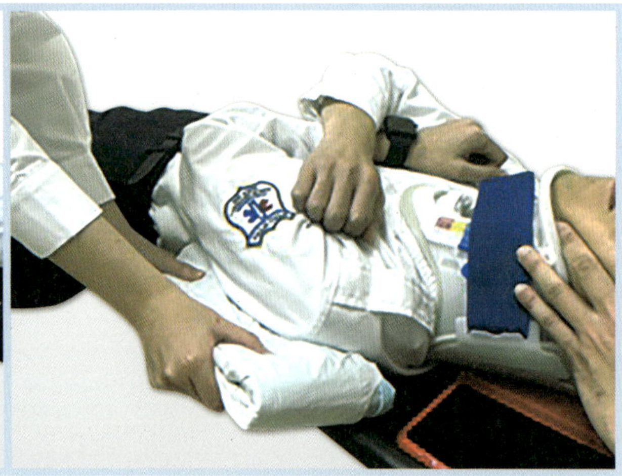

④ 척추에 무리가 가지 않게 환자를 고정판 위로 옮긴다. 일단 환자를 이동하고 나면 몸통과 고정판 사이 공간에 패드를 댄다.

그림 5-61
바로 누운 환자의 척추고정법

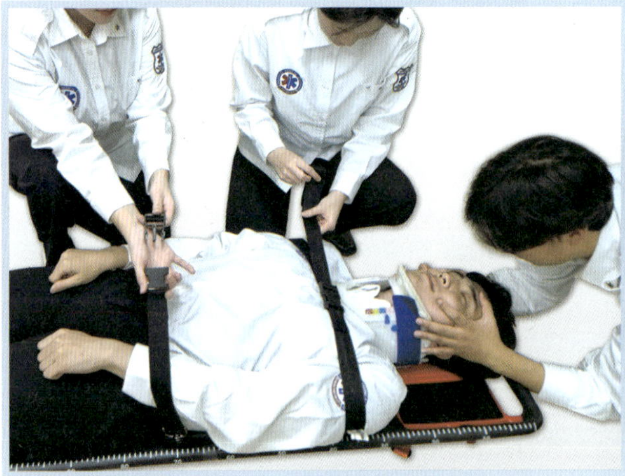

⑤ 환자의 몸통을 먼저 척추고정판에 고정한다.

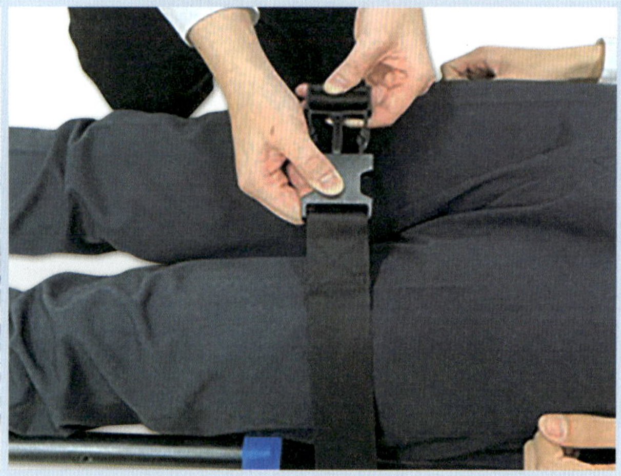

⑥ 환자의 다리를 묶는다(무릎 위와 아래).

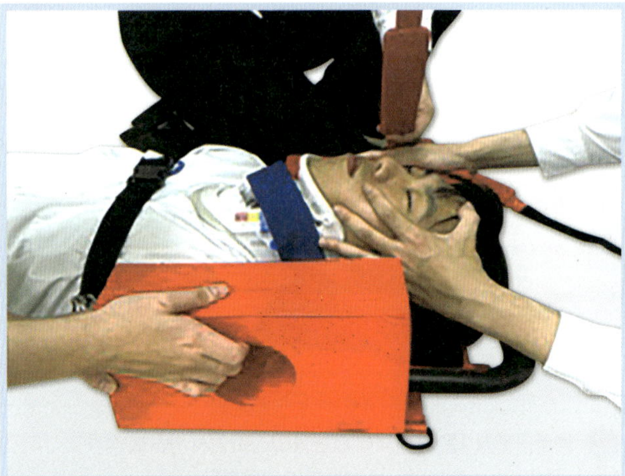

⑦ 마지막으로 환자의 머리에 패드를 대고 고정한다.

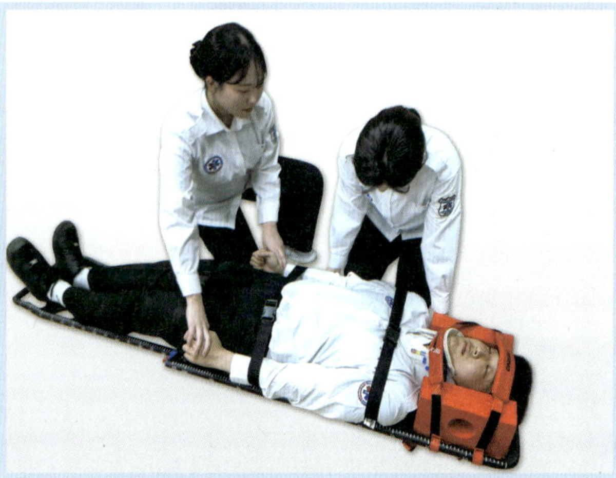

⑧ 먼쪽 순환, 운동기능, 감각(CMS)을 재평가한다.

5 소아용 안전 좌석에서 신속 구출법

소아 환자인 경우 긴 척추고정판에 고정하고 머리는 마지막으로 고정한다(그림 5-62).

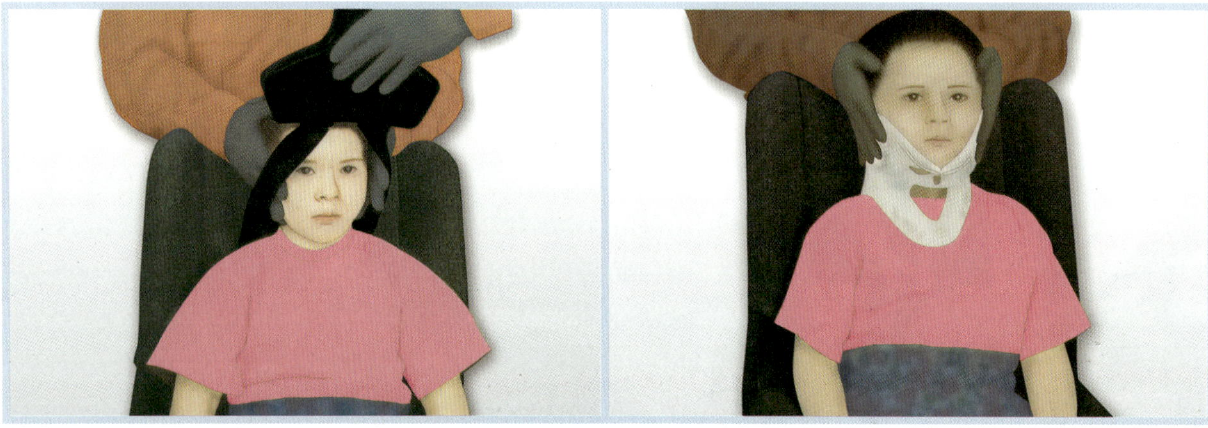

1. 응급구조사 1은 의자를 똑바로 세운 상태에서 환자의 머리와 목을 손으로 고정한다. 응급구조사 2는 장비를 준비하고 안전벨트를 풀거나 절단해서 앞에 있는 보호장비를 올려 벗긴다.
2. 응급구조사 1이 머리와 목을 고정하고 있는 동안 목보호대를 착용시킨다.

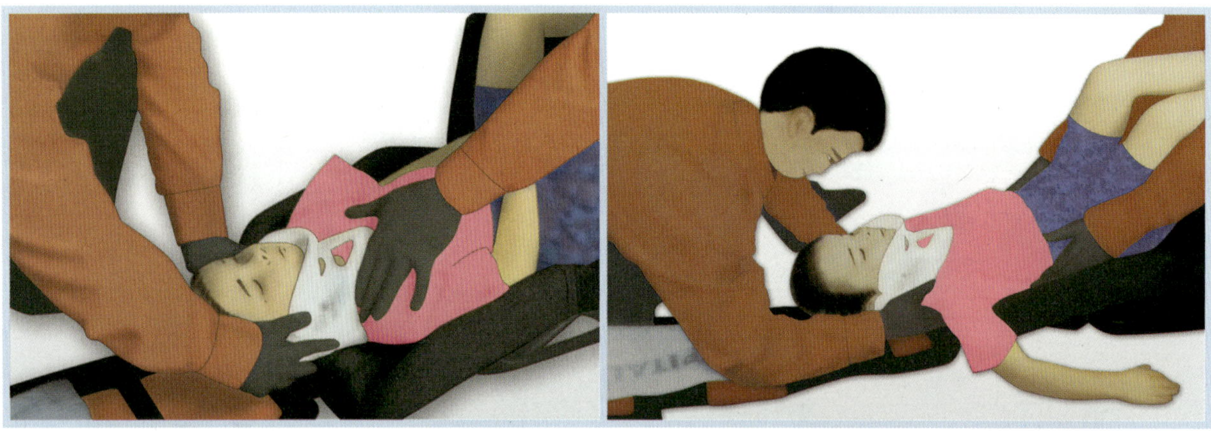

3. 응급구조사 1이 머리와 목을 고정하고 있는 상태를 계속 유지하면서 응급구조사 2는 안전 좌석을 척추고정판 중앙에 놓고 서서히 바로 누운 자세로 기울인다. 머리가 큰 소아의 경우 어깨가 닿을 부분의 척추고정판에 수건을 놓아서 머리가 앞으로 기울어지지 않게 한다.
4. 응급구조사 1은 계속 머리와 목을 고정하면서 환자를 척추고정판의 긴 축 방향으로 협동하여 이동한다.

그림 5-62
소아용 안전 좌석에서의 신속 구출법

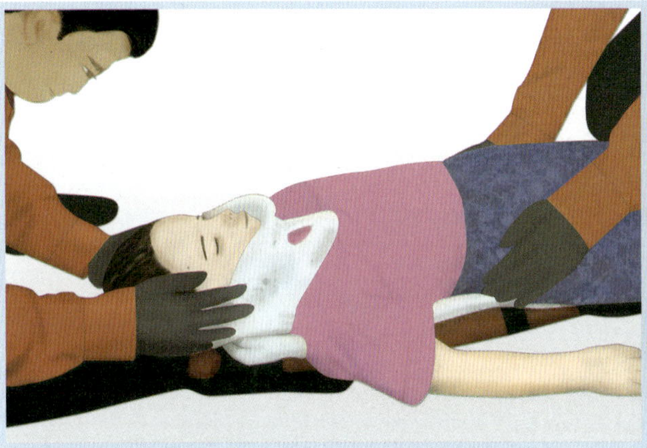

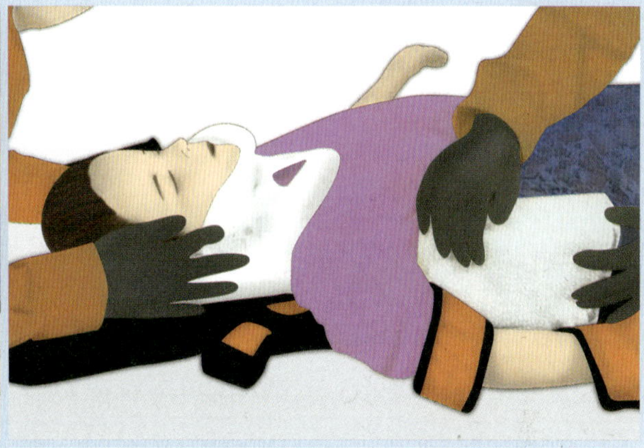

5 환자를 척추고정판에 완전히 옮길 때까지 머리와 목은 계속 잡아 주며, 수건을 접어 놓은 곳에 환자의 어깨가 오도록 한다.

6 응급구조사 1은 계속 머리와 목을 고정하고, 응급구조사 2는 수건 또는 담요를 말아 환자의 양쪽 옆에 댄다.

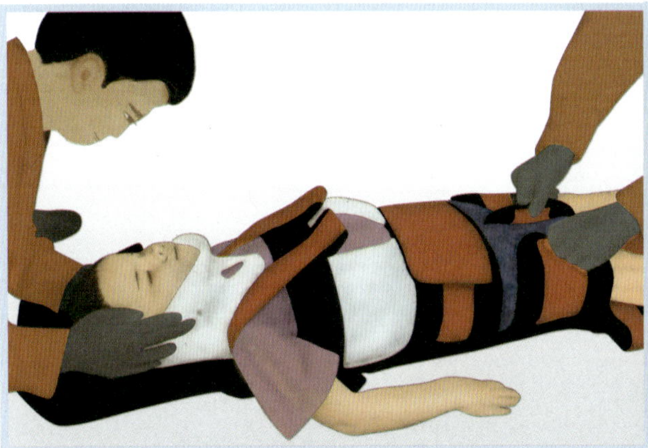

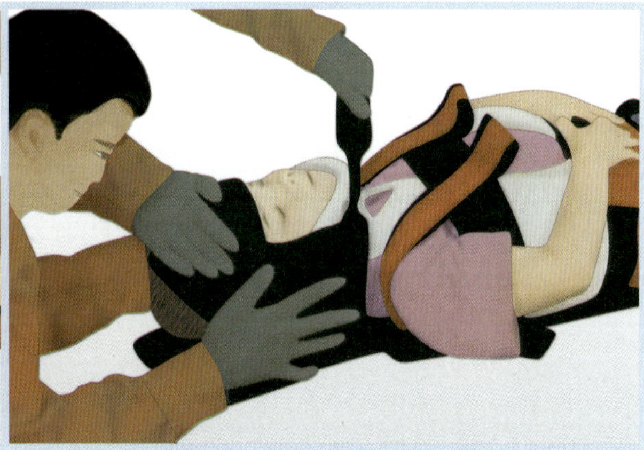

7 응급구조사 1은 계속 머리와 목을 고정하고, 응급구조사 2는 끈이나 테이프를 이용하여 척추고정판에 가슴 윗부분, 골반, 다리 등을 고정하며, 배(복부)를 가로질러 묶지 않는다.

8 응급구조사 1은 계속 머리와 목을 고정하고, 응급구조사 2는 둥글게 말아 놓은 수건을 머리 양쪽 옆에 댄 후 이마와 목보호대를 테이프로 감아 제자리에 고정한다. 목에 압박을 줄 수 있으므로 턱은 테이프로 고정하지 않는다.

9 환자가 신생아나 영아일 경우에도 구출 방법은 소아의 경우와 동일하지만 2단계에서 소아 뒤로 팔 고정판을 삽입해야 하는 점이 다르다. 영아가 너무 작다면 팔 고정판을 척추고정판으로 이용할 수도 있다.

7) 차량 충돌 시 신속 구출(Rapid Extrication)

짧은 척추고정판이나 구출고정장비를 사용할 시간적 여유가 없을 때, 현장의 위험성으로 환자를 신속히 옮겨야 할 때, 신속히 구출하지 않으면 심각한 손상이 올 때 등의 경우 신속 구출법을 시행해야 한다. 우선 사람을 많이 끌어 모아서 환자의 척추, 어깨, 골반, 다리를 안정화하고 환자의 코, 배꼽, 발가락의 일직선 상태를 유지한다. 환자의 머리쪽에 있는 사람이 환자의 머리를 고정하여 중립 자세로 유지한다. 선임자의 통제에 맞춰서 안정되게 응급구조팀은 앉아 있는 혹은 다른 자세를 취하고 있는 환자를 준비된 척추고정판으로 옮긴다. 척추고정의 목표는 환자의 눈은 전방을 향하고 어깨와 골반은 시선과 직각이 되는 판 위에 놓이게 하여 척추를 일직선상의 중립적 자세로 위치시키는 것이다. 신속 구출법은 척추에 대한 보호를 받지 못하지만 위급한 상황이 닥쳤을 때 빠른 이송과 신속한 구출계획을 수립할 수 있다.

(1) 앉은 환자 고정 시 주의사항

환자가 앉은 자세로 발견되었을 때는 먼저 환자의 우선순위를 결정해야 한다. 만약 환자가 안정되어 이송순위가 낮은 경우 정상적인 방법의 척추고정을 시행해야 한다. 시간이 급박한 경우가 아니라면 짧은 척추고정판으로 옮겨야 한다.

(2) 우선순위가 낮은 않은 환자의 척추고정

정상적인 구출 방법은 다음과 같다. 일차평가를 하는 동안 환자의 머리와 목을 손으로 고정하고, 빠른 외상평가를 해서 머리와 목을 평가한 후 경성 목보호대를 착용시킨다. 그런 다음 환자를 짧은 척추고정판이나 구출고정장비에 고정한다(그림 5-63).

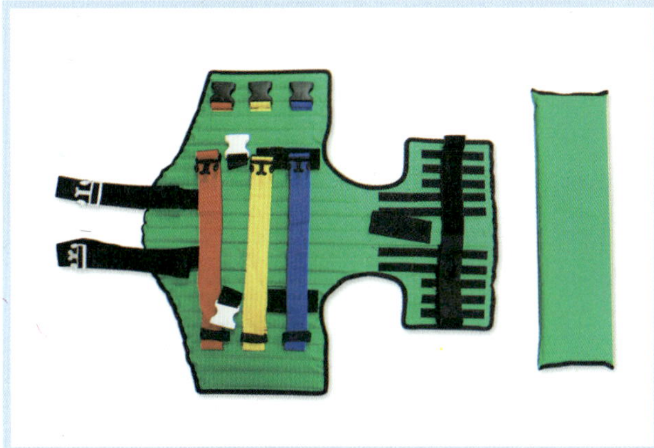

① 적절한 척추 움직임 제한 장비를 선택한다.

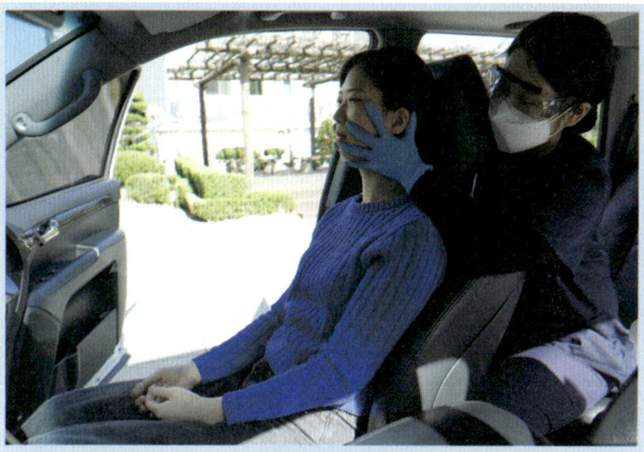

② 손으로 환자의 머리를 고정하여 중립 자세를 유지시킨다.

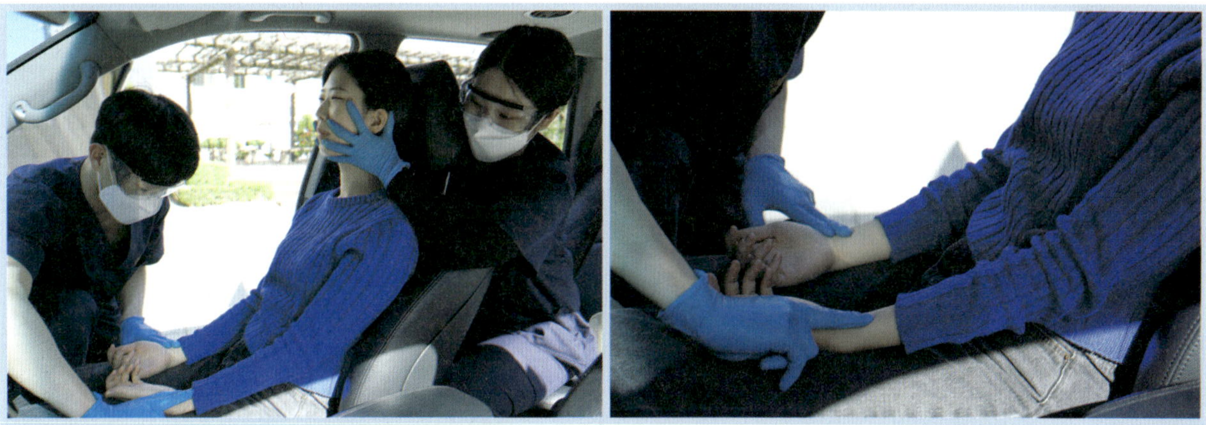

(계속)

③ 먼쪽 순환, 운동기능, 감각(CMS)을 평가한다.

그림 5-63
우선순위가 낮은 환자의 척추고정

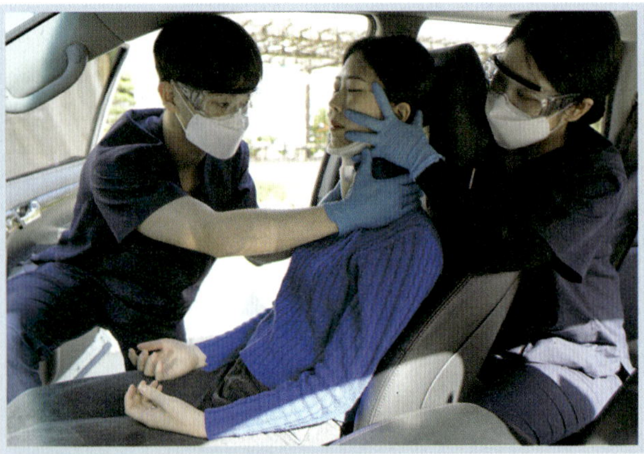

④ 적절한 크기의 목(경추)보호대를 착용시킨다.

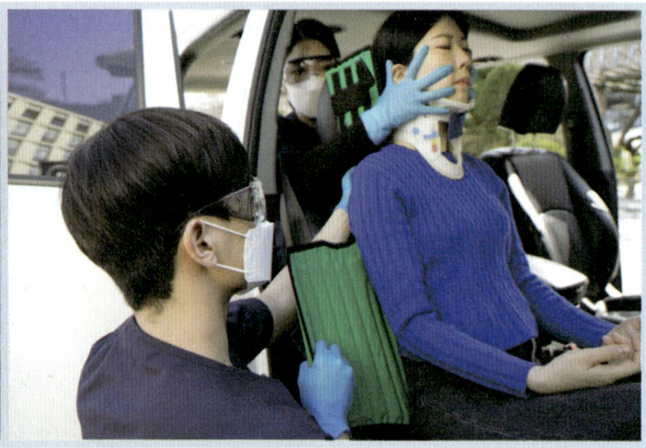

⑤ 환자의 등 뒤로 고정장비를 위치시킨다.

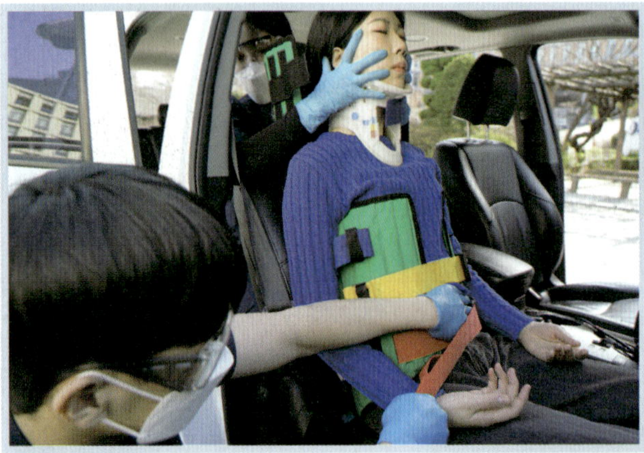

⑥ 환자의 몸통을 장비에 고정한다.

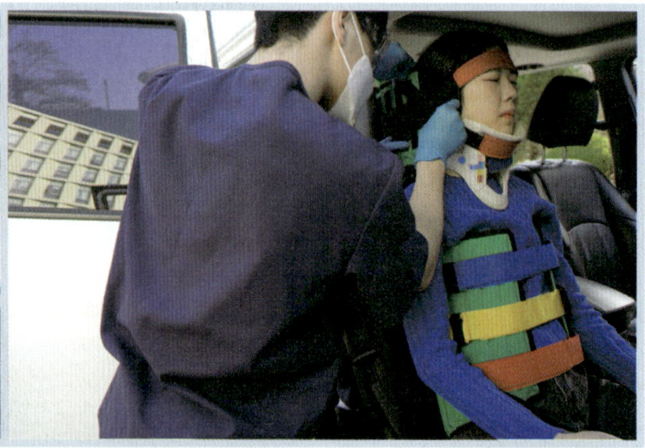

⑦ 필요시 환자의 머리 뒤를 확인하여 패드를 대준 후 머리를 고정시킨다.

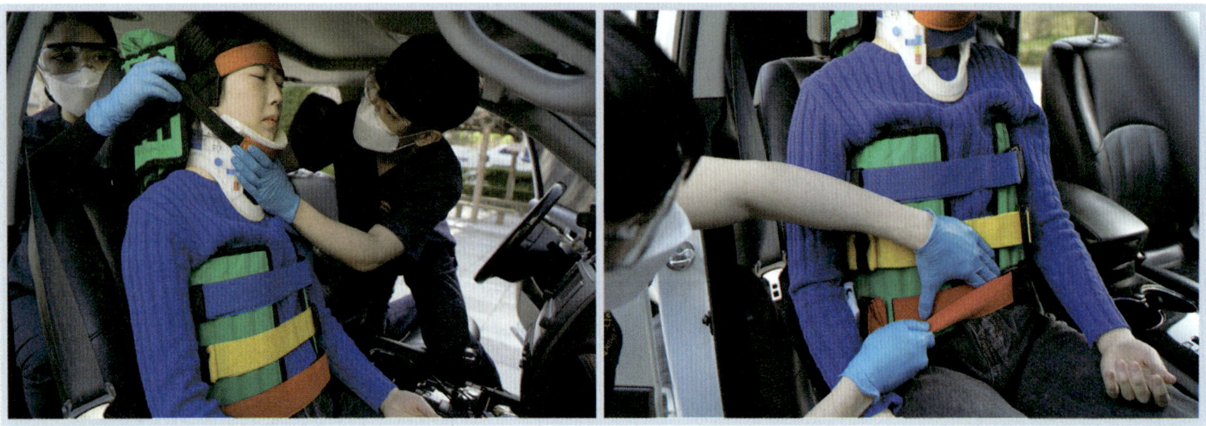

⑧ 고정장비가 지나치게 위, 아래, 좌우로 움직이지 않도록 고정끈을 단단히 조이지만 환자의 호흡을 방해하지 않을 정도로 조인다.

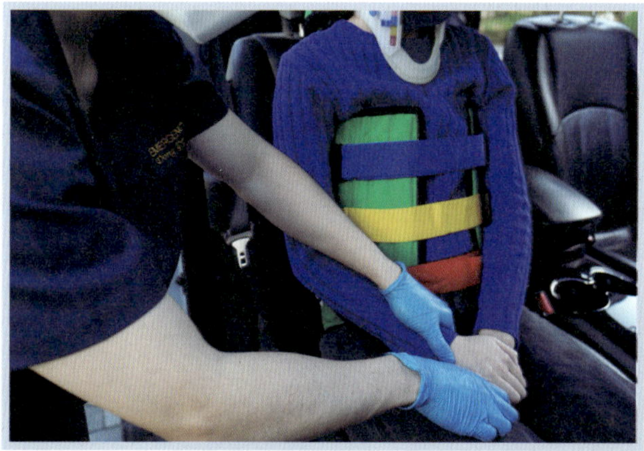

⑨ 필요시 환자의 손목과 발을 적절히 고정한다.

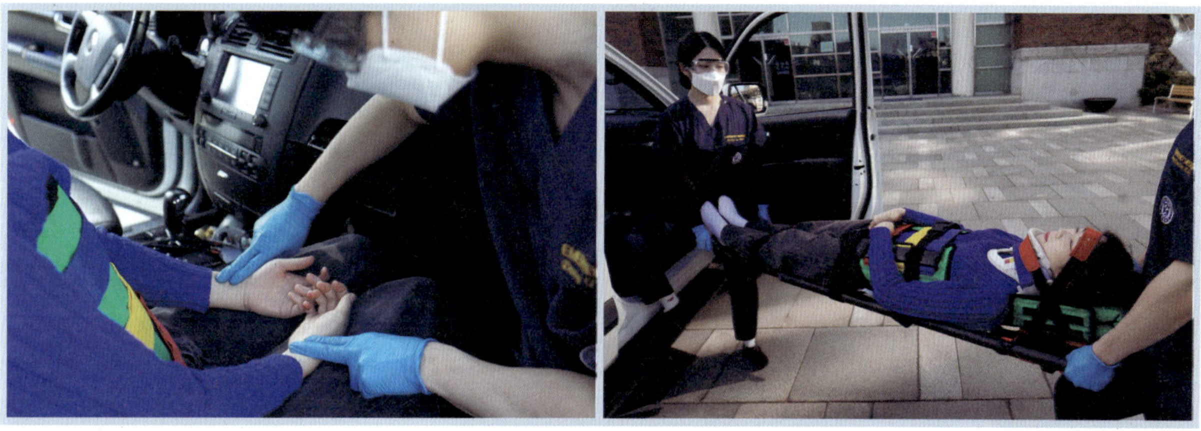

⑩ 먼쪽 순환, 운동기능, 감각(CMS) 등을 재평가한 후 환자를 긴 척추고정판에 옮긴다.

(3) 우선순위가 높은 자동차 안에서 환자의 빠른 구조

자동차 안에서 구조 시 환자를 발견함과 동시에 목(경추)을 고정한다. 목보호대를 착용한 후에도 손으로 고정해야 하며, 머리가 자동차 밖으로 나올 때에도 척추 보호에 특별히 관심을 가져야 한다. 자동차 안에서 구조 시 응급구조사는 구출고정장비(KED)를 적용 후 환자를 구조한다(그림 5-64).

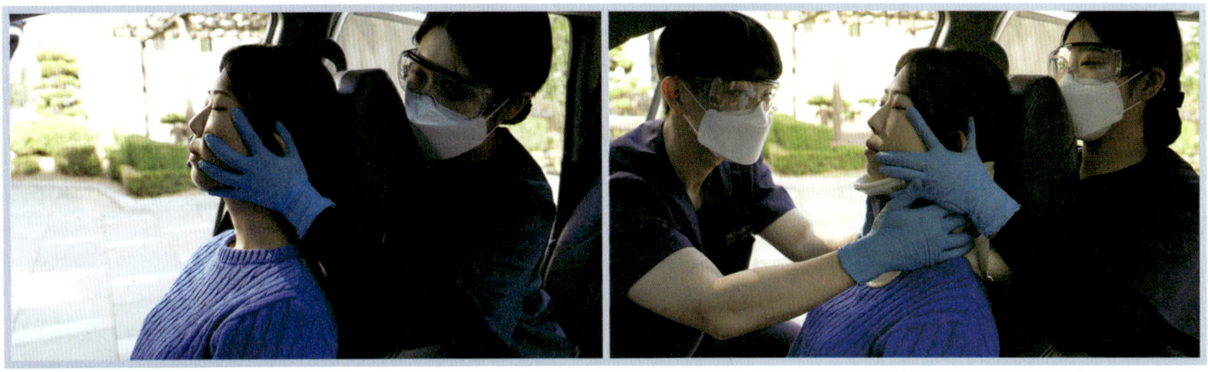

❶ 응급구조사 1은 손으로 환자의 머리를 고정한다.

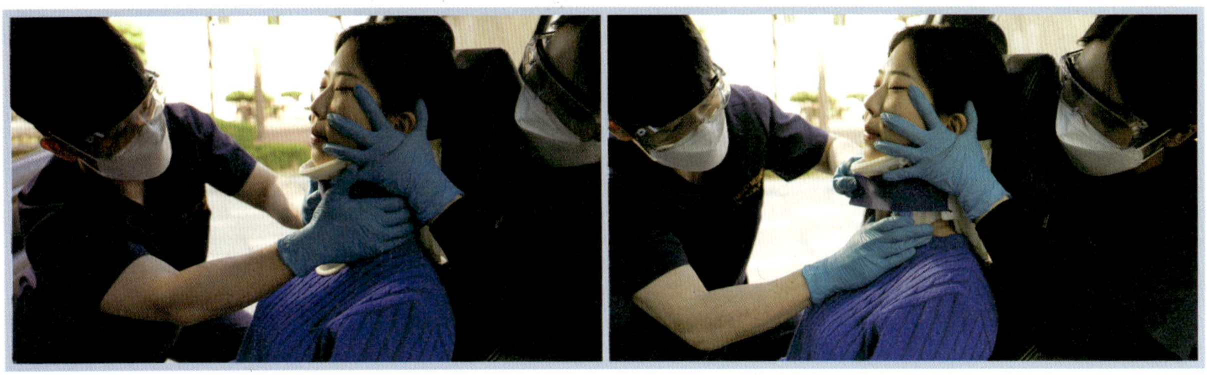

❷ 응급구조사 2는 목(경추)보호대를 착용시킨다.

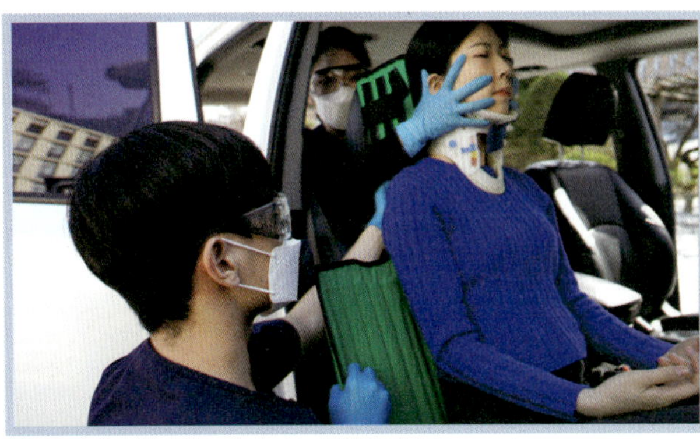

❸ 운전석 옆 응급구조사와 운전석 뒤 응급구조사는 구출고정장비(KED)를 환자의 등 뒤에 끼워 넣는다.

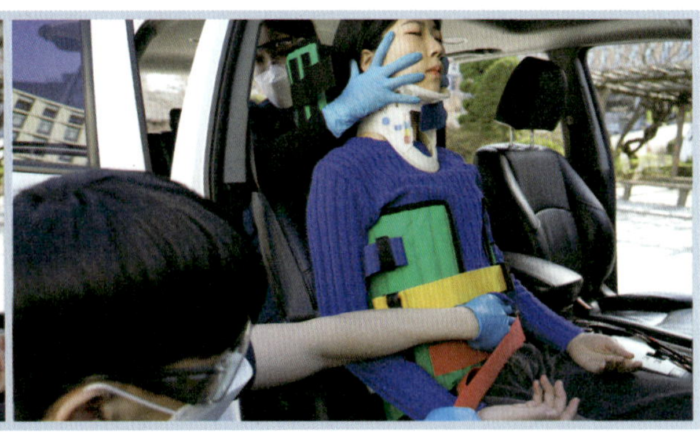

❹ KED의 두 번째 노란색 고정끈을 고정하고, 위아래 끈을 고정한 후 샅고랑 고정끈은 패드를 대고 고정한다.

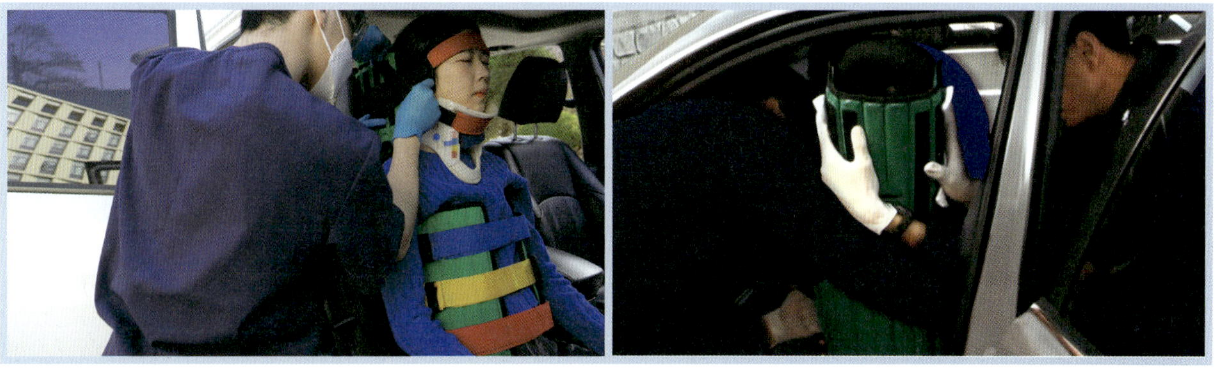

⑤ 머리와 턱 고정끈을 고정한 후 환자의 등이 차량 문쪽을 향하도록 구령에 따라 돌린다.

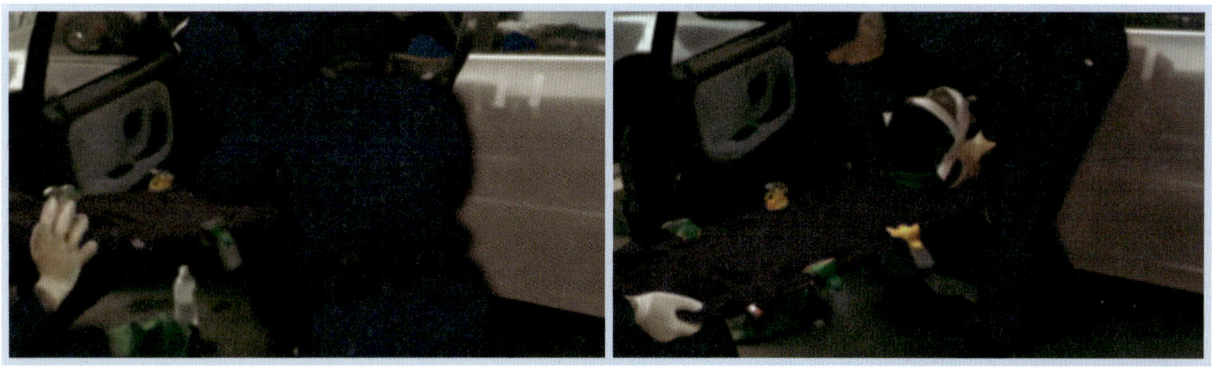

⑥ 한 응급구조사가 환자의 엉덩이 밑에 척추고정판을 밀어넣고 환자를 구령에 따라 척추판 머리 쪽으로 이동시킨다. 다른 응급구조사들은 환자를 밀어 머리를 척추고정판 끝부분에 놓는다.

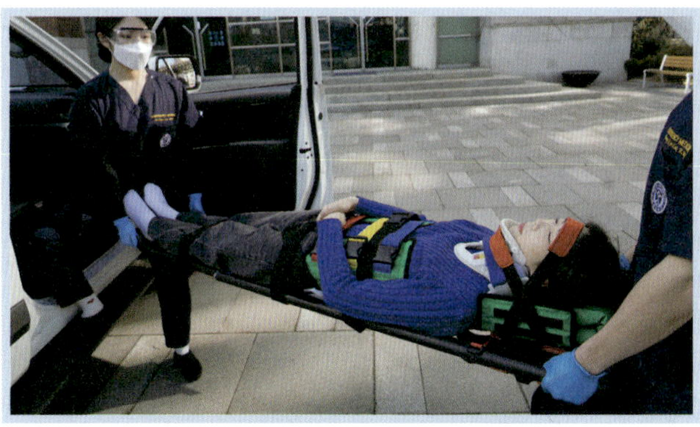

⑦ 환자를 매우 조심스럽게 이동용 들것으로 옮긴다.

그림 5-64
우선순위가 높은 자동차 안에서 환자의 빠른 구조

8) 척추 보호 조치(Spinal Precautions)

응급구조사가 환자평가를 진행하면서 환자가 통증의 강도를 많이 느끼고 불안정할 때 발견된 상태로 머리, 목 등 기타 신체 부위를 고정하며, 기계적 고정이 적용되면 양손으로 고정을 통해 환자의 목과 신체 자세를 유지한다. 일직선상의 중립적 자세는 최선의 척추 자세를 유지하고, 중립적 자세는 최상의 순환상태를 허용하기 때문에 국소적 손상과 부종의 충격을 감소한다.

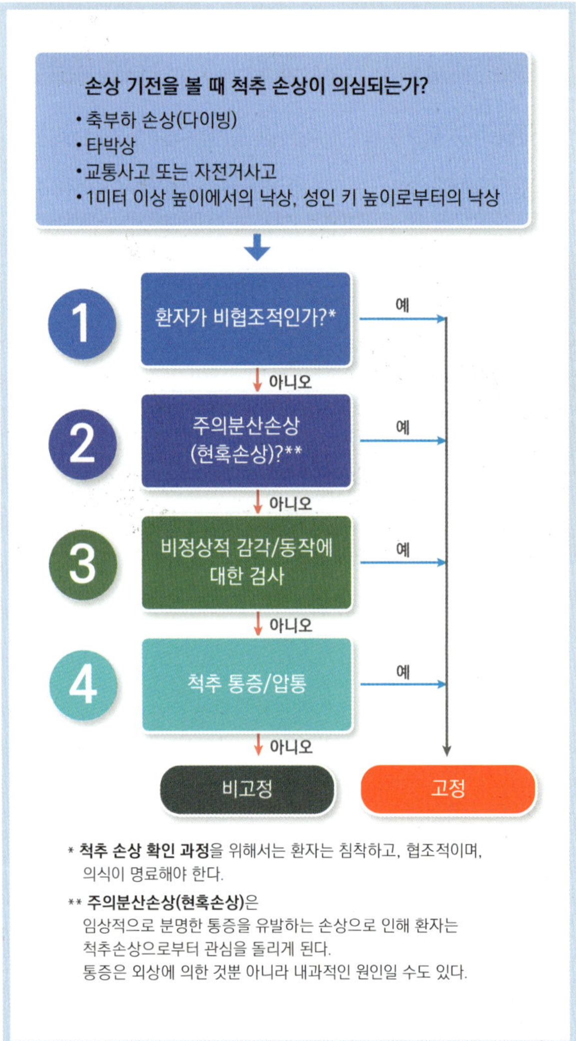

손상 기전을 볼 때 척추 손상이 의심되는가?
•축부하 손상(다이빙)
•타박상
•교통사고 또는 자전거사고
•1미터 이상 높이에서의 낙상, 성인 키 높이로부터의 낙상
1
환자가 비협조적인가?*
예
아니오
2
주의분산손상
(현혹손상)?**
예
아니오
3
비정상적 감각/동작에
대한 검사
예
아니오
4
척추 통증/압통
예
아니오
비고정
고정
* 척추 손상 확인 과정을 위해서는 환자는 침착하고, 협조적이며,
의식이 명료해야 한다.
** 주의분산손상(현혹손상)은
임상적으로 분명한 통증을 유발하는 손상으로 인해 환자는
척추손상으로부터 관심을 돌리게 된다.
통증은 외상에 의한 것뿐 아니라 내과적인 원인일 수도 있다.

그림 5-65
메인(Maine) 척추 손상 확인 지침

9) 척추 손상 확인(Spinal Clearance)

최초로 개발된 메인 척추 손상 확인 지침은 병원 전 척추 손상 환자와 척추 손상을 입지 않은 환자를 구분할 수 있으며, 이것은 응급실에서 X-ray 촬영 여부를 판단하기 위해 응급실 사용 지침에 기반을 둔 메인 프로토콜이다(그림 5-65). 응급실에서 X-ray를 시행하지 않으면 척추 고정이 필요하지 않다. NEXUS 기준은 메인 프로토콜 지침과 비슷하다(그림 5-66).

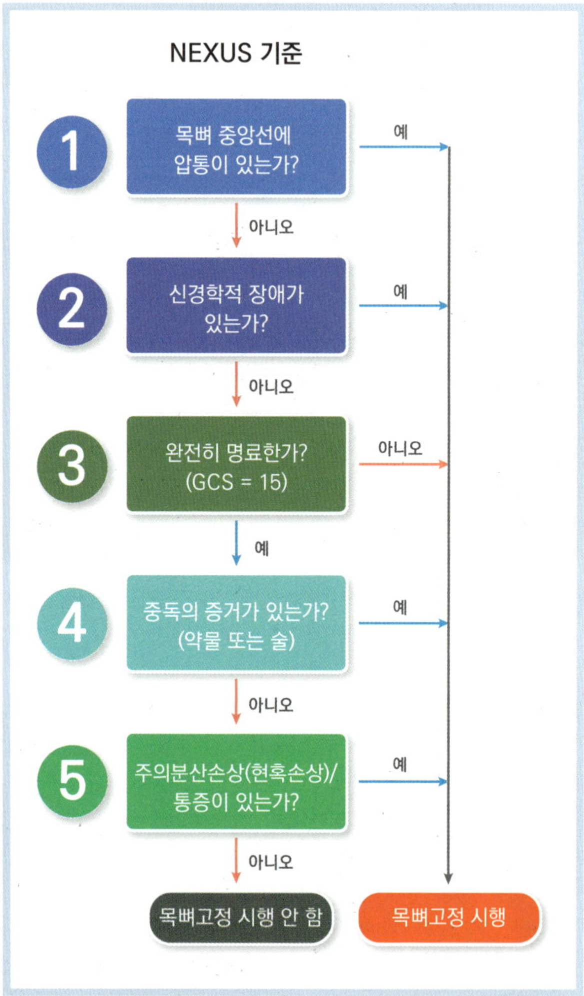

그림 5-66
척추 손상을 평가하기 위한 NEXUS 기준
이 기준을 만족하는 환자는 척추 손상이 없을 확률이 높다(99.8%의 음성 예측도).

현재 척추 손상 확인에 대한 다양한 프로토콜이 많이 갈라져 나왔지만 기본적으로 공통적 요소를 가지고 있다. 이 중 캐나다식 목뼈 규칙(Canadin C-Spine Rule)이 많이 사용되는데 NEXUS 기준보다 다소 낮고 척추 손상과 연관된 기전을 평가하며, 세 가지 조건일 경우 척추(목뼈)고정을 시행한다(그림 5-67).

① 환자는 의식이 명료하고 지남력이 완전하다. 술이나 마약에 취하지 않고, GCS가 15이며, 투쟁-도피 반응의 별다른 영향을 받지 않는다.

② 환자는 상당한 수준의 골절이나 관절 손상과 같은 현혹 손상 혹은 복부 통증이나 호흡장애와 같은 증상이 없다.

③ 환자는 척추 손상의 증상과 징후가 없다.

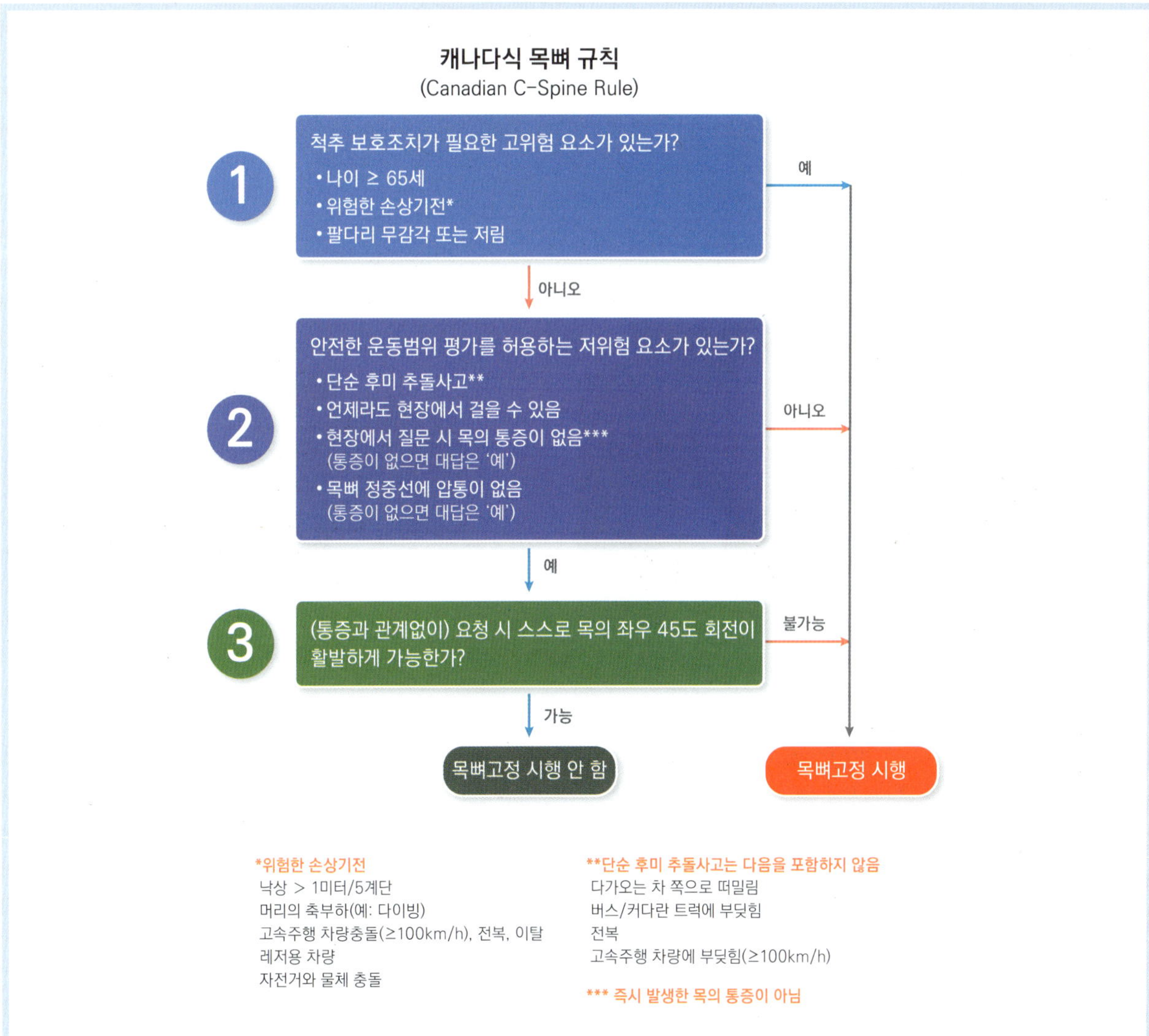

그림 5-67
척추 손상 평가의 필요성을 결정하기 위한 캐나다식 목뼈 규칙(Canadin C-Spine Rule)은 손상기전을 고려하며, 현혹 손상/통증을 고려하지 않는다.

척추 보호 조치의 중단을 판단하기 위한 추가적인 요소는 환자의 나이인데 나이가 많을수록 통증에 대한 감각저하로 인해 통증을 인지하고 보고하는 능력이 떨어지기 때문에 나이가 많은 고령자는 제한된 손상기전으로부터 척추 손상이 발생할 확률이 매우 높으며 노화, 퇴행성 질환으로 척수와 척주 내부 간의 간격이 감소할 수 있다. 반대로 나이가 어린 환자, 아동인 경우 척추 손상에 대해 잘 설명하지 못하므로 척추 보호 조치를 시행한다.

척추 보호 조치를 지속할 경우 양손 척추고정을 유지한 상태에서 목 손상에 대한 완전한 검사 후 적절한 크기로 조절된 목보호대를 착용시키고, 필요한 응급처치를 제공한다.

헬멧 착용 환자가 중증의 머리 충격을 받은 경우 목뼈 손상을 의심하여 척추 보호 조치를 적용하고, 환자의 헬멧을 제거해야 할지 고려한다. 헬멧 사용은 물렁조직 손상과 머리뼈 및 얼굴 골절의 발생률을 감소시키며, 외상에 의한 뇌손상 발생률을 감소시키지만 환자 외양에 외상 징후가 나타나지 않을 수 있다. 그러나 방심은 금물이다. 뇌손상의 초기 징후에 대해 대비를 하고, 환자의 헬멧 착용 여부를 의료진에게 알린다.

(1) 헬멧 제거 방법 - 안면 보호식 헬멧

첫 번째 구조자가 헬멧을 잡고 환자의 얼굴이 보일 때까지만 헬멧 양쪽을 벗겨지도록 잡아당기고, 수직 방향으로 환자의 코가 방해되지 않게 헬멧을 조심스럽게 당긴다(그림 5-68).

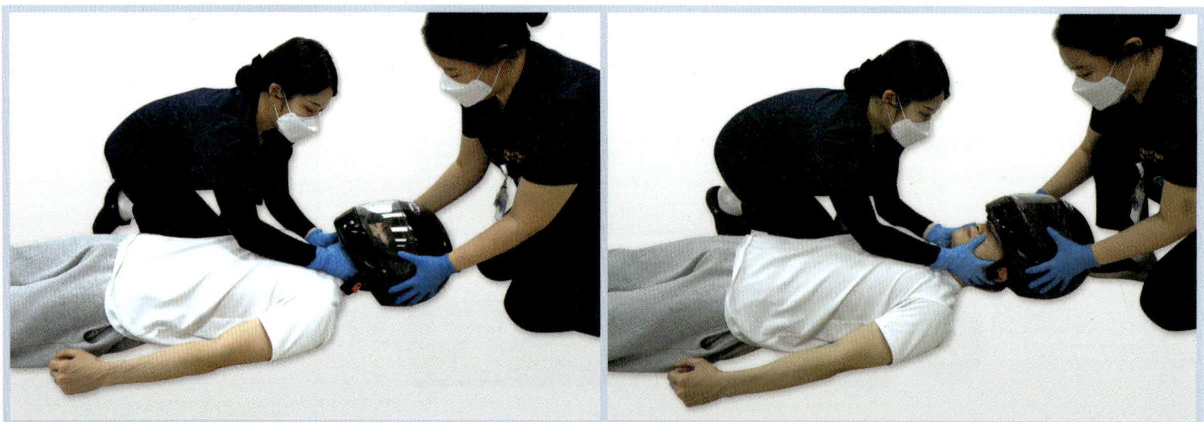

1. 응급구조사 1은 환자의 머리 위에 위치하여 손으로 환자의 머리를 고정한다. 이때 응급구조사 2는 손끝으로 아래턱뼈를 잡는다.
2. 응급구조사 2는 헬멧을 벗기기 위해 필요시 턱 고정끈을 풀거나 자르거나 제거한다.
3. 응급구조사 2는 한 손으로 환자의 턱을 잡고 다른 한 손으로는 환자 목 뒤로 넣어 뒤통수 부위를 고정한다. 턱과 목 뒤를 함께 고정하여 머리를 안전하게 잡아준다. 만약 환자가 안경을 쓰고 있다면 헬멧을 벗기기 전에 벗겨준다.
4. 환자의 머리를 잡고 있는 응급구조사 1은 고정하던 손을 유지하고 서서히 헬멧을 제거한다.

그림 5-68
헬멧 제거 방법 - 안면 보호식 헬멧

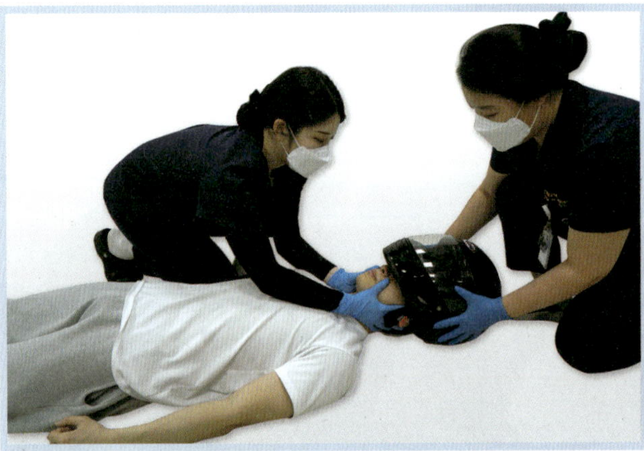

⑤ 헬멧이 뒤로 기울지 않게 똑바로 벗겨야 한다. 얼굴 보호식 헬멧인 경우 턱의 부위를 조금 기울여서 코가 빠져나와 있도록 하다. 다른 응급구조사는 헬멧 제거 시 환자의 머리가 움직이지 않도록 받쳐 주어야 한다.

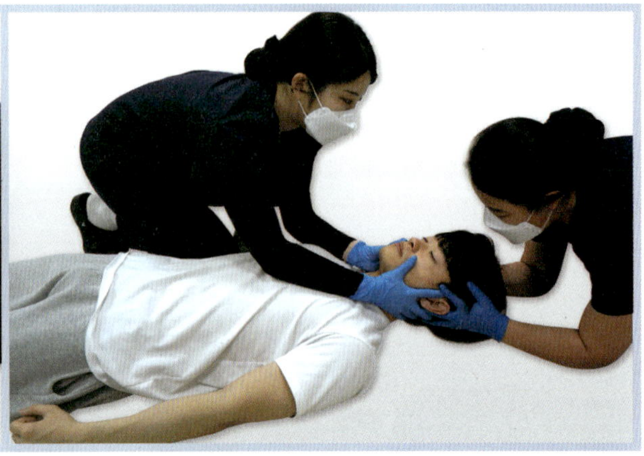

⑥ 헬멧 제거 후 응급구조사 1은 환자의 머리를 고정하고, 응급구조사 2는 턱밀어 올리기로 기도개방을 유지한다.

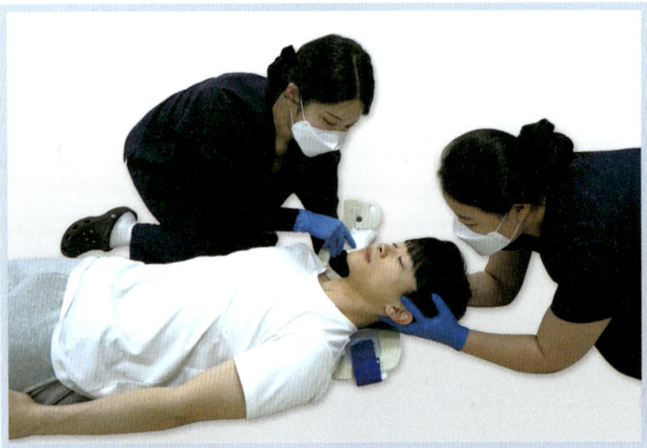

⑦ 응급구조사 1은 환자 머리 고정을 유지하고, 두 번째 응급구조사는 목고정대를 조심스럽게 목 뒤로 집어 넣는다.

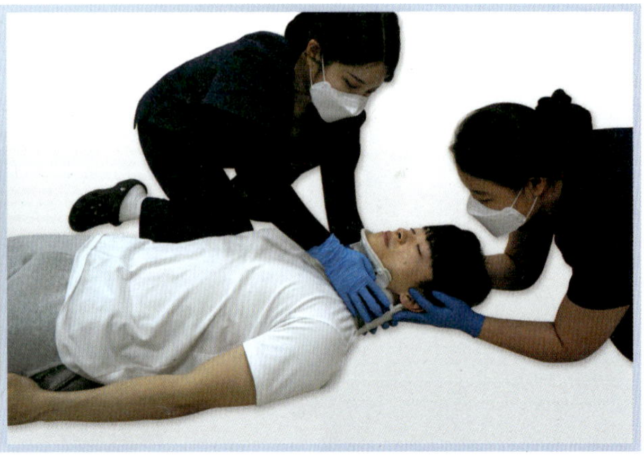

⑧ 목고정대를 조심스럽게 고정한다.

(2) 헬멧 제거법 - 스포츠용 헬멧

헬멧 착용 환자가 중증의 머리 충격을 받은 경우 목뼈 손상을 의심하여 척추 보호 조치를 적용한다(그림 5-69).

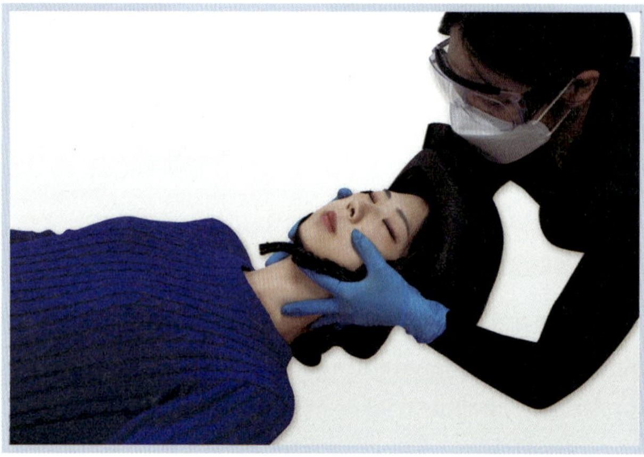

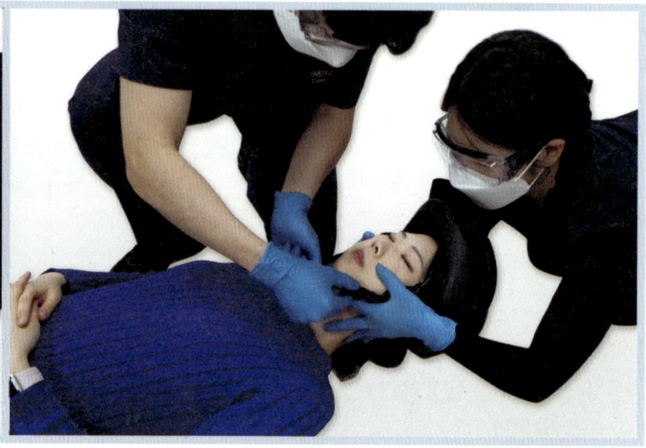

① 응급구조사 1이 환자의 목을 지지하면서 중립 자세로 고정한다. ② 응급구조사 2가 턱에 있는 끈을 푼다.

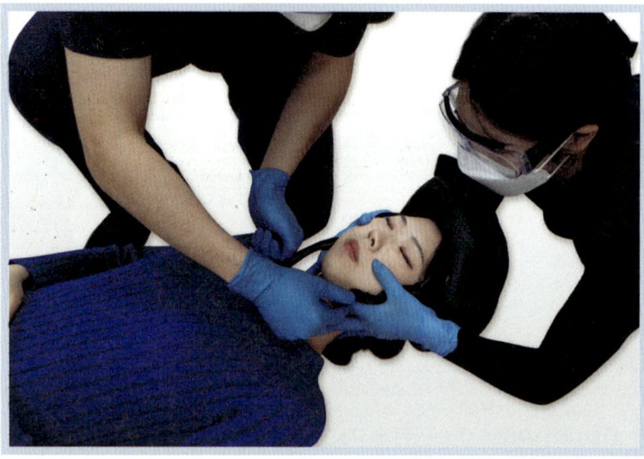

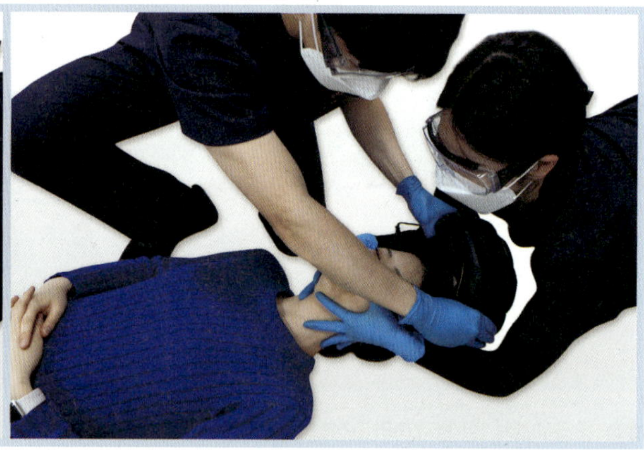

③ 응급구조사 2가 헬멧을 벗기는데 헬멧의 양쪽을 동시에 잡아당겨 귀까지 나오도록 한다.

그림 5-69
헬멧 제거법 - 스포츠용 헬멧

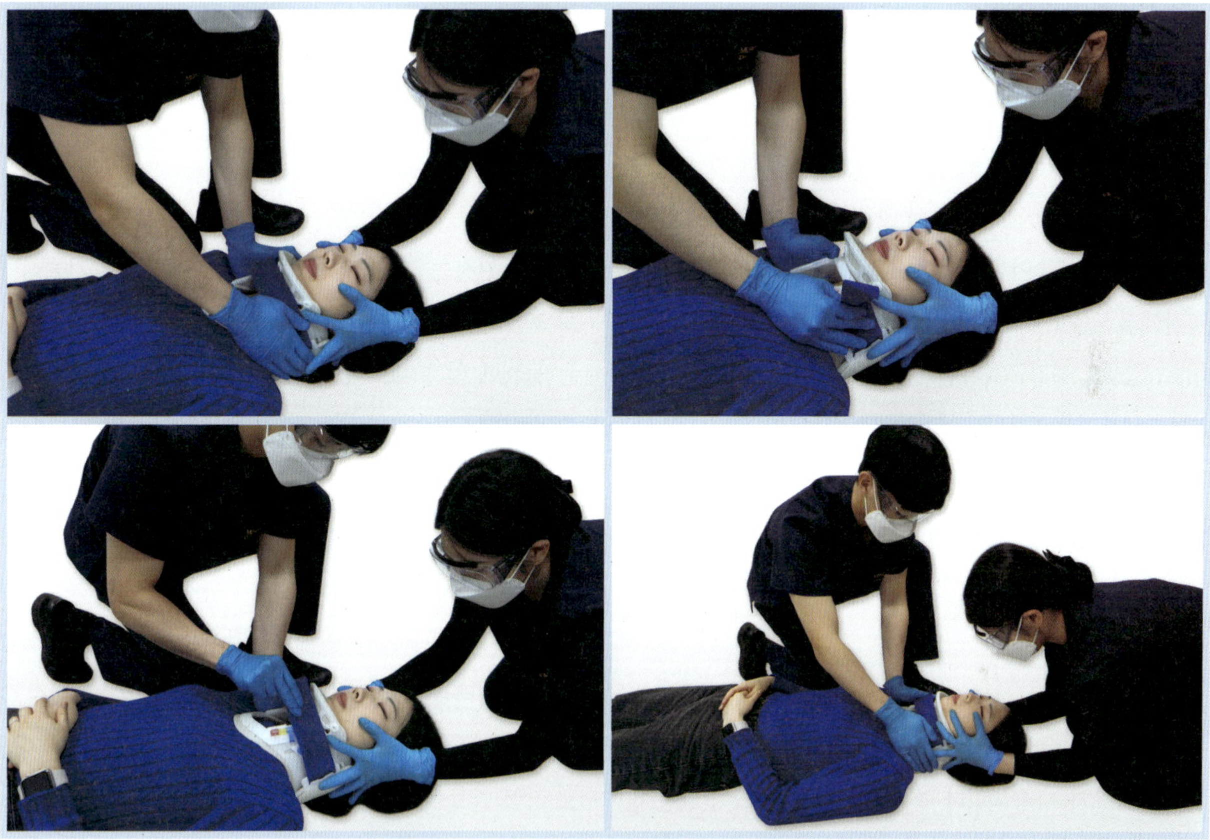

④ 응급구조사 1은 계속 머리를 고정하고, 응급구조사 2는 목고정대를 착용시킨다.

10) 기도 확보와 유지(Airway Management)

기도 확보와 유지는 머리, 목 그리고 척추 손상 환자에서 최우선으로 하여야 한다. 병원 전 환경에서 저산소증과 과탄산혈증은 이러한 손상이 있는 환자의 예후에 악영향을 미친다고 보고하고 있다. 응급구조사는 기도와 환기에 주의를 기울이는 것이 필수적이다.

11) 약물 치료(Drug Management)

머리, 목, 척추 손상 환자의 초기 현장처치에 있어서 약물의 역할은 제한적이다. 손상 부위에 일시적인 마취효과를 발휘하는 국소마취 스프레이가 있다. 중추신경계 손상 환자에게 도움이 되는 다른 약물로는 삼투성 이뇨제[만니톨(mannitol), 신경근육차단제(석시닐콜린, succinylcholine), 아트라큐리움(atracurium), 베큐로니움(vecuronium)], 진정제[디아제팜(diazepam), 로라제팜(lorazepam), 미다졸람(midazolam), 케타민(ketamine)], 진통제 등이 있다.

(1) 약물과 척수 손상

과거에는 척수 손상으로 인한 척수 부종 및 염증치료에 스테로이드가 사용되었다. 최근에 스테로이드의 효능이 낮은 것으로 확인되고, 다량의 스테로이드 투여에는 상당한 부작용이 있을 수 있어 척수 손상에 대한 스테로이드의 사용은 더 이상 권장되지 않고 있다.

12) 환자 이송 시 고려사항

항공을 통한 환자 이송을 선택한 경우 환자가(손발을 포함한 모든 부위가) 긴 척추고정판에 단단히 고정되어 있고, 기관내삽관을 통해 기도가 보호되고 있는지 확인한다.

(1) 비만 환자

비만 환자는 척추고정판에 누워 있을 때 호흡 기능상실로 호흡 노력이 증가하며, 목뼈 손상이 의심되는 비만 환자는 들것에 앉은 채로 있는 것이 좋으며, 목고정대로 목을 고정하면서 이송한다.

(2) 임신 환자

가끔 임신한 환자의 경우 임신주수에 따라 다르지만 임신부가 바로 누울 경우 아래대정맥에 압박을 가하여 심장으로의 정맥 환류를 감소시켜 임신부의 혈압이 떨어질 수 있으므로 긴 척추고정판을 환자의 왼쪽으로 기울임 자세로 각을 만들어 주면서 이송한다.

참고문헌 REFERENCE

1. 김기운 외. Practical Emergency medicine 5th Edition. 군자출판사. 2020.
2. 김진우 외. 병원 전 외상소생술. 군자출판사. 2017.
3. 김진우 외. 병원 전 외상소생술 2판. 군자출판사. 2022.
4. 대한응급의학회 외. 한국전문손상처치 2판. 군자출판사. 2014.
5. 서울대학교병원. 신체기관정보. https://ko.wikipedia.org
6. 이상헌. 외상성뇌손상의 현황 및 예방 전략. 주간 건강과 질병. 2020;674–691.
7. 전국응급구조학과교수협의회. 일반응급처치학 13판. 대학서림. 2017.
8. 전국응급구조학과교수협의회. 전문외상응급처치학 5판. 대학서림. 2019.
9. 허수정. 경부압박질식사의 유형에 따른 목 내부 손상의 양상. 경북대학교 수사과학대학원. 2013.
10. American College of Emergency Physicians. Tintinalli's Emergency Medicine A Comprehensive Study Guide Ninth Edition. McGraw–Hill Education. 2019.

11. Badjatia, N. et al. Guidelines for prehospital management of traumatic brain injury 2nd edition. *Prehospital emergency care* 2008;12(sup1):S1–S52.

12. Bratton, S. L. et al. Brain Trauma F, American Association of Neurological S, Congress of Neurological S, Joint Section on N. Critical Care AC Guidelines for the management of severe traumatic brain injury. V. Deep vein thrombosis prophylaxis. *J Neurotrauma* 2007;24(suppl 1):S32–S36.

13. BRYAN E. BLEDSOE, et al. Paramedic Care: Principles & Practice, Fifth Edition. United States of America: Pearson Education. 2017.

14. Bullock M.R., et al. Surgical management of acute subdural hematomas. *Neurosurgery* 2006;58:16–24.

15. C. Werner, et al. Pathophysiology of traumatic brain injury, *BJA: British Journal of Anaesthesia* 2007;99(1):4–9.

16. Chae Hyuk Lee. Mechanisms of injury and treatment principles of gunshot wounds. *J Korean Med Assoc* 2012;55(5).

17. Chapital A. Traumatic brain injury: outcomes of a rural versus urban population over a 5-year period. *Hawaii Medical Journal* 2007;66(12):318–21.

18. Choi SH. et al. Incidence of acute spinal cord injury and associated complications of methylprednisolone therapy: a national population-based study in South Korea. *Spinal Cord* 2020;58(2):232–37.

19. Coronado VG, et al . Surveillance for traumatic brain injury-related deaths: United States, 1997–2007. *MMWR Surveill Summ* 2011;60:1–32.

20. Davis, D. P. et al. The impact of hypoxia and hyperventilation on outcome after paramedic rapid sequence intubation of severely head-injured patients. *Journal of Trauma and Acute Care Surgery* 2004;57(1), 1–10.

21. Denninghoff, K. R. et al. Emergent endotracheal intubation and mortality in traumatic brain injury. *Western Journal of Emergency Medicine* 2008;9(4):184.

22. Etienne Javouhey, et al. Incidence and risk factors of severe traumatic brain injury resulting from road accidents: A population-based study. *Accident Analysis and Prevention*. 2006;38:225–233.

23. Fitzharris M, et al. Estimating the global incidence of traumatic spinal cord injury. *Spinal cord* 2014;52(2):117–22.

24. Flores, L. P., & Casulari, L. A. Blefaro-hematoma, otorragia e sinal de Battle como indicadores de Fratura de base do cranio e de lesoes intracranianas. *Brasília méd* 2003;43–45.

25. Fortune, J. B. et al. Effect of hyperventilation, mannitol, and ventriculostomy drainage on cerebral blood flow after head injury. *Journal of Trauma and Acute Care Surgery* 1995;39(6):1091–1099.

26. Geuntae LEE, et al. Anatomical Study for Measurement of Ligature Marks at the Scene of Hanging Death. *Anat Biol Anthropol* 2022;35(1).

27. Han ZA. et al. People with spinal cord injury in Korea. *Am J Phys Med Rehabil* 2017;96(2):83–5.

28. Han, J. X. et al. Models of mortality and morbidity in severe traumatic brain injury: an analysis of a Singapore neurotrauma database. *World neurosurgery* 2017;108, 885–893.

29. Han-Kyoul Kim, et al., Decreasing incidence and mortality in traumatic brain injury in Korea, 2008–2017: A population-based longitudinal study, International Journal of Environmental Research and Public Health. 2020.

30. James SL, et al. Global, regional, and national burden of traumatic brain injury and spinal cord injury, 1990–2016: a systematic analysis for the Global Burden of Disease study 2016. *The Lancet Neurology* 2016;18(1):56–87.

31. Jin Bong Ye, et al. Wound Probing in Neck Trauma Patients. *J Trauma Inj* 2015;28(3).

32. Joo Young Na, et al. A Classification of Asphyxia Autopsy Cases of the Korea in 2012 according to New Classification of Asphyxia. *Korean J Leg Med* 2014;38(1).

33. Khairat, A, et al. Epidural hematoma. In StatPearls [Internet]. StatPearls Publishing. 2021.

34. Korean Emergency Medical Association, Emergency Medicine, 2th ed, Gyeonggi-do Paju City: Koonja, 2019.

35. Kwang Hee KO, et al. Current status of imaging studies and application of clinical decision rules for pediatric blunt cervical spine injury. *Pediatr Emerg Med J* 2023;10(2). https://doi.org/10.22470/pemj.2022.00577

36. Lee WT, et al. CPR & AED: First Aid 5th ed. Medical seowon. 2022.

37. Manley, G. et al. Hypotension, hypoxia, and head injury: frequency, duration, and consequences. *Archives of Surgery* 2001;136(10):1118–1123.

38. Marion, D. W. et al. Acute regional cerebral blood flow changes caused by severe head injuries. *Journal of neurosurgery* 1991;74(3):407–414.

39. Mayer, T. A., & Walker, M. L. Pediatric head injury: the critical role of the emergency physician. *Annals of emergency medicine* 1985;14(12):1178–1184.

40. Medscape. Neck Trauma Management. Updated: Oct 14, 2022. https://emedicine.medscape.com/article/827223-overview
41. Mick J. Sanders, et al. Mosby's Paramedic Textbook. Fourth edition. Jones & Bartlett Learning. 2014.
42. Nam HS, et al. Suicidal ideation in Korean persons with spinal cord injury. *Spinal Cord* 2013;51(10):789–93.
43. National Library of Medicine. Neck Trauma. Last Update: August 7, 2022. https://www.ncbi.nlm.nih.gov/books/NBK470422/
44. National Rehabilitation Center. Healthcare Program for Persons with Disabilities. Minis try of Health and Welfare [serial online] 2021 May [cited 2022 Apr 19]; 11-13511-13522 97-000271-10. Available from: URL: http://www.nrc.go.kr/research/board/boardView.do bn=newsView&fno=37&menu_cd=05_02_00_01&no=17952&bno=17952&board_id=NRC_NOTICE_BOARD. Accessed June 23, 2022.
45. Nishijima DK, et al. Identification of low-risk patients with traumatic brain injury and intracranial hemorrhage who do not need intensive care unit admission. *J Trauma* 2010.
46. Nowicki JL, et al. Penetrating neck injuries: a guide to evaluation and management. *Ann R Coll Surg Engl* 2018;100(1).
47. Ryan Splittgerber. Snell's Clinical Neuroanatomy, 8th ed, Wolters Kluwer. 2018.
48. Shin JC. et al. Epidemiologic change of patients with spinal cord injury. *Ann Rehabil Med* 2013;37(1):50–56.
49. Spaite, D. W. et al. Association of statewide implementation of the prehospital traumatic brain injury treatment guidelines with patient survival following traumatic brain injury: the excellence in prehospital injury care (EPIC) study. *JAMA surgery* 2019;154(7):e191152–e191152.
50. Spinal Cord Injury Information Pages. Spinal cord injury facts and statistics. http://www.sci-info-pages.com/facts.html. Accessed November 26, 2013.
51. Stiell IG, et al. The Canadian C-spine rule for radiography in alert and stable truma patients. *JAMA* 2001;286(15):1841–8.
52. Takeuchi, S. et al. Traumatic posterior fossa subdural hematomas. *Journal of Trauma and Acute Care Surgery* 2012; 72(2):480–486.
53. Turnage B, Maull KI. Scalp laceration: an obvious 'occult' cause of shock. *South Med J* 2000;93(3):265–6.
54. Vos T. et al. Global, regional, and national incidence, prevalence, and years lived with disability for 328 diseases and injuries for 195 countries, 1990–2016: a systematic analysis for the global burden of disease study 2016. *Lancet* 2017;390:1211–59.
55. Wade, C. E. et al. Individual patient cohort analysis of the efficacy of hypertonic saline/dextran in patients with traumatic brain injury and hypotension. *Journal of Trauma and Acute Care Surgery* 1997;42(5S):61S–65S.
56. White, Carole L. et al . Early Progression of Traumatic Cerebral Contusions: Characterization and Risk Factors. *The Journal of Trauma: Injury, Infection, and Critical Care* 2009;67(3):508–515
57. Williams R, et al. Prevalence of depression after spinal cord injury: a meta-analysis. *Arch Phys Med Rehabil* 2015;96(1):133–40. https://10.1016/j.apmr.2014.08.016
58. Yong Jeong Kim, et al. Management of Penetrating Neck Injuries. *J Korean Soc Emerg Med* 1998;9(1).
59. Yun Ji Lee, et al. Clinical Characteristics of Neck Stab Wounds: A Single-Institute Retrospective Study of 89 Patients. *Korean J Otorhinolaryngol-Head Neck Surg* 2021;64(4).

CHAPTER 5

복습하기

응급구조학 외상 이름: ______________

01 이 장에서 중요한 핵심 내용을 요약 정리하여 제출하시오.

02 5지선다형으로 3문제 작성하시오.

CHAPTER 6

몸통 손상

Chapter editor. 주정미
Author. 한승은, 주정미, 심경율, 박찬용

이 장의 학습을 마치면 다음을 시행할 수 있다.

1. 가슴 손상의 병태생리를 설명할 수 있다.
2. 가슴벽 손상(흉벽타박상, 갈비뼈 골절, 복장뼈 골절 및 탈구, 동요가슴)을 평가하고, 처치를 시행할 수 있다.
3. 폐 손상(기흉, 긴장기흉, 혈흉, 폐타박상)을 평가하고, 처치를 시행할 수 있다.
4. 심혈관 손상(심근좌상, 심장눌림증, 외상성 대동맥박리 및 파열)을 평가하고, 처치를 시행할 수 있다.
5. 기타 가슴 손상(외상성 가로막파열 및 천공, 외상성 식도파열, 기관기관지 손상, 외상성 질식)을 평가하고 처치를 시행할 수 있다.
6. 배 손상의 병태생리를 설명할 수 있다.
7. 배 둔상을 평가하고, 처치를 시행할 수 있다.
8. 배 관통상을 평가하고, 처치를 시행할 수 있다.
9. 내장탈출을 평가하고, 처치를 시행할 수 있다.
10. 배 내부 출혈을 평가하고, 쇼크에 대한 적절한 수액소생술을 시행할 수 있다.
11. 골반 손상의 병태생리를 설명할 수 있다.
12. 골반 손상을 평가할 수 있다.
13. 골반 손상에 대한 처치를 시행할 수 있다.
14. 골반 손상의 병원 전(현장) 단계 처치와 병원 단계 처치를 구분할 수 있다.

KEYWORDS

가슴 손상
가슴안
갈비뼈 골절
동요가슴
기흉
긴장기흉
혈흉
폐타박상
심장눌림증
대동맥박리
외상성질식
Cardiac box
바늘감압술
심장막천자
배 손상
복막
복막안(복막강)
복막뒤공간(후복막강)
가슴배 부위
혈액복막(혈복강)
소화관
내장탈출
장간막
복막염
반동압통
외상 초음파(FAST)
골반
골반 손상
골반공간
장기 손상
쇼크
골반뼈
골반골절
골반안정성
골반골절 분류
엉덩관절
넙다리뼈
저혈량성 쇼크
골반고정대
큰돌기
REBOA

1 가슴 손상

1) 개요

질병관리청의 응급실 손상 환자 심층조사에 따르면 2020년 전체 손상 환자(206,887명) 중 몸통 손상 환자는 29,622명(14.3%)이나 몸통 손상 환자의 사망률은 65.5%로 외상성뇌손상(68.9%)에 이어 사망을 초래하는 두 번째 주요 원인으로 나타났다.

또한 2020 외상등록체계 통계연보에 따르면 17개 권역외상센터로 내원한 ISS 16점 이상의 중증외상환자(8,918건)의 61%가 **가슴 손상(thoracic trauma)**을 동반하고 있다. 많은 가슴 손상 환자가 병원에 도착하기 전에 사망하며, 이러한 사망은 신속한 진단과 처치를 통해 감소시킬 수 있다. 둔상의 10% 미만, 관통상의 15~30%만이 수술을 필요로 하며, 대부분의 환자들은 수술적 처치 없이 치료가 가능하다.

2) 해부생리

(1) 뼈와 근육

가슴에는 12쌍의 갈비뼈가 있다. 뒤쪽은 척추에 붙어있고, 상부 1번부터 10번까지 갈비뼈의 앞쪽은 복장뼈와 붙어 있으며, 11번과 12번 갈비뼈는 앞쪽에 부착 부위가 없어서 뜬갈비뼈(부유늑골)라고 한다. 이러한 갈비뼈는 **가슴안(흉강, thoracic cavity)**의 내부장기와 배 위쪽 장기(간, 비장)를 보호한다(그림 6-1).

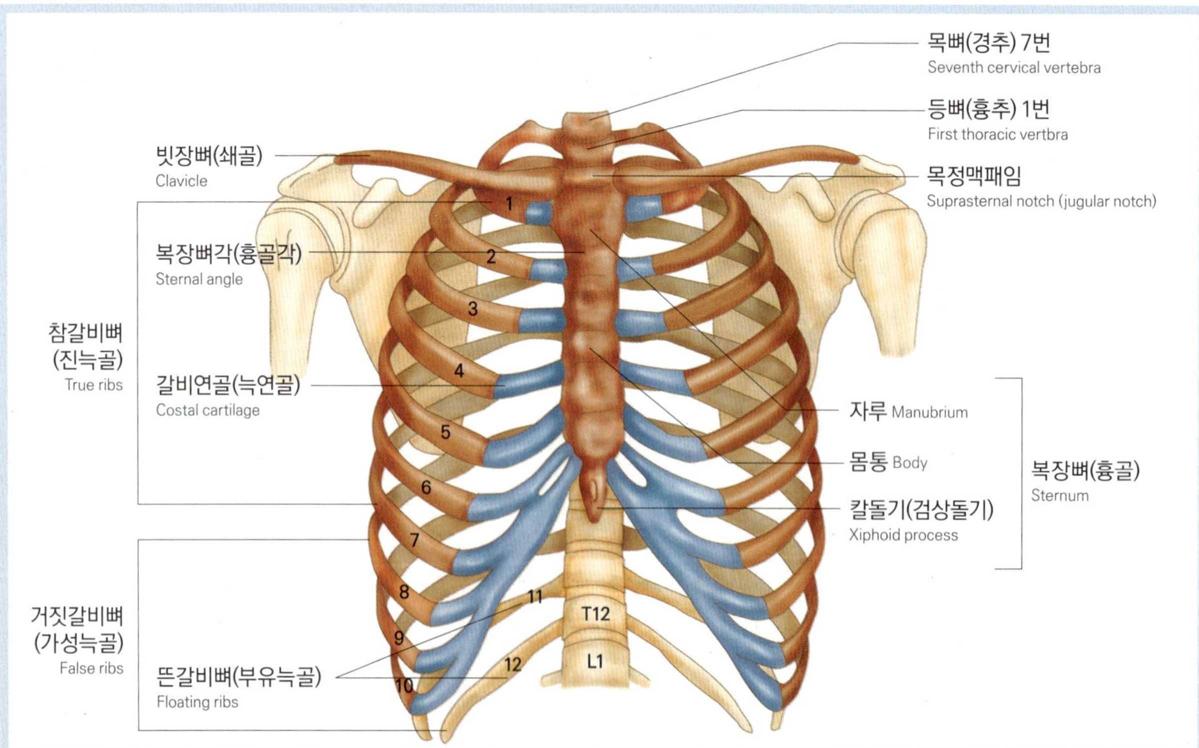

그림 6-1
가슴 뼈대의 해부학적 구조

(2) 가로막(횡격막)

배안(복강, abdominal cavity)과 가슴안(흉강, thoracic cavity)을 구분하며, 호흡에 관여하는 주요 근육이다. 들숨은 호흡근의 수축으로 발생하며, 가로막이 내려가면서 가슴안의 크기를 확장시키고, 가슴안에 음압을 형성한다. 날숨은 호흡근과 가로막이 이완하면서 발생하며, 가로막이 위로 올라오면서 가슴속 압력을 높이게 되어 폐의 공기를 외부로 배출한다.

(3) 가슴세로칸(종격동)

양쪽 폐 사이의 공간으로 심장이 가슴세로칸 공간의 대부분을 차지한다. 기관, 주기관지, 심장, 혈관, 식도가 위치하고 있다.

(4) 기관, 기관지

기관은 왼기관지 오른기관지로 나뉜다. 각 기관지는 폐문을 통해 폐와 연결된다. 기관지는 세 기관지로 나뉘며 폐포(허파꽈리)와 연결된다.

(5) 폐

두 개의 폐는 각각 엽으로 나뉜다. 우폐는 세 개의 엽(위엽, 중간엽, 아래엽)으로 구성되고, 좌폐는 두 개의 엽(위엽, 아래엽)으로 구성된다. 폐는 장쪽가슴막(visceral pleura)으로 덮여 있고, 장쪽가슴막은 벽쪽가슴막(parietal pleura)을 따라 위치한다. 두 개의 막 사이에는 소량의 장액이 포함되어 있어 호흡 시 윤활제 역할을 한다(그림 6-2).

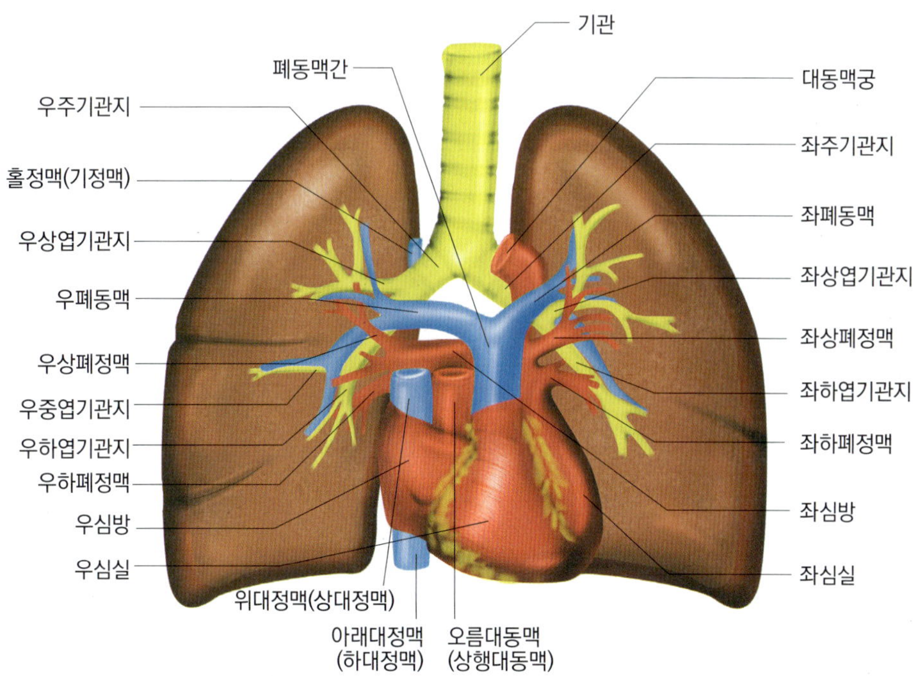

그림 6-2
폐와 심장의 구조

(6) 심장

심장은 가슴세로칸 공간의 대부분을 차지하며, 관상동맥에 의해 혈액을 공급받는다. 관상동맥은 심장의 이완기에 혈액으로 차게 되며, 후부하(afterload)의 변화가 관상동맥 관류압을 결정한다. 위대정맥(상대정맥)과 아래대정맥(하대정맥)을 통해 심장으로 공급되는 혈류가 줄어들면 심장의 박출량에 영향을 미쳐 혈압이 떨어진다.

2) 병태생리

(1) 가슴(흉부)의 일반적인 손상기전

1 둔상(Blunt Injury)

힘이 가슴벽을 통해 조직으로 전달되어 폐, 심장 등의 손상을 유발한다. 폭발 손상, 압좌 손상, 감속 손상의 형태로 나타날 수 있다.

폭발 손상은 압력파에 의한 조직 손상으로 공기로 채워진 장기에 큰 손상이 발생할 수 있다.

압좌 손상은 신체가 물체 사이에 끼어서 압력을 받아 발생하며 가슴벽, 심장, 기관지, 가로막의 파열을 유발할 수 있다.

감속 손상은 이동하던 신체가 고정된 물체에 충돌할 때 발생한다. 이는 가슴속 대혈관, 특히 대동맥의 찢김과 파열을 유발할 수 있다.

2 관통상(Penetrating Injury)

관통상은 관통물체가 직접적인 외상을 입히거나 전이된 힘에 의해 발생한다. 화살, 칼 등 느린 속도로 움직이는 물체에 의해 가슴 관통이 생기는 저에너지 손상과 고속 탄환 등에 의해 발생하는 고에너지 손상으로 구분할 수 있다(그림 6-3, 4).

신체구조에 따라 가슴 관통상의 손상 정도는 다르게 나타나며 이는 에너지의 크기, 방향, 위치에 따라 달라질 수 있다. 심장과 대혈관 등의 관통상은 심장파열이나 혈관 파열을 일으킬 수 있다. 위쪽의 공기로 가득 차 있는 폐포(허파꽈리)는 에너지를 흡수하여 손상의 정도를 감소시킨다.

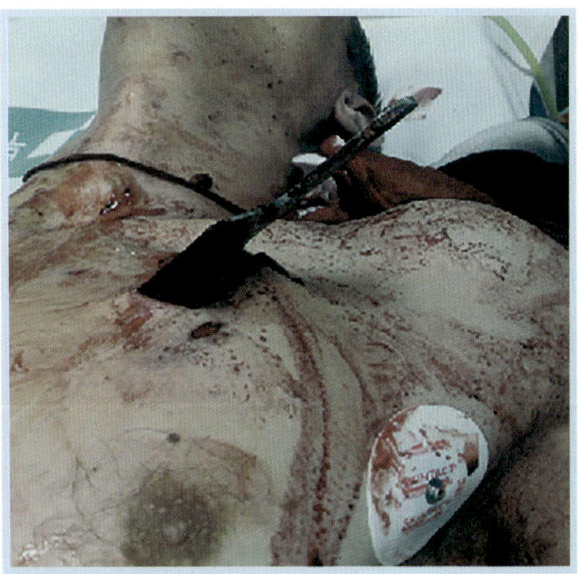

그림 6-3
가슴에 칼이 꽂힌 관통상
출처: 부산대학교병원 권역외상센터

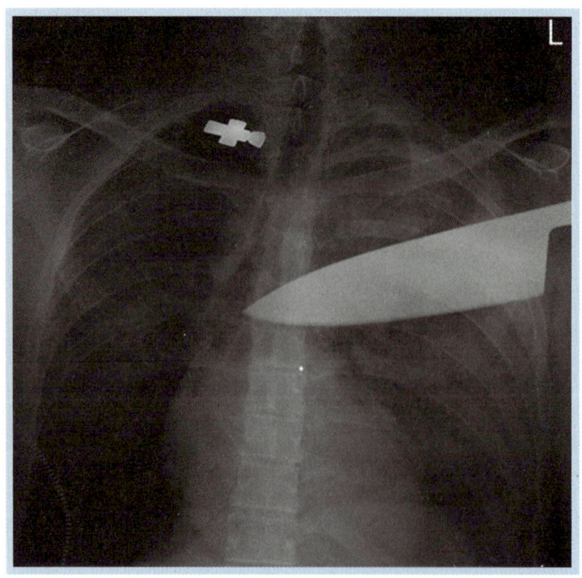

그림 6-4
가슴에 칼이 꽂힌 관통상 X-ray
출처: 부산대학교병원 권역외상센터

(2) 가슴벽(흉벽) 손상

1 가슴벽 타박상

가슴의 둔상 중 가장 많이 발생하며 홍반을 보이다가 반상출혈로 변하게 된다. 압통과 통증으로 인한 제한된 호흡을 특징으로 한다. 통증과 호흡감소로 인한 저환기가 나타날 수 있으며, 기저질환자나 노인환자는 저산소증에 빠질 수 있다.

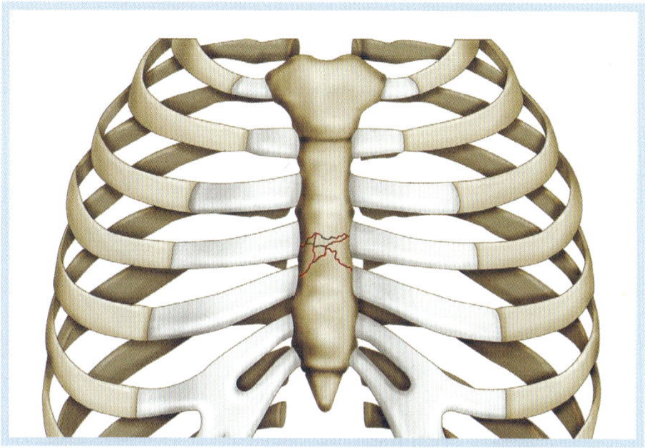

그림 6-5
복장뼈 골절

2 갈비뼈 골절

갈비뼈 골절(rib fracture)은 병원 전 외상환자의 10%에서 발생하며, 중증 가슴 손상의 절반에서 발견된다. 갈비뼈 골절은 손상 부위에 발생하기도 하지만 손상 부위와 떨어진 곳에서 발생할 수도 있다. 4~8번 갈비뼈는 뼈끝이 척추와 복장뼈에 고정되어 있고, 다른 신체구조에 보호받지 못해 골절이 가장 많이 발생하는 부위이다. 1~3번 갈비뼈는 어깨뼈 등으로 보호받아 골절이 잘 발생하지 않는다. 1~3번 갈비뼈 골절이 발생하면 대동맥 파열 등의 중증 손상으로 이어질 수 있다. 9~12번 갈비뼈는 골절 발생률이 낮으나 비장이나 간 등 내부 장기 손상을 유발할 수 있다.

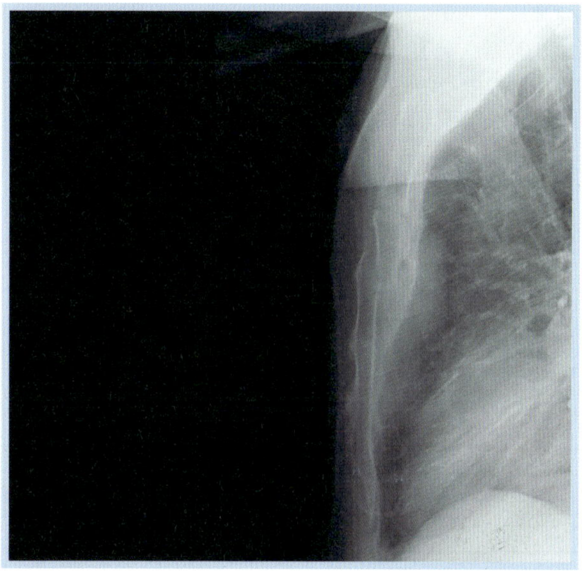

그림 6-6
복장뼈 골절 X-ray
출처: 부산대학교병원 권역외상센터

3 복장뼈 골절 및 탈구

복장뼈는 갈비뼈와 빗장뼈(쇄골)로 보호를 받고 있어 고에너지가 작용했을 때 골절이 발생하게 된다. 가슴 앞쪽의 직접 타격, 차량충돌 시 운전대에 의한 손상 등으로 발생하며 높은 사망률을 보인다. 복장뼈 손상으로 인한 심장눌림증(cardiac tamponade), 폐타박상, **동요가슴(flail chest)**이 발생할 수 있다(그림 6-5, 6). 복장빗장관절 탈구는 상당한 충격이 작용할 때 나타나며, 측면 압박기전으로 발생할 수 있다(그림 6-7).

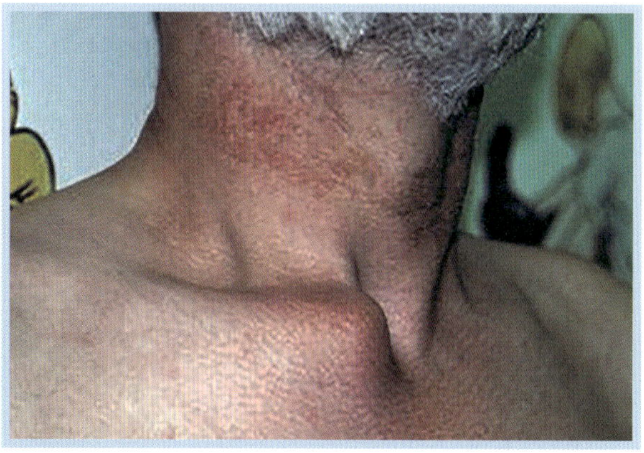

그림 6-7
복장빗장관절 전방탈구

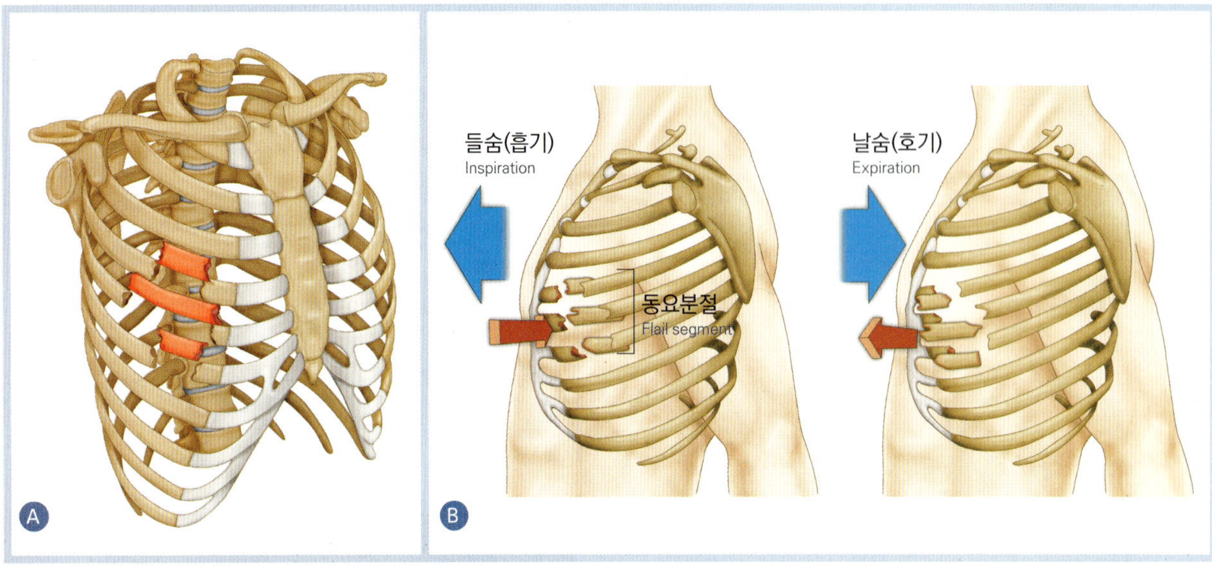

그림 6-8
동요가슴 환자의 모순 운동

4 동요가슴

하나의 갈비뼈에서 두 군데 이상 골절이 발생하는 경우를 동요분절(flail segment)이라고 하며, 세 개 이상의 연속된 갈비뼈에 동요분절이 있는 경우 동요가슴(연가양흉부, flail chest)이라 한다. 호흡의 압력 변화와 무관하게 모순 운동(기이성 운동, paradoxical movement)이 나타날 수 있지만 반드시 나타나는 것은 아니다. 중증 폐 손상과 연관하여 발생하며, 호흡 운동량은 증가시키지만 호흡량은 감소하는 특징을 보인다. 폐 손상 부위로 체액이 이동하면 폐 순응도가 떨어져서 호흡 시 더 많은 압력을 필요로 한다. 이때 흉강내압(intrathoracic pressure)과 대기압의 차이가 커지면 점진적으로 모순 운동이 증가하게 된다(그림 6-8).

(3) 폐 손상

1 기흉

기흉(공기가슴증, pneumothorax)은 폐조직이 손상되고 가슴막 공간으로 공기가 유입될 때 발생한다. 폐활량이 감소하고 흉강내압은 증가하여 환기량과 정맥 환류량이 감소한다.

기흉은 둔상과 관통상 모두에서 발생할 수 있으며, 둔상으로 인한 갈비뼈 골절이 있을 때 폐를 찔러 기흉을 유발할 수 있다. 폐가 확장된 상태에서 가슴충돌이 발생하였을 때 흉강내압이 급격하게 상승하여 폐포(허파꽈리)가 파열되는 경우도 있다.

개방성 기흉은 가슴벽의 손상으로 가슴막과 대기 사이에 연결통로가 발생하는 특징이 있다. 총상, 찔림 손상 등으로 발생하며, 들숨 때 가슴안에 음압이 형성되어 공기가 상처를 통해 가슴안으로 유입된다.

2 긴장기흉

긴장기흉(tension pneumothorax)은 생명을 위협하는 중증 손상으로 대기압보다 높은 가슴내압을 유지하는 것이 특징이다. 손상기전에 상관없이 일방향 밸브를 형성하여 발생한다. 들숨 때 공기가 손상 부위를 통해 늑막으로 유입된다. 날숨 때 가슴안 늑막압이 상승하면서 공기 유출

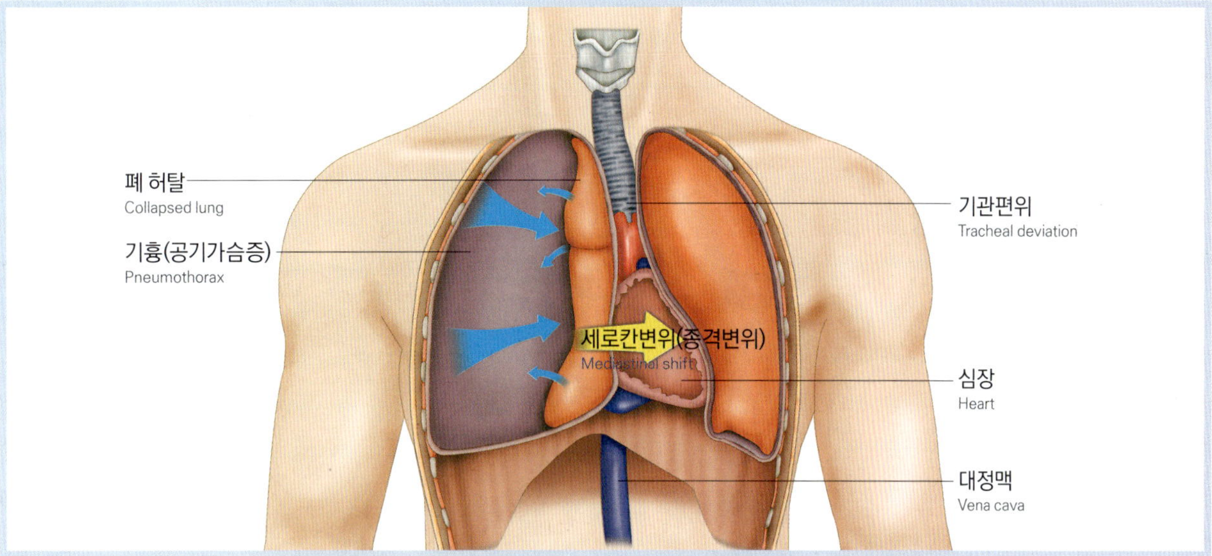

그림 6-9
긴장기흉

이 불가능해진다. 매 호흡마다 가슴안 압력이 점차적으로 증가하여 손상된 폐를 허탈하게 하고 가슴세로칸을 밀게 된다(그림 6-9).

3 혈흉

혈흉(혈액가슴, hemothorax)은 가슴막 안에 혈액이 고여서 발생한다. 갈비뼈 골절, 둔상, 관통상에 의해 유발된다. 증상이 경미한 경우도 있으나 1,500~3,000mL 정도의 대량출혈이 발생할 수 있으며 높은 사망률을 보인다. 가슴안에 혈액이 고이면 호흡량이 감소하여 환자는 빠르게 쇼크에 빠지게 된다.

4 폐타박상

폐타박상(lung contusion)은 폐 조직의 좌상으로 폐포 조직에 출혈을 유발하게 된다. 폐포가 혈액으로 가득차게 되면 공기가 폐포로 들어가지 못하게 되어 가스교환이 이루어지지 않는다. 체액과 혈액으로 인한 부종의 증가는 가스교환을 더 어렵게 하며 저산소증을 초래한다.

(4) 심혈관 손상

1 심장 둔상

가슴 부위의 물체에 의한 충격으로 힘이 가해지면 움직이기 쉬운 심장은 앞가슴벽에 부딪히고, 심장은 복장뼈와 등뼈 사이에서 압박을 받는다. 이로 인해 심장 타박상, 판막 손상 등이 발생하게 된다. 해부학적 구조로 인해 우심실(right ventricle)의 앞벽, 심실사이막의 앞쪽, 좌심실(left ventricle) 앞쪽 심첨부에 많이 나타난다.

심장타박상(cardiac contusion)이 발생하면 심장의 근육세포가 손상되어 근섬유가 찢기고 출혈과 부종이 생긴다. 이러한 심근 손상으로 인해 심장의 전도에 장애를 일으켜 부정맥이 유발될 수 있다. 동빈맥(굴빠른맥, sinus tachycardia)이 흔하게 발생하며 심방세동, 심실조기수축, 전도장애 등이 나타날 수 있는데 이는 추가적인 검사가 필요하다.

손상 부위가 넓을 경우 심장의 수축력 저하와 심박출량 감소가 나타날 수 있고 심장성 쇼크로 진행될 수 있다.

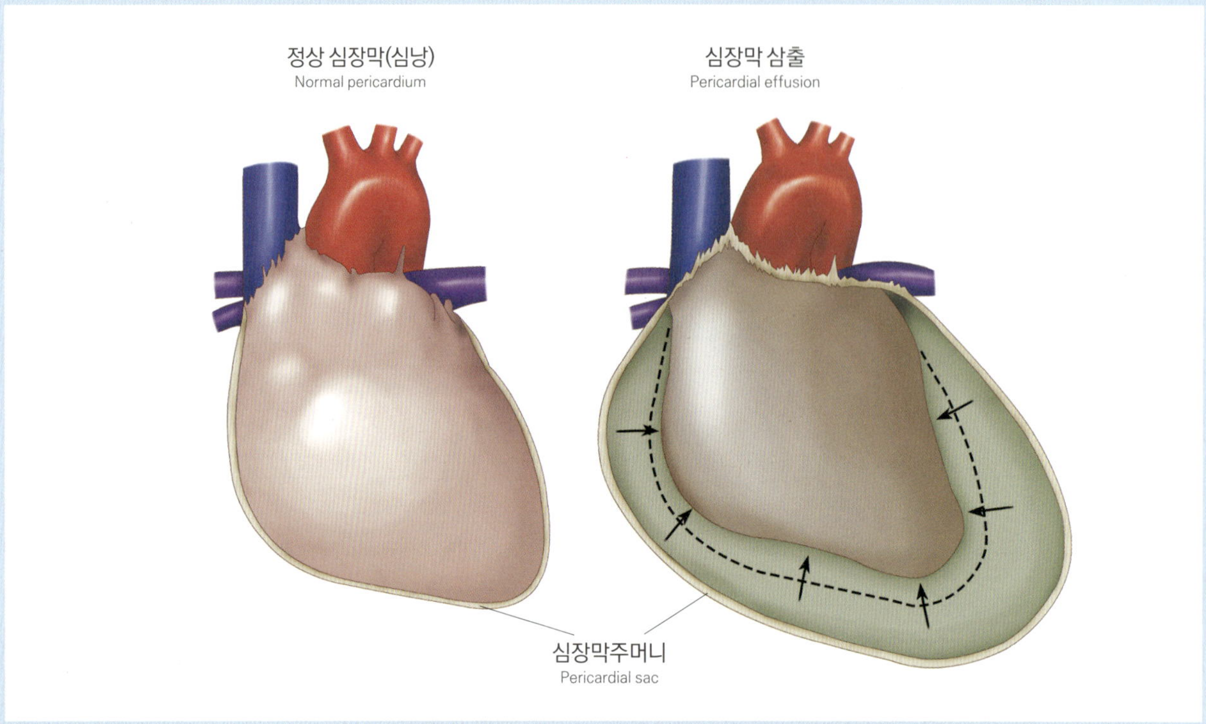

그림 6-10
심장눌림증

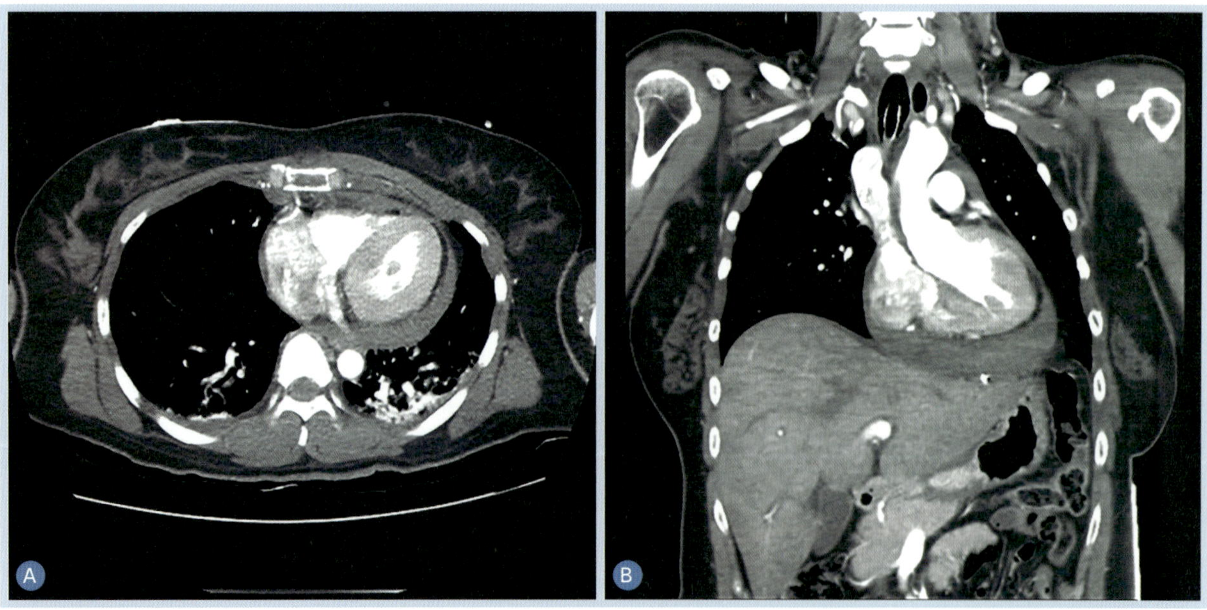

그림 6-11
심장눌림증 가슴 CT
출처: 부산대학교병원 권역외상센터

❷ 심장눌림증

심장눌림증(cardiac tamponade)은 심장막(심낭, pericardium)에 혈액이나 체액이 고여 심장이 압박되는 것이다. 이로 인해 심실로 혈액이 유입되지 않아 심박출량이 감소하고 맥압이 감소한다(그림 6-10, 11).

주로 관통상으로 발생하지만 둔상으로 발생하기도 한다. 발생빈도는 낮으나 사망률이 높은 것이 특징이다. 심장눌림증은 심장의 찔린 상처로 인해 혈액이 심장막으로 빠져나와 고이거나 심장 혈관이 찢어지게 된다.

심장막(심낭)은 탄력성이 없기 때문에 혈액이 축적되어 쌓이면 심장에 압박을 가하기 시작한다. 이로 인한 정맥환류가 제한되어 정맥압이 증가하고, 목정맥 팽대(그림 6-12)가 나타난다. 60~100mL의 적은 양의 혈액만 고여도 심장눌림증 증상이 시작되며, 150~300mL의 혈액이 채워지면 심장의 혈류가 완전히 제한된다. 20mL 정도의 혈액을 제거하는 것만으로도 완화효과가 있다.

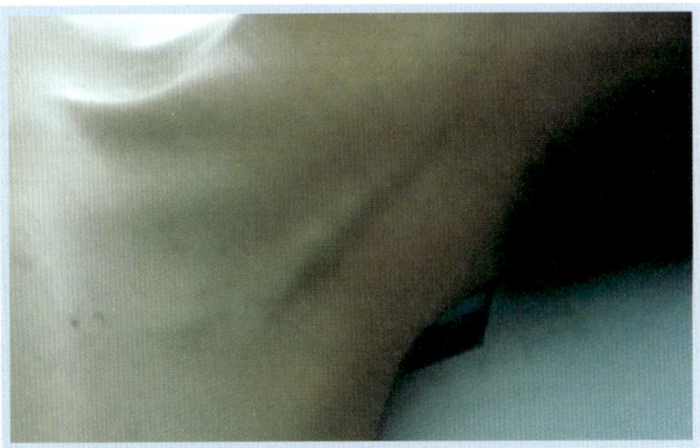

그림 6-12
심장눌림증 환자의 목정맥 팽대
출처: 부산대학교병원 권역외상센터

❸ 외상성 대동맥박리 및 파열

외상성 대동맥 손상은 자동차 사고나 높은 곳에서의 추락, 압좌 손상 등 빠른 감속 및 가속에 의해 발생하는 손상이다.

신체에 갑작스럽게 감속이 발생하면 심장과 대동맥활(aortic arch)은 계속 앞쪽으로 이동하려 하고, 내림대동맥(하행대동맥, descending aorta)은 상대적으로 고정된다. 이러한 속도의 차이로 인해 대동맥의 두 분절 사이에 전단력이 발생되어 대동맥벽이 파열될 수 있다. 대동맥 손상의 80% 이상이 내림대동맥에서 발생하며, 심한 감속이 발생하면 동맥층이 분리되거나 찢어진다. 손상 부위가 크면 가슴막 공간으로 빠르게 출혈이 발생하여 환자를 사망에 이르게 하는 등 치명적인 결과를 초래한다.

(5) 기타 가슴 손상

외상성 가로막 손상, 식도 손상, 기관기관지 손상, 외상성 질식 등이 있다.

외상성 가로막 파열은 가슴이나 배 부위에 관통상이 있을 때 발생할 수 있다. 외상성 가로막 손상이 생명에 위협을 주는 것은 아니지만 복부 장기들이 가슴안으로 탈장되고, 가슴세로칸의 이동 등이 발생할 수 있다.

외상성 질식(traumatic asphyxia)은 가슴에 큰 압력이 가해졌을 때 압력으로 인해 오른쪽 심장에서 혈액이 위대정맥과 팔의 정맥으로 역류하면서 발생한다. 혈액이 역류되고 머리와 목의 모세혈관이 파열되어 점상출혈, 결막밑 출혈 등을 유발한다. 환자는 목에 졸린 것처럼 얼굴과 목 부위에 적색이나 자주색 푸른색의 변색이 관찰되고, 혈류가 계속 제한되면 혈중 독소와 산성 물질이 축적된다(그림 6-13).

기관기관지 손상은 드물게 발생하지만 높은 사망률을 보인다. 기관분기부 2cm 이내에서 가장 많이 발생하며 청색증, 객혈 등을 보인다.

식도 손상은 관통상에 의해 많이 발생하며 경추부 식도 손상이 흔하다. 해부학적 구조로 인해 기관 손상과 동반되는 경우가 많으며 90% 이상에서 수술적 치료가 필요하다.

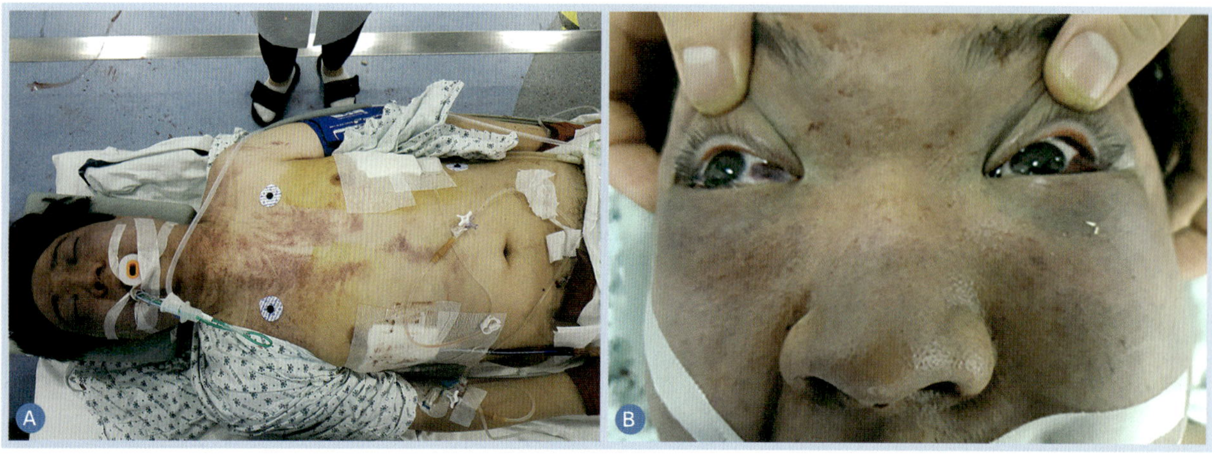

그림 6-13
외상성 질식 환자 A, B
출처: 원광대학교병원 권역외상센터

4) 평가

(1) 현장평가

응급구조사, 동료, 환자, 목격자에게 현장이 안전한지 확인한다. 표준주의지침을 유의하며 환자에게 접근한다. 손상기전을 파악하고 의심지수를 설정한 뒤 환자의 수, 추가적으로 필요한 자원을 요청한다.

기관, 심장, 대혈관 등의 손상이 발생할 수 있는 가슴 중앙을 지나는 관통상인지, 전방에서 발생한 둔상인지, 측면에서 발생한 둔상인지 파악하는 것은 환자의 중증도를 판단하는데 중요하다.

(2) 일차평가

환자의 기도, 호흡, 순환상태, 의식상태, 척추 손상 가능성을 확인한다. 호흡곤란, 비대칭적인 가슴벽의 움직임, 가슴의 과팽창 등의 중증 가슴 손상의 증상과 징후를 확인한다. 청색증, 창백한 피부 등 저산소증의 증거가 되는 환자의 피부색을 관찰한다. 또한 헐떡거리는 호흡, 호흡 보조근의 사용, 목정맥 팽대 등을 확인한다.

부적절한 환기상태가 관찰되면 산소를 투여하고 필요한 경우 양압환기를 제공한다.

(3) 이차평가

빠른 외상평가를 실시하는데 시진, 촉진, 청진, 타진을 통해 환자의 가슴을 주의 깊게 평가한다.

가슴의 물렁조직(연부조직) 손상 및 팽창을 시진한다. 타박상, 찰과상, 찔린 상처, 관통상, 외부 출혈, 박힌 물체 등을 확인한다. 관통상이 관찰되면 관통된 깊이와 각도, 관통된 물체의 출구를 확인한다.

'cardiac box'는 위쪽으로 복장뼈패임(흉골절흔, sternal notch)과 빗장뼈, 측면으로는 유두, 아래쪽은 갈비뼈 끝부분과 경계를 이루는 전방의 가슴 영역으로 cardiac box 내에 관통상을 입은 환자의 심장 손상 위험이 높은 것으로 알려져 있다(그림 6-14, 15).

호흡 시에 가슴벽이 대칭적으로 움직이는지 확인한다. 가슴벽의 일부가 호흡하는 동안 반대로 움직이면 동요가슴을 의심할 수 있다.

환자의 피부색이 잿빛이거나 청색일 경우 호흡곤란에 의한 저산소증을 의심한다. 청진시에 한쪽의 호흡음이 다른 쪽에 비해 감소하였거나 없으면 평가한 쪽의 기흉이나 혈흉을 의심한다. 심음이 멀게 들리면 심장눌림증을 의심할 수 있다.

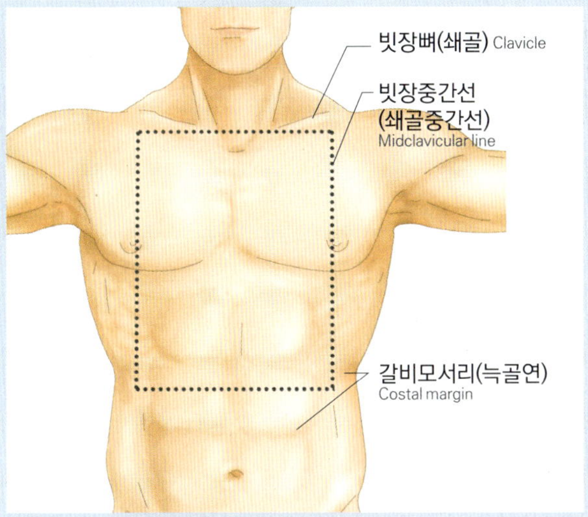

그림 6-14
Cardiac box

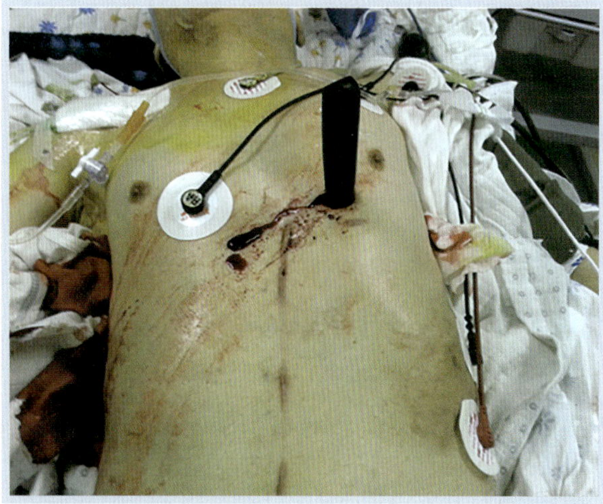

그림 6-15
Cardiac box 손상 환자
출처: 부산대학교병원 권역외상센터

촉진 시 손으로 가슴 전체를 조심스럽게 눌러 본다. 변형, 압통, 비빔소리, 피부밑공기증(피하기종) 등을 확인한다.

가슴 타진 시 타진음이 정상적인지 둔탁한지, 과도공명음이 들리는지 확인한다. 둔탁음은 혈액이 차 있는 것을 나타내고, 과도공명음은 긴장기흉을 시사한다.

병력은 환자, 가족, 목격자를 통해 수집하고 환자 처치 기록지에 기록하며, 의료기관에 전달한다. 환자의 증상, 알레르기, 약물 복용력, 과거병력, 마지막 식사시간, 손상 당시 상황(SAMPLE)뿐만 아니라 손상의 종류, 통증의 유형, 호흡곤란 여부 등 증상에 대해 전반적인 질문을 한다.

(4) 재평가

가슴 손상 환자에게 재평가는 매우 중요하다. 기도, 호흡, 순환을 반복하여 평가하고, 활력징후를 재평가한다. 관통상이 있는 환자 호흡의 대칭성, 깊이, 속도를 관찰한다. 또한 저혈량증과 저산소증의 징후를 지속적으로 평가한다.

5) 처치

(1) 병원 전 처치

중증 가슴 손상 환자에 대한 병원 전 처치의 중요한 점은 산소투여와 호흡보조를 통해 저산소증을 교정하는 것이다. SpO_2가 94% 이상으로 유지되지 않으면 산소를 투여한다. 기도를 유지하고 환자의 의식상태가 나빠지면 조기에 기관내삽관을 시행한다.

분당 10~12회의 호흡수를 유지하지만 호흡곤란을 호소하는 환자는 백밸브마스크를 이용해 환기보조를 시행한다. 백밸브마스크를 통한 양압환기는 동요가슴 환자에게 도움을 준다. 양압환기를 통해 환자의 가슴벽이 가쪽으로 펴지고, 골절 부위의 움직임을 감소시킨다.

중증 가슴 손상이 의심되면 구경이 큰 정맥로를 확보하고, 저혈량증이 있을 경우 두 개의 큰 정맥로를 확보하여 수액을 투여한다. 환자의 수축기혈압이 80mmHg 아래로 떨어지면 250~500mL의 수액을 급속 투여한다. 가슴 손상 환자에게 수액을 과도하게 투여하면 출혈량 증가, 지혈 지연, 부종 증가 등의 부작용이 발생할 수 있어 주의가 필요하다.

(2) 병원 내 처치

혈압이 낮은 환자의 말초혈관 확보가 어려운 경우 빗장밑정맥(쇄골하정맥)이나 속목정맥(내경정맥)을 통한 중심정맥로를 확보한다. 긴장기흉이나 혈흉은 빠른 시간 안에 **바늘감압술(needle decompression)**이나 흉강내삽관을 시행해야 한다.

6) 특별한 손상에 대한 평가와 처치

(1) 가슴벽(흉벽) 손상

❶ 갈비뼈 골절

갈비뼈 골절은 가장 흔하게 나타나는 가슴 손상으로 가슴벽의 타박상과 연관되어 증상과 징후가 나타날 수 있다. 호흡을 하거나 움직일 때 극심한 통증과 호흡곤란을 호소한다. 촉진 시 골절 부위가 서로 부딪치면서 뼈마찰음이 날 수 있다.

갈비뼈 골절은 연령에 따라 다르게 나타나는 특징이 있다. 소아환자의 갈비뼈는 잘 휘어지는 특징이 있어 손상을 받으면 골절을 유발하지 않고 내부 구조물로 충격을 전달한다. 이로 인해 갈비뼈는 골절되지 않으나 내부 장기는 손상을 입는 경우가 있다.

반면 노인 환자는 갈비뼈가 유연하지 않고 석회화되어 작은 충격에도 쉽게 골절된다.

갈비뼈 골절 환자는 통증으로 인해 호흡이 제한되어 저환기를 동반한다. 호흡완화를 위해 통증을 조절하고 적절한 환기를 유지한다.

❷ 복장뼈 골절 및 탈구

복장뼈 골절은 시진 시 변형과 촉진 시 뼈마찰음을 유발할 수 있다. 동요가슴, 심장파열, 심장타박상과 같이 관찰될 수 있다. 복장빗장관절 탈구는 드물게 발생하며, 단독으로 발생했을 경우 지지요법만으로 충분하다. 후방 빗장탈구가 발생하면 기저의 혈관 압박이나 기관, 식도의 손상을 유발할 수 있어 주의해야 한다. 환자가 혈역학적으로 불안정하고 산소 공급에도 호흡곤란을 호소하면 빠른 이송이 필요하다.

❸ 동요가슴

동요가슴 환자는 심각한 통증과 호흡곤란을 호소한다. 호흡수는 증가하고 심한 통증으로 호흡에 제한이 생긴다. 청색증이 관찰되며, SpO_2가 감소한다. 가슴벽 운동이 비대칭적이거나 가슴우리의 모순 운동이 관찰되면 동요가슴을 의심할 수 있다. 시간이 경과할수록 모순 운동의 정도가 심해진다. 손상 부위에서 뼈마찰음을 확인할 수 있다(그림 6-16).

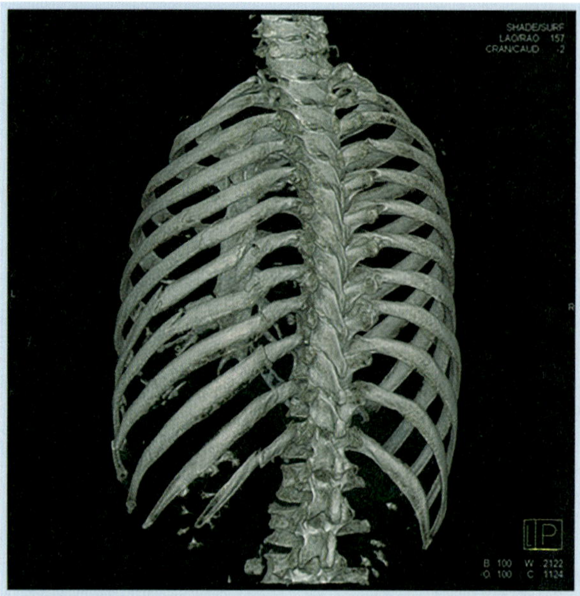

그림 6-16
동요가슴 환자의 CT
출처: 부산대학교병원 권역외상센터

동요가슴 환자의 처치는 통증을 완화하고 환기를 보조하는 것이다. 척추 고정이 필요 없는 동요가슴 환자는 손상된 쪽으로 눕힌다. 척추 손상이 의심되면 환자 가슴의 동요분절보다 약간 큰 사이즈의 두꺼운 패드를 동요가슴 분절 위에 올려놓고 반창고를 넓게 부착시켜 패드를 고정시킨다. 이때 주의할 점은 양쪽 가슴을 고정시키면 손상되지 않은 쪽의 가슴우리 팽창까지 억제하므로 손상된 쪽만 고정시켜야 한다는 점이다. 또한 모래주머니 등 무거운 물체로 손상 부위를 지지하는 것은 저환기를 악화시키므로 시도하지 않는다. 필요시 산소를 공급하고, 산소포화도를 94% 이상으로 유지한다. 만약 심한 호흡곤란을 호소하고, 폐 손상의 증상이나 호흡부전의 증상과 징후를 보인다면 기관내삽관과 고농도 산소로 양압환기를 고려한다. 양압환기는 내부적으로 동요가슴 분절을 고정해 준다.

(2) 폐 손상

1 기흉

단순 기흉 환자의 평가 소견은 갈비뼈 골절 환자의 소견과 유사하다. 환자는 호흡곤란을 호소하고 손상된 쪽의 호흡음이 감소한다. 저산소증과 혈중 이산화탄소 농도의 증가로 호흡수가 증가할 수 있다. 단순 기흉 환자에게 산소를 공급하고 정맥로를 확보해 쇼크를 예방한다. 척추고정이 필요하지 않은 환자는 호흡이 용이하게 반 앉은 자세(반좌위, semisitting position)를 취해 준다. 단순 기흉은 긴장기흉으로 진행될 수 있다는 것을 염두에 두고 환자를 지속적으로 관찰한다.

개방성 기흉 환자는 호흡곤란을 호소한다. 불안해하고 빠른 호흡양상을 보인다. 맥박수는 증가했다가 감소할 수 있다. 들숨 때 가슴에 음압이 형성되기 때문에 빨아들이는 소리가 들리는 경우가 있다. 개방성 기흉 환자의 처치는 멸균된 삼면 폐쇄드레싱을 시행하는 것이다. 일방향 밸브가 있는 상용화된 밀폐 레싱 키트(그림 6-17)를 사용할 수 있으며, 삼면 폐쇄드레싱은 긴장기흉의 발생을 막아준다.

이러한 처치에도 환자상태가 불안정하면 양압환기를 제공하고 필요한 경우 기관내삽관을 시행한다. 양압환기를 시행할 경우 긴장기흉이 발생할 위험이 있기 때문에 환자 상태를 주의 깊게 관찰한다. 드레싱 처치를 한 후 호흡곤란의 지속, 저환기가 나타나고, 손상 부위의 호흡음 감소, 목정맥 팽대가 나타나면 드레싱을 제거한다. 이러한 방법이 효과적이지 않을 경우 바늘 감압술을 시행한다(그림 6-18).

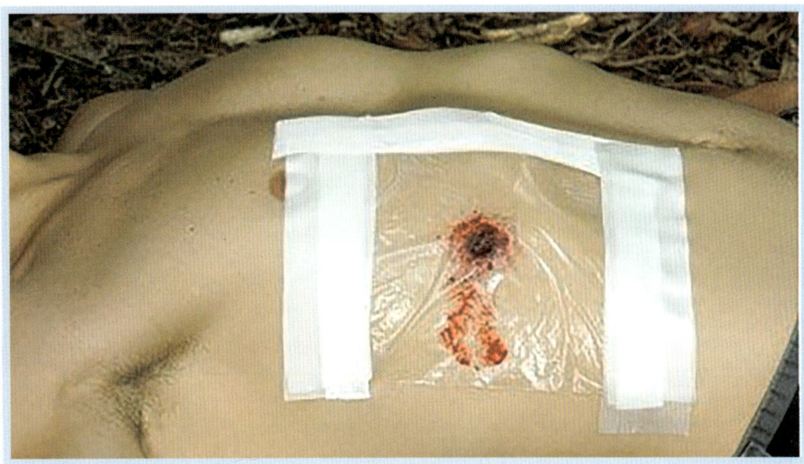

그림 6-17
일방향 밸브 장비 드레싱
출처: 원주세브란스기독병원 권역외상센터

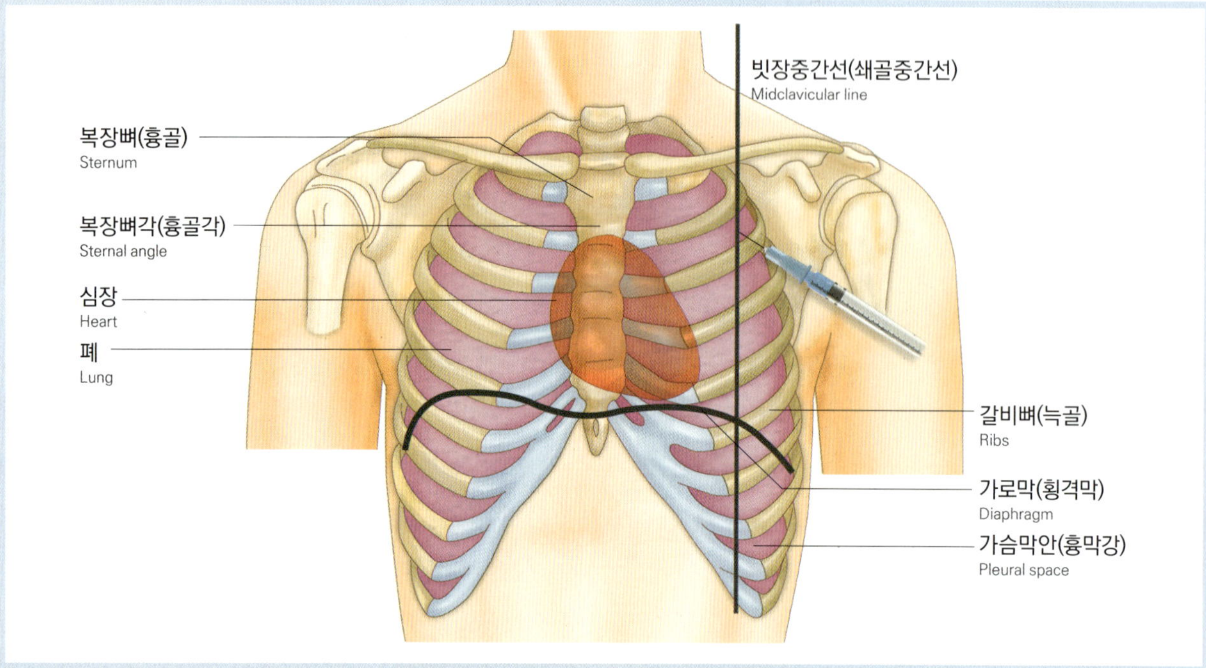

그림 6-18
바늘감압술 위치

2 긴장기흉

긴장기흉이 의심되는 환자는 가슴통증을 호소하고 호흡곤란을 보인다. 빠른호흡, 빠른맥박, 청색증 등이 동반되기도 한다. 손상된 쪽의 호흡음이 감소하고 타진 시에 과도공명음이 나타날 수 있다(표 6-1). 증상이 심한 경우 손상되지 않은 쪽으로 기관편위, 목정맥 팽대, 맥압 감소가 나타날 수 있다(표 6-1). 긴장기흉이 진행되면 저혈압과 호흡부전(respiratory failure)이 발생할 수 있으며 호흡곤란, 빠른호흡, 빠른맥박 등의 증상이 악화되고 의식이 소실될 수 있다. 긴장기흉의 처치는 가슴벽에 바늘을 삽입하여 가슴내압을 감소시켜 주는 것이다. 긴장기흉이 의심되면 즉시 바늘감압술을 시행한다(그림 6-18). 손상을 입은 쪽의 빗장뼈중간선과 두 번째 갈비사이 공간이 교차하는 지점에 구경이 큰 바늘(14게이지 이상)을 약 8cm 이상 넣고 공기가 새어나오는 것을 확인한다(그림 6-19). 바늘감압술을 통해 긴장기흉을 단순 기흉으로 전환할 수 있다(그림 6-20).

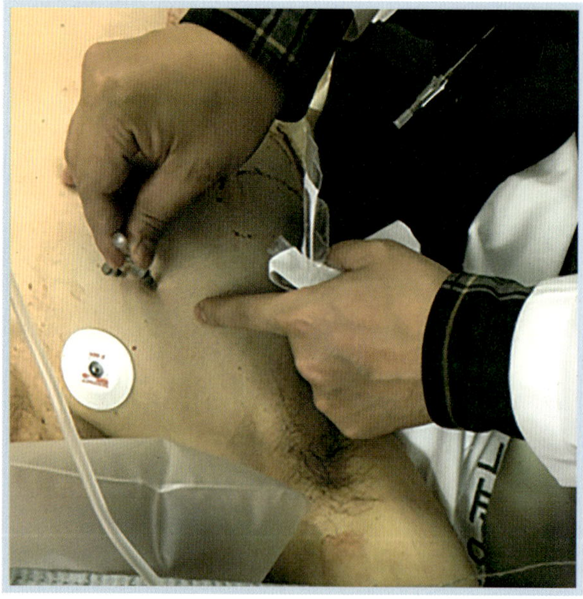

그림 6-19
바늘감압술 처치 사진
출처: 부산대학교병원 권역외상센터

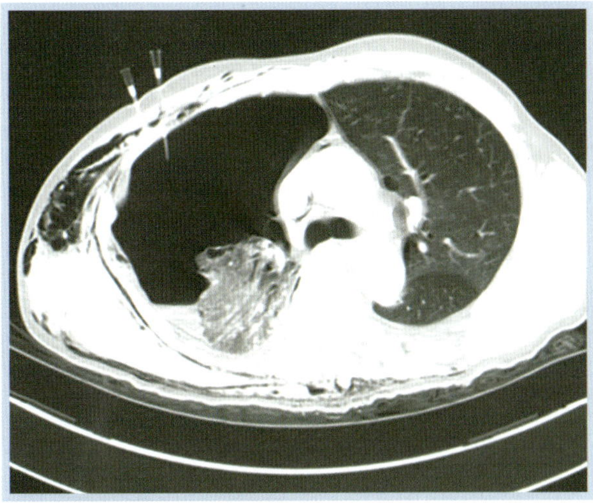

그림 6-20
바늘감압술 처치 후 환자 가슴 CT
출처: 부산대학교병원 권역외상센터

흉강내삽관을 위해 환자를 치료 가능한 의료기관으로 신속하게 이송한다. 바늘감압술 시행 후에도 심한 저혈압 상태(수축기혈압 < 80mmHg)가 지속되고, 호흡이 비효율적이면 수액요법을 시행하고 만약 호흡상태가 호전되지 않으면 반대편에 기흉이나 심장눌림증이 있는지 평가한다.

3 혈흉

혈흉(혈액가슴)이 의심되는 환자에게 가슴통증, 호흡곤란, 빠른맥박, 빠른호흡, 창백, 저혈압 등 쇼크의 임상증상이 있는지 관찰한다. 손상된 쪽 가슴에서 호흡음이 약하고 멀게 들리고 타진 시 둔탁음이 관찰된다(표 6-1). 혈흉 환자에게 필요한 경우 산소와 환기를 보조한다. 고농도의 산소를 투여하고 환기를 보조한다. 정맥로를 확보하여 수액요법을 시행한다. 직경이 큰 정맥 카테터 2개를 준비하여 250~500mL를 덩이주사(bolus injection)로 주입하고, 정맥로는 보존적으로 유지한다. 수축기혈압은 80mmHg로 유지한다. 과량의 수액투여로 인해 혈관 용적량이 증가하여 부종이 발생하고 출혈이 증가할 수 있어 주의가 필요하다. 수혈과 흉강내삽관이 가능한 의료기관으로 이송한다.

(3) 심혈관 손상

1 심근타박상

심근타박상을 입은 환자는 가슴통증이나 심근경색과 유사한 복장뼈 뒤쪽의 통증을 호소한다. 심전도 감시에서 동빈맥(굴빠른맥) 등의 부정맥이 나타나는 경우가 있으며, 환자의 복장뼈가 움직이면 이와 관련하여 복장뼈 주위의 멍, 휘어진 운전대 등은 심근타박상을 의심할 수 있는 지표가 된다. 항부정맥제 사용이 필요한 경우 정맥로를 확보한다.

2 심장눌림증

심장눌림증 환자는 심장막 안의 압력 증가로 인한 목정맥 팽대, 심장막에 혈액이나 체액이 고여서 발생한 심음 감소, 저혈압의 Beck's triad 징후가 나타난다. Beck's triad 징후가 나타나지 않더라도 충분한 수액공급에도 저혈압과

표 6-1
긴장기흉과 혈흉의 비교

구분	긴장기흉	혈흉
호흡음	손상된 쪽의 호흡음 감소나 소실	손상된 쪽의 호흡음 감소
타진소견	과도공명음	둔탁음
기관편위	기관편위	기관편위 없음
목정맥	목정맥 팽대	목정맥 팽대 없음

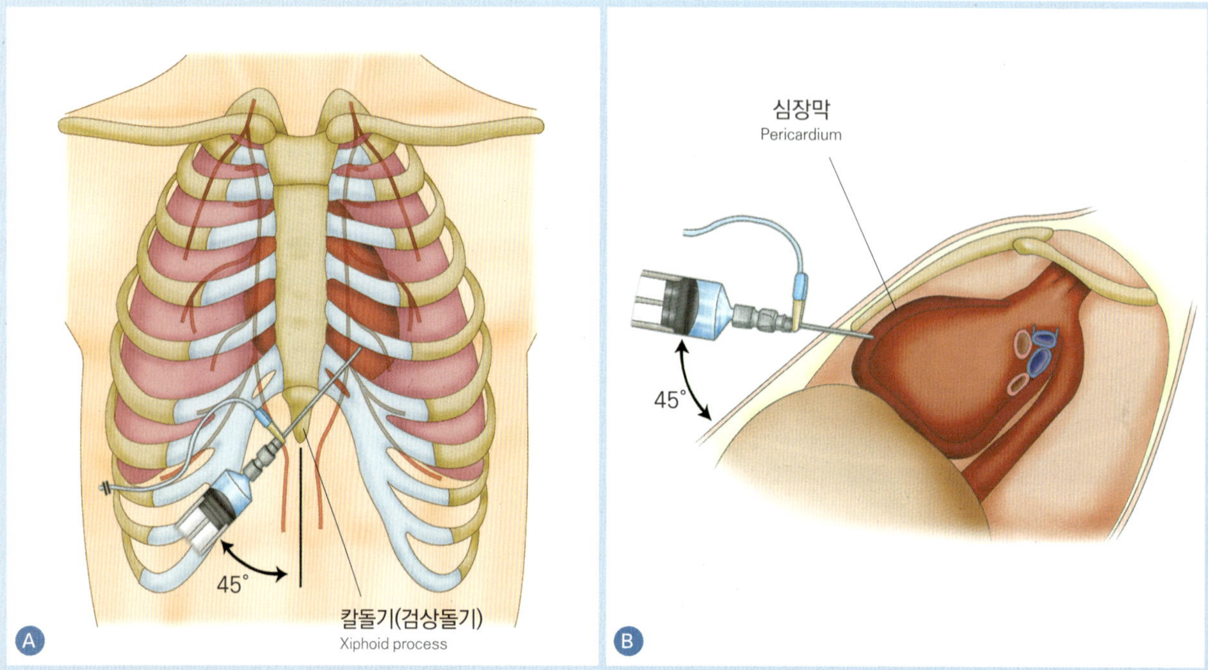

그림 6-21
심장막천자

빈맥이 지속되고 중심정맥압이 15~20cmH_2O 이상으로 증가하면 반드시 심장눌림증을 고려한다.

병원 전 단계에서는 필요시 산소 공급과 정맥을 통해 수액을 공급한다. 심장눌림증의 중요한 치료는 **심장막천자(pericardiocentesis)**이다(그림 6-21). 심장막천자를 시행하여 혈액을 5~10mL만 제거해도 효과가 있다. 하지만 심장막천자(pericardiocentesis)는 병원 전 현장에서 허용되지 않기 때문에 환자를 치료 가능한 병원 응급실로 신속히 이송해야 한다.

3 외상성 대동맥박리 및 파열

대동맥박리(aortic dissection) 및 파열은 측면 차량 충돌사고나 추락과 연관되어 있다. 대동맥 손상 환자는 중증 저혈압을 보이고 쇼크에 빠지게 된다. 대동맥박리 환자는 등까지 번지는 찢어지는 듯한 가슴통증(흉통)을 호소하고 맥박결손이 있을 수 있다. 방사선촬영 등을 통해 의료기관에서 정확한 진단을 내릴 수 있다. 대동맥박리 및 파열이 의심되는 환자의 처치는 치료 가능한 병원 응급실로의 신속한 이송과 안정이다. 이송하는 동안 고농도의 산소를 투여하고 정맥로를 확보하여 보존적 수액요법을 시행한다. 환자의 수축기혈압을 80mmHg로 유지하고, 환자의 활력징후가 악화되면 소생술을 적용한다. 이송 도중 흔들림이 발생하면 환자에게 치명적인 위험이 발생할 수 있으므로 환자의 안정을 우선으로 한다.

(4) 기타 가슴(흉부) 손상

1 외상성 가로막 파열 및 천공

외상에 의한 가로막 손상은 생명의 위협을 주는 것은 아니나 파열된 부위를 통해 내부장기의 탈출 등이 발생할 위험이 있어서 대부분 수술적 치료가 필요하다. 빠른 호흡과 창백한 피부, 호흡곤란을 보일 수 있다. 가슴벽의 타박상, 폐비빔소리, 피부밑공기증(피하기종, subcutaneous

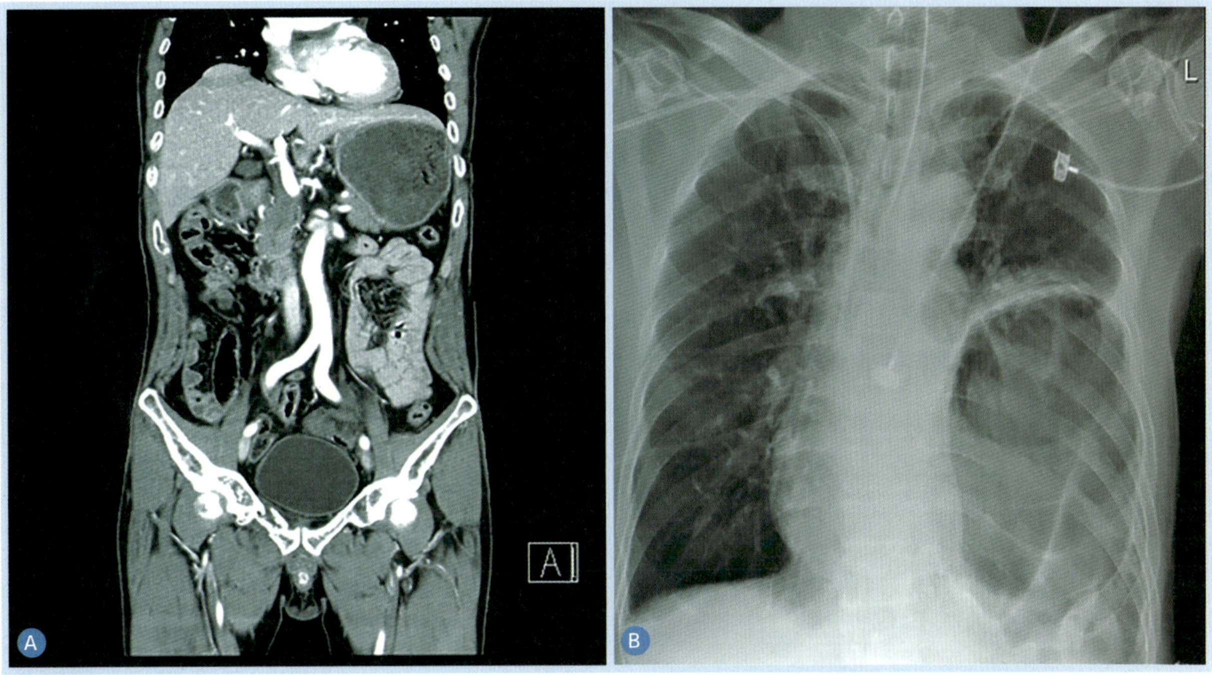

그림 6-22
A. 오른쪽 가로막 파열 CT
간의 가로막탈장으로 봉우리징후(hump sign)와 밴드징후(band sign)가 관찰됨
B. 왼쪽 가로막 파열 X-ray
출처: 부산대학교병원 권역외상센터

emphysema)이 나타날 수 있다(그림 6-22A, B). 청진 시 손상 입은 쪽의 호흡음이 감소하거나 가슴에서 장음이 들릴 수 있다. 환자에게 고농도의 산소를 투여하고, 환자를 치료 가능한 병원으로 신속하게 이송한다.

2 기관기관지 손상

기관기관지 손상이 의심되는 환자는 심한 통증을 호소한다. 창백하고 땀을 흘리며, 호흡보조근 사용, 코 벌렁임 등 호흡곤란의 징후를 보일 수 있다. 가슴 위쪽과 목 주위에 넓은 피부밑공기증이 관찰되고, 산소포화도가 감소한다. 저산소증이 있을 경우 산소를 공급하고, 기도의 혈액 및 분비물을 제거한다. 긴장기흉으로 진행되는 징후가 나타나는지 주의 깊게 관찰하며, 긴장기흉으로 진행되면 바늘감압술을 시도한다. 환자상태가 급속도로 악화될 수 있으므로 신속하게 이송한다.

3 외상성 질식

외상성 질식 환자는 과도한 부종과 혈관의 팽창, 피부의 변색을 동반한 다혈증이 관찰된다. 안구가 팽창하며 결막밑출혈(결막하출혈, ophthalmecchymosis)이 관찰된다. 환자는 압박으로 인한 호흡장애와 척추 및 척수 손상도 발생할 수 있다.

외상성 질식 환자에게는 고농도의 산소투여와 환기보조를 한다. 환자가 구출된 이후에 저혈량증에 빠지는 것에 대비하여 직경이 큰 바늘로 정맥로 2개를 확보한다. 갇혀 있던 환자가 구출될 경우 척추 등의 다발성 손상을 입고 있을 수 있기 때문에 즉시 이송을 할 수 있도록 대비한다.

환자가 오랜 시간 동안 갇혀 있는 경우 장시간 혈류가 제한되어 대사성 산증이 나타날 수 있다. 20분 이상 갇혀있는 경우 kg당 1mEq의 중탄산염나트륨 투여를 고려한다.

2 배 손상

1) 개요

2011~2020년 23개 병원을 대상으로 한 응급실 심층 조사 결과에 따르면 몸통 손상은 매년 증가하였고, 몸통 손상으로 인한 사망률은 65.5%로 외상성뇌손상(68.9%)에 이어 두 번째로 높다.

몸통에서도 많은 비중을 차지하는 배는 간, 담낭, 췌장, 비장, 위, 콩팥과 같은 내부 장기 및 혈관, 소화관 등으로 구성된다. 배는 뼈대에 의해 제대로 보호받지 못해 외부로부터의 충격이 내부 장기로 전달된다. 골절, 타박상, 열린 상처 등의 손상 유형에 비해 내부 장기의 손상은 발생 비율이 낮지만 내부 장기 손상으로 인한 사망은 70.1%로 높은 사망률을 나타낸다. 배안 내부 장기의 손상은 대부분 자동차 및 오토바이 충돌, 추락 등에 의한 가속과 감속, 심한 압박과 관련되어 발생한다. 하지만 폭행, 계단에서 구름, 운동과 같이 비교적 저에너지 기전에 의해서도 발생할 수 있다. 배는 외상에 의해 내부 장기 손상으로 출혈 및 소화액 누출이 발생할 수 있고, 직접적인 장기 손상뿐만 아니라 혈관 손상에 의한 출혈로 조직 저관류 상태가 발생하고 이는 조직 저산소증을 일으켜 장기부전을 유발할 수 있다. 하지만 배안 출혈이 발생해도 복막 자극 증상이나 활력징후의 변화가 나타나지 않을 수 있고, 많은 양의 혈액이 배안에 고여 있어도 외형의 변화가 없을 수 있기 때문에 초기에 배가 정상 소견이라고 해서 내부 손상이 없다고 단정할 수 없다.

배 외상환자는 정확한 손상을 확인하여 치료를 결정해야 하지만 초기에는 특정 장기의 손상을 의심하기보다 **배 손상**이 있음을 의심하는 것이 추후에 발생할 치명적인 결과를 예방할 수 있다. 따라서 배 손상이 의심되는 환자는 자주 반복적으로 평가를 하여 시간에 따른 배 상태의 변화를 찾아내고, 외과적 진료 및 수술적 중재가 가능한 병원을 선정하는 것이 중요하다.

2) 해부 및 생리

배안(복강, abdominal cavity)은 위쪽은 가로막(diaphragm), 앞쪽은 배근육, 아래쪽은 두덩결합(치골결합)과 고샅인대(서혜인대, inguinal ligament), 옆구리는 앞겨드랑선과 뒤겨드랑선 사이로 6번째 갈비사이(늑간)에서 아래 엉덩뼈능선까지이며, 등은 양쪽 뒤겨드랑선 사이로 위쪽 어깨뼈(견갑골, scapula) 끝에서 아래쪽 엉덩뼈능선까지로 경계지을 수 있다. 배안은 크게 **복막안(복막강, peritoneal cavity)**, **복막뒤공간(후복막강, retroperitoneal cavity)**, 골반안(골반강, pelvic cavity)의 세 구역으로 구성된다(그림 6-23).

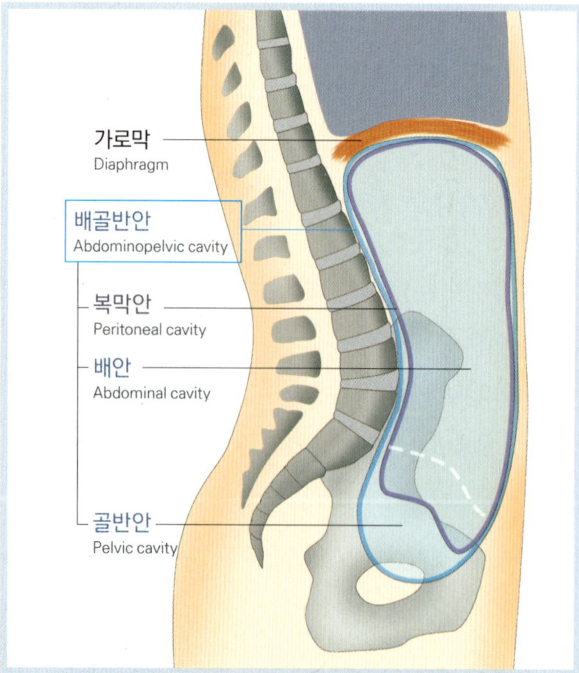

그림 6-23
배안(Abdominal cavity)의 해부학적 구조

복막안은 가슴안(흉강, thoracic cavity)의 아랫부분을 의미하고 가로막에 의해 가슴안과 구분된다. 날숨 시 가로막이 올라가기 때문에 아래쪽 갈비뼈나 유두선 아래쪽의 관통 손상 및 둔상은 배안 장기에 손상을 줄 수 있다.

복막뒤공간은 배 뒤쪽의 복막 경계선 뒤쪽 공간을 말하고 배대동맥, 아래대정맥, 가슴림프관, 십이지장 대부분, 췌장, 콩팥, 요관, 대장(상행·하행결장)을 포함한다(그림 6-24). 복막뒤공간은 신체 검진으로 확인하기 어려운 부위이며 손상 초기에 복막 자극 증상이 잘 나타나지 않아 복막뒤공간의 장기 손상 시 인지하기 어렵다.

골반안은 복막안의 아랫부분으로 직장과 방광, 엉덩뼈(장골) 혈관이 위치하고, 여성의 경우 내부생식기 등이 위치한다. **가슴배 부위(thoracoabdominal area)**와 마찬가지로 주변을 둘러싸는 뼈 때문에 검사가 어려울 수 있다(그림 6-25).

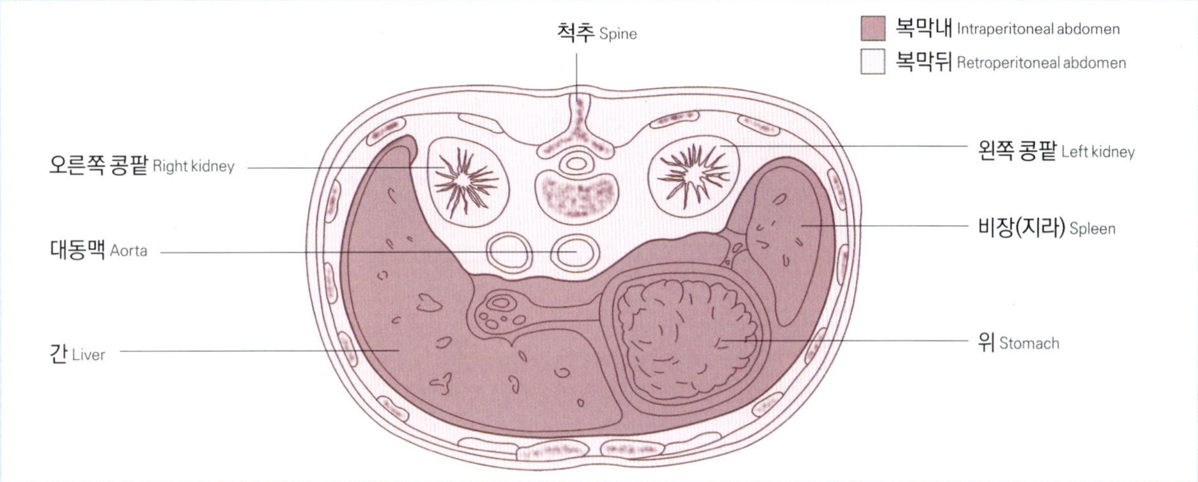

그림 6-24
복막뒤공간의 장기

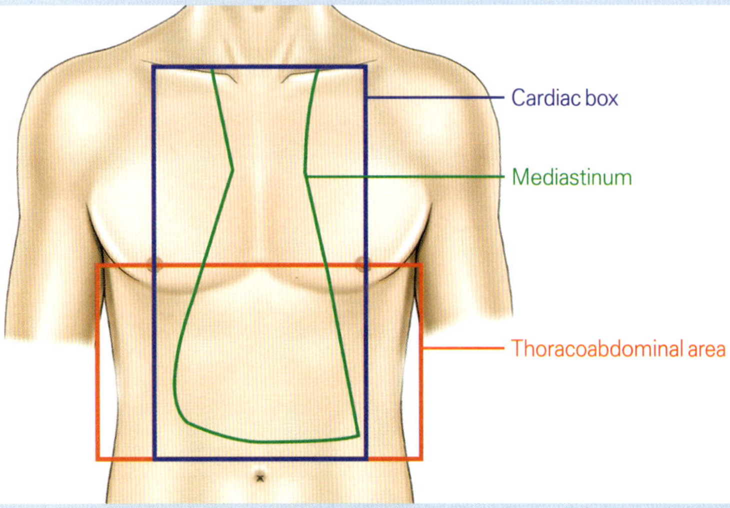

그림 6-25
가슴배 부위(Thoracoabdominal area)

배안은 배꼽, 칼끝돌기, 엉덩뼈능선, 두덩결합(치골결합)을 해부학적 구분점으로 하여 배꼽에서 교차하는 수직선과 수평선에 의해 4개의 하위 구역으로 나누어 좌우 상하의 4분면으로 구분하거나 세부적으로는 9개의 복부골반 영역으로 나눌 수 있다(그림 6-26, 표 6-2).

하지만 배안은 매 호흡 시 가로막이 움직이며 복부의 내용물이 이리저리 움직이는 역동적인 공간이다. 깊은 날숨 시, 가로막 중앙이 전방 4번째 갈비사이(유두 부위)와 후방의 7번째 갈비사이(어깨뼈 아래 끝자락)까지 올라간다. 가로막의 가장자리는 가슴우리(흉곽)의 경계에 접합된다. 최대한 힘 있게 숨을 들이마시는 경우 가로막은 하방으로 최대 9cm 가량 내려간다. 가로막의 이러한 움직임으로 인해 매 호흡마다 배안 내용물이 위아래로 움직인다. 또한 속빈 장기에 담긴 내용물의 양에 따라 부피가 달라지고, 소화관은 음식을 소화하는 과정에서 일부 움직임이 허용된다. 따라서 이러한 역동적 움직임은 배의 둔상/관통상을 예측하는 주요 고려사항이 된다.

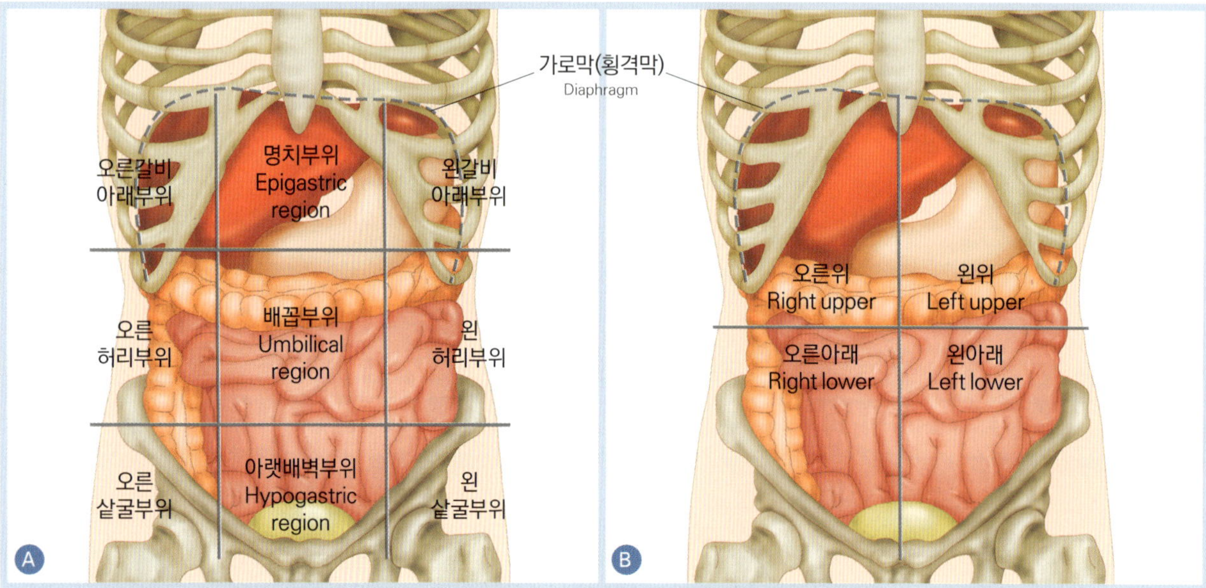

그림 6-26
배골반 부위(Abdominopelvic region)
A. 배골반 9구역, B. 배골반 사분면 부위: 배는 4개의 사분면과 9개의 영역으로 세분화된다.

표 6-2
복부 사분면

복부 사분면	포함되는 장기
RUQ	간, 담낭, 췌장의 머리, 오른쪽 콩팥, 상행·횡행결장의 일부, 소장의 일부
LUQ	간의 일부, 위, 비장, 췌장의 몸체와 꼬리, 왼쪽 콩팥, 횡행·하행결장의 일부, 소장의 일부
LLQ	하행결장의 일부, 소장의 일부, 요관, 여성의 왼쪽 난소
RLQ	충수돌기, 상행결장의 일부, 소장의 일부, 요관, 여성의 오른쪽 난소

(1) 소화관

소화관(digestive tract)은 7.62m(25피트) 길이의 속이 텅 빈 근육관으로 소화와 배설을 담당한다(그림 6-27). 소화관의 복부 구성 요소는 위, 소장(십이지장, 공장, 회장), 대장(혹은 결장), 직장, 항문이 있다. 이러한 구조들은 간이 차지하고 있는 공간을 제외한 배안의 전방과 측면을 가득 채운다.

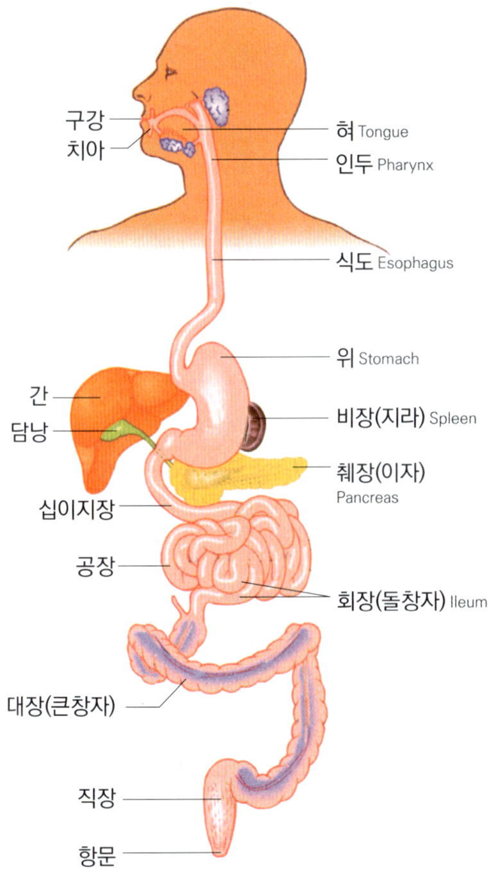

그림 6-27
소화관

1 보조장기

간

간은 혈액의 해독, 담즙의 생산, 신체 대사를 위한 중요한 인자들과 글리코겐을 저장하는 복부 내 가장 큰 장기이다. 또한 간은 삼투성 체액 조절을 돕고, 응고 과정에 사용되는 단백질을 생성한다.

담낭

담낭(쓸개, gallbladder)은 간의 뒤편과 아래에 위치한 작은 속빈장기이다. 담낭은 간으로부터 담즙(쓸개즙)을 받아 지방 음식의 소화에 사용될 때까지 저장을 한다. 담낭은 수축을 하면서 담즙을 담관을 통해 십이지장으로 전달한다. 담즙은 소화 과정에서 분해되지 못한 지방을 유화시킨다.

췌장

췌장(이자, pancreas)은 글루카곤과 인슐린 생성을 담당하며, 강력한 소화 효소를 생성한다. 소화 효소는 십이지장에 진입하기 전에 담관과 연결되는 췌장관을 지난다. 간과 마찬가지로 췌장은 속빈 장기이지만 장액막으로 덮인 섬세하고 취약한 속성을 지닌다. 췌장은 왼쪽 상복부(LUQ)의 아래쪽 중앙에서 오른쪽 상복부(RUQ)의 중앙까지 놓여 있다.

(2) 비장

비장(지라, spleen)은 소화 보조장기는 아니지만 면역계의 일부이다. 혈관성 장기인 비장은 손바닥 정도의 크기이고, 위의 뒤편과 콩팥의 측면인 왼쪽 상복부(LUQ)에 위치한다. 비장은 중요한 면역기능을 수행하고 대량의 혈액을 저장한다. 비록 비장이 가슴우리, 척추, 측/후면 근육에 의해 견고하게 보호를 받지만 둔상 특히, 왼쪽 옆구리에 영향을 주는 충격에 의해 손상될 수 있다.

(3) 비뇨기관

비뇨기관(urinary organ)은 콩팥(신장), 요관, 방광, 요도로 구성된다(그림 6-28). 왼/오른쪽 상복부의 구역에 위치한 콩팥은 등의 근육, 등뼈 및 허리뼈, 측면 근육에 의해 보호받는다. 콩팥은 배대동맥으로부터 풍부한 혈액을 공급받으며, 혈류에 있는 노폐물을 추출하여 소변으로 제거한다. 콩팥은 또한 수분과 나트륨을 정체시키거나 분비하여 체내의 염분/수분 균형을 조절(삼투압 조절)하는 중요한 기능을 하며, 신체의 산도(pH)를 조절하고, 혈압을 유지하는 기능을 한다.

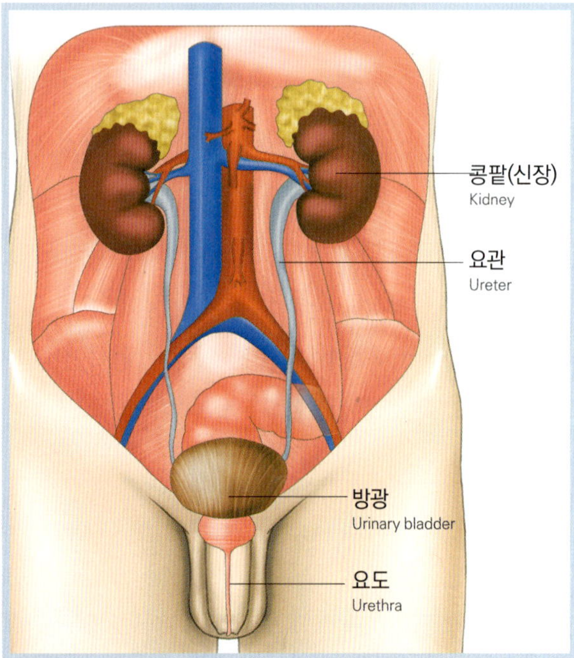

그림 6-28
비뇨기계 해부학

(4) 생식기

여성생식기(female genital organ)는 골반 안쪽에 위치하며, 난소, 나팔관, 자궁, 질로 구성된다. 남성생식기(male genital organ)는 외부로 돌출되어 두덩뼈(치골)의 앞에 있으며 고환, 음낭, 음경을 포함한다.

(5) 혈관구조

배안 내용물은 척추의 왼쪽을 따라 놓인 배대동맥을 통해 혈액을 공급받는다. 배대동맥은 여러 장기와 장으로 이어지는 혈관가지로 세분화된다. 배대동맥은 엉치뼈 윗부분에서 두 개의 큰 엉덩동맥(iliac artery)으로 나뉜다(그림 6-29). 엉덩동맥은 골반을 가로질러 고샅인대(서혜인대)를 지나면서 넙다리동맥이 된다. 골반에 견고하게 접합된 이러한 동맥은 골반골절이나 탈구가 발생할 경우 파열될 수 있다. 척추의 오른쪽을 따라 놓인 아래대정맥(하대정맥)은 다리와 복부로부터 모인 정맥혈을 심장으로 환류시킨다. 또한 복부에는 특수 순환계인 문맥계가 있다. 문맥계는 정맥혈과 장에 흡수된 액체 및 영양분을 수집하고 간으로 전달한다. 간은 전달받은 액체를 해독하고, 과잉 영양분을 저장하며, 부족한 영양분을 보충하고, 혈액-영양분-액체 혼합물을 심장 바로 밑에 있는 아래대정맥으로 전달한다.

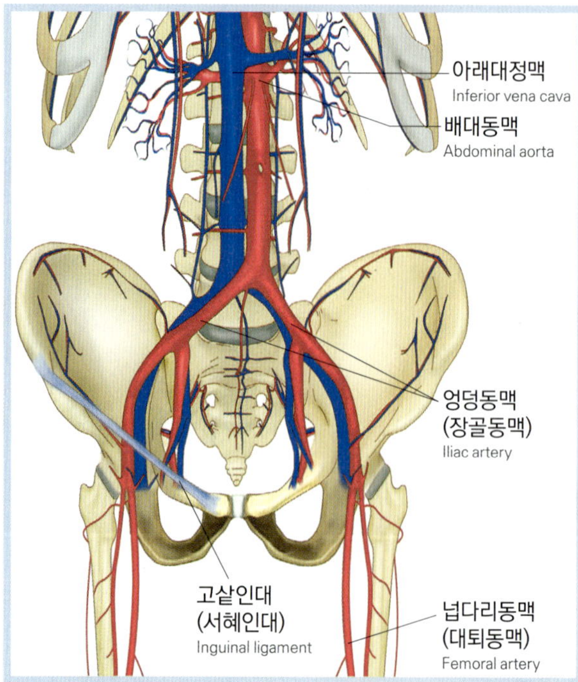

그림 6-29
복부 혈관

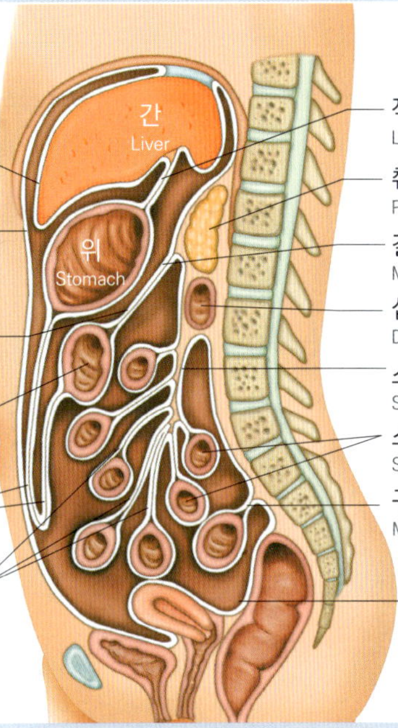

그림 6-30
복막, 장간막, 그물막

이들 혼합물은 아래대정맥에서 정맥혈과 섞이고, 심장을 지나 전신으로 공급된다.

(6) 복막

대부분의 복부 장기는 장액성 막인 **복막(배막, peritoneum)**에 의해 덮여 있다(그림 6-30). 복막조직은 폐의 늑막과 형태와 기능이 유사하다. 벽측 복막은 배안의 전·측면 안쪽을 덮는 반면 장측 복막은 각 장기를 덮는다. 복막층 사이에 있는 소량의 액체는 소화 시 장이 자유롭게 움직이게 한다. 소화관은 장간막에 의해 지지를 받는다. **장간막(mesentery)**은 혈관, 림프혈관, 신경, 지방조직을 수용하는 이중 복막주름으로 후방 복벽에 장을 매단다. 장간막의 추가적인 주름인 그물막(omentum)은 전방 배안을 덮고, 단열 및 보호를 한다. 그물막의 두께는 체지방의 크기와 비율에 따라 다양하다. 비만 환자의 경우 그물막은 상당히 두껍고, 마르고 근육질인 환자의 경우 매우 얇다. 콩팥, 비장, 십이지장, 췌장, 방광, 상행·하행결장의 후방부분, 직장을 제외한 일부 복부 구조물들은 복막에 의해 덮여 있다.

대부분의 배안 혈관 구조는 복막뒤공간에 위치한다. 외상의 경우 복막뒤공간으로의 출혈이나 체액 방출보다 복막 공간으로 유출된 혈액에 의한 복막 자극이 더욱 분명한 증상과 징후를 나타내기 때문에 장기와 복막 간의 관계를 파악하는 것은 중요하다.

3) 손상기전

(1) 둔상(Blunt Injury)

배에 가해지는 직접 타격, 압박, 가속 및 감속, 전단력은 배안 장기의 손상을 유발한다. 배의 둔상은 동반 손상이 많고 외부로 나타나는 증상이 없거나 적은 특징을 가지고 있다. 배의 둔상으로 가장 흔하게 손상되는 기관은 손상 빈도별로 비장(40~55%), 간(35~45%), 소장(5~10%) 순이며, 복막뒤혈종은 15% 정도에서 발생한다. 고형장기의 압박은 으깸(압궤, crushing), 열상(laceration)을 유발할 수 있다. 반면 속빈장기에 가해진 힘은 구조의 파열을 유발하여 내용물이 배안으로 유출될 수 있다. 전단력은 다른 구조에 묶여 있는 곳에서 구조물이 찢어질 수 있다. 흔히 자동차 핸들에 배가 부딪히는 경우 폐쇄성이더라도 속빈장기가 파열될 수 있고, 비장이나 간 열상이 발생하며 장간막의 열상이 발생할 수 있다. 또한 경운기 등 농기구에 의한 사고는 경운기 운전자가 운전대에 가슴이나 배의 몸통 부위나 골반부가 부딪히는 경우가 많으므로 몸통 손상과 골반 손상에 의한 내출혈의 가능성을 고려해야 한다.

안전벨트의 사용은 차량 충돌 시 탑승자의 이탈과 치명적인 충돌을 방지하면서 많은 손상을 예방하고 생명을 구하는 장치이다. 하지만 이러한 이탈을 막는 힘은 상당할 수 있어 직접적으로 손상 받을 수 있고, 안전벨트를 너무 높게 맨 상태에서 자동차가 갑자기 정지하게 되면 안전벨트가 배를 압박함으로써 배안 장기의 둔상이나 대혈관의 손상을 유발할 수 있다. 최근의 자동차는 3점식 안전벨트로 상체와 하체를 같이 고정시키게 되어 있지만 2점식 형태(허리를 중심으로 고정)이거나 어깨 벨트를 개별적으로 사용하는 자동차도 있다. 허리를 중심으로 고정했을 때 머리, 상체를 보호할 수 없고, 배에 강한 압박이 전달되어 배안 장기 파열, 척추 손상이 발생할 수 있다. 어깨 벨트만 단독으로 사용 시 가슴 타박상, 갈비뼈나 복장뼈 골절, 간 열상, 심하면 목이 부러지는 등의 신체 상부의 손상을 입을 수 있다. 반면에 3점식 이상의 안전벨트를 사용하면 충격이 어깨, 가슴, 골반으로 분산되어 머리와 목 손상의 빈도가 낮아진다. 최근에는 부적절한 안전띠 사용으로 속빈 장기나 허리뼈, 자궁 파열 등의 빈도가 늘어나는 추세이다. 임신부의 경우 마찬가지로 올바른 안전벨트 착용으로 산모와 태아의 손상을 현저하게 감소시키지만 잘못된 벨트착용은 자궁 파열과 자궁으로부터 태반분리의 발생률을 높인다(11장 특수 환자 외상 참고). 따라서 안전벨트, 에어백, 스포츠 패드와 같이 모든 보호장비의 착용 및 작동 유무를 확인하고 적절하게 착용하였는지 조사해야 한다.

(2) 관통상(Penetrating Injury)

관통상은 칼, 총탄, 화살, 공사장의 철근 등 여러 가지 물질에 의해 발생한다. 국내에서 발생하는 관통상은 칼이나 흉기에 의한 관통상이 많다(그림 6-31). 칼이나 흉기에 의한 관통상은 관통 부위가 신체 장기의 어느 부위인지와 통과 부위가 어디인지가 중요하다. 따라서 칼이 들어간 부위와 칼의 방향, 가해자가 가해한 방향 등을 조사하여야 한다. 우리나라는 총탄에 의한 관통상이 흔하지 않으나 겨울철 사냥총이나 군부대에서 간혹 발생한다. 총알과 같은 발사체, 칼 등의 관통성 물체의 경로를 따라 복부 장기가 손상 받을 수 있다. 외부에서 보이는 상처가 작더라도 내부의 장기 손상은 클 수 있다. 발사체는 뼈(갈비뼈, 척추, 골반)를 관통할 수 있고, 내부 장기를 뚫을 수도 있다. 총탄에 의한 손상은 탄환의 운동 에너지에 따라 손상의 정도가 달라지며, 움직이는 물체에서 발생하는 운동 에너지(kinetic energy)는 물체의 질량과 속도의 제곱에 비례한다(1장 외상의 이해 참고). 운동 에너지의 양을 생성하는데 가장 중요한 요소는 물체의 속력이다. 탄환의 속도가 2배인 경우 운동 에너지가 배로 되므로 탄환 속도가 탄환의 무게보다 더 많은 영향을 미친다. 손으로 구타하는 것에 비하여 총상에 의한 손상이 더욱 치명적인 이유는 손보다 탄환의 무게는 적지만 속력이 매우 빠르기 때문이다. 그러나 속도가 같다면 질량이 많은 것에 의한 손상이 더욱 심할 것이다. 발사체의 속력(저속 또는 고속), 신체의 손상 부위(조직 또는 장기 등)에 따라 침해 정도가 달라 치료 방법이 다르다. 따라서 총상의 경우 무기의 종류를 확인하고 이러한 정보를 응급의료진에게 전달하는 것이 중요하다.

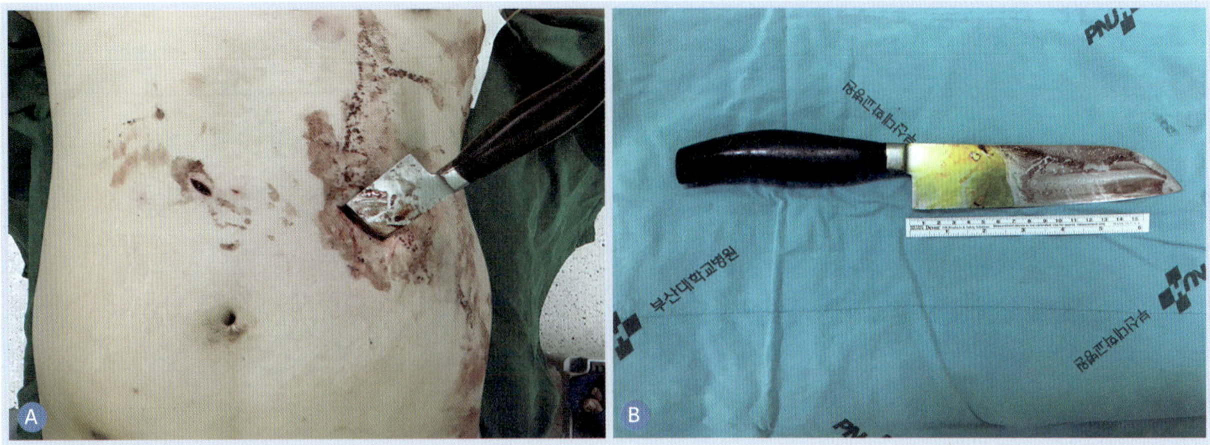

그림 6-31
A. 칼에 의한 복부 자상 B. 관통된 칼의 깊이
출처: 부산대학교병원 권역외상센터

4) 배 손상의 유형

배 손상은 폐쇄성 손상과 개방성 손상으로 구분된다(표 6-3). 폐쇄성 또는 배 둔상은 자동차 운전대에 부딪히거나 운동경기 중의 충격 등의 둔상에 의한 경우로서 배벽의 파열이 없고 관통되지 않은 것을 말한다. 개방성 또는 배 관통상은 이물질이 배벽을 통과하여 배안의 장기가 외부로 노출되었거나 배벽이 파열된 손상을 말한다. 개방성 손상은 자상(stab wound)이나 총상 시에 흔히 관찰된다. 관통상의 일부에서는 단순히 배벽만 손상되고 배안은 보존되는 경우도 있다. 총상이나 자상의 경우는 반드시 탄환이나 칼이 복벽을 통과하여 배안으로 들어갔는지 판단해야 한다.

표 6-3
배 손상의 유형

유형	예
개방성 배 손상(관통상)	총상, 자상, 내장탈출 등
폐쇄성 배 손상(둔상)	차량사고, 구타, 계단에서 구름 등

(1) 손상 종류

1 고형장기 손상(Solid Organ Injury)

고형장기(간, 비장, 췌장, 콩팥 등)는 혈관이 풍부하므로 손상 시 출혈이 심하다. 그중에서도 간은 배 안에서 가장 큰 고형 장기로 배 둔상 시 손상받기 쉬운 장기이다. 간 손상에 의한 초기 사망의 주된 원인은 출혈이며, 후기 사망은 패혈증에 의한 것이다. 간 손상은 오른쪽 아래 갈비뼈 손상 시 의심할 수 있고, 손상 시 오른쪽 상복부 통증을 호소한다. 동반되는 손상으로는 오른쪽 기흉, 오른쪽 가로막 상승을 동반할 수 있다.

비장은 배 둔상 시 가장 흔히 손상되는 장기이다. 왼쪽 아래 가슴우리 또는 왼쪽 상복부 둔상, 배 관통상에 의해 비장이 손상될 수 있다. 비장은 혈관이 많이 분포되어 손상 시 심각한 배 내부 출혈이 발생할 수 있으며, 출혈에 의한 저혈압은 복통과 복부 팽만감 다음으로 흔한 소견이다. 왼쪽 상복부 통증이나 왼쪽 아래갈비뼈 골절, 가로막 자극으로 인한 왼쪽 어깨 통증이 있을 시 비장 손상을 의심할 수 있다.

복막뒤(후복막)공간에 있는 콩팥 손상은 흔치 않다.

콩팥은 관통상으로부터 잘 보호되는 위치에 놓여 있고 콩팥 손상을 가져올 정도의 상해는 대부분 갈비뼈 골절이나 다른 심각한 배안 장기 손상을 동반한다. 아래 갈비뼈(10~12번)의 골절, 옆구리 쪽의 둔상, 열상 또는 관통상이 발견되면 콩팥의 손상을 의심할 수 있다. 콩팥 파열 시 대량출혈이 발생할 수 있고 혈뇨가 동반되어 나타날 수 있다.

췌장 손상은 주로 명치 부위의 둔상에 의해 장기가 척추뼈와 명치 사이에서 눌리면서 발생한다. 췌장 손상은 병원 내에서 조영증강 CT를 통해 진단하나 수상 후 8시간까지는 심각한 췌장 손상을 확인하지 못할 수도 있다. 따라서 병원 전 환경에서는 췌장 손상을 정확히 예측하기 어렵고 초음파를 통해서도 손상 확인이 어렵다. 하지만 복부 손상이 의심된다면 여러 장기의 손상 가능성을 열어두고 환자를 움직이지 않도록 절대 안정시키며 병원 도착 때까지 활력징후를 주의 깊게 관찰해야 한다.

2 속빈장기 손상(Hollow Organ Injury)

소화관(위, 소장, 담도계, 대장 등)이 손상되면 소화관 내부에 있는 음식물, 장 내용물, 소화효소 등이 배안으로 유출되어 염증을 유발하는데 이러한 염증을 **복막염(peritonitis)**이라고 한다. 세균성 복막염은 주로 유해한 세균을 수용하는 공장, 회장, 결장, 직장과 같은 장이 찢어지거나 개방성 손상이 발생한 뒤 복막 공간으로 침투한 세균에 의해 유발되는 경우가 많다. 감염이 발생할 정도로 많은 세균이 증식하는 데에는 12~24시간이 소요되기 때문에 세균성 복막염은 병원 전 의료 상황에서 나타나는 경우가 드물다. 반면 화학적 복막염은 방광 내 소변, 담낭의 담즙, 위나 십이지장의 산성액과 같은 산성의 소화물로 인한 부식성으로 세균성 복막염보다 더욱 빠르게 발생한다. 이러한 물질은 복막을 급속도로 자극하고 염증 반응을 일으킨다. 혈액은 제한된 복막염을 유발하기 때문에 복막안으로의 출혈에 의해 복막염이 야기될 확률은 낮다.

복막염은 심한 복통, 배 근육의 강직, 장운동 마비, 배 팽만 등의 증상이나 징후를 나타낸다. 그중에서도 위는 해부학 구조상 신축성이 좋고 튼튼하기 때문에 둔상에 의한 천공은 드물고 주로 칼 등에 의해 관통 손상이 발생한다. 하지만 코위관삽입 이후에 혈액이 나오거나 입으로 혈액이 나오는 경우 손상을 의심할 수 있고, 위 내용물이 배안으로 나오면서 급격히 명치 통증(상복부 통증, epigastric pain)을 유발하거나 복통과 같은 복막염 증상을 일으킨다.

십이지장은 주로 교통사고 시 배 전면에서 압력을 받으며 복벽과 척추 사이에 압착되면서 천공 또는 파열이 발생한다. 예를 들어 자동차 정면충돌 시 운전자가 안전띠를 매지 않았거나 오토바이 핸들에 배를 직접 부딪혔을 때와 같은 배 둔상 시 발생한다. 주로 등쪽으로 발생하는 연관통이 증상이지만 십이지장은 복막뒤공간 중심부 깊은 곳에 위치하여 주위 여러 기관들과 조직으로 싸여 있어 손상 시 비특이적인 소견을 보이고, 복막 자극 증상이 나타나지 않아 초기에 발견이 어렵다.

속빈 장기에 담긴 내용물의 양에 따라 소화관 내용물의 유출 정도와 파열 정도가 달라질 수 있다. 위는 내용물이 가득 찬 경우 1.5L까지 될 수 있고, 방광은 소변이 배출된 이후 10mL 정도의 액체를 담고 있으나 최대 500mL 정도의 액체로 가득 찰 수 있다. 방광은 특히 만취 상태와 같이 충만되어 있을 때 잘 파열될 수 있다. 속빈 장기의 손상은 대변에 선명한 혈액(혈변, hematochezia), 구토물에 혈액(토혈, hematemesis), 소변에 혈액(혈뇨, hematuria)이 섞여 나오는 것으로 의심할 수 있다.

3 배 혈관 손상

배에는 큰 혈관들이 존재하므로 둔상 또는 관통상으로 인해 배 혈관이 손상되면 심각한 쇼크에 빠지게 된다. 개방성 또는 폐쇄성 배 손상으로 대동맥이나 아래대정맥에 열상이 생기면 짧은 시간에 대량으로 출혈이 되므로 매우 치명적이다. 또한 장간막이 열상을 입어서 장간막(mesentery) 내의 혈관이 손상 받기도 하고, 장기가 파열되며 주변 혈관이 열상을 입기도 한다. 배안으로 유입된 혈액은 배를 심하게 자극하지 않기 때문에 복막염보다 통증은 적지만 출혈에 의한 혈압 저하 혹은 출혈성 쇼크를 유발한다. 배 수술 이전에는 수상 부위를 정확히 확인하기 어려워 **혈액복막(혈복강, hemoperitoneum)** 발생 시 정확한 장기 및 혈관 손상을 파악하기 어렵다. 따라서 병원 전 단계에서는 큰 직경의 정맥로를 팔에 확보하여 수액을 공급하고, 환자상태를 지속적으로 관찰하여 외과적 수술이 가능한 병원으로 신속하게 환자를 이송해야 한다.

5) 배 손상의 평가

외상환자의 초기 처치에서 배의 정확한 평가는 상당히 어려운 부분이다. 배 둔상 환자의 경우 일차평가에서 순환을 평가할 때 배안의 보이지 않는 출혈의 가능성도 반드시 염두에 두어야 한다. 배 관통상이 있다면 당연히 배 내부 장기 손상의 원인이 될 수 있음을 명심해야 하며, 이 단계에서 손상의 기전, 외력의 정도, 손상 위치, 환자의 혈역학적 상태 등을 확인하는 것이 배를 평가하는데 중요한 요소가 된다. 그러나 배의 속빈 장기(hollow organ)의 파열이나 장기 출혈은 겉으로 보아서는 쉽게 알기 어려우며 음주, 마약 복용, 뇌손상이나 척추 손상, 배 주변 구조물 손상 등의 경우에는 환자평가를 정확하게 하기 어렵다. 많은 양의 혈액이 배안에 고여 있어도 외형에 큰 변화가 없을 수 있고, 복막 자극 증상이 나타나지 않을 수 있다. 따라서 직접 가격이나 감속 손상(deceleration injury), 관통상을 입은 모든 환자들은 문제가 없음이 최종 확인될 때까지 일단 배안 장기 손상이나 배 혈관 손상이 있다고 간주해야 치명적인 결과를 예방할 수 있다.

(1) 현장평가

응급구조사, 동료, 환자, 목격자에게 현장이 안전한지 확인한다. 표준 주의 지침을 유의하며 환자에게 접근한다. 손상기전 및 추가적으로 필요한 자원을 파악하고 요청한다.

응급구조사가 처음으로 현장에 도착하면 환자가 어떻게 누워 있는지 관찰해야 한다. 심한 복부질환이나 손상을 입은 환자는 무릎을 당기고 조용히 누워 있기를 원한다. 복부 내용물의 과도한 움직임을 방지하기 위하여 환자는 빠르고 얕은 호흡을 한다. 몸이나 배안 장기들은 움직일 때 염증이 있는 복막을 자극하여 통증이 발생하므로 환자는 본능적으로 움직임을 피한다. 하지만 배 손상 환자의 경우 증상 및 징후가 제한적이고 구체적으로 드러나지 않을 수 있다. 따라서 현장평가 단계에서 환자의 손상기전을 면밀히 파악해야 한다. 예를 들어 배의 둔상을 입은 경우 충격의 강도와 방향, 충격이 전달된 신체 부위를 확인한다. 차량 충돌의 경우 안전벨트 착용 유무와 올바른 방법으로의 착용 여부를 확인한다. 또한 에어백의 작동 유무, 차량 내 휘어진 운전대 등을 확인한다. 충돌 방향과 충돌 속도, 환자가 튕겨나간 거리를 확인하여 고에너지 기전을 확인한다.

(2) 일차평가

현장평가와 더불어 기도, 호흡, 순환 및 의식상태를 확인한다. 환자가 의식이 있다면 배 손상을 어떻게 어느 곳에서 받았는지, 오심이나 구토를 했는지 설명할 수도 있다. 의식이 없는 환자에서 구토를 했을 경우 응급구조사는 반드시 인후의 구토물을 청결히 하여 폐로 흡인되지 않게 한다. 그리고 환자의 머리를 한쪽으로 기울이고 가슴보다 낮은 위치로 하여 기도의 개방성을 유지한다. 잠재적 부상이 배제될 때까지 허리 고정을 유지하고, 토물의 종류(음식, 혈액, 점액 또는 담즙 등)를 조사해야 한다.

배 손상으로 인한 쇼크 시 일차평가 단계에서 비정상 소견을 보일 수 있다. 보상성 쇼크 단계에서 호흡수가 약간 증가할 수 있으나 심한 출혈성 쇼크 환자에서는 뚜렷한 빠른 호흡을 보인다. 배안 출혈에 의한 저혈량성 쇼크에서는 빈맥, 저혈압, 창백하고 차갑고 축축한 피부상태를 보일 수 있다. 더불어 불안, 초조와 같은 미묘한 징후를 보일 수 있다. 배안 출혈의 가장 신뢰할 수 있는 지표는 설명할 수 없는 원인으로부터 존재하는 저혈량성 쇼크이다. 복부 외상의 근거를 찾기 위해 의복을 제거하고 검사를 시행해야 한다.

(3) 이차평가

일반적으로 배 손상 환자의 주요 증상은 통증이다. 환자의 주호소에 집중된 평가를 시행한다. 배 손상의 평가 방법은 둔상이나 관통상 모두 같다. 환자의 무릎을 약간 굽히고 가능한 한 편하게 눕히고, 의복은 벗기거나 느슨하게 한다. 가장 먼저 환자의 활력징후를 평가하며 규칙적으로 기록한다.

배의 검사는 우선 시진으로 배의 팽만이 있는지 배의 타박상이나 외상의 흔적이 있는지 평가한다. 배, 옆구리 또는 배꼽, 등에 물렁조직(연부조직) 손상을 확인한다. 타박상, 찰과상, 찔린 상처, 관통상, 외부 출혈, 내장탈출, 박힌 물체, 피부밑출혈, 물체의 선명한 자국(바퀴자국) 등은 배 손상을 시사하는 소견이다. 이러한 소견을 통해 둔상의 원인과 정도를 알 수 있고 손상된 장기를 짐작할 수 있다. 자동차 핸들이나 안전벨트는 배나 가슴에 그들의 특징적인 멍을 만든다. '안전띠징후(seat belt sign)'는 갑작스러운 감속으로 어깨, 허리띠 등에 복벽이 압박되어 반상출혈 및 찰과상이 나타나는 것을 말한다(그림 6-32). 이러한 징후는 부적절한 안전띠의 사용, 높은 에너지 충돌 시 나타나며, 배안 손상 가능성이 8배 증가했음을 나타낸다. 특히 소아는 성인에 비해 배 손상의 발생률이 크다. 소아는 몸통의 전후방 직경이 작고 배를 감싸는 근육이 미약하며, 가슴우리는 연골로 유연성이 높아 외상에 의한 충격이 배의 장기로 전달되는 특징을 가진다. 이에 간, 비장, 콩팥(신장) 부위에서 소아 배 외상의 발생률과 중증도가 높아진다(11장 특수환자 외상 참고).

그레이 터너징후(Grey-Turner sign)는 옆구리 쪽의 반상출혈, 쿨렌징후(Cullen sign)는 배꼽 주위의 반상출혈을 말하며, 배의 내부 출혈을 시사한다(그림 6-33).

배의 팽만은 내부 출혈을 나타낼 수 있다. 배의 계속적인 시진을 통해 시간에 따른 배의 부피 변화를 알아차려야 한다. 성인의 배안은 명백한 팽창징후를 보이기 전까지 1.5L의 액체가 고일 수 있다. 배안 장기 손상을 입은 환자에서 모두 배 팽만이 나타나는 것은 아니며, 환기 시 위로 공기가 들어갔을 때도 배 팽만이 나타날 수도 있다. 또한

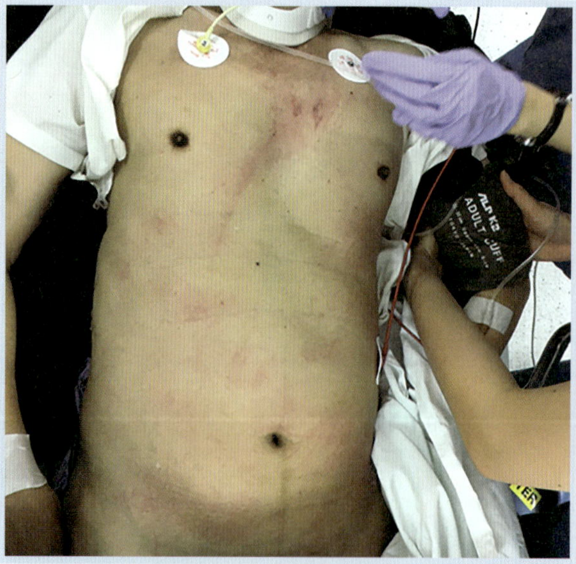

그림 6-32
안전띠징후(Seat belt sign) / 안전띠 손상(Seat belt injury)
출처: 부산대학교병원 권역외상센터

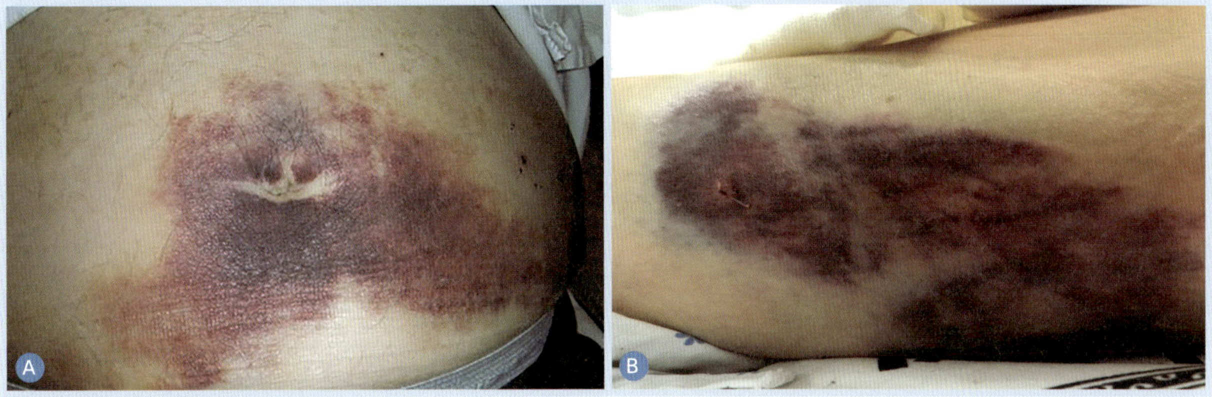

그림 6-33
A. 쿨렌징후 B. 그레이 터너징후
출처: 원주세브란스기독병원

배 통증을 호소하는 환자는 배 근육을 이완하기 위해 다리를 구부린 태아와 같은 자세를 취하는 경우가 많으며, 배뿐만 아니라 등 부위의 검사도 빼놓지 않아야 한다.

배의 청진을 통해 얻는 정보는 병원 전 환자 관리에 영향을 주지 않기 때문에 환자의 상태가 불안정하거나 명백한 배 손상이 확인된 경우 장음 청진을 확인하기 위해 시간을 허비하지 말아야 한다. 배안 출혈이나 장 내용물의 유출은 장의 연동운동이 멈추는 장막힘증을 유발하여 장 소리가 감소하거나 들리지 않을 수 있다. 또한 가로막 파열은 종종 배의 장기가 가슴안으로 탈장되어 호흡 기능 저하를 유발하고 청진 시 장 소리를 가슴에서 들을 수 있다.

배의 타진은 고음, 둔탁음 등이 들리더라도 병원 전 환자 관리에 영향을 주는 요소가 아니므로 환자의 상태가 불안정하거나 명백한 배 손상이 확인된 경우 타진을 위해 시간을 허비하지 않는다. 타진 시 심한 압통 또는 기침을 해보라고 했을 때 통증이 유발되는 경우 복막염을 의심할 수 있다.

배 촉진은 압통 및 **반동 압통**(rebound tenderness)을 확인하기 위해 시행한다. 촉진 시 한 손을 조심스럽게 배에 편평하게 대고 손가락 부위를 넓게 사용하여 가벼운 촉진으로 압통 여부를 확인한다. 부수적으로 손가락 2~3개를 이용하면 보다 국소 부위의 압통 및 반동 압통을 확인할 수 있다. 특히 소아의 경우에는 정확한 부위를 촉진할 수 있도록 주의한다. 촉진은 손상이 의심되거나 환자가 통증 또는 불편함을 호소하는 부위의 대각선 사분면부터 시행한다. 손상이 의심되는 부위부터 촉진할 경우 통증을 유발하여 이후의 촉진 과정 동안 환자의 배 근육이 긴장하거나 일시적으로 수축할 수 있다. 촉진 시 딱딱한 복벽 근육의 긴장은 배안에 출혈이 있거나 위장관의 내용물이 배안으로 유출되어 복막염이 유발되었을 때 나타나는 이학적 소견이다. 하지만 촉진을 급작스럽게 할 경우에도 나타날 수 있다. 반동 압통은 복막 자극 증상으로 복막염을 나타내는 주요 소견이지만 반동 압통을 확인하는 과정에서 환자에게 심한 통증을 유발할 수 있다. 배에 명백한 손상이 있는 경우 깊고 과도한 촉진은 피해야 한다. 촉진으로 통증을 유발할 뿐만 아니라 촉진 과정에서 혈전이 떨어지며 재출혈을 유발할 수 있고, 소화관에서 내용물이 유출될 수 있다. 아래 갈비뼈나 골반 손상 시에는 연관통증(referred pain)으로 배의 압통이 나타날 수 있으므로 배를 정확히 평가하기 어렵고, 다발성 손상의 경우 다른 손상에 의한 통증으로 촉진 시 압통이 관찰되지 않을 수 있다. 또한 배에 박힌 물체가 있는 경우 촉진을 통해 유용한 정보를 얻기 어려우며 세심한 주의가 필요하다. 촉진 시 압통으로 환자로부터 배안 손상의 주요 정보를 얻을 수 있지만 뇌손상, 약물 및 알코올 등에 의해 의식상태가 변화한 환자는 검사 소견을 신뢰할 수 없고, 소아와 노인환자의 경우 비특이적인 통증 반응으로 신뢰할 수 없는 검사 소견을 보일 수 있다.

복부 외상환자의 평가 장비로 병원 내에서 **외상 초음파(Focused Assessment with Sonography in Trauma, FAST)**가 활용된다(그림 6-34A). 초음파는 배로 전달되는 초당 수백만 번 진동하는 작고 빠른 압력파인 고주파를 만든다. 초음파는 밀도에 따라 장기, 조직, 체액에 다르게 반사되어 접촉된 부위의 단면도를 만든다. 초음파 검사는 레이더와 비슷한 방식으로 이미지를 출력하는데 출력된 이미지로 배안 액체와 심장막 속 액체를 확인할 수 있다. 복부 외상환자에서 외상 초음파(FAST)의 사용은 배의 내부 출혈을 확인할 수 있는 빠르고, 비침습적이고, 민감도가 높은 방법이다. 또한 고형장기의 손상 유무도 확인 가능하며, 임신부에서도 사용이 가능한 장점이 있다. 하지만 지나치게 비만하거나 협조가 잘 안되는 환자, 복막뒤 손상 등의 경우 확인이 어렵고, 검사자의 숙련도에 따라 민감도에 차이가 있다는 단점이 있다. 외상 초음파의 민감도와 특이도 및 정확도는 복부 CT와 비슷하며, 혈역학적으로 불안정하여 CT 등의 검사를 시행하지 못하는 경우 사용할 수 있고, 환자를 옮기거나 움직이지 않고 반복 시행할 수 있는 점과 방사선 및 조영제에 대한 걱정 없이 프로브(probe or transducer)를 환자의 체표면에 대고 즉각적으로 확인 가능하다는 점에서 장점이 매우 크다. 외상 초음파는 기본적으로 간콩팥오목(간신장와, hepatorenal recess), 지라콩팥오목(비신장와, splenorenal recess), 골반안 혹은

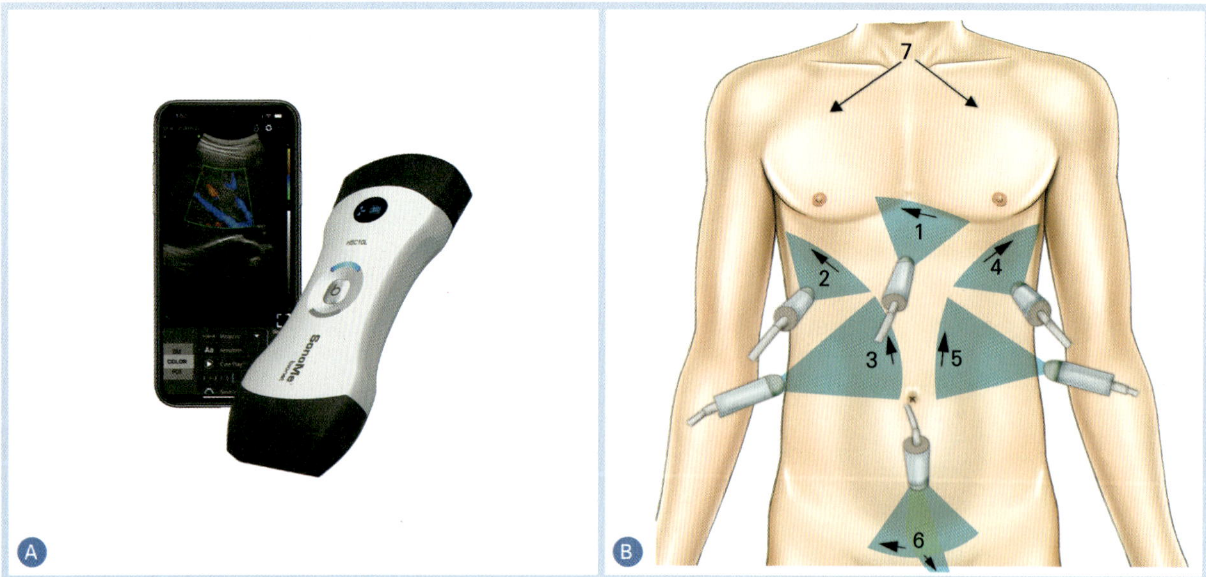

그림 6-34
A. 휴대용 초음파(SonoMe)
B. e-FAST 프로브 배치: ① 심장주변, ② 오른쪽 가슴막안(right pleural cavity), ③ 간콩팥오목(간신장와, hepatorenal recess), ④ 왼쪽 가슴막안(left pleural cavity), ⑤ 지라콩팥오목(비신장와, splenorenal recess), ⑥ 골반안(골반강, pelvic cavity), ⑦ 빗장중앙선 제2늑간강(기흉)

직장자궁오목(douglas pouch), 심장 주변 4곳의 해부학적 구조물 부위에 액체 저류가 있는지 확인한다. 최근에는 기흉이나 혈흉 등의 여부까지 확인하기 위해 확장된 외상 초음파(extended FAST, e-FAST)를 시행하기도 한다(그림 6-34B).

외상 초음파는 병원 내에서도 환자평가 초기에 시행되어야 하며, 초기에 확인 후 30분 간격으로 두 번째 외상 초음파를 시행하여 첫 번째 소견과 비교하는 것이 이상적이다. 병원 전 단계에서 총상과 같은 관통상 환자의 경우 외상센터로의 이송이 필수적이기 때문에 초음파 검사가 병원 전 환자 관리에 큰 영향을 미치지 않는다. 하지만 배 둔상 환자의 경우 외상 초음파에서 복막안의 액체 저류가 보이는 경우 출혈의 가능성이 높기 때문에 병원 전 단계에서 초음파 사용은 외상센터로의 이송 결정에 도움이 될 것이다(그림 6-35).

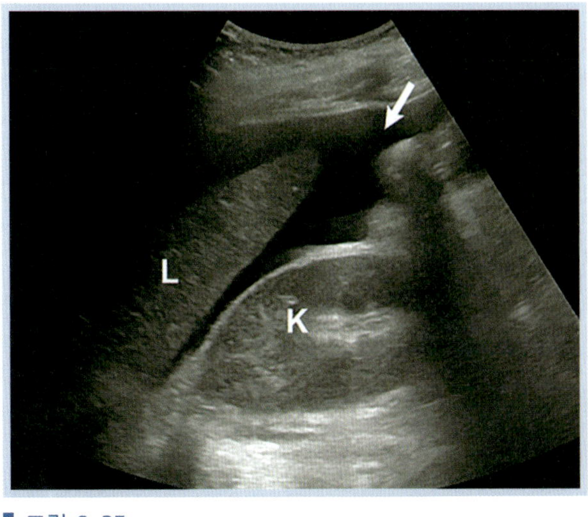

그림 6-35
FAST 검사에서 배안 액체 저류가 관찰되는 초음파 사진

(4) 병력

병력은 환자, 가족, 목격자를 통해 수집하고 환자 처치 기록지에 기록하며, 의료기관의 의사에게 해당 내용을 인계한다. SAMPLE(Symptom, Allergy, Medication, Past history, Last meal, Event) 병력뿐만 아니라 손상의 종류, 동반된 질환은 잠재적으로 사망률과 이환율을 증가시킨다. 예를 들어 자동차 충돌의 경우 다음과 같은 사항에 대해 질문해야 한다.

- 충돌의 유형, 차량에서의 환자 위치, 차량에서의 이탈
- 충돌 시 차량 속도 추정
- 차량이 찌그러지며 운전석 및 조수석 내부 공간의 침범, 운전대 변형, 앞 유리 손상
- 안전띠 착용, 에어백의 전개, 어린이용 안전띠 착용과 같은 안전장치 사용

관통상의 경우에는 다음과 같은 사항에 대해 질문해야 한다.

- 무기의 종류(권총, 소총, 칼의 길이)
- 총상 또는 칼에 찔린 횟수
- 총상의 사격 거리
- 출혈량

(5) 재평가

현장에서부터 병원 도착까지 계속적으로 재평가를 시행해야 한다. 재평가를 하는 동안 진행성 배 손상이나 지속적 출혈의 징후를 관찰하며 손상 악화의 징후를 확인한다. 배 손상이 확실히 의심되고, 혈역학적으로 불안정한 환자의 경우 매 5분마다 재평가를 시행한다. 배 손상이 의심되는 환자의 재평가 시 혈압, 맥박수, 모세혈관 재충혈 시간, 산소포화도, 피부상태, 의식수준 및 지남력을 확인한다. 척수 손상이 의심되지 않는다면 환자가 편안함을 느끼는 자세를 취해 주고, 정서적 지원을 제공하며 보온을 유지한다.

6) 배 손상의 처치

복부 외상환자에 대한 병원 전 처치의 중요한 점은 잠재적 손상을 인지하고 환자를 처치 가능한 가장 적절한 의료기관으로 적절한 처치를 제공하면서 신속히 이송하는 것이다. 일차평가에서 파악된 비정상 소견에 대해서는 즉시 처치가 필요하다. 기도확보 후 바로 산소를 투여하여 산소포화도가 94% 이상 유지될 수 있도록 호흡 보조를 한다.

외부 출혈이 지속되는 상처가 있다면 생리식염수를 묻힌 거즈를 사용해 적당한 압력으로 직접 압박 또는 압박드레싱으로 지혈한다. 맥박, 피부색과 상태를 확인하여 빈맥, 저혈압, 호흡곤란, 창백, 차가움, 의식저하 등의 쇼크징후를 확인한다. 순환의 징후를 평가하며 굵은 직경의 정맥로를 두 개 이상 확보하되 현장에서 정맥로 확보를 위해 너무 많은 시간을 허비하지 않는다. 정맥로가 확보되었다면 결정질 용액을 최소 시간당 250mL씩 주입하며 환자의 수축기혈압이 80~90mmHg이 되도록 유지한다. 과도한 수액투여는 혈액 응고를 방해하고 저혈압으로 인해 멈추었던 출혈이 혈압상승과 함께 재 출혈이 발생할 수 있기 때문에 외상성뇌손상(Traumatic Brain Injury, TBI)이 없는 경우 허용 저혈압(permissive hypotension) 상태를 유지한다. 허용 저혈압의 목표는 환자를 정상 혈압에 도달하기 위한 것이 아닌 주요 장기가 관류할 정도의 제한적인 수액요법을 실시하는 것이다. 외상성뇌손상이 있는 경우 100~110mmHg의 수축기혈압을 유지하는 것이 권장된다(4장 쇼크와 순환 참고). 특히 환자의 수액 처치 시에는 가온 수액을 투여하여 저체온증에 빠지지 않도록 유의해야 한다.

환자의 기도와 호흡, 순환이 어느 정도 유지되면 병원 이송 시간을 최소한으로 줄여야 한다. 배 둔상 환자들은 다리를 구부린 자세와 같이 환자가 편안함을 느끼는 자세로 눕히고 창백, 식은 땀, 빠르고 약한 맥박, 저혈압 등 쇼크의 증상을 감시하기 위해서 활력징후를 주의 깊게 측정한다. 배 관통상은 특별한 문제를 유발하며 수술을 하지 않고는 어떤 장기가 손상 받았는지 알기 어렵다. 따라서 관통상을 입은 환자는 당시 특별한 증상이 없더라도 중증의 손상이 있을 가능성을 염두에 두어야 한다. 관통된 위치를 확인하고, 등과 옆 부위를 잘 관찰하여 사출구를 찾아 관통 여부를 세밀히 확인한다. 창상은 마르고 멸균된 거즈로 드레싱하여 개방성 창상을 모두 막는다. 만일 관통한 물체가 아직 신체 내부에 있다면 현장에서 제거하지 않고 물체가 움직이지 않도록 거즈와 붕대로 고정하여 안정된 상태를 유지하면서 수술적 치료가 가능한 병원으로

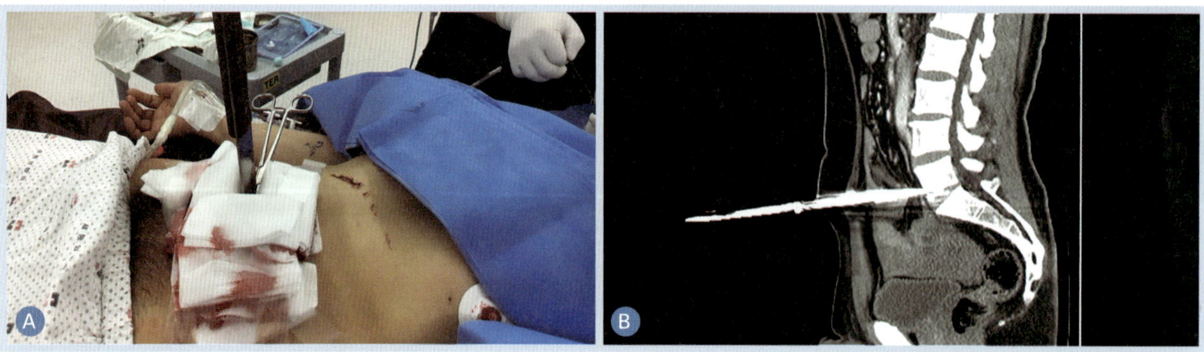

그림 6-36
A. 칼에 의해 자상을 입은 환자의 사진 B. A 환자의 CT 사진
출처: 부산대학교병원 권역외상센터

이송한다. 이처럼 배 손상 환자는 내부 출혈 조절과 상처 부위 치료를 위해 수혈이나 수술적 치료가 필요할 수 있기 때문에 외상센터와 같이 응급 수술이 가능한 의료기관으로 이송해야 하며, 적절한 병원 선정과 신속한 이송이 요구된다(그림 6-36).

(1) 내장탈출 시 처치

복벽의 광범위한 열상 시 내부 장기가 창상을 통해 외부로 돌출될 수 있다. 이 상태를 **내장탈출(evisceration)**이라고 하며 전방 복벽을 통해 주로 발생한다(그림 6-37).

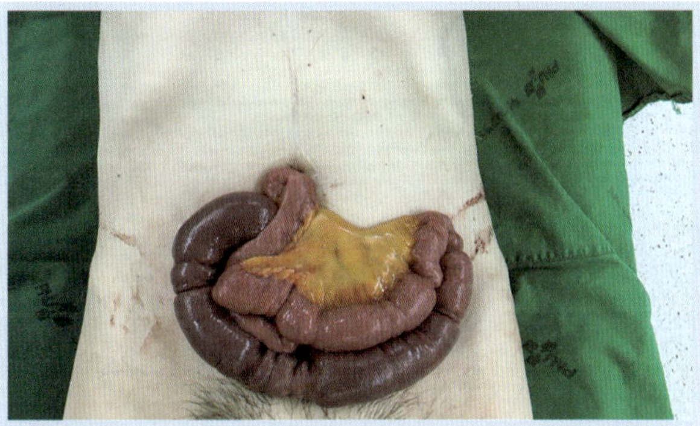

그림 6-37
내장탈출(Evisceration)
출처: 부산대학교병원 권역외상센터

대장(결장, 큰창자, large intestine)도 관련될 수 있지만 그물막(omentum)과 소장(작은창자, small intestine)이 가장 자주 내장탈출이 발생하는 부위이다. 장이 탈출된 경우 순환장애가 발생하고, 연관된 장이 막히거나 배안 조직이 건조되어 위험하다. 하지만 외부로 탈출된 내장을 다시 복벽 안으로 밀어 넣으면 외부 세균이 침투할 수 있고 장이 천공된 경우 장의 내용물이 배안으로 유입되어 감염의 위험이 있다. 노출된 장기의 증발을 막고 조직이 건조해지지 않도록 적신 거즈로 덮어 습기와 온도를 보호하는 것은 매우 중요하다. 따라서 응급구조사는 멸균거즈를 생리식염수로 적셔 외부로 노출된 장기에 습윤 드레싱을 해야 하며(그림 6-38), 돌출된 장기를 화장지, 종이 수건이나 솜과 같이 물기가 있을 때 느슨해지거나 달라붙는 물질로 덮어서는 안 된다. 장기가 눌릴 만큼의 압력을 가하지 않도록 주의해야 하고, 허혈의 가능성이 있기 때문에 장관이 한쪽으로 쏠리지 않도록 주의하며 빠르게 이송한다. 또한 배안과 가슴안(흉강, thoracic cavity)을 가로지르는 관통상을 주의 깊게 관찰하며, 가로막이나 가슴안을 관통한 경우 손상 부위 세 곳을 테이핑한 폐쇄 드레싱을 하여 긴장기흉을 예방하고 호흡 노력과 호흡량에 유의한다.

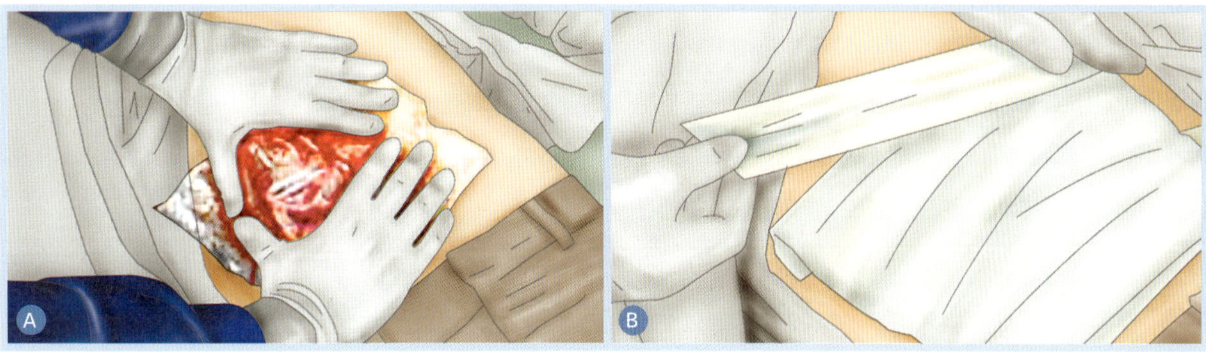

그림 6-38
내장탈출의 처치
의료용 멸균비닐(A) 혹은 멸균거즈(B)를 사용하여 습기와 온도를 보호한다.

3 골반

1) 개요

외상에 의한 **골반 손상(pelvic injury)**의 20~30%는 교통사고, 추락, 폭행과 스포츠 손상 등에서와 같이 큰 에너지에 의해 발생하는 경우가 많다. 이 경우 뼈, 연골, 인대, 근육에 다양한 손상을 일으키고 신체 다른 부위의 손상이 동반되는 경우가 많으며, 중증외상의 지표로 흔히 사용된다. 큰 에너지에 의한 골반 손상 환자는 골절 부위나 골반 내 혈관 혹은 손상된 골반내 공간 장기로부터 출혈이 발생하여 출혈로 인한 혈역학적 불안정성이 초래되어 사망에 이르게 할 수 있다. 따라서 적극적인 대처가 필수적이다. 손상에 대해 신속하게 파악한 후 **저혈량성 쇼크(hypovolemic shock)**에 대한 소생술과 함께 출혈의 원인을 찾고 골반 압박, 혈관조영술 등 단계적인 치료 지침에 따라 신속한 치료를 시행할 수 있도록 치료방향을 제시하여야 한다.

2) 병태생리

골반은 척추와 다리 사이에 위치하는 뼈 구조물이며, 혈관이 잘 발달된 부위이고 손상에 의해 뼈나 연골의 연속성이 끊어지면서 2시간 이내에 심한 출혈을 일으킬 수 있다. 골반 골절 시 2,000mL의 출혈을 발생시킬 수 있어 저혈량성 쇼크의 위험을 고려하는 초기 처치가 중요하다.

골반공간(pelvic space)으로 공급되는 혈류는 대부분 엉치엉덩관절(sacroiliac joint)을 주행하는 엉덩동맥(iliac artery)에서 분지된다. 엉덩동맥으로부터 다양한 동맥혈관들이 분지하여 후방 골반활(골반궁, pelvic arch) 근처로 지나가는데 광범위하게 동맥그물(arterial network)을 이룬다. 골반공간 정맥들도 동맥처럼 그물을 이루고 골반

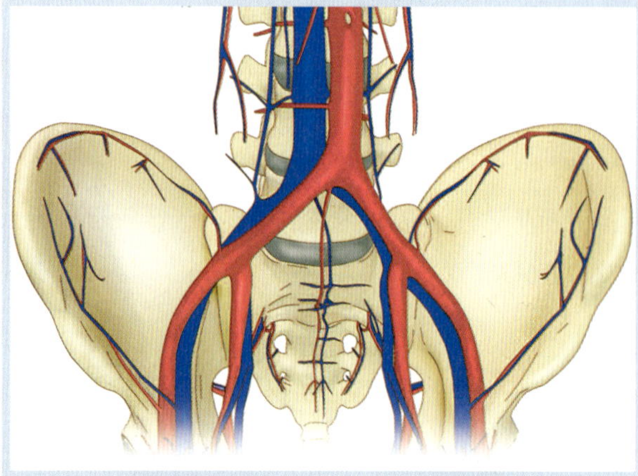

그림 6-39
골반공간의 많은 혈관 분포

벽에 가까이 있다. 이러한 골반공간 혈관들의 해부학적 특성상 골반 골절이 발생하면 많은 양의 출혈이 발생한다(그림 6-39).

골반 손상의 경우 큰 에너지에 의해 발생하는 경우가 많기 때문에 골반뼈만 아니라 골반공간 장기와 엉덩관절(고관절) 손상도 흔히 동반된다. 골반 내 장기의 흔하지 않은 손상 원인으로 관통상, 다리 벌린 상태로 추락, 성적 행위 등이 있으며, 가장 흔한 동반 손상은 방광과 요도 손상이다. 가슴·배와 비슷하게 주변을 둘러싸는 뼈 때문에 검사가 어렵다(그림 6-40).

골반공간은 **골반뼈(pelvic bone)**로 둘러싸여 있으면서 복막뒤공간과 복막공간의 아랫부분을 차지하는데 **골반 골절(pelvic fracture)**에 의한 복막뒤 출혈이 발생하면 사망률이 19%에 이른다. 골반 손상과 동반되는 엉덩관절 손상의 경우 노인의 낙상으로 흔히 발생하고, 젊은 사람들에게도 중증외상에 의해 발생할 수 있다.

골반 골절을 **분류(pelvic fracture type)**하는 다양한 분류법이 있는데 다음과 같다.

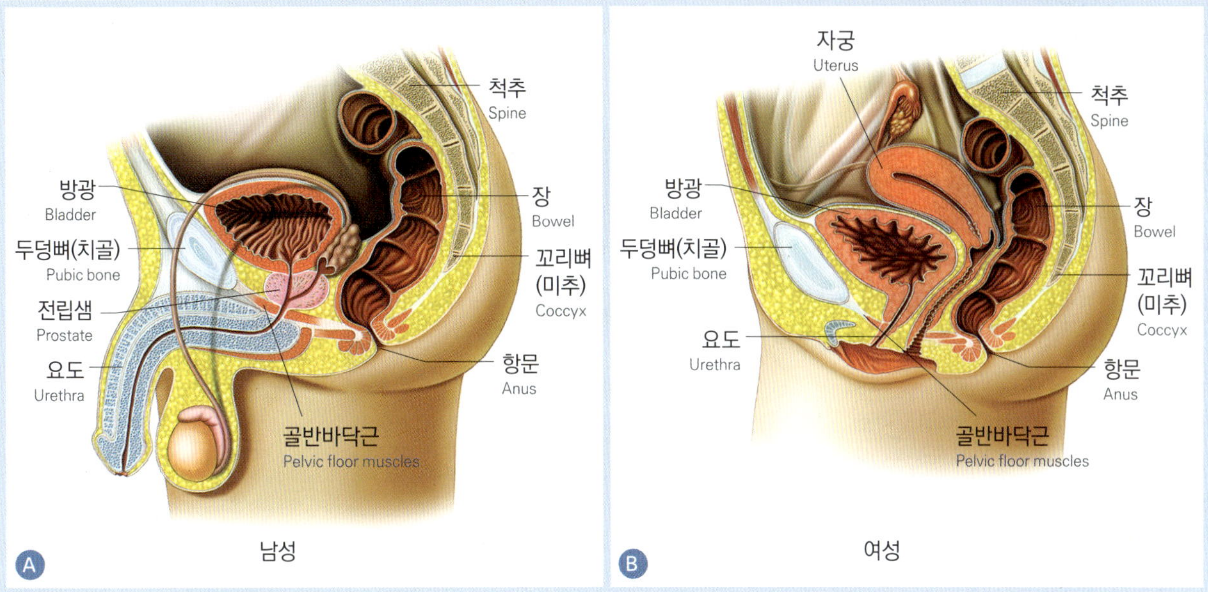

그림 6-40
남성과 여성의 골반공간 장기 분포

(1) 안정 골절과 불안정 골절

1 안정 골절

충격에 의해 골반뼈의 골절이 발생했지만 골반의 구조를 유지하는 상태를 말한다. 불안정 골절에 비해 작은 에너지에 의한 손상으로 발생할 수 있다(그림 6-41).

2 불안정 골절

골반뼈 중 2군데 이상의 골절이 발생하여 골반구조의 변형이 발생한 상태를 말한다. 큰 에너지에 의해 발생하고 대량출혈과 골반 공간 내 **장기 손상(organ injury)**이 발생할 수 있다(그림 6-42).

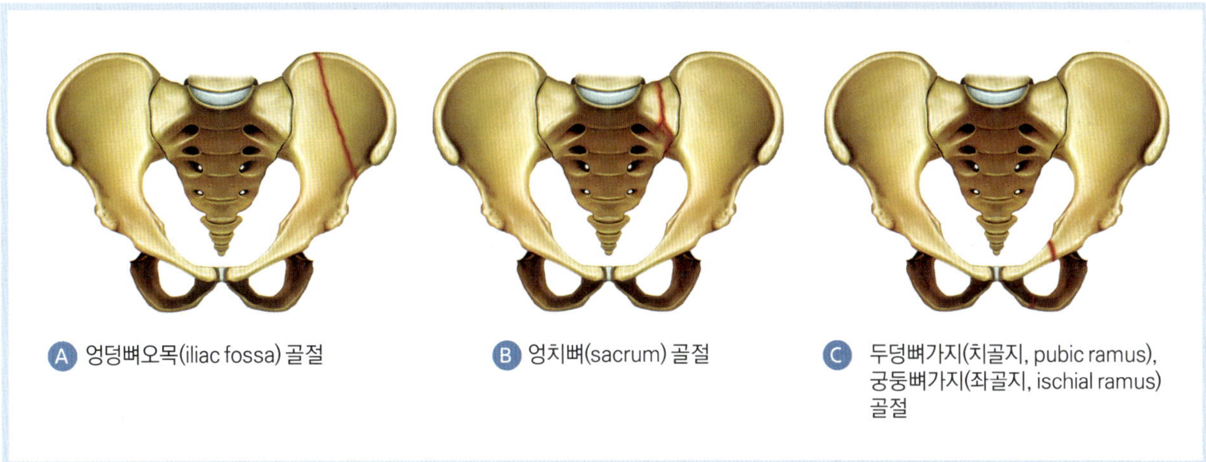

그림 6-41
안정 골절 유형

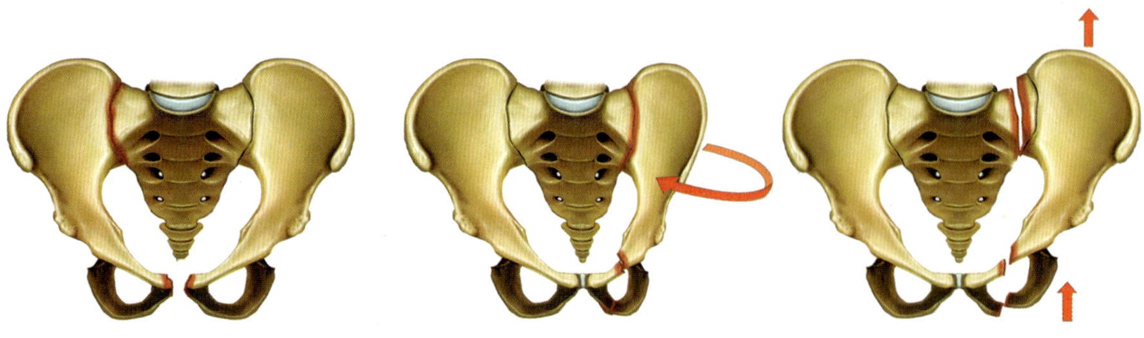

Ⓐ 전후방 골절
엉치엉덩관절과 두덩뼈결합 파열

Ⓑ 측면 골절
엉치엉덩관절, 두덩뼈가지,
궁둥뼈가지 측면 압박 골절

Ⓒ 수직 절단 골절
엉치엉덩관절, 두덩뼈가지,
궁둥뼈가지의 수직 압박 골절

그림 6-42
불안정 골절 유형

(2) Tile 분류

① A – 안정

② B – 부분 안정

③ C – 불안정

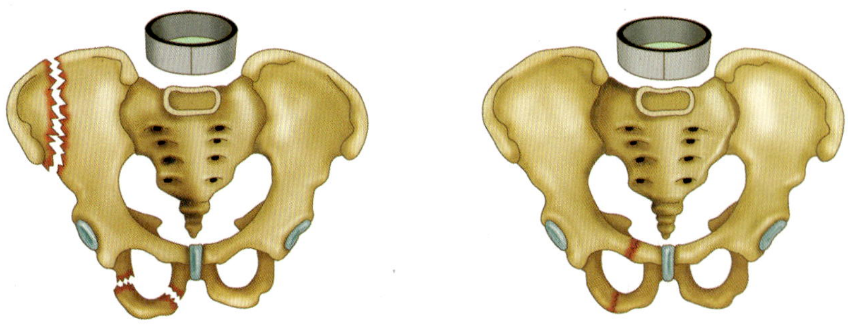

A1 골반고리(pelvic ring)를 침범하지 않은 골절
엉덩뼈오목, 궁둥뼈(ischium)

A2 골반고리가 조금 침범된 골절
궁둥뼈가지(ischial ramus), 두덩뼈가지(pubic ramus)

그림 6-43
Tile A

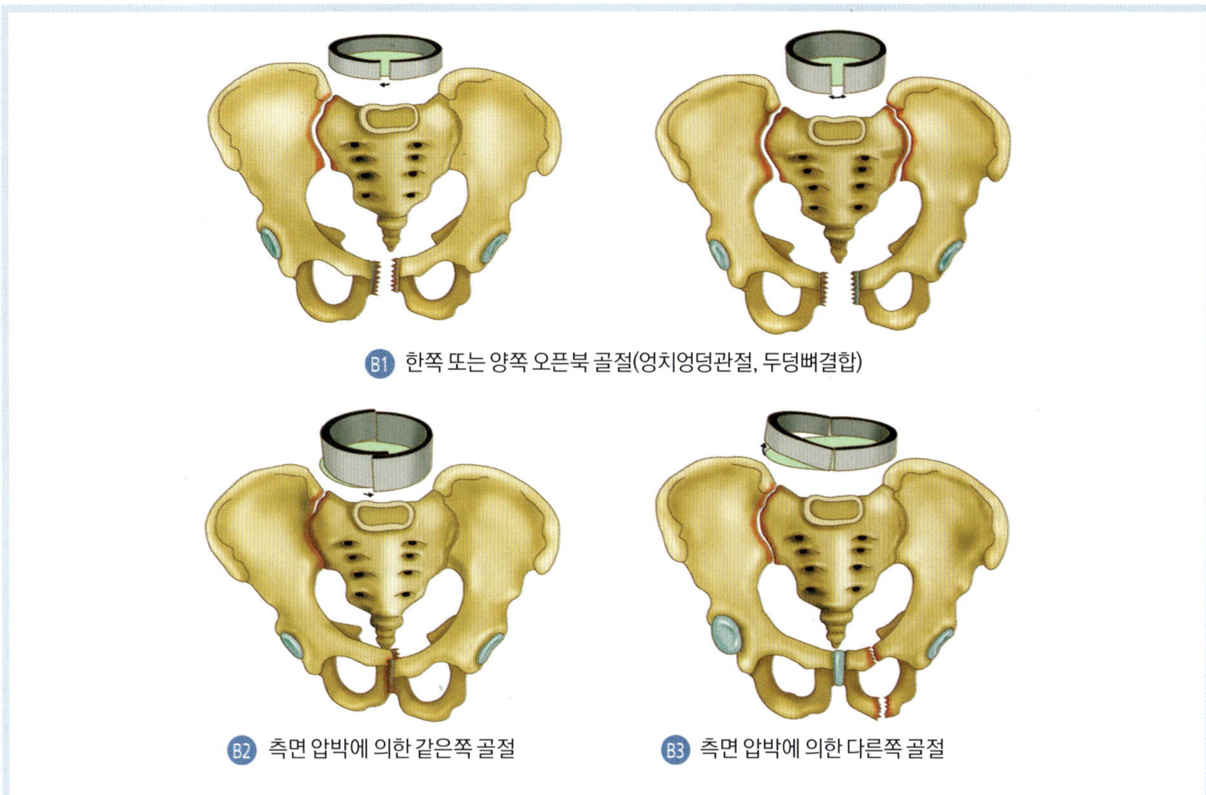

그림 6-44
Tile B

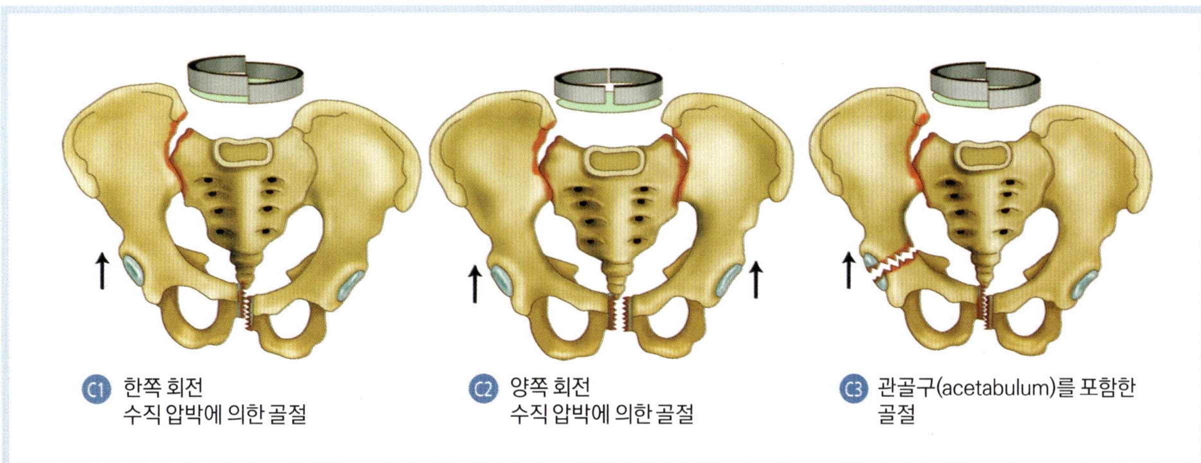

그림 6-45
Tile C

(3) Young and Burgess 분류

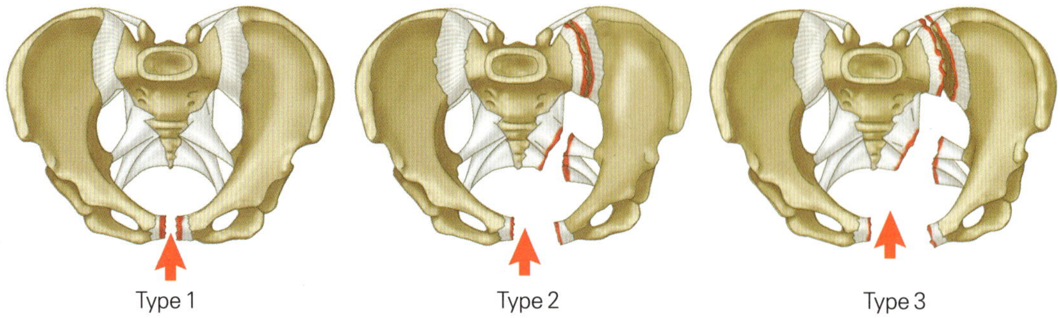

그림 6-46

전후방 압박(AnteriorPosterior Compression, APC) Type

- 두덩뼈결합의 파열이 특징이다.
- Type 1 – 결합이 2.5cm 이하로 벌어진 상태
- Type 2 – 결합이 2.5cm 이상으로 벌어지고 전방 엉치엉덩관절이 해리되고, 엉치결절인대(sacrotuberous ligament), 엉치가시인대(sacrospinous ligament) 손상이 포함된 상태
- Type 3 – 결합이 2.5cm 이상으로 벌어지고, 엉치엉덩관절의 완전한 손상, 엉치결절인대, 엉치가시인대가 손상된 상태

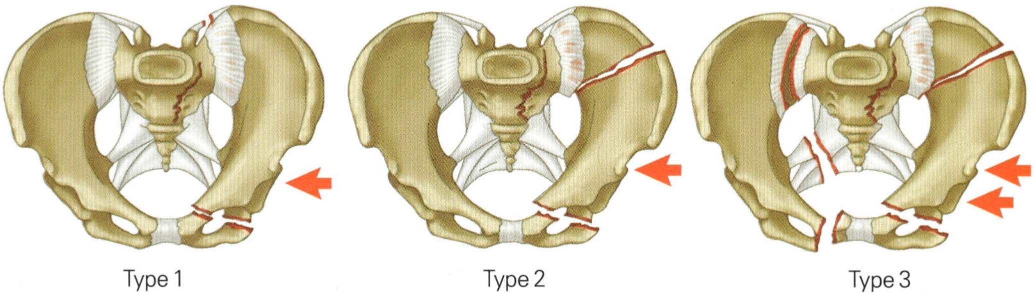

그림 6-47

측면 압박(Lateral Compression, LC) Type

- 가장 흔하다.
- Type 1 – 두덩뼈가지, 궁둥뼈가지, 같은쪽 엉치뼈 골절
- Type 2 – Type 1에서 엉덩뼈 골절이 포함된 골절
- Type 3 – LC type 1 + LC Type 2 + 다른쪽 APC Type 3

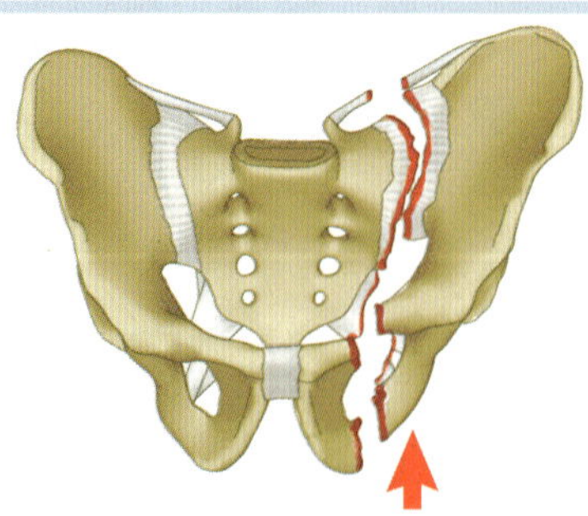

그림 6-48

수직 전단(Vertical Shear, VS) type

- 두덩뼈가지, 궁둥뼈가지, 엉치결절인대, 엉치가시인대, 엉치엉덩관절 파열

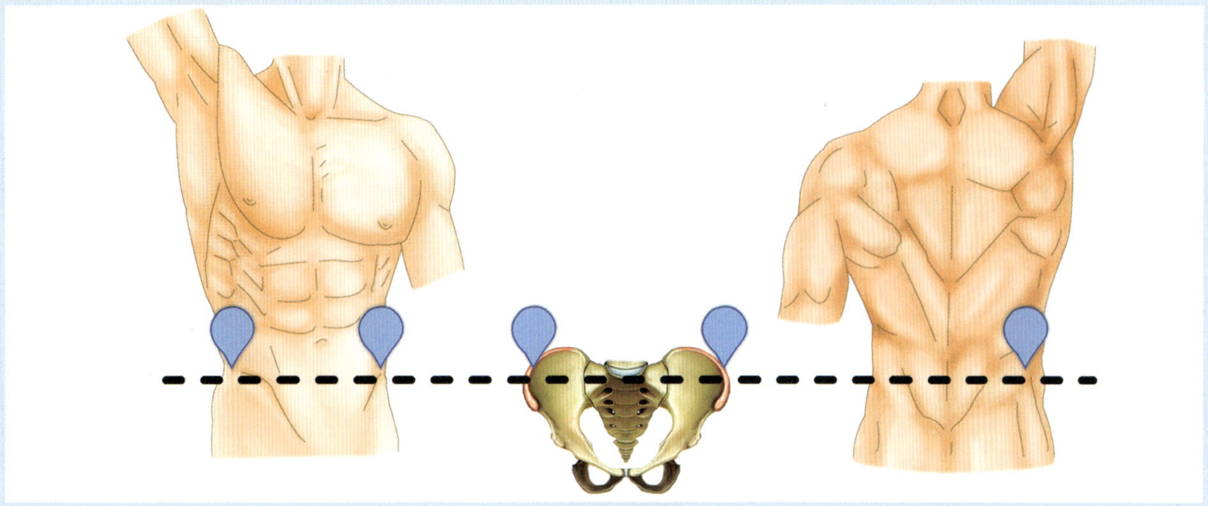

그림 6-49
골반 골절 촉진 위치

3) 평가

골반 손상을 평가하기 전에 다발성 외상환자의 경우 확인되기 전까지 골반에 손상이 있다고 생각하고 평가를 진행한다. 팔다리 손상과 골반 손상은 흔히 동반되어 발생하기 때문이다. 의식이 있는 경증의 골반 손상의 경우 걸으면 통증이 발생하기도 하고, 중증의 골반 손상에 의해 **쇼크(shock)**가 발생할 수 있다. 눈에 보이는 출혈이 없어서 잠재적인 출혈을 인지하지 못하고 부적절한 처치를 시행하면 쇼크로 인한 사망에 이른다.

골반의 안정성(pelvic stability)을 확인해야 한다. 시진과 촉진을 통해 변형, 불안정성, 압통 그리고 뼈마찰음을 확인한다. 의식이 있고 걸을 수 있는 환자의 경우 불편함 없이 걸으면 골반 손상이 크지 않음을 알 수 있으며, 누워 있는 환자는 다리를 들어 올린 상태에서 회전할 수 있다면 중증 골반 손상이 아니라고 생각할 수 있다. 눈에 보이는 골반의 변형이 있다면 골반 골절을 의심하고 신속히 이송해야 한다. 골절이 있는 환자를 재평가하기 위해 촉진하면 증상과 골절을 악화시킬 수 있는 위험이 있으니 주의해야 한다. 촉진으로 골반의 안정성을 확인하려면 먼저 환자가 누운 상태에서 양쪽 엉덩뼈능선(iliac creast) 전면에 양손바닥을 올려놓는다(그림 6-49). 그리고 바닥쪽으로 부드럽게 눌러봄으로써 불안정성(instability), 압통(tender-ness), 뼈마찰음(bony crepitus) 등을 확인할 수 있다. 다음으로 두덩뼈결합(pubis symphysis)을 확인한다. 두덩뼈(pubis)는 골반의 아래쪽 부분이며, **넙다리뼈(femur)** 윗부분과 비슷한 위치에 있어 민감한 부위이기 때문에 촉진 시 주의한다(그림 6-50).

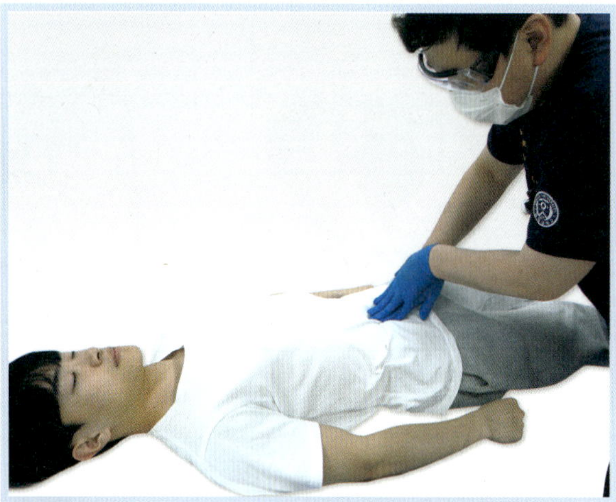

그림 6-50
두덩뼈 결합 촉진 위치

골반 손상에 의해 극심한 통증을 호소할 수 있다. 통증 호소에 의해 촉진이 힘들다면 골절 등의 손상이 있다고 생각하고 평가 및 처치를 진행하도록 한다.

큰 에너지에 의한 골반 손상과 동반될 수 있는 손상에 대한 평가도 필요하다. 골반 손상과 동반될 수 있는 손상은 주로 **엉덩관절(hip joint)**, 방광(bladder) 그리고 생식기 손상이다. 넙다리뼈머리(head of femur)나 넙다리뼈목(neck of femur) 골절이 발생하면 보통 다리는 짧아지고, 넙다리뼈머리에 가까운 부위에 골절이 발생하면 다리가 안쪽돌림(내회전, internal rotation)되고, 넙다리뼈머리와 먼 부위 골절이 발생하면 바깥돌림(외회전, external rotation)될 수 있다.

방광은 손상 당시 팽창된 상태라면 파열이 발생하기 더욱 쉽다. 방광이 파열되면서 소변이 복부 공간으로 들어갈 수 있다. 혈뇨를 보일 수 있고, 배뇨곤란을 호소할 수 있다. 생식기 손상의 경우 여자보다 남자에게 발생하기 쉽고, 소변과 섞인 혈뇨인지 혈액이 나오는지 구분을 통해 방광 손상과 생식기 손상을 구분할 수 있다.

4) 처치

(1) 병원 전 단계

골반 손상 처치의 목적은 골절 부위 안정화와 혈역학적 지지 후 치료가 가능한 외상센터로 신속하게 이송하는 것이다.

골절 부위 안정화를 위해 골반 부위를 고정시킨다. 골반 고정은 상용화된 **골반고정대(pelvic binder)**를 사용할 수 있고, 상용화된 골반고정대가 없다면 침대시트나 담요를 25cm 너비로 접어서 이용할 수 있다. 골반을 지지한 상태에서 골반 고정 도구를 환자의 골반 아래로 넣고 **큰돌기(greater trochanter)**를 한가운데로 지나가게 위치하여 골반을 감싸고 압력이 너무 강하지 않게 주의하여 고정한다(그림 6-51).

상용화된 골반고정대의 경우 제품사마다 사용법이 다르다. 벨크로 형식으로 한쪽으로 감싸지는 제품과 양쪽에서 감싸지는 제품, 커프 압력 방식 등 여러 가지 방식이 있기 때문에 구조자가 들고 있는 제품의 사용법을 잘 숙지하도록 한다(그림 6-52). 골반 고정 후 다리를 묶어 고정하면

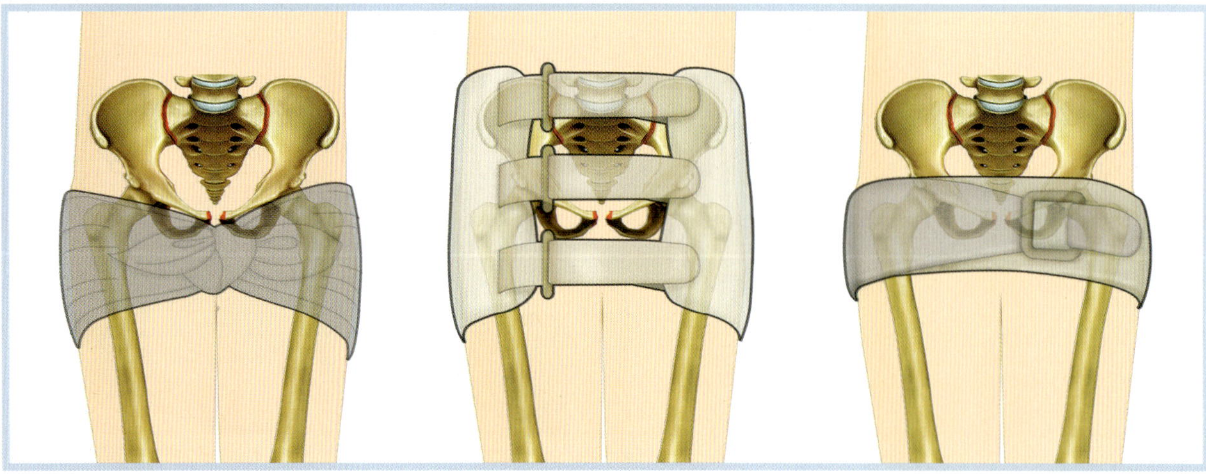

그림 6-51
골반고정대 종류별 적용 위치

다리의 움직임을 제한하여 골반 손상으로 인한 통증과 손상 악화를 줄일 수 있다(그림 6-53). 다리고정은 패드를 넣어 과도한 압박을 방지하고 관절 부위를 피해 시행한다. 골반고정대와 시트가 없다면 구출고정장비(Kendrick Extrication Device, KED)를 이용하여 고정할 수도 있다(그림 6-54).

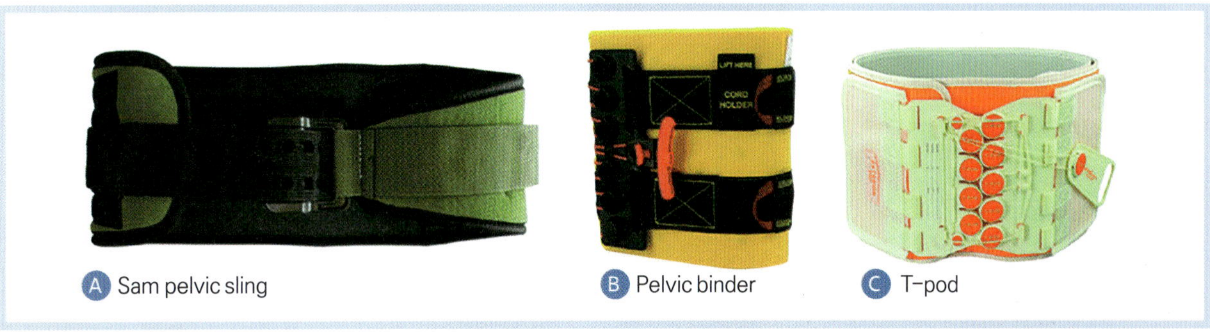

그림 6-52
여러 가지 상용화된 골반고정대

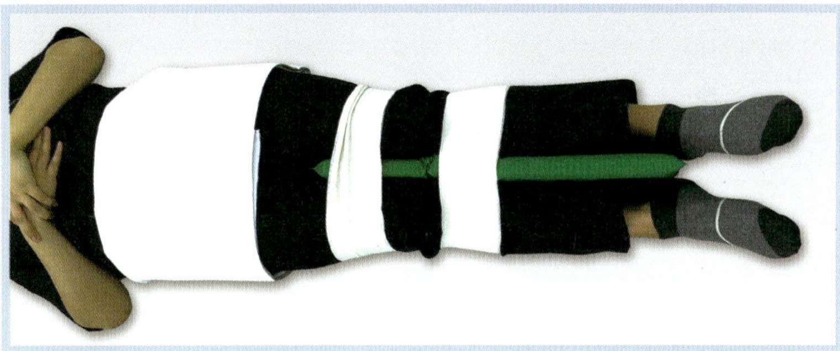

그림 6-53
골반 고정 시 무릎과 발목 고정

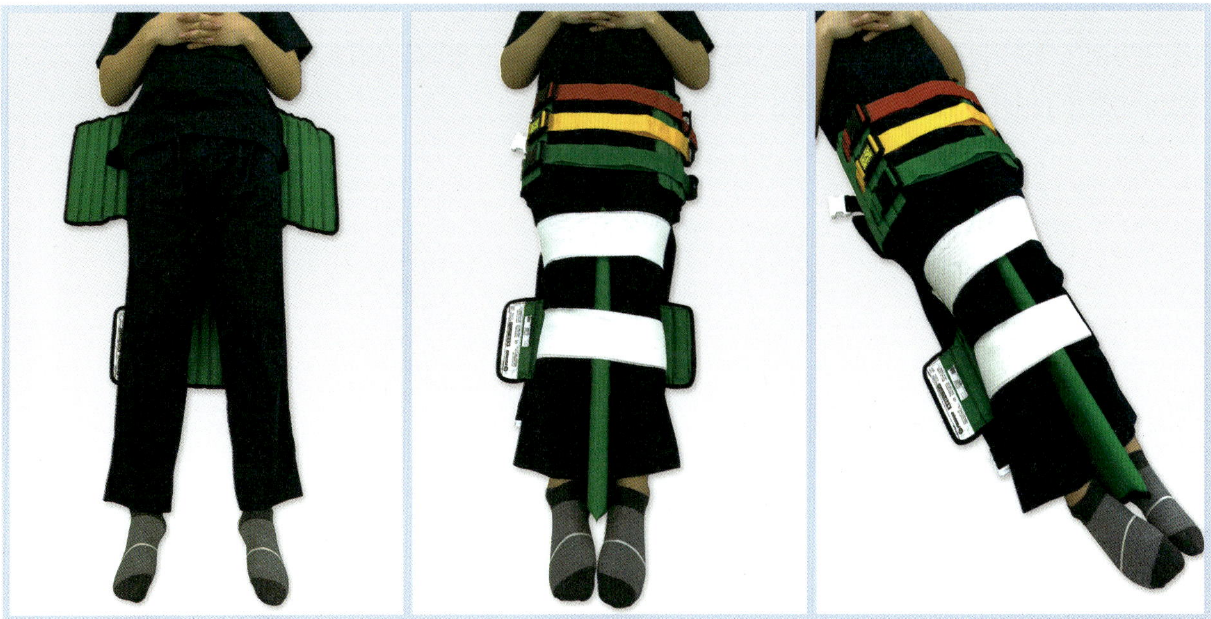

그림 6-54
KED를 이용한 골반과 다리 고정

고정하는 방법을 순서대로 나열하면 다음과 같다.

- 환자에게 골반 고정에 대해 설명한다.
- 환자를 바로 눕히고 골반을 지지한 상태에서 준비된 골반 고정 도구를 골반 아래로 넣고 한가운데가 큰돌기를 지나가게 위치한다.
- 양쪽에 가해지는 힘의 크기가 비슷하도록 하여 시트를 당겨 묶거나 준비된 도구를 사용하여 고정한다.
- 무릎과 발목 사이에 시트나 준비된 패드를 대어 준다.
- 압박붕대 등을 이용해 무릎관절을 피하고 다리가 움직이지 않을 정도의 힘으로 고정한다.
- 발등의 맥박, 움직임, 감각 확인을 통해 순환평가를 시행한다.

병원 전 단계에서 손상을 받은 환자는 대부분 구급차를 통해 치료 가능한 외상센터로 이동한다. 현장에서 들것을 이용하여 구급차로 옮긴 후 이송한다. 스스로 이동이 가능하지 않은 환자를 들것으로 옮기기 위해 통나무 굴리기법을 흔히 사용한다. 이 기법은 적은 수의 구조자로 시행할 수 있다. 그러나 불안정한 골반 골절이 있는 환자에게는 골절 부위에 체중이 실리면서 손상을 악화시킬 수 있다. 구조자의 수가 4인 이상이라면 함께 환자를 들어서 척추고정판으로 옮길 수 있고, 구조자의 수가 부족한 경우 분리형 들것을 사용하면 손상 악화를 줄일 수 있다. 구조자와 장비가 부족하면 손상 받지 않은 측면으로 신속하게 통나무 굴리기법을 이용해 추가 손상을 최소화하여 이송한다.

(2) 병원 단계

병원에 도착하면 병원 전보다 전문화된 장비로 검사를 실시한다. 초음파로 골반공간 출혈을 확인할 수 있고, X-ray 촬영으로 대부분의 골반 골절을 확인할 수 있지만 전산화단층촬영도 시행한다. X-ray나 전산화단층촬영(CT)으로 확인되지 않지만 통증이 나타나는 경미한 골절의 경우 자기공명영상(MRI) 촬영을 통해 확인할 수 있다. 안정적이고 경미한 골절에는 진통조절만으로 통제가 가능하지만 심한 골절은 외과적 수술을 통해 외고정 장치나 골반을 고정시키는 수술을 시행한다. 저혈량성 쇼크가 나타나면서 출혈의 원인이 확인되지 않는 상황에는 출혈을 멈추기 위해 색전술을 시행하거나 REBOA (Resuscitative Endovascular Balloon Occlusion of the Aorta)를 시행하여 일시적으로 출혈을 줄이고, 뇌와 심장에 좀 더 혈류를 보낼 수 있도록 조치할 수 있다.

참고문헌 REFERENCE

1. 김진우 외. 병원 전 외상소생술 2판. 군자출판사. 2021.
2. 김호중 외. 임상응급구조학 2판. 범문에듀케이션. 2017.
3. 대한응급의학회 외. 전문손상응급처치학. 대학서림. 2010.
4. 대한응급의학회 외. 한국형 전문외상처치술. 군자출판사. 2011.
5. 연세대학교 원주의과대학 응급의학교실. 응급구조와 응급처치 9판. 군자출판사. 2022.
6. 이근 외. Mosby's 전문응급구조학 1권, 3판. 군자출판사. 2012.
7. 이근 외. Mosby's 전문응급구조학 2권, 3판. 군자출판사. 2012.
8. 질병관리청. 2020 손상 유형 및 원인 통계. 2022.
9. Afacan, G. Abdominal Trauma. *Trauma Surgery* 2018.
10. Bledsoe, BE, et al. Paramedic care: Principles & Practice, Volume 4, 5th edition. 2016.
11. Carney N et al. Guidelines for the Management of Severe Traumatic Brain Injury Fourth Edition. Neurosurgery. 2017.
12. Lee HM et al. Relationship of Pelvic Bone Fracture Pattern and Bleeding Foci on Angiopraphy. *The Korean Society of Radiology* 2012:67(4).
13. Park KC. Pelvic Fracture Issues. *The Korean Fracture Society* 2010;23(3).
14. Rhee et al(역). INTERNATIONAL TRAUMA LIFE SUPPORT (Hohn Emory Campbell) 6th. diahaks. 2012.
15. Sharon Henry et al. Advanced Trauma Life Support 10th. American College of Surgeons. 2018.
16. Zsolt Balogh et al. Institutional Practice Guidelines on Management of Pelvic Fracture–Related Hemodynamic Instability: Do They Make a Difference?. *The journal of Trauma* 2005;58.

CHAPTER 6

복습하기

응급구조학 외상 이름: ______________

01 이 장에서 중요한 핵심 내용을 요약 정리하여 제출하시오.

02 5지선다형으로 3문제 작성하시오.

CHAPTER 7

팔다리, 물렁조직(연부조직) 손상

Chapter editor. 박대성, 박제성
Author. 박대성, 박제성

이 장의 학습을 마치면 다음을 시행할 수 있다.

1. 팔다리의 해부학적 구조를 설명할 수 있다.
2. 팔다리 손상의 평가에 대해 설명할 수 있다.
3. 팔다리 손상 및 유형에 대해 설명할 수 있다.
4. 구획증후군에 대해 설명할 수 있다.
5. 팔다리 손상의 처치에 대해 설명할 수 있다.
6. 물렁조직 손상의 평가에 대해 설명할 수 있다.
7. 물렁조직 손상의 유형에 대해 설명할 수 있다.
8. 물렁조직 손상의 처치에 대해 설명할 수 있다.
9. 출혈과 지혈에 대해 설명할 수 있다.
10. 삽입된 물체에 대한 처치를 설명할 수 있다.
11. 으깸증후군에 대해 설명할 수 있다.

KEYWORDS

콜리스 골절	골반 골절	저혈량증
위팔뼈 골절	뼈마찰음	직접 압박
넙다리뼈 골절	압박드레싱	혈전
정강이뼈 골절	팔 손상	지혈점
종아리뼈 골절	어깨 손상	기도폐쇄
구획증후군	후방 골절	정맥주사
발목 골절	허혈성 연축	수액소생술
개방 골절	갈퀴손	산증
관절 손상	복서 골절	신부전
관절 탈구	손허리뼈 골절	부정맥
인대 손상	분쇄 골절	패혈증
염좌	골반 골절	괴사
절단	엉덩관절 손상	감염
재접합술	엉덩관절 탈구	부종
전방 탈구	넙다리뼈 손상	
후방 탈구	무릎뼈 골절	
혈관 손상	발가락 손상	
으깸 손상	부분 절단	
개방성 창상	얼룩혈종	
타박상	혈종	
근막절개술	출혈성 쇼크	

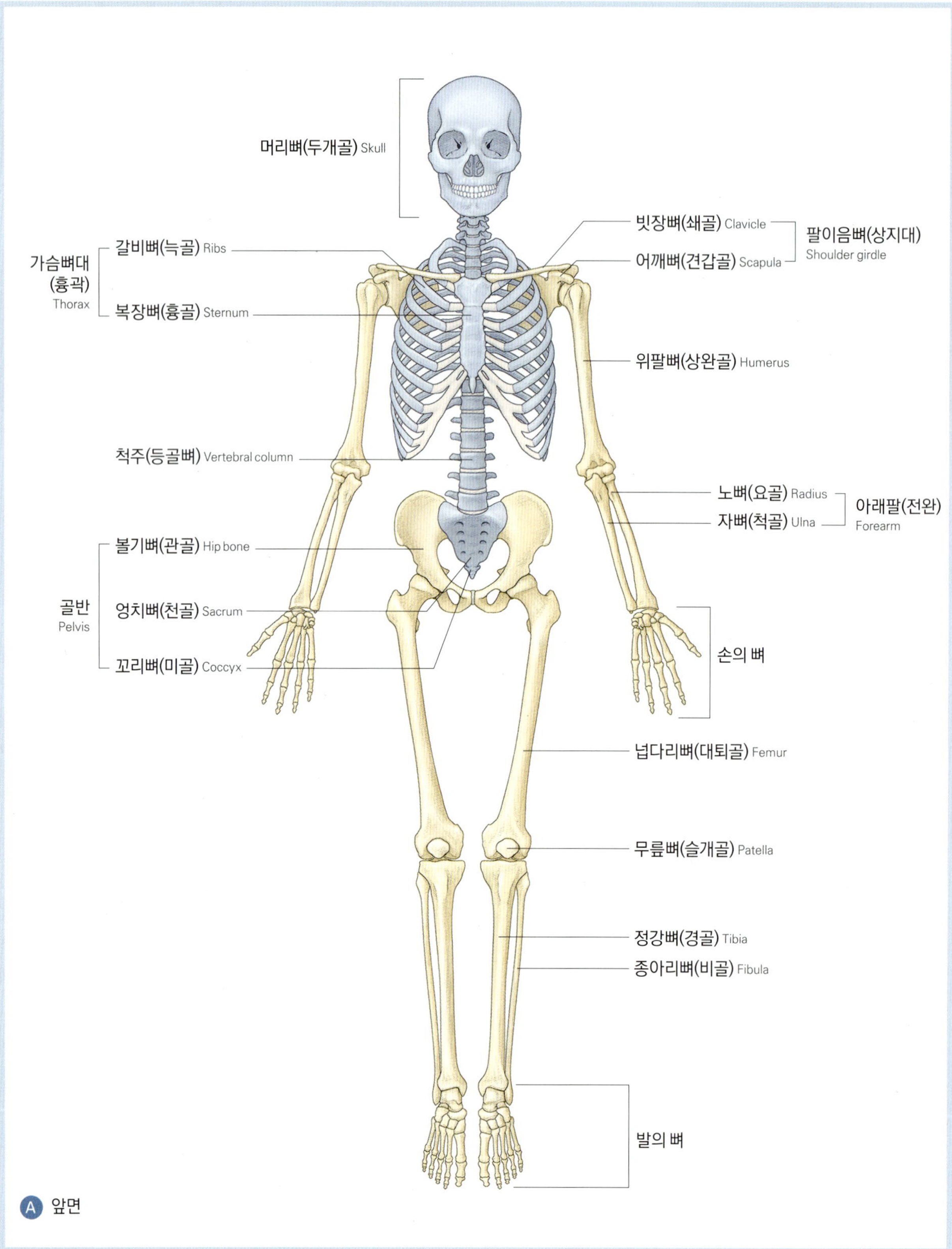
머리뼈(두개골) Skull
빗장뼈(쇄골) Clavicle
어깨뼈(견갑골) Scapula
팔이음뼈(상지대)
Shoulder girdle
가슴뼈대
(흉곽)
Thorax
갈비뼈(늑골) Ribs
복장뼈(흉골) Sternum
위팔뼈(상완골) Humerus
척주(등골뼈) Vertebral column
노뼈(요골) Radius
자뼈(척골) Ulna
아래팔(전완)
Forearm
골반
Pelvis
볼기뼈(관골) Hip bone
엉치뼈(천골) Sacrum
꼬리뼈(미골) Coccyx
손의 뼈
넙다리뼈(대퇴골) Femur
무릎뼈(슬개골) Patella
정강뼈(경골) Tibia
종아리뼈(비골) Fibula
발의 뼈
A 앞면

그림 7-1
팔다리뼈대

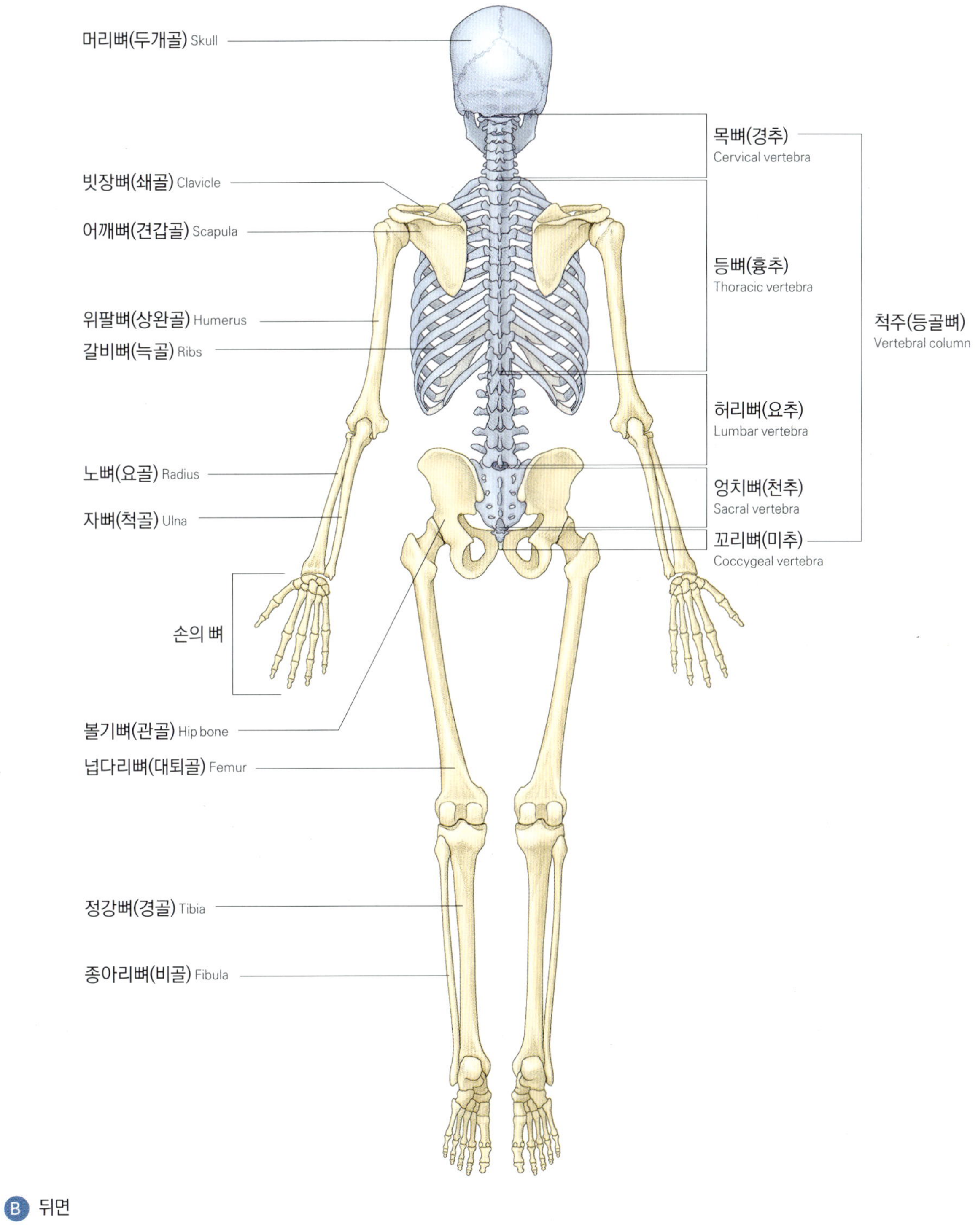

그림 7-1(계속)
팔다리뼈대

1 팔다리 손상

팔다리 손상(사지 손상, extremity injury)은 환자의 생명과 직접적인 관련이 적은 반면에 평가 및 치료가 지연되는 경우는 심각한 기능장애를 초래할 수 있다. 그러므로 환자의 혈역학적 상태가 비교적 안정된 경우 팔다리의 혈액순환 및 감각상태, 골절의 유무 등을 신속하게 평가하여 올바른 응급처치 시행과 빠르고 안전한 전문 치료가 시행되도록 한다.

1) 해부학적 개요(Anatomical Overview)

(1) 뼈대 조직

인체는 206개의 뼈로 구성된다(그림 7-1A, B). 이러한 뼈는 크게 두 가지인 몸통뼈대(축골격, axial skeleton)와 팔다리뼈대(사지골격, appendicular skeleton)를 형성한다.

몸통뼈대는 머리, 가슴, 척추의 뼈로 구성된다. 이러한 뼈는 신체의 축이 되고, 중추신경계를 보호하며 호흡을 위한 역동적 구조인 가슴우리(흉곽)로 구성한다.

팔다리뼈대는 팔과 다리뼈와 어깨뼈와 엉치뼈(척주의 부분)를 제외한 양쪽 골반을 포함한 뼈로 구성된다. 이러한 뼈는 팔다리 구조를 제공하고 주요 관절의 움직임을 허용한다. 팔다리의 긴뼈들은 형태와 구조가 비슷하다. 팔과 다리는 몸통뼈대에 붙어 있고 지지하는 일부 뼈들과 관절로 연결되어 있다. 팔다리 모두의 몸쪽(근위부, proximal)에는 한 개의 뼈가 있고 먼쪽(원위부, distal)에는 쌍을 이룬 두 개의 뼈로 구성된다.

신체의 말단에 있는 손과 발은 서로 다른 기능과 목적을 가진 많은 뼈로 구성된다.

1 팔(상지, Upper Extremity)

각 팔은 어깨(shoulder), 위팔(arm), 아래팔(전완, forearm), 손으로 구성된다. 어깨는 빗장뼈(쇄골, clavicle)와 어깨뼈(견갑골, scapula)로 이루어져 가슴우리(흉곽, thoracic cage)의 뒤쪽 윗부분에 위치한다. 어깨뼈는 등의 윗부분 근육들 속에 묻혀 있는 삼각형 뼈이다. 어깨뼈는 편평한 판에 불규칙적인 돌기가 있는 형태이다. 오구돌기(부리돌기, coracoids)와 어깨뼈 봉우리(견봉, acromion)는 근육이 부착되는 위한 돌기이다. 어깨뼈는 위팔뼈의 머리 부분에 맞는 오목한 관절 부위인 접시오목(관절오목, glenoid cavity)을 형성한다. 어깨뼈는 뒤쪽 가슴에서 자유롭게 움직이면서 넓은 범위의 어깨관절 움직임을 허용한다. 위쪽 등의 근육은 어깨뼈에 직접 가해진 심한 외상을 제외한 거의 모든 외상으로부터 어깨뼈가 골절되는 것을 효과적으로 보호한다.

빗장뼈는 어깨뼈의 봉우리 및 복장뼈자루(흉골병, manubrium)와 연결된다. 어깨뼈처럼 보호를 받지 못하는 빗장뼈는 신체에서 가장 흔하게 골절을 입는 부위이다. 빗장뼈는 복장뼈(흉골, sternum)로부터 일정한 거리로 어깨뼈와 어깨관절을 유지시킨다. 빗장뼈는 어깨가 아래위로 움직임을 허용하지만 앞뒤 움직임을 다소 제한한다. 어깨관절은 신체에서 가장 움직임이 자유로운 부위이다. 어깨관절로 인해 위팔뼈는 60° 회전, 팔은 180° 휘돌게 하는 운동(circumduction)을 한다(팔다리의 관절가동범위와 관련된 자세한 내용은 이차평가에서 설명된다).

보통 위팔뼈(상완골, humerus)는 하나의 뼈로 되어 있다. 위팔뼈의 둥근 머리(상완골두, humeral head)는 어깨뼈와 관절오목과 관절을 이룬다. 위팔뼈머리는 위팔뼈의 뼈몸통과 관절주머니(관절낭, articular capsule)의 말단 기능을 하는 해부목(해부경, anatomical neck)과 연결된다. 위팔뼈에 있는 큰·작은 결절(대·소결절, greater and lesser tuberosity)은 힘줄이 부착하는 장소를 제공하며, 위팔뼈의 윗부분을 형성한다. 이들 큰·작은 결절과 해부목과 위팔뼈머리는 외과목(외과경, surgical neck)으로 이어져 위팔뼈 뼈몸통(골간, bone shaft)으로 연결된다. 먼쪽으로 갈수록 위팔뼈 뼈몸통은 점점 넓어져 가쪽복사(외측과, lateral malleolus)와 안쪽복사(내측과, medial malleolus)로 확대되고, 팔꿈치관절(주관절, elbow joint)의 노뼈(요골, radius)와 자뼈(척골, ulna) 관절을 이룬다.

노뼈와 자뼈는 아래팔(forearm)을 이룬다. 노뼈는 아래팔의 엄지 방향(측면)에 있는 반면 자뼈는 약지 방향(안쪽)에 있다. 노뼈와 자뼈는 위팔뼈와 함께 또는 노뼈와 자뼈가 함께 움직인다. 이 같은 이축성 관절(biaxial joint)은 먼쪽 아래팔의 손바닥이 아래로 혹은 위로 보이도록 움직이는 회전을 허용한다. 이러한 관절 움직임은 팔꿈치관절이 접히는 동작도 가능하게 한다. 자뼈의 몸쪽 끝은 팔꿈치머리(주두, olecranon)라고 불리는 팔꿈치의 돌기를 형성한다.

노뼈와 자뼈는 손목의 손목뼈(수근골, carpal bone)와 관절을 형성한다. 두 개의 열을 이루는 8개의 손목뼈는 손목의 힘과 움직임을 가능하게 한다. 몸쪽 열은 손배뼈(주상골, scaphoid), 반달뼈(월상골, lunate), 세모뼈(삼각골, triquetrum), 콩알뼈(두상골, pisiform)로 구성되고, 먼쪽 열은 큰마름뼈(대능형골, trapezium), 작은마름뼈(소능형골, trapezoid), 알머리뼈(유두골, capitate), 갈고리뼈(유구골, hamate)로 구성된다. 먼쪽 손목뼈는 길고 가는 손허리뼈(중수골, metacarpal)와 연결된다. 손목뼈는 안장관절(안관절, saddle joint), 활주관절(전동관절, arthrodial articulation), 타원관절(과상관절, ellipsoidal joint)과 함께 높은 유연성을 보인다.

손허리뼈는 손가락에 있는 손가락뼈(수지골, phalanges)와 관절을 형성한다. 4개의 손가락은 각각 3개[몸쪽(proximal), 중간(middle phalanx), 먼쪽(distal phalanx)]의 손가락뼈로 구성된다. 엄지는 2개(몸쪽, 먼쪽)의 손가락뼈로만 구성된다. 손허리뼈와 손가락뼈의 경첩관절(접번관절, hinge joint)과 안장관절 그리고 타원관절로 인해서 손과 손가락의 미세한 움직임과 운동 조절이 가능하다.

2 다리(하지, Lower Extremity)

각 다리는 팔과 구조가 유사하며 골반(pelvic), 넙다리뼈(대퇴골, femur), 종아리(leg), 발(foot)로 구성된다. 다리가 몸에 붙는 골반은 튼튼한 뼈대 구조이다. 골반은 2개의 볼기뼈[관골, coxal bone(os coxae or hip bone)]라는 대칭 구조가 뒤로 엉치뼈(천골, sacrum)와 관절을 이루어 골반을 구성한다. 각각의 볼기뼈는 하나의 넓고 평평한 뼈인 엉덩뼈(장골, ilium)와 불규칙적으로 생긴 궁둥뼈(좌골, ischium)과 두덩뼈(치골, pubis)가 붙어 형성된다. 골반 구조의 랜드마크는 엉덩뼈능선(iliac crest)(허리띠가 매어지는 신체 옆쪽)과 궁둥뼈결절(ischial tuberosity)(앉을 때 닿는 뼈대)이다. 두덩뼈 결합부의 앞면에 붙은 볼기뼈와 엉치뼈는 골반고리(pelvic ring)를 형성한다. 골반고리는 매우 견고하기 때문에 다리를 움직이고 지탱하는 기반이 되고 복부의 바닥 뼈대를 형성한다. 두덩뼈(치골, pubis)는 샅고랑(샅굴, inguinal) 바닥을 형성하는 뼈대 구조이고, 두 개의 볼기뼈 사이의 앞쪽 관절인 두덩뼈 결합에 의해 양쪽으로 분리된다. 볼기뼈의 세 부분이 융합하는 부위는 골반 가쪽면에서 우묵하게 들어간 볼기뼈절구(관골구, acetabulum)를 형성한다. 볼기뼈절구의 우묵한 부위는 넙다리뼈머리(대퇴골두, head of femur)의 표면과 관절을 이룬다.

넙다리뼈는 신체에서 가장 크고 견고한 뼈이다. 보행과 같은 일반적인 스트레스의 경우 넙다리뼈는 제곱인치당 최대 1,200파운드(lb)의 압력을 견뎌낸다. 위팔뼈처럼 넙다리뼈는 곧게 뻗은 긴뼈는 아니다. 넙다리뼈머리가 볼기뼈절구와 만나는 넙다리뼈의 몸쪽 끝에서 넙다리뼈는 거의 50° 회전이 가능하다. 넙다리뼈머리는 확대된 넙다리뼈몸통(대퇴골간)의 위로 거의 직각으로 좁은 뼈사이인 넙다리목(femur neck)에 의해 지지된다. 이러한 구조로 인해 넙다리뼈관절은 움직임 폭이 넓고 넙다리뼈는 강력한 힘을 보인다. 넓어진 넙다리뼈 위쪽 끝에 위치한 큰돌기(대전자, greater trochanter)와 작은돌기(소전자, lesser trochanter)는 힘줄이 닿는 부위이다. 긴 넙다리뼈몸통은 점점 넓어져 가쪽관절융기(외측과, lateral condyle)와 안쪽관절융기(내측과, lateral condyle)를 형성하면서 정강뼈(경골, tibia)와 만나 무릎관절(슬관절, knee joint)을 이룬다. 무릎뼈(슬개골, patella)는 넙다리네갈래근힘줄(대퇴사두근건, tendon of quadriceps femoris) 내부에서 자유롭게 움직이며 무릎관절 바로 위에 위치한다.

정강뼈는 넙다리뼈와 관절을 이루는 유일한 먼쪽 뼈이다. 정강뼈는 무릎관절 바로 아래에서 더 작고 훨씬 더 섬세한 뼈인 종아리뼈(비골, fibula)와 짝을 이룬다. 이런 구조 때문에 정강뼈가 다리를 지지하는 대부분의 체중을 받는다. 종아리뼈의 유일한 기능은 걸을 때 발을 딛거나 움직임을 조절하는 것이다. 이 두 뼈는 섬유질 뼈사이막(골간막, interosseous membrane)으로 결합되고 서로 관절을 이루어 발이 45° 정도 회전하는 것을 가능하게 한다.

종아리뼈와 정강뼈는 목말뼈(거골, talus)와 발꿈치뼈(종골, calcaneus)가 만나면서 발목(ankle)을 형성한다. 정강뼈는 안쪽복사(medial malleous)를 종아리뼈는 가쪽복사(lateral malleous)를 형성한다. 발꿈치의 뼈대를 형성하는 발꿈치뼈(종골, calcaneus)는 발의 가장 큰 뼈이다. 목말뼈는 발꿈치뼈와 발목뼈(족근골, talus)와 연결이 된다. 발목뼈는 발허리뼈(중족골, metatarsus)와 연결되면서 발의 아치를 형성한다. 발에는 가로 세로로 두 개의 아치가 있고, 이러한 구조로 인해 온몸을 지지하는 스트레스가 분산된다. 발가락뼈와 연결되는 발허리뼈는 손과 손목의 뼈와 비슷한 구조로 관절을 형성한다. 엄지발가락은 두 개의 발가락뼈(먼쪽, 몸쪽)로 구성되고, 나머지 발가락은 세 개의 발가락뼈를 가지고 있다.

(2) 관절(Joint)

뼈는 비교적 섬세한 구조인 관절에 의해 움직이고 결합된다. 움직임이 허락되는 정도에 따라 관절은 기본적으로 세 가지로 분류된다.

섬유관절은 머리뼈(두개골, skull) 봉합이나 치아와 턱뼈 사이를 잇는 못박이관절(설상봉합, gomphosis)과 같이 전혀 움직이지 않는 관절을 의미한다. 움직임이 매우 제한된 관절인 연골관절(cartilaginous joint)은 척추사이관절, 엉치뼈와 골반의 엉덩뼈 사이에 위치한 반관절을 포함한다. 운동관절(가동관절, diarthrosis) 혹은 윤활관절(활막관절, synovial joints)은 비교적 움직임이 자유로운 관절이고 팔꿈치관절, 무릎관절, 엉덩관절 등을 포함한다.

운동관절은 가능한 움직임에 따라 3개 유형으로 분류된다(그림 7-2).

- 단축성 관절(monaxial joints): 단일평면으로 굽혀지는 움직임을 허용하는 경첩관절은 무릎관절, 팔꿈치관절, 손가락관절을 포함한다.

  제1경추와 중쇠뼈 사이에 위치한 중쇠관절(차축관절, pivot joint)은 머리의 180° 회전을 허용한다.
- 이축성 관절(biaxial joints): 융기와 미끄럼 관절은 두 방향의 움직임을 허용한다. 이 관절은 손목의 손목뼈 관절과 빗장뼈와 복장뼈 사이에 위치한 관절을 포함한다.

  타원관절(융기관절)은 손목과 손허리뼈 사이에서처럼 두 평면 방향으로 미끄러지는 움직임을 허용한다.

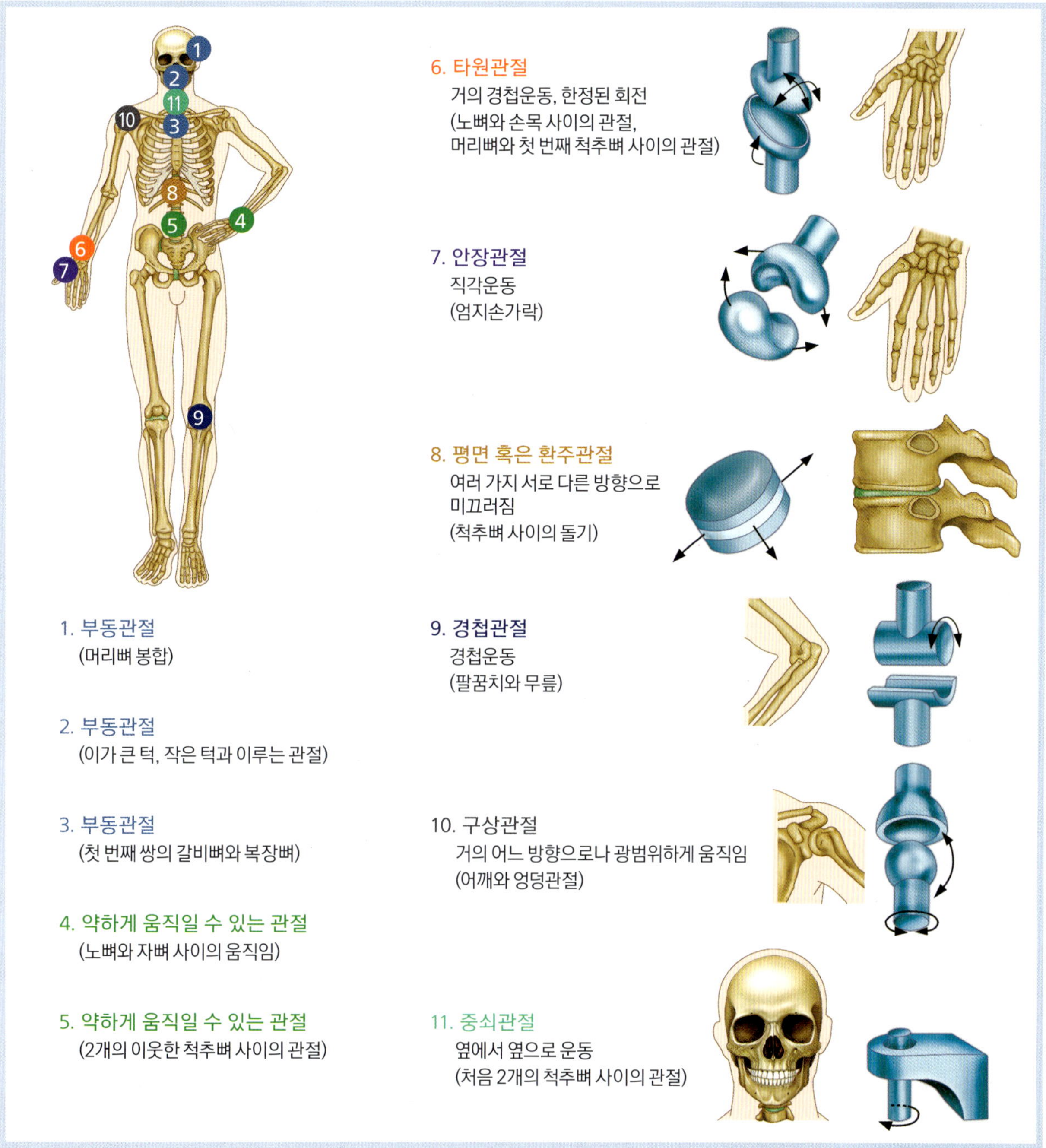

그림 7-2
신체의 관절

안장관절은 서로 직각인 두 평면에서 운동을 허용한다. 엄지의 바닥(기저, base)에 있는 관절을 안장관절의 예로 볼 수 있다.

- 삼축성 관절(triaxial joints): 절구관절은 원뿔 내에서 180° 회전하는 움직임과 팔다리의 회전을 허용하고, 엉덩관절과 어깨관절을 포함한다.

이러한 관절은 여러 유형의 운동을 허용한다. 폄(신전, extension)과 굽힘(굴곡, flexion)은 구부리는 움직임을 통해 관절 간의 각도를 증가 혹은 감소시키는 것이다. 모음(내전, adduction) 운동은 신체 부위가 중간선을 향해 안으로 움직이는 것이고, 벌림(외전, abduction) 운동은 신체 부위가 중앙선으로부터 밖으로 움직이는 것이며, 회전(rotation)은 뼈나 관절의 축을 중심으로 도는 것이고, 휘돌림(원회전, circumduction)은 원형으로 회전하는 것을 의미한다.

1 인대(Ligaments)

인대는 뼈를 관절에 연합시키는 결합조직(connective tissue)이다. 신축성이 있는 인대는 관절의 움직임을 허용하고, 뼈의 끝부분이 제 위치에 단단히 있도록 한다. 인대의 끝부분은 뼈의 관절 끝부분에 부착해 있다. 인대는 여러 사선 방향으로 관절을 가로지르며 관절 부위를 감싼다. 이러한 견고하면서도 신축성 있는 구조로 인해 인대는 허용된 범위 내의 움직임을 가능하게 한다.

2 관절주머니(관절낭, Joint Capsule)

관절을 둘러싸고 있는 인대는 관절주머니 혹은 윤활주머니(윤활낭, synovial bursa)를 형성한다. 이 주머니에는 관절 부위를 부드럽게 하는 소량의 윤활액(synovial fluid)이 있다. 점성이 높고 기름처럼 미끈거리는 윤활액은 마찰을 감소시킴으로써 관절의 움직임을 돕는다. 윤활액에 의해 두 조각의 얼음이 서로 미끄러질 때 생기는 마찰의 1/5 수준으로 줄인다. 윤활액으로 가득 찬 작은 주머니인 윤활주머니는 팔꿈치관절 및 무릎관절을 포함한 기타 관절에서 힘줄(건)과 인대 혹은 연골 사이의 마찰 감소와 충격을 흡수한다. 관절이 압박을 받거나 움직이면 윤활액은 연골로 흘러 들어가거나 나온다. 연골이 마치 스펀지처럼 눌리면 윤활액이 짜지고 압박이 해소되면 윤활액을 빨아들인다. 이런 윤활액의 흐름은 관절연골(articular cartilage)에 산소, 영양소, 노폐물을 순환시킨다.

기본적으로 관절주머니는 매우 손상받기 쉽고, 무균 상태로 되어 있다. 관절주머니가 외부로 노출되고 개방성 손상에 의해 감염물질이 침투될 경우 관절의 기능이 저하될 수 있다. 관절의 연골은 스스로 복구되는 능력이 없다. 관절 손상으로 인해 연골이 파열될 경우 복구를 위해 수술적 처치가 필요할 수 있다. 관절 주변의 개방성 손상에 의해 관절주머니가 손상되는 것을 미리 염두에 두고 응급실에서 관절주머니 손상에 대한 평가가 반드시 이루어져야 한다.

(3) 근육조직(Muscular Tissue)

근육계는 600개가 넘는 근육군으로 구성된다(그림 7-3). 응급의료체계를 요청하는 많은 수가 근육계 손상과 연관이 있다. 근육계 손상은 근육이나 결합조직에 간접적으로 가해지는 지나치게 강한 힘이나 직접 손상에 의해 둔상 혹은 관통상에 의해 초래된다.

뼈대근육(골격근, skeletal muscle)은 피부와 피부밑 지방의 보호층의 바로 밑에 위치한다. 뼈대근육은 활동 시 산소요구량이 많기 때문에 많은 혈관이 분포되어 있다. 각 근육 세포층이 모여 근육섬유(myofiber)가 되고, 근육섬유가 모여 근육다발(muscle fascicle)이 되며, 여러 근육다발은 위팔세갈래근(상완삼두근, triceps brachii muscle)과 같은 근육체를 형성한다. 근육체는 종단면 1제곱인치당 약 50파운드(lb)의 힘을 가지고 있다.

뼈대근육은 최소 두 지점에서 뼈에 부착된다. 이러한 부착 지점은 수축에 따라 뼈가 어떻게 움직이는가에 따라 이는곳(기시, origin) 혹은 닿는곳(종지, insertion)이 될 수 있다. 근육이 수축할 때 움직이지 않는 부착 지점은 이는곳이고, 움직이는 부착 지점은 닿는곳이라 한다.

근육은 관절의 양쪽에서 짝을 이룬다. 근육이 늘어나지는 않지만 능동적인 수축을 하기 때문에 이러한 구조는 매우 중요하다. 한 근육이 수축을 통해 팔다리를 한 방향으로 움직일 때 반대편의 (이완된) 근육은 늘어난다. 맞섬(대립, opposition) 상태라고 불리는 이러한 구조는 팔다리의 폄과 굽힘을 허용한다.

여러 다른 이는곳과 닿는곳이 있는 관절에 부착된 여러 근육이 있는 인체는 여러 다양한 움직임을 할 수 있다. 예를 들어 어깨에서 위팔뼈는 여러 유형과 다양한 범위의 운동을 할 수 있다. 위팔뼈의 움직임에는 팔다리를 바깥 방향으로 떨어지는 벌림운동, 신체 안쪽방향으로 붙이는 모음운동, 위팔뼈를 60° 정도 돌리는 회전 운동, 팔 전체를 180° 원을 따라 돌리는 휘돌림(circumduction) 운동이 있다.

힘줄(건, tendon)은 근육을 뼈의 닿는곳(일부의 경우 이는곳)에 부착시키는 특수결합조직으로 된 띠이다. 섬유질 띠인 힘줄은 매우 견고하며 늘어나지 않는다. 힘줄은 근육에서 힘줄로 바뀌어 근골격계 연결이라 불리며, 근육 말단에서 시작된다. 힘줄은 매우 견고하기 때문에 경우에 따라 찢어지기보다는 뼈의 일부를 분리시킨다. 아킬레스힘줄(종골건, Achilles tendon)은 힘줄의 견고함을 잘 보여준다. 아킬레스힘줄은 발목의 복사뼈 뒤편을 만지면 확인할 수 있다. 아킬레스힘줄은 발가락으로 서서 전신을 들어 올릴 수 있게 하는 근육으로 조절되는 힘줄이다.

아래팔은 근육과 힘줄 사이의 섬세한 관계를 잘 보여주는 부위이다. 손가락의 굽힘을 담당하는 근육이 수축하면 아래팔의 등쪽 근육이 당기는 느낌이 든다. 손가락을 폄(신전)과 굽힘(굴곡)시키면 먼쪽 아래팔과 손목(wrist)의 힘줄이 움직이는 것을 보거나 만져볼 수 있다. 아래팔을 가로지르는 깊은 가로 방향 열상은 그 밑에 있는 결합조직에 손상을 야기하며, 먼쪽 뼈대 구조를 조절하는 근육과 연결조직에 손상을 미칠 수 있다. 힘줄은 연관된 근육이 수축할 때 일어나는 기능에 따라 분류한다. 굽힘근육(굴곡근), 모음근육(내전근), 벌림근육(외전근)이 이에 해당한다.

근육조직은 신체의 움직임뿐만 아니라 열에너지 생성을 담당한다. 산소와 단당류의 화학반응이 운동 에너지를 생성한다. 이러한 화학반응의 부산물로 열, 수분, 이산화탄소가 발생한다. 근육 움직임에 의해 생성되는 에너지의 절반 이상은 체온유지를 돕는 열이다. 이에 신체는 복사, 대류 혹은 증발 과정 속에서 과잉 열을 방출시킨다. 신체는 근육조직이 필요로 하는 산소와 영양소의 요구를 지속적으로 충족시키고, 열을 포함한 근육조직의 부산물을 제거해야 한다.

근육은 다소 수축된 긴장(tone)상태로 있다. 심지어 신체가 휴식상태에 있더라도 중추신경계통(Central Nervous System, CNS)은 일부 제한적인 신경 자극을 보내어 섬유다발의 수축을 야기한다. 이러한 자극으로 인해 근육은 견고해지고, 근육의 움직임이 필요할 때 즉각적으로 수축할 준비가 된다. 근육긴장은 체력이 단련된 운동선수의 경우 확연하게 나타나고, 말초 운동신경이 손상된 사람의 경우 전혀 나타나지 않는다[근육 긴장도의 이완(flaccid muscle tone)]. 근육의 강도는 0~5로 등급이 매겨진다(표 7-1).

표 7-1
근육 강도 등급

등급	설명
5	피로감 없이 최대 저항에 대한 능동적인 움직임
4	약간의 저항과 중력에 대한 능동적인 움직임
3	중력에 대한 능동적인 움직임
2	감소된 중력에 대한 능동적인 움직임
1	아무런 움직임도 없고, 근육의 수축이 촉진으로 거의 느껴지지 않음
0	촉진이나 관찰을 통해 근육의 수축이 확인되지 않음

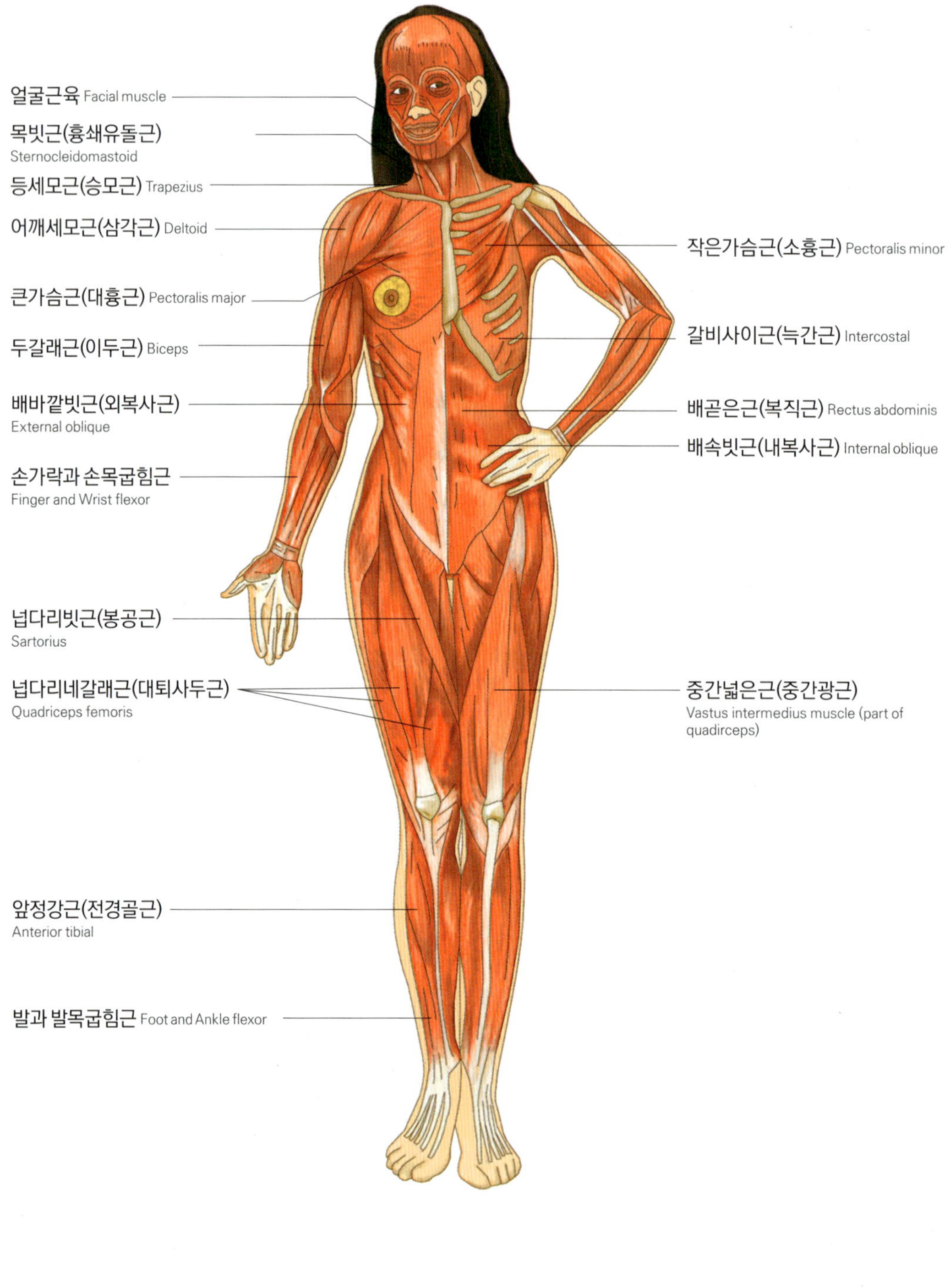

얼굴근육 Facial muscle
목빗근(흉쇄유돌근)
Sternocleidomastoid
등세모근(승모근) Trapezius
어깨세모근(삼각근) Deltoid
큰가슴근(대흉근) Pectoralis major
두갈래근(이두근) Biceps
배바깥빗근(외복사근)
External oblique
손가락과 손목굽힘근
Finger and Wrist flexor
넙다리빗근(봉공근)
Sartorius
넙다리네갈래근(대퇴사두근)
Quadriceps femoris
앞정강근(전경골근)
Anterior tibial
발과 발목굽힘근 Foot and Ankle flexor
작은가슴근(소흉근) Pectoralis minor
갈비사이근(늑간근) Intercostal
배곧은근(복직근) Rectus abdominis
배속빗근(내복사근) Internal oblique
중간넓은근(중간광근)
Vastus intermedius muscle (part of quadirceps)
A 여성

그림 7-3
사람의 근육

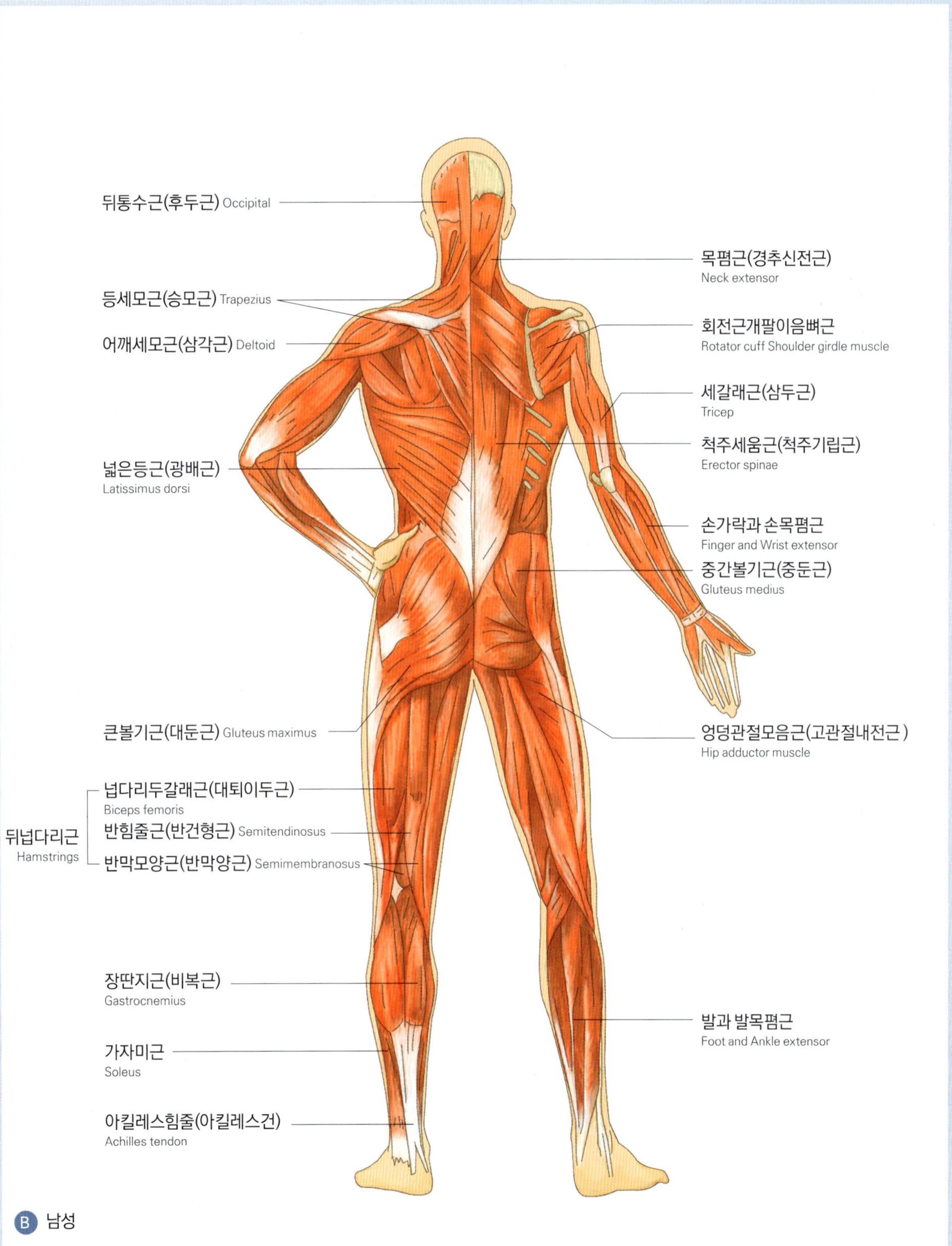

그림 7-3(계속)
사람의 근육

2) 사고기전 파악 및 환자평가

현장에 도착하여 처치를 위해 환자에게 다가가기 전 현장의 안전상태를 우선 확보해야 한다. 위험물질 여부 및 위험한 상황 발생 유무를 반드시 확인해야 하며, 출동한 전문 응급구조사로 해결이 안 되는 경우 반드시 추가 지원을 요청해야 한다. 그 후 환자의 사고기전과 병력을 청취하여야 한다. 사고기전과 병력청취는 전문 응급구조사에게 현장에 도착했을 때 환자의 손상과 심각성 그리고 숨겨진 손상 부위에 관한 중요한 정보를 주기 때문이다. 예를 들어 전문 응급구조사의 인력이 충분한 경우에는 초기에(제1순위로) 기본외상소생술을 환자에게 적용함과 동시에 다른 전문 응급구조사는 사고기전과 병력을 청취한다. 만약 의식이 있는 환자에게 전문 응급구조사가 혼자인 경우에는 환자의 기도, 호흡, 그리고 순환의 상태를 평가할 때까지 사고기전과 병력청취를 시행하기보다는 일차평가를 우선적으로 시행한 후 환자로부터 사고기전과 병력을 청취할 수 있다.

높은 곳에서 떨어진 환자의 다리 손상(그림 7-4)은 종종 허리(요추)의 손상을 유발할 수 있으며, 환자가 앉은 자세에서 발생한 무릎 손상은 엉덩이 손상이 동반된다. 같은 방식으로 엉덩이 손상이 있는 경우에는 무릎에 연관 통증이 발생할 수 있기 때문에 엉덩이와 무릎을 같이 평가하는 것이 좋다.

팔꿈치 손상으로 빈번하게 손목관절이 어긋나는데 손목관절과 팔꿈치 역시 함께 평가해야 한다. 같은 경우로 발목과 몸쪽 바깥의 정강뼈 손상이 동반된다.

어깨 부위 손상으로 목, 허리 또는 어깨의 손상이 동반되어 있을 수 있기 때문에 주의 깊게 검사를 시행해야 한다. 결론적으로 팔다리 손상은 단순한 한 가지 손상만 있는 경우도 있으나 유기적으로 이어진 신체-연관 부위의 손상 가능성을 항상 염두에 두고 있어야 한다.

현장에서 전문 응급구조사는 육안적으로 환자의 출혈, 피부색, 변형, 부종, 창상 등을 관찰하며 촉진으로 감각기능, 압통, 골마찰, 모세혈관 재충혈, 맥박을 감지한다.

다음으로는 팔다리 관절의 능동 및 수동적인 관절가동범위(Range of Motion, ROM)를 관찰한다. 특히 주의할 점은 능동적 운동이 안 되는 관절 부위는 골절이나 탈구의 가능성이 있으므로 수동적인 관절가동범위 검사 시 환자에게 무리한 힘을 가하지 않는다.

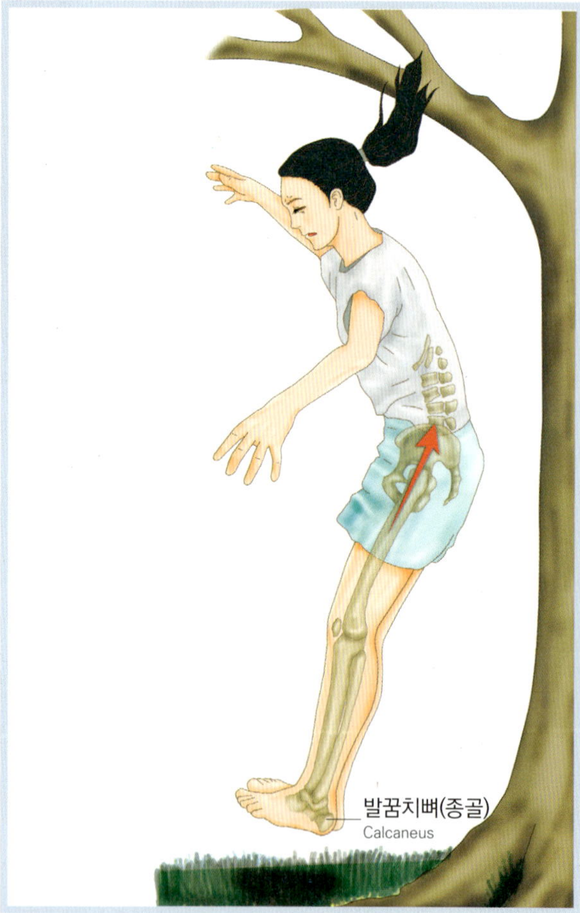

그림 7-4
사람이 발부터 떨어지는 그림
(등허리 이행 부위 손상, 무릎, 발뒤꿈치 손상)

3) 손상의 유형

(1) 골절(Fracture)

골절의 유형(그림 7-5)이란 뼈나 관절면의 연속성이 완전 혹은 불완전하게 소실된 상태를 말한다. 대개의 경우 물렁조직(연부조직, soft tissue)의 손상이 동반되며 전달받은 힘의 양, 방향 그리고 집중의 정도가 골절의 유형을 결정하며, 골절 부위의 손상이 클수록 치유 과정은 지연되고 다른 합병증이 발생할 가능성이 높아진다.

뼈를 둘러싸고 있는 모든 조직은 신경과 혈관이 가까운 곳으로 주행하므로 매우 날카롭게 골절된 뼈끝은 주변 조직을 손상시킬 수도 있다. 골절 각(angulation)이 심한 경우는 골절의 먼쪽을 지긋이 잡아당겨서 기능적 자세로 정복한다. 이 경우에는 정복 시행 전, 후에 먼쪽의 피부색, 피부 온도, 신경학적 소견, 맥박 강도 등을 관찰하여 기록한다. 또한 골절이 있거나 의심되는 경우에는 부목고정을 시행하여 상처 부위의 움직임을 최소화하고, 정맥 귀환을 돕도록 하는 등 추가적인 손상이 발생되지 않도록 하여야 한다.

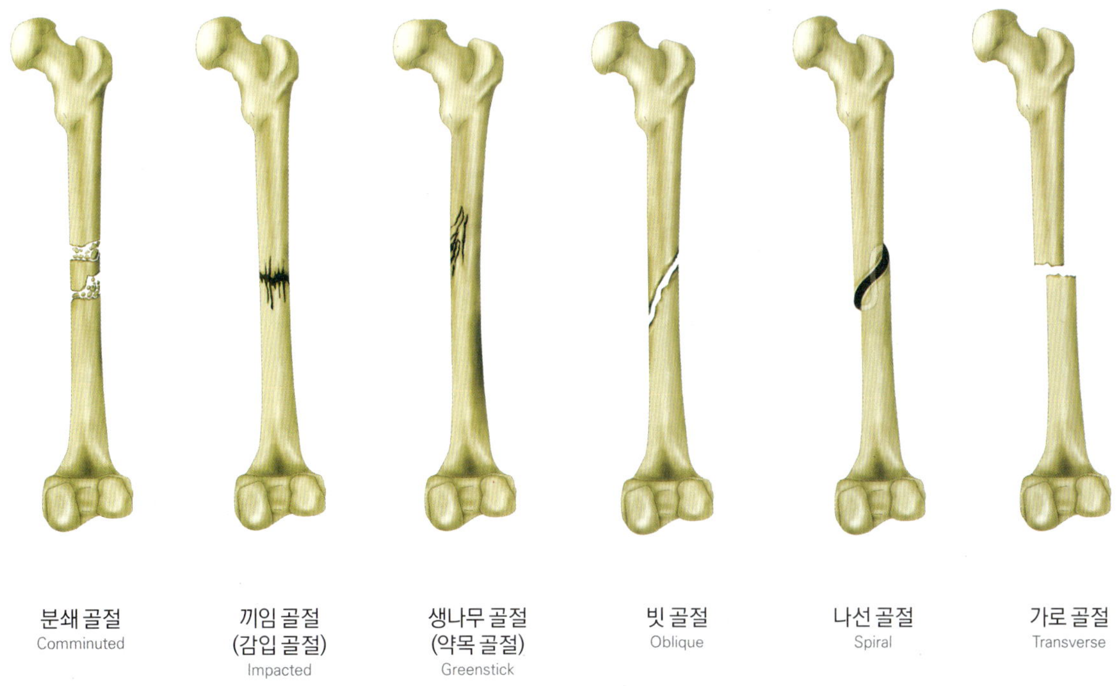

그림 7-5
골절의 유형

1 팔(상지, Upper Extremity) 골절

콜리스(Colles) 골절 및 위팔뼈 골절(Fracture of Humerus)

팔의 골절(그림 7-6A, 7A)은 주로 겨울철에 미끄러져 넘어지며 손을 짚는 동작에서 발생하는 경우가 많다. 손목의 변형, 부종(edema) 및 손상 부위의 엄지손가락(thumb) 운동 제한 등이 주증상이다. 환부의 상하 부위 모두를 고정할 수 있는 설탕집게모양의 부목(sugar tong splint) 고정(그림 7-6B, 7B)을 시행할 수 있으나 무리하게 적용하지 않도록 하며, 환자에게 가장 편안한 자세로 고정하되 움직임을 최소화하여야 한다.

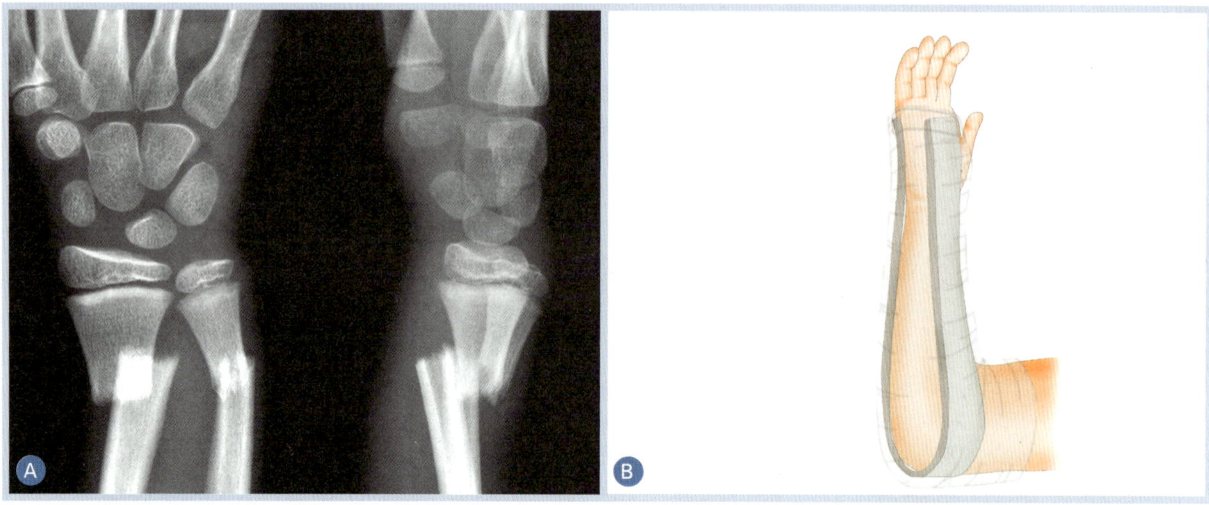

그림 7-6
A. Colles 골절 B. 슈가통 부목고정(sugar tong splint)

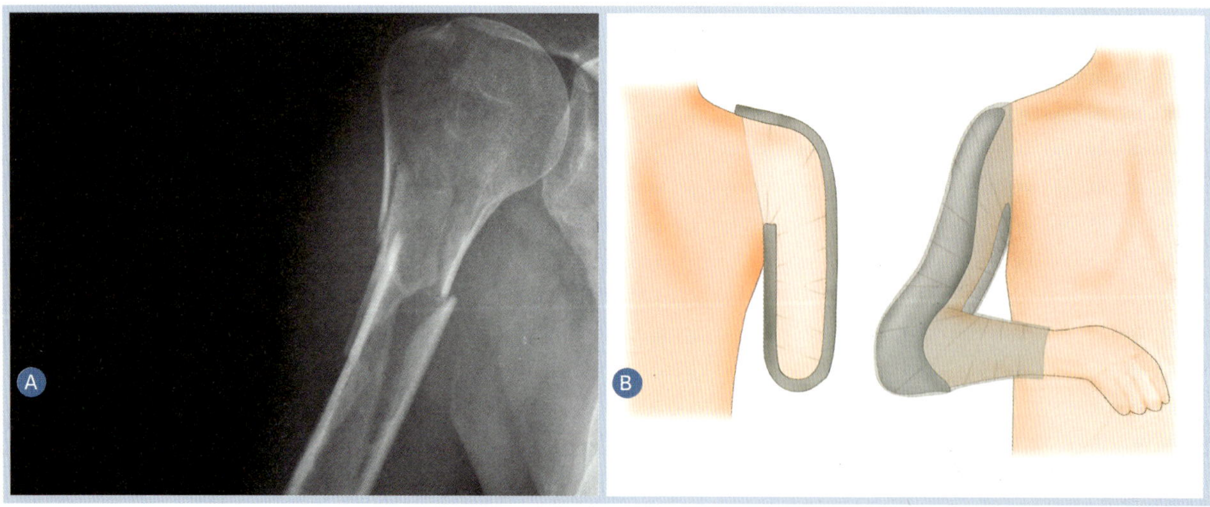

그림 7-7
A. 위팔뼈 골절 B. 부목고정(U-slab splint)

❷ 다리(하지, Lower Extremity) 골절

넙다리뼈 골절(Fracture of Femur)

넙다리뼈 골절(그림 7-8A)은 높은 에너지로 인한 충격 후 발생한다. 노년의 사람에게는 단순 넘어짐으로도 나타나지만 젊은 사람에게 넙다리뼈 골절이 있으면 다른 추가 손상이 있음을 염두에 두어야 한다.

넙다리뼈 골절 환자는 심한 통증을 호소하며 골절 부위의 다리 길이가 짧아질 수 있고, 다리를 심하게 각지게 하거나 개방 골절(open fracture)을 일으킬 수 있다.

시행할 수 있는 검사는 의미 있는 넙다리 부위 부종, 타박상(contusion), 뼈마찰음과 근육경련을 확인하는 것이다. 골절 시 혈액손실이 발생할 수 있는데 넙다리뼈 골절의 경우 약 500~1,500mL 정도이다. 게다가 넙다리뼈 주변은 큰 동맥(artery), 정맥(vein), 신경(nerve)이 지나가는 구조로 다른 구조물에 대한 추가 손상과 지방조직으로부터 유발되는 색전의 위험성이 있을 수 있다. 넙다리뼈 주변 통증 및 골절 소견이 보이면 엉덩이 밑부분까지 부목(그림 7-8B)과 붕대로 고정하여 움직임을 최소화하도록 한다.

정강이뼈와 종아리뼈 골절(Fracture of Tibia, Fibula)

정강이뼈(그림 7-9)**와 종아리뼈 골절**은 다리에 대한 직접적인 외상과 회전력이나 압박력 작용에서 생긴다. 이러한 손상은 종종 심각한 변형 및 물렁조직 손상과 함께 나타난다. 합병증으로 **구획증후군(compartment syndrome)**과 신경혈관 손상, 감염(infection), 부종 등이 있으며 만성적 통증을 포함한다.

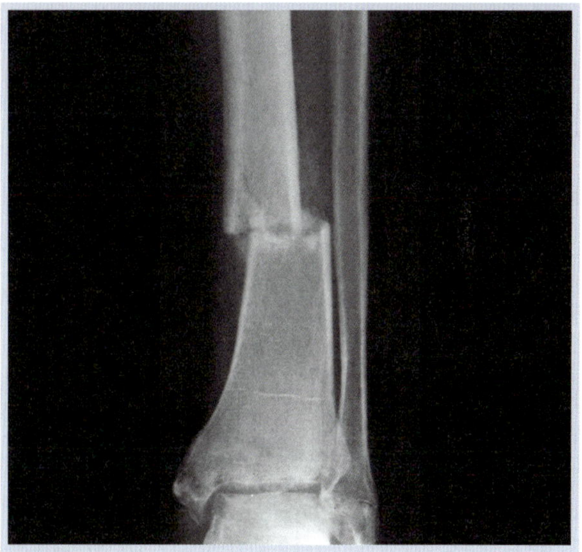

그림 7-9
정강이뼈 골절

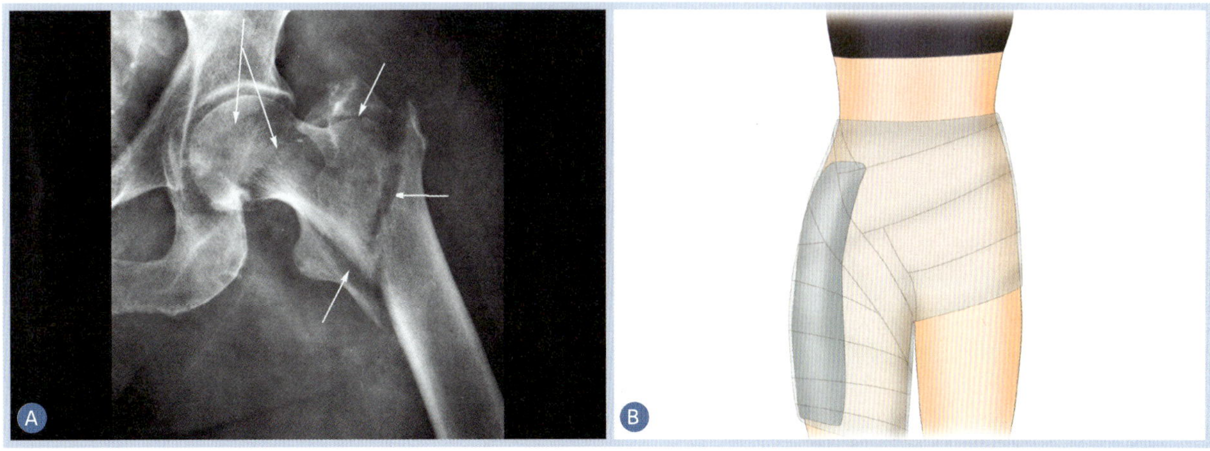

그림 7-8
A. 넙다리뼈 골절 B. 엉덩관절 부목고정(hip joint splint)

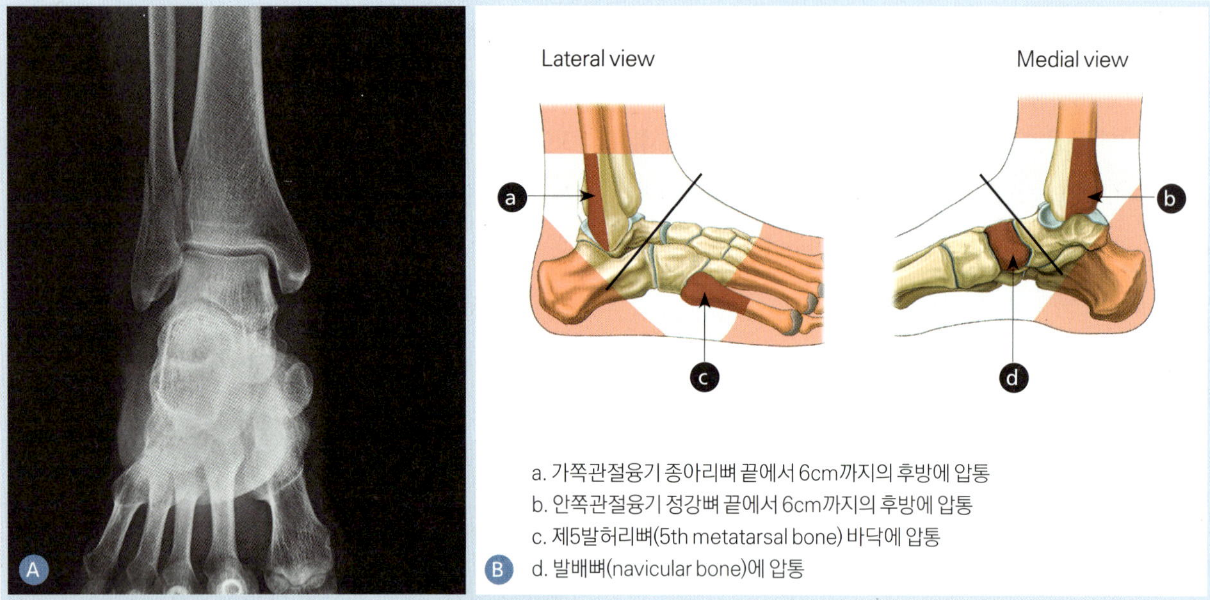

그림 7-10
A. 발목 골절 B. Ottawa 발목 규칙

발목 골절(Ankle Fracture)

발목 골절(그림 7-10)은 주로 복사뼈에서 발생하고 때로는 발목관절의 탈구와 동반되는 경우가 있다. 발목 골절은 주로 갑작스럽고 강한 발의 움직임 때문에 일어나며, 다른 경우에는 축 방향의 부하가 발을 통해서 전달되어 목말뼈가 정강이뼈 먼쪽에 충격이 가해져 골절을 일으킨다.

발목 골절의 증상과 징후는 통증, 변형, 부종을 포함한다.

발목 골절은 발을 지탱해 주는 혈관과 신경에 손상을 입힐 수 있고 구획증후군, 만성 발목통증과 관절염(arthritis)으로 진행될 수도 있다.

(2) 개방 골절(Open Fracture)

개방 골절이란 골절 부위에 열린 상처로 인해 신체 내부가 외부 환경과 이어져 있는 골절을 말한다. 폐쇄 골절(closed fracture)에 비해 더 많은 혈액손실 유발 및 감염의 위험성이 높으며, 초기에 적절한 치료가 이루어지지 않으면 심한 경우 절단(amputation)으로까지 이어진다. 또한 피부와 뼈를 손상시킬 정도로 높은 에너지 손상이 있다면 추가 손상을 우려하는 자세도 필요하다.

개방 골절의 치료와 예후는 손상기전, 주위 물렁조직의 손상 정도, 개방성 골절의 분류 및 세균 오염의 종류 등에 따라 결정된다.

외부 환경 노출에 의한 이차 세균 감염은 골절 치유와 예후에 중대한 영향을 끼치므로 감염 예방에 신경을 써야 하며, 골절 부위와 인접한 부위에 창상이 있는 경우는 일단 개방 골절로 간주하여 처치하도록 한다. 가능한 한 빠른 드레싱 처치를 통해 신체 내부를 폐쇄상태로 전환시켜 주어야 한다. 정확한 상처 부위의 인계를 위해 드레싱 실시 전 상처 부위의 사진을 찍어 병원 인계 시 사용하도록 하며, 병원 도착 전까지 드레싱을 제거하는 일이 없어야 한다.

(3) 관절 손상(Joint Injury)

관절가동범위를 결정하는 중요한 요소는 관절을 이루는

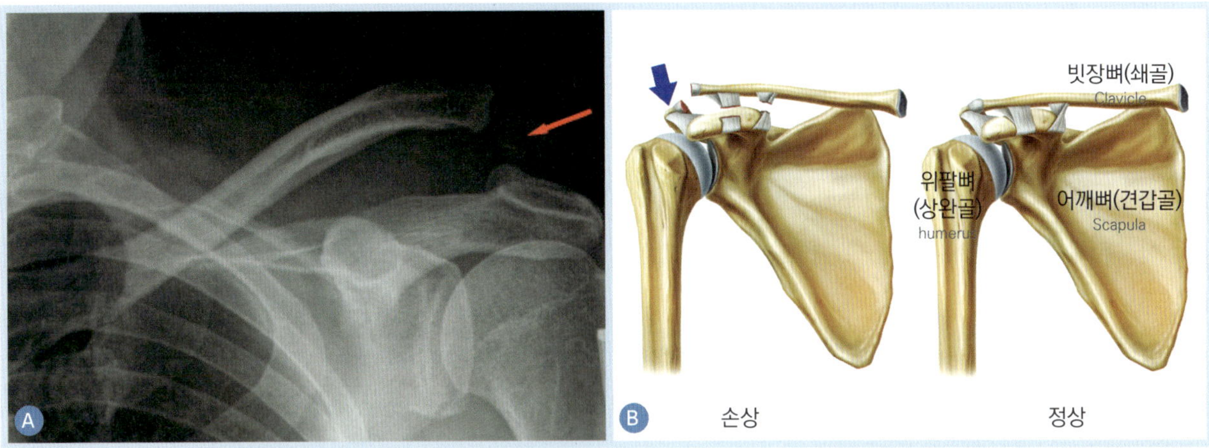

그림 7-11
봉우리빗장관절(견봉쇄골관절) 손상
출처: A: Hellerhoff

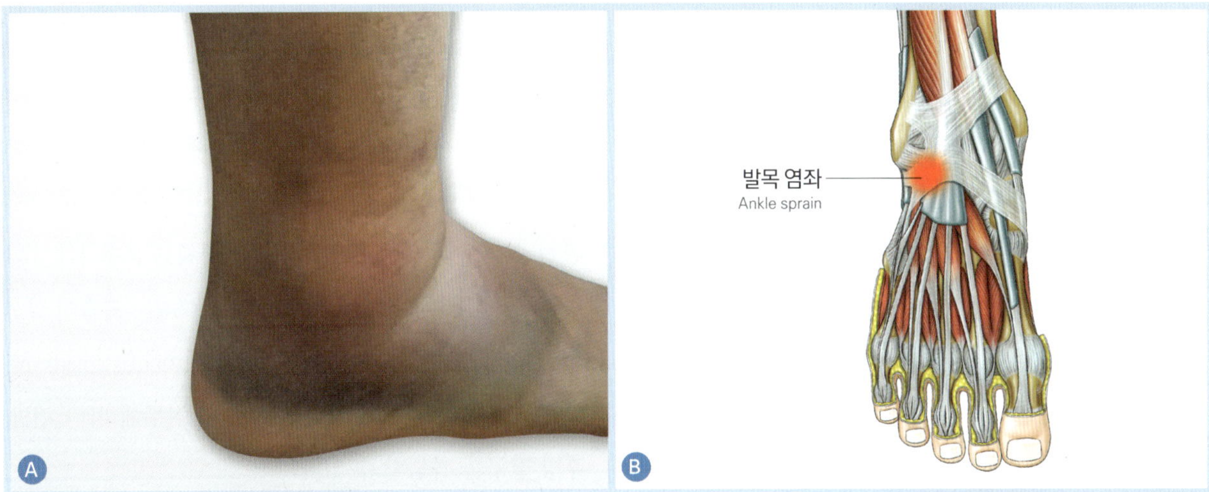

그림 7-12
발목 염좌 손상

뼈의 모양과 관절을 고정시키는 인대의 단단함이다. 정상적인 한계를 넘어서는 힘이 가해지면 관절을 이루는 뼈가 부러지거나 탈구될 수 있고, 그 지탱하는 인대와 관절주머니가 손상될 수도 있다.

관절 손상(그림 7-11)에 의한 탈구나 골절과 동반된 **관절 탈구**는 이차 손상을 막기 위하여 우선적으로 치료되어야 한다. 예를 들어, 무릎관절이나 발목관절의 탈구 시는 혈관 손상과 신경 손상이 동반되며, 이로 인하여 혈류 차단이 발생하여 조직괴사(necrosis)가 발생할 가능성이 높다.

(4) 인대 손상(Ligament Injury)

인대는 뼈와의 부착부에 직접 또는 간접적으로 연결됨으로써 힘의 분산 기능을 한다. 이들은 가해지는 힘의 축, 변형률, 나이, 활동도 등의 인자 요소로 차이를 보이며 일정 이상의 한계 정도를 넘어가면 파손되는데 이를 **염좌**(sprain, 그림 7-12)라고 하며, 이는 병력, 증상, 신체검진(physical examination) 등의 평가를 기준으로 나뉜다.

(5) 절단(Amputation)

절단(그림 7-13)은 팔다리나 신체의 일부가 나머지 신체로부터 분리되는 것으로 절단면에서 발생하는 출혈은 신체 보상기전(compensatory mechanism)을 제외한 외부 지혈을 하지 않는다면 생명에 위협을 줄 수 있을 정도로 심각한 경우도 있다.

절단 부위는 손상 후부터의 경과시간 및 보존 방법에 따라서 예후가 크게 변한다. 절단된 팔다리는 실온에서 4~6시간 이내에 접합술이 시행되어야 한다.

상온에서 손목 이상 부위의 절단은 6시간 이상, 손가락인 경우는 12시간이 지난 경우에는 재접합술의 성공률은 떨어질 것이며, 절단 부위가 냉장 보관이 되었더라도 12시간 이상 경과 시 허혈상태가 장시간 지속되어 **재접합술(replantation)**의 성공률도 많이 떨어지기 때문에 최대한 단시간에 이송되어야만 수술의 성공률이 높다고 할 수 있다. 즉 올바른 현장처치와 더불어 수술이 가능한 병원으로의 빠른 이송이 중요함을 알 수 있다.

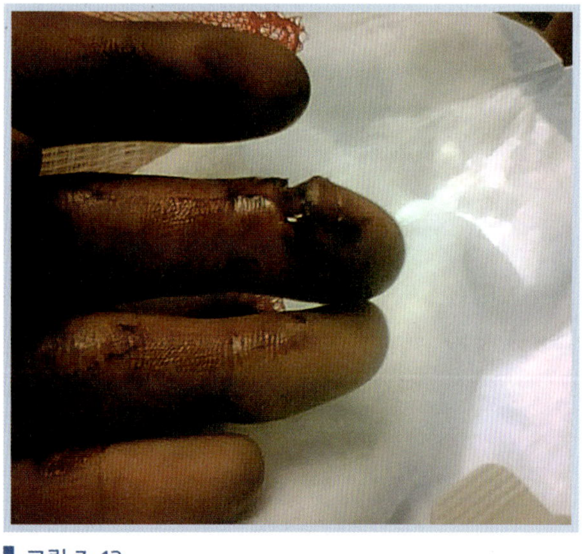

그림 7-13
손가락 절단
출처: User:Buickid

(6) 탈구(Dislocation)

탈구(그림 7-14, 15, 16)는 관절이 일반적인 정상위치에서 벗어난 상태를 일컬으며, 일반적인 외상에 의한 충격으로 혹은 관절이 이미 손상되었거나 개별적 요인 등으로 인해 적절한 힘을 가하지 않아도 빈번하게 발생할 수 있고, 외상이 있는 탈구의 경우 골절을 동반할 수 있다. 또한 탈구는 혈관과 신경도 손상될 수 있어 빠르고 올바른 처치가 필요하다.

어깨관절의 탈구는 성인에게 탈구가 가장 많이 발생하는 관절로 반대쪽과 비교했을 때 위팔뼈머리 부분의 변형이 확인되며 환자는 극심한 통증을 호소한다.

두 번째로 탈구가 많이 발생하는 관절은 팔꿈치관절이다. 주로 pulled elbow라고 불리며 영유아기를 대상으로 자주 발생하며 팔의 움직임 감소와 통증을 호소한다.

엉덩관절 탈구는 80~90%가 후방 탈구가 흔하며 엉덩관절 수술을 한 노인, 오토바이나 교통사고 운전자에서 확인된다. 발생 부위의 먼쪽 팔다리가 짧아지는 모습이 확인되며, 발의 모양이 바깥돌림(외회전, external rotation), 안쪽돌림(내회전, internal rotation) 여부에 따라 **전방, 후방 탈구**를 가늠할 수 있다.

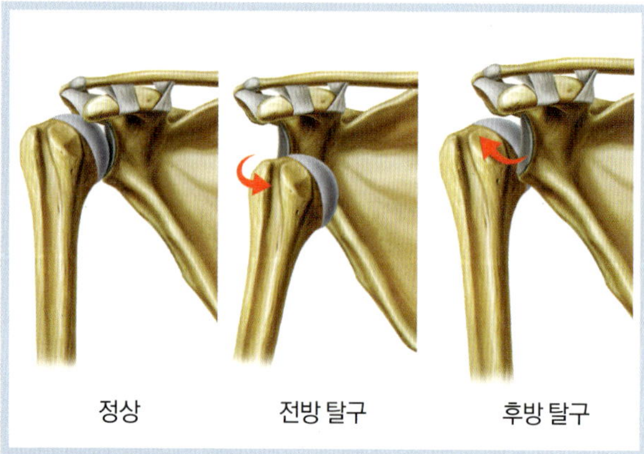

그림 7-14
어깨관절 탈구

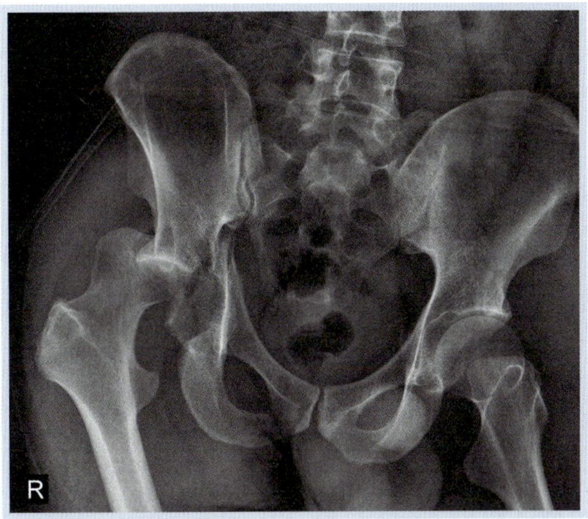

그림 7-15
엉덩관절 탈구
출처: 아주대학교병원 권역외상센터

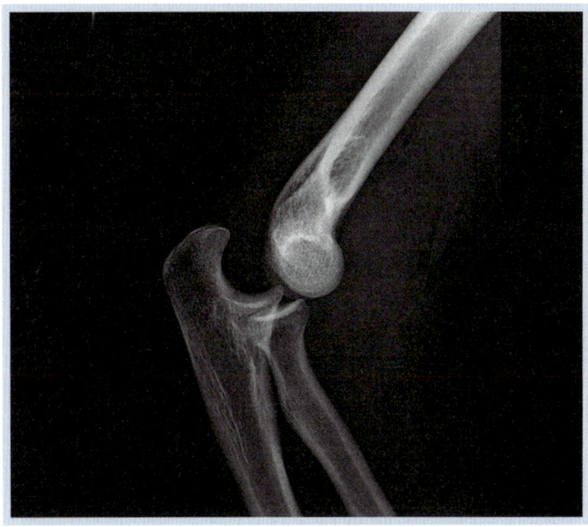

그림 7-16
팔꿈치 탈구
출처: James Heilman

탈구의 올바른 응급처치로는 무리한 관절 정복보다는 환자의 외상의 유무, PMS 평가, 말초 맥박과 신경상태를 우선 확인한 후 움직임을 최소화하여 전문적인 치료를 받도록 병원으로 이송한다.

(7) 혈관 손상(Injuries of Blood Vessel)

혈관 손상(그림 7-17)의 경우에는 외부 출혈이 심하거나 상처 부위의 부종이 생겨 먼쪽으로의 혈액순환을 저해하며, 허혈성 괴사를 유발한다. 혈관이 완전히 절단된 경우는 혈관수축에 의하여 출혈이 비교적 적으나 완전히 절단되지 않은 경우는 장시간 출혈이 지속되므로 더욱 위험하다.

환자평가 시 외견상 출혈이 나타나지 않더라도 반드시 팔다리의 먼쪽에서 맥박을 감지하여야 한다. 팔 손상 시 노동맥(요골동맥, radial artery)의 맥박을 관찰하고, 다리 손상 시 발등동맥(족배동맥, dorsalis pedis artery) 혹은 오금동맥(슬와동맥, popliteal artery)의 맥박을 관찰한다(그림 7-18). 먼쪽에서 맥박이 촉지되지 않으면서 피부가 차갑게 느껴지면 혈관 손상의 가능성이 높다.

혈관 손상이 의심되는 부위에 골절이나 탈구가 동반되어 있으면 적절한 견인을 실시하여 환부의 움직임 감소, 추가 혈관 손상을 막기 위한 부목을 고정한다. 처치 후에도 통증, 창백, 무맥박, 마비 등이 계속되면 혈관 손상이나 구획증후군이 의심되므로 수술적 처치를 시행하는 것이 바람직하다. 혈관 손상의 예후는 처치까지의 시간에 반비례하므로 혈관 손상의 유무를 신속히 판단해야 한다.

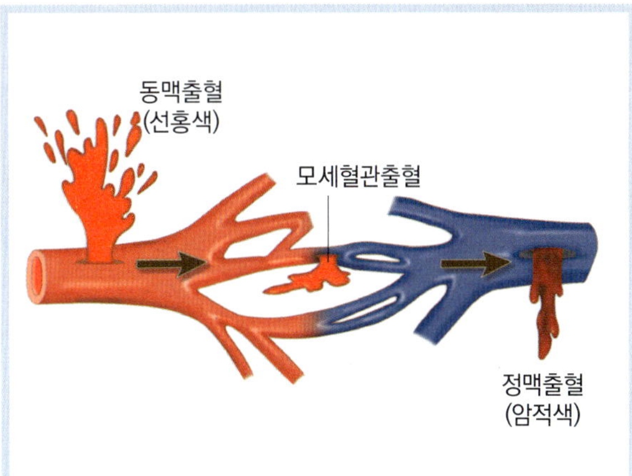

그림 7-17
혈관 손상

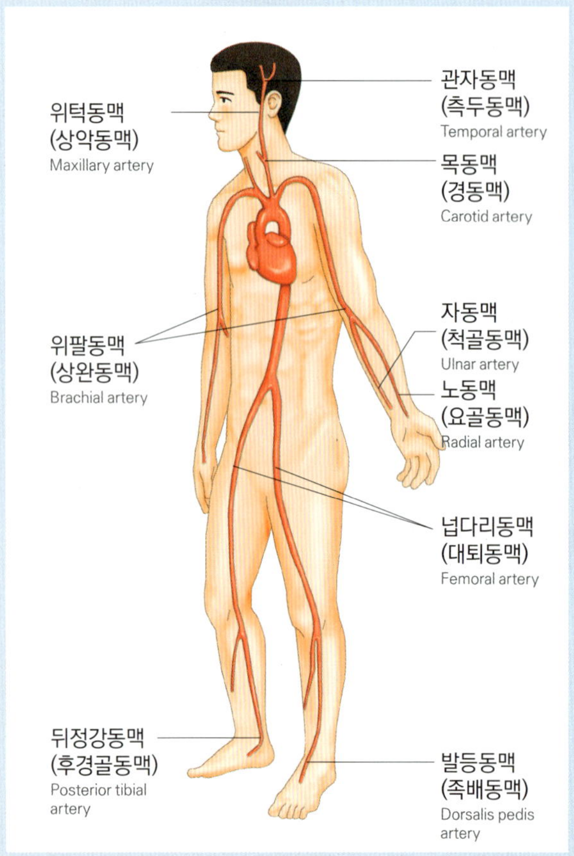

그림 7-18
전신 맥박점

(8) 구획증후군(Compartment Syndrome)

구획증후군은 주로 골절이나 **으깸 손상(압궤 손상, crush injury)**과 같이 팔다리에 발생한 폐쇄성 손상과 가장 흔하게 연관된 합병증이다. 팔다리의 경우 견고하고 유연성 없는 근막에 의해 형성된 신체 구획에 주요 근육 뭉치가 있다. 일반적으로 근막 구획 내압은 0에 가깝다. 구획증후군의 경우 구획 내부의 부종 혹은 압박 붕대와 같은 외부의 힘에 의한 구획의 수축은 구획 내압을 증가시킨다. 구획 내압이 30mmHg 이상 증가할 경우 근육조직과 신경으로 향하여 구획으로 이동하는 모세혈관(capillary)의 혈류가 수축되기 시작한다. 이로 인해 약 10시간이 경과되면 비가역적 허혈성 손상이 발생한다. 이에 근육이 죽고 팔다리 기능이 소실될 수 있다. 결국 구획증후군 발생 이후에는 팔다리의 기능이 감소된다. 모든 팔다리가 구획증후군에 걸릴 수 있지만 근육의 크기와 해부학적 구조를 감안했을 때 특히 종아리를 포함한 다리가 가장 위험도가 크다.

구획증후군에 가장 자주 영향을 받는 부위는 팔다리이다. 그 중에서도 가장 영향을 많이 받는 부위는 다리(전방, 측면, 후방 심부, 후방 표면 구획)이다. 이뿐만 아니라 넙다리와 엉덩이(넙다리근과 엉덩이근 구획) 또한 구획증후군에 영향을 받을 수 있다. 팔의 경우 손(뼈사이근 구획), 아래팔(손등 및 손바닥 구획), 위팔(삼각근 및 두갈래근 구획)이 영향을 받을 수 있다. 구획증후군의 대부분(2/3)은 차량 충돌과 스포츠 손상이 가장 큰 원인이며, 골절과 연관되어 있는 경우가 대부분이다. 다리의 전방 구획은 구획증후군이 가장 자주 발생하는 부위이다(그림 7-19).

1 원인

급성 구획증후군의 가장 흔한 원인은 골절 등의 외상에서 발생하므로 환자의 병력과 손상기전이 합당할 경우 그 가능성을 미리 염두에 두어야 구획증후군의 존재를 인지하는 자세가 기본적으로 필요하다. **개방성 창상**이 있는 경우에도 구획증후군의 발생이 가능하므로 높은 에너지 손상이 있는 환자에서는 항상 주의를 하여야 한다.

2 증상과 징후

구획증후군의 증상과 징후는 혈관 부전으로 통증(pain), 불완전마비(paresis, 늦게 나타남), 감각이상(paresthesia), 창백(pallor, 일정치 않음), 무맥박(pulselessness, 늦게 나타남)을 들 수 있고, 환자에게 갑자기 쇼크가 오면 후기 증상이 나타나기 전에 구획증후군을 의심해야 한다. 구획증후군을 시사하는 다른 증상과 징후는 손상의 정도와 비교해 볼 때 상대적으로 심한 통증,

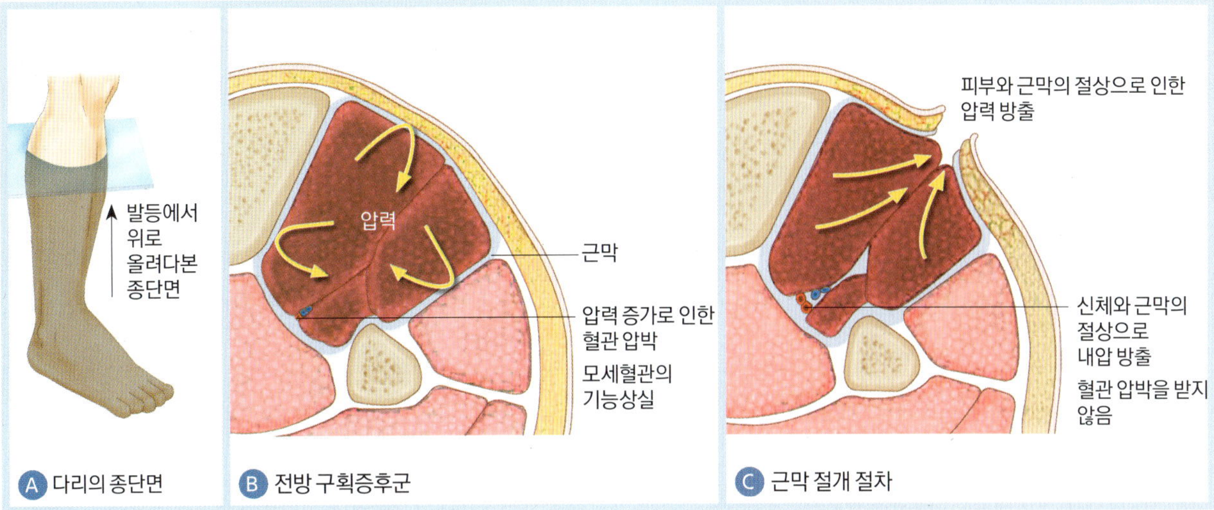

그림 7-19
구획 절단면

부종(구획의 긴장 정도, tautness), 촉진 시 발생하는 압통, 이완된 근육 그룹의 위약, 수동적 신장 시 발생하는 통증(가장 초기에 나타나는 소견) 등이 있다.

3 발생 부위와 처치

구획증후군은 특히 소아의 위팔뼈머리 골절이나 종아리뼈 골절 등의 외상에서 잘 발생하며 넙다리, 아래팔, 위팔에서도 발생할 수 있다.

구획증후군이 의심되고 병변 주위를 감고 있는 붕대, 드레싱, 부목 등을 완전히 제거하고, 그래도 증상이 호전되지 않으면 즉시 근막절개를 시행할 수 있는 병원으로 이송한다. 치료가 지연될 경우 신경과 근육의 괴사, 그리고 으깸증후군(압궤증후군, crush syndrome)이 발생할 수 있다.

구획증후군을 위한 병원 전 처치의 첫 단계는 원인 손상의 처치이다. 의심이 되는 모든 골절 부위를 고정 및 부목 처리하고, 넙다리뼈 골절에 적합한 견인을 시행한다. 심한 **타박상(contusion)**에는 차가운 냉찜질팩을 적용한다. 손상을 입은 팔다리를 심장보다 높게 위치하는 것은 구획증후군을 위한 가장 효과적인 병원 전 처치법이다. 이를 통해 부종의 감소, 정맥 환류 증대, 구획 압력 저하, 허혈 방지 등의 효과를 볼 수 있다. 그러나 구획증후군은 외상 후 발생까지 시간이 걸리기 때문에 응급 현장에서 발견될 가능성은 낮은 편이다. 구획증후군을 유발하는 손상기전을 응급의학과 의료진에게 설명하는 것이 중요하다. 손상기전에 대한 정확한 파악이 되지 않았을 때 구획증후군의 진단이 지연될 수 있으며, 이는 치료가 어려운 장애를 일으킬 수 있다. 손상 후 심한 근육 통증을 호소하는 환자는 구획증후군을 의심해 보아야 하고, 일부 환자는 제한적 근막을 절개하는 **근막절개술(fasciotomy)**이라는 외과적 치료를 받는다.

4) 손상평가

기본외상소생술의 일차평가를 하는 동안 명백한 **골반골절(pelvic fracture)**과 팔다리의 골절은 발견할 수 있다. 구조자는 팔다리로부터의 대량출혈이 있는 경우에는 지혈(hemostasis)을 시행한다.

상세 검사를 하는 동안 각 팔다리를 펴고 변형(deformity), 타박상, 찰과상(abrasion), 관통상(penetration),

화상(burn), 압통(tenderness), 열상(laceration), 부종 등을 빠르게 검사한다. 뼈의 불안정과 **뼈마찰음(염발음, bony crepitus)**을 검사한다. 관절의 통증과 움직임을 확인한다. PMS[맥박(pulse), 움직임(movement), 감각(sensation)]를 확인하고 기록한다. 맥박이 가장 잘 느껴지는 지점에 다음번의 확인을 위해서 볼펜으로 표시를 한다. 뼈마찰음 또는 뼈끝의 격자(grating)는 명백한 골절을 나타내며, 이런 경우 추가 손상 가능성이 있기 때문에 즉시 고정한다. 뼈마찰음은 조심스럽게 확인해야 하며, 특히 골반을 확인할 때는 주의한다. 뼈마찰음은 뼈끝이 서로 격자의 역할을 하는 것으로 추가 손상을 의미한다.

5) 일반적인 처치법

모든 외상환자에서 우선적으로 목뼈고정 및 전신적인 척추고정이 선행되어야 한다. 생명과 직접적인 관련이 있는 손상 부위를 우선적으로 처치하고, 그 후에 팔다리 골절이 의심되면 부목고정 등의 응급처치를 시행한 후에 이송한다.

팔 고정은 손에 롤 붕대를 쥐게 한 후에 고정을 하여 손목은 약간 굴곡(flexion)하고 손가락은 모든 관절이 약간씩 굴절되게 한다(기능적 자세). 아래팔과 손목은 편평한 상태로 고정한다. 팔꿈치관절은 90°로 굽힌상태로 고정하거나 팔걸이로 고정한다.

다리 고정으로 넙다리뼈 골절 시 발을 지긋이 견인한 후 부목으로 고정하여 움직임을 최소화한다. 정강뼈나 발 부위 골절 시 혈관이나 신경 압박이 가해지는지 주의 깊게 관찰해야 하는데 이때 전문 응급구조사는 구획증후군 발생을 염두에 두어야 하며, 환자 다리를 심장 높이까지 올리고 얼음찜질을 적용한다.

만약 자세 변경이나 부목고정 시 환자가 극심한 통증을 호소한다면 무리하게 적용하지 말고 발생 그대로의 자세를 유지하되 움직임을 최소화하도록 고정한다.

모든 고정 부위에는 직접적인 압력이 가해지지 않도록 주의하며 특히 반지, 팔지 등은 고정 전에 모두 제거하여야 한다.

출혈 부위는 압박하여 지혈시키는 것이 가장 바람직하다. 그러나 다른 병원으로 이송하는데 상당한 시간이 소요되거나 압박으로도 지혈이 안 되면 의료지도를 통해 지혈대(그림 7-20)를 적용하여 다리를 묶는다. 이때 사용되는 지혈대는 비교적 넓이가 3cm 이상 되는 것을 이용하며, 출혈 부위로부터 몸 쪽 5cm 이내에서 묶는 것이 바람직하다.

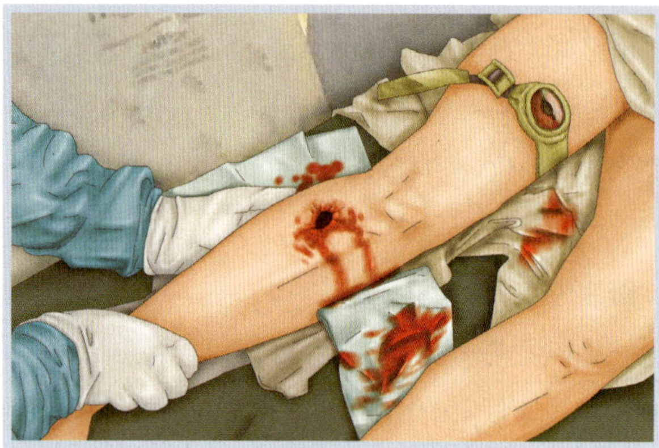

그림 7-20
지혈대 적용(총상에 의한 출혈을 지혈하기 위한 상업용 지혈대)

육안적으로 손상된 혈관이 관찰되면서 출혈이 심하다면 멸균패드와 멸균거즈를 사용하여 **압박드레싱**을 한다(그림 7-21).

(1) 팔 손상(Upper Extremity Injuries)

팔 손상은 어깨, 위팔뼈, 팔꿈치, 노뼈(radius)와 자뼈(ulna), 손목, 손 그리고 손가락의 골절 또는 탈구로 분류한다. 대부분의 팔 손상은 팔걸이와 붕대로 적절하게 고정한다.

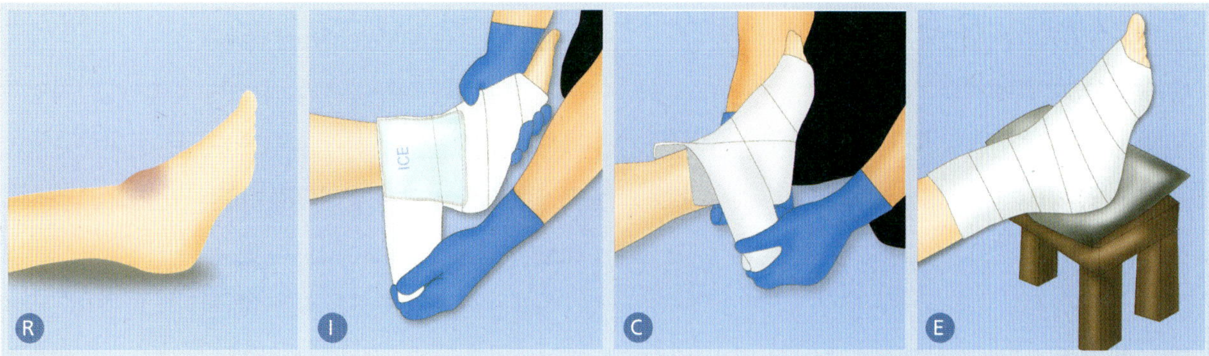

그림 7-21
RICE[안정(Rest), 냉찜질(Ice), 압박(Compression), 거상(Elevation)] 적용

1 어깨 손상(Shoulder Injury)

어깨 손상은 노인에서 흔하며, 이는 뼈의 구조가 약하기 때문이다. 어깨 손상은 팔을 뻗은 상태로 넘어지면서 잘 발생한다. 전방 골절이나 탈구가 발생하면 손상된 팔과 어깨를 가슴에 밀착시키게 된다(어깨 가쪽면이 둥근 대신 편평하게 보임). 또한 위팔뼈머리(humeral head)와 어깨뼈 봉우리(acromion) 사이 가쪽면이 아래로 내려앉은 것처럼 보일 수 있다(움푹 꺼진 어깨).

후방 골절이나 탈구가 있는 환자는 팔을 머리 위로든 자세를 취할 수 있다.

어깨 손상의 처치는 다음과 같다.

① 순환, 운동, 감각상태의 평가
② 팔걸이와 붕대의 적용
③ 얼음주머니 적용

만약 환자의 팔이 머리 위에 위치해 있다면 그 자세 그대로 부목을 대야 한다. 다른 방법으로는 고정을 위한 더 나은 자세를 얻기 위해 팔의 장축을 따라 견인할 수 있다.

2 위팔 손상(Humeral Injury)

위팔뼈의 골절은 노인과 소아에서 흔하며, 고정하기 어려운 경우가 많다. 만약 위팔뼈의 중간이나 먼쪽에서 골절이 생기면 노신경(radial nerve) 손상이 동반될 수도 있다. 위팔뼈 목 골절은 겨드랑신경(액와신경, axillary nerve) 손상의 원인이 되기도 하고, 관절 내로의 출혈이 발생할 수도 있다.

위팔 손상 처치는 다음과 같다.

① 순환, 운동, 감각상태의 평가
② 혈관 손상이 있다면 다시 정렬
③ 경성부목을 대서 팔걸이와 붕대로 고정하거나 팔을 펴서 팔 전체에 부목을 댐
④ 얼음주머니 적용

3 팔꿈치 손상(Elbow Injury)

팔꿈치 손상은 소아와 운동선수에서 흔하다. 특히 소아에서 위험한데 **허혈성 연축(volkmann's contracture)**을 일으켜 아래팔의 심각한 변형(deformity)과 **갈퀴손(claw hand)**을 초래할 수 있다.

손상의 기전은 보통 팔을 뻗거나 팔꿈치를 굽힌상태로 추락하는 경우이다. 마찬가지로 위팔동맥(brachial artery) 열상(laceration)과 노신경(radial nerve) 손상이 동반될 수 있다.

팔꿈치 손상 처치는 다음과 같다.

① 순환, 운동, 감각상태의 평가

② 베개, 담요, 경성부목, 팔걸이와 붕대로 최초 발견된 자세 그대로 부목을 댐

③ 얼음주머니 적용

4 노뼈, 자뼈, 손목의 손상(Radial, Ulnar, or Wrist Injury)

대부분의 다른 팔 손상과 마찬가지로 노뼈, 자뼈 및 손목의 손상(그림 7-22)은 보통 팔을 뻗은 채로 넘어지면서 발생한다.

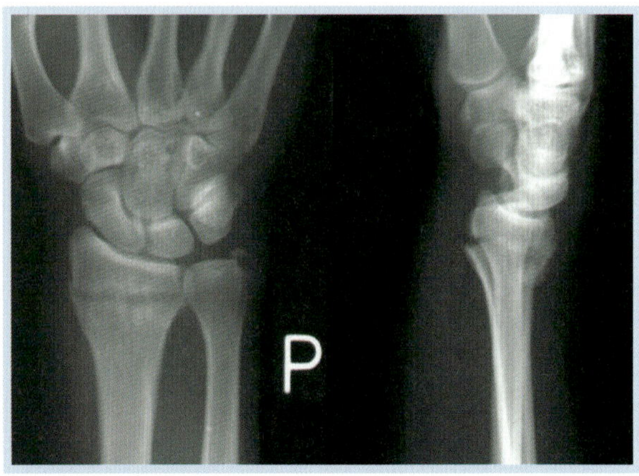

그림 7-22
콜리스(Colles) 골절
출처: Doc. MUDr. Jan Šprindrich CSc.

손목 손상은 먼쪽 노뼈, 자뼈 및 8개 손목뼈를 포함할 수 있다. 가장 흔한 손목 손상은 손을 짚으며 넘어질 때 외력에 의하여 먼쪽 노뼈가 손등 방향으로 전위되면서 발생하는 골절이다(콜리스 골절, Colles fracture). 아래팔 손상은 소아와 성인 모두에서 흔하다.

노뼈, 자뼈, 손목의 손상 처치는 다음과 같다.

① 순환, 운동, 감각상태의 평가

② 경성부목이나 형성부목 또는 팔걸이와 붕대로 최초 발견된 자세 그대로 부목을 댐

③ 얼음주머니 적용과 팔 높이기

5 손허리 손상(Metacarpal Injury)

손의 손상은 신체 접촉성 스포츠, 폭력(싸움), 작업과 연관된 으깸 손상(crush injury)으로 생긴다. 흔한 손허리뼈 손상으로는 **복서 골절(권투선수 골절, boxer's fracture)**이 있다.

이것은 쥔 주먹에 대한 직접적인 외상으로 생기고, 5번째 손허리뼈 골절이 생긴다. 또한 혈종과 열상이 동반될 수 있다. 복서 골절은 가장 흔한 **손허리뼈 골절**이며 손상기전에 따라 어느 손허리뼈라도 골절될 수 있다.

손허리뼈 손상 처치는 다음과 같다.

① 순환, 운동, 감각상태의 평가

② 경성부목 또는 형성부목으로 기능을 고려한 자세로 부목을 댐

③ 얼음주머니 적용과 팔 높이기

6 손가락 손상(Finger Injury)

손가락 손상은 흔하지만 하찮게 여겨서는 안 된다. 손이나 손가락의 어떤 개방 골절 또는 **분쇄 골절(comminuted fracture)**도 심각한 손상이며, 손가락 먼쪽의 인대 손상으로 유발되는 망치손가락(mallet finger)도 흔한 손가락 손상 중 하나이다.

손가락 손상 처치는 다음과 같다.

손상된 손가락은 설압자나 폼이 채워진 알루미늄 부목으로 고정한다. 또는 손상된 손가락과 인접한 손가락을 함께 간단하게 테이프로 붙여 고정시킬 수 있다(그림 7-23).

① 순환, 운동, 감각상태의 평가

② 위에서 언급한 것처럼 부목 적용

③ 얼음주머니 적용과 팔 높이기

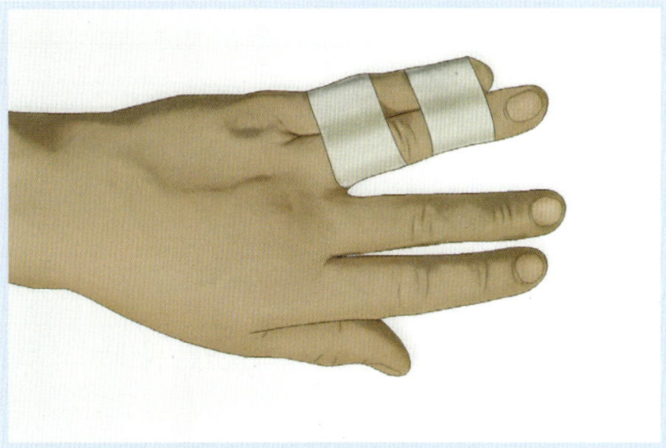

그림 7-23
Buddy tape

(2) 다리 손상(Lower Extremity Injuries)

다리 손상은 **골반 골절**과 엉덩관절(hip joint), 넙다리뼈, 무릎(knee), 무릎뼈, 정강뼈, 종아리뼈, 발목(ankle), 발(foot) 및 발가락(phalanx)의 골절 또는 탈구를 포함한다.

팔 손상과 비교하면 다리 손상은 더 큰 외력에 동반된다. 또한 더 심각한 출혈이 동반될 수 있다. 다발성 손상 환자는 치료가 더욱 어려우며 치명적일 수 있다(예: 넙다리뼈와 골반 골절).

1 골반 골절(Pelvic Fracture)

골반 골절은 골반의 둔상(blunt injury)이나 관통상(penetration)으로 유발되며 심한 출혈 및 방광과 요도의 동반 손상을 초래할 수 있다. 골반은 두터운 근육과 기타 물렁조직으로 둘러싸여 있으므로 변형을 확인하기 어렵다.

골반 손상은 손상기전 또는 엉덩뼈능선(iliac crest) 촉진 시의 압통에 근거하여 의심해야 한다. 임신한 여성에서의 복부와 골반 외상은 문제가 될 수 있다.

골반 골절 처치는 다음과 같다.

① 고농도 산소공급
② 쇼크의 치료[지침에 따라 골반고정대(pelvic binder) 적용]
③ 긴 척추고정판으로 전신 고정(불편하지 않게 충분히 패드를 댐)
④ 규칙적인 활력징후 측정
⑤ 신속한 이송(필수)

2 엉덩관절 손상(Hip Injury)

엉덩관절 손상(그림 7-24)은 흔히 노인 낙상의 결과로 발생한다. 젊은 사람들에서도 중증외상으로 인해 일어날 수 있다. 만약 넙다리뼈머리와 목에서 골절이 생기면 손상된 쪽의 다리는 보통 바깥돌림되고 길이가 짧아진다.

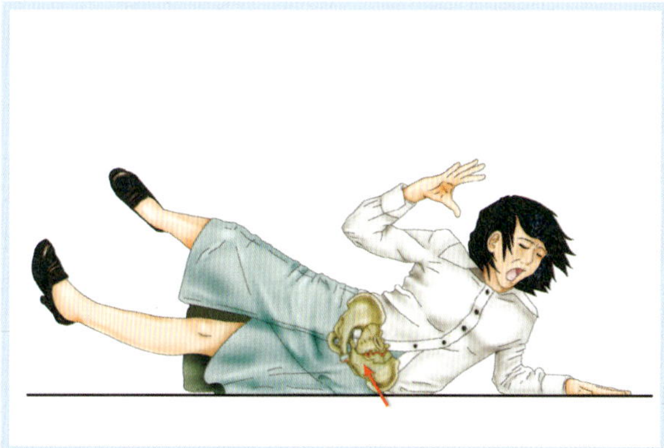

그림 7-24
넘어지며 엉덩방아를 찧는 모습

엉덩관절 탈구에서는 손상된 쪽의 다리가 보통 내회전되고 길이가 짧아진다(넙다리뼈 머리에서 가까운 부위에서의 골절은 다리가 내회전되고 길이가 짧아지는 전방 엉덩관절 탈구와 비슷한 증상이 나타날 수 있다).

엉덩관절 손상 처치는 다음과 같다.

① 신경혈관 상태의 평가

② 긴척추고정판으로 부목을 대고 이송하는 동안 불편하지 않도록 충분히 패드를 댄다(무릎을 약간 굽히고 무릎 아래에 패드를 대면 불편함을 줄일 수 있다).

③ 활력징후를 자주 측정

3 넙다리뼈 손상(Femur Injury)

넙다리뼈 손상은 자동차 충돌이나 보행자 사고와 같은 중증외상 시 발생할 수 있다. 또한 아동학대에서도 상당히 흔하게 생긴다.

넙다리뼈 골절이 생기면 넙다리근육이 강하게 수축하고, 이로 인하여 골편이 앞뒤로 움직여 서로 겹쳐지게 된다. 일반적으로 환자들의 다리는 바깥돌림되면서 길이가 짧아지고(치명적일 수 있는), 출혈에 의해 넙다리 중간에 부종이 생긴다. 현장에서 사용이 가능하다면 견인부목(traction splint)으로 고정하여 골절 편으로 입는 2차적 손상을 최소화하도록 한다.

넙다리뼈 손상 처치는 다음과 같다.

① 고농도 산소공급

② 쇼크 치료

③ 순환, 운동, 감각상태의 평가

④ 견인부목 적용

⑤ 규칙적인 활력징후 측정

4 무릎과 무릎뼈 손상(Knee and Patellar Injury)

무릎과 **무릎뼈 골절(patellar fracture)**, 탈구는 자동차 충돌사고, 보행자 손상, 신체 접촉성 스포츠 및 무릎을 굽힌 채로 넘어지면서 흔히 발생한다.

오금동맥(슬와동맥, popliteal artery)은 무릎관절 가까이 위치하므로 무릎의 손상은 특히 후방 탈구(posterior dislocation) 시 오금동맥의 손상을 일으킬 수 있다.

무릎과 무릎뼈 손상 치료는 다음과 같다.

① 신경혈관 상태의 평가

② 엉덩관절과 발목을 효과적으로 고정할 수 있는 경성부목이나 형성부목으로 최초 발견된 자세로 고정한다(무릎이나 무릎뼈 손상 고정을 위해 견인부목을 사용해서는 안 됨).

③ 가능하면 얼음주머니 적용과 다리 높이기

5 정강뼈와 종아리뼈 손상(Tibial and Fibular Injury)

정강뼈와 종아리뼈의 손상은 직접 또는 간접 외상에 의해 발생한다. 또한 비틀림 손상으로 생길 수도 있다. 무릎 손상이 동반되는 경우에는 오금의 혈관 손상을 반드시 의심해야 한다.

정강뼈와 종아리뼈 손상 처치는 다음과 같다.

① 순환, 운동, 감각상태의 평가

② 경성부목이나 형성부목으로 고정하기

③ 얼음주머니 적용과 다리 높이기

6 발과 발목 손상(Foot and Ankle Injury)

발과 발목의 골절과 탈구는 으깸 손상, 추락, 거칠게 회전하거나 비틀리는 외력에 의해 초래될 수 있다. 환자들은 보통 특정 지점의 압통을 호소하며, 체중이 다리에 실리는 것을 주저하는 경우가 많다.

발과 발목 손상 처치는 다음과 같다.

① 순환, 운동, 감각상태의 평가

② 베개, 담요 또는 공기부목과 같은 형성부목으로 고정하기

③ 얼음주머니 적용과 다리 높이기

7 발가락 손상(Phalangeal Injury)

발가락 손상은 고정된 물체가 발가락에 차이면서 발생한다. 보통 다친 발가락을 인접한 발가락에 테이프로 붙이는데(buddy toe) 이는 다친 부위를 지지하고 고정하는데 도움이 된다.

발가락 손상 처치는 다음과 같다.

① 순환, 운동, 감각상태의 평가

② 테이프로 고정(buddy splinting)

③ 얼음주머니 적용과 다리 높이기

(3) 개방성 골절(Open Fractures)

개방성 골절(그림 7-25) 환자는 전문 응급구조사의 특별한 평가 및 치료가 필요하다. 개방성 골절은 두 가지 기전으로 발생한다. 뼈조각이 피부를 뚫어 내부로부터 개방되거나(예: 총상) 외부로부터 개방된다. 또한 개방 골절은 골절된 부위로부터 조금 떨어진 곳의 피부와 연결되기도 한다.

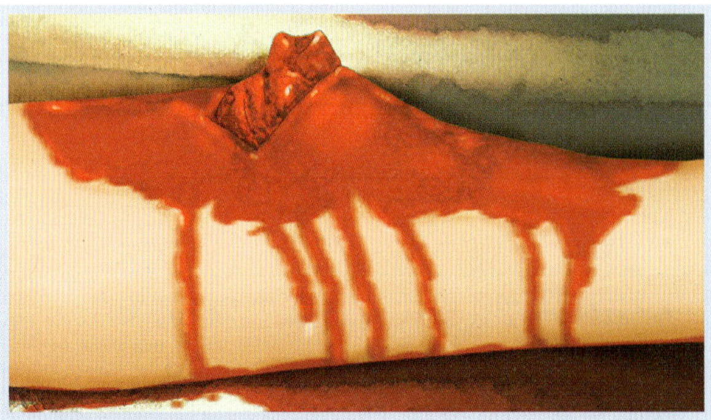

그림 7-25
개방성 골절

대부분의 개방 골절은 동반되는 출혈로 인해 뚜렷하게 보이지만 작게 뚫린 상처는 처음에는 뚜렷하지 않고 출혈이 경미할 수도 있다. 그러므로 전문 응급구조사는 골절이 의심되는 부위의 물렁조직에 상처가 있으면 개방성 골절의 근거가 아닌지 고려해야 한다.

개방성 골절은 감염의 가능성 때문에 정형외과적 응급이다. 골절에 동반된 열린 상처는 건조 멸균드레싱으로 덮어야 하며, 지혈은 직접 압박과 압박드레싱으로 처치하도록 한다.

만약 뼈 끝부분 또는 뼈조각이 밖으로 드러나면 무리하게 정복하지 말며, 건조 멸균드레싱으로 덮고 부목을 대야 한다. 고정하는 동안 상처 안으로 되돌아간 뼈 끝부분은 반드시 기록하여야 하고, 수술 중에 깨끗하게 처리될 수 있도록 인계하는 병원에도 알려주어야 한다.

(4) 꺾인 골절 바로잡기와 탈구 정복(Straightening Angular Fractures and Reducing Dislocations)

꺾인 골절과 탈구(dislocations)는 부목 적용에 어려움이 있다. 전문 응급구조사가 골절과 탈구에 대한 도수조작을 시도할 필요가 있는데 도수조작을 할 때는 반드시 의료지도를 받고 시행해야 한다. 이렇게 함으로써 환자의 이송을 원활하게 하거나 손상된 다리의 혈액순환을 개선할 수 있다.

일반적으로 골절과 탈구된 관절은 손상된 자세 그대로 고정하여야 하며 빠른 수술적 처치를 위해 치료 가능한 병원으로 이송한다. 그러나 만약 이송이 지연되거나 장거리이고 혈액순환에 문제가 있다면 의료지도하에 변형된 골절이나 탈구된 관절을 교정하는 시도가 이루어져야 한다. 팔다리의 장축 방향을 따라서 조심스럽고 강하게 견인을 해야 한다. 만약 조작 중 명백한 저항이 느껴진다면 더 이상 교정하지 말고 부목을 대야 한다.

(5) 절단(Amputation)

절단의 경우에도 다른 개방성 상처들과 마찬가지로 직접 압박과 올림을 통해 지혈을 시작한다. 지혈대가 필요한 상처들도 있다. 그러나 지혈대의 사용은 가능한 피해야 한다. 지혈대로부터 발생할 수 있는 손상으로 인해 절단지의 재접합이 힘들어질 수 있다. 절단지는 박리 조직과 마찬가지의 방법을 통해 회수되고 다루어져야 한다.

절단 손상이 발생하면 경미하거나 심각한 출혈이 발생할 수 있다. 손상 부위에 두터운 드레싱을 대고 압박하여 지혈을 시도한다. 지혈에 실패했다면 지혈대를 적용할 부위는 상처에서 2인치 몸쪽이어야 하며 위팔동맥이나 넙다리동맥 등 혈액을 공급하는 혈관 부위여야 한다. 팔다리가 떨어져 나간 압좌 손상이 있을 경우 손상 부위 바로 위에 지혈대를 맨다. 절단된 신체 부위를 찾거나 끼어 있는 데서 빼내기 위해 환자의 이송을 지연해서는 안 된다. 환자를 병원으로 즉시 이송하는 중 다른 구급대원이 절단된 신체 부위를 찾아오도록 한다.

절단된 신체 부위에 권장되는 처치법은 습식냉각(moist cooling)과 신속한 환자 이송이다. 환자 이송을 위해 링거 락테이트 수액이나 생리식염수에 젖은 거즈로 감싼 신체 절단 부위를 비닐봉지에 보관하고, 이 비닐봉지를 찬물에 담근다. 찬물에 얼음 조각 몇 개를 넣어도 되지만 절단된 신체 부위와 얼음이 직접 닿지 않도록 한다. 절단된 부위가 원래 위치에 완전히 재봉합되지 못하는 상황이라도 해당 부위의 피부를 신체의 절단면을 덮는 데 사용할 수 있다.

절단물은 항상 환자와 같이 취급되어야 하며 소독된 플라스틱 용기가 없는 경우는 소독된 bowel에 절단물을 넣고 소독된 towel로 감싼 후에 다시 비닐로 포장한다. 단 절단물에 외부의 얼음물이 직접 스며들지 않도록 비닐을 사용하여 밀봉하도록 한다. 절단물을 냉동하거나 직접 dry ice에 넣어서 이송하면 조직이 파괴되므로 주의해야 한다. 또한 환자와 절단물을 따로 분리하여 이송해서는 안 된다.

부분절단의 경우 비록 손상을 입은 팔다리가 아니더라도 손발 중 어떤 것의 움직임에 해당 팔다리 내부에 대한 혈류를 촉진시킨다. 팔다리가 손상되었을 경우 손상 부위를 움직이면 응고 과정을 방해하고, 더 많은 혈관에 손상을 줄 수 있다. 따라서 손상된 팔다리의 동작을 막는 것은 손상을 줄일 수 있다.

공기부목이나 패드 보드(padded board)는 팔이나 다리를 움직이지 못하게 하는데 좋다. 공기부목 사용은 두 가지 이익을 준다(부목과 직접 압박). 적용 전후에 말단 맥박, 운동 기능, 부목 말단의 감각을 평가하는 것을 잊지 않는다.

몸의 일부가 완전히 벗겨지거나(찢어짐) 절단(잘림)되었을 때(피부의 일부이거나 팔다리 전체든지) 성공적으로 재이식될 기회를 최대화하는 최상의 상태로 절단된 부분을 보존하는 것이 중요하다. 환자의 손상 부위를 안정화시키고 절단된 부위에 빠르고 세심한 처치가 요구된다.

다음의 지침을 시행한다.

- 절단된 부위를 생리식염수로 씻는다.
- 생리식염수를 적신 멸균거즈로 느슨하게 싼다.
- 절단된 부위를 플라스틱 주머니(낭)에 넣고 차가운 용기(차가운 스티로폼 용기)에 넣어 보관한다. 절단 부위가 얼지 않도록 차갑게 유지한다.
- 절단된 부위를 절대로 따뜻하게 하지 않도록 한다.
- 절단된 부위를 절대로 물에 담지 않도록 한다.
- 절단된 부위를 절대로 얼음에 직접적으로 닿지 않게 한다.
- 절단된 부위를 시원하게 유지하기 위해서 드라이아이스를 사용하지 않도록 한다.
- 환자와 절단된 부분을 가능한 한 신속하게 이동시키고, 절단된 부분이 팔다리거나 팔다리의 일부분일 경우 미리 수술팀에서 준비할 수 있도록 이송 중의 상태와 도착 예상 시간을 응급실에 통보한다.

2 물렁조직(연부조직) 손상 (Soft tissue Injury)

1) 피부의 구조와 기능

사람의 몸통은 피부(그림 7-26)로 둘러싸여 있다. 피부 또는 외피(integument)는 내부 환경의 불변을 유지하기 위해서(항상성, homeostasis) 중요한 역할을 하는 복잡한 기관이다.

- 피부는 높은 온도, 자외선 방사, 기계적인 힘, 유독성 화학약품, 미생물(microorganism)의 침입과 같은 손상으로부터 기본 조직을 보호한다.
- 피부는 체온조절을 돕는데 중심체온(core temperature)이 떨어질 때 열소실을 막고, 중심체온이 올라갈 때 열소실을 촉진한다.
- 피부는 방수작용으로 몸통에서의 수분손실과 조직의 건조를 막음으로써 내부 환경의 화학적 안정성을 유지시킨다.
- 피부는 감각기관으로 외부 환경에 대한 정보를 뇌에 저장한다. 체온, 접촉, 몸통의 자세와 통증감각의 변화는 피부의 감각수용기를 통해서 조정한다.
- 정확하게 피부 손상, 즉 개방성 손상이 있을 때는 세균의 침범, 체온 불안정, 수분의 불균형을 초래하기 쉽다.

(1) 표피(Epidermis)

피부는 표피와 진피 두 층으로 구성된다. 표피 또는 가장 바깥층은 신체의 첫 번째 방어선이며 수분, 먼지, 미생물 및 기계적 스트레스로부터 대항하는 장애물로서 주요한 역할을 한다. 다섯 층 중 가장 바깥층(피부각질층)은 딱딱하며 죽은 세포로 표피탈락(desquamation)의 과정이 지속적으로 이루어지고, 네 개의 안쪽층은 살아 있는 세포로 피부 각질층과 나뉜다.

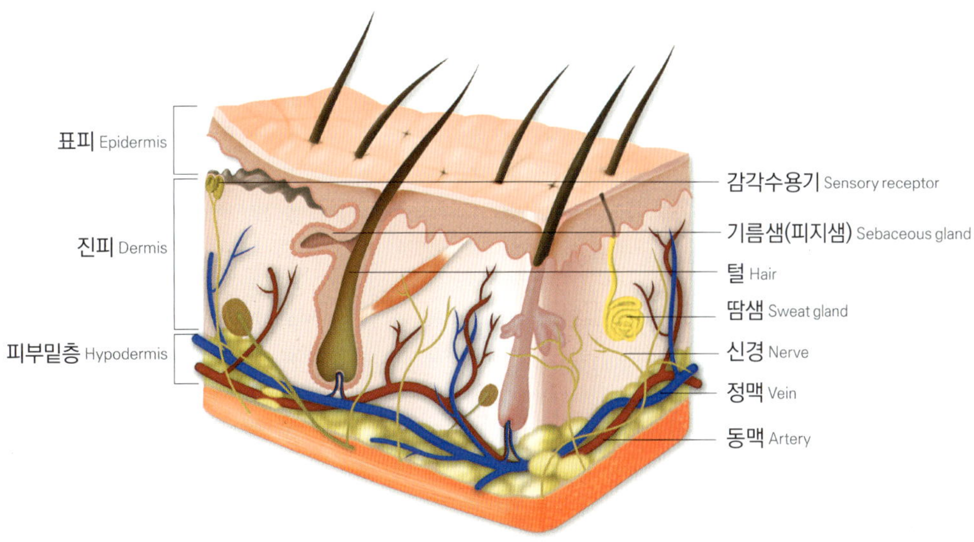

그림 7-26
피부의 구조

표피의 깊은 층은 멜라닌(melanin) 과립을 생성하는 다양한 세포들로 구성되어 있고, 이러한 세포는 멜라닌세포(melanocyte)로 알려져 있다. 인간의 피부가 검은 정도는 멜라닌의 양과 직접 비례한다.

(2) 진피(Dermis)

표피 아래는 질기면서 결합조직으로 되어 있는 고탄력층으로 이를 진피라고 부른다. 진피는 복합물질로서 주요 성분은 아교질섬유(collagen fiber), 탄력섬유(elastic fiber), 점액다당류겔(mucopolysaccharide gel) 등이다. 많은 섬유모세포(fibroblast)는 아교질(콜라겐, collagen), 탄력소(엘라스틴, elastin)와 바탕질(ground substance)을 분비하며 진피 내의 벽에서 발견할 수 있다. 아교질은 높은 당김힘(신장강도, tensile strength)을 가지고 있는 섬유단백질이며, 이는 기계적인 스트레스로부터의 피부 손상을 막을 수 있도록 저항력을 높여준다. 탄력소(엘라스틴)는 피부의 신축성을 나누어주고, 대개 윤곽을 만들어주며 반동적으로 튀어 오르게 한다. 바탕질은 분포의 양이 다르고 결합조직에서 발견할 수 있으며, 투명한 점액다당류겔은 피부가 압력에 저항할 수 있도록 한다.

진피는 유두진피(papillary dermis)와 그물층(reticular layer)으로 나뉜다. 맥관구조(vasculature) 내부의 유두진피는 표피에 영양소를 제공하고, 체온조절을 하는 두 가지 기능을 한다. 혈관의 확대는 피부에 혈류를 증가시키고, 열소실을 촉진시킨다. 반대로 혈관이 수축하면 열소실을 억제시킨다. 그물층은 밀집되어 있고, 불규칙한 결합조직(connective tissue)으로 힘과 탄력성을 제공한다.

진피층 내에서 또한 큰포식세포(대식세포, macrophages)와 림프구(lymphocytes)를 볼 수 있다. 이들은 둘 다 표피층의 갈라진 틈으로 들어온 미생물과 싸우는 염증 과정 중 한 부분을 차지한다. 진피에 병원체(pathogen)가 들어오면 큰포식세포와 림프구는 침입한 미생물을 파괴시키고, 그 지역에서 벗어나서 다른 세포에 신호를 보낸다. 물리적 손상은 백혈구(leucocyte)를 파괴시키기 위해서 비만세포(mast call)를 탈과립(degranulate)시키고, 특별한 화학적 매개체를 합성한다. 혈류가 증가되면 그 부분에 영향을 미쳐서 충혈과 따뜻함이 명확하게 나타난다.

진피는 몇몇의 특별한 구조를 보인다.

- 신경끝(nerve endings): 촉감, 온도, 압력 그리고 통증을 조절한다.
- 혈관(blood vessels): 피부에 산소와 영양소를 운반하고, 이산화탄소와 대사성 노폐물을 제거한다. 피부 혈관은 혈액량을 일정하게 유지시켜서 체온조절을 하는데 중요한 역할을 하고, 혈액의 흐름은 몸통의 중심부분을 따뜻하게 하면서 피부 표면에서는 냉각기 역할을 한다.
- 땀샘(sweat glands): 땀을 생성하고, 피부 표면을 통과하여 관(duct)을 통해 땀을 배출한다. 땀은 물과 염분으로 구성되고, 땀흘림(발한)은 교감신경계통 작용으로 조절된다. 땀의 정상 분비량은 1일 약 500~1,000mL 정도이고, 심한 운동 시 땀이 시간당 1,000mL 이상 땀샘으로 분비된다. 피부 표면에서의 증발은 신체에서의 중요한 열소실기전 중 하나이다.
- 모낭(털집, hair follicles): 털을 생산하고, 모근(털뿌리)을 에워싼다. 각각의 집(주머니)은 하나의 털을 포함한다. 모낭을 붙이면 작은 조직이 되고, 이것이 수축하면 집이 더 많이 수직 자세를 취하는 원인이 된다. 털은 신체의 일부분으로 계속 자라면서 저절로 떨어지고 다른 것으로 대체된다. 예를 들어 머리털은 1주일에 1.5~3.9mm자라며, 수명은 2~5년이다.
- 기름샘(sebaceous gland): 각각의 모낭 목에 위치하고, 피부기름(피지, sebum)이라고 불리는 기름

진 물질을 생산하는 특별한 분비기전을 갖고 있다. 피부 표면에 미치는 범위로부터 모낭이 비어 있으면 기름샘을 분비한다. 피부기름의 정확한 기능은 아직 잘 알려지지 않았고, 피부에 틈(균열)만 없으면 유연성을 유지해 준다.

(3) 피부밑조직(피하조직, Hypodermis)

진피의 바로 아래 조직층인 피부밑(피하, subcutaneous)층(얕은근막)은 주로 지방(adipose)으로 구성되어 있다. 혈관, 림프혈관, 모낭뿌리는 피부밑층에서 발견할 수 있다. 피부밑지방은 극도의 추위와 더위로부터 조직 밑부분을 절연시킨다. 또한 구조 아래를 완충시키고 신체 에너지를 보존한다.

(4) 피부 긴장선

피부는 긴장을 제공하기 때문에 몸통 구조가 정렬되어 있다. 이렇게 몸통의 여러 부위의 긴장은 다양하고, 이를 긴장선(tension line)이라고 한다. 정적 긴장은 두피(머리덮개, scalp)와 같이 운동이 제한되어 있는 부위에 더욱 발전된다. 피부 긴장선(skin tension line)에 평행한 찢긴상처(열상)가 생기면 상처가 닫혀 있기 때문에 특별한 처치가 필요 없다. 큰 상처는 정상적인 긴장에서 벗어나서 상처가 벌어져 있기 때문에 봉합(꿰맴, suture), 스테이플러, 미생물에 의해 무해물질로 분해되는 아교(glue) 등으로 폐쇄해야 한다. 심지어 작은 찢긴상처라도 긴장선과 수직으로 되어 있으면 상처가 개방된다. 개방 상처는 치유가 서서히 되고, 비정상적인 흉터를 더 많이 만든다.

동적 긴장은 근육 위의 영역에서 발견할 수 있다. 긴장의 다양성은 근육 밑의 수축과 피부의 후속 움직임에 따른다.

동적 긴장선에 있는 개방 상처는 응고 과정과 조직 재생주기를 방해하기 때문에 치유를 방해하고, 그 결과로 치유가 느려지고, 비정상적인 흉터가 형성되는 경향이 있다.

비정상적인 흉터는 적절한 흉터성형술(scar revision), 즉 모양을 개선하는 수술을 시도해야 한다. 외과의사는 성형술을 위해서 최선의 절차를 결정함으로써 피부에 긴장을 줄인다.

또한 병원의료진들은 상처의 죽은조직제거술(debridement)이 필요한지, 찌른 물체를 반드시 제거해야 하는지를 고려해야 한다.

2) 물렁조직 손상의 평가

물렁조직 손상은 많은 경우 가장 눈에 잘 띄는 손상이다. 생명을 위협할 만한 출혈이 동반되거나 이로 인해서 기도확보에 문제가 생기지 않는 이상 일반적으로 이러한 외상들은 상대적으로 덜 중요하다고 여겨진다.

피부를 주의 깊게 관찰하는 것은 외상평가의 필수 요소이다. 피부는 외상의 영향을 경험하는 최초의 신체 기관이며 외상을 나타내는 최초의 기관이기도 하다. 따라서 피부의 평가는 조심스럽고 신중하며 완벽하게 실행하여야 한다.

물렁조직 외상과 부상의 징후를 유발하는 과정은 다양하지만 병원 전 평가는 주의 깊고, 완벽하게 수행하여 각 부상의 특성과 범위를 설정한다. 그렇게 하면 물렁조직 외상과 그에 관련된 다른 부상, 즉 치료의 적절한 우선순위를 지정할 수 있다.

물렁조직 외상환자의 평가는 다른 손상평가와 유사한 절차를 따른다. 우선 현장평가, 잠재적 위험 요소의 제거, 손상기전의 파악, 환자의 구출·평가·환자 이송준비·처치·이송에 영향을 미칠 수 있는 환경적 조건의 점검, 추가적으로 필요한 의료 및 구출용 자원 결정, 현장 감독(사고지휘)과의 결합 순서로 진행한다. 이후 신속한 일차평가를 하고, 생명에 즉각적으로 위협적인 손상부터 확인 및 처치한다.

중증외상을 나타내는 증상과 징후나 손상기전을 보이는 환자의 경우 빠른 외상평가를 하고, 외상환자분류기준을 통해 신속한 환자 이송의 필요 여부를 결정한다.

환자로부터 별다른 손상기전이나 일차평가에서 중증 손상이나 생명에 대한 위협이 발견되지 않는다면 일차 외상평가를 실시하고, 현장에서 환자의 활력징후(vital sign)와 기존 병력에 대한 정보를 확보한다. 손상과 전문 응급구조사의 처치에 따른 환자의 반응을 살피기 위해 연속적인 재평가 작업을 진행한다.

3) 물렁조직 손상의 유형

(1) 폐쇄성 상처(Closed Wound)

폐쇄성 상처는 피부 표면 바로 아래인 물렁조직이 손상된 것이지만 표피의 손상은 없다. 폐쇄성 상처의 특징 중 하나가 타박상(멍, contusion)이다. 타박상은 피부에 손상이 없지만 표피의 바로 밑 부분에 손상을 입은 것이다.

진피(dermis)에 있는 작은 혈관이 파괴되면 **얼룩출혈(반상출혈, ecchymosis)**이 상처 부위를 덮으며, 타박상 부위의 큰 혈관이 파괴되면 혈종(hematoma: 피부 바로 밑 부분에 혈액이 모임)이 나타난다. 얼룩출혈은 시간을 두고 나타나는 경우도 있기 때문에 주기적인 환자 재평가가 필요하다.

1 타박상(Contusion)과 혈종(Hematoma)

둔상(무딘 손상, blunt injury)은 타박상과 **혈종**을 초래한다. 타박상은 표피 아래에 있는 혈관의 파괴가 특징적이다.

타박상은 외상 후 24~48시간 후에 발생할 수 있는 부종, 통증, 얼룩출혈을 초래할 수 있다.

혈종은 피부 아래에 피가 고인 것으로 타박상에 의해 발생할 수 있다. 그러나 이 경우 혈종은 더 큰 물렁조직 손상과 큰 혈관들의 손상을 시사할 수 있다(그림 7-27, 28). 이러한 상처들은 보통 표면에 국한되어 있다. 그러나 때때로 이러한 상처들은 바닥의 골절, 혈관 손상 그리고 심각한 출혈 등을 동반하기도 한다.

2 으깸 손상(Crush Injury)

으깸 손상은 심각한 손상으로 강한 압축력(crushing force)이 신체의 한 부위에 가해졌을 때 발생한다.

때때로 이것들은 내부 장기 손상, 심각한 골절, **출혈성 쇼크(hemorrhage shock)** 등을 동반할 수 있다. 으깸 손상 시 심한 외상과 쇼크가 있더라도 환부 위의 피부는 문제없이 유지될 수 있다.

(2) 개방성 상처(Open Wounds)

개방성 상처는 찰과상, 열상, 자창, 박리, 절단이 있다.

1 찰과상(Abrasion)

찰과상은 피부의 표재성이지만 통증이 심하고, 상처 오염으로 인한 감염의 위험성이 높다. 피부의 한층 혹은 여러 층이 긁히거나 밀려서 발생한다. 상처는 보통 딱딱한 물체나 표면과의 마찰로 인해 발생한다. 찰과상은 전형적으로 혈액이 조금씩 스며 나오고, 약간의 통증이 있다.

현장에서 찰과상 부위를 깨끗이 씻으려는 시도나 의미를 두지 말아야 한다. 무엇인가를 해줘야 한다면 상처를 멸균드레싱으로 가볍게 덮어준다.

2 열상(Laceration)

열상(그림 7-29)은 피부가 찢어지거나 째지거나 혹은 절개되어 발생한다. 열상의 경우 칼이나 다른 날카로운

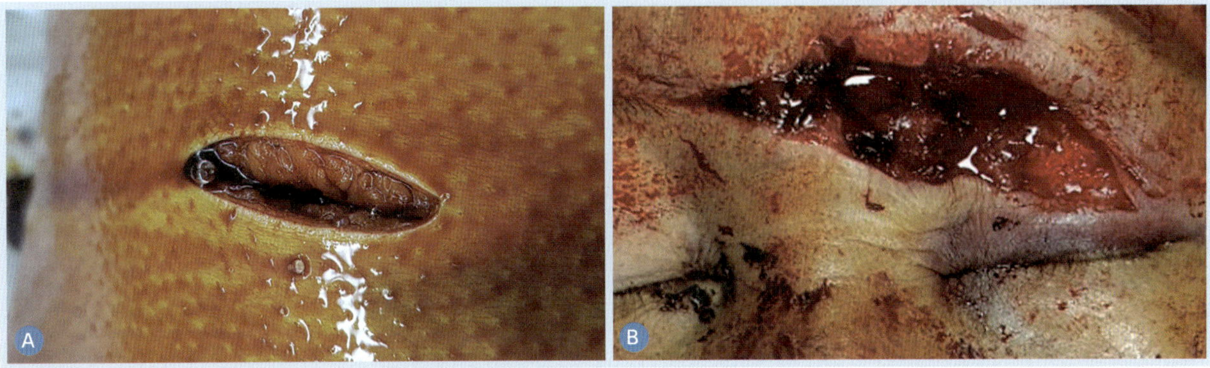

그림 7-29
열상
A. 가장자리가 매끈한 열상 B. 가장자리가 들쑥날쑥한 열상
출처: A: 원광대학교병원 권역외상센터, B: 서울대학교병원 중증외상센터

물체로 인하여 피부에 선상의 창상 혹은 절개창이 발생하는 경우가 가장 흔하다.

열상의 크기와 깊이는 외상의 위치 및 기전과 크게 연관되어 있다. 열상은 심각한 출혈의 원인이 될 수 있다. 열상의 치료 중 우선순위가 첫 번째인 것은 출혈을 조절하고, 상처를 직접 압박하는 것이다.

3 자창(Puncture Wound)

날카롭고 뾰족한 물체와의 접촉은 보통 자창(그림 7-30)을 초래한다. 상처의 입구는 일반적으로 작다. 그러나 이러한 외상들의 경우 때때로 깊이 관통되어 바닥조직의 손상이 동반되어 있는 경우가 자주 있다.

자창은 겉으로 사소해 보이는 상처가 상당한 양의 내부적인 손상을 숨기고 있을 수 있다. 몇몇 자창의 경우 원인이 되는 물체가 상처에 그대로 박혀 있을 수 있다. 가슴(흉부, chest)이나 배(복부, abdomen)에 이런 일이 발생할 경우 심각한 출혈이 초래될 수 있고, 게다가 가슴 손상, 기흉(공기가슴증, pneumothorax: 단순, 개방성, 긴장성), 심장눌림증(cardiac tamponade), 심장 관통상과 식도, 대동맥, 가로막, 주기관지의 파열, 복부 손상, 속빈장기(hollow organ)와 고형장기(solid organ) 손상, 복막염(peritonitis: 세균성, 화학성), 내장탈출(evisceration) 등 심각한 손상이 발생할 수도 있다.

윤활유(그리스), 드라이크리닝 액, 녹은 플라스틱 등이 높은 압력으로 신체에 특정 물질을 주입하는 것 또한 자창을 만들 수 있다. 이러한 손상들로 인해 환자가 자신의 생명이나 혹은 손상과 관련된 말단 부위를 잃게 될 가능성이 있는 경우가 종종 있다. 이러한 경우 빠른 수술적 감압과 괴사조직의 제거가 필요한 경우가 자주 있다. 출혈은 보통 소량에 국한되는 경우가 많다. 게다가

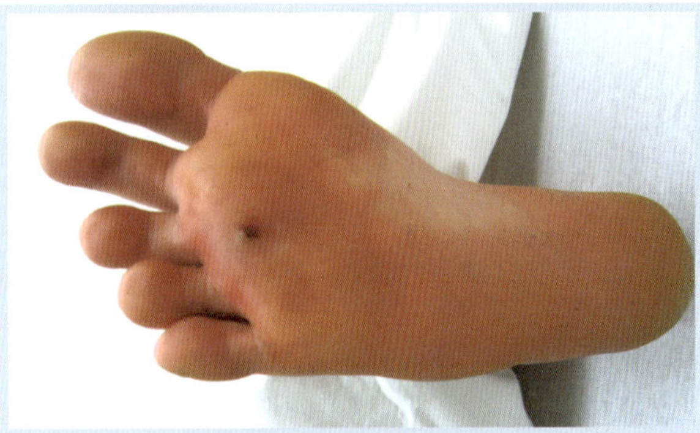

그림 7-30
자창
출처: James Heilman

그다지 심각해 보이지 않을 수도 있다. 손상된 부위의 감각이 둔하고, 색이 허옇게 변하는 경우가 종종 있는데 이는 주입된 물질로 내부 압력이 높아져서 그렇다. 대부분의 주입 손상을 입은 환자들은 빠른 수술적 처치가 필요하다. 게다가 이러한 환자들의 대부분은 구획증후군이 발생하게 된다.

4 박리(Avulsion)

박리(그림 7-31)는 피부의 일부가 본래의 부위에서 완전히 찢겨져 없어졌거나 일부 부위가 피부에 피판처럼 달려 있는 상태의 상처이다. 벗겨진 조직은 대개 피부밑조직과 근막(fascia)과 같은 정상적인 해부학적 구분 면에서 분리된다. 손상된 피부의 일부분만 정상적인 피부와 연결되어 있다면 피판(flap)으로의 혈액순환이 부족하여 피판이 괴사될 수 있다.

자주 이환되는 부위는 귓불, 코끝, 손가락 끝부분 등이다. 박리의 흔한 원인은 고기 써는 기계나 절단기와 같은 공업용 설비로 인한 사고이다. 다른 흔한 원인으로 인간 교상과 같은 가정폭력으로 인한 사고가 있다.

벗겨진 손상은 일종의 박리 손상이다. 이 손상에서는 전단력이 피부를 내부의 조직으로부터 분리시켜 버린다. 이러한 손상의 흔한 원인으로 공업용 기계가 있다. 이러한 기계에 말단 부위가 말려들어가면서 말단 주위의 피부가 찢어지게 된다. 흔한 원인으로 정지된 물체에 반지가 끼는 경우가 있다. 이 경우 물렁조직에 전단력이 가해지고 아마도 손가락뼈까지 전단력이 가해질 수 있다. 또 다른 흔한 원인으로 기계에 머리카락이 말려들어가는 경우이다. 이 경우 두피가 박탈될 수 있다. 박탈성 손상은 때때로 바닥(기저, basal) 뼈대의 손상이 동반될 수 있다. 또한 손상 부위에서 상당한 양의 조직이 손실될 수 있으며, 출혈이 심각할 수 있다.

5 절단(Amputation)

외상성 절단은 기계적인 힘으로 초래된 말단의 전체적이거나 부분적인 손실을 말한다. 손가락, 발가락, 다리, 손, 아래팔, 발의 먼쪽이 가장 흔하게 손상을 입게 된다. 절단 손상에서 출혈은 치명적이다. 단면 전체의 절단이 일어난 경우 종종 손상된 동맥이 짧아져서 들어가 버리는 경우가 있으며, 부분적 절단 손상에 비해 출혈은 상대적으로 덜 심각할 수 있다.

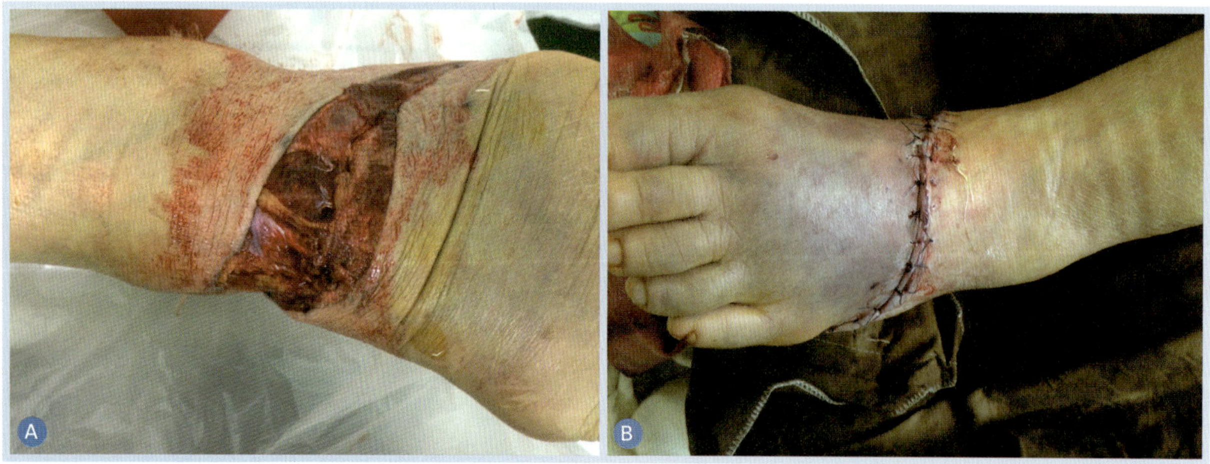

그림 7-31
박리 손상 치료 전(A)과 후(B) 사진(왼쪽 발 수상)

(3) 교상(Bites)

동물이나 사람에 의해 발생한 교상은 자상, 열상, 박리, 으깸 손상이 모두 함께 동반되어 있는 경우가 자주 있다. 교상 시 환부에 가해지는 압력은 400psi까지 이를 수 있다. 교상은 힘줄, 근육, 뼈와 같은 깊은 내부 구조물을 손상시킬 수 있으며 다른 손상에 비해 감염에 취약하다.

(4) 으깸 손상(Crush Injury)

으깸 손상은 강한 압축력이 신체의 한 부위에 가해졌을 때 발생하는 손상이다. 이러한 외상들은 심각할 수 있다. 때때로 이것들은 내부 장기 손상, 심각한 골절, 출혈성 쇼크(hemorrhagic shock) 등을 동반할 수 있다. 으깸 손상 시 심한 외상과 쇼크가 있더라도 환부 위의 피부는 문제없이 유지될 수 있다.

으깸 손상은 조직이 압축력을 받았을 때 생기는데 이 힘은 조직과 세포의 정상적인 구조와 대사 기능을 방해하는 데 충분할 수 있다. 으깸 손상 시 발생하는 손상의 정도는 다음 세 가지에 의해 결정된다. 신체에 가해진 힘의 크기, 신체에 압력이 가해진 시간, 손상을 당한 신체 부위가 그것이다. 대량의 으깸 손상이 중요한 장기에 가해질 경우 즉각적인 사망을 불러일으킬 수 있다.

으깸 손상은 보통 팔과 다리, 몸통, 골반에서 잘 발생한다. 으깸 손상은 건물이 무너졌을 때 무거운 물체 아래 깔린다던가 커다란 압축력을 통해 발생하게 된다.

석조 건축물이나 철근 구조물의 붕괴, 토지의 붕괴(산사태, 지진), 교통사고, 전장에서의 외상, 공업시설에서 발생한 사고, 부적절하게 적용된 석고붕대(cast) 등에서 으깸 손상이 발생할 수 있다.

3) 물렁조직 손상의 처치

(1) 처치의 우선순위(Treatment Priorities)

생명에 위협적인 손상에 대한 평가와 소생술은 생명에 위협적이지 않은 물렁조직 손상에 대한 처치보다 우선한다. 생명에 위협이 되지 않는 상처에 대한 평가는 차후 신체검진 과정에서 시행한다.

(2) 상처에 대한 문진(Wound History)

상처에 대한 문진은 다음과 같은 내용을 포함해야 한다.

- 외상을 입은 시각
- 외상이 일어난 상황(지저분한 환경에서 입은 상처는 감염의 위험성이 높다)
- 외상기전, 동반되거나 연관된 손상의 가능성 여부
- 출혈량
- 통증의 강도
- 이전 병력, 지혈에 문제를 일으킬 만한 약물을 포함한 약물 복용력
- 파상풍 예방접종 여부

(3) 신체검진(Physical Examination)

상처에 대한 신체검진은 다음을 포함해야 한다.

- 출혈 유무, 상처의 크기와 깊이, 이물 존재 여부, 조직 손실의 양, 부종(edema), 변형 여부에 대해서 확인한다.
- 바닥(기저, basal) 구조물과 혈관, 신경, 힘줄, 근육에 손상이 있는지 상처 주위를 확인한다.
- 팔다리의 감각 운동 기능에 대해서 평가한다.
- 상처보다 말단에 있는 조직의 순환상태를 평가한다.
- 상처 부위와 관련 구조물을 촉진하여 모세혈관 충전 상태, 먼쪽 맥박, 압통, 온도, 부종과 비빔소리(crepitus) 유무 등을 확인한다.

(4) 상처 세척(Wound Cleaning)

세균을 감소시키고 감염을 최소화하기 위한 상처 세척은 가장 중요한 초기 처치이다. 창상 세척은 세균 수를 감소시키고, 남은 오염물질을 제거하며, 혈종을 제거하여 상처를 잘 보이게 해준다. 생리식염수의 양은 창상의 크기와 오염 정도에 따라 다르지만 충분한 양의 생리식염수를 낮은 압력을 주어 세척하도록 한다.

(5) 드레싱 및 부목고정(Dressing and Splinting)

상처 부위의 다른 병원균 침투를 막고, 삼출물을 흡수하기 위한 드레싱을 실시한다. 이때 상처 부위에 적용할 제품은 멸균상태의 드레싱제제를 사용하여 감염의 위험성을 최소화시키고, 삼출물 흡수가 용이한 제품을 사용해야 하며, 떨어지거나 이동하지 않도록 상처 부위에 고정한다. 골절을 동반하거나 이동을 제한하기 위하여 부목을 고정할 수도 있다.

4) 출혈과 지혈(Hemorrhage and Bleeding Control)

외상 발생으로 사망한 환자의 주된 원인은 출혈이다. 손상기전이 외상일 때 환자에게 발생한 저혈압(hypotension)은 다른 원인이 밝혀질 때까지는 우선 출혈에 의한 것으로 생각하고, 환자의 혈역학적인 상태를 빠르고 정확하게 평가해야 한다. 현장에서는 병원처럼 혈압계를 사용하여 정확한 혈압을 측정하는 것보다 빠른 신체평가 후 빠른 이송을 해야 한다. 맥박의 위치로 혈압을 가늠할 수 있는데 노동맥(요골동맥, radial artery)이 촉지되면 환자의 수축기혈압은 80mmHg 이상이고, 넙다리부위(대퇴부) 맥박이 촉지되면 환자의 수축기혈압은 70mmHg 이상이며, 목동맥(경동맥, carotid artery)이 촉지되면 환자의 수축기혈압은 60mmHg 이상이다. 추가로 모세혈관(capillary) 충혈도를 확인하여 저혈압을 유추할 수 있는데 흔히 쓰이는 방법은 아래눈꺼풀(하안검, lower eyelid)을 뒤집어 확인하는 것이고, 또한 손가락, 발가락의 창백함이 있는지 확인한다.

환자의 맥박이 느리고 규칙적이라면 상대적으로 정상 혈액량을 의미하며, 빠르고 약하게 느껴진다면 **저혈량증**(hypovolemia)을 의심해야만 한다.

출혈은 동맥, 정맥, 모세혈관이 각각 혹은 복합적으로 손상되어 발생하게 된다. 일반적으로 동맥출혈은 밝은 적색의 피가 나오며 분출하는 특징이 있다. 정맥을 통한 출혈은 어두운 붉은빛을 띠는 청색의 피가 흘러나오는 특징을 갖고 있다. 모세혈관 출혈은 밝은 적색을 띠고 스며 나오는 특징이 있다. 그러나 각각의 출혈이 되는 혈관을 구별하는 것은 쉽지 않다. 병원 전 단계에서 주로 출혈에 대해서 가장 중요한 것은 출혈의 위치와 무관하게 일차적으로 지혈이다.

의식수준은 출혈에 의해 순환 혈액이 감소되면서 뇌관류압(cerebral perfusion pressure)이 감소되므로 의식의 변화를 일으킬 수 있으나 의식이 있다고 하여 출혈량이 적다고 할 수는 없다.

지혈 방법은 직접 압박, 올림, 지혈점 압박, 부목고정, 공기 압력을 이용한 장비(공기부목, air splint) 등을 사용하는 것들이 있으며 필요시 지혈대가 사용되기도 한다. 환자의 체액과 접촉이 가능한 상황에서 전문 응급구조사는 개인 보호 조치를 취해야 한다.

(1) 직접 압박(Direct Pressure)

직접 압박은 거의 모든 종류의 출혈을 4~6분 내에 억제할 수 있다. 지혈을 유지하기 위해서 환부에 압박드레싱을 적용하고, 그 위에 탄력 붕대를 감아 드레싱을 고정할 수 있다.

전문 응급구조사는 압박드레싱을 적용한 후에도 직접

압박을 지속해야 한다. 압박드레싱이 적용된 후 그것을 다시 제거하려고 하면 새로 생성된 **혈전(thrombus)**이 떨어져 나갈 수 있기 때문에 전문 응급구조사는 그 드레싱을 제거해서는 안 된다. 만약 출혈이 다시 시작되고 드레싱이 출혈에 의해 흠뻑 젖게 되면 먼저 해놓았던 드레싱 위로 새로운 드레싱을 하고, 지혈이 될 때까지 직접 압박을 해야 한다.

(2) 지혈점 압박(Pressure Point)

지혈점을 통한 지혈은 직접 압박과 올림이 출혈을 멎게 하지 못할 경우 필요할 수 있다. 압박을 가할 동맥은 외상 부위보다 가까운 쪽에 있어야 한다. 추가로 동맥은 뼈 구조 위를 지나가서 그 위로 혈관이 눌릴 수 있어야 한다. 지혈점 압박의 예로 관자동맥(측두동맥, temporal artery)을 눌러서 두피로부터의 출혈을 막는다거나 위팔동맥(상완동맥, brachial artery)을 눌러서 아래팔의 출혈을 막는다거나 넙다리동맥을 눌러 다리의 출혈을 막는 것들을 들 수 있다. 지혈점을 통한 압박은 최소한 10분 이상 지속되어야 한다. 환자를 이송하는 동안 압박을 지속해야 할 수도 있다. 때때로 심한 출혈을 지혈하기 위해 전문 응급구조사는 직접 압박, 올림, 몸쪽 지혈점 압박 등을 종합적으로 사용해야 할 수 있다.

(3) 부목고정(Splinting)

환자의 움직임은 출혈을 증가시킨다. 이러한 움직임은 이미 형성된 혈전이 떨어져 나가게 하거나 혈관 손상을 증가시킬 수 있다. 그러므로 가능한 한 환자를 언제라도 고정을 해놓아야 한다. 전문 응급구조사는 적절한 부목 장비를 통해 손상된 팔다리 말단을 고정할 수 있다. 부목고정 시 반드시 연관된 앞뒤 관절을 고정하여 상처 부위의 움직임을 최소화한다.

(4) 공기의 압력을 이용하는 장치들

공기의 압력을 이용하는 장치들은 고정된 외상 부위에 균일한 압력을 직접적으로 가할 수 있다(예: 부풀릴 수 있는 공기부목을 손상된 팔다리에 적용할 수 있다). 이러한 장비들은 다른 방법 등을 이용해 지혈을 시도해 본 후에만 드레싱이 적용된 상처 위에 적용해 볼 수 있다. 단 고지대나 항공 이송 시 공기팽창으로 인하여 조직의 손상을 유발할 수 있으므로 주의를 요하는 장비이다.

(5) 지혈대(Tourniquet)

출혈에 대한 응급처치에서 지혈대(그림 7-32) 사용은 필요시 사용할 수 있다. 지혈대는 신경과 혈관 손상을 초래할 수 있고 점차적으로 적용된 말단 부위를 아예 잃게 만들 수도 있다. 또한 잘못 적용된 지혈대는 정맥 혈류를 차단하여 피가 조직에서 전신순환으로 빠져나가지 못하여 출혈을 더 증가시키는 문제를 일으킬 수 있다. 그러므로 지혈대의 사용은 마지막 수단으로 생각해야 한다.

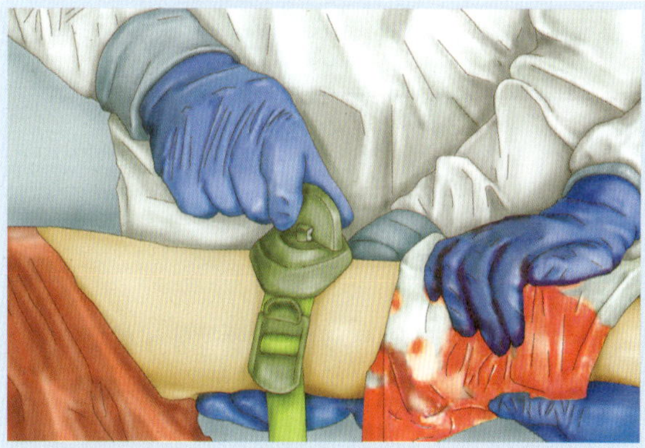

그림 7-32
지혈대의 적용(아래팔 출혈을 지혈하기 위한 상업용 지혈대)

지혈대는 다른 방법들이 다 통하지 않는 상태에서 지혈대의 사용이 환자의 생명을 구하는 데 있어 필수적일 경우에만 고려될 수 있다. 예로서 손상된 팔다리 전체 혹은 부분적 외상성 절단(amputation)이 있다. 이러한 상황들에서도 다른 지혈 조치만을 사용해도 때때로 효과적인 경우들이 있다.

지혈대 적용 방법은 다음과 같다.

① 의료지도를 받는다.

② 지혈대를 적용할 위치를 정한다. 지혈대를 적용할 부위는 상처에서 5~7cm 몸쪽이어야 하며, 위팔동맥이나 넙다리동맥 등 혈액을 공급하는 혈관 부위여야 한다. 위팔동맥 위로 적용된 혈압계 커프도 지혈대로 사용될 수 있다. 만약 혈압계 커프가 사용될 경우 적용한 시각을 커프 위에 기록해 놓는다.

③ 지혈대를 상처 부위 5~7cm 이내 압박이 필요한 동맥 위에 위치시킨다. 밧줄이나 노끈과 같이 가는 재료를 사용하면 바닥 조직을 손상시킬 수 있으니 피해야 한다. 혈압계 커프를 지혈대로 사용할 경우 커프 압력이 동맥압보다 더 높아질 때까지 압력을 증가시키거나 혹은 출혈이 멎을 때까지 증가시킨다.

④ 멸균패드를 압박시킬 동맥 위에 적용한다.

⑤ 지혈대를 말단 부위와 멸균패드 위로 두 번 감고 멸균패드 위쪽에서 반쪽 매듭으로 묶는다.

⑥ 상처를 조이도록 막대나 펜과 같은 물체를 이전의 반쪽 매듭 위에 올려놓고 옭매듭으로 막대나 펜을 고정시킨다.

⑦ 출혈이 멈출 때까지만 막대를 돌려서 지혈대를 조인 후 그 자리에서 막대를 고정한다. 일단 조인 후 다시 풀지 않는다.

⑧ 지혈대 적용시각을 기록해서 환자에게 확실히 붙여 놓거나 아니면 환자의 이마에 명확한 적용시각 표시를 해놓는다. 지혈대를 적용한 처치에 대해서 환자 처치 보고서에 기록해 놓고 인계 시 상기 내용을 전달한다(그림 7-32).

5) 삽입된 물체

삽입된 물체는 제거하지 않고 부피가 큰 형태의 패드를 대어 물체를 제자리에 고정해서 물체와 함께 환자를 이송한다. 이 경우 피부가 고정점이 되어서 물체를 움직이면 물체의 끝이 심부의 주요 조직 및 혈관들을 찢거나 상하게 할 수 있다.

그 외 기도유지를 위해 필요한 경우나 심폐소생술 시 가슴압박이 방해되는 경우 등은 제거한다.

칼, 가시 혹은 유리조각 등에 의하여 관통상을 당한 경우에는 이러한 물체가 신체 내부에 삽입된 채로 남게 되는 경우가 있다. 삽입된 이물질은 현장에서 제거하지 말고 멸균거즈와 붕대로 고정하여 이송한다.

(1) 신체에 삽입된 이물질의 처치

① 이물질을 움직이거나 제거하지 않는다.

삽입된 이물질을 움직이게 되면 이물질 가까이에 있는 신경, 혈관, 근육 등이 손상될 수 있다. 지혈하기 위하여 상처 부위를 압박할 수 있지만 삽입된 이물질의 바로 위 피부나 바로 인접한 조직 위에는 압력을 가하지 말아야 한다.

삽입된 이물질은 절대로 제거하지 말아야 하지만 이물질이 상기도를 폐쇄하는 경우나 뺨을 관통하여 출혈이 심한 경우에는 이물질을 제거해야 한다.

② 이물질을 신체에 고정시킨다.

삽입된 이물질이 움직이면 조직을 더욱 손상시키므로 환자 처치나 이동 시에도 이물질이 움직이지 않도록 고정해야 한다. 외부로 노출된 이물질 부분을 멸균거즈로 싸고 반창고나 붕대를 이용하여 신체에 고정한다.

③ 손상된 그대로 환자를 이송한다.

일반적으로 수술실에서 이물질을 제거하고, 조직의

손상 정도를 관찰하면서 수술을 시행하는 것이 가장 바람직한 처치법이므로 관통상이 동반되었더라도 상처를 멸균 거즈로 덮고 신속히 외상센터로 환자를 이송하여야 한다. 또한 응급수술이 신속히 진행될 수 있도록 전문 응급구조사는 병원 도착 전에 응급의료진에게 환자 상태를 연락해야 한다.

길이가 긴 이물질이 삽입된 환자에게는 삽입된 이물질을 제거해서는 안 되며, 다만 신체 외부로 노출된 부위를 잘라서 환자 이송을 용이하도록 한다. 그러나 이물질의 일부를 자르기 전에 이물질을 고정하여 자를 때에 생기는 충격이나 움직임을 최소화해야 한다.

6) 으깸증후군(Crush Syndrome)

구조물에 갇혀 있는 시간이 지연되면서 손상을 입은 피해자이기 때문에 구출 전부터 증상과 징후를 염두에 두어야 한다. 병원 전 으깸 손상 처치의 핵심은 신속한 이송, 적절한 수액소생술 등으로 신체의 산성화를 늦추는 것이다.

으깸증후군(압궤증후군, crush syndrome)은 신체 부위가 4시간 이상 끼어 있을 경우 발생한다. 으깸증후군의 경우 현장 안전의 확보가 특히 중요하다. 으깸증후군 환자는 무겁고 큰 잔해에 깔려서 접근이 어려운 경우가 많다. 압좌증후군 환자는 종종 커다란 잔해나 큰 건물 더미 등에 묻혀 있어 접근이 힘든 경우도 있다.

현장 안전이 확보되고 환자에게 접근했다면 일차평가를 시행한다. **기도폐쇄(airway obstruction)**와 환기제한을 최소화하기 위해 머리, 목, 가슴 주변의 잔해를 제거한다. 출혈이 있으면 지혈한다. 구조물에 갇혀 환자 신체의 상당 부위가 확인 불가능함을 염두에 두고 평가를 시행한다.

먼지 흡입, 탈수, 저체온증과 같은 손상의 증상과 징후가 있는지 주의를 기울인다.

환자가 구출되면서 독성을 띠는 대사산물이 순환계로 배출되고, 이로 인해 환자가 쇼크를 겪고 사망할 수도 있다. 만약 환자가 배출된 대사산물에도 생존을 할 경우 신부전(콩팥기능상실, renal failure)이 발생할 위험성이 높고, 나중에라도 사망할 위험성이 크다.

환자의 ABC[기도(airway), 호흡(breathing), 순환(circulation)]에 대한 처치가 끝나면 **정맥주사로**를 확보하도록 한다. 으깸 손상으로부터 먼쪽은 주사를 피한다.

주기적으로 활력징후를 포함한 환자의 정보를 확인하고, 대량수액과 경우에 따라 알칼리화제(alkalizer)를 투입할 준비를 한다. 알칼리화제는 수액소생술과 산증(acidosis)을 교정하고, 신부전을 방지하며 고칼륨혈증(hyperkalemia)을 완화시키는데 기여한다. 때에 따라서 중탄산나트륨(sodium bicarbonate) 혹은 이뇨제가 투여될 수 있는데 이는 콩팥 관류를 돕고, 으깸증후군 발생 시 부전에 대한 콩팥 저항력을 강화시킨다.

전문 응급구조사가 환자의 으깸증후군 증상을 발견하면 외상센터에 연락을 하여 의료지도를 받고, 응급의학 의사와 실시간 소통을 한다. 주기적으로 활력징후를 포함한 환자의 정보를 확인하고, 대량 수액과 경우에 따라 알칼리화제를 투입할 준비를 한다.

갇혀 있던 환자가 구출이 될 경우 급속하게 진행되는 쇼크를 대비한다. 생리식염수를 시간당 30mL/kg씩 지속적으로 제공하고, 증후군이 의심되는 경우 환자를 적절한 병원으로 신속히 이송한다. 또한 혈액과 소변의 알칼리화는 으깸증후군의 예방과 치료를 위한 고려사항이다. **수액소생술**과 알칼리화를 하여 **산증**을 교정하고, **신부전**을 방지하며 고칼륨혈증을 완화시키는데 기여한다. 우선 중탄산나트륨 1mEq/kg을 투여한 이후에는 시간당 0.25mEq/kg만큼 투여한다.

이뇨제(diuretics)는 콩팥 관류를 돕고, 으깸증후군의 발생 시 부전에 대한 콩팥 저항력을 강화시킨다. 삼투압성

이뇨제인 만니톨은 사이질액을 혈관 공간으로 이동시키고 콩팥에 의해 배출되어 사라지기 때문에 일차선택 약물이다. 헨레고리 이뇨제인 푸로세마이드(furosemide)는 나트륨(sodium)과 염소(chlorine)의 재흡수를 차단한다. 저혈량증이 있을 경우 푸로세마이드의 사용은 전해질 불균형과 혈량 손실을 가중시키기 때문에 권장하지 않는다.

환자에게 약물 처방과 수액 소생을 제공하지 못했을 경우 환자의 신체에 눌린 압력이 해제되기 전에 지혈대를 착용하는 것을 고려해 본다. 지혈대는 독성물질을 격리시키고 재관류 손상을 방지한다. 하지만 지혈대의 사용은 압좌 손상을 지속시키고 그 영향을 더욱 악화시킬 수 있다.

어떤 유형이라도 으깸 손상에는 심전도 검사가 중요하다. 으깸 손상 시 **부정맥(arrhythmia)**은 언제든 발생할 수 있으나 구출할 때 신체에 가해지던 압력을 해제할 때 발생할 가능성이 가장 높다. 이는 눌려 있던 압력이 해제됨과 동시에 칼륨(potassium)과 젖산(lactic acid)이 혈관을 타고 심장까지 흘러가기 때문이다.

급작스러운 심장마비는 적절한 수준의 제세동 처치와 심장약물로 치료해야 한다. 염화칼슘(calcium chloride) 500mg(추가적으로 중탄산나트륨)이 담긴 정맥주사를 통해 고칼륨혈증으로 유발된 치명적인 부정맥을 완화시킨다. T파의 tenting이나 peaking, P-R 간격의 지연, ST 분절의 하강 여부를 지켜본다. 지나치게 급증한 혈중 칼륨 수치는 급속하게 불응성 심실세동으로 이어질 수 있는 QRS파의 확대를 유발할 수 있다.

염화칼슘과 중탄산나트륨은 침전물이 만들어질 수 있으므로 매 주사를 하기 전에 정맥주사 라인에 수액을 흘려서 깨끗하게 하거나 각각 다른 정맥주사 라인을 사용한다.

으깸증후군은 여러 인자들이 관련되어 있어 복잡하고, 진단과 치료가 어렵다. 이러한 연관된 인자들로서 조직 손상의 범위, 지속시간, 압박하는 힘, 환자의 기저 건강 상태, 동반 손상 유무 등이 있다. 으깸증후군의 치료는 아직까지 명확한 표준지침이 정해져 있지 않다. 가급적 본 증후군의 병리기전에 대해 잘 알고 있는 의사가 의료지도를 해야 한다.

오랜 기간 지속된 고정이나 압박이 있었던 경우 전문응급구조사는 으깸증후군의 가능성을 고려해야 한다. 구조 활동과 응급처치는 조화롭게 함께 이루어져야 한다. 이를 통해 환자가 고정에서 풀리자마자 의학적 처치를 받을 수 있다. 이는 환자가 저혈량성 쇼크(hypovolemic shock)나 으깸증후군에 빠지게 되는 것을 막는데 도움을 줄 수 있다.

환자 처치 단계들은 다음과 같다.

① 기도를 확보하고, 환기 보조를 시행한다. 이는 고농도 산소치료도 포함한다.
② 체온을 유지시킨다.
③ 5% 농도의 포도당이 포함된 0.45% 생리식염수를 정맥으로 적극적으로 주입하여 저용량성 쇼크를 방지하고, 소변량을 유지한다.
④ 중탄산염나트륨을 통한 소변의 알칼리화를 유도하여 고칼륨혈증(hyperkalemia)과 산증을 억제하고, 이를 통해 급성 미오글로빈뇨성 신부전과 갑작스런 부정맥의 발생을 예방한다. 심한 고칼륨혈증에 대해서는 인슐린(insulin)과 포도당(glucose)을 투여한다(의료지시에 따른다). 염화칼슘은 일반적으로 고칼륨혈증에 의한 부정맥의 위험이 있지 않는 이상 투여하지 않는다.
⑤ 의료지도에 따라 만니톨(mannitol)을 투여하여 콩팥(신장, kidney)에 수분을 공급하고, 소변량을 유지시킨다. 소변을 산성화시킬 수 있는 푸로세마이드와 같은 강력한 고리작용이뇨제(loop diuretics)는 투여하지 않는다.

⑥ 으깸상태에 있는 말단 부위를 빼내기 전에 동맥성 지혈대를 적용하는 것이 도움이 될 수 있다. 만약 조직압이 40mmHg를 넘는다면 말단 부위를 살리고 피부 감각을 보존해 내기 위해 근막절개술이 필요할 수 있다. 현장에서 근막절개술(fasciotomy)을 하는 것은 **감염(infection)**과 **패혈증(sepsis)**의 위험을 높이므로 전문 응급구조사가 이를 수행하려면 특별한 훈련을 받아야 하고, 의료지도를 통한 허가가 동반되어야 한다.

⑦ 환자의 말단 부위를 구출할(뺄) 수 없을 경우 의사가 수술적 절단(amputation)을 시행해야 할 수 있다.

⑧ 말단을 구출해 낸 후 환자를 고압산소치료가 되는 병원으로 이송하여 조직관류를 회복시키고 조직**괴사**와 근육조직 **부종**을 감소시키는데 도움을 줄 수 있는 경우도 있다.

참고문헌 REFERENCE

1. 대한외상학회. 외상학. 군자출판사. 2005.
2. 대한응급의학회. 응급의학. 군자출판사. 2019.
3. 소방청. 현장응급처치표준지침. 2021.
4. 신동민 외. 전문응급구조사를 위한 외과 현장시나리오 사례연구. 군자출판사. 2009.
5. 연세대학교 원주의과대학 응급의학교실. 응급구조와 응급처치 8판. 군자출판사. 2017.
6. 이근 외. 전문응급구조학 3판. 군자출판사. 2012.
7. 이창현 외. 사람해부학 8판. 메디컬에듀케이션. 2022.
8. 전국응급구조과교수협의회 외. 기본외상소생술. 군자출판사. 2006.
9. 전국응급구조과교수협의회. Paramedic care principles & practice 5판. 대학서림. 2020.
10. 전국응급구조과교수협의회 외. 기본외상소생술. 군자출판사. 2006.
11. 전국응급구조학과교수협의회 외. 일반응급처치학 13판. 대학서림. 2017.
12. 한국응급구조학회 외. 현장응급처치학 6판. 정담미디어. 2010.
13. Aidan O'Dowd. Update on the use of platelet-rich plasma injections in the management of musculoskeletal injuries: a systematic review of studies from 2014 to 2021. *Orthopaedic Journal of Sports Medicine* 2022;10(12).
14. Casali PG et al. Soft tissue and visceral sarcomas: ESMO-EURACAN Clinical Practice Guidelines for diagnosis, treatment and follow-up. *Annals of Oncology* 2018;29.
15. Cho JH et al. A comparison of sugar tong splint and radial gutter short arm splint after closed reduction of distal radius fracture. *J Korean Society for Surgery of the Hand* 2009;14(4).
16. Emmerich BW et al. Prehospital amputation: an experimental comparison of techniques. *American J of emergency medicine* 2020;38(7).
17. Hung WC et al. Reconstruction of an octogenarian major pretibial degloving injury utilizing negative pressure wound therapy and subsequently combining fenestrated-type artificial dermis without skin grafting. *International J Lower Extremity Wounds* 2023;22(1).
18. Jerry FH et al. Use of a bovine pericardial patch angioplasty for completion of a complicated end to side anastomosis of a recipient vessel in the free flap reconstruction of a radiated wound: A case report. *Microsurgery* 2023;43(2).
19. Jones AP et al. Use of prehospital dressings in soft tissue trauma: is there any conformity or plan? *Emerg Med J* 2009;26(7).
20. Jung GH. Management of open fracture. *J Korean Fracture Society* 2010;23(2).
21. Karlin LI et al. Prevertebral soft tissue thickness of the cervical spine in children: an insensitive but specific aid in the diagnosis of occult trauma. *J Pediatric Orthopaedics* 2022;42(8).

22. Kevin MK et al. The Management of Perioperative Immunosuppressant Medications for Rheumatoid Arthritis During Elective Hand Surgery. *J Hand Surgery* 2020;45(8).

23. Kim EH et al. Current concepts in the management of osteoporotic vertebral fractures: a narrative review. *Asian spine journal* 2020;14(5).

24. Kim MJ et al. The effectiveness of simulation training in an advanced trauma life support program for general surgery residents: a pilot study. *J Korean Association of Traumatology* 2020;33(4).

25. Klein R et al. Emergency treatment of dislocation of large joints. *Unfallchirurg Der* 2021;124(5).

26. Kunes JA. et al. Extensor tendon injury after volar locking plating for distal radius fractures: a systematic review. *Hand official journal of the American Association for Hand Surgery* 2022;17(1).

27. Lee JH et al. Effect of different splints on displacement after closed reduction of the distal radius fractures: a comparison of short arm double splint and sugar-tong splint. *J Korean Society for Surgery of the Hand* 2015;20(3).

28. Lim JW. Clinical analysis of direct medical oversight for the national pilot program of expanding scope of firefighter emergency medical services providers in a Korean metropolitan city. *J Korean Society of Emergency Medicine* 2021;32(5).

29. Parratte S et al. Primary total knee arthroplasty for acute fracture around the knee. *Orthopaedics & Traumatology: Surgery & Research* 2018;104(1).

30. Ramin Zargarbashi et al. Extensive deep tissue involvement in nicolau syndrome and below-Knee amputation: a case report and literature review. *International J of Lower Extremity Wounds* 2020;22(1).

31. Robertson EM et al. The utility and efficiency of a resident hand clinic for the management of acute hand trauma at the university of alberta. *Plastic surgery* (Oakville (Ont.)) 2018;27(2).

32. Shin SH. Analysis and management of pathogens isolated from patients with complicated facial lacerations and abrasions. *International Wound Journal (Premium Subscription)* 2022;20(1).

CHAPTER 7

복습하기

응급구조학 외상 이름: ______________

01 이 장에서 중요한 핵심 내용을 요약 정리하여 제출하시오.

02 5지선다형으로 3문제 작성하시오.

CHAPTER 8

다발성 및 중증외상의 접근

Chapter editor. 김형태
Author. 김형태, 강찬영

이 장의 학습을 마치면 다음을 시행할 수 있다.

1. 다발성 및 중증외상환자의 정의와 개념에 대해 이해한다.
2. 다발성 및 중증외상환자에 대한 설명을 할 수 있다.
3. 다발성 및 중증외상환자의 평가 및 처치를 시행할 수 있다.
4. 외상환자의 심폐소생술에 대한 처치를 시행할 수 있다.
5. 현장 중증도분류(Pre-KTAS)에 대해서 파악할 수 있다.

KEYWORDS

다발성 외상(multiple trauma)
중증외상(major trauma)
중증도분류(triage)
환자평가(patient assessment)
환자 처치(treatment)

1 개요

우리나라의 손상(외상, 중독)에 의한 사망률은 악성신생물(암), 심혈관질환에 이어 3대 사망원인으로 알려져 있고, 특히 OECD 회원국 중에서는 매번 높은 순위를 기록하였다. 이러한 점에서 손상으로 인한 문제는 우리 사회에 큰 부담을 초래하고 있는 것을 알 수 있다. 제2차 국가손상종합통계에 의하면 연간 300백만 명이 손상으로 의료기관을 이용하고, 이 중 1/3이 입원한 것으로 나타났다. 이러한 손상의 더 큰 문제는 주로 젊은 연령대에서 많이 발생한다는 것이다. 이는 조기사망과 장애로 이어져 우리사회에 심각한 영향을 미친다.

'예방가능 외상사망률(Preventable Trauma Death Rate)'은 외상진료체계의 핵심지표인데 이것은 사망자 중 적절한 시간 내 적절한 치료가 가능한 병원으로 이송되어 치료를 받았다면 생존할 수 있었을 것으로 추정되는 사망자의 비율이다.

이러한 지표조사는 보건복지부가 2015년부터 전국단위로 시작하고 2년을 주기로 실시하는데 2022년에 보고된 결과를 보면 전국의 예방가능 외상사망률은 2015년에 30.5%였으나 2017년은 19.9%, 2019년에는 15.7%까지 개선되었다.

2015년, 2017년, 2019년 예방가능 외상사망률을 권역별로 비교해 보면 서울 권역은 30.8→30.2→20.4%, 인천/경기 권역은 27.4→16.7→13.1%, 대전/충청/강원 권역은 26.0→15.0→14.7%, 광주/전라/제주 권역은 40.7→25.9→17.1%, 부산/대구/울산/경상 권역은 29.4→16.0→15.5%로 감소하여 권역별 정도의 차이는 있으나 모든 권역에서 개선되었음을 확인할 수 있다(그림 8-1).

이렇게 개선된 배경으로 중증외상환자 치료에 특화된 권역외상센터의 본격적인 운영과 확대 그리고 전반적인 응급의료체계 개선이 있었다고 설명하였다. 이렇듯 중증외상환자가 적절한 시간(right time)에 적절한 의료기관(right place)에서 적절히 치료받는 것(right treatment)이 환자의 생명에 직결되어 있다.

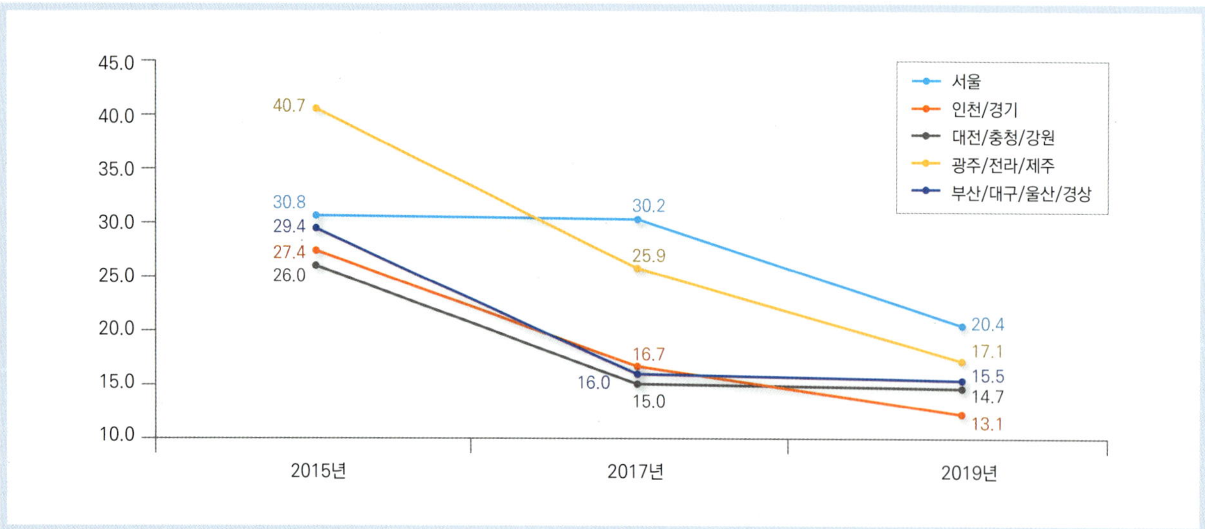

그림 8-1
권역별 예방가능 외상사망률 추이
출처: 보건복지부 보도 자료(외상환자 진료체계 개선으로 외상으로 인한 사망 지속적 감소), 2022. 2. 28 배포

본 장에서는 다발성 외상과 중증외상에 대한 개념을 알아보고, 이러한 환자에게 어떻게 접근하여 평가하고 처치하는지 또 어떤 것들이 추가적으로 고려해야 할 사항들이 있는지 알아보고자 한다.

2 다발성 및 중증외상의 개념

다발성 외상과 중증외상에 대하여 현재 전 세계적으로 많이 활용되고 있는 정의는 있지만 단 하나의 합의된 정의는 없다. 본 장에서는 현재까지 많이 활용된 정의, 그리고 최근 전문가 간 합의와 여러 연구에서 제시된 정의를 통해 다발성 및 중증외상의 개념을 알아보고자 한다.

1) 다발성 외상

앞서 이야기하였듯 **다발성 외상(Polytrauma, Multiple injuries, Multiple trauma)**은 전반적인 개념(여러 신체 부위에 발생한 손상)은 성립되어 있지만 어떠한 공식적인 정의는 없다. 각 국가, 지역, 기관 또는 연구자들에 의해 여러 가지 방법으로 정의된다.

(1) 이전의 연구들

1975년 연구에서는 "두 개 이상의 심각한 손상을 가진 환자(polytrauma patient was defined as having two or more significant injuries)"로 정의하였다. 1980년대에는 "서로 다른 신체 부위의 각 손상의 조합"이라는 내용을 기준에 포함하였다. 1983년, 1984년의 연구에서는 이전의 "두 개 이상의 심각한 손상"이라는 개념을 "적어도 하나 또는 모든 부상의 총합이 생명을 위협(life-threatening)하는 것"으로 정교하게 다듬었다. 그러나 이전의 심각한(significant) 그리고 생명을 위협하는 이라는 표현 또한 모호성을 완전히 해결하지는 못했다.

이후 많은 연구들에서 '다발성 외상'이라는 용어는 '중증외상'과 혼용되어 사용되었다. 앞선 정의들을 보면 그 이유를 알 수 있는데 심각하거나 생명을 위협하는 외상이기에 '중증(serious, major, severe, significant)' 환자이다. 한편에서는 다발성 외상과 '생명을 위협하지 않는 여러 부위의 외상'과 '생명을 위협하는 단일 외상'을 구분하여 사용해야 한다는 의견도 있었다. 그러나 오늘날 '중증외상' 환자를 분류하는 기준에 다발성 외상이 포함되기도 하면서 그 두 용어를 완전히 분리하여 사용하는 것에는 어려움이 있다.

여러 연구자들이 연구에서 다발성 외상에 대하여 정의하였는데 대표적으로 중요한 두 가지 요소를 정의에 포함시켰다. 첫 번째는 해부학적인 요소이다. 1980년대 말부터 ISS(Injury Severity Score) 16점 이상인 경우 사망률이 높고, 대부분의 의사들이 Level 1 외상센터에서 치료해야 한다고 동의한 임곗값으로 활용되면서 이를 그 정의로 활용하였다. ISS를 계산하는 공식에 의하여 ISS가 16점 이상을 하기 위해서는 신체 부위 1곳에서 사망률 16~30% 정도 되는 손상이 발생하거나 두 곳 이상의 손상이 발생해야 한다.

두 번째는 병태생리학적 요소이다. 이러한 요소를 이용한 정의들에서는 대부분 다발성 외상으로 인한 심각한 출혈에 집중하여 설명하였는데 예를 들면 '심각한 쇼크(severe shock)', '출혈성 저혈압(hemorrhagic hypotension)', '전체 혈액량의 절반 이상의 출혈과 PaO_2 60mmHg 미만'을 포함하였다. 병태생리학적 요소가 고려되어야 한다는 점에 대하여 공감이 이루어지면서 해부학적 심각성과 병태생리학적 요소 모두를 포함하고자 하는 연구들이 있었다. 2000년 연구에서는 "필수 장기 또는 원위부 장기의 기능장애나 부전을 야기하는 순차적 외상 반응을 가진 손상 중증도점수가 16점 이상하는 다중 손상의 증후군"이라고 정의하였다. 1992년 이후 외상 후 결과를 예측하는데 전신 염증반응증후군(SIRS)의 개념을 도입하였고, 그 효과에 대한 많은 연구들이 있었는데 2005년에는 앞서 제시된 정의에서 추가적으로 '순차적 전신 외상 반응'을 정량화하는 수단으로 SIRS를 정의 채택할 것을 주장하기도 하였으나 SIRS를 정의에 포함하는 것은 현실적으로 어렵고, 다른 생리학적 변수가 필요하다는 주장이 있었다.

(2) 베를린 정의(Berlin Definition)

이후 많은 연구자와 전문가들은 이전의 제시된 정의들과 최근의 연구들을 종합하여 다발성 외상에 대하여 정의하는데 힘을 모았다. 이러한 결과로 2010년부터 논의가 진행되고, 2012년 9월 국제워킹그룹이 설립되었으며, 그 해 12월에 현재도 합의 과정을 진행함에 있지만 핵심내용은 "간편손상척도(Abbreviated Injury Scale, AIS) 3점 이상이 최소 2개 이상이면서 네 가지(저혈압, 의식수준 변화, 산증, 응고장애) 중 한 가지 이상의 생리학적 반응이 있는 경우"라고 하였다.

먼저 간편손상척도에 대하여 간단히 알아보면 간편손상척도(AIS)는 1971년 미국의 자동차의학진흥협회(Association for the Advancedment of Automotive Medcine, AAAM)에서 환자의 손상 정도를 나누기 위하여 고안된 손상점수체계이다. 1971년 처음 개발된 이후 현재까지 총 8회(1976, 1980, 1985, 1990, 1998, 2005, 2008, 2015)에 걸쳐 개정되었고, 현재 전 세계적으로 활용되고 있다. 간편손상척도는 아래 예시(표 8-1)와 같이 환자의 손상을 7개의 숫자를 이용하여 분류한다. 앞 6자리는 해부학적인 손상부위와 특성을 나타내고 마지막 7번째 자리는 손상의 정도를 나타내며, 그 정도는 1~6으로 표시한다(표 8-2). 손상의 부위와 특성을 AIS로 표현하는 자세한 방법에 대해 여기서는 생략하도록 하겠다(16장 외상점수체계 참조).

표 8-2
AIS 척도에 따른 손상분류와 사망확률

AIS 척도	손상	사망 확률(%)
1	Minor	0.1 – 1
2	Moderate	1 – 2
3	Serious	2 – 16
4	Severe	16 – 30
5	Critical	30 – 99
6	Fatal	100

표 8-1
AIS 예시

853251.3 (= Femur Shaft fracture, simpled, closed)		
Body region	8	Lower extremities
Type of anatomical structure	5	Skeletal
Specific anatomical structure	32	Femur Shaft
Level of Injury	5	Simple, Closed (5=Simple or Spiral or Oblique or Transverse or Winquist Ⅰ)
	1	Closed
Severity of Score	3	Serious

2014년에는 2012년에 제시하였던 것에서 해부학적인 특징은 변하지 않았으나 병태생리학적인 내용을 좀더 구체적으로 제시하였다. 2014년에 발표된 다발성 외상의 정의는 "AIS 3점 이상의 손상이 최소 두 곳 이상의 신체 부위에서 3점 이상이면서 다섯 가지의 병태생리학적인 상태(표 8-3) 중 한 가지 이상을 갖는 경우"로 정의하였다.

표 8-3
다발성 외상을 정의하는데 활용된 병태생리학적 상태

병태생리학적 상태
연령 70세 이상
부분 트롬보플라스틴 시간(Partial Thromboplastin Time, PTT) 40초 이상
국제표준화비율(International Normalized Ratio, INR) 1.4 이상
수축기혈압(Systolic Blood Pressure, SBP) 90mmHg 이하
글래스고혼수척도(Glasgow Coma Scale, GCS) 8점 이하

2) 중증외상

(1) 정의

"**중증외상**이란 무엇인가?"라는 질문에 대답하는 방법은 다양할 수 있다. 사망률이 높은 외상, 장애가 발생할 확률이 높은 외상, 즉각적인 수술이 필요한 외상, 중환자실 입원이 필요한 외상, 저혈압을 일으킬만한 출혈을 야기하는 외상 등이 그 예이다. 최근의 한 연구에서는 전문가들의 합의 과정을 통하여 "극단적 연령에 따라 취약할 수 있고, 높거나 낮은 에너지 전달 기전에 의해 발생하는 잠재적으로 생명을 위협하거나 변화를 일으킬 수 있는 중대한 손상 또는 손상들"과 같이 정의하기도 하였다.

우리는 중증외상을 전반적인 개념으로 "즉각적으로 처치를 하지 않을 경우 환자 생명을 위협할 수 있는 심각한 외상(들)"같이 정리해 볼 수 있겠다. 그러나 이러한 개념은 받아들이는 당사자 개인마다 다를 수 있다. 그렇기에 오랜 시간 동안 많은 연구자는 객관적으로 정의하고 분류하기 위한 도구들을 개발하고, 발전시켜 왔다. 대개 이러한 도구들은 생리학적 지표의 변화, 해부학적 손상 부위와 정도 등을 이용하여 점수화하여 활용한다. 현재까지 중증외상을 정의하기 위해 여러 가지 방법들이 제시되어 왔는데 대표적인 몇 가지 방법들을 알아보고자 한다.

1 RTS(Revised Trauma Score)

현재 사용하고 있는 수정외상점수(Revised Trauma Score, RTS)는 1989년 이전의 Trauma Score를 개정하며 널리 알려졌다. RTS는 환자의 초기 생리학적 지표를 이용하여 계산된다. 그 생리학적 지표는 의식수준을 나타내는 글래스고혼수척도(Glasgow Coma Scale, GCS), 수축기혈압(Systolic Blood Pressure, SBP), 분당호흡수(Respiratory Rate per minute, RR)이다. 각 지표별 측정된 값을 아래 표와 같이 0~4점으로 코드화하고, 각 코드를 합하거나 지표별 코드값에 지표별 가중치를 곱하여 모두 더하는 두 가지 방법으로 계산할 수 있다(표 8-4). 어떠한 방법이든 점수가 낮을수록 더 심각함을 나타낸다.

표 8-4
RTS 지표별 측정값에 따른 점수와 계산 방법

GCS	SBP	RR/min	Coded Value
15 – 13	>89	10 – 29	4
12 – 9	76 – 89	>29	3
8 – 6	50 – 75	6 – 9	2
5 – 4	1 – 49	1 – 5	1
3	0	0	0

GCS: Glasgow Coma Scale, SBP: Systolic Blood Pressure, RR: Respiratory Rate

<방법 1, unweighted> GCS(value) + SBP(Value) + RR(Value)
<방법 2, weighted> 0.9368 * GCS(Value) + 0.7326 * SBP(Value) + 0.2908 * RR(Value)

방법1은 주로 현장에서 환자 중증도분류 시에 활용되며, 이때 11점 미만일 경우 외상센터로 이송할 것을 권고하고 있다. 방법2에 의하면 4점 미만의 환자의 경우 외상센터에서 치료 받을 수 있도록 권장하고 있다. 추가적으로 방법1은 재난 현장에서의 중증도분류 방법인 START method와 연결지어 볼 수 있는데 12점인 경우 delayed(비응급), 11점인 경우 urgent(응급), 3~10점인 경우 immediate(긴급), 2점 이하인 경우 dead(사망)로 간주한다. RTS의 한계점으로는 방법2는 현장에서 비실용적이고, 인튜베이션이 된 환자는 GCS 계산이 어려워 RTS 계산이 불가능하며, 약물이나 음주에 의하여 정확한 결과를 기대할 수 없고, 생리학적 지표의 변화를 반영할 수 없다는 것들이 있다.

2 ISS(Injury Severity Score)

손상중증도점수(Injury Severity Score, ISS)는 앞서 소개한 신체 부위별로 코드화된 AIS에 의하여 계산된다. ISS는 한 환자에게서 발생한 모든 AIS를 6개[머리와 목, 얼굴, 가슴, 배, 팔과 다리(골반 포함), 외부표면]의 신체 부위별로 나누고, 각 신체 부위에서 가장 높은 AIS들 중 높은 순서대로 3개를 제곱하여 합한 값이다.

예를 들어 한 환자가 추락사고로 인해 다음과 같은 외상을 얻었다고 할 때 ISS의 계산 방법은 다음과 같다(표 8-5).

ISS를 이용하여 중증외상을 정의할 때의 점수는 16점 이상인 경우이다. 앞서 다발성 외상에서 소개하였듯이 사망률이 높고, 대부분의 의사들이 Level 1 외상센터에서 치료해야 한다고 동의한 임곗값으로 활용되면서 이를 그 정의로 활용하였다.

3 손상 환자를 위한 현장 중증도분류

미국에서는 손상 환자의 적절한 **중증도분류**를 위하여 국가적으로 가이드라인을 제시하고 있다. 이는 1976년 처음 개발된 후에 주기적으로 5~10년마다 개정을 거쳤고, 2021년 버전이 현재 가장 최신버전이다. 2021년에 발간된 가이드라인에 따르면 심각한 손상에 높은 위험을 갖는

표 8-5
손상중증도점수 계산 예시

신체 부위	손상 묘사	AIS	최상 AIS
머리 & 목	Concussion, LOC(+) 5min	161004.2	2
얼굴	Nasal bone fracture, closed	251000.1	1
가슴	Rt.3–6th rib fractures, closed, without flail chest	450203.3	3
배	Liver laceration, 2cm	541822.2	2
골반과 팔다리	Lt. tibia proxmial fracture, closed	854111.2	3
	Lt. femur shaft fracture, open	853251.3	
외부 표면	Forehead laceration	210602.1	1
ISS = (1st Highest AIS)^2 + (2nd Highest AIS)^2 + (3rd Highest AIS)^2 ∴ ISS = (3)^2 + (3)^2 + (2)^2 = 9 + 9 + 4 = 22			

"Red Criteria"에 해당하는 경우에는 환자를 지역내 가장 높은 등급의 외상센터(highest level trauma center)로 이송할 것을 권장하고, Red에는 해당되지 않으면서 중등도의 위험을 갖는 "Yellow Criteria"는 지역 내에서 우선적으로 가능한 지역외상센터로 이송할 것을 권장하고 있다. Red와 Yellow의 상세 내용은 표 8-6과 같다.

4 119 구급대원 현장응급처치 표준지침

우리나라 소방청에서는 "119 현장응급처치 표준지침"을 통해 응급의료현장의 종사자들에게 중증외상환자분류에 대하여 가이드라인을 제시하고 있고, 이것은 앞서 소개한 미국의 "손상 환자를 위한 현장 중증도분류"에 기반하고 있다. 다만 현재의 표준지침은 미국의 2011년 버전을 근거하여 작성되었다.

표 8-6
2021년 미국 손상환자분류 가이드라인 세부 기준

긴급 – Red Criteria	
손상 양상	의식상태와 활력징후
• 머리, 목, 몸통, 몸쪽 팔다리 관통상 • 머리뼈 변형, 머리뼈 골절 의심 • 새롭게 발생한 운동 및 감각 손실을 동반한 척수 손상 의심 • 가슴벽의 불안정, 변형 또는 동요가슴 의심 • 골반골절 의심 • 두 개 이상의 몸쪽 긴뼈 골절 의심 • 으깨진(압궤), 벗겨진, 썰린, 맥박이 없는 팔다리 손상 • 손목이나 발목 근위부의 절단 • 지혈대나 지속적인 압박을 주어야 하는 상처 채워넣기가 필요한 활성형 출혈	**모든 환자** • 지시를 따르지 못함 (GCS 6 미만) • 호흡수 10회 미만 또는 29회 초과 • 호흡에 어려움이 있거나 호흡보조가 필요한 경우 • 실내 공기에서 산소포화도가 90% 미만 **0~9세** • 수축기혈압 70mmHg + (2 × 만 연령) 미만 **10~64세** • 수축기혈압 90mmHg 미만 또는 • 맥박수 > 수축기혈압 **65세 이상** • 수축기혈압 110mmHg 미만 또는 • 맥박수 > 수축기혈압
응급 – Yellow Criteria	
손상기전	EMS의 판단
고위험 자동차 충돌 • 부분 혹은 완전한 튕겨져 나감 • 심각한 차량함입(지붕포함) – 탑승자 공간으로 30cm 초과 또는 – 어떠한 곳이든 45cm 초과 또는 – 구출이 필요한 끼인 환자 • 동승자의 사망 • 아동형 안전의자가 채워지지 않거나 벨트를 착용하지 않은 9세 이하 소아 • 차량충돌정보전송시스템상 "심각한 손상"으로 전송된 경우 – 오토바이/ATV/말 등의 탑승자가 심각한 충돌로 인해 차량과 분리되어 날아간 경우 – 심각한 충돌로 날아가거나 차량 위로 넘어간 보행자/자전거 탑승자 – 높이가 3m를 초과하는 추락(모든 연령)	**다음 위험 요소를 고려** • 5세 이하 소아 또는 65세 이상 고령환자가 낮은 높이에서 추락하면서 유의미한 머리 충돌이 있음 • 항응고제 사용 • 아동학대 의심 • 특별히 높은 수준의 관리가 필요한 경우 • 20주 초과 임신부 • 외상을 동반한 화상 • 우선적으로 소아를 수용가능한 센터에서 중증도분류가 되어야 할 필요가 있는 경우 위 사항 등에 의해 고려되는 경우 외상센터로 이동

해당 지침에서는 "구급대원은 병원 전 단계인 현장에서 외상환자의 중증도를 정확하게 평가하고 분류한 후에 근거리의 의료기관을 거치지 않고 외상의 중증도에 근거하여 적정 수준의 의료기관을 선정하여 이송해야 한다"라고 하며 중증외상의 기준을 통해 제시하였다(표 8-7).

또한 위와 같은 선정기준에 해당하는 경우에 이송병원을 선정하는 방법에 대하여 상세히 기술하고 있다.

표 8-7
중증외상의 기준

생리학적 기준
• AVPU 의식수준 V 이하 또는 글래스고혼수척도 ≤ 13 • 수축기혈압 < 90 mmHg • 분당 호흡수 < 10 혹은 > 29
신체검진 소견에 따른 기준
• 관통 또는 자상(머리, 목, 가슴, 배, 위팔, 넙다리) • 동요가슴(flail chest) • 두 개 이상의 몸쪽 긴뼈 골절 • 으깨진(crushed), 벗겨진(degloved), 썰린(mangled) 팔다리 • 손목, 발목 위쪽의 절단 • 골반뼈 골절 • 열린 또는 함몰 머리뼈 골절 • 마비
손상기전에 따른 기준
• 추락 – 성인: 6m 이상(건물 3층 높이 이상) – 소아: 3m 이상(건물 2층 높이 이상) • 고위험 교통사고 – 차체 눌림(찌그러짐): 30cm 이상 – 자동차에서 이탈(튕겨져 나감) – 동승자의 사망 – 차량 전복 – 자동차-보행자/자전거 충돌로 나가떨어짐, 치임 또는 시속 30km 이상의 속도로 충돌 – 오토바이 시속 30km 이상의 속도 • 폭발에 의한 직접적 영향
중증외상센터로의 이송을 심각하게 고려해 볼 수 있는 환자의 의학적 질병상태 및 특수 상황 (이때 이송병원 선정은 직접의료지도를 요청하여 지도에 따른다.)
• 위험한 나이: 성인 55세 이상, 소아 10세 이하 • 항응고 질환, 출혈성 질환 • 화상과 외상이 동반된 경우 • 투석이 필요한 말기 콩팥질환(신장질환) • 시간 지연에 민감한 팔다리 손상 • 임신 20주 이상 • 구급대원의 판단

- 중증외상의 기준에 해당하는 경우 중증외상 진료가 가능한 가까운 권역외상센터 및 중증외상전문의 수련센터로 이송함을 원칙으로 하되 권역외상센터 선정병원 등 지역별 여건에 따라 의료지도 등을 받아 치료가 가능한 가까운 지역응급의료센터 이상으로 이송할 수 있다.
- 권역외상센터가 선정되지 않은 지역의 경우 중증외상 진료가 가능한 가까운 지역응급의료센터 이상의 응급의료기관으로 이송함을 원칙으로 한다. 단 행정구역상의 권역외상센터보다 다른 광역시도 권역외상센터로 이송하는 것이 더 가까운 경우 가장 가까운 권역외상센터 선정병원으로 이송할 수 있다.
- 응급의료취약지역의 경우 헬기 등을 이용하여 권역외상센터 선정병원으로 이송하거나 지역별 여건에 따라 치료가 가능한 가장 가까운 지역응급의료기관 이상의 의료기관으로 이송할 수 있다.
- 현장거리, 교통체증 등으로 구급차를 이용한 이송이 헬기 이륙 소요시간(약 15분) 및 현장까지 예상 비행시간보다 더 많이 소요될 것으로 판단될 경우에는 헬기이송을 요청하고 지시에 따른다.
- 위 기준에도 불구하고 이송병원 선정이 어려운 경우 직접 의료지도를 요청하고 지도에 따른다.
- 중증외상의 기준에 해당되지 않은 외상환자의 경우 가장 가까운 지역응급의료기관으로 이송한다.

3) 다발성 외상과 중증외상 개념에 대한 고찰

앞서 다발성 외상, 중증외상의 개념에 대해 알아보았다. 오랜 기간, 수많은 연구자들이 외상환자의 사망률을 낮추기 위하여 다발성 외상과 중증외상에 대하여 객관적으로 정의하기 위해 노력하였다.

일부의 정의나 도구는 병원 전 환경에서 적용하는 것에는 한계가 있다. 그 예로는 베를린 정의에 따른 다발성 외상을 현장에서 분류한다고 생각해 보면 우선 AIS는 의무기록을 기반으로 코드화되는 자료이다. 이를 위해서 의무기록과 영상기록을 모두 확인하는 작업이 필요하다. 그러나 병원 전 환경에서는 불가능하다. 일부의 손상은 대략적으로 눈으로 확인해 볼 수 있겠지만(예: open femur shaft fracture 또는 신체표면에 나타난 손상들) 뇌출혈이나 시진과 촉진으로 확인이 불가능한 골절같은 경우는 알 수가 없다. 또 연령, 수축기혈압, GCS는 적용하여 파악한다 하더라도 병태생리학적 기준 중 PTT, INR은 병원 전 환경에서 확인이 불가능하다.

당장에 활용이 불가능한 것이라고 가치가 없는 것은 아니다. 현재에는 불가능했던 것들이 미래에는 가능해질 수 있다. 구급차 내에서 혈당을 체크하듯 혈액수치를 확인하고, 이동형 X-ray나 CT와 같은 것들이 구급차 내에 비치되어 필요시 영상검사가 이루어질 수도 있다.

우리가 다발성 외상과 중증외상에 대하여 정의하는 것이 중요한 이유가 무엇일까? '정의하다'의 뜻은 '어떤 말이나 사물의 뜻을 명백히 밝혀 규정하다'라고 되어 있다. 문제를 해결하기 위해서는 가장 먼저 문제가 정의되어야 한다. 우리는 다발성 외상과 중증외상을 정의함으로써 그렇지 않은 대상자를 구분해 낼 수 있는데 이러한 활동이 중증도분류이다. 중증도분류는 한정된 의료자원을 적절하게 활용할 수 있도록 도와준다. 이를 통해 우리는 외상환자를 적절한 시간에 적절한 곳에서 적절한 처치와 치료를 받을 수 있게 하고, 생존율을 높일 수 있다.

현재까지 다발성 외상과 중증외상에 대하여 비슷하면서도 다른 두 단어의 정의에 대해 알아보았다. 다만 환자를 평가하고 처치함에 있어 다발성 외상과 중증외상(다발성과 비다발성, 비중증과 중증이 아닌)은 뚜렷한 차이가 없기 때문에 "생명을 위협하는 외상"이라는 개념으로 '중증외상'을 이용하여 다음 내용을 서술한다.

3 중증외상환자의 평가와 처치

외상환자에 대한 준비는 병원 전 단계와 병원 단계의 두 가지의 임상 상황에서 이루어진다. 병원 전 단계에서는 모든 사항들을 구급대원 또는 의료지도 의사와 함께 결정해야 하고, 병원 단계에서는 외상환자의 소생을 위한 신속한 준비를 해야 한다.

- 병원 전 단계: 병원 전 단계에서는 현장에서 환자를 이송하기 전 이송 병원에 미리 알려야 한다. 이송 전에 보고를 하면 환자가 병원에 도착했을 때 필요한 모든 인력과 자원을 응급실에 준비할 수가 있다. 이 단계에서는 기도확보, 외부출혈과 쇼크의 조절, 환자고정을 시행하고, 현 단계에서 불가능하다면 치료가능한 외상센터로의 즉각적인 환자 이송에 중점을 두어야 하며, 시간을 최소화해야 한다. 또한 병원에서 우선순위를 결정할 때 필요한 정보를 알아내어 제공할 수 있도록 해야 하고 손상기전에 대한 평가도 이루어져야 한다.
- 병원 단계: 이 단계에서는 환자에 대한 본격적 치료가 시작되는데 환자를 응급실의 외상(소생)구역에 배정한다. 적절한 기도치료 장비, 가온된 수액 및 환자 감시장치를 즉시 사용해야 하기 때문이다. 또한 검사실이나 영상검사실 등의 의료 보조인력을 즉시 호출할 수 있는 시스템을 갖추어야 한다.

"중증외상환자"는 현장에서 응급구조사의 즉각적인 처치가 필요한 경우가 많을 수 있다. 그러나 "중증외상환자"라고 하더라도 환자의 평가와 처치에 대한 기본원칙은 변하지 않는다. 그러니 앞서 배운 환자에 대한 평가와 처치에 대한 목적, 그리고 원칙을 기억하며 환자에게 접근하도록 한다.

1) 사전평가

현장으로 출동 시에 출동 요청사항의 내용을 통해 중증외상환자를 시사하는 항목(표 8-7)들을 고려해야 한다.

2) 현장평가

실제 현장에서 중증외상환자더라도 현장평가에 대한 기본원칙이 변하지는 않는다. 다만 중증외상환자가 발생하는 현장들은 종종 그렇지 않은 경우보다 더 위험할 수 있으니 안전에 유의하도록 한다.

3) 일차평가와 처치

앞서 설명하였듯 중증외상환자라고 **평가와 처치**에 대한 원칙이 변하지는 않으며, 중증외상환자든 아니든 "생명을 위협하는 항목을 평가하고, 즉각적인 처치 제공"이라는 목적을 잊어서는 안 된다.

환자의 치료 우선순위는 환자의 손상과 활력징후 그리고 손상기전을 바탕으로 결정한다. 이 과정은 다음의 치료와 함께 생명을 위협하는 문제를 발견하고 이것을 동시에 해결하는 과정이다.

표 8-8
일차평가 항목들

항목
기도유지와 목보호대
호흡과 환기
순환과 출혈조절
장애/신경학적 평가
노출/환경 조절

소아에서 치료의 우선 사항은 성인과 동일하며, 임신부에서 치료의 우선 사항도 비임신 여성과 유사하다. 노인환자에서는 외상이 사망의 흔한 원인으로 환자의 동반질환과 복용하는 약에 대한 고려가 필요하다.

(1) 기도유지와 목뼈 보호

초기 평가 시 기도 확보에 대한 평가를 우선으로 시행해야 한다. 기도폐쇄의 징후는 이물과 기도폐쇄를 일으킬 수 있는 안면, 아래턱 그리고 기도 또는 후두의 골절을 확인함으로써 평가할 수 있다. 목뼈를 보호하면서 턱을 들어 올리거나 아래턱을 밀어올려서(jaw thrust 법) 기도를 확보해야 한다.

만약 환자가 대화가 가능하면 갑자기 기도가 나빠질 가능성은 적지만 GCS가 8점 이하로 심한 머리 손상을 입은 경우나 비의도적인 운동 반응을 보이는 경우는 기도가 깨끗하더라도 보통 기도 확보에 대한 조치가 필요하다. 이 과정에서 목을 과도하게 폄(신전), 굽힘(굴곡) 또는 회전시키는 조작을 하지 말아야 한다.

척수를 보호하기 위하여 적절한 목뼈고정대를 적용해야 하며 만약 목뼈고정대를 제거해야 할 경우 환자의 머리와 목을 일직선상으로 유지하면서 제거해야 한다.

여러 부위의 손상을 입은 환자, 특히 의식의 이상이 있거나 빗장뼈(쇄골) 위로 둔상을 입은 환자는 목뼈 손상이 있는 것으로 가정해야 한다.

(2) 호흡과 환기

환기를 위해 폐, 가슴벽(chest wall), 그리고 가로막(횡격막)의 충분한 기능이 필요하므로 이들 각 부분에 대해 평가를 한다. 가슴벽의 운동을 관찰하기 위해 가슴을 충분히 노출해야 하며, 폐에서 가스의 이동을 확인하기 위해 청진을 한다. 시진 또는 촉진으로 가슴벽의 손상을 확인할 수 있으나 타진으로는 손상을 알기가 어렵다.

단기간 내에 환기장애를 일으킬 수 있는 긴장기흉, 폐 좌상을 동반한 동요가슴(동요흉, flail chest), 대량 혈흉 및 개방성 기흉 등 일차평가에서 확인해야 한다. 단순 기흉 또는 혈흉, 갈비뼈(늑골) 골절 그리고 폐좌상은 환기장애를 덜 일으키고 보통 이차평가 과정에서 확인한다.

호흡곤란, 빠른호흡(빈호흡)이 있는 경우 기도가 원인이 될 수 있다. 그리고 무의식 환자에서 기관내삽관이 필요할 수 있는데 기관내삽관을 통한 백밸브 환기는 기흉 또는 긴장기흉을 유발시키거나 악화시킬 수 있으므로 사전에 가슴을 평가해야 한다.

(3) 순환과 출혈조절

순환을 평가할 때는 혈액량, 심박출량 그리고 출혈에 대한 부분을 고려해야 한다.

손상 후 저혈압은 다른 원인이 발견되지 않는 한 출혈에 의한 것으로 우선 고려해야 한다. 따라서 환자의 혈역학적 상태에 대해 빠르고 정확한 평가를 해야 하는데 의식수준, 피부색깔, 맥박 등을 평가요소로 활용한다. 순환 혈액량이 감소하면 뇌로의 혈류공급이 감소하고 이로 인해 의식변화가 일어날 수 있다. 그러나 의식이 명료한 환자의 경우에도 상당한 양의 혈액이 소실될 수 있어 주의를 요한다. 얼굴과 팔다리에 분홍빛을 띠는 환자가 심각한 저혈량을 보이는 경우는 드물고, 반대로 창백하거나 회색빛을 띠는 환자는 저혈량 상태라고 볼 수 있다. 맥박은 양쪽으로 질, 횟수 그리고 규칙성에 대하여 평가해야 한다. 강하고 느리고 규칙적인 맥박은 혈액량이 정상임을 나타내고, 빠르고 약한 맥박은 전형적으로 저혈량의 징후지만 다른 원인으로 나타날 수 있다. 불규칙한 맥박은 심장의 기능 이상을 의미할 수도 있으므로 주의한다. 맥박이 없는 경우는 환자의 감소된 혈액량의 회복과 효과적인 심박출량을 위해 즉각적인 소생술을 시도해야 한다.

일차평가를 하는 동안 외부 출혈을 찾아내고 지혈하도록 한다. 신속하게 상처 부위를 압박하거나 압박대를 사용하여 지혈할 수 있다. 압박대는 심한 출혈에서 실패할 수 있으므로 잘 관찰하면서 사용해야 하고, 겸자를 이용한 지혈은 신경이나 정맥의 손상을 초래할 수 있어 경험을 필요로 한다. 잠재적인 출혈 부위로는 가슴, 배, 복막뒤, 골반과 엉덩뼈(장골) 등이 있다. 초음파 검사(FAST: Focused Assessment with Sonography for Trauma)는 가슴안, 배안 출혈을 확인하는 데 유용하다.

노인환자에서는 저혈량의 초기 징후가 모호하다. 빈맥이나 혈압은 심박출량과 크게 관련이 없다. 항응고제 및 고혈압약 같은 약물 복용에 대하여 세심한 병력청취가 필요하다.

소아는 생리적으로 쇼크에 잘 견디기 때문에 저혈량에 따른 초기 증상과 징후가 모호하다. 만약 혈역학적 상태가 악화된다면 이는 매우 위험하여 치명적일 수 있다.

(4) 장애/신경학적 평가

신속한 신경학적 평가는 일차평가의 마지막에 시행되는데 환자의 의식수준, 동공의 크기와 반응, 신경학적 편향 징후 그리고 척수 손상의 수준을 평가한다. GCS는 의식수준을 평가할 수 있는 빠르고 간단한 방법이나 이용률은 낮다. 일차평가에서 평가되지 않았다면 이차평가에서 좀 더 상세하고 정량적인 신경학적 검사로써 GCS를 평가한다. 의식의 저하는 대뇌의 산소나 혈류 저하를 나타내거나 직접적인 뇌손상을 의미한다. 의식의 변화가 있을 시 즉각적으로 환자의 산소화, 환기 그리고 관류에 대해 재평가를 한다. 저혈당, 알코올, 마약 및 다른 약물들이 의식저하를 일으킬 수 있으나 진단 과정에서 이런 원인들이 제외되고 다른 원인이 밝혀지지 않을 때까지는 의식수준 변화의 원인으로 중추신경계의 손상을 고려해야 한다.

머리 손상 환자에서 적절한 치료를 했음에도 불구하고 갑자기 악화되는 경우가 있다. 경막외혈종의 의식 명료시간이 한 예이다. 환자를 자주 재평가하여 악화를 초기에 발견하는 것이 이런 문제를 최소화할 수 있다.

(5) 노출/환경 조절

환자의 옷을 완전히 벗겨서 노출시킨 후 관찰해야 한다. 만약 벗기기 힘들다면 가위로 잘라낸다. 환자의 옷을 벗겨낸 후 응급실에서는 담요 또는 가열 담요 등을 사용하여 저체온증에 빠지지 않도록 해야 한다. 그리고 수액은 미리 가온된 것을 투여하며, 실내 환경 또한 따뜻한 상태로 유지하여야 한다.

4) 이차평가와 처치

이차평가 또한 다르지 않으며, 이차평가의 목적을 잊지 말고 시행하도록 한다.

이차평가는 일차평가가 완료되고 소생술을 계속하면서 환자의 활력징후가 정상화되었을 때 시행한다. 이차평가에서는 머리에서 발끝까지 평가하는 것으로 모든 활력징후에 대한 재평가를 포함하는 완전한 병력청취와 신체검진을 시행하는 과정이다.

(1) 병력

손상기전에 대한 병력을 포함하는 모든 의학적 평가가 이루어져야 하는데 환자로부터 병력을 얻을 수 없을 경우 병원 전 단계 종사자나 가족에게 정보를 얻어야 하는데 다음의 사항이 필요하다.

표 8-9
병력청취 항목

항목	내용
S	Symptoms 증상
A	Allergies 알레르기
M	Medication currently used 현재 복용하는 약물
P	Past illness/Pregnancy 과거질병/임신
L	Last meal 마지막 식사
E	Events/Environment related to the injury 손상과 관련된 사건/환경

(2) 손상기전 파악

환자의 상태는 손상기전에 크게 영향을 받으므로 병원 전 단계 종사자는 손상기전에 대한 정보와 적절한 자료를 의사에게 제공할 수 있어야 한다. 손상은 크게 둔상과 관통상으로 구별된다.

1 둔상

둔상은 자동차 충돌, 추락, 수송과 관련된 여러 손상, 오락이나 직업과 연관된 손상으로 일어난다. 자동차 충돌에 관한 중요한 정보로는 안전벨트의 사용, 핸들의 변형, 충격 방향, 차량의 심한 변형 또는 칸막이가 휘어진 정도, 그리고 환자가 차량에서 튕겨져 나갔는지 여부이다.

손상기전으로 손상 유형을 예측할 수 있으며 손상 유형은 연령층과 활동력에 따라 다르다.

2 관통상

손상의 종류, 정도 그리고 차후의 치료 방법에 영향을 미치는 인자로는 관통된 부위, 관통하는 물체가 지나치는 장기, 물체의 속도 등이다. 그래서 총상환자에서는 탄환의 속도, 구경, 추측되는 관통 경로 그리고 무기에서 환자의 상처까지의 거리 등이 손상의 정도와 관련된 중요한 단서가 된다.

3 열손상

화상은 단독으로 일어나거나 둔상이나 관통상과 함께 발생될 수 있는 중요한 외상의 한 형태이다. 흡인 손상이나 일산화탄소 중독도 종종 화상을 동반한다. 따라서 화상이 일어난 환경(열린 공간 또는 닫힌 공간), 불에 연소된 물질(플라스틱, 화학물질) 그리고 다른 동반된 손상에 대해서 아는 것이 환자를 치료하는데 중요하다.

또는 만성 저체온은 국소적으로 또는 전신적으로 한냉 손상을 일으킬 수 있다. 젖은 옷을 입었거나, 활동이 감소한 경우, 알코올 또는 약물에 의해 혈관이 확장된 경우에는 환자의 열을 보존하는 능력을 손상시킬 수 있어 15~20℃의 온도에서도 심한 열손실이 일어날 수 있다. 이런 병력에 대한 정보가 병원 전 단계에서부터 얻어져야 한다.

4 유해 환경

화학물질, 독성물질, 그리고 방사선에 대한 노출 병력은 두 가지 이유에서 중요하다. 첫째, 이들 물질은 손상을 입은 환자에서 호흡기, 심장 그리고 내부장기의 기능 이상을 유발시킬 수 있다. 둘째, 이들 물질은 환자의 주변인, 의료진 및 내원객에게도 위협이 될 수 있다.

(3) 신체검진

이차평가에서 신체검진은 다음의 순서를 따른다.

1 머리(두부)

모든 두피와 머리에 대하여 열상, 좌상 그리고 골절이 있는지 검사해야 한다. 환자의 눈 주위 부종이 심하면 즉시 상세한 검사를 할 수 없으므로 다음의 눈에 대한 검사를 추후 재평가해야 한다. 환자에게 글을 읽어 보도록 하면

표 8-10
안구검사 항목

항목
시력
동공 크기
결막/안저 출혈
관통상
콘택트렌즈(부종이 생기기 전에 제거할 것)
렌즈의 이탈
안구의 포착(Entrapment)

신속하게 시력검사를 할 수 있다. 안구 운동을 검사하여 안와 골절로 인한 바깥눈근육(외안근, extraocular muscle)의 포착(entranmept, 골절된 뼈 사이에 근육이 찢어진 상태)을 확인할 수 있다. 이런 과정에서 명확하게 드러나지 않은 눈 손상을 확인할 수 있다.

2 위턱얼굴(상악안면) 골절

기도폐쇄나 다량의 출혈이 없는 위턱얼굴 골절은 환자가 안정이 되고 생명을 위협하는 손상에 대한 치료가 이루어진 후에 치료를 한다. 안면 중앙의 골절 환자는 벌집체판(사판, cribriform plate)의 골절도 있다고 볼 수 있기 때문에 입안을 통하여 위 내로 삽관을 시행하여야 한다.

얼굴의 심한 손상으로 안면부종이 심하거나 환자가 무의식상태로 인해 안구에 대한 검사가 어려울 경우 검사를 포기하지 말고 주변의 간단한 기구를 이용하여 확인한다.

코뼈 골절, 전위되지 않은 광대뼈 골절, 안와 테두리 골절 등은 초기에 발견하기 어려우므로 추후 CT 등의 검사로 확인한다.

3 경추와 목

위턱얼굴 또는 머리의 외상을 입은 환자는 불안정한 목뼈 손상(골절/인대 손상)이 있다고 추정해야 하며, 목에 대하여 모든 부분이 충분히 평가되고 손상이 없다고 판단될 때까지 목뼈고정대를 착용시킨다. 신경학적 손상이 없다고 목뼈 손상을 배제할 수 없으며 숙련된 의사가 방사선학적 검사와 CT를 통하여 재검토할 때까지는 목뼈 손상을 가정해야 한다.

신체검진으로 시진, 촉진 그리고 청진을 해야 하는데 목뼈에 대한 압통, 피부밑공기증(피하기종), 기도의 편위, 그리고 후두의 골절 등을 찾아야 한다. 목동맥(경동맥)을 촉지하고 청진을 하여 잡음이 있는지 확인한다. 이 부위에 둔상을 입었을 가능성이 있는 경우 목동맥 손상을 강하게 의심해야 한다. 특별한 증상이나 징후 없이 목동맥의 폐쇄나 박리가 있을 수 있다. 손상기전상 혈관 손상의 가능성이 있을 경우 혈관 촬영이나 초음파를 시행할 수 있다. 대다수의 목 부위 주요 혈관 손상은 관통상에 의해 일어나지만 둔력 또는 안전벨트에 의한 견인 손상에 의해서 일어날 수 있다.

헬멧 같은 보호장구를 착용한 환자에서는 불안정한 목뼈 손상을 강력히 의심하고, 헬멧의 제거는 아주 조심스럽게 하며, 제거 후 바로 목뼈고정대를 착용시킨다. 목 관통상의 경우 여러 장기가 손상을 받을 수 있다. 만약 넓은목근(platysma muscle)을 통과했을 경우 직접 그 부위를 벌려 보는 등 물리적 시술을 가해서는 안되고 외과의사에 의해 수술적 또는 CT, 혈관조영술 등 특별한 진단 방법으로 확인하여야 한다. 동맥의 출혈, 커지는 혈종, 동맥 잡음, 그리고 기도 손상이 있을 경우 대개 수술적 평가가 필요하고 원인을 알 수 없는 팔 마비만 있을 경우는 목신경뿌리의 손상을 의심할 수 있고 정확하게 기록해 두어야 한다.

표 8-11
목 검사 주의사항

주의사항
목의 둔상 중 속목동맥(내경동맥)의 내막파열 같은 경우는 초기에 증상이 나타나지 않고 나중에 나타날 수 있다.
목신경뿌리나 팔신경얼기(상완신경총)의 손상은 의식이 없는 환자의 경우 밝혀내기 어려우므로 의심해 볼 수밖에 없다.
딱딱한 척추고정대나 목뼈고정대 등으로 욕창이 생길 수 있으므로 가능한 한 빨리 척추 손상 여부를 확인하여 제거해 주어야 한다.

4 가슴(흉부)

가슴의 앞, 뒤를 관찰함으로써 개방성 기흉이나 동요가슴 같은 상태를 발견할 수 있다. 완전한 가슴벽의 검사를 위해서는 가슴우리(흉곽, thoracic cage) 전체를 만져봐야 하고 복장뼈(흉골, sternum)를 눌렀을 때 통증이 있는 경우 복장뼈 골절이나 갈비연골 관절 부위의 분리를 의심해 볼 수 있다. 가슴벽의 혈종이나 좌상은 잠재된 손상의 가능성이 있다.

기흉에서는 뒤가슴에서 그리고 혈흉에서는 앞가슴에서 호흡음이 상대적으로 크게 들린다. 청진은 아주 유용한데 멀게 들리는 심음과 좁아진 맥압은 심장눌림증을 시사할 수 있다. 그리고 심장눌림증과 긴장기흉에서는 목정맥이 확장되는데 저혈량 상태에서는 이것이 감소되거나 없을 수 있다. 감소된 호흡음, 공명음 그리고 쇼크가 있다면 긴장기흉일 수 있으므로 즉시 가슴감압술(decompression)이 시행되어야 한다.

가슴 X-ray로 혈흉이나 단순 기흉, 갈비뼈골절 등을 찾을 수 있는데 갈비뼈 골절은 X-ray상에서 보이지 않을 수 있다. 넓어진 가슴세로칸(종격동)을 포함한 다른 방사선학적인 소견은 대동맥 파열을 시사할 수 있다.

고령자들은 가벼운 가슴 손상을 견뎌내지 못하고 호흡부전이 생길 수 있다. 반대로 소아에서는 상당한 가슴 손상까지 특별한 징후 없이 잘 견뎌 낼 수 있으므로 손상을 의심해 보는 것이 필수적이다.

5 복부

복부 손상은 꼭 확인해서 치료하여야 하나 특정한 장기 손싱 등의 진단보다는 손상이 있다는 것을 의심하고 필요한 경우 수술적인 중재를 하는 것이 더욱 중요하다. 초기에 정상 소견이라고 확실히 복강내 손상이 없다고 말할 수 없으므로 자주 반복적으로 검사를 하여 시간에 따른 복부의 상태 변화를 찾아내도록 하여야 한다. 초기에 외과의사가 중재(intervention)하는 것은 필수적이다. 설명되지 않는 저혈압, 신경학적 손상, 술이나 다른 약에 의한 감각의 저하 등이 있고 복부 진찰 소견이 애매한 환자의 경우에는 복강세척, FAST 등을 시행해 볼 수 있고 혈역학적으로 안정적인 경우에는 CT 검사를 할 수 있다. 골반뼈나 아래갈비뼈의 골절이 있을 경우 촉진 시 통증을 유발시키므로 복부를 정확히 진찰하기 어렵다.

6 회음부·직장·질

회음부에서는 좌상, 혈종, 열상 그리고 요로의 출혈 등을 검사해야 한다.

요관을 삽입하기 전에 직장 검사를 시행해서 피가 묻어 나오는지, 전립샘이 위쪽으로 이동하였는지, 골반뼈 골절이 있는지, 직장벽과 조임근(괄약근) 긴장도가 정상인지를 평가해야 한다. 질 손상이 의심될 경우 질 검사를 하여 피나 열상의 존재를 확인해야 하고 가임기 여성에서는 임신반응 검사를 시행하여야 한다.

골반의 과도한 조작은 출혈을 야기시킬 수 있으므로 피해야 한다. 검사 등을 위해 환자를 이동할 때에도 불안정한 골반뼈가 움직임에 의해 출혈이 심해질 수 있으므로 고정하여 이동하도록 권장한다. 골반 AP X-ray는 상당한 출혈을 야기할 수 있는 골반뼈 골절에 관한 중요한 정보를 준다.

후복막 장기를 예로 들면 십이지장이나 췌장 같은 장기의 손상은 CT로도 알기 어렵다. 흔하지는 않지만 여성의 골반뼈 골절이나 안장 손상에서 요도 손상이 가능하지만 발견하기 어렵다.

7 근골격계

눈으로 좌상이나 변형이 있는지를 보고 뼈를 만지고 그리고 압통이나 비정상적인 운동이 있을 경우 골절을 의심해 볼 수 있다. 골반뼈 골절은 엉덩뼈(장골) 날개, 두덩뼈(치골), 음순 또는 음낭 부위에 반상출혈이 있을 경우 의심할 수 있는데 골반 고리의 압통 또한 중요한 소견이다. 의식이 없는 환자에서 손바닥으로 양측의 앞쪽 엉덩뼈가시(장골가시) 부위와 두덩뼈 연골결합 부위를 가볍게 압박했을 때 골반의 움직임이 있을 경우 골반뼈의 손상이 있을 수 있다. 이런 조작은 출혈을 유발할 수 있으므로 최소화해야 한다.

검사나 X-ray상에서 특별한 소견이 없어도 팔다리에 심각한 손상이 있을 수 있다. 인대 손상은 관절의 불안정성을 야기하고 근육-건 손상은 그 부위의 능동적 관절운동을 제한한다. 감각이 손상되거나 자발적인 근육의 수축력이 소실될 경우 구획증후군 등 신경 손상이나 허혈을 예상할 수 있다.

신체검진이나 손상기전을 바탕으로 등허리뼈의 골절이나 신경학적 손상을 고려할 수 있다. 다른 손상에 의해 신체 소견이 감춰질 수 있으므로 의사가 적절한 X-ray를 시행하지 않는다면 이런 손상들이 발견되지 않을 수 있다.

근골격계의 검사에 있어 환자의 등쪽을 검사하지 않는다면 심각한 손상을 놓칠 수 있다.

손, 손목 그리고 발의 골절은 종종 이차평가에서 진단되지 않고 환자가 의식을 회복하거나 주요 손상이 해결된 후 발견되므로 자주 재평가를 하여야 한다.

환자를 자주 재평가하여 구획증후군을 예방하고 초기에 발견하여야 한다.

8 신경계

팔다리의 운동과 감각에 대한 평가와 환자의 의식수준, 동공크기와 반응 등도 재평가해야 한다. GCS로 신경학적 상태나 변화를 조기에 알 수 있다. 환자의 의식 악화에 대해 자주 감시하여야 하는데 상태가 악화되면 머리(두부) 손상이 진행되는 것을 뜻할 수 있기 때문이다. 만약 머리 손상이 있는 환자가 신경학적으로 악화될 경우 산소화, 뇌로의 관류, 환기의 적절성 등을 재평가해야 한다.

9 이차평가에 보조적 치료

이차평가에서는 부위별 손상을 확인하기 위하여 특정 검사나 시술이 시행된다. 신체 부위별 CT, 추가 X-ray, 혈관조영술, 초음파, 내시경 등의 특수 검사를 위해서 병원 내 소생술이 불가능한 검사실로 환자를 이동시켜야 할 수도 있다. 그러므로 환자가 완전히 혈역학적으로 안정이 된 후에 환자를 옮겨서 이런 특정한 검사를 시행해야 한다.

10 이송 최종치료의 결정치료

병원의 환자 우선순위분류 기준은 다발성 손상 환자에서 초기 치료의 수준, 속도, 강도를 결정하는데 도움을 준다. 이런 기준들은 환자의 생리학적 상태, 명확한 해부학적인 손상, 손상기전, 동반질환 그리고 환자의 예후에 영향을 주는 요인 등을 고려하고 있다. 환자를 궁극적인 치료를 할 수 있는 적절하고 가까운 병원이나 외상센터로 이송할지를 결정하기 위해 이런 분류 기준을 사용해야 한다. 가장 가까운 적절한 의료시설은 손상 환자를 치료할 수 있는 그 병원의 전반적인 수준을 고려하여 결정하여야 한다.

5) 환자 이송

외상환자의 병원 간 이송 시 초기평가와 소생술, 그리고 이송 준비 등의 많은 작업이 동시에 필요해 필수적인 응급치료들이 무질서하게 제공되거나 누락될 개연성이 있다. 또한 단순 방사선 촬영이나 혈액 검사 결과, 환자의 임상양상 및 치료 내용과 같이 환자 이송 시 반드시 동반되어야 하는 주요 정보 기록도 누락될 수 있다. 이러한 상황에서 주요한 정보의 누락을 막기 위해서 체크리스트나 전원의뢰서 등의 지침 이용이 필요하다.

적절한 훈련을 받은 의료진이 외상환자의 이송을 담당

해야 한다. 국내의 경우에는 동승하는 응급의료 인력의 자격, 즉 의사, 간호사, 1급 응급구조사, 2급 응급구조사 등에 따라 법적으로 허용된 의료 행위의 범위가 다르게 규정되어 있다. 따라서 이송 과정에서 수행되는 의료 행위의 내용은 이송에 참여하는 의료진의 자격에 따라 상이하며, 이송 도중에 필수적으로 시행해야 하는 응급 치료가 있다면 이를 수행할 수 있는 자격의 의료진이 환자 이송 과정에 탑승해야 한다. 일반적으로 환자의 이송 과정에서 제공되어야 하는 응급치료는 다음과 같다.

표 8-12
이송 중 환자에게 제공해야 하는 처치

처치
• 활력징후와 산소포화도 감시
• 심혈관계와 호흡기계에 대한 지속적인 치료
• 지속적인 체액 보충
• 의사에 의해 처방된 약물의 투여
• 이송 과정 중 의료진과의 지속적인 통신과 의료지도
• 이송 과정 중에 수행한 치료와 임상 양상 변화 등에 대한 기록 작성

만약 항공 이송 중에 고도의 변화가 발생하면 이는 기압의 변화를 유발해서 기흉의 크기를 증가시키거나 위장관의 팽만 등을 초래할 수 있다. 그러므로 이런 부작용이 예상되는 환자에게는 가슴관(흉관, chest tube) 또는 코위관(비위관, nasogastric tube)을 이송 전에 삽입하여야 한다. 공기가 들어가는 모든 의료 장비에서 기압의 변화를 고려하여야 하며, 공기 부목, 기관내삽관 튜브(endotre-cheal tube)의 풍선(balloon) 등의 사용에서 항공 이송 시 압력 감소를 고려해야 한다. 따라서 공기로 채울 부분은 물을 사용한다.

4 외상소생술

적극적인 소생술과 일차평가 과정에서 진단된 치명적인 손상을 치료해야 한다. 소생술은 다음의 순서를 따른다.

1) 기도

모든 환자에서 기도 확보는 우선적으로 해야 한다. 외상 환자에서 처음 시도할 수 있는 방법으로 턱밀어올리기(jaw thrust)가 가장 적당하다. 만약 환자가 의식이 없고 구역 반사가 없다면 입인두기도기(oropharyngeal airway)가 일시적으로 도움이 될 수 있다. 하지만 환자가 기도를 유지하기 힘들다는 의심이 간다면 기관내삽관 등의 확실한 기도 확보 방법이 필요하다.

2) 호흡·환기·산소화

기계적 요인으로 기도에 문제가 있거나 환기장애가 있는 경우 그리고 의식이 없는 환자에서는 기관내삽관이 확실한 기도유지 방법이다. 이 시술은 목뼈를 보호하면서 시행해야 하며, 기관내삽관이 금기인 경우나 성공하지 못한 경우에는 외과적인 방법으로 기도를 확보해야 한다.

긴장기흉은 환기와 순환장애를 급성으로 유발하므로 의심될 경우에는 즉각적으로 가슴감압술이 시행되어야 한다. 만약 기관내삽관이 이루어지지 않은 경우는 비재호흡 마스크 등으로 산소 투여를 한다.

3) 순환과 출혈 조절

최소한 두 개의 큰 구경(최소 18G)의 정맥로가 확보되어야 한다. 수액의 최대 주입 속도는 정맥의 크기가 아니라 도관의 내경에 비례하고 길이에 반비례한다. 팔의 말초혈관이 주로 선호되고 정맥 절개나 중심정맥 또는 골내

주사를 사용할 수 있다.

적극적이고 지속적인 수액 투여를 하더라도 출혈의 원인을 찾아 치료하고 지혈하는 것이 근본적 치료이다. 따라서 수술, 색전술 그리고 골반고정 등으로 출혈을 치료한다. 수액투여는 정질액으로 시작하는데 1~2L의 등장성 수액을 사용하고, 모든 수액은 온장고 등에 보관하여 37~40℃ 정도로 유지하거나 수액 장비로 가온하여야 한다. 만약 수액투여로 반응이 없을 경우 수혈을 고려한다.

4) 주의할 점

환자는 저체온 상태로 응급실에 도착할 수 있고 또는 대량 수혈이나 수액투여로 인해 저체온이 유발될 수 있다. 다른 소생술의 시기에서는 초기에 외과적으로나 고정장치 등을 이용하여 초기에 지혈을 하고 환자를 따뜻하게 하여 저체온을 예방하는 것이 다른 어떤 사항보다도 중요하다.

5) 일차평가와 소생술에 보조적 치료

(1) 심전도 감시

모든 외상환자에서 심전도 감시가 중요하다. 원인을 알 수 없는 빈맥(빠른맥), 심방세동, 심실조기수축과 ST분절의 변화는 심장의 둔상을 의미할 수 있다. 무맥성 전기 활동은 심장눌림증, 긴장기흉 그리고 심한 저혈액량 상태에서 가능하다. 서맥(느린맥), 변형전도 그리고 조기박동이 있을 경우 저산소증이나 저관류 상태를 의심할 수 있다.

(2) 도뇨관과 코위관

1 도뇨관

소변량은 환자의 혈액량과 콩팥으로의 관류상태를 반영하는 민감한 지표이다. 요관삽관은 요도가 절단된 경우 금기이고 요도의 손상은 다음의 경우 의심해 봐야 한다.

표 8-13
도뇨관 삽입의 금기증

금기증
• 요도 입구 혈액
• 회음부의 반상출혈
• 음낭내 혈종
• 전립샘이 거상되거나 만져지지 않을 경우
• 골반골절

직장과 생식기에 진찰이 이루어진 후 요관을 삽입하여야 하며 요도의 손상이 의심되는 경우 역행성 요도촬영을 먼저 시행하여야 한다(그림 8-2).

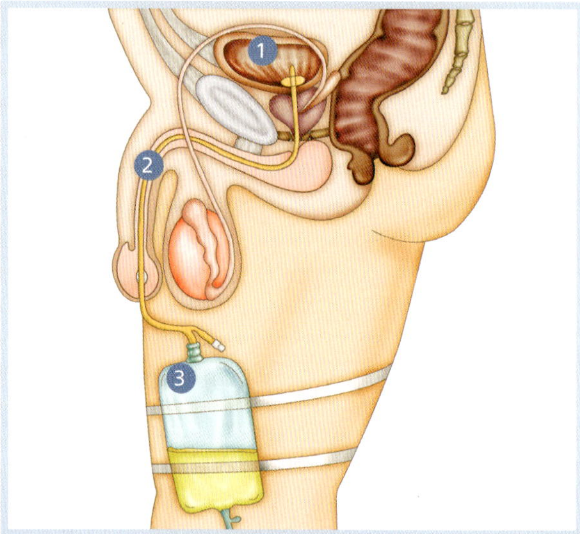

그림 8-2
도뇨관

2 코위관

코위관삽관은 위의 팽만을 감소시키고 폐흡인의 위험성을 줄이기 위해 시행한다. 위 내용물에 따라 코위관(levin tube)으로 내용물이 흘러나오지 않을 수 있고, 코위관이 통과하면서 구토를 유발할 수 있다. 코위관이 효과적이기 위해서는 환기 기능이 있는 튜브가 더 유용하고, 위치가 정확해야 하며, 적절한 흡인기가 부착되어 원활한 기능을 유지해야 한다. 내용물에 피가 섞여 있을 때는 환자가 입안(구강)이나 인두에서 출혈된 것을 삼켰거나 외상으로 인한 경우, 상부위장관 손상 등을 의미한다. 벌집체판(사골판, cribriform plate)의 골절이 있거나 뇌기저 골절이 의심되는 경우는 코위관을 입안으로 삽입한다. 코위관은 구역이나 구토를 유발할 수 있다. 이럴 경우 흡인 장비를 즉시 사용할 수 있어야 한다(그림 8-3).

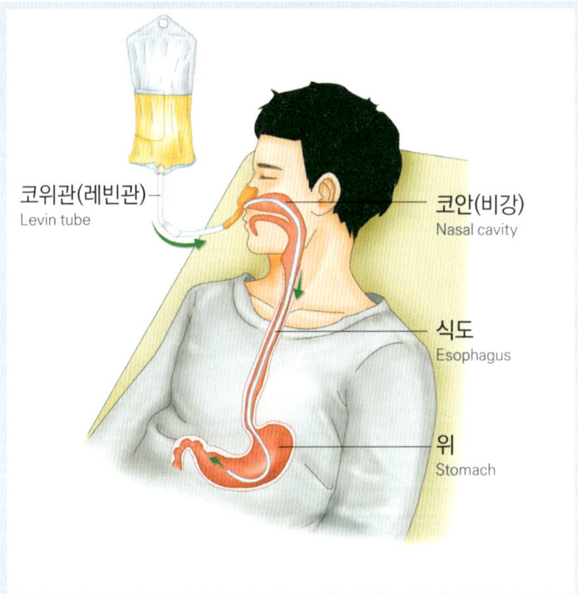

그림 8-3
코위관

(3) 기타 감시

소생에 대한 평가는 환자의 생리학적인 지표로 평가할 수 있는데, 이는 일차평가가 끝난 후 가능한 한 빨리 시행하고 주기적으로 재평가한다.

- 환기 횟수와 동맥혈가스분석: 환기 횟수와 동맥혈가스 수치는 적절한 호흡에 대한 감시를 위해 사용된다. 비색형이산화탄소검정기(colorimetric CO_2 detector)는 호기가스의 이산화탄소를 측정할 수 있으며, 비색형이산화탄소검정기와 호기말탄산가스분압측정기(end tidal CO_2, $EtCO_2$)는 기계환기를 하는 환자에서 기관내삽관 튜브가 식도 내에 위치하지 않고 호흡기 내에 적절하게 위치해 있는지 평가할 수 있다.
- 맥박산소측정기(pulse oximeter): 혈색소의 산소포화도를 측정할 수 있으나 산소분압은 측정하지 못하며 이산화탄소분압 또한 측정하지 못한다. 혈색소의 산소포화도는 항상 동맥혈가스분석수치와 비교하여야 한다. 맥박산소측정기는 먼쪽에 부착 시 수치의 오류가 생길 수 있으며, 혈압이 낮거나 관류가 매우 약할 시 오류가 생길 수 있음을 알아야 한다.

1 혈압

혈압은 필수 활력징후지만 조직으로의 관류를 적절히 반영하지는 못한다.

환자는 기관내삽관 튜브를 스스로 뽑을 수도 있고, 이로 물어서 막을 수도 있으며, 커프를 터트릴 수도 있으므로 기도를 자주 재평가해야 한다.

'혈역학적 안정화'는 단순히 정상화된 혈압뿐만 아니라 말초의 관류도 정상으로 되돌아와야 한다. 특히 노인환자에서는 문제가 될 수 있으므로 초기에 침습적인 감시장치를 고려해 볼 수 있다.

(4) X-ray 검사와 진단적 검사

X-ray 검사는 신중하게 시행되어야 하고, X-ray 검사를 위해 소생술을 지연해서는 안 된다. 가슴 X-ray 검사로 치명적인 기흉, 혈흉 등 가슴 손상을 알 수 있고 골반 X-ray 검사로는 초기에 수혈이 필요한 골반골절을 알 수 있다. X-ray 촬영은 이동식 촬영기로 소생구역에서 시행

하여야 한다.

이차평가 기간에 척추 손상의 가능성이 있는 환자의 경우 이동식 촬영기로 목뼈(경추)와 등허리뼈(흉요추)에 대한 X-ray를 시행할 수 있다. CT가 필요한 경우 척추를 보호한 상태로 CT를 시행한다. 가슴 X-ray 외에도 의심되는 손상 부위의 검사를 부가적으로 시행하여야 하고, 임산부에서도 X-ray는 시행하여야 한다. 즉 외상 X-ray Series 인 C-spine Lateral, Chest AP, Pelvis AP 사진과 필요시 척추에 대한 부분은 이동식으로 먼저 촬영하여 확인한 후 이동이 가능하다고 판단되면 다른 부분에 대한 사진을 촬영해야 한다. 팔다리 등에 손상이 있는 경우 이에 대한 검사를 위해 외상 X-ray Series 시행 시 함께 시행하는 등의 행위는 하지 말아야 한다.

FAST나 진단적 복강세척은 아주 적은 양의 혈복강을 찾아내는 좋은 방법이다.

(5) 환자 전원의 필요성에 대한 고려

의사는 일차평가와 소생 단계에서 환자를 전원할 필요가 있는지 환자를 여러 차례 평가하고 전원 여부를 고려해 보아야 한다. 만약 전원 결정이 내려지면 환자를 이송하는 병원의 의사는 환자를 받는 병원의 의사에게 연락하여 정보를 교환하도록 한다.

(6) 이차평가에 보조적 치료

이차평가에서는 부위별 손상을 확인하기 위하여 특정 검사나 시술이 시행된다. 신체 부위별 CT, 추가 X-ray, 혈관조영술, 초음파, 내시경 등의 특수 검사를 위해서 병원 내 소생술이 불가능한 검사실로 환자를 이동시켜야 할 수도 있다. 그러므로 환자가 완전히 혈역학적으로 안정이 된 후에 환자를 옮겨서 이런 특정한 검사를 시행해야 한다.

(7) 재평가

환자에게 발생하는 새로운 변화를 놓치지 않고, 기존에 진단된 사항이 악화되는 것을 알기 위하여 항상 재평가를 시행해야 한다. 즉 신체검진과 의식상태의 검사에서 측정할 수 있는 도구를 사용하여 이를 기록하고 추후 변화를 감지할 수 있는 것이 가장 바람직하다. 여기에서 GCS 등과 같은 점수화된 도구의 가치가 있다.

활력징후와 소변량을 지속적으로 감시해야 한다. 성인의 경우 소변량은 0.5mL/kg/hr 이상으로 유지되어야 하고, 1세 이상의 소아에서는 1mL/kg/hr 정도가 적당하다. 동맥혈가스분석과 활력징후를 지속적으로 감시해야 하고 심한 손상을 입은 환자에게는 맥박산소포화도측정기를 그리고 기관내삽관을 한 환자에서는 호기말이산화탄소 감시 장치를 사용하여야 한다.

의식이 명료한 환자는 근골격계 손상 등 다양한 손상으로 통증과 불안을 느낀다. 효과적인 진통을 위해 아편제제나 항불안제를 정맥주사로 투여할 수 있는데 호흡 억제나 진정으로 환자의 손상이나 상태의 변화가 나타나지 않을 수 있으므로 조심스럽게 소량으로 사용하여야 한다.

(8) 최종치료

병원의 환자 우선순위분류 기준은 다발성 손상 환자에서 초기 치료의 수준, 속도, 강도를 결정하는데 도움을 준다. 이런 기준들은 환자의 생리학적 상태, 명확한 해부학적인 손상, 손상기전, 동반질환 그리고 환자의 예후에 영향을 주는 요인 등을 고려하고 있다. 환자를 궁극적인 치료가 가능한 적절하고 가까운 병원이나 외상센터로 후송할지를 결정하기 위해 이런 분류 기준을 사용해야 한다. 가장 가까운 적절한 의료시설은 손상 환자를 치료할 수 있는 그 병원의 전반적인 수준을 고려하여 결정하여야 한다.

5 다발성 및 중증외상환자의 추가적인 고려사항

1) 추가적인 고려사항

(1) 기록

의료진은 환자와 관련된 모든 사항과 시간을 포함한 의무기록을 자세히 남겨야 하며, 이는 매우 중요하다. 정확한 기록은 환자에게 필요한 치료와 임상상태를 평가하는데 필수적이다. 소생 과정에서 한 명이 전담하여 환자의 전체 진단 및 치료 과정을 기록한다면 좀 더 정확하게 기록을 남길 수 있다.

법적인 문제가 생길수 있는데 정확한 의무기록은 문제와 연관된 모든 사람에게 도움이 된다. 또한 시간순으로 모든 사항을 기록하여야 담당 의사와 협진을 요청받은 의사에게 도움이 된다.

(2) 치료에 대한 동의

가능하다면 치료 전에 동의를 받아야 한다. 생명을 위협하는 응급 상황에서는 일일이 동의서를 받기가 어려운데 이런 경우에는 묵시적 동의를 한 것으로 가정하고 치료를 진행한 후에 정식 동의서는 나중에 받는다.

(3) 법의학적 근거

만약 환자의 손상과 더불어 범죄가 의심된다면 환자를 치료하는 의료진들은 반드시 근거를 보존해야 한다. 의복, 탄환 같은 모든 물품들이 법률 집행 관련자들을 위하여 보존되어야 한다.

혈중 알코올 농도와 다른 약물의 농도도 검사를 하여야 하는데 이것은 법률적인 의미도 포함한다.

6 한국형 병원 전 응급환자분류 (Pre-KTAS) 이송지침

Korean Triage and Acuity Scale(KTAS)는 2016년 1월부터 전국의 응급의료기관에서 사용 중인 한국형 응급환자분류 도구로 환자의 중증도를 5단계로 분류한다. 이를 통해 응급의료기관에 내원한 상태를 평가하여 진료의 우선순위를 결정하고 잠재적인 응급환자를 조기에 선별할 수 있게 되었다. 그러나 병원 단계의 응급환자분류는 병원 전 단계의 응급환자분류와 목적이 달라 단순히 병원 단계의 응급환자분류 도구를 병원 전 단계에 그대로 적용할 수는 없다. 병원 단계의 응급환자분류의 목적은 이미 병원에 도착한 환자의 치료 우선순위를 정하고 의학적으로 안전한 진료 대기시간을 확인함에 있다. 병원 전 단계의 응급환자분류의 목적은 환자가 신속하고 안전하게 치료를 받을 수 있는 병원을 선정함에 있다. 따라서 병원 전 단계의 응급환자분류 도구에는 추가항목이 필요하다.

Pre-KTAS는

- 현장에서 사용이 용이하며, 분류에 소요되는 시간이 짧아야 한다.
- 분류에 사용되는 용어들이 생소하지 않으며, 직관적이어야 한다.
- 시간을 다투는 처치가 필요한 대표적인 응급질환 사례를 제시하고, 환자 수용이 가능한 의료기관으로의 이송에 대한 지침이 필요하다.
- 기존의 KTAS와 같이 5단계로 구성하고, 실제 119 구급대가 현장에서 적용이 가능하여야 한다.

119 구급대원이 Pre-KTAS를 적용하여 응급환자분류에 활용한다면 환자를 가장 적절한 병원으로 이송하여 보다 나은 응급의료서비스를 제공할 수 있게 될 것이다.

Level 1 (소생)

생명이나 팔다리를 소실할 정도의 위협으로 판단되거나 악화될 위험이 있어 즉시 처치가 필요한 상태로 병원 도착 후 적극적인 소생 치료가 필요한 환자를 말한다. ABC의 문제가 있어 기도관리 및 환기 또는 순환보조가 필요하며, 명백한 고통을 호소하거나 불안정한 활력징후가 관찰될 수 있다.

- 심정지 혹은 자발순환 회복상태
- 무호흡 혹은 기도장애
- 중증외상환자(쇼크)
- 의식장애(무의식상태, GCS 3~8)

Level 2 (긴급)

생명 또는 팔다리를 소실할 정도의 잠재적 위협이 있어 의학적인 신속한 처치가 필요한 상태로 심각한 질병 또는 부상으로 악화될 가능성이 있는 환자를 말한다. 추후 소생을 필요로 할 수 있다. 이 경우 악화 가능성이 있는 추가 증상을 완화하고 급성기 상태를 치료하기 위한 신속한 처치가 필요하다.

- 정신성 가슴통증(심인성 흉통)
- 지속되는 상당량의 토혈이나 흑색변
- 뇌졸중 의심 증상 발병 < 6시간
- 운동 중 발생한 실신

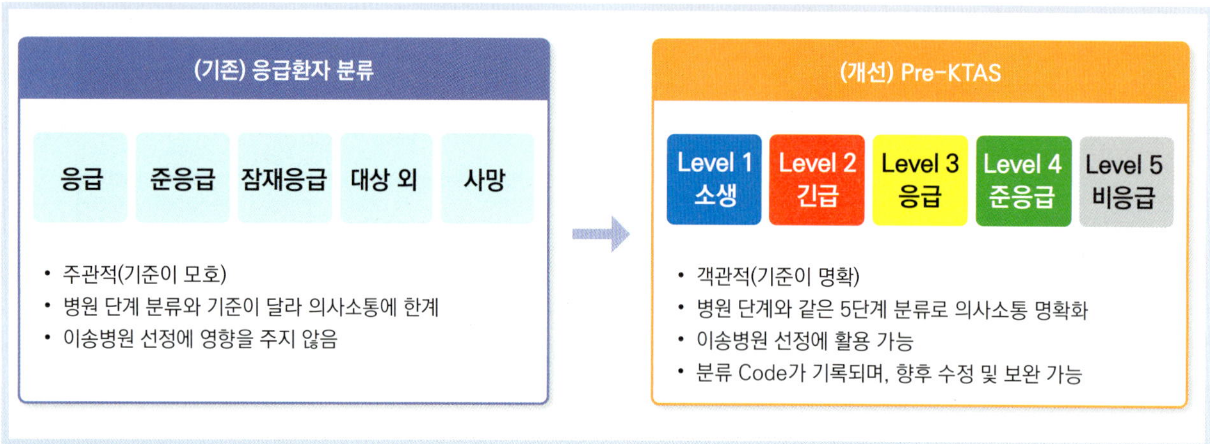

그림 8-4
Pre-KTAS

표 8-14
용어 및 약어 정의

용어	설명
Pre-KTAS (Prehostpital-Korean Triage and Acuity Scale)	의학적 근거를 기반으로 병원 전 환자의 중등도와 긴급도를 동시에 평가하여 적절한 치료가 가능한 병원으로 이송 및 병원 의료진과 구급대원 간 소통이 가능한 병원 전 한국형 응급환자분류 도구
KTAS (Korean Triage and Acuity Scale)	환자의 중증도와 긴급도를 동시에 평가하여 진료의 우선순위를 결정하고 잠재된 응급질환의 가능성을 평가하는 한국형 응급환자분류 도구
과분류(Over triage)	응급환자분류를 기준보다 높게 분류하는 것
과소분류(Under triage)	응급환자분류를 기준보다 낮게 분류하는 것

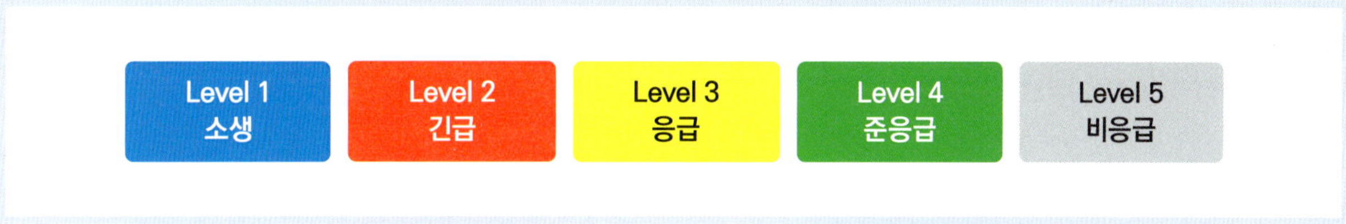

Level 1
소생
Level 2
긴급
Level 3
응급
Level 4
준응급
Level 5
비응급

그림 8-5
Pre-KTAS 단계의 정의

Level 3 (응급)

응급처치가 필요한 심각한 상태로 진행될 가능성이 있으며, 심각한 불편함을 야기하고 일상적 활동에 영향을 미치는 상태를 의미한다. 이 단계의 환자들은 대개 정상적인 활력징후를 보이지만 정상의 상한치나 하한치를 보이며, 악화될 가능성이 있다.

- 발작 후 의식을 회복한 상태
- 지속적인 구토
- 다른 증상이 없는 천명음
- 명백한 변형이 있는 팔다리 손상

Level 4 (준응급)

환자 나이, 통증, 악화 가능성 또는 합병증과 관련되어 치료 혹은 재평가하면 되는 상태이다. 이 단계의 환자들은 일반적으로 안정적인 활력징후와 낮은 통증 척도를 가진다. 심각한 질병의 악화 없이 만성질환을 앓고 있는 많은 환자들이 이 범주에 속한다.

- 지혈되었거나 조절된 출혈 혹은 봉합이 필요한 열상
- 코피가 발생하였으나 현재는 두드러진 출혈이 없는 상태
- 생리통
- 배뇨곤란

Level 5 (비응급)

급성 발병이지만 긴급하지 않은 상황이며, 악화 또는 변화없는 만성적인 문제의 일부일 수도 있는 상태를 의미한다. 이러한 질병이나 부상 중 일부에 대한 검사와 치료는 미룰 수 있으며, 심지어 다른 지역의 병원으로 이송할 수 있다. 환자에게 즉각적인 위험을 초래하지 않는 사소한 증상이다.

- 코막힘 동반한 알레르기성 비염
- 만성구토/구역/설사
- 발목염좌(삠)
- 봉합이 불필요한 열상

7 정리

심한 손상을 입은 환자의 치료는 손상에 대한 빠른 평가와 생명을 보존하는 치료가 동시에 필요하다. 중증외상 환자의 적절한 치료를 위한 체계적인 접근 방법은 생명을 위협하는 문제를 파악하고 이를 안정화시키기 위한 소생 치료를 시행하는 일차평가와 전신적인 상태를 파악하는 이차평가 그리고 최종치료로 구성된다. 각 단계에 걸리는 시간은 환자 상태에 따라 다양하다.

일차평가와 이차평가를 반복적으로 시행해서 환자의 상태가 악화되는지 확인하고, 상태가 악화되면 특별한 치료가 필요한지 즉시 결정하고 시행해야 한다.

참고문헌

REFERENCE

1. 보건복지부. 예방가능사망률 조사. 2022.
2. 소방청. 119구급대원 현장응급처치 표준지침. 2022.
3. 질병관리청. 제12차 국가손상종합통계. 2020.
4. Advanced trauma life support, student course manual, 7th.
5. Advanced trauma life support, student course manual, 8th.
6. Boyd CR, et al. Evaluating trauma care: the TRISS method. *J Trauma* 1987;27:370-8.
7. Border JR, et al. Priorities in the management of the patient with polytrauma. *Prog Surg* 1975;14:84-120.
8. Butcher, NE, et al. Update on the definition of polytrauma. *European Journal of Trauma and Emergency Surgery* 2014;40:107–111.
9. Butcher NE, et al. The practicality of including the systemic inflammatory response syndrome in the definition of polytrauma: experience of a level one trauma centre. *Injury* 2013;44:12-7.
10. Butcher NE, et al. The definition of polytrauma: variable interrater versus intrarater agreement--a prospective international study among trauma surgeons. *J Trauma Acute Care Surg* 2013;74:884–9.
11. Champion, Howard R. et al. A Revision of the Trauma Score. *The Journal of Trauma: Injury, Infection, and Critical Care* 1989;29(5):623–629.
12. Deby-Dupont G, et al. Immunoreactive trypsin in the adult respiratory distress syndrome. *Intensive Care Med* 1984;10:7-12.
13. Faist E, et al. Multiple organ failure in polytrauma patients. *J Trauma* 1983;23:775-87.
14. Guideline Committee of the German Registered Society for Trauma Surgery, in collaboration with The Polytrauma Association of the German Registered Society for Trauma Surgery. Recommended guidelines for diagnostics and therapy in trauma surgery: recommended guidelines for polytrauma. *Eur J Trauma* 2001;27:137-50.
15. Heberer G, et al. Vascular injuries in polytrauma. *World J Surg* 1983;1:68-79.
16. Japan Advanced Trauma Evaluation Care, 3th ed.
17. Keel M, et al. Pathophysiology of polytrauma. *Injury* 2005;36:691-709.
18. National Guideline for the Field Triage of Injured Patients: Recommendations of the National Expert Panel on Field Triage. *Journal of Trauma and Acute Care Surgery* 2021.
19. Pape HC, et al. The definition of polytrauma revisited: an international consensus process and proposal of the new 'Berlin definition'. *J Trauma Acute Care Surg* 2014;77:780-6.
20. Rohde H, et al. Sequential trial on cimetidine prophylaxis in severe polytrauma. *Z Gastroenterol* 1980;18:238-329.
21. Rosen's Emergency Medicine: Concepts and clinical practice, 6th ed.
22. Schweiberer L, et al. Die Mehrfachverletzung. Schweregrad und therapeutische Richtlinien. *Chirurg* 1978;49:608.
23. Sikand M, et al. The financial cost of treating polytrauma: implications for tertiary referral centres in the United Kingdom. *Injury* 2005;36:733-7.
24. Thompson L, et al. Defining major trauma: a Delphi study. *Scandinavian Journal of Trauma, Resuscitation and Emergency Medicine* 2021;29(1):1–20.
25. Trauma, Chapter 14. Transfusion, autotransfusion, and blood substitutes: introduction
26. Trentz O. Polytrauma: pathophysiology, priorities, and management. In: Rüedi TP, Murphy WM, editors. AO principles of fracture management. Stuttgart: Thieme; 2000;661-73.
27. Tscherne H, et al. Stress tolerance of patients with multiple injuries and its significance for operative care. *Langenbeck Arch Chir* 1984;364:71-7.

CHAPTER 8

복습하기

응급구조학 외상 이름: ____________

01 이 장에서 중요한 핵심 내용을 요약 정리하여 제출하시오.

02 5지선다형으로 3문제 작성하시오.

CHAPTER 9

화상

Chapter editor. 이정혁, 문준영
Author. 이정혁, 문준영

이 장의 학습을 마치면 다음을 시행할 수 있다.

1. 피부의 해부학적 구조와 생리를 이해할 수 있다.
2. 화상의 병태생리를 이해할 수 있다.
3. 화상의 깊이와 범위를 평가할 수 있다.
4. 화상 손상의 경증, 중등 및 중증을 구분할 수 있다.
5. 화상 손상에서 발생할 수 있는 전신적 합병증을 알 수 있다.
6. 화상 손상의 평가 단계를 이해하고 시행할 수 있다.
7. 화상 손상에 따라 처치를 계획하고 시행할 수 있다.

KEYWORDS

열화상
기도 화상
9의 법칙
손바닥 법칙
룬드-브라우더 차트
파크랜드 요법

1 개요

화상(burn)은 화염 또는 뜨거운 물체와의 접촉, 전기, 낙뢰, 각종 화학물질 그리고 방사선 등에 의해 피부 및 조직이 손상될 때 발생한다. 그 외에도 유독가스에 의한 흡입 손상까지도 발생할 수 있다. 2006~2020년 응급실 손상 환자 심층조사에 따르면 화상은 손상에서 약 2%를 차지하고 있으며, 대부분 집에서 발생하고, 나이가 어린 아이들에게 발생한다. 손상에서 차지하는 비율은 낮지만 그 수는 증가하고 있고, 중증도가 높은 환자군의 비율이 높으며, 같은 중증도를 가진 다른 손상과 비교하여 상대적으로 긴 치료 기간과 많은 비용이 요구된다. 또한 치유되더라도 신체적 및 정신적으로 심각한 후유증을 남기는 경우가 많아 환자의 사회 복귀를 어렵게 하여 환자와 가족에게 큰 고통을 가져다줄 뿐만 아니라 사회적 손실을 주게 된다.

이 장에서는 화상의 해부학적 구조와 생리, 화상의 종류, 깊이, 범위, 평가 및 처치에 대해 학습하여 병원 전 및 병원 단계에서 활동하고 있는 응급구조사의 지식, 술기 및 역량을 향상시키고자 한다.

2 피부의 해부학적 구조와 생리

피부(skin)는 우리 몸에서 가장 큰 장기이며, 몸의 안과 밖의 경계를 이루고 다양한 기능을 하고 있다.

1) 피부층

피부는 세 가지 층인 표피, 진피, 피부밑조직으로 구성되며, 신체의 가장 바깥을 덮고 있다(그림 9-1).

(1) 표피

표피(epidermis)는 신체의 가장 바깥을 덮고 있는 피부층으로 외부환경으로부터 신체를 보호해 주는 역할을

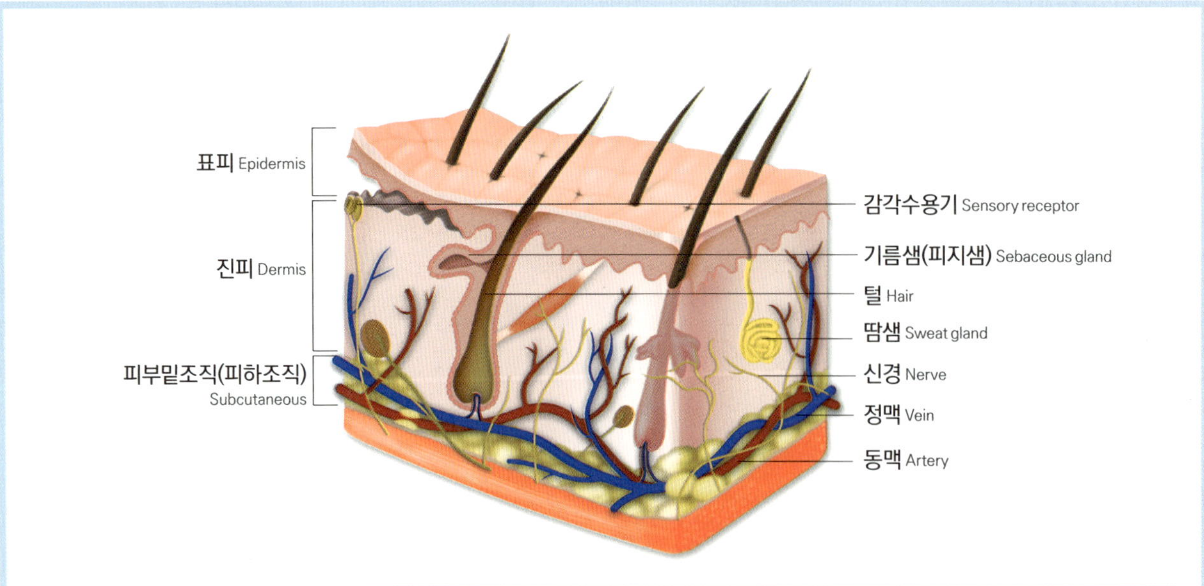

그림 9-1
피부층

하고 있다.

가장 안쪽의 세포층에서 지속적인 세포분열을 통해 여러 층을 형성하며, 가장 바깥의 세포층은 각질층을 이루며 피부의 표면에서 박리·탈락함으로써 세균이나 병원체가 신체 내부로 침투하지 못하게 피부를 보호한다.

(2) 진피

진피(dermis)는 표피의 바로 아래에 위치하며 표피에 산소와 영양분을 공급하고 피부의 탄력을 조절하는 기능을 한다.

모근, 신경말단, 혈관 및 땀샘을 포함하고 있어 체온 조절 및 노폐물 제거에 도움을 준다. 또한 기름샘(피지선)이 있어 피부를 부드럽고 매끄럽게 유지하는 동시에 수분을 유지하게 한다.

(3) 피부밑조직

피부밑조직(피하조직, subcutaneous tissue)은 진피 아래에 위치하며 지방조직이 풍부하고, 외부 충격과 체온을 조절하는 역할을 하는 층이다.

지방조직이 외부의 충격을 흡수하여 피부 아래 조직과 장기를 보호한다. 체온이 떨어지면 혈액을 피부밑조직 아래로 흐르게 하여 열의 방출을 줄여 체온을 오르게 한다. 반대로 체온이 오르면 혈액을 피부밑조직 위로 흐르게 하여 열의 방출을 증가시켜 체온을 떨어뜨리게 한다.

2) 피부의 기능

신체를 덮고 있는 피부는 다음과 같은 중요한 기능을 가지고 있다.

(1) 방어 기능

- 오염원, 감염원으로부터 신체 내부를 보호한다.
- 체액의 손실을 방지하며, 다른 액체가 신체에 침투하지 못하게 한다.
- 외부 충격으로부터 내부 조직을 보호한다.

(2) 감각 기능

- 피부에 분포하는 신경말단을 통해 온도, 압력, 통증 등을 인지한다.

(3) 체온 조절 기능

- 체온이 떨어지면 열 방출을 감소시켜 체온을 올린다.
- 체온이 오르면 열 방출을 증가시켜 체온을 내린다.

(4) 분비 및 배설 기능

- 피지샘: 피지막을 형성하여 피부의 유연성 및 탄력성을 유지한다.
- 땀샘: 땀을 분비한다.
- 체내 유해물질을 배설한다.

(5) 기타 기능

- 비타민 D 합성, 흡수, 면역, 호흡 작용을 한다.

3 화상의 병태생리

화상은 다양한 기전에 의해 세포막의 단백질 손상을 일으킨다. 각 화상의 기전을 이해하고, 화상의 깊이 및 범위를 판단하는 능력은 화상 중증도를 평가하고 처치하는데 도움을 준다.

1) 화상의 종류

화상은 열, 전기, 화학 및 방사선 손상 등이 인체에 가해져 발생하며 각각 다른 기전을 통해 손상을 일으킨다.

(1) 열화상

열화상(thermal burn)은 열에너지에 의해 단백질 변성이 일어나는 것이다. 날달걀이 뜨거운 후라이팬에서 열에너지를 받아 질긴 경도를 가진 달걀 프라이가 되듯 우리의 피부도 진행성 손상과 괴사가 유발된다(그림 9-2).

화상의 정도는 피부에 전달된 열에너지의 양과 관련이 있으며, 네 가지의 가열 인자에 의해 결정된다.

- 열의 강도
- 접촉 시간
- 표피와 진피의 두께
- 혈액 공급상태

열의 강도가 높을수록 손상이 심해진다. 100℃ 물에 접촉하는 것이 60℃ 물에 접촉하는 것보다 더욱 심한 손상을 유발한다. 그리고 기름이 보유하는 열에너지가 물이 보유하는 열에너지보다 더 높아 같은 온도일 경우 물보다 기름에 의해 더 심한 화상을 입을 수 있다.

열에너지원과 접촉하는 시간이 길어지면 손상이 심해진다. 뜨거운 물에 잠시 접촉하는 것보다 뜨거운 물이 담긴 장화를 신고 있는 것이 더 심한 손상을 유발한다.

피부의 두께에 따라 화상의 중증도가 달라진다. 손바닥, 발바닥과 같이 피부가 두꺼운 곳은 전층 손상을 입지 않고 오랫동안 높은 온도를 견딜 수 있지만 눈꺼풀과 같이 피부가 얇은 경우는 매우 빠르게 화상을 입는다. 같은 시간, 같은 온도에 노출되었다고 해도 피부의 두께에 따라 다른 깊이로 영향을 받는다.

혈관에 문제가 있어 혈액순환이 원활하지 않은 사람은 정상적인 사람보다 더 쉽게 심한 화상을 입을 수 있다.

화상은 진행하는 손상 과정이므로 전달된 열에너지가 클수록 손상의 깊이도 깊어진다. 화상 초기에는 피부의 온도가 높아지면서 표피 손상이 일어나다가 뜨거운 물체와의 접촉이 지속되면서 열에너지는 신체 조직 깊숙이 전달된다. 그 결과 화상은 표피, 진피, 피부밑조직뿐만 아니라 근육, 뼈와 다른 내부 장기까지 손상을 유발할 수 있다(그림 9-3).

국소조직의 손상에서 보면 열화상은 잭슨의 열화상 상처 이론(Jackson's theory of thermal wounds)을 따른다(그림 9-4).

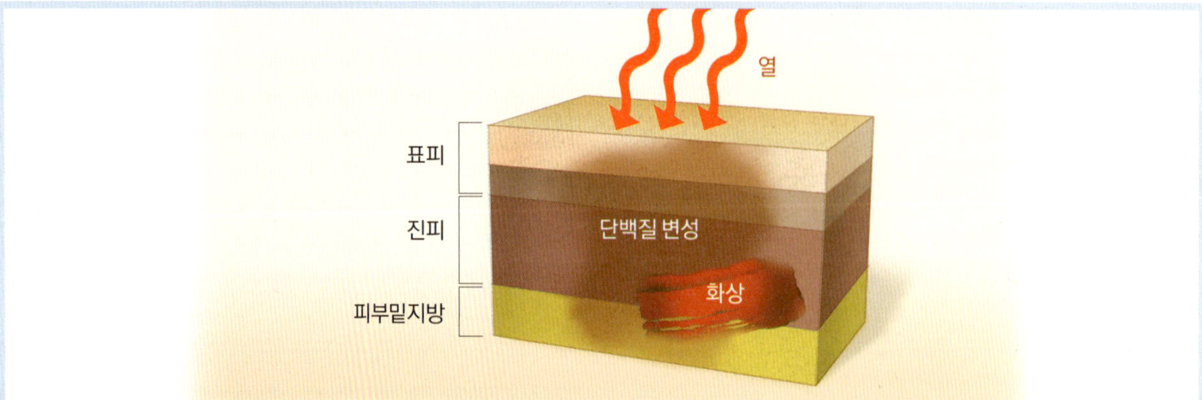

그림 9-2
열에 의한 단백질 변성

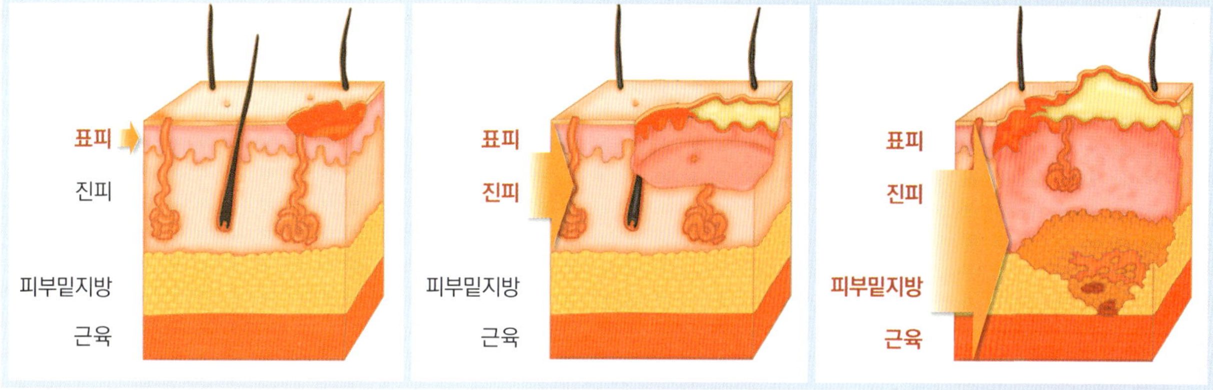

그림 9-3
화상의 진행 과정

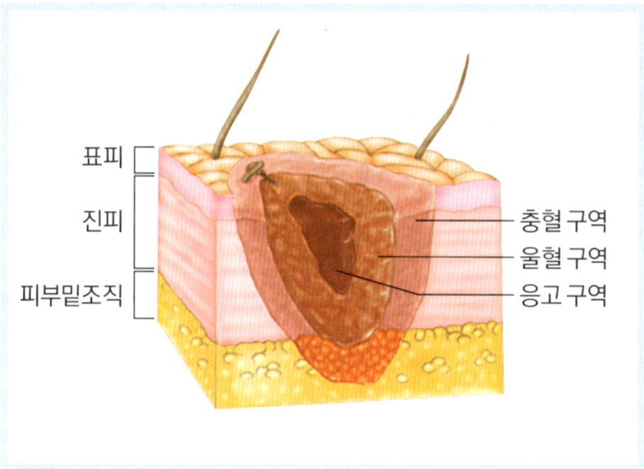

그림 9-4
잭슨의 열화상 상처 이론

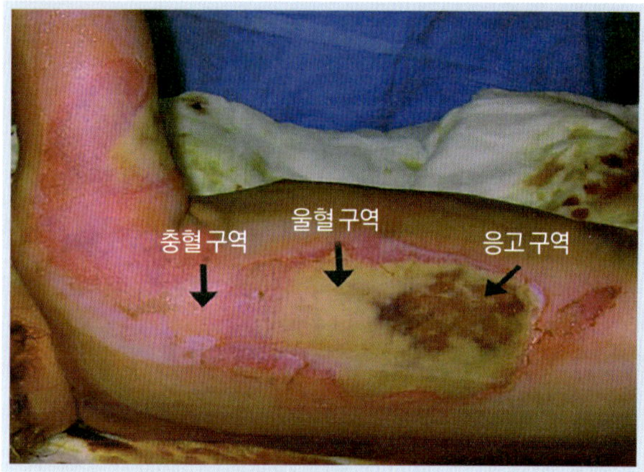

그림 9-5
열화상에 의해 야기되는 손상 구역

화상으로 인해 손상을 받은 피부는 응고 구역, 울혈 구역, 충혈 구역으로 나뉜다(그림 9-4).

응고 구역(zone of coagulation)은 열에너지원에 가장 가까운 부위이며, 손상이 심하고 세포막이 파괴된다. 또한 혈액이 응고되고, 세포의 단백질 구조가 변성된다. 진피까지 침투하면 전층 화상을 입는다.

울혈 구역(zone of stasis)은 응고 구역의 인접 부위로 응고 구역에 비해 손상의 정도가 덜하지만 혈류 제한에 의한 손상이 크다. 울혈 구역을 처치하지 않으면 염증 반응으로 인해 조직이 괴사하고 화상의 깊이가 깊어진다.

충혈 구역(zone of hyperemia)은 울혈 구역의 인접 부위로 염증 반응에 의해 혈관이 확장되고 모세혈관 투과성을 증가하여 체액에 사이질 공간으로 이동한다.

열화상이 발생하면 열에너지원으로 인해 손상당한 부위들은 위의 세 가지 구역들이 복합적으로 나타난다(그림 9-5).

화상이 총 체표면적의 15~20% 이상에서 발생하면 몸 전체에 큰 병리적 영향이 발생한다. 화상에 대한 신체 반응은 일반적으로 네 가진 단계로 시간에 따라 나타난다.

첫째, 응급 단계(emergency phase)로 화상을 입은 즉시 나타나고, 통증에 의해 카테콜아민이 분비되며, 환자는 불안감과 빠른호흡(tachypnea), 빈맥(빠른맥, tachy-

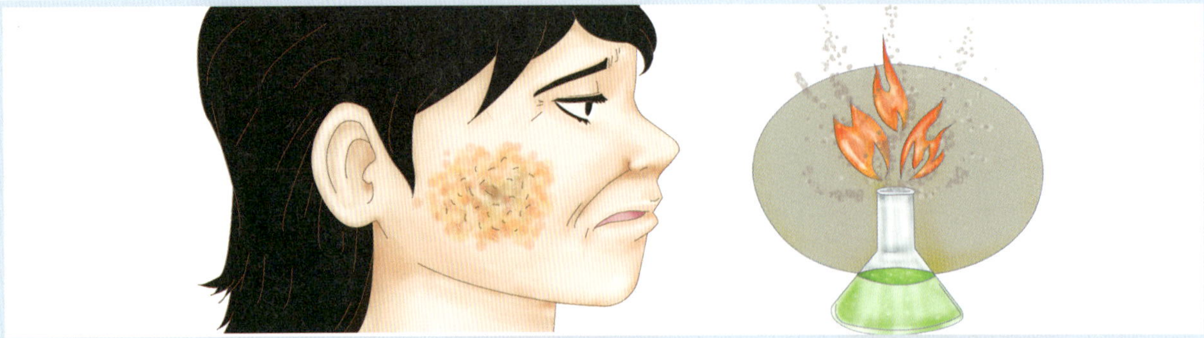

그림 9-6
흡입 손상

cardia) 등을 보인다.

둘째, 수분 이동(fluid shift) 단계로 열화상이 총 체표면적의 15% 이상 발생한 환자에게 발생한다. 염증반응 유발물질이 분비되어 모세혈관이 확장되며 혈류가 증가하고, 모세혈관 투과성 증가로 인해 혈관 내 체액이 혈관 외로 이동한다. 또한, 혈액으로부터의 체액 손실은 단백질과 전해질의 이동을 동반하며, 저혈량증뿐만 아니라 심각한 저단백혈증과 전해질 불균형을 초래한다. 이러한 반응은 주로 화상을 입은 직후 24시간 동안 발생하며 6~8시간에 최고조에 달한다.

셋째, 대사항진(hypermetabolic) 단계로 화상의 중증도에 따라 기간이 다양하다. 신진대사, 호르몬, 심폐 기능, 위장 기능 및 면역계에 변화가 발생한다.

넷째, 해결 단계(resolution phase)로 점진적으로 진행되며, 흉터조직(scar tissue)으로 재형성된다.

(2) 흡입 손상 및 기도 화상

1 흡입 손상

흡입 손상(inhalation injury)은 연기나 화학 제품에 대한 노출로 인해 발생하는 복잡한 병태생리학적 반응이다. 전신 및 호흡기 손상은 심각한 이환율과 사망률은 물론 영구적인 기능장애를 초래할 수 있다(그림 9-6).

열 손상과 함께 흡입 손상은 폐 순응도를 감소시키고, 수분 요구량을 증가시키며, 사망률을 두 배로 늘린다. 위쪽의 가슴, 목 및 아래 얼굴의 깊은 화상과 관련된 후두, 인두, 성문 및 성문 아래 주위의 부종 형성은 상기도를 폐쇄할 가능성이 있다. 빠른호흡과 협착증은 종종 늦게 나타나는 징후이며, 이 증상들이 없다고 해도 기도 손상을 배제해서는 안 된다.

이런 손상의 증상과 징후는 흡입 즉시 나타날 수도 있고 한두 시간 후에 나타날 수도 있다. 열 흡입 기도 화상보다 유독가스 흡입 손상이 더 자주 발생한다. 일산화탄소 중독 화재 및 화상 환경은 일산화탄소 중독을 중요하게 고려하여 평가해야 한다.

일산화탄소의 분자 구조는 헤모글로빈에 있는 산소와의 결합 부위 네 곳에 완벽하게 들어맞는다. 일산화탄소 중독 현상은 일산화탄소가 산소보다 혈색소 친화력이 200배 이상 높기 때문에 발생한다.

2 기도 화상

기도 화상(airway burn)이란 화재 시에 발생되는 뜨거운 기체나 유독가스 등을 들이마시게 되면서 호흡기에 화상이 발생되는 것을 뜻하며 체내로 들어가면서 식도나 폐, 호흡기, 장기 등에 손상을 입힐 수 있다. 기도 화상이

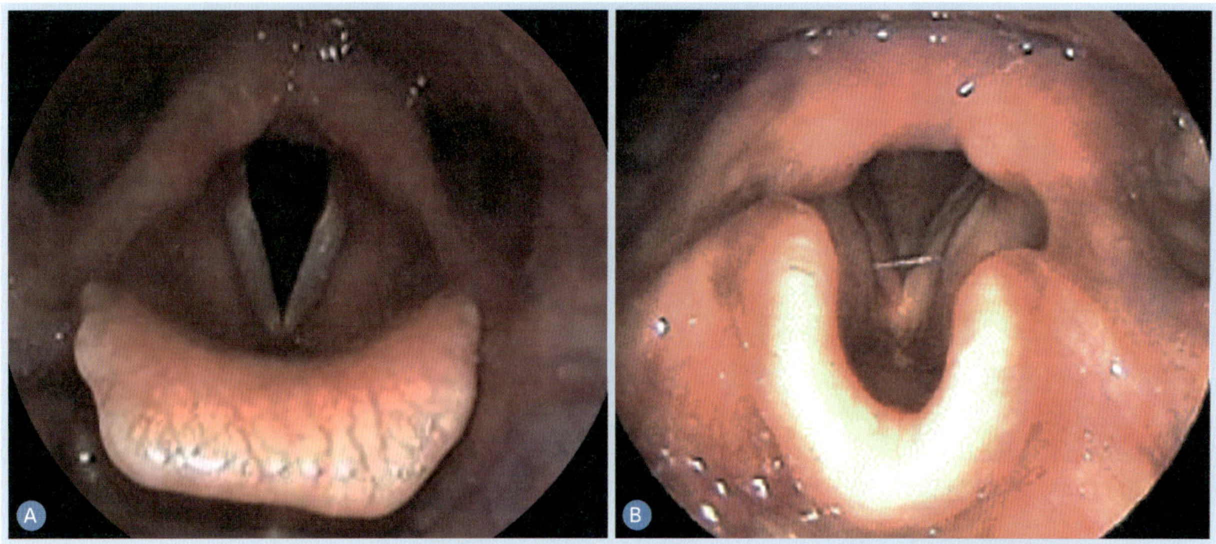

그림 9-7
A. 정상기도 B. 부은기도

발생되는 이유는 유독가스 자체의 독성으로 발생되는 경우와 뜨거운 공기의 열로 인해 호흡기에 손상이 발생되는 경우가 있다.

특히 화재 현장에서 발생하는 흡입성 질식 부상의 주요 원인은 두 가지로, 하나는 짙은 연기 속의 고온 입자로 상기도 및 기관까지 화상을 일으키고, 다른 하나는 연소 후 생성되는 황산화물 및 질소 산화물이 인체 조직에 손상을 주는 화학적 손상으로 이러한 화학물질은 일반적으로 기관과 같은 하기도로 이동한다.

화재 진압 시 폭발에 의해 소방관의 호흡 마스크가 벗겨지면 과열된 수증기에 노출된다. 이 수증기는 상기도에 심한 화상을 유발할 만큼 강한 열에너지를 갖고 있으며, 그만큼 흔치는 않지만 하부 호흡기에도 손상을 줄 수 있다.

기도 화상이 광범위하면 기도의 완전 폐쇄와 호흡 마비를 유발할 수도 있다. 화상으로 사망하는 환자의 60~70%가 기도 화상과 관련이 있기 때문에 기도 화상 여부에 대한 적절한 평가를 시행해야 한다(그림 9-7).

(3) 전기 화상 및 낙뢰 손상

1 전기 화상

전기 화상(electrical burn)은 전기에 의해 발생한다. 전기 화상의 특징으로는 전기가 들어가는 곳과 나오는 곳의 심한 조직 손상이 발생한다. 고전압인 경우 심한 근육수축 유발로 심부조직의 파괴와 골절 등이 발생한다. 전기 흐름이 심장을 통과할 경우 치명적인 부정맥이 발생한다. 전기로 인한 부상은 경미한 피부 화상에서 생명을 위협하는 내부 손상 또는 사망에 이르기까지 다양하다. 심각한 전기 부상은 비교적 드물 수 있겠으나 많은 전기 사고가 보고되지 않고 진행되기 때문에 실제 발생률은 알 수 없다. 또한 많은 감전 피해자가 높은 곳에서 떨어지거나 부정맥이 나타나거나 단순히 죽은 채로 발견되기 때문에 감전의 중요성과 발생 여부조차 알 수 없다.

혈관과 신경이 근육과 뼈보다 저항이 낮은 경우가 많기 때문에 전류는 혈관과 신경으로 전달될 수 있다. 이 경우 혈관과 신경까지 심각한 손상이 발생할 수 있다(그림 9-8).

만약 18~30mA 수준의 낮은 전류와 일정 시간 동안 접촉할 경우 호흡근육이 마비될 수 있고 지속적인 호흡

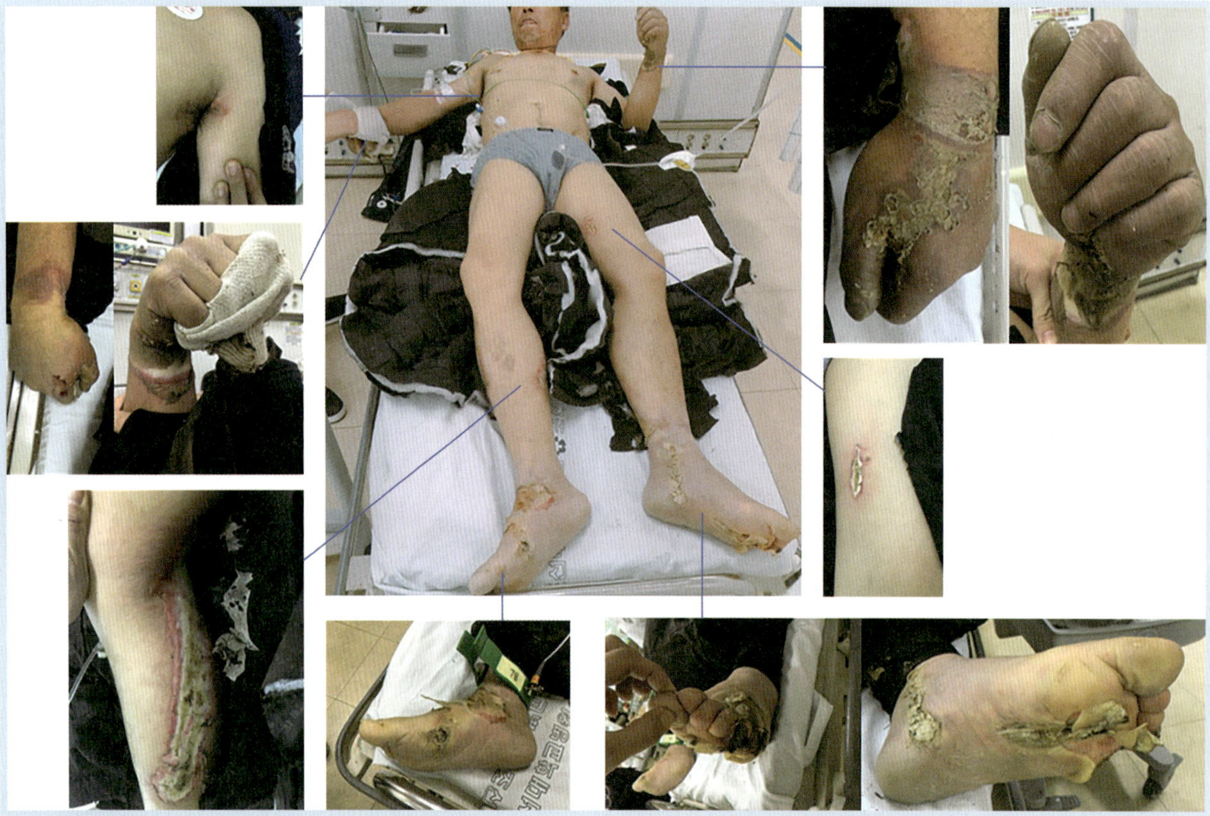

그림 9-8
전기 화상

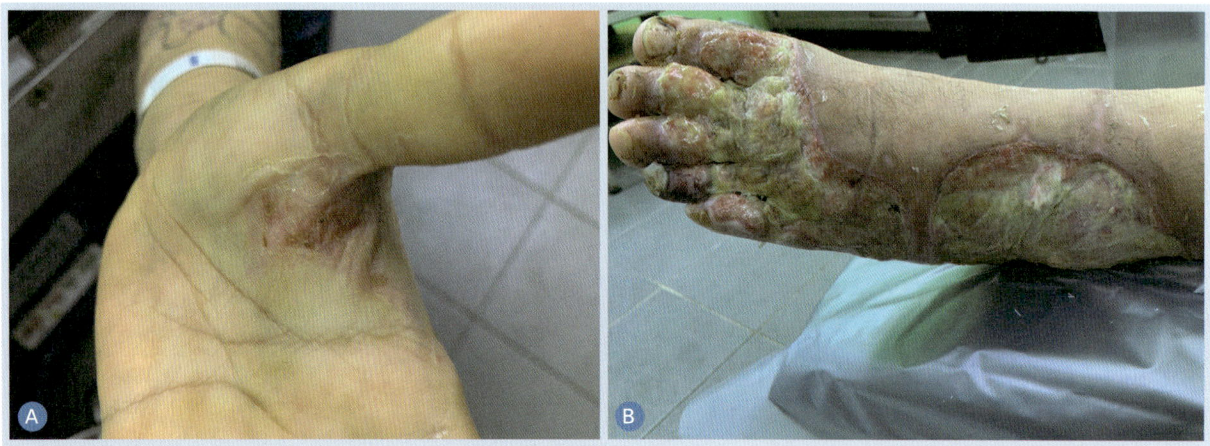

그림 9-9
A. 유입흔 B. 유출흔

정지, 저산소증이 유발되어 결국 사망에 이르게 될 수도 있다. 70mA 이상의 전류는 심장의 전기시스템을 혼란시켜 심장의 펌프작용을 못하게 한다(그림 9-9).

전기가 들어가는 곳과 나오는 곳의 심한 조직 손상이 발생한다. 고전압인 경우 심한 근육수축 유발로 심부조직의 파괴와 골절 등이 발생한다. 전기 흐름이 심장을 통과할 경우 치명적인 부정맥이 발생한다. 이러한 상처가 겉으로는 심각해 보이지 않으나 신경이나 혈관과 같이 저항이 낮은 조직을 따라 전류가 신체 깊은 곳까지 손상을 줄 수 있다.

전기로 인한 부상은 경미한 피부 화상에서 생명을 위협하는 내부 손상 또는 사망에 이르기까지 다양하다. 심각한 전기 부상은 비교적 드물 수 있겠으나 많은 전기 사고가 보고되지 않고 진행되기 때문에 실제 발생률은 알 수 없다. 또한 많은 감전 피해자가 높은 곳에서 떨어지거나 부정맥이 나타나거나 단순히 사망한 채로 발견되기 때문에 감전의 중요성과 발생 여부조차 알 수 없다.

전기 화상의 네 가지 주요 유형은 섬광, 화염, 번개 및 실화이다. 전류가 의도한 경로를 벗어나 공기를 통해 한 도체에서 다른 도체로 이동하여(아크 플래시) 발생하는 섬광 손상은 전류가 피부를 통해 이동하지 않기 때문에 일반적으로 얕은층(표재성) 열화상과 관련이 있다. 화염 화상은 아크 플래시가 개인의 의복에 발화할 때 발생한다. 전류는 피부를 통과할 수도 있고, 통과하지 않을 수도 있다. 번개 화상은 피해자의 몸 전체에 흐르는 전류와 관련될 수 있는 매우 짧지만 매우 높은 전압의 전기 에너지를 수반한다. 실화에 의한 전기 부상은 개인이 전기 회로의 일부가 되는 것과 관련이 있다. 이 경우 입구와 출구 주변에 일반적으로 발견된다.

전기가 화상을 동반하는 세 가지 주요기전이 있다. 신체 조직에 대한 전류의 직접적인 영향, 전기 에너지를 열에너지로 변환하는 화상, 근육 수축 또는 관련된 낙상으로 인한 둔상이다.

동일한 전압에서 교류(Alternating Current, AC) 노출은 직류(Direct Current, DC) 노출보다 약 3배 더 위험하다. AC 전류는 폭발성 출구 상처를 생성할 가능성이 더 높은 반면 DC 전류는 별개의 출구 상처를 생성하는 경향이 있다. DC 전류는 AC 전류보다 근육 테타니(Tetany)를 유발할 가능성이 적다. 전류 유형의 이러한 차이는 저전압에서만 실용적인 의미를 갖는다. 고전압에서 두 전류는 유사한 효과를 나타낸다.

전기는 연속적인 흐름을 위한 완전한 회로를 필요로 하기 때문에 전기 흐름의 경로는 위험에 처한 조직, 부상의 유형 및 전기 에너지를 열로 변환하는 정도를 결정한다. 예를 들어 가슴을 통과하는 전류는 부정맥, 직접적인 심근 손상 또는 호흡 정지를 유발할 수 있는 반면 대뇌 전류는 발작 또는 운동마비를 유발할 수 있다. 신경, 혈관, 점막 및 근육은 전해질 농도가 높기 때문에 저항이 가장 적은 경향이 있다. 전기에 대한 저항이 가장 높은 조직은 온도가 상승하여 응고되는 경향이 있다. 전류에 대한 저항이 매우 높은 뼈는 상당한 양의 열을 발생시키는 경향이 있으며 종종 주변 근육에 손상을 줄 수 있다. 피부는 전기에 대한 저항 범위가 넓으며 건성 피부는 촉촉한 피부보다 전기 저항이 높다. 결과적으로 건성 피부를 가진 환자는 광범위한 얕은 조직 손상을 가질 수 있지만 잠재적으로 해로운 전류의 더 깊은 구조로의 전도는 더 제한적일 수 있다. 반대로 젖은 피부(예: 욕조 또는 수영장에서 사람의 감전사)는 저항이 거의 없으므로 전압이 생성할 수 있는 최대 전류 강도를 생성한다.

2 낙뢰 손상(Lightning Injury)

낙뢰 손상은 1초도 안 되는 순간 동안 고온(27,760 ℃), 고전압(100,000 V까지), 고전류(10,000 A)가 환자에게 전달되며 발생한다. 천만 볼트 이상의 직류전류가 0.1초 이하의 시간 동안 작용하며, 사망원인은 주로 호흡정지 또는 무수축(asystole)이다. 낙뢰 손상은 직접 낙뢰에 맞지 않아도 낙뢰 손상이 발생 가능하며, 피부에 특징적인 고사리 모양 무늬(lichtenberg figure)가 나타난다(그림 9-10).

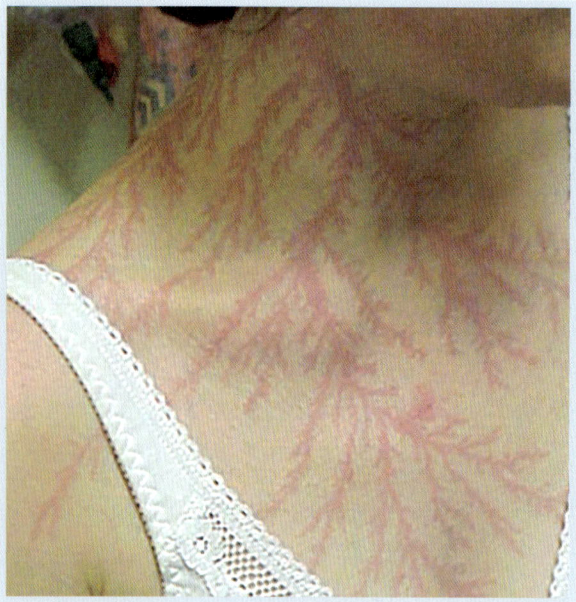

그림 9-10
낙뢰 손상 사진

낙뢰는 한랭 고기압 전선이 따뜻하고 습한 저기압 지역을 이동할 때 발생하는 정전기로 인해 발생하는 단방향 구름-지면 전류이다. 이것은 전류의 직접 또는 교류 형태가 아니며, 번개는 1,000,000V 이상의 에너지를 방출하고, 200,000A 이상의 전류를 생성하며, 27,760℃의 높은 온도에 도달할 수 있지만 전달되는 실제 에너지량은 부상의 일반적인 양보다 적을 수 있다.

낙뢰의 70%가 치명적이지는 않지만 미국에서 낙뢰로 인해 연간 약 80~90명이 사망한다. 낙뢰의 30%는 한 명 이상의 환자와 관련이 있다. 사람들은 번개 폭풍으로부터 함께 피난처를 찾는 경향이 있다.

낙뢰는 부상을 초래하는 다섯 가지 기본 기전의 경향이 있다.

① 직접 공격은 야외에 있고 피난처를 찾을 수 없는 사람을 칠 가능성이 더 높다. 이러한 유형의 낙뢰는 일반적으로 치명적이다.

② 벼락이 나무나 건물과 같은 물체 또는 다른 사람을 치면서 전류가 근처에 서 있는 피해자에게 "튀는" 부상이 발생한다. 전류는 배관이나 전화선을 통해 실내의 피해자에게 튀기도 한다.

③ 접촉 부상은 피해자가 물체 또는 사람과 직접 접촉하거나 벼락을 맞았을 때 발생한다.

④ 전압/접지 전류 부상은 전류가 신체의 두 접지 접점 사이에서 신체를 통해 위로 이동할 때(예: 한 다리는 위로, 다른 다리는 아래로) 발생한다. 이것은 번개가 지면을 칠 때 전류가 방사형 패턴으로 바깥쪽으로 퍼지고 인체가 지면보다 전류에 대한 저항이 적기 때문에 발생한다.

⑤ 추가적으로 둔상은 낙뢰로 인한 충격파의 진탕력이 낙뢰 피해자를 던질 때 발생할 수 있다. 낙뢰는 또한 골절, 탈구 또는 기타 외상으로 이어질 수 있는 상당한 근육 수축을 유발할 수 있다.

(4) 화학 화상

화학 화상(chemical burn)은 주로 단백질인 세포막의 생화학적인 구조를 변성시키고 세포를 파괴한다. 대부분 공장이나 실험실에서 일어나며, 피부나 의복이 강산이나 강알칼리와 접촉 시에 일어난다. 일반적으로 알칼리성 물질이 산성보다 조직 손상을 심하게 일으킨다. 때때로 강한 화학물질의 연무가 화상을 일으키기도 하는데, 기도나 눈이 화학 화상을 입는다.

부식제는 접촉 시 조직 및 점막 손상을 일으킬 수 있는 학물질이다. 이러한 제제는 일반적으로 극도의 pH값(< 3 또는 > 11)으로 구성된다. 미국화상협회(American Burn Association, ABA)에 따르면 10년 동안 화학물질은 미국에서 발생한 모든 화상의 3.3%를 차지했다. 이러한 화상의 대부분은 직장에서 우발적인 노출로 인해 발생했다. 화학 화상은 연조직염(cellulitis), 폐렴 및 호흡부전이 가장 흔한 합병증으로 매우 젊거나 노년층에서 합병증 비율이 더 높다. 화상을 입는 일반적인 가정 및 산업 제품에는 염산, 수산화칼륨, 수산화나트륨, 황산 및 인산 등이 있다. 불화수소산과 백린산은 병원 밖 및 병원에서 고려해야 할 고유한 사항이 있는 화상을 유발한다. 가장 영향을 받는 신체 부위는 얼굴, 눈, 팔다리이지만 거의 모든 사망자는 섭취의 결과이다. 다음은 대표적인 화학 화상의 종류이다.

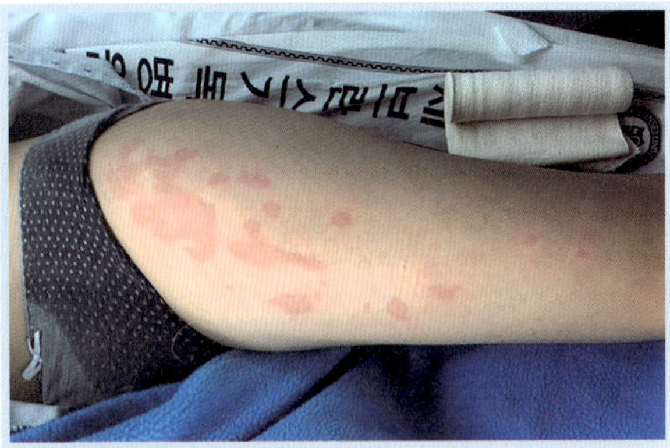

그림 9-11
불화수소산 화상

1 불화수소산 화상(Hydrofluoric Acid Burn)

불화수소산(불산, Hydrofluoric acid, HF)은 불소 원소의 무기산 수용액이며 유리나 실리카가 함유된 모든 것을 녹인다. HF 및 관련 제품은 피부, 안구, 폐, 위장 및 전신 손상을 일으킬 수 있다. 피부와 접촉하면 HF는 수소 이온과 유리 불소 이온으로 해리된다. 산의 농도와 피부가 접촉하는 시간에 따라 임상적으로 명백한 화상이 나타나기 전에 잠복기가 있을 수 있다. 불소 이온은 조직 깊숙이 침투하여 HF 농도에 따라 조직 손상 및 전신 독성 가능성을 유발한다. 일반적으로 농도가 50% 이상인 HF 용액에 노출되면 즉각적인 통증과 조직 파괴가 발생한다. 피부가 하얗게 보이고 1~2시간 이내에 피부선이 부종으로 없어진다. 20~50% HF 농도의 피부 접촉은 일반적으로 몇 시간 이내에 화상을 유발한다(그림 9-11).

20% 이상의 HF 농도는 관련된 표면적의 정도에 관계없이 심각한 독성의 가능성이 있다. HF 농도가 20% 미만인 용액과의 접촉은 일반적으로 약 24시간의 잠복기를 가진 피부 손상을 유발한다. 20% 이상의 강한 HF 용액에 대한 노출의 임상적 표현은 특징적으로 강렬하고 종종 환자에 의해 "화끈거림", "욱신거림" 등으로 묘사되는 부위의 통증으로 시작된다. 국소 홍반과 부종이 처음에는 있을 수도 있고 없을 수도 있지만 나중에는 집중된 HF (예: > 50%)로 인한 더 심한 화상에서 피부가 창백하고 희게 나타난다. 광범위한 수포와 조직의 침식이 보일 수 있다. 회색 영역은 6~24시간 내에 명백한 괴사와 깊은 궤양으로 발전하고 진행될 수 있다.

2 백린 화상(White Phosphorus Burn)

군용 탄약이나 불꽃놀이의 독특한 화상은 백린탄이 원인이다. 백린탄은 공기에 노출되면 화상을 입으며, 매우 고통스럽다. 화상이 지속되는 것을 방지하기 위해 화상 부위는 젖어 있거나 물에 잠겨 있어야 한다. 백린의 식별은 코발트빛에서 형광을 발하기 때문에 어두운 방에서 우드 램프(wood's lamp)를 사용하여 보강할 수 있다. 백린의 조각을 제거하고 물에 담가 보관해야 한다(그림 9-12).

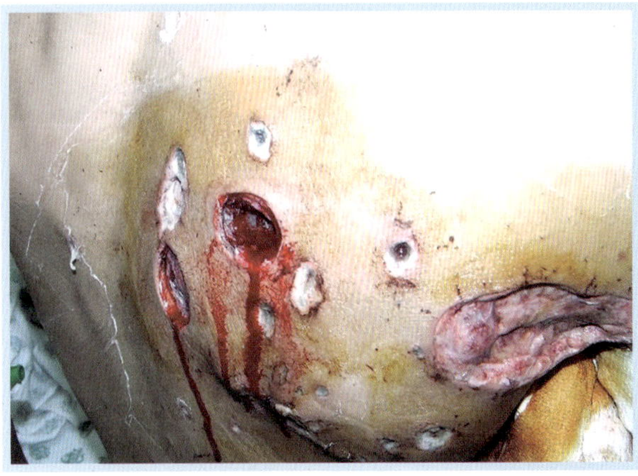

그림 9-12
백린 화상

3 에어백 화상(Airbag Burns)

자동차 에어백의 팽창은 아지드화 나트륨(Sodium azide, NaN_3)의 점화로 인해 발생한다. 이 점화는 수산화나트륨을 포함한 여러 연소 부산물과 함께 질소의 급속한 팽창을 생성한다. 에어백 팽창은 팽창으로 인한 마찰 화상과 에어백이 파열될 경우 화학적 화상을 일으킬 가능성이 있다. 피부, 안구 및 흡입 화상이 모두 보고되었다. 이와 같은 문제로 현재 에어백 제조사는 아지드화나트륨 대신 질산염과 이산화규소를 넣어 예전처럼 화학적 화상을 일으키는 수산화나트륨이 발생하지 않고, 대신 안전한 규산화나트륨을 생성하도록 제작하고 있다.

화상환자관리지침은 가장 가까운 적절한 시설로의 신속한 이송과 함께 필요한 개입을 제공하는 데 중점을 두어야 한다. 화학적 화상 또는 기타 오염의 경우 직원은 적절한 개인보호장비를 착용해야 하며 의료 및 운송을 제공하는 응급의료체계(Emergency Medical System, EMS) 직원이 있기 전에 환자의 오염을 제거해야 할 수도 있다. 또한 분류지침은 소아 외상, 화상 치료, 고압 요법 및 팔다리 이식과 같은 특수 기능을 갖춘 지역 시설을 식별하여 다양한 유형의 전문 치료가 필요한 화상/외상환자를 다루어야 한다. 직원이 직접적인 의료 감독을 기다리는 동안 현장 시간이 지연되어서는 안 된다. 화상치료에 대한 결과는 일반 병원보다 화상전문치료센터에서 치료받는 경우가 예후가 좋다. 화상전문센터에는 최적의 화상 관리를 전담하는 전문팀이 있다(그림 9-13).

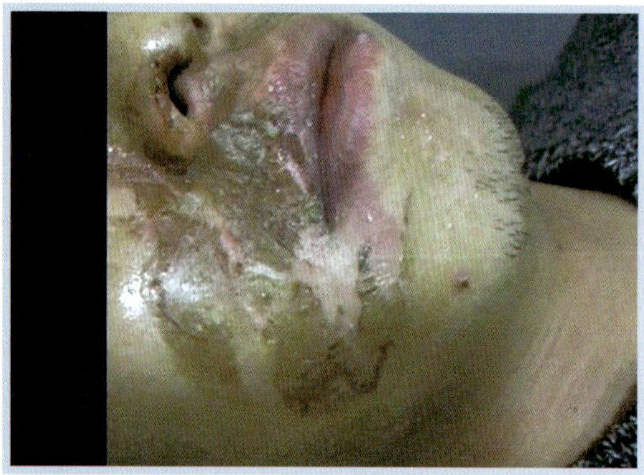

그림 9-13
에어백 화상

4 방사선 화상

방사선 화상(radiation burn)은 방사선에 노출된 피부에 화상을 입는 것을 말한다. 핵 방사선은 역사 이전부터 지구에 널리 퍼져 있었다. 작게는 일출의 순간부터 먼 우주 공간까지 방사선이 일상적으로 존재해 왔다. 방사선 화상으로 세포가 손상되는 것뿐 아니라 세포의 DNA가 같이 손상되어 피부염과 같은 증상이 함께 나타난다. 이는 치료기간이 길어지는 원인이 되며 일반적인 화상보다 피부염 등이 동반되기도 한다.

5 노출 화상

노출 화상은 일반적으로 방사선 조사, 즉 세포를 손상시키기에 충분한 방사능 물질에 노출되어 발생한다. 이 소스는 강력하고 농축된 "캡슐"이거나 상당 기간 동안 피부의 오염일 수 있다. 사람은 전리방사선을 직접 감지할 수 있는 장비가 없기 때문에 화상은 발생 당시 개인이 인지하지 못한다. 방사선 조사의 효과는 세포의 재생 능력을 손상시키는 것이며, 이는 노출 후 열화상과 유사한 증상을 나타낸다. 일반적으로 화상은 피부에 노출된 지점에서 멀어질수록 중증도가 감소하지만 화상은 매우 심할 수 있다. 세포 재생 실패가 증가하기 때문에 사고 후 몇 주 또는 몇 개월이 지나야 노출 화상이 나타난다. 예를 들면 노출 후 18~21개월에 다중 심장 도관을 삽입하는 동안의 X-ray 방사선 화상과 노출 후 6주째에 방사성 동위원소 열전 발전기에 밤새 노출된 베타 화상이 있다.

핵 장치의 폭발은 상당한 양의 방사선을 생성한다.

이 현상의 순 효과는 플래시나 플래시의 반사를 부주의하게 보는 사람들을 영구적으로 실명시킬 수 있는 장거리 플래시이다. 적외선 스펙트럼에서 에너지를 생성하는 폭발 화염구에 의해 생성된 열 펄스는 핵폭발 에너지의 35%를 구성한다. 열 펄스에 노출된 모든 표면은 10칼로리/cm^2의 비율로 열을 경험하여 자연 발화를 일으킬 수 있다. 핵무기가 생성되는 에너지의 절반은 대기의 변위에 소비되며, 이는 무기에서 발생하는 폭발이다. 건물, 철강선, 토양, 단단한 암석, 물 및 기타 모든 물리적 구조물에 대한 대기 테스트는 핵폭발을 견딜 수 있는 것이 거의 없음을 보여준다. 그러나 그러한 폭발의 범위는 그러한 장치의 힘에 전적으로 의존하며 지구의 대기는 감쇠효과를 제공한다. 그러나 핵폭발에 의해 던진 발사체는 상당한 거리를 이동할 수 있다. 마지막으로 핵폭발에 의해 즉시 생성된 이온화 방사선은 방출된 에너지의 비교적 적은 비율인 5%를 차지한다. 소위 프롬프트 감마 또는 즉시 방출은 역제곱 법칙에 따라 모든 물체를 조사하는 고에너지 펄스이다.

핵무기가 방출하는 에너지의 나머지 10%는 낙진의 형태로 핵폭발에 의해 대기 중으로 던져진 잔류 방사성 물질이 일정 시간 동안 대기 중으로 떨어진다. 처음 24~48시간 내에 지구로 내려오는 초기 낙진은 폭발로 인한 총 방사능의 50~70%를 차지하며, 상대적으로 반감기가 짧고 에너지가 높은 방사성 동위원소가 혼합되어 있다. 이 초기 낙진은 높은 방사능으로 인해 매우 위험하며, 사람들은 어떤 형태로든 이에 노출되는 것을 피해야 한다. 건물의 외부 표면에서 최대한 멀리 떨어진 지점에 대피하는 것이 주요 보호 수단이지만 공기 여과로 보강해야 한다. 며칠 또는 몇 주에 걸쳐 하강하거나 수년 동안 상층 대기에 남아 있을 수 있는 후기 낙진은 방출된 방사능의 30~50%를 차지한다. 이것은 주로 작은 모래 크기 입자의 형태로 발생하며, 더 낮은 방사능과 더 긴 반감기 동위원소로 구성될 수 있다.

폭발의 바람이 부는 방향으로 향하는 사람에게는 호흡기 보호가 권장된다. 이러한 이유로 바람의 진행 방향을 아는 것은 삶과 죽음의 차이를 의미할 수 있다(그림 9-14).

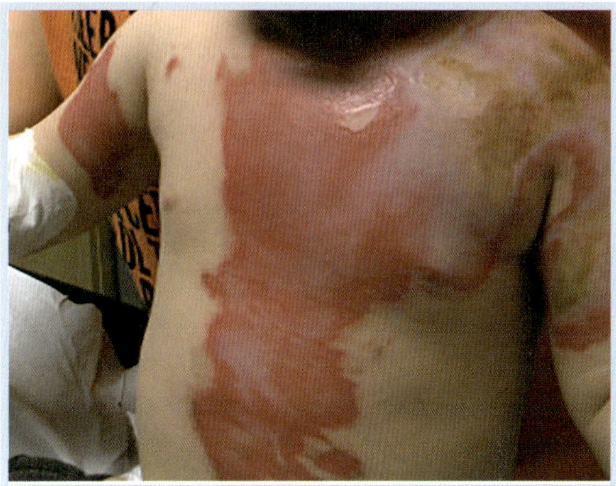

그림 9-14
방사선 화상

(6) 일광 화상

일광 화상(sun burn)은 자외선의 B 파장(290~320mm)에 의해 발생한다. 일광 지속 노출은 위험하며, 특히 소아에서 추후 피부암 발생률을 높일 수 있다. 자외선은 피부 세포를 변화시켜 피부암을 발생시키며, 노화를 촉진시킨다. 또한 멜라닌 색소를 증가시켜 피부색을 변화시킨다. 일광 노출에 대한 피부의 영향은 사람마다 다르지만 과도한 노출은 누구에게나 손상을 일으킬 수 있다.

햇볕은 물이나 눈 등에 의해 강하게 반사되어 피부 손상을 가중시키며, 바람 또한 이를 가중시킬 수 있다. 자외선은 옅은 구름이나 안개에 의해 줄어들긴 하지만 이를 통과한다. 노출을 피하는 것이 일광 화상을 예방하는 가장 효과적인 방법이다. 옷은 가장 효과적인 자외선 차단 방법이지만 얇은 면으로 된 옷은 자외선이 일부 투과된다. 두껍고 불투명한 옷은 거의 모든 자외선을 차단할 수 있다. 모자는 앞뒤로 챙이 넓은 것이 좋다.

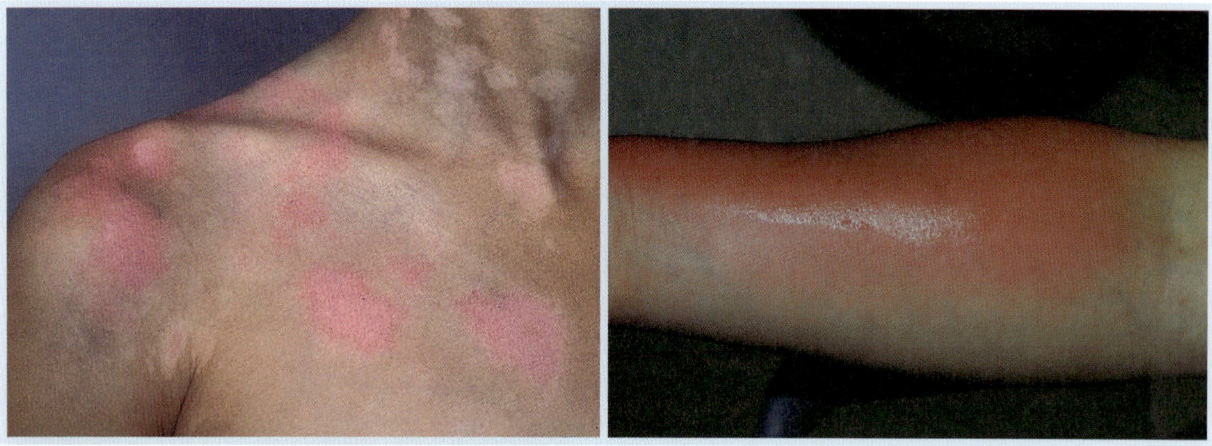

그림 9-15
일광 화상

햇볕이 강한 환경이라면 긴 옷을 입는 것이 중요하다. 자외선 차단 크림은 화상을 일으키는 파장의 자외선을 차단할 수 있다. 자외선 차단율은 일광차단지수(Sun Protection Factor, SPF) 수치로 나타낸다. SPF 15는 자외선 차단을 위한 최소한의 수치다. 흰 피부를 가진 사람이라면 SPF 25~30 정도를 사용하는 것이 좋다(그림 9-15).

2) 화상의 깊이

화상의 중증도를 결정짓는 요인 중 하나는 화상의 깊이는 3~5가지 종류로 나뉜다(표 9-1).

(1) 얕은층 화상

얕은층 화상(superficial burn)은 1도 화상이라고도 하며, 표피와 진피의 상부에만 발생한다. 물집은 생기지 않지만 표피의 살아 있는 세포와 신경말단을 자극하고 약간의 통증, 경미한 부종, 홍반을 유발하며 합병증 없이 낫는다(그림 9-16).

(2) 부분층 화상

부분층 화상(partial thickness burn)은 2도 화상이라고도 하며, 얕은 부분층과 깊은 부분층 화상으로 나뉜다.

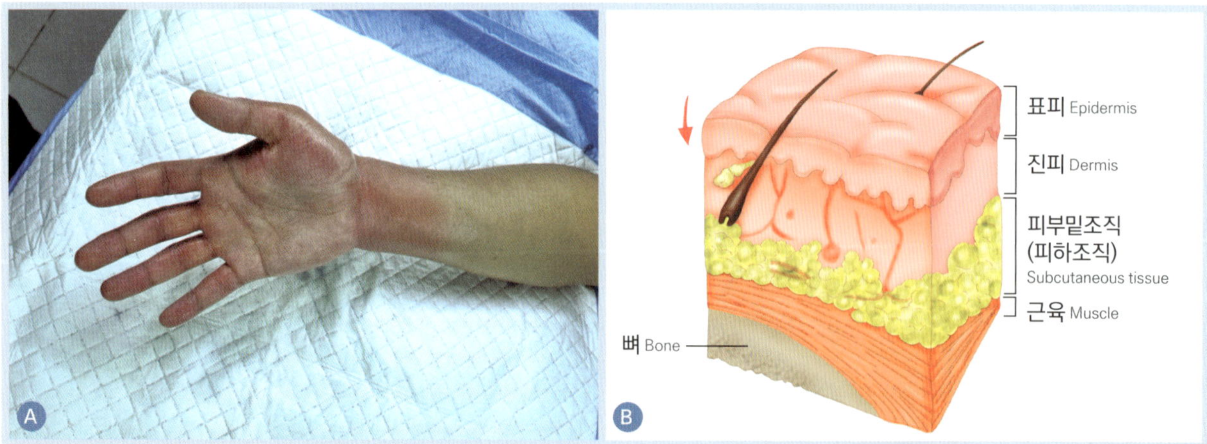

그림 9-16
얕은층 화상

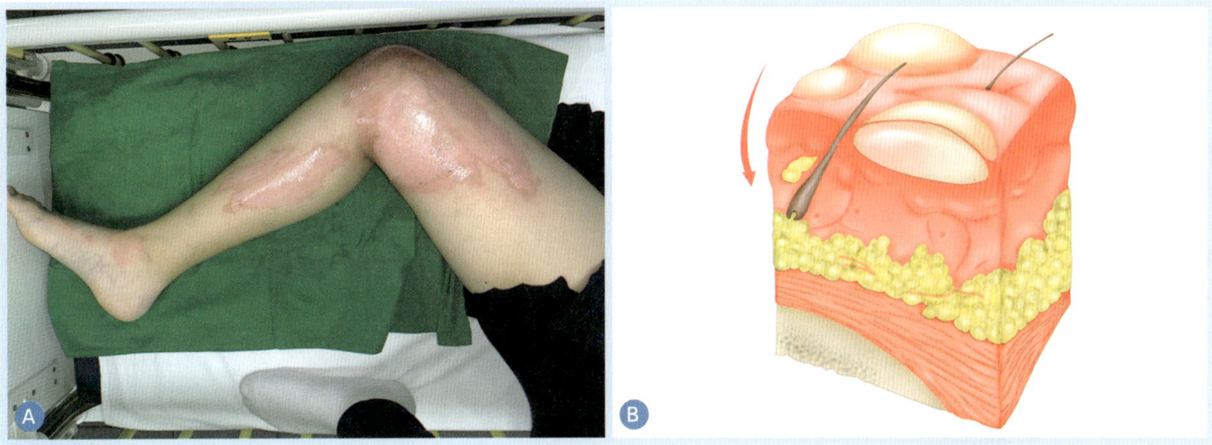

그림 9-17
얕은 부분층 화상

1 얕은 부분층 화상

얕은 부분층 화상(superficial partial thickness burn)은 특징적으로 표피와 진피 사이에 수포를 형성한다. 심한 통증, 홍반을 동반한다. 화상을 입은 후 12~24시간 후에 표피 화상과 구분이 가능하며, 섬유성 삼출물과 괴저성 파편이 축적되어 심한 감염과 치유 지연을 일으킬 수 있다. 일반적으로는 색소침착이 발생할 수 있지만 기능장애나 흉터 없이 낫는다(그림 9-17).

2 깊은 부분층 화상

깊은 부분층 화상(deep partial thickness burn)은 더 깊은 진피까지 손상을 입히며, 모공과 샘을 손상시킨다. 심한 통증과 수포를 가지고, 축축하거나 건조하며, 붉은색부터 하얀색까지 다양한 색을 띠고 있다. 비대성 흉터를 유발하며, 관절에 발생한 경우 장애를 남긴다. 2주 안에 치유되지 않은 깊은 부분층 화상은 기능적, 미용적으로 전층 화상과 같으며, 전층 화상과의 구별이 종종 어렵다(그림 9-18).

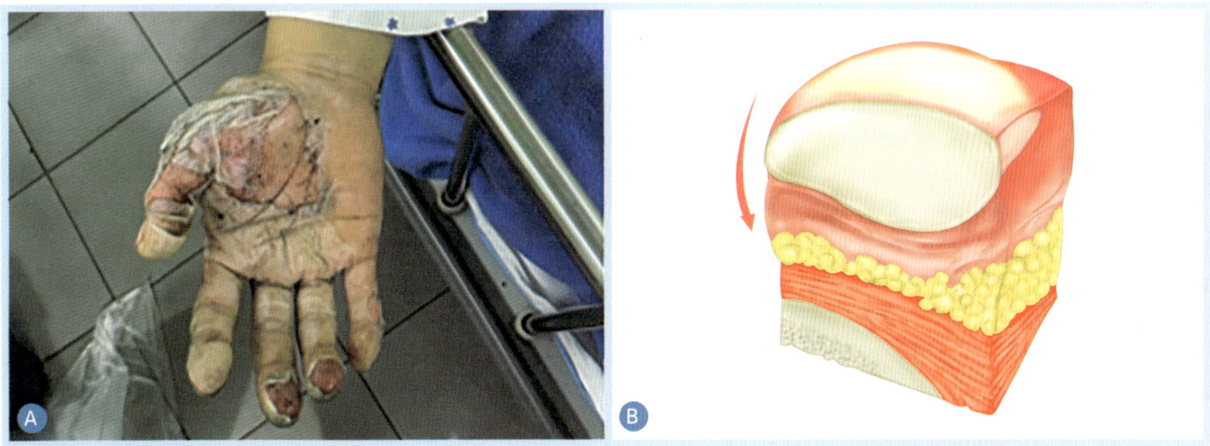

그림 9-18
깊은 부부층 화상

(3) 전층 화상

전층 화상(full thickness burn)은 3도 화상이라고도 하며, 피부의 모든 층을 손상시키고 조직의 재생 능력과 신경 말단을 파괴한다. 신경을 파괴하기 때문에 통증이 없으나 부분층 화상과 같이 발생한 경우 이 부위는 통증이 심할 수 있다. 화상 유발물질의 성질과 죽은 조직에 따라 다양한 색을 가질 수 있다. 희거나 갈색이거나 까맣게 탄 모습을 보일 수도 있지만 전형적으로는 건조한 가죽 같은 모습을 보인다. 진피 전체가 파괴되기 때문에 상처가 아주 작거나 외과적 치료를 하지 않는 한 치유되기는 어렵다(그림 9-19).

(4) 깊은 화상

깊은 화상(deep burn)은 4도 화상이라고 하며, 물렁조직(연부조직, soft tissue) 및 근육과 뼈까지 손상을 입힌다. 심부조직 손실을 일으킨다. 표면에 가피가 있지만 인접한 피부에 비해 움푹 패인 상처 모양이 진피층 아래 나타난다(그림 9-20, 21).

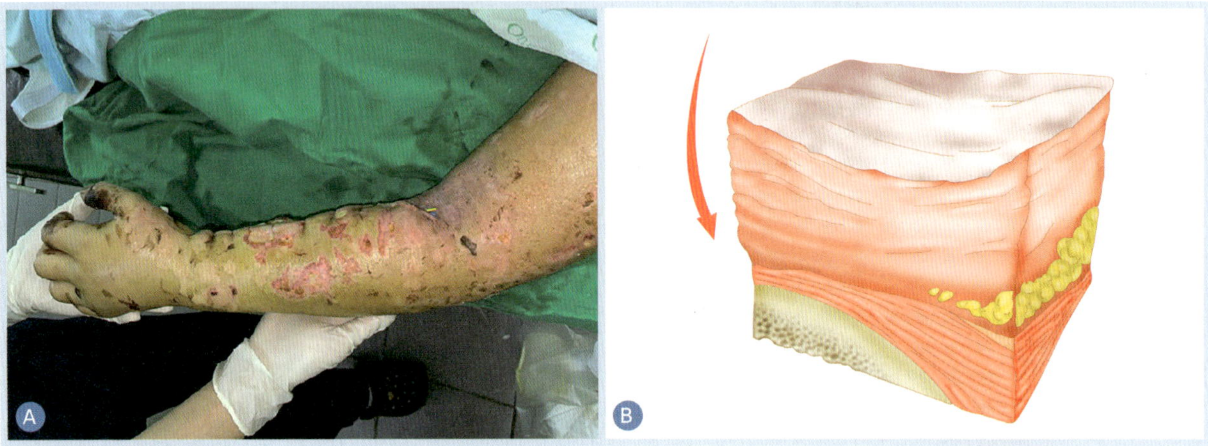

그림 9-19
전층 화상

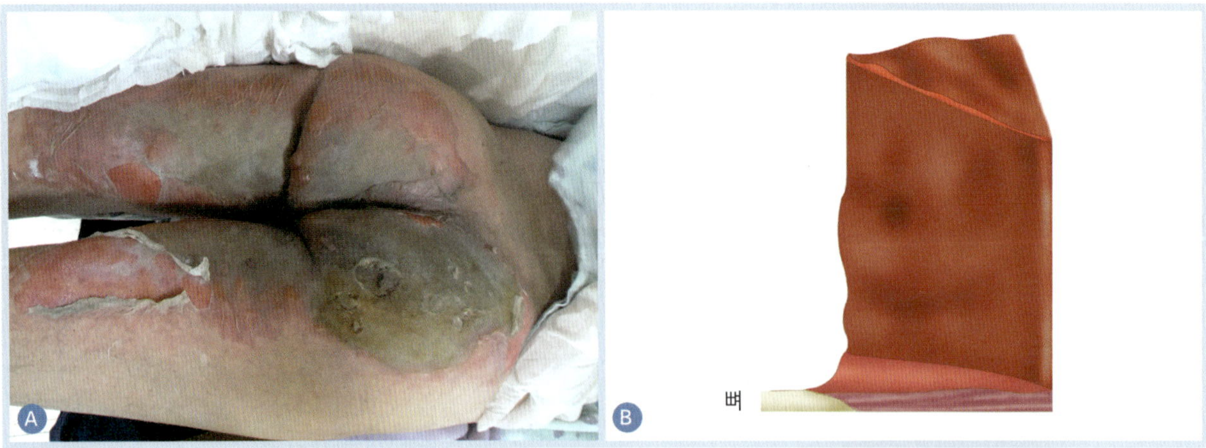

그림 9-20
깊은 화상

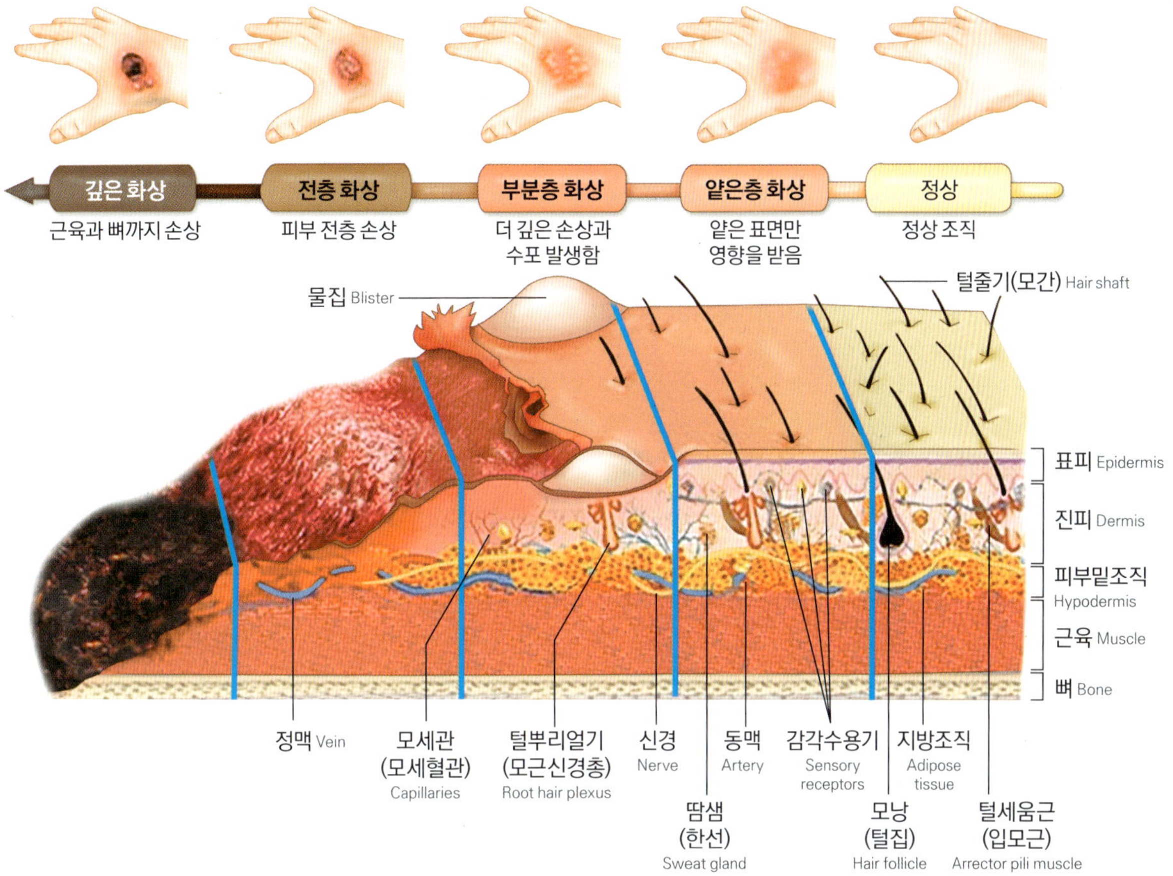

그림 9-21
화상 깊이에 따른 피부의 손상 정도

표 9-1
화상의 깊이에 따른 분류

화상의 깊이		외관	감각	회복 시간
얕은층 화상		건조, 붉음 눌렀을 때 하얗게 변함	통증	3~6일
부분층 화상	얕은 부분층 화상	물집 축축, 붉음, 늘어짐	온도, 공기 또는 접촉 시 통증	7~21일
	깊은 부분층 화상	물집(쉽게 벗겨짐) 축축 또는 왁스처럼 건조함 다양한 색상(붉은색, 흰색 등) 눌렀을 때 천천히 하얗게 변함	눌렀을 때만 통증	21일 이상 보통 외과적 치료가 필요
전층 화상		밀랍 같은 흰색, 가죽 같은 회색 또는 까맣게 탄 검은색 건조하고 비탄력적 눌렀을 때 하얗게 변하지 않음	깊게 눌렀을 때만 느낌	외과적 치료를 받지 않는 한 드묾
깊은 화상		근막 및/또는 근육까지 손상	깊게 눌렀을 때만 느낌	외과적 치료를 받지 않는 한 불가능

3) 화상의 범위

화상의 중증도를 결정하는 또 다른 요인 화상을 입은 총 체표면적(Total Body Surface Area, TBSA)인데 이를 계산하는 법에는 세 가지가 있다. 빠르게 큰 화상 면적을 계산하는 데 유용한 '9의 법칙', 화상 면적이 작거나 불규칙할 때 사용하는 '손바닥 법칙', 그리고 화상 면적을 정확히 계산할 수 있는 '룬드-브라우더 차트'이다.

(1) 9의 법칙

9의 법칙(rule of nines)은 성인의 신체를 전체 머리와 목, 가슴 전면, 가슴 후면, 배 전면, 배 후면, 양다리의 앞뒤 각각, 양팔 각각을 총 체표면적의 9%씩 계산하고, 생식기가 남은 체표면적 1%를 구성한다. 영아와 소아는 성인과는 체표면적의 비율이 달라 다르게 구성된다. 머리와 목을 앞면과 뒷면으로 세분하여 각각을 9%로 보고, 머리 전체를 18%로 보며, 각각 다리를 4.5%씩 줄여서 각각 13.5%로 계산하여 전체 면적이 100%가 되게 한다(그림 9-22). 병원 전 단계에서 빠르게 화상의 면적을 계산하는데 유용하다.

(2) 손바닥 법칙

손바닥 법칙(rule of palms)은 화상 범위를 계측하는 변형된 방법이다. 영·소아 성인과 관계없이 환자의 손가락을 포함한 손바닥을 총 체표면적의 1%로 본다(그림 9-23). 환자의 손바닥과 화상 부위의 크기를 비교하여 화상 면적

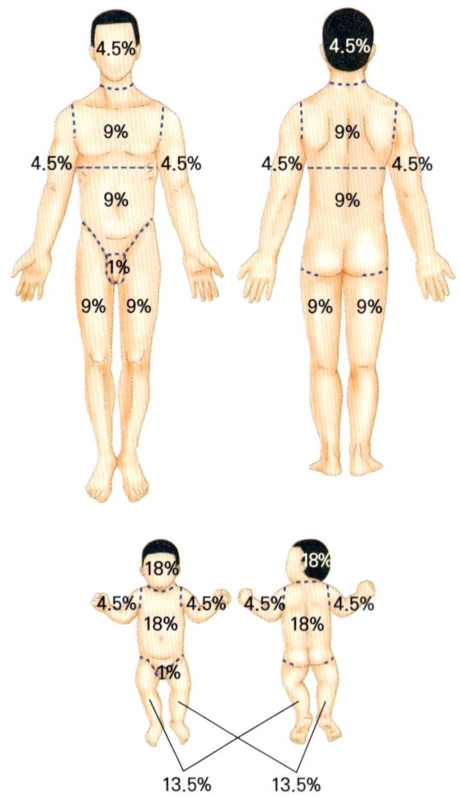

그림 9-22
9의 법칙

을 계산한다. 체표면적 10%까지의 국소적인 화상이나 불규칙환 화상을 입었을 때 체표면적 측정에 용이하나 그보다 큰 화상은 9의 법칙으로 계산하는 것이 더 정확하고 쉽다(그림 9-22).

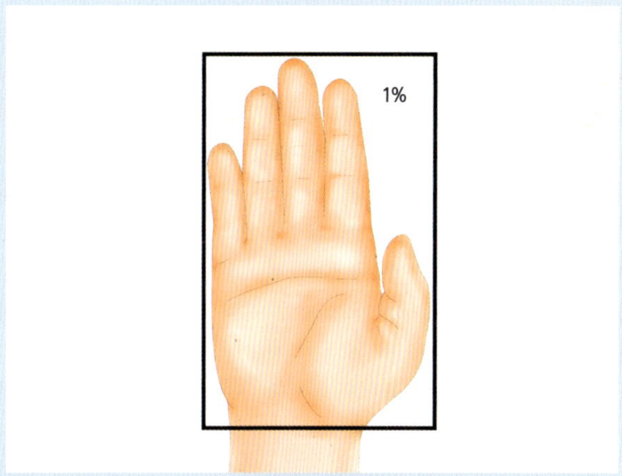

그림 9-23
손바닥 법칙

(3) 룬드-브라우더 차트

룬드-브라우더 차트(Lund-Browder Chart)는 몸의 형태 및 크기를 성인과 소아의 화상 범위를 계산하는 데 가장 보편적이고 표준화된 방법이다(표 9-2, 그림 9-24).

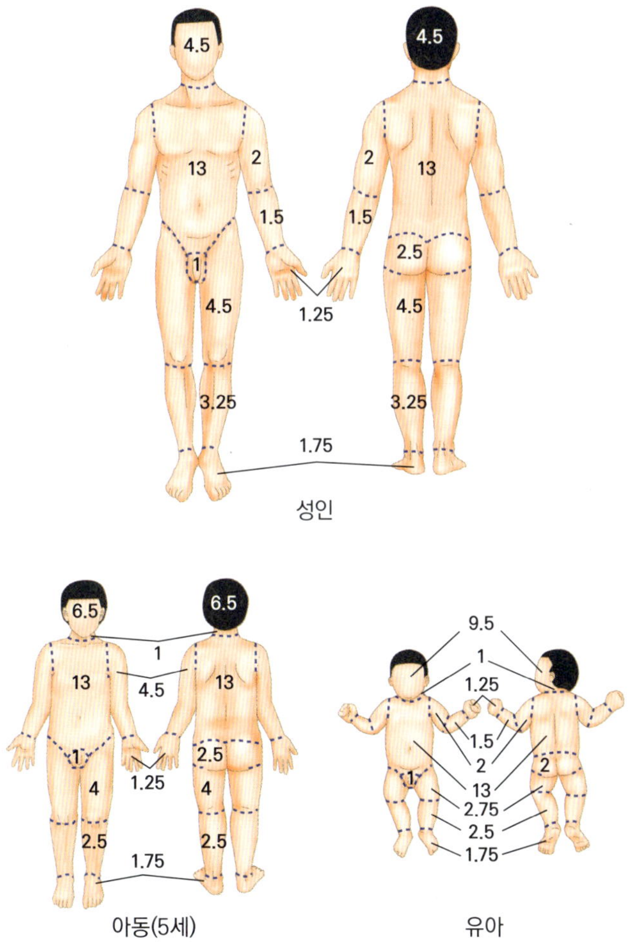

그림 9-24
화상을 입은 신체의 체표면적의 백분율

표 9-2
어린이 및 성인의 총 체표면적 화상 비율을 평가하기 위한 수정된 룬드-브라우더 차트

부위	~1세 미만	1~4세	5~9세	10~14세	성인(15세~)
머리	9.5	8.5	6.5	5.5	4.5
목	1	1	1	1	1
몸통	13	13	13	13	13
위팔	2	2	2	2	2
아래팔	1.5	1.5	1.5	1.5	1.5
손	1.25	1.25	1.25	1.25	1.25
허벅지	2.75	3.25	4	4.25	4.5
다리	2.5	2.5	2.5	3	3.25
발	1.75	1.75	1.75	1.75	1.75
엉덩이	2.5	2.5	2.5	2.5	2.5
생식기	1	1	1	1	1

* 나열된 값은 하나의 표면적과 각 개별 말단에 대한 것이다. 전방 및 후방 표면적 값은 총 체표면적(TBSA) 추정에서 동일하다. 주변 화상의 경우 화상을 입은 표면적에 2를 곱한다.

표9-3
화상전문센터로 이송 기준

이송 기준
체표면적 10% 이상의 2도 화상
얼굴, 손, 발, 생식기 혹은 주요 관절을 침범한 화상
어떤 연령이든 전층 화상
낙뢰 손상을 포함한 전기 화상
화학 화상
흡입 손상
합병증 유발 가능성, 장기간의 회복 필요, 사망에 영향을 미칠 수 있는 의학적 기왕력이 있는 환자의 화상
화상과 동반한 고위험성 또는 높은 유병률/사망률을 동반한 환자
어린아이의 치료를 위한 전문 인력과 장비가 없는 병원의 어린이 화상환자
전문적 사회학적 치료, 감정적 치료 혹은 장기간의 재활치료를 필요로 하는 환자에서의 화상 손상

4) 화상의 구분

미국화상협회는 화상을 경증, 중등도, 중증으로 구분하였고, 이에 따라 화상센터로 이송해야 할 적응증을 제안하였다(표 9-3). 10세 이하의 소아와 50세 이상의 성인은 위험군으로 간주된다. 심장병, 당뇨, 만성폐질환 같은 내과적 질환을 가진 환자도 불량군으로 간주된다.

(1) 경증 화상

경증 화상은 다음과 같다.

① 10~50세 연령의 체표면적 15% 이하의 얕은 부분층 화상
② 10세 이하거나 50세 이상의 체표면적 10% 이하의 얕은 부분층 화상
③ 동반 손상이 없는 체표면적 2% 이하의 전층 화상

으로 이러한 화상은 외래 통원치료가 요구된다.

(2) 중등도 화상

중등도 화상은 다음과 같이 분류한다.

① 10~50세 연령의 체표면적 15~25%의 얕은 부분층 화상

② 10세 이하거나 50세 이상의 체표면적 10~20%의 얕은 부분층 화상

③ 체표면적 10% 이하의 전층 화상

으로 손, 얼굴, 발, 회음부의 얕은 부분층 화상은 제외된다. 이러한 화상은 입원치료가 요구된다.

(3) 중증 화상

중증 화상은 다음의 경우로 정의한다.

① 10~50세 연령의 체표면적 25% 이상의 얕은 부분층 화상

② 10세 이하거나 50세 이상의 체표면적 20% 이상의 얕은 부분층 화상

③ 체표면적 10% 이상의 전층 화상

④ 손, 얼굴, 발, 회음부의 화상

⑤ 주요 관절을 통과하는 화상

⑥ 팔다리를 둘러싸는 화상

⑦ 흡입 손상을 동반하는 화상

⑧ 전기 화상

⑨ 골절이나 외상을 동반한 화상

⑩ 영아나 노인의 화상

⑪ 불량 예후군의 화상

으로 이러한 화상은 전문적인 화상센터에서의 치료가 요구된다.

5) 전신적 합병증

(1) 저체온증

저체온증(hypothermia)은 화상에 의해 피부가 손상되면서 체온을 조절하는 기전이 상실된다. 혈관 손상에 의해 체온을 보전하기 위한 혈관 수축이 발생하지 않으며, 화상 부위에 발생한 삼출물의 증발에 의해 열손실이 발생한다. 또한 따뜻하지 않은 수액을 사용한 수액소생술과 냉각법에 의해서도 저체온증이 발생할 수 있다.

(2) 저혈량증

저혈량증(hypovolemia)은 열화상이 총 체표면적의 15% 이상 나타난 환자에게 발생할 수 있다. 주요 화상 후 초기 24~48시간 동안 모세혈관 투과성 증가로 인해 체액이 유출되면서 혈관 내 용적이 감소하는 것이 특징이다. 혈관 내 체액이 사이질로 광범위하게 이동하면서 부종이 발생한다. 또한 체액의 이동은 혈장단백질 감소와 전해질 불균형을 동반한다. 혈장단백질의 감소는 삼투압의 감소로 이어져 혈관의 수분 보유 능력이 감소한다. 일반적인 전해질 분균형은 나트륨과 칼륨이다. 저나트륨혈증은 증가된 모세혈관 투과성으로 인해 나트륨이 혈관 외 공간으로 빠져나가면서 발생한다. 이는 저혈량증과 부종을 유발한다. 고칼륨혈증은 화상에 의해 세포 손상 및 조직이 괴사하면서 발생한 칼륨이 혈류로 방출되면서 발생하며 주로 전기 화상에서 흔하게 발생한다. 이는 심각한 부정맥을 유발할 수 있으므로 심전도 감시 장치를 이용하여 주의 깊게 관찰해야 한다(그림 9-25).

(3) 건조가피

건조가피(eschar)는 전층 화상의 합병증으로 발생하며, 피부가 딱딱하고 탄력이 없어지며 가죽같이 변한다. 건조가피가 발생한 부위의 피부는 수축하여 그 아래 내부의

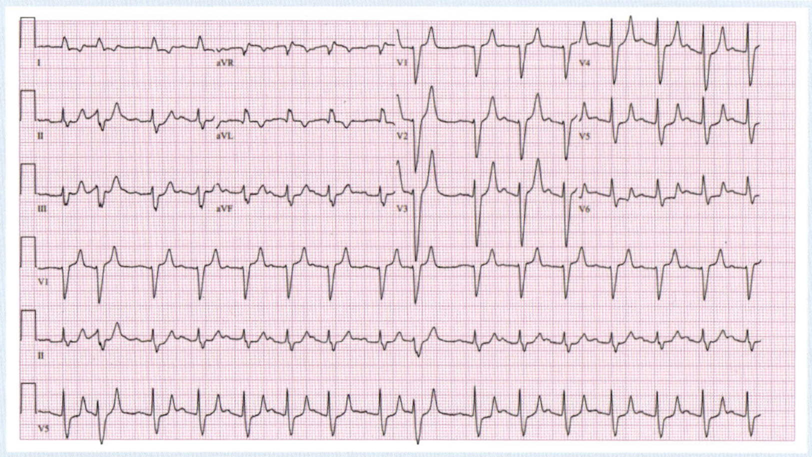

그림 9-25
고칼륨혈증에 의한 Tall T wave 심전도 소견

압력이 올라가면서 혈류를 제한한다. 가슴과 복부에 발생하면 가피의 기계적 수축으로 인해 적절한 호흡운동이 방해되어 호흡곤란을 유발할 수 있다. 팔다리에 원통형으로 발생하면 구획증후군과 같이 팔다리의 압력이 높아져 말단으로 흐르는 혈류를 제한할 수 있다(그림 9-26).

(4) 감염

감염(infection)은 화상을 입은 직후 4~5일이 지나면 손상 부위에 세균이 발생하고, 1주일이 지나면 그 수가 증가하며, 조직으로 침입하여 감염이 발생한다. 화상이 총 체표면적 20%를 초과하는 경우 특히 위험하다. 감염은 패혈증(sepsis)으로 이어질 수 있기 때문에 지속적으로 처치하고 예방해야 한다.

(5) 다발성 장기부전증후군

다발성 장기부전증후군(Multiple Organ Dysfunction Syndrome, MODS)은 화상에 의해 세포 손상 및 조직이 괴사하면서 발생한 칼륨이나 미오글로빈 등에 의해 심장, 콩팥, 간 등의 장기가 손상당하여 제 기능을 못하는 상태를 말한다. 칼륨에 의해 고칼륨혈증이 발생하며 이는 부정맥

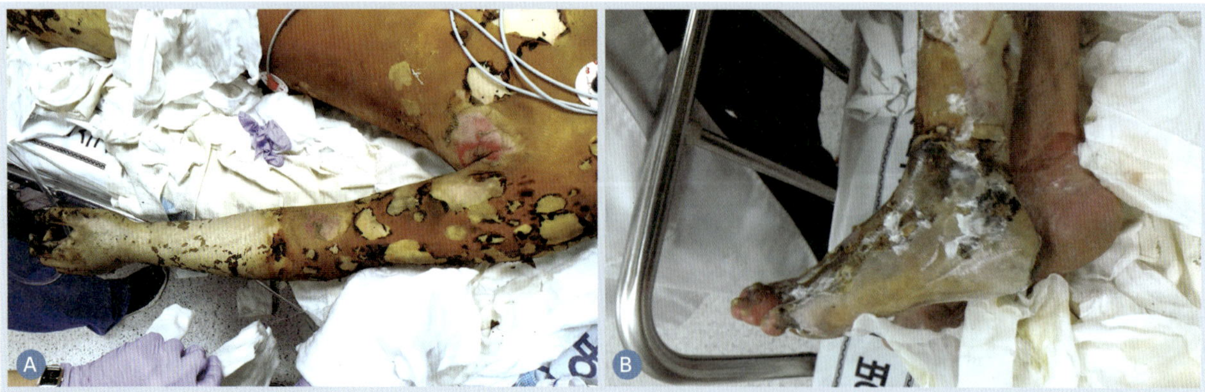

그림 9-26
건조가피

을 유발하여 심정지까지 발생할 수 있다. 미오글로빈은 콩팥의 세관을 손상시키고, 저혈량증과 동반되면 콩팥기능 상실을 유발할 수 있다. 화상으로 인해 발생한 대사항진과 과도한 스트레스 반응은 간기능상실을 유발할 수 있다.

4 평가 및 처치

1) 화상의 평가

(1) 열화상의 평가

1 현장평가

사전평가

현장 도착 전 상황실 요원으로부터 환자에 대한 정보를 얻고, 정보가 불충분할 경우 신고자와 통화하여 필요한 정보를 추가로 얻어 추가 도움 및 필요한 준비 물품, 환자의 중증도를 파악한다. 필요시 환자의 응급처치를 안내한다.

현장 안전

현장에 도착하면 환자와 접촉하기 이전에 안전을 확인한다. 위험요소가 있는지 주의 깊게 살펴야 하며 이는 현장을 떠날 때까지 계속 이루어져야 한다. 현장의 안전이 확인되면 환자와 접촉한다.

표준주의 지침

감염이나 오염을 막기 위해 개인보호장구(Personal Protective Equipment, PPE)를 착용해야 한다. 환자의 상태에 따라 장갑, 가운, 마스크와 안구보호장구를 사용하는 것을 고려해야 한다. 또한 화상환자는 감염에 취약하므로 감염을 예방하는데 신경을 써야 한다.

환자 수와 위치 파악 및 추가 도움 요청

현장을 관리하고 환자를 처치하는데 필요한 물적, 인적 자원을 평가한다. 화재 현장은 단순한 불뿐만 아니라 건물의 붕괴나 폭발 그리고 유독가스가 발생할 수 있다. 이는 다수의 사상자가 발생할 수 있다. 현장평가를 통해 얻어진 정보를 바탕으로 환자의 수와 위치를 예측하여 효과적인 대처가 가능한 구조대와 구급대를 추가 요청할 수 있다. 필요하다면 항공 이송을 요청할 수 있다.

손상기전 파악

어느 곳에서 화재가 발생했는지에 따라 손상기전이 달라질 수 있다. 밀폐된 공간에서 발생한 화재는 열에 의해 흡입 손상을 유발할 수 있으며, 유독가스 중독도 고려해야 한다.

또한 화상뿐만 아니라 추가로 발생한 외상에 대해서도 고려해야 한다. 화재가 발생하여 대피하기 위해 높은 곳에서 뛰어내린 경우 근골격계나 내부 손상의 가능성도 고려해야 한다. 추가적으로 발생한 외상은 화상의 중증도를 높일 수 있다.

2 일차평가(Primary Assessment)

전반적인 인상 파악

손상기전에 관련된 외상이나 머리와 척추 손상이 있는지 확인해야 한다.

의식수준 평가

AVPU법을 사용하여 환자의 의식수준을 평가한다. 일반적으로 화상을 입은 환자는 의식이 명료하지만 의식 변화가 있다면 유독가스 흡입, 약물 남용 그리고 저산소증 등을 고려해야 한다.

기도 및 목뼈(경추) 보호

화상을 입은 환자의 기도를 보호하는 것이 최우선이다. 환자는 화재나 유독가스에 의해 기도 손상이나 흡입 손상을 입을 수 있다. 기도 손상에는 직접적인 열 손상으로 인해 일반적으로 부종이 발생하는 성문위 손상과 독성 가스 또는 그을음과 실질 손상으로 인한 성문아래 손상이 있다. 잠재적인 기도 손상을 나타내는 징후로는 기침, 말할 때 쉰 목소리, 입 주위 화상, 콧털이나 얼굴털의 그을음, 입안의 그을음, 협착음이 있다. 이러한 징후를 보인다면 기도가 손상을 받았고 언제든지 기도 부종에 의해 기도가 폐쇄될 수 있다는 것을 고려해야 한다. 또한 목 부위 화상에 의한 부종은 기도의 부종으로 이어질 수 있기 때문에 주의를 기울여야 한다.

화상환자에서도 외상에 의한 척추 손상 가능성이 있기 때문에 척추 손상을 배제할 수 있을 때까지는 머리 고정을 통해 목뼈를 보호해야 한다.

호흡과 환기

호흡을 평가하기 위해서는 환자의 의식상태, 호흡수와 질, 호흡곤란, 뒷당김, 가슴의 움직임, 청색증 등을 보고 가능하다면 청진기를 이용하여 호흡음을 청진한다. 호흡운동을 방해할 수 있는 목과 몸통의 부종과 건조가피가 있는지 잘 살펴보아야 한다. 호흡에 이상이 있다면 고유량, 고농도의 가습된 산소를 공급해야 한다.

순환과 지혈

순환은 맥박, 피부상태, 모세혈관 재충혈, 출혈 등으로 평가한다. 맥박으로 질, 횟수 그리고 규칙성을 확인한다. 팔다리 원통형 화상의 경우 말단 부위 맥박을 측정한다. 맥박을 측정하여 점점 약해지거나 없어질 경우 가피에 의한 혈류의 제한을 의심할 수 있다. 화상 부위의 말단 모세혈관 재충혈을 측정하여 3초 이내면 화상으로 인해 혈류가 제한될 가능성은 거의 없다고 판단할 수 있다. 3초가 넘어간다면 바로 팔다리의 건조가피에 의한 혈류 제한을 의심하는 것보다는 환자의 다른 전신적인 원인을 먼저 고려해봐야 한다. 외상에 의해 출혈이 동반되었을 경우 출혈에 대한 응급처치를 해야 한다.

신경학적 평가와 변형

화상을 입은 환자 대부분은 의식상태의 변화가 없는 경우가 많다. 그러나 동반된 외상, 약물, 저산소증, 흡입 손상 또한 기존 질환의 악화에 의해 변화될 수 있다. 평가는 글래스고혼수척도(Glasgow Coma Scale, GCS)로 시행한다. 일차평가에서 평가할 수 없다면 이차평가에서 시행해야 한다.

노출 및 환경 조절

손상 부위를 평가하고 화학물질이나 열에너지원과 장기간 접촉할 수 있는 오염물질을 제거하려면 완전히 노출시켜야 한다. 평가 과정 초기에 의복을 벗으면 연소 과정이 중단된다. 장신구에 의한 지혈대 효과를 예방하려면 장신구들을 모두 제거해야 한다.

화상을 입은 환자들은 체온 조절 능력을 상실하였기 때문에 적절한 환경을 조절해 주는 것이 중요하다. 따뜻한 환경과 깨끗한 담요는 저체온증을 예방하거나 제한할 수 있다. 특히 소아 환자는 저체온증에 취약하므로 적극적인 보온 노력이 필요하다.

우선순위 결정

화상과 중증외상이 동반되어 있을 때 이 환자의 조기 사망률은 대부분 화상 자체보다는 중증외상이 동반된 손상 때문에 높다는 사실을 기억하면서 화상보다는 우선 내부 장기 손상에 초점을 맞추어 치료를 진행해야 한다. 즉 현장에서는 일차평가를 통해서 중증외상이 의심되면 화상 처치에 시간을 허비하지 말고 즉시 근접한 외상센터로 환자를 이송해야 한다.

3 이차평가(Secondary Assessment)

빠른 외상평가 혹은 초점외상평가

화상이 매우 국소적인 경우를 제외하고 모든 화상환자는 몸의 앞, 뒷면 모두를 포함해 전신 평가를 시행해야 한다.

화상의 중증도를 결정하는 첫 번째 인자는 화상의 범위로 9의 법칙과 룬드-브라우드 차트 이용하여 전체 화상 면적을 계산한다. 화상 면적이 작거나 불규칙할 경우 손바닥 법칙으로 계산한다.

두 번째 인자는 화상의 깊이로 통증 감각이 있으면 부분층 화상이고, 통증 감각이 없거나 제한적이면 전층이나 깊은 화상이다. 그러나 대개 전층이나 깊은 화상 주위에 통증 감각이 동반된 부분층 화상이 같이 있기 때문에 이런 구분이 어려울 때도 있다.

세 번째 인자는 신체의 어느 부위에 화상을 입었느냐이다. 얼굴, 손, 발, 관절, 성기, 주변을 둘러싸는 형태의 원통형 화상은 특별히 주의해야 한다. 이러한 화상들 각각은 환자와 화상 치유에 특별한 문제점을 가지고 있다.

병력조사

화상을 입게 된 주위 상황(화상 원인이 무엇인가? 화학물질이 있었는가? 노출시간은? 화상이 밀폐된 공간에서 일어났는가? 폭발이 있었는가? 전기와 접촉이 있었는가? 외상이나 의식소실이 있었는가? 과거에 어떤 병력이 있는가? 알레르기, 투약, 파상풍 예방접족력은? 등)을 문진한다.

활력징후

혈압은 화상을 입지 않은 부위에서 측정해야 정확하게 측정할 수 있다. 맥박산소측정기는 화상환자의 호흡과 심혈관계를 평가하는데 효과적인 장비이다. 그러나 일산화탄소 중독일 때에도 맥박산소측정기는 정상적으로 나올 수 있다. 일산화탄소는 헤모글로빈이 산소보다 약 200배 되는 친화력으로 결합한다. 일산화탄소헤모글로빈은 산소를 운반할 수 없지만 맥박산소측정기에는 산화헤모글로빈처럼 측정되기 때문에 수치가 정상적으로 나온다. 이때에는 맥박일산화탄소-산소측정기로 측정해야 정확하게 평가할 수 있다. 또한 화상 부위의 혈류를 평가할 수 있는데 화상 부위의 말단에 맥박산소측정기를 측정하여 95% 이상일 경우 적절한 혈류를 의미하는 반면에 90% 미만은 건조가피에 의한 혈류의 제한을 의심할 수 있다.

고려사항

노인, 영·소아, 동반된 외상을 입은 화상환자는 주의 깊게 평가해야 한다. 화상은 심각한 생리적 스트레스를 유발하며, 그 정도는 화상의 크기에 비례하여 증가한다. 이러한 생리적 스트레스에 대한 반응은 노화와 관련된 변화와 생리적 예비력이 감소하고, 기존의 만성질환에 의해 화상 손상이 더 깊고 화상 범위가 넓으며 사망률이 높다. 영·소아는 피부가 얇아서 화상을 입는데 걸리는 시간은 성인에 비해 짧게 걸려 화상의 위험도가 높다. 혈압 및 소변량 감소와 같은 저혈량증의 일반적인 징후는 늦게 나타나며 징후가 나타나기 전에 혈액 순환량의 25%가 손실될 수 있다. 영·소아에게 차갑고 축축한 팔다리, 의식 변화 및 모세혈관 재충혈 지연은 심각한 저혈량증의 징후이다. 동반된 외상을 입은 화상환자는 화상만 입은 환자에 비해 사망률이 약 4배 이상 증가한다. 이러한 이유 때문에 노인, 영·소아, 동반된 외상을 입은 화상환자는 중증도를 높게 두어야 한다.

개정된 복스 점수

개정된 복스 점수(revised Baux score)는 화상으로 인한 사망 가능성을 예측하는 방법이다. 개정된 복스 점수는 사망률과 화상의 총 체표면적, 연령, 흡입 손상 유무 등의 요인 사이의 상관 관계 및 인과 관계를 고려하는 지수이다.

화상의 총 체표면적 + 연령 + 17 (흡입 손상 시에만)

점수가 140~150점 이상이라면 생존 가능성이 거의 없다. 개정된 복스 점수는 영·소아를 제외하고 성인과 노인 환자에게 더 정확하게 측정이 가능하다.

화상센터 또는 외상센터

중증 화상환자는 화상센터 또는 외상센터로 즉시 이송해야 한다(표 9-4). 화상센터는 화상환자에게 전문적인 의료 및 간호관리는 제공하는 병원이다. 보다 심각한 화상을 입은 환자의 치료 및 회복을 도와준다.

표 9-4
화상센터 또는 외상센터에서 치료하는 화상

체표면적 10% 이상의 부분층 화상(성인)
체표면적 5% 이상의 전층 화상(성인)
체표면적 5% 이상의 부분층 화상(소아)
얼굴, 손, 발, 생식기, 항문과 주요 관절 부위 화상
화학 화상
번개를 포함한 전기 화상
외상을 동반한 화상
흡입 화상을 동반한 화상

4 재평가

모든 화상환자는 변화되는 추이에 대해 계속적인 평가를 시행하여 환자의 상태가 변화되었는지 판단하고, 응급구조사의 처치가 효과적인지 평가해야 한다. 활력징후가 불안정한 환자는 5분마다, 안정된 환자는 15분마다 시행한다. 환자의 의식과 기도, 호흡, 순환, 활력징후를 지속적으로 재평가한다. 화상환자는 기도와 호흡에 문제가 발생할 수 있기 때문에 주의 깊게 관찰해야 한다. 적극적인 소생술에 의해 폐부종이 발생하면 호흡곤란과 청진 시 수포음이 들릴 수 있다. 이때는 수액 주입 속도를 조절해야 한다. 팔다리에 원통형 화상이 있다면 말단 부위의 말초 순환과 감각을 지속적으로 평가한다. 세포 손상과 조직 괴사에 의한 고칼륨혈증으로 부정맥이 발생할 수 있으니 심전도 감시를 지속적으로 한다.

(2) 흡입 화상 및 기도 화상평가

기도 화상을 확인하기 위해 기도를 평가한다. 얼굴과 두피 화상, 불에 탄 코털과 눈썹, 목 주위를 둘러싼 화상, 쉰 목소리, 청진 시 천명음, 구강 내 점막의 검댕/부종/발적, 검댕 섞인 가래 등이 확인되면 기도 화상을 의심한다.

(3) 전기 화상 및 낙뢰 손상평가

현장 안전은 전기 화상 현장에서 매우 중요하다. 일반적으로 응급구조사는 피해자가 여전히 전원과 접촉하고 있으며 위험할 수 있다고 가정하는 것이 현명하다. 따라서 응급구조사는 피해자에게 접근하기 전에 전원이 꺼져 있는지 확인해야 한다. 일부 소식통은 전기 접촉에서 희생자를 제거하기 위해 빗자루 손잡이와 같은 비전도성 재료를 사용할 것을 제안한다. 전압이 약 600V 이상이면 마른 나무라도 상당한 양의 전류를 전도하여 구조자에게 위험을 줄 수 있으므로 극도의 주의를 기울여야 한다.

다른 전기 사고와 마찬가지로 낙뢰에 대응할 때 최우선

순위는 현장 안전이다. 널리 알려진 내용들과 달리 번개는 같은 장소를 두 번 칠 수 있으며 종종 발생한다.

낙뢰로 인한 사망의 가장 흔한 원인은 대규모 직류 쇼크 또는 뇌수질 호흡 신경의 마비로 인한 즉각적인 심폐 정지이다. 그러나 일반적인 외상 정지 환자와 달리 낙뢰 피해자는 상당한 소생 가능성을 갖고 있어 "역 분류" 개념이 발생한다. 심정지에 대해 CPR이 시작되지 않는 대부분의 대량 사상자 사건의 관행과 달리 낙뢰 관련 대량 사상자 사건으로 인한 심정지 환자는 치료와 자원에 대해 최우선 순위를 받아야 한다. 초기 반응자의 심폐소생술을 강력히 권장해야 하는 이유이다. 동공이 확장되거나 반응하지 않으면 낙뢰 피해자의 뇌사를 나타내지 않으므로 예후를 결정하는 데 사용해서는 안 된다. 실제로 초기에 지속적으로 심폐 지원을 하면 많은 환자들이 좋은 예후를 보였다.

낙뢰 손상의 다른 심장 효과에는 서맥, 빈맥, 조기 심실 수축, 심실빈맥 및 심방세동(잔떨림)을 포함한 비치명적 부정맥에서 심근 탈분극 및 수축기에 이르기까지 모든 것이 포함될 수 있다. 대규모 사례에서 ECG 데이터를 이용할 수 있었던 환자의 최소 50%에서 심실성 부정맥이 현장에 도착한 최초의 기록된 리듬으로 보고되었다. 의학 문헌에는 삽입형 심장충격기(Implantable Cardioverter Defibrillator, ICD)에 대한 낙뢰의 영향에 관한 정보는 거의 없다. 낙뢰 후 발생한 심실세동(VF)이 발생했을 때 삽입형 심장충격기에 의해 성공적인 전환이 된 사례와 장치가 고장난 사례 보고가 있었다.

낙뢰는 상당한 열과 전압을 생성하지만 노출 시간이 짧기 때문에 심각한 화상은 드물다. 전층의 입/출구 화상이 때때로 존재하지만 깊은 화상과 조직 손상은 일반적인 고전압 전기 손상보다 덜 일반적이다. 따라서 고전압 감전 부상에 비해 화상 치료와 적극적인 체적 소생술이 덜 중요하다. 심부조직 손상이 덜 흔하기 때문에 미오글로빈뇨와 급성신부전이 덜 빈번하게 나타난다. 그러나 급성신부전은 주요 낙뢰 피해자의 3~15%에서 보고되었으므로 병원 전 환경에서 적절한 수액소생술을 시작해야 한다.

비에 맞은 많은 희생자들에서 젖은 피부의 낮은 저항은 "플래시오버" 효과를 일으켜 신체를 통과하는 전류를 감소시켜 심각한 내부 부상의 위험을 줄인다. 플래시오버는 번개가 희생자를 칠 때 발생하며, 전류는 젖은 피부 표면을 따라 신체 외부로 번쩍이면서 습기를 증발시키고, 얕은층 화상을 유발하며, 종종 환자의 신체에서 신발과 의복을 폭파시킨다. 땀이나 빗물이 축적되는 경로를 따라 선형 및 점상 화상을 볼 수 있다. 전층 화상은 장신구와 같은 금속 물체와 접촉하는 부위에서 발생할 수 있다.

낙뢰 손상의 잠재적인 신경학적 영향에는 의식 상실, 착란, 기억 상실, 발작, 지속적인 두통, 마비, 기분장애, 만성 통증증후군, 소뇌 기능장애 및 말초신경병증이 포함된다. 청력 손실은 감각신경 손상이나 고막 또는 중이에 대한 직접적인 인과적 손상으로 발생할 수 있다. 각막마비 또는 낙뢰에 의한 하반신마비(paraplegia)는 낙뢰 손상의 즉각적인 효과이며, 창백하고 시원한 온도와 맥박이 없는 팔다리의 마비로 구성된다. 그것은 실제로 신경학적 원인이 아니라 카테콜아민 방출로 인한 심각한 동맥 혈관 경련의 결과이다. 일반적으로 몇 시간 내에 해결되지만 어렵고 오해의 소지가 있는 초기 환자평가를 시행할 수 있다.

구체적인 행동요령으로는 전압 및 교류/직류 여부 등 전류의 특성을 파악한다.

신체 통과 경로(entry exit wounds) 및 노출 시간을 확인한다. 손상기전 및 사고 발생 당시 상황을 확인하며 환자의 과거력, 수술력, 약물복용력, 임신 여부 등을 확인한다.

신체검진으로는 심장리듬의 평가 및 심전도를 감시하며, 추락 등 동반 손상 여부도 확인한다.

(4) 화학 화상평가

현장에 있는 응급구조사는 불산에 오염되지 않도록 고도의 주의를 기울여야 한다. 적절한 개인보호장비를 항상 착용하고 가능한 한 빨리 환자의 오염 제거를 시작해야 한다.

현장평가를 시행할 때는 쏟아지거나 오염된 화학물질의 성상을 파악해야 한다.

(5) 일광 화상평가

밝은 바닷가재 색의 피부 발적, 수포 등이 있는지 확인한다.

2) 화상의 처치

화상환자에 대한 평가와 즉각적으로 생명을 위협하는 요소의 처치와 교정을 끝낸 후에는 현장이든 병원으로 이송하는 중간이든 본격적인 화상 처치를 시작한다. 쇼크, 저체온증과 상처 오염 방지도 화상 처치에 포함된다.

화상 처치는 병원 전 단계와 병원 단계로 나뉜다.

(1) 병원 전 단계의 처치

1 열화상의 처치

기도와 목뼈 보호

기도 개방을 위해서는 머리기울기-턱 들어올리기, 턱 밀어내기, 입/코인두기도기, 성문위기도기, 기관내삽관과 기관절개술 등이 있다.

흡입 손상을 입어 기도 손상이 의심될 경우 기관내삽관을 현장에서 시행하는 것이 어렵지만 빠르게 시행하는 것이 훨씬 좋다. 하지만 의식이 있는 경우 기관내삽관을 하는 것이 어려우므로 의료지도 등을 통해 심사숙고하여 판단하여야 한다. 기관내삽관이 힘든 환자에게는 고유량, 고농도의 산소를 투여하며 필요시 백밸브마스크(Bag-valve mask, BVM)를 사용하여 호흡 보조를 하며 신속히 가까운 응급의료센터로 가는 것이 좋다. 기도확보가 꼭 필요한 경우에는 성문위기도기를 사용하면 된다.

상기도 화상환자는 기도의 부종이 의심되므로 반쯤 앉은 자세를 취해주면 기도의 부종을 줄이는데 도움이 될 수 있다. 입 안에 분비물이 있다면 흡인기를 사용하여 분비물을 제거한다.

척추 손상이 의심될 경우, 척추 손상 프로토콜에 맞춰 고정시켜 준다.

호흡과 환기

연기를 흡입한 화상환자의 경우 자발적인 호흡이 있을 때 비재호흡마스크를 이용하여 100% 산소를 공급한다(그림 9-27). 자발호흡의 수가 적거나 없다면 저장주머니가 달린 백밸브마스크를 이용하여 100% 산소를 공급한다. 일산화탄소 중독 의심 시 산소포화도가 95% 이상이더라도 반드시 100% 산소를 공급한다. 가슴과 배를 에워싸는 화상이 발생하여 건조가피가 발생했을 때는 원활한 호흡운동이 되지 않아 호흡량이 감소가 될 수 있으므로 주의 깊게 평가한다.

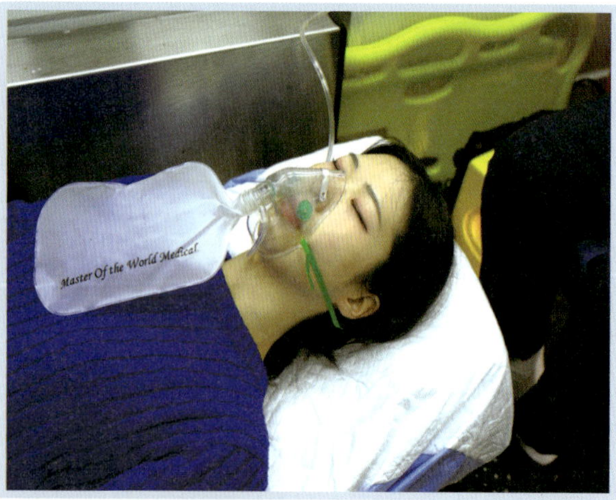

그림 9-27
비재호흡마스크 착용

순환과 지혈

특별한 치료가 되기 전까지는 화상의 원인물질이 제거되어야 하고 화상이 더 이상 진행되지 않도록 하여야 한다. 추가적인 화상 진행을 중지시키기 위하여 신체 표면에 남아 있는 열기를 신속히 제거해야 한다. 환자 신체에 있는 불을 제거하고 뜨거운 장신구나 의복을 제거한다. 사용할 수 있다면 12~25℃의 물을 화상 부위에 끼얹거나 화상 부위를 물에 담가서 창상을 식히는 것이 가장 좋은 방법이다. 화상 부위를 물로 식히는 시간은 일반적으로 최소 20분 정도 시행하면 충분하다. 이보다 더 긴 시간을 사용하는 것은 다른 긴급한 처치들을 지연시킬 수 있기 때문에 권장되지 않는다. 또한 10℃ 이하의 냉수를 사용하는 것도 권장되지 않는데 특히 오랜 시간 사용하면 저체온증이나 과도한 혈관 수축을 유발하여 환자의 생존 및 창상 회복에 오히려 나쁜 영향을 미치기 때문이다. 실온의 물을 창상에 부어 창상이 더 깊어지는 것을 막고 창상을 시원하게 하기 위해 실온의 물 이외의 다른 것을 사용하는 것은 수액 치료 동안 생기는 저체온증을 유발할 수 있으므로 삼가는 것이 좋다(그림 9-28).

혈압은 화상으로 인해 팔다리 부종이 심하고, 타서 말라 붙어 있는 경우 측정이 어려울 수 있으며, 이 경우 맥박수가 혈액순환 정도를 나타내는 간접 근거로 사용될 수 있다. 그러나 대부분의 화상환자는 충분한 수액치료가 되었다 하더라도 빈맥(tachycardia)을 보이는 경우가 많다.

화상 부위의 상처 치료는 깨끗한 마른 옷이나 담요로 덮어 병원으로 이송한다. 젖은 드레싱은 안 되며, 이송되는 동안 체온 조절과 열 손실을 막기 위해 담요로 몸을 감싸주어야 한다. 통증을 감소시키기 위해 창상을 외부와 접촉되지 않도록 보호해 주고 진통제를 사용하는 것은 피하는 것이 좋다. 화상환자는 화상으로 인해 혈관이 수축되어 있는 상태이므로 진통제를 근육이나 피부밑주사로 주는 것은 약의 흡수가 떨어져 효과가 없을뿐더러 나중에 환자가 수액 치료를 받은 후 다시 혈관 확장이 일어나면 약의 흡수가 증가해 무호흡증을 야기할 수도 있으므로 주의해야 한다.

총 체표면적 20% 이상의 화상은 2개의 정맥로를 확보 후 수액을 주입해야 한다. 미국화상협회(American Burn Association, ABA)에서는 병원 전 및 병원 단계에서 화상의

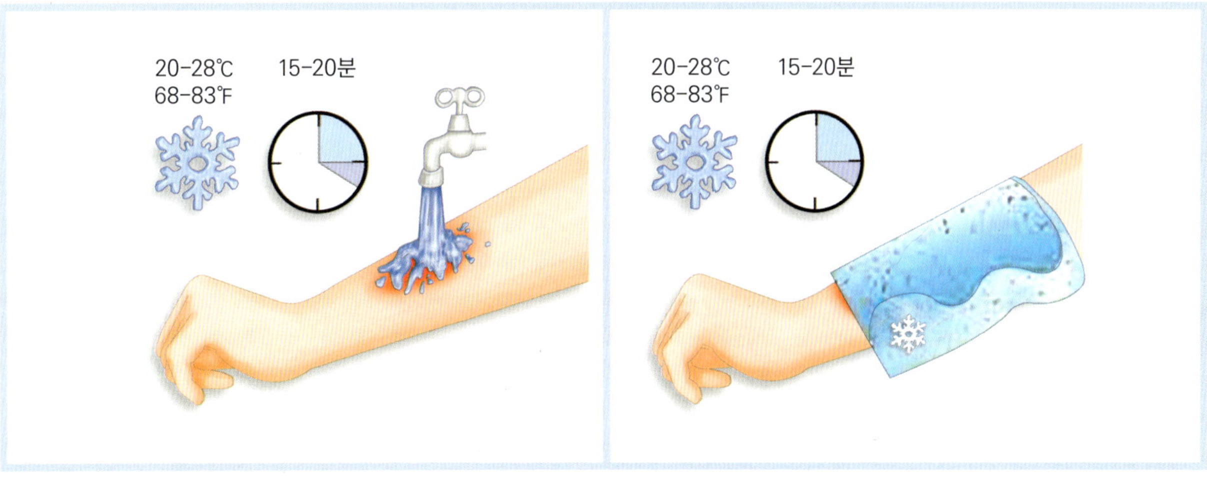

그림 9-28
물과 제품을 이용한 냉각법

총 체표면적을 계산하기 전에 광범위한 화상을 입은 환자의 초기 수액 속도를 환자의 연령에 따라 다음과 같이 제시하고 있다.

- 5세 이하: lactated Ringer's solution(LR) 125mL/hr
- 6~13세: LR 250mL/hr
- 14세 이상: 500mL/hr

또 다른 방법은 10의 법칙이다.

- 화상의 총 체표면적을 10% 단위로 추정한다.
- 화상의 총 체표면적 × 10을 하면 체중이 40~80kg인 성인의 초기 수액 속도(mL/hr)가 나온다.
- 체중이 80kg 이상인 환자의 경우 체중이 10kg 추가될 때마다 시간당 100mL씩 올려서 준다.

이후에 아래와 같이 다시 계산하여 수액 속도를 조절한다(표 9-5).

추가로 다른 수액 계산법으로는 **파크랜드 요법(Parkland formula)**과 수정 브루크 요법(modified Brooke formula)이 있다(표 9-6).

2 흡입 화상의 처치

환자의 전반적인 평가 및 처치를 시행한다. 우선 기도를 개방하고, 환자의 의식이 P 이하일 경우 입인두기도기를 삽입하여 기도를 유지한다. 만약 환자가 구역반사를 보일 경우에는 이를 제거하고 코인두기도기를 삽입하여 기도를 유지한다.

일산화탄소 중독 의심 환자는 고압산소요법이 가능한 센터로 이송하는 것을 고려한다(그림 9-29).

일산화탄소가 존재하는 환경에서는 시안화물 중독을 또한 의심해야 한다. 호흡곤란, 가슴통증(흉통), 의식 변화, 경련, 의식 소실 등의 심한 증상을 보이는 경우 시안

표 9-5
수액속도 계산표(ABA)

화상의 유형	연령과 체중	수액 적용 속도
불, 열화상	14세 이상 소아와 성인	2mL LR × kg × % 총 체표면적
	14세 이하 소아	3mL LR × kg × % 총 체표면적
	영아와 어린 소아(≤30kg)	3mL LR × kg × % 총 체표면적 추가로 포도당 함유 수액을 유지속도로 투여
전기 화상	전 연령	4mL × kg × % 총 체표면적 추가로 영아와 어린 소아는 포도당 함유 수액을 유지속도로 투여

표 9-6
수액속도 계산표

구분	연령	수액 적용 속도	기타 내용
파크랜드 요법	소아	3mL × kg × % 총 체표면적	총 수액량의 1/2은 화상 손상 후 8시간 이내, 나머지 1/2은 16시간 동안 투여하여 총 24시간 동안 투여한다.
	성인	4mL × kg × % 총 체표면적	
수정 브루크 요법	전 연령	2mL × kg × % 총 체표면적	–

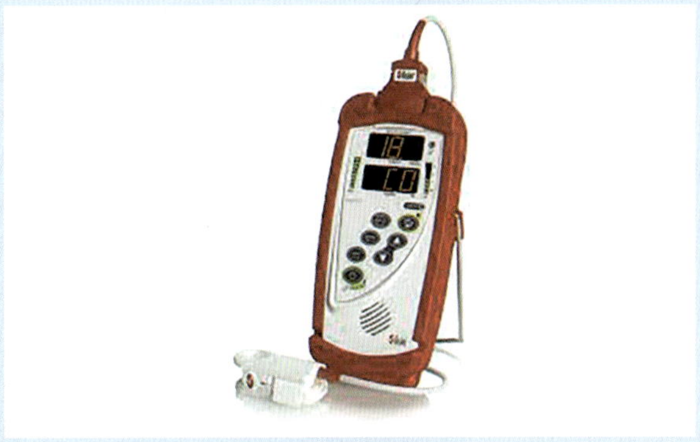

그림 9-29
일산화탄소/맥박산소측정기 사진

화물 중독을 의심해야 한다. 효과적으로 치료하기 위해서 심한 시안화물 중독에서는 해독제 치료를 초기에 시작해야 한다. 시안화물 증기에 노출되면 의식 소실과 함께 심한 호흡곤란이나 무호흡이 발생하기 쉽다. 초기에 우선적으로 급속연속기관삽관과 백밸브마스크로 환기시킨다.

화재 현장에서 구조된 모든 화상환자의 경우 비재호흡 마스크로 100% 산소를 투여한다. 연기 흡입 손상 환자의 경우 비재호흡 마스크로 100% 산소를 투여한다.

연기 흡입 손상 환자의 경우 산소포화도가 95% 이상이더라도 반드시 고농도의 산소를 투여한다. 산소투여에도 불구하고 아래와 같은 상황이 발생할 경우 기관내삽관술을 시행한다.

화상환자의 병원 전 삽관에 대한 연구에 따르면 환자가 불필요한 삽관을 시행 받을 수 있다. 삽관에 대한 미국화상협회 권장사항 또는 덴버 기준은 삽관 수행 결정을 용이하게 하고 불필요한 기도 절차를 최소화할 수 있다. 미국화상협회는 다음에 대해 삽관을 권장한다(표 9-7).

표 9-7
흡입 화상의 특징 및 삽관 기준

구분	내용
흡입 화상의 특징	• 지속적인 의식상태 악화 • 심각한 호흡곤란 발생(호흡수 분당 30회 이상 또는 SpO_2 90% 미만) • 기도 부종의 빠른 악화(stridor 또는 wheezing 증가, 말하지 못함)
ABA(미국화상협회) 삽관 기준	• 기도폐쇄의 징후: 쉰 목소리, 협착음, 보조 호흡근 사용, 복장뼈(흉골) 수축 • 화상의 정도(TBSA 화상 > 40~50%) • 광범위하고 깊은 안면 화상 • 입안의 화상 • 심각한 부종 또는 부종의 위험 • 삼키기 어려움 • 호흡기 손상의 징후: 분비물을 제거할 수 없음, 호흡 피로, 산소 공급 부족 또는 환기 • 기도 보호 반사가 손상된 의식수준 감소 • 도중에 삽관할 자격을 갖춘 직원이 없는 기도 문제가 있는 큰 화상환자 이송이 예상되는 경우
Denver 삽관 기준	• 전신 안면 화상 • 협착음 • 호흡곤란 • 후두경 검사에서 부어오름 • 상기도 외상 • 의식 변화(altered mentation) • 저산소증 또는 고탄산혈증 • 혈역학적 불안정성 • 그을린 수염 • 연기 흡입 의심

ABA 또는 Denver 기준 중 하나의 징후가 있으면 삽관을 진행하는 것이 합리적이다.

응급구조사는 특정 환자 및 상황에서 진행된 기도 배치로 인한 이송 지연이 임상적으로 유익한지 특히 고급 기도관리가 부상으로 인한 악화 또는 2차 감염으로 인한 환자의 잠재적 위험보다 큰지 결정해야 한다. 기도가 적시에 확보되지 않으면 합병증이 발생할 수 있다. 구강 기관삽관이 선호되는 경로이지만 화상환자의 기도에 부종과 파편이 있는 경우 최후의 수단으로 반지방패연골절개술을 시행할 수 있다. 대체 기도관리 술기에 대한 EMS 직원 교육은 복잡한 기도관리에 매우 유용할 수 있다.

주의사항으로 접착 테이프를 사용하여 기관 내 튜브 또는 기타 장치를 화상환자에게 고정하지 말아야 한다. 환자는 부종이 생길 수 있고 피부가 벗겨지며 테이프로만 고정하면 기관내삽관이 빠질 수 있다. 이런 경우 광범위한 기도 부종으로 인해 기도를 재확립하기가 매우 어렵다. 환자에게 삽관을 하지 않은 경우 안면이나 혀의 부기 또는 쉰 목소리와 같은 임박한 기도폐쇄의 조기징후를 면밀히 관찰하고 이러한 징후가 나타나면 환자에게 삽관을 한다.

맥박산소포화도측정기, 호기말이산화탄소분압측정기, 환기 순응도 및 순환을 포함한 호흡 매개변수를 주의 깊게 모니터링하면 응급구조사가 중환자에서 합병증 발생에 대해 경고할 수 있는 상황을 제공할 수 있다. 호흡곤란 또는 저산소증의 징후를 보이는 모든 환자에게 고유량 산소를 사용해야 한다. 밀폐된 공간 화재의 경우와 같이 일산화탄소 또는 시안화물 독성이 수반되면 호흡부전 또는 뇌병증을 유발할 수 있다. 베타작용제는 흡입 손상의 경우에 사용되어 산소 전달을 증가시키고 기관지 경련을 감소시킨다.

3 전기 화상 및 낙뢰 손상의 처치

전기 손상 후 부정맥의 발생률은 4~17% 사이이다. 모든 환자는 심장 손상 및 부정맥을 평가하기 위해 초기 ECG를 받아야 한다. 지속적인 심장 모니터링은 초기 ECG가 정상이고, 무의식의 병력이 없으며, 부상이 저전압 소스에서 발생한 경우를 제외하고는 심각한 전기 부상을 입은 모든 환자에 대해 시행한다. 부정맥은 부상 후 처음 몇 시간 동안 발생하는 경향이 있으므로 병원 전 모니터링이 특히 중요할 수 있다. 가장 흔한 ECG 변화는 동성빈맥과 비특이적 ST-T파 변화이며, 일반적으로 시간이 지남에 따라 교정된다(그림 9-30).

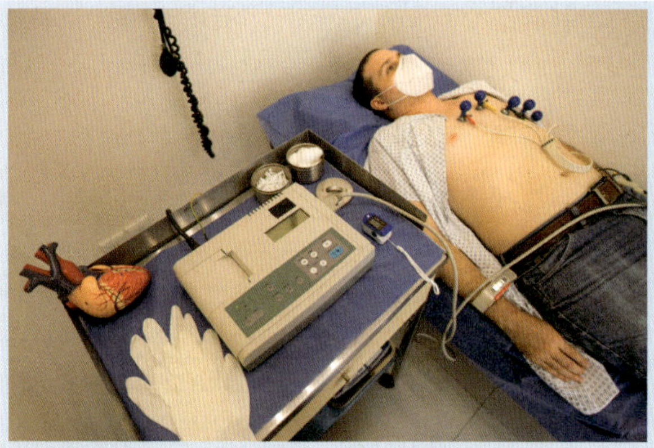

그림 9-30
심전도 감시

환자의 전반적인 임상상태가 양호하고 응급실 내원 당시 심전도가 정상이라면 심각한 부정맥이 관찰될 확률은 낮다. 부정맥이 발견되면 대개 일시적이며 치료적 개입이 필요하지 않다. 실제로 전기 손상 후 내원하는 환자의 대부분의 심장 부정맥은 초기 ECG로 진단할 수 있기 때문에 일상적인 심장 모니터링이 불필요할 수 있음을 시사하는 문헌이 증가하고 있다. 때때로 경색을 모방한 손상 패턴이 ECG에서 보일 수 있다. 이러한 패턴은 일반적으로 관상동맥혈전증이 아닌 직접적인 심근 손상으로 인한 것이다.

어려움은 새로운 심근 손상의 존재를 확인하고 그 생리학적 중요성을 결정하는 것이다.

호흡 정지는 가슴근육의 수축으로 인한 감전, 중추신경계의 호흡중추 손상 또는 심장 정지와 결합하여 발생할 수 있다. 심장 기능이 자발적으로 회복될 수 있지만 호흡 정지가 지속되어 2차 저산소증을 유발할 수 있다. 또한 얼굴, 입 또는 목 앞쪽에 전기 화상을 입은 환자의 경우 기도를 확보하는 것이 어려울 수 있다. 이것은 물렁조직(연부조직) 부종의 급속한 발달에 의해 악화될 수 있다. 따라서 구조자는 이러한 환자를 돌볼 때 조기에 삽관을 고려해야 한다.

외부 화상에 대한 적절한 화상 관리를 시행해야 한다. 부상의 가시화 여부와 상관없이 모든 팔과 다리에서 조이는 고리나 기타 장신구를 제거해야 한다. 고전압 전기로 인한 화상환자는 외상센터로 이송되어야 한다. 내부 전류 흐름으로 인해 심각한 내부 손상이 있을 수 있다. 전기 화상에서 눈에 보이는 피부 손상은 일반적으로 내부 손상을 과소평가하기 때문에 수분 요구량은 Parkland 공식과 같은 표준 열화상 손상 공식을 사용하여 예측을 초과할 수 있다. 대부분은 심각한 전기 부상을 입은 일반 환자에게 처음 1시간 동안 20~40mL/kg의 초기 수액량이 적절하다고 조언한다. 추가 수액 투여는 지속적인 임상 및 혈역학적 평가에 의해 안내되어야 한다.

눈에 보이는 화상(유입흔과 유출흔)은 다른 열화상과 마찬가지로 냉각시켜 준 후 필요하면 건조한 멸균드레싱을 시행한다. 눈에 보이는 화상에만 너무 초점을 두고 보기보다 전기가 온몸을 통과하면서 일으킬 수 있는 광범위한 내부 영향을 인지한다.

낙뢰 환자는 부상 정도가 외부 징후에 따라 쉽게 드러나지 않을 수 있기 때문에 모든 병원 평가를 위해 이송이 필요하다. 구조자는 위에서 언급한 역 분류를 제외하고 표준 BLS 및 ALS 원칙을 사용하여 낙뢰 피해자를 돌봐야 한다. 이송하는 동안 환자는 심장 및 맥박산소측정을 받아야 하며, 외상 예방 조치를 준수해야 한다. 긴 골절, 외부 화상, 호흡곤란, 심장부정맥, 저혈압 또는 변경된 의식상태와 같은 명백한 부상을 입은 낙뢰 환자는 평가를 위해 외상센터 또는 화상센터로 이송하여야 한다.

출동한 구급대원은 우선적으로 현장의 안전을 확인한다. 플러그를 뽑거나 스위치를 내려 전원을 차단한다. 이것이 불가능하다면 전력회사에 전화한다.

골절이 의심되는 부위에 대한 부목고정을 시행하고 상처 부위는 깨끗하게 드레싱을 시행한다. 또한 자동심장충격기(제세동기)를 부착하여 갑작스러운 부정맥 발생을 대비한다.

응급처치 중 주의사항으로는 전원이 차단되기 전에는 환자에게 접근하지 말아야 하고, 고압 전선은 반드시 전기회사에서 처리하도록 요청한다.

다수의 낙뢰 손상자 발생 시 중증도를 분류하고 다음을 주의한다.

- 통상적인 외상 중증도분류와 달리 심정지 환자를 우선적으로 치료
- 자발호흡이 있는 환자들은 추가적인 조치가 없어도 생존 가능성이 높음

4 화학 화상의 처치

주요 화상(> 20% TBSA)이 있는 환자는 IV 확보가 필요하며, 바람직하게는 2개의 큰 구경의 주변 라인이 필요하다. 카테터는 화상을 입은 조직을 통해 삽입할 수 있다. 중심 정맥 접근은 합병증 발생률로 인해 초기 처치로는 피해야 한다. 장기간 또는 지연된 운송에는 요도 카테터와 코위관을 사용하는 것이 좋다. 화상 상처에 얼음을 사용하는 것은 화상환자가 저체온에 걸릴 위험이 있으므로 절대 금기이다. 환자의 체온을 따뜻하게 유지하기 위해 지속적

으로 노력해야 한다. 수액소생술을 계속해야 한다. 옮기기 전에 화상 부위는 건조하고 멸균된 깨끗한 시트나 화상 전용 수성 젤 드레싱으로 싸서 따뜻한 담요로 덮어야 한다.

손상 깊이와 범위, 손상 성질을 파악하기 위해 화학 화상은 어떤 것이라도 주의 깊게 검사해야 한다. 페놀, 건조 석회, 나트륨이나 폭동 진압물질이 의심되면 아래와 같이 처치한다.

안구 화상

안구 화학 화상은 실제 안과적 응급상황이며 현장에서 물이나 생리식염수를 많이 사용하여 가장 잘 치료할 수 있다. 세척 지연은 눈의 즉각적인 세척과 비교할 때 시력에 대한 위험 증가 및 후속 합병증의 더 높은 비율과 관련이 있다. 수돗물과 생리식염수는 처음에는 똑같이 잘 작동하며 세척량과 세척 시간이 유체의 종류보다 중요하다. 화학 화상 환자는 눈물, 눈부심, 결막 발적, 통증이 나타나며 심한 알칼리 화상의 경우 결막 및 공막 혈관의 허혈에 이차적으로 눈이 하얗게 보일 수 있다. 세척은 이송 중 최소 30분 동안 또는 심각한 노출에 대해 병원에 도착할 때까지 계속되어야 한다. 얻을 수 있는 중요한 상태 정보에는 노출 기간, 화학물질 유형 및 알려진 경우 물질의 pH가 포함된다.

산 노출로 인한 부상은 알칼리 물질보다 덜 심각한 경향이 있지만 이는 관련된 화학물질에 따라 다르다. 알칼리 물질을 포함하는 일반적인 가정용품에는 수산화나트륨, 암모니아 및 수산화칼슘이 들어 있는 세척액이 포함된다. 이 외에도 적절한 병원 전 관리에는 통증 조절과 즉각적인 안과 상담 및 평가를 위한 적절한 센터로의 이송이 포함된다.

세척할 때 생리식염수(링거액도 쓸 수 있다) 주머니를 걸어 두고 눈에 흘려보내는 방법이 유용하게 사용된다. 수액의 속도 조절계를 사용하여 흐름을 조절하여 코 쪽에서 눈꼬리로 수액이 흐르게 하고 환자의 머리를 옆으로 돌려 배액이 잘 되게 하는 동시에 씻겨 나온 물이 반대쪽 눈으로 들어가 반대쪽 눈을 오염시키지 않도록 한다. 눈으로 튄 화학물질이 콘택트렌즈로 흘러들어간 경우 조심해야 한다. 렌즈를 착용한 경우 렌즈 밑에 이물질이 들어가 세척이 잘 안 될 수 있으므로 세척을 지속하면서 렌즈를 부드럽게 제거한다(그림 9-31).

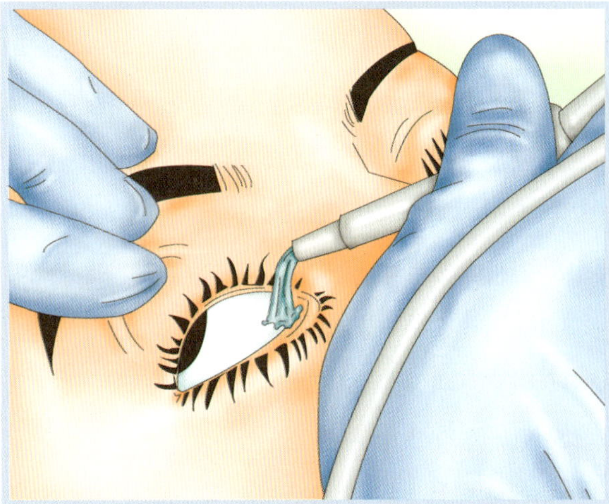

그림 9-31
안구 세척

불화수소(Hydrogen fluoride, HF)

HF 화상의 오염 제거는 초기에 물로 다량 세척 후 국소 글루콘산칼슘 2.5%로 유리 불소 이온을 중화하는 것으로 구성된다. 국소 치료는 세척 후 즉시 시작해야 한다. 시판되는 글루콘산칼슘 겔을 사용할 수 있거나 IV 글루콘산칼슘 10% 용액과 수용성 윤활제를 1:3 비율로 혼합하여 만들 수 있다. 글루콘산칼슘을 사용할 수 없는 경우 국소 치료를 염화칼슘으로 대체할 수 있다(피내 또는 동맥 내 치료에 염화칼슘을 사용하지 말 것).

손 부상의 경우 글루콘산칼슘 겔을 수술용 장갑에 넣고 감염된 손을 장갑에 넣을 수 있다. 국소 칼슘으로 통증이 조절되지 않으면 피내 5% 글루콘산칼슘을 고려해야 한다. 0.5mL/cm^{2}의 영향을 받은 조직을 27G 바늘로 피내 주사한다(손가락에 피내 주사를 사용하지 말 것). 통증 완화는 신속해야 한다. 이것이 성공적이지 않으면 지속적인 원위부 손가락 통증에 대한 손발톱 제거와 함께 동맥 내 글루콘산 칼슘(calcium gluconate)을 고려해야 한다.

HF 화상으로 인한 주요 대사장애는 저칼슘혈증이지만 고칼륨혈증 및 저칼륨혈증도 발생할 수 있다. 대규모 HF 화상의 경우 혈청 전해질을 자주 모니터링하는 것이 좋다. 정맥 내 칼슘 글루코네이트(10mL의 10% 용액)는 큰 HF 화상에 대해 경험적으로 고려해야 하며, 문서화된 저칼슘혈증 및 QT 간격이 연장된 환자에게 투여해야 한다. 면밀한 모니터링과 반복 투여가 필요할 수 있다. 마그네슘 수치도 모니터링해야 하며 결핍되면 보충해야 한다. 삽관이 필요할 수 있는 위독한 환자의 경우 고칼륨혈증의 가능성이 있으므로 석시닐콜린(Succinylcholine)을 피해야 한다. 흡입성 HF 화상도 발생할 수 있으며, 큰 안면 화상이나 숨가쁨이 있는 환자의 경우 분무화된 5% 글루콘산칼슘을 고려해야 한다.

독소 및 화학물질의 오염 제거도 이 평가 단계에서 시작해야 한다. 포화된 의복을 벗어야 하고, 가루 화학약품을 피부에서 털어내고, 환자가 상처의 통증이 감소할 때까지 오염된 부위를 다량의 물로 세척해야 한다. 화학적 화상 치료에 중화 용액을 사용하는 것은 불화수소와 관련된 화상을 제외하고는 일상적으로 권장하지 않는다. 그러나 강한 중화 용액의 양 조절이 핵심 난제이다. 눈에 대한 화학적 상해는 눈꺼풀을 강제로 열고 물이나 식염수로 눈을 씻어내는 방법으로 치료한다.

5 방사선 화상의 처치

방사선 손상 환자의 증상을 치료하고 가능한 한 환자가 편안함을 느끼도록 해주고 정신적으로 지지해 주어야 한다. 화상 상처는 멸균드레싱으로 덮고 전신 증상이 심할 경우 산소 공급을 하고 수액 정맥 주입을 시작한다. 환자의 체온을 유지하고 응급실로 이송한다.

재평가에서는 흡입 화상, 화학 화상, 전기 화상, 방사선 노출 환자들은 각각의 화상 기전과 관계된 합병증이 증가하는 징후가 있는지 감시해야 한다. 또한 혈압, 맥박, 호흡과 변화 양상을 감시한다. 안정된 환자에서는 15분마다, 불안정한 환자에서는 5분마다 재평가를 시행한다(그림 9-32).

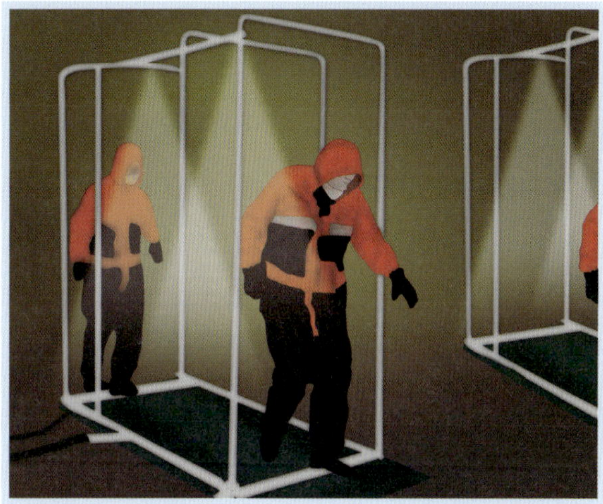

그림 9-32
제염제독

6 일광 화상의 처치

피부에 발적이나 통증, 열감이 생기기 전에 그늘을 찾는다. 냉찜질, 베이킹소다 찜질, 칼라민 로션 등으로 피부를 진정시킨다. 가려움증을 해소하기 위해 항히스타민제를 복용하며, 통증과 소염을 위해 이부프로펜을 복용한다. 화상이 치유되도록 기다린다. 특별한 치료가 없더라도 2~3일 이내에 치유된다.

7 병원 전 응급처치 시 주의사항

중증 손상 환자 기준에 해당하는 경우, 현장 처치 시간은 최대 10분 미만으로 최소화하는 것을 원칙으로 하고,

환자평가 과정이나 정맥로 확보로 인해 이송이 지연되어서는 안 된다. 화상 자체로 인한 쇼크는 드물고, 주로 동반 손상으로 인해 발생하며, 화상환자에서 정맥로 확보는 종종 어려워 이송을 지연시킬 수 있다. 얼음찜질(괴사우려) 등 과도한 냉각으로 인한 저체온 발생에 주의한다. 전문적인 처치가 필요한 다음의 경우 의료지도를 요청한다.

① 기관내삽관이 필요한 경우

② 정맥로 확보 및 수액 투여

③ 위험물질 노출이 의심되는 경우

④ 중증도 판단이 애매한 경우

8 이송병원 선정지침

화상으로 인한 합병증은 일반적으로 다른 형태의 신체 손상보다 천천히 진행된다. 화상센터는 상처 치유 및 감염 예방에 관한 특별한 전문 지식을 보유하고 있다. 화상 직후 몇 시간 동안의 주요 생명 위협은 혈관 내 용적의 손실과 기도 열 손상, 화상의 초기 원인(예: 폭발) 및 손상과 같은 부수적 손상의 악화이다.

수분 요구량 계산은 화상 크기, 소변량 측정, 혈역학적 모니터링에 대한 신중한 평가에 따라 달라진다. 이송 직원은 환자가 이송 중 소변 배출을 모니터링하기 위해 폴리 카테터(foley catheter)를 가지고 있는지 확인해야 한다. 화상을 깨끗하게 유지하고 통증을 줄이기 위해 멸균드레싱을 적용해야 한다. 흡입 화상이 의심되는 경우 조기 삽관이 필요할 수도 있다. 드물지만 극적인 합병증은 겉보기에는 정상적인 호흡 후 부기로 인한 갑작스러운 기도폐쇄이다. 움직이는 차량은 협착증을 모니터링한 후 부종성 기도를 통해 삽관하기 어려운 장소이므로 기도 손상이 임박한 징후가 있는 경우 송신 시설에서 기도를 확보하는 것이 좋다.

일산화탄소와 시안화물은 화상과 관련된 가장 흔한 독성 노출이다. 시안화물은 매우 빠르게 작용하며, 급성 시안화물 독성이 있는 환자는 일반적으로 발작이나 심정지가 나타나므로 환자가 시설 간 이동을 할 준비가 될 때까지는 문제가 되지 않을 것이다. 심각한 일산화탄소 중독은 고압산소요법으로 이상적으로 치료해야 한다. 산소가 없는 경우, 이 노출은 지역 병원과 이송 중에 고농도 산소를 제공하여 치료해야 한다. 비행 중 고도의 상당한 증가는 이러한 환자에게 문제가 될 수 있으며 파견 의사가 이송 수단 유형을 선택할 때 고려해야 한다.

전문 화상센터에서의 치료가 필요한 다른 동반 손상이 없는 단독 중증 화상환자의 경우라도 우선 가장 가까운 지역응급의료센터 이상의 의료기관 또는 치료가 가능한 화상전문병원으로 이송함을 원칙으로 한다.

다른 동반손상이 있는 중증 화상환자의 경우 이송병원 선정은 직접의료지도를 요청하고 지도에 따른다.

응급의료 취약지역의 경우 화상 진료가 가능한 가장 가까운 지역응급의료기관 또는 화상전문병원 등으로 이송한다.

현장 거리, 교통체증 등으로 구급차를 이용한 이송이 헬기 이륙 소요시간(약 15분) 및 현장까지 소요 예상 비행시간 보다 더 많은 시간이 소요될 것으로 판단되는 경우에는 헬기 이송을 요청하고 지시에 따른다.

중증 화상 기준에 해당하지 않는 경증 단독 화상환자의 경우 화상 진료가 가능한 가장 가까운 지역응급의료기관으로 이송한다.

2) 병원 단계의 처치

(1) 기도

화상환자에게 발생하는 기도 폐쇄를 조기에 인지하여 빠르게 기도를 확보하는 것이 중요하다. 흡입 손상에 의해 기도 부종이 발생하여 기도 폐쇄가 예상되는 환자에게는 조기에 기관내삽관을 시행해야 한다. 화상 초기에는 기도가 잘 유지되더라도 시간이 경과됨에 따라 기도의 부종이 심해지면서 기도가 폐쇄될 수 있다. 또한 적극적인 수액소생술에 의해서도 기도에 부종이 발생하여 기도가 폐쇄될 수 있다. 기관내삽관 시 저항감이 심하거나 의식이 있다면 약물보조삽관(drug-assisted intubation)을 시행할 수 있다. 이때 석시닐콜린은 화상환자의 고칼륨혈증을 악화시킬 수 있기 때문에 주의해야 한다.

(2) 호흡

화상환자에게 가습화된 100% 산소를 제공하고, 중증의 일산화탄소 중독이 의심되는 경우 고압산소치료를 시행한다. 추가로 동맥혈가스분석(ABGA), 탄화 헤모글로빈, 가슴 X-ray를 시행하여 환자의 호흡상태를 평가한다. 또한 가능하다면 기관지내시경을 통해 화상환자의 기관지와 폐 상태를 확인하여 진단과 치료를 동시에 진행할 수 있다.

(3) 순환

화상환자의 순환상태는 의식상태, 모세혈관 재충혈, 혈압, 소변량 등으로 평가한다. 환자의 소변량을 측정하기 위해서 유치도뇨관을 삽입한다. 수액 투여 시 소변량을 감시하는데 적정 소변량은

성인 : 0.5mL/kg/hr(또는 30~50mL/hr)

소아(30kg이하) : 1mL/kg/hr

소아(30kg 이상) : 0.5mL/kg/hr

만약 소변량이 적다면 주입속도를 25%씩 높이고, 많다면 25%씩 줄인다. 미오글로빈뇨가 있는 전기 화상환자는 소변이 깨끗해질 때까지 75~100mL/hr을 유지한다.

(4) 코위관 삽입

환자가 체표면적 20% 이상의 2도 화상을 입으면 위장관 마비가 발생할 수 있다. 이로 인해 가스 팽창이 잘 발생하며, 위 내용물이 역류할 수 있다. 이를 대비하기 위해 코위관 삽입을 시행하여야 한다.

(5) 진단 검사

일반적 진단검사를 통해 전혈구검사(CBC), 전해질 검사, 혈액요소질소(BUN), 크레아티닌(Creatinine, Cr) 등의 결과를 확인하다. 전기 손상에 의한 화상환자인 경우 근육과 심장의 손상을 평가하기 위해서 소변검사, 소변 마이오글로빈, CK수치 검사와 심전도 검사를 시행한다. 환자에게 다른 손상이 있다면 추가적인 방사선 검사를 시행한다.

(6) 가피절개술

팔다리를 둘러싼 원통형 가피가 형성되어 있는 경우 말단 부위의 맥박, 모세혈관 재충혈을 확인하거나 도플러 초음파을 이용하여 혈류의 흐름을 반드시 평가하여야 한다. 원통형 가피가 발생하면 피부가 탄력성을 잃고 수축하며 팔다리의 내부 압력이 증가해 혈관 및 신경을 압박하여 장애가 발생한다. 환자는 통증, 저림, 마비 등을 호소할 수 있으며, 피부는 창백하고 차가워 말단 부위의 맥박이 점차 약해지거나 없을 수 있다. 이런 경우 팔다리 안쪽과 바깥쪽에 외과용 메스나 전기소작기를 이용하여 즉각적인 가피절개술을 시행해야 한다. 그뿐만 아니라 몸통 전체에 가피가 형성되면 가슴 및 배의 움직임이 제한되어 호흡운동이 원활하지 않아 호흡곤란이 발생한다. 이러한 경우에도 몸통 양측에 가피 절개를 시행한다.

가피절개술을 시행할 때는 혈관과 신경을 손상시키지 않도록 주의하며, 절개선을 따라 절개해야 한다(그림 9-33~35). 중요한 점은 가피의 전층을 확실하게 절개하여 가피절개술의 효과를 충분히 획득하는 것이다.

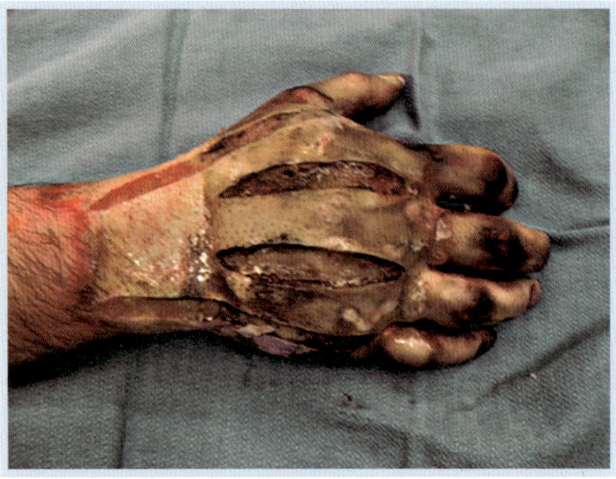

그림 9-33
손 가피절개술

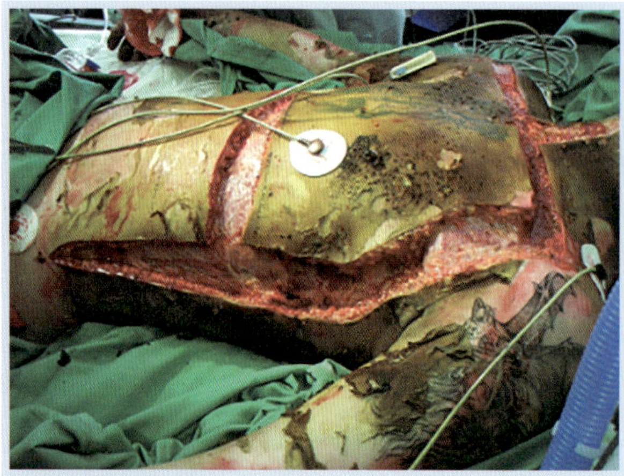

그림 9-34
가슴 및 복부 가피절개술

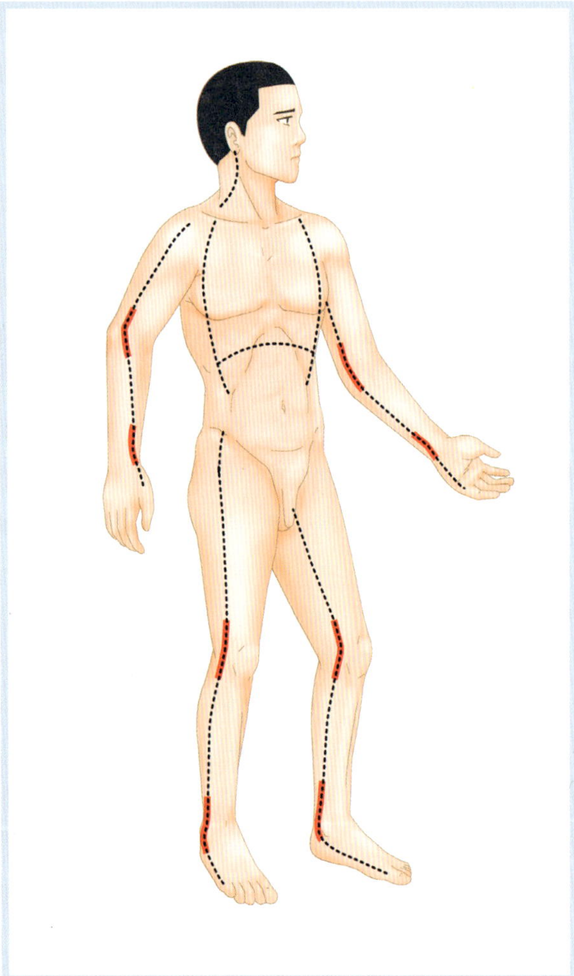

그림 9-35
가피절개술

(7) 항생제 및 파상풍 투여

항생제는 예방적 목적으로 투여할 필요가 없다. 항생제의 선택은 감염이 발생할 경우 그 원인균에 맞춰 투여한다.

파상풍 예방주사는 백신 접종을 한 경우 추가적인 투여가 필요하지는 않다. 마지막 예방 접종이 10년이 넘었거나 잘 모르는 경우 파상풍 면역글로불린을 접종해야 한다.

(8) 통증조절

화상의 부위가 넓거나 통증이 심한 경우 정맥로를 통해 진통제를 투여한다. 마약성 진통제가 일차적으로 고려되며, 이때 펜타닐(fentanyl)과 모르핀(morphine)이 투여된다. 다만 마약성 진통제 사용 시 따라오는 부작용을 확인하기 위해 기도, 호흡 등 혈역학적 감시를 지속적으로 해야 한다.

참고문헌 REFERENCE

1. 김호중 외. 임상응급구조학. 범문에듀케이션.
2. 대한외상학회. 외상의학 2판. 범문에듀케이션. 2023.
3. 대한응급의학회. 응급의학 2판. 군자출판사. 2023.
4. 보건복지부. 소아 다빈도 증상별 구급관리 매뉴얼. 2016.
5. 소방청. 119구급대원 현장응급처치 표준지침. 2021.
6. 소방청. 119구급서비스 통계연보. 2022.
7. 야생의학연구회. 야생응급처치. 군자출판사. 2018.
8. 양혁준 외. 응급의료인을 위한 화상환자의 응급처치 및 이송지침. 2015.
9. 이성우. 의사들이 꼭 알고 있어야 하는 응급의학 실전지침서. 메디안북. 2019.
10. 전국응급구조과교수협의회. 전문외상응급처치학 4판. 대학서림. 2014.
11. ABA. Advanced Burn Life Support Course provider mannual. 2018.
12. Agnieszka Surowiecka–Pastewka, et al. A New Triage Method for Burn Disasters: Fast Triage in Burns (FTB). *Medical Science Monitor* 2018;24:1894–1901.
13. NAEMSP. Emergency medical services(clinical practice and systems oversight) third edition. 2021.
14. Victoria Perry, Warwick J Teague. Same formula, different philosophy: more mindful use of the Modified Parkland Formula in severe burns. *ANZ J Surg* 2021;91(4):490–492.

CHAPTER 9

복습하기

응급구조학 외상 이름: ______________

01 이 장에서 중요한 핵심 내용을 요약 정리하여 제출하시오.

02 5지선다형으로 3문제 작성하시오.

CHAPTER 10

환경 손상

Chapter editor. 최미영
Author. 최미영, 김용준

이 장의 학습을 마치면 다음을 시행할 수 있다.

1. 신체의 체온조절기능에 대해 설명할 수 있다.
2. 온열질환(열 손상)의 종류를 분류하고 설명할 수 있다.
3. 온열질환(열 손상) 관련 응급상황의 환자를 평가하고, 응급처치를 시행할 수 있다.
4. 한랭 손상의 종류를 분류하고 설명할 수 있다.
5. 한랭 손상 관련 응급상황의 환자를 평가하고, 응급처치를 시행할 수 있다.
6. 익사 관련 응급상황의 병태생리를 설명할 수 있다.
7. 익사 관련 응급상황의 환자를 평가하고, 응급처치를 시행할 수 있다.
8. 재가온요법을 설명하고 적용할 수 있다.
9. 질식 환자를 평가하고, 응급처치를 시행할 수 있다.
10. 일산화탄소 중독 환자를 평가하고, 응급처치를 시행할 수 있다.
11. 기체의 법칙에 대해 설명할 수 있다.
12. 압력 손상 관련 응급상황의 환자를 평가하고, 응급처치를 시행할 수 있다.
13. 개물림 또는 야생동물에 의한 손상 발생 시 환자를 평가하고, 응급처치를 시행할 수 있다.
14. 뱀, 벌, 해양동물에 의한 손상 발생 시 환자를 평가하고, 응급처치를 시행할 수 있다.
15. 식물에 의한 손상 발생 시 환자를 평가하고, 응급처치를 시행할 수 있다.

KEYWORDS

온열질환(열 손상)
한랭 손상
익사
질식
일산화탄소 중독
압력 손상
동식물에 의한 손상

1 온열질환(열 손상)

1) 개요

질병관리청은 2011년부터 「온열질환 응급감시체계」를 운영하여, 매년 여름철 폭염으로 인한 **온열질환**(열사병, 열탈진, 열경련, 열실신, 열부종 등) 발생 현황을 조사하고 있다. 2021년 온열질환 응급실감시체계 운영 결과(2021. 5.20.~9.30) 1,376명으로 전년 대비 27.6% 증가한 것으로 보고되었으며, 이 중 추정 사망자는 20명이었다.

인체는 외부 온도가 변화되면 신체 내부 온도를 일정하게 유지하기 위해 땀을 흘리거나 몸을 떨어 열을 생산하거나 소실한다. 열에 관련된 응급 온열질환은 주위 환경으로부터 열을 받거나 열소실하는 작용이 불충분할 때 열경련(heat cramp), 열피로(heat exhaustion) 그리고 열사병(heat stroke)이 발생한다. **열 손상**은 노인, 소아 그리고 만성질환자 등에서 발생률이 높으며, 그 밖에 운동선수 또는 훈련을 받고 있는 젊은 성인에서도 드물게 발생한다.

우리 신체는 체온을 일정하게 유지하기 위한 항상성(homeostasis)을 가지고 있어 스스로 몸을 떨어 열을 만들거나 땀을 흘려 심부체온(37℃)은 크게 변하지 않고, 일관적으로 유지된다. 뇌의 전면 시상하부에는 체온을 유지시키는 중추가 위치하고 있으며, 중심체온의 변화에 따라 자율신경계는 피부의 혈류를 증가시키고 부교감신경은 땀분비를 증가시켜 체온을 조절한다.

일반적으로 온열질환은 우리의 몸 자체에서의 열생산이 증가하거나 외부환경으로부터 열을 얻고, 외부로 발산하지 못해 심부체온이 증가하여 온열질환이 발생한다. 예를 들어 극한 신체활동을 통한 내부의 열생산의 증가, 고온 다습한 외부환경 그리고 외부로 열발산을 감소시키는 탈수(dehydration) 등은 온열질환의 가능성을 증가시킨다.

2 열 손상 환자평가 및 처치

1) 병원 전 단계

환자평가는 생명에 영향을 주는 현재 또는 잠재적인 위협에 근거하여 처치의 우선순위를 결정하는 것으로 일차평가, 이차평가, 이송 중 평가로 구분할 수 있다. 일차평가는 생명을 위협하는 상태를 빨리 파악하는 것으로 기도(airway), 호흡(breathing), 순환(circulation)을 평가한다. 이차평가는 활력징후를 평가하면서 문제의 주호소를 중심적으로 평가하는 과정으로 병력과 신체검진을 시행한다. 병원 전 단계에서의 환자평가 필수항목으로는 나이, 과거력(내과적 병력), 투약 이력, 뜨겁거나 습한 환경에 노출 유무와 노출 시간, 신체활동 유무, 피로 또는 근육경련, 발한, 수분 또는 전해질 보충 유무 등이 있으며, AVPU를 통한 의식상태 확인, 환자의 체온 측정, 순환징후(뜨겁고 건조한 피부 또는 축축한 피부, 모세혈관 재충전 시간), 혈압(저혈압 또는 쇼크), 혈당 검사를 평가한다.

2) 병원 단계

발열의 원인이 감염, 악성 고체온증(malignant hyperthermia), 갑상샘, 약물 등 다른 원인에 의해서 발생하였는지 찾아본다. 환자의 의식상태가 혼수상태이거나 경련을 하는 경우 산소를 투여하고 기도를 유지한다. 환자의 중심체온을 측정하기 위해 직장체온을 지속적으로 측정하고, 수액 처치와 혈당검사를 시행한다. 고령 또는 심혈관질환이 있는 환자는 침습적인 모니터링을 고려한다.

3) 열 손상 환자 응급처치

(1) 현장에서의 응급처치

1 열경련(Heat Cramp)

열경련은 고온의 환경에서 격렬한 운동이나 작업 직후 탈수에 의해 발생하는 근육경련으로 열 손상 중 가장 경미한 유형이다. 근육경련의 원인은 명확하지 않지만 전해질 불균형으로 추정되며, 보통 다리(종아리, 허벅지 등)에서 국소적 경련과 통증이 동반된다.

열경련에 대한 응급처치는 다음과 같다.

- 환자를 시원하고 그늘진 환경으로 이동한다.
- 환자에게 물이나 이온음료를 공급한다.
- 환자는 경련이 진정될 때까지 휴식을 취한다.

2 열피로(Heat Exhaustion)

열피로는 가장 흔한 유형으로 고온 환경에서 많은 양의 수분과 전해질을 소실하여 체액이 부족한 경우 발생한다. 환자의 증상과 징후는 전신쇠약, 피로, 현훈, 두통, 오심, 구토 등의 증상이 나타난다. 활력징후는 대부분 정상이며, 체온은 보통 정상이거나 약간 상승하지만 40℃를 넘지 않는다. 열피로는 치료되지 않을 경우 열사병으로 악화될 수 있다.

열피로에 대한 응급처치는 다음과 같다.

- 더운 환경에서부터 벗어나 그늘지고 선선한 장소로 환자를 대피시킨다.
- 의식이 있는 경우 입안을 통해 수분이나 전해질을 섭취하게 한다.
- 의식이 없는 경우 정맥주사를 통해 수액을 투여한다.
- 환자의 의식이 더욱 나빠지거나 체온이 상승하는 경우 병원으로 즉시 이송한다.
- 병원 이송 중 환자의 활력징후를 반복적으로 측정한다.
- 열사병과 구분하기 어려운 경우 열사병에 준하여 처치한다.

3 열사병(Heat Stroke)

열사병은 열 손상에서 가장 중증의 유형으로 시상하부의 체온 조절 기능이 상실되어 발생한다. 열사병은 40℃ 이상의 체온과 중추신경계 이상으로 실신, 이상행동, 공격적인 성향, 환각, 발작, 혼수 등의 증상을 보인다. 열사병은 격렬한 운동, 환기가 충분히 되지 않는 밀폐된 장소에서 자주 발생하며, 사망률이 매우 높아 신속한 응급처치가 필요한 질환이다. 환자의 증상과 징후는 열피로와 대부분 유사하며, 초기 많은 땀의 배출로 체액량의 부족과 땀 분비 억제로 인한 무한증이 발생한다. 따라서 열사병의 발한 유무는 진단 기준이 아니다. 열사병 환자는 중심체온이 40℃ 이상으로 빠르게 상승하고, 건조하거나 축축한 뜨거운 피부, 초기 얕고 빠른호흡과 빠르고 강한 맥박을 보이며 점차 둔화된다. 이후 저혈압, 의식저하, 신경학적 이상증상 그리고 다중체계 조직 손상과 기관 이상이 발생한다.

열사병에 대한 응급처치는 다음과 같다.

- 더운 환경에서 벗어나 그늘지고 선선한 장소로 환자를 대피시킨다.
- 환자의 옷을 벗기고 신체에 물을 분무하여 냉각요법을 시행한다(표 10-1).
- 환자의 활력징후를 측정한다.
- 저산소증을 보이는 경우 산소를 투여한다.
- 정맥주사를 통해 수액을 투여한다.
- 심전도를 지속적으로 관찰한다.

표 10-1
냉각요법

종류	방법
증발 냉각법(Evaporative cooling)	15도 정도의 차가운 물을 분무하고, 부채질이나 선풍기로 45~48도의 뜨거운 바람을 적용한다.
침수 냉각법(Immersion method)	머리를 제외한 신체를 차가운 얼음물에 담근다.
얼음 팩(Ice pack)	보조치료로 겨드랑이, 사타구니, 목 등에 적용한다.

열사병에 대한 합병증은 다음과 같다.

- 저혈압
- 전해질 불균형(예: 저칼륨혈증, 고칼륨혈증, 고나트륨혈증, 저나트륨혈증)
- 급성 신부전
- 횡문근융해증
- 혈역학적 이상

열사병의 합병증을 예방하기 위해서는 신속한 신체 냉각과 수액 처치(20cc/kg)가 중요하다. 신속한 신체 냉각과 수액 처치에도 불구하고 합병증이 발생한다면 혈압을 정상으로 유지하기 위해 도파민 또는 도부타민을 투여할 수 있다. 그 외 전해질 불균형, 급성 신부전, 횡문근융해증(수액 처치 시 2cc/kg/hr) 등의 합병증 또한 초기 수액 보충으로 합병증을 예방하거나 처치할 수 있다.

(2) 현장에서 병원으로 이송 시 응급처치

고온 질환 환자 이송 중 처치는 119구급차 내의 실내 온도를 최대한 낮추고, 증발 냉각법에서 차가운 물 이용 시 15℃ 정도의 물을 분무하고, 바람 이용 시 부채질이나 선풍기가 있으면 뜨거운 바람(45~48℃)을 이용하는 것이 효과적이며(그림 10-1), 환자의 체온이 낮아져 몸을 떨면 냉·온

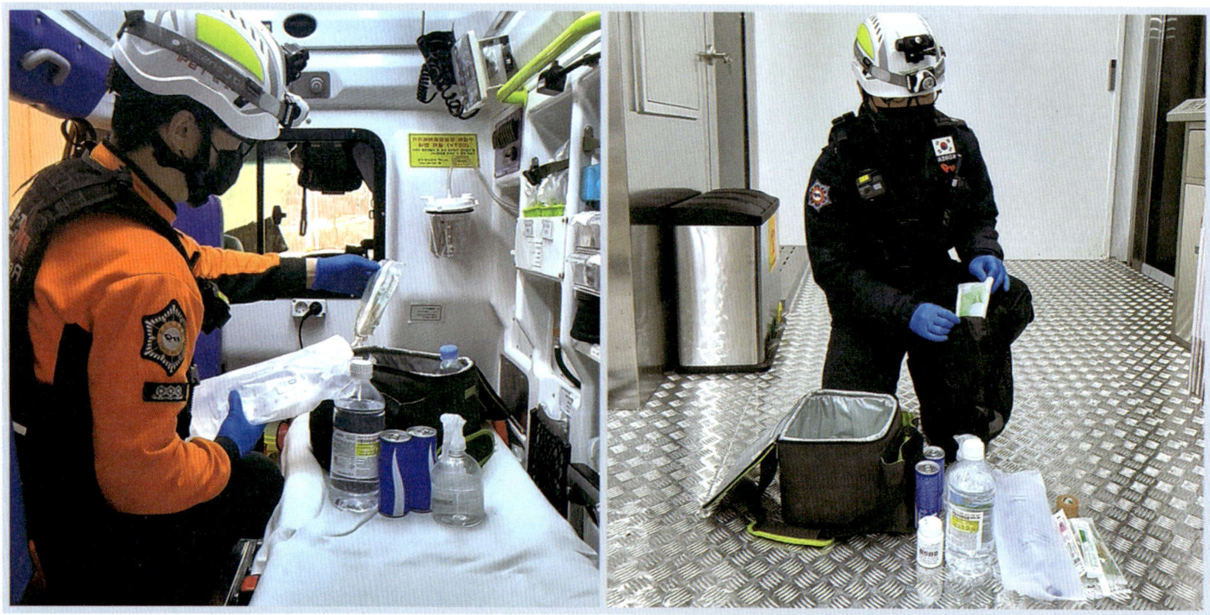

그림 10-1
혹서기(7월~8월) 냉·온처치 장비[예: 아이스 팩, 얼음조끼, 전해질용액, 스프레이(증발 냉각 물품)]

처치를 일시 중단한다. 마지막으로 활력징후를 지속적으로 모니터링하면서 이송한다.

열사병이 의심되는 경우 중증 환자이므로 가까운 지역응급의료센터 이상의 의료기관으로 이송함을 원칙으로 하되 지역별 여건에 따라 의료지도 등을 받아 치료가 가능한 가까운 지역응급의료기관으로 이송할 수 있다. 응급의료 취약지역일 경우와 열사병 이외의 고온 환경 질환일 경우 가장 가까운 지역응급의료기관으로 이송하도록 되어 있다.

(3) 병원에서의 응급처치

열 손상 환자에게서 신속한 냉각 치료는 가장 중요한 처치이다. 증발 냉각법(evaporative cooling)은 편리하고, 적용하기 쉬운 냉각법으로 환자의 체온을 내리기 위해 의복을 벗기고, 물은 분무 후 선풍기 등을 사용하여 최대한 빠르게 39℃까지 떨어뜨리고 37~38℃로 유지한다. 해열제는 효과가 없으며, 얼음 팩(ice pack), 얼음 담요(cooling blankets), 위 세척(gastric lavage with cold water) 등은 보조치료로 시행한다.

3 한랭 손상

1) 개요

체온은 열생산과 열소실 사이 균형을 반영한다. 열은 세포 대사(특히 심장과 간)에 의해 생성되고 열소실은 복사(radiation), 전도(conduction), 대류(convection), 증발(evaporation) 과정을 통해 피부와 폐(허파)에서 일어난다.

한랭 손상을 세부적으로 분류하면 전신적 형태와 국소적 형태로 나눌 수 있다. 전신적 형태는 저체온증 등이 해당되며, 국소적 형태에는 동상, 동창, 참호족을 예로 들 수 있다. 한랭 손상의 중증도는 기온, 노출 시간, 바람의 강도(체감온도), 높은 고도 등의 요소가 영향을 미치며, 고도 상승으로 인한 저산소증이 복합적으로 발생될 경우 더욱 더 심각한 손상을 초래한다.

복사 Radiation	열과 같은 에너지는 밖으로 내보내는 것
↓ 전도 Conduction	신체의 열이 직접적인 신체 접촉을 통해 가까이 있는 물체에 빼앗기는 것
↓ 대류 Convection	대기, 물, 다른 기체 및 액체들에 의해 신체의 열이 소실되는 것
↓ 증발 Evaporation	액체에서 기체로 변화하는 것 예) 땀 또는 젖은 피부의 액체 증발

2) 한랭 손상의 분류

(1) 저체온증(Hypothermia)

저체온증은 심부체온이 35℃(95°F) 이하로 떨어진 상태를 의미하며, 불충분한 열발산이나 추운 환경에 오랫동안 노출될 경우 발생할 수 있다. 저체온증은 임상적인 활력징후를 근거로 Swiss Staging System(SWISS)을 통하여 단계별로 분류해서 처치한다(표 10-3). 중심체온을 정확하게 측정하는 것이 불가능한 상황에서는 환자 관리에 관한 결정은 임상적인 SWISS를 근거로 이루어져야 한다.

저체온증의 고위험 대상은 영아, 노약자, 음주 및 약물 중독 환자 등에서 발생가능성이 높은데 영아와 소아는 체중에 비해 체표면적이 넓고, 지방과 근육량이 적기 때문에 저체온증에 빠지기 쉽다. 노약자의 경우는 추위에 대한 감수성 저하로 인해 저체온에 빠지기 쉬우며, 음주 및 약물 중독 환자의 경우 중추신경장애를 유발하여 저체온증이 발생할 수 있다(표 10-2).

표 10-2
저체온증 환자에서 체온에 따른 임상적 특징

체온	SWISS	임상적 특징
경미한(Mild) 저체온증 (32~35℃)	HT Ⅰ	오한, 말초혈관 수축, 대사량 증가, 빈맥(빠른맥, tachycardia)
중간(Moderate) 저체온증 (28~32℃)	HT Ⅱ	대사량 감소, 호흡수 감소, 오한 소실, 의식장애, 서맥(느린맥, bradycardia), 부정맥
심한(Severe) 저체온증 (28℃ 이하)	HT Ⅲ	서맥, 저혈압, 혼수, 무수축, 심실세동

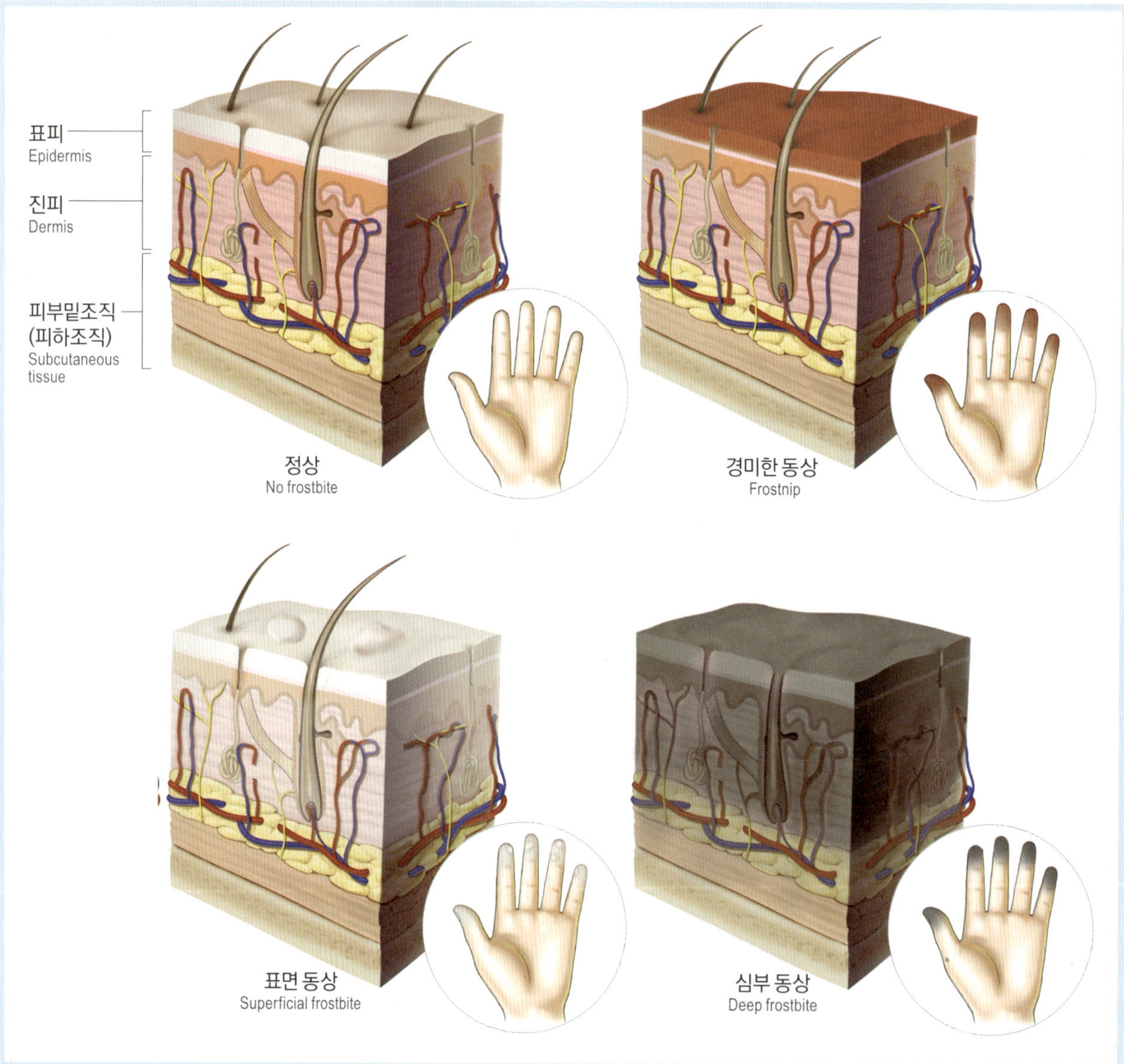

그림 10-2
동상의 분류

저체온증을 평가하기 위해서는 심부체온을 측정해야 하는데 현장에서는 측정이 어려우므로 구급차량 내 비치된 고막 체온계로 측정된 체온을 기준으로 평가한다. 병원 내에서는 좀 더 침습적으로 평가가 가능한데 식도, 방광, 직장을 통해 중심체온을 측정한다. 주의해야 할 것은 직장으로 측정할 때 대변에 탐침이 삽입되지 않도록 해야 한다. 저체온증은 체온에 따라 임상적 특징이 다르게 나타난다.

(2) 동상(Frostbite)

동상은 조직의 수분 결빙으로 인해 조직괴사가 일어난 상태를 말한다. 동상은 표면 동상(superficial frostbite)과 심부 동상(deep frostbite)으로 나뉜다. 표면 동상은 표피가 얼어붙는 것을 의미하며, 심부 동상은 진피에서 피부밑조직까지 얼어붙는 것을 의미한다. 중증도에 따라서는 1도, 2도, 3도, 4도로 나뉜다. 1도는 피부괴사는 없고, 부종과 충혈이 생긴다. 2도 동상은 수포를 동반한 피부 부종과 충혈, 피부의 표피층이 괴사된다. 3도 동상은 피부의 심층이 괴사되고, 피부밑조직의 일부까지 괴사되며, 4도 동상은 근육 및 골격계까지 침범하여 괴사된다(그림 10-2). 동상은 여러 환경적 요인에 의해 영향을 받을 수 있으며, 동상 발생 시 형성된 얼음 결정이 혈관 손상을 일으킬 경우 조직 종창 및 혈류장애를 유발할 수 있다.

(3) 동창(Chilblain)

동창은 추위에 노출되어 비정상적으로 국소적 염증반응이 일어난 것으로 조직의 수분은 결빙되지 않은 상태를 말하며, 한랭 손상 중 가장 가벼운 질환이다. 주로 한랭에 과민한 사람이거나 차고 습한 환경에 반복적으로 노출될 경우 흔히 발생하며, 늦가을에서 겨울에 호발한다(그림 10-3).

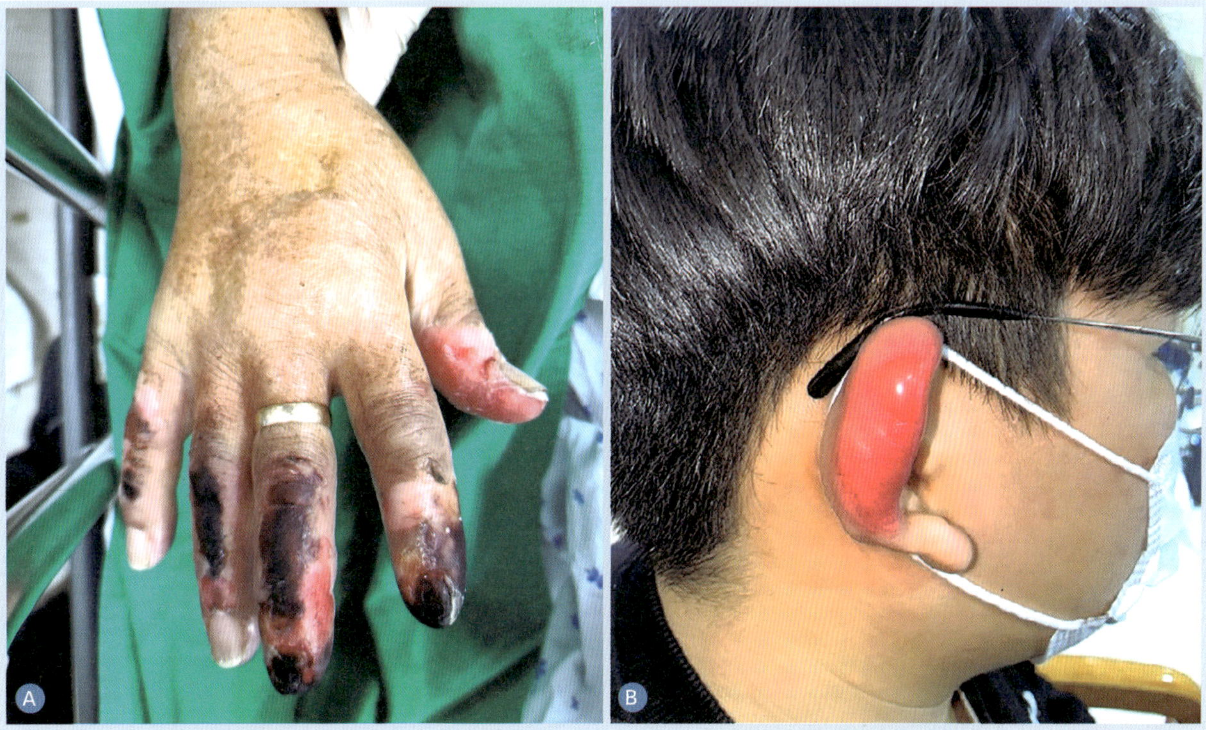

그림 10-3
동상(Frostbite) 및 동창(Chilblain)

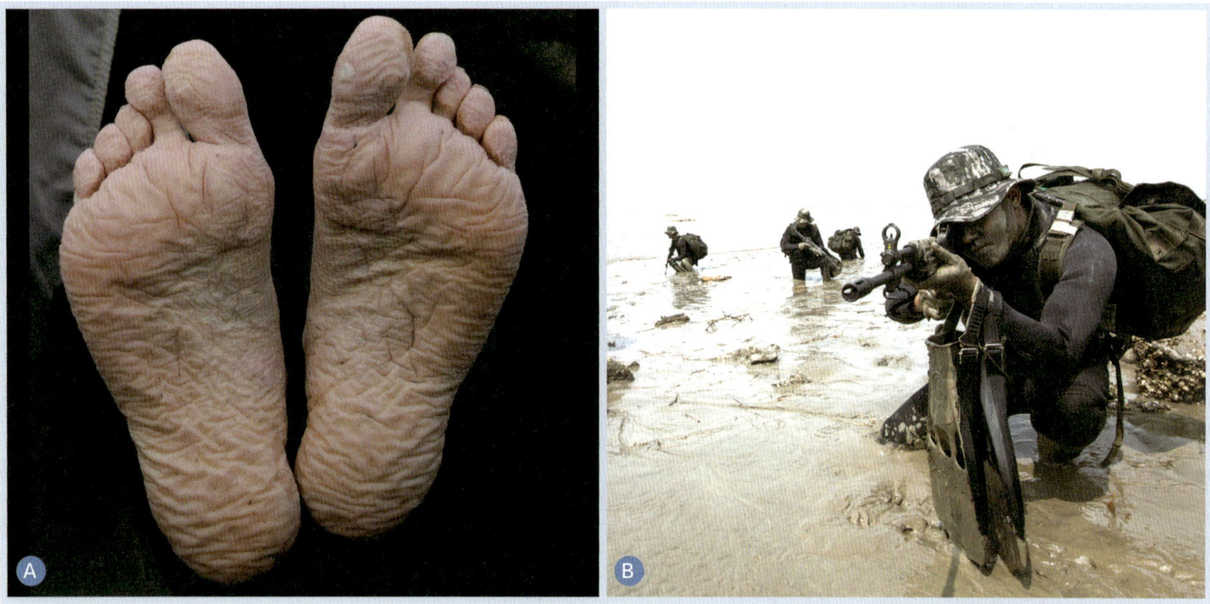

그림 10-4
참호족(Trench foot)
출처: A: Mehmet Karatay, B: 대한민국 국군

(4) 기타

참호족(침수족, trench foot)은 발을 오랜 시간 동안 비위생적인 상태에서 축축하고, 차가운 상태에 노출됨으로써 일어나는 질병이다. 동상과 유사하지만 동결 이상의 온도에서 발생한다는 점에서 차이가 있으며, 일반적으로 찾아보기 힘들다. 참호족이라는 용어는 1차 세계대전 때 생겨났다. 당시 병사가 참호 속에서 지내는 경우가 많았는데 고여 있는 차가운 물에 발이 수일에 걸쳐 오랫동안 잠겨 있으면서 진행성 증상이 발생하였다. 증상은 동상과 비슷하며, 통증을 동반하기도 한다. 자연적 재가온을 적용할 경우 수포가 발생할 수 있다(그림 10-4).

3) 한랭 손상 환자평가

(1) 저체온증

저체온증 환자를 평가하기 위해서는 일차평가를 통해 환자의 중증도를 결정해야 한다. 기도, 호흡, 순환상태 평가와 함께 사람, 장소, 시간에 대한 환자의 지남력을 확인하도록 한다. 일차평가가 완료된 후 이송결정과 함께 이차평가를 실시해야 한다. 이차평가는 병력청취 및 신체검진이 포함되는데 무엇보다 저체온증 환자에서는 병력청취가 중요하다. 평가 요소로는 과거 내과적 병력 유무(갑상선 기능저하 등), 복용 중인 약물, 저온 환경에 노출 여부 및 시간, 나이, 알코올 섭취 유무, 진정제[바르비튜레이트(barbiturate) 등] 복용 여부 등이 있다.

신체검진 요소는 다음과 같다.

① 감염 여부를 확인한다.
② 환자의 신체가 젖었는지 확인한다.
③ 저체온증과 관련된 증상 및 징후를 평가한다.
④ 몸 떨림(오한)이 있는지 확인한다.
⑤ 주기적으로 의식상태 변화를 확인한다.
⑥ 팔다리의 통증이나 감각이상이 있는지 확인한다.
⑦ 환자의 활력징후를 측정한다(혈압, 맥박, 호흡, 체온).
- 맥박측정 시 30~45초 동안 평가한다.

(2) 동상

동상에는 표면 동상, 심부 동상으로 분류하며, 표면 동상의 경우 손상 부위가 붉어지다가 창백해진다. 심부 동상은 심부조직까지 얼어붙기 때문에 창백했던 피부가 딱딱하게 느껴지며, 감각 상실을 동반한다. 주로 호발 부위는 귀, 코, 뺨, 손가락, 발가락 등이며, 추위에 지속적으로 노출될 경우 저체온증에 빠질 수 있다. 손상의 정도는 한랭 온도와 얼어 있던 시간에 따라 결정된다. 경미한 경우 수 시간 내 정상 피부로 회복되나 심한 경우에는 조직괴사 및 물집이 발생하고 괴저에 이르기도 한다. 이러한 점들을 고려하며 환자를 평가해야 한다.

동상 환자평가는 저체온증 환자평가와 같다.

(3) 동창

동창은 주로 손가락 등쪽 부위, 발가락, 뒤꿈치, 귀, 코 및 다리 등에 발생하며, 병변은 초기에는 무증상이었다가 시간이 지나면서 국소적 가려움증과 작열감을 동반한 홍반과 부종이 나타난다. 간혹 통증이 있을 수 있으며, 심한 경우 물집이나 궤양도 발생한다. 수 시간 동안 노출된 이후부터 증상이 나타나며, 한랭 손상의 정도에 따라 1~3주에 걸쳐서 서서히 호전된다. 만성의 경우 추운 계절에 재발하고 따뜻한 계절이 오면 소실된다.

동창 환자에 대한 평가는 저체온증 환자평가와 동일하다.

4) 한랭 손상 환자 응급처치

(1) 저체온증

저체온증 발생을 예방하기 위해서는 적절한 의복을 착용하는 것이 중요하다. 그러나 불가피하게 저체온증에 노출될 경우, 중증도에 따라 수동 재가온법(passive rewarming), 능동적 외부 재가온법(active external rewarming), 능동적 내부 재가온법(active internal rewarming) 등을 적용할 수 있다(표 10-4). 또한 환자가 만약 저체온으로 인해 심정지가 발생할 경우 즉시 심폐소생술을 시행하며, 가장 가까운 지역응급의료기관 이상의 의료기관으로 이송한다. 만약 심기능이 불안정한 환자(수축기혈압이 90mmHg 이하이거나 심실부정맥이 있는

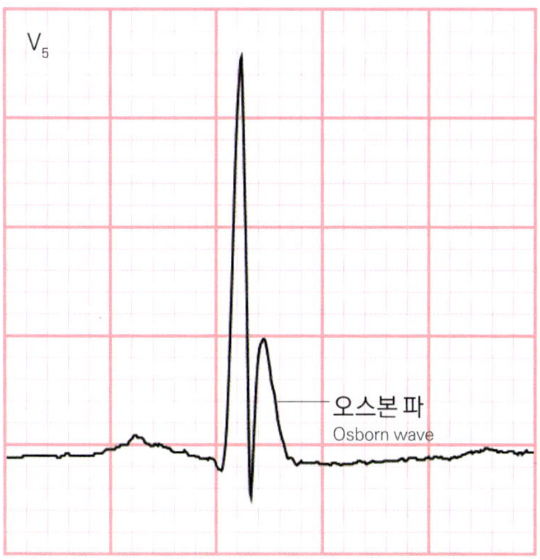

오스본 파(Osborn wave)

저체온증 환자의 ECG에서 QRS파의 뒤에 나타나는 특이한 모양의 파형으로서 심전도상 J point에 나타나는 크고 뚜렷한 형태의 J파를 보인다. 심전도의 하부와 가쪽 가슴유도에서 잘 나타나며, 체온이 떨어질수록 더 명확하게 나타난다. 이외에도 고칼슘혈증, Brugada 증후군에서도 나타난다.

그림 10-5
오스본 파

표 10-3
저체온증 단계별 치료(Revised swiss system)

단계	임상증상	중심온도	치료
HT Ⅰ	의식 있음(명료), 떨림	35 – 32℃	• 따뜻한 환경과 옷 • 따뜻한 단 음료 • (가능하다면) 능동 운동
HT Ⅱ	의식장애(언어반응), 떨림 없음	< 32 – 28℃	• 심장 모니터링 • 부정맥을 예방하기 위해 최소한의 주의 깊은 움직임 • 수평 자세와 고정 • 전신 단열 • 능동적인 외부 재가온 그리고 최소한의 침습적인 재가온(화학적, 전기적 또는 공기 순환식 가온팩이나 담요, 따뜻한 관류액 공급)
HT Ⅲ	의식 없음(통증에 반응 또는 의식 없음), 떨림 없음, 활력징후 존재	< 28 – 24℃	• HT Ⅱ 치료 • 기도확보(필요시) • 약물로 치료 불가능한 심장 불안정 경우에서 심폐우회 혹은 체외막 산소요법
HT Ⅳ	의식 없음, 활력징후 없음	< 24℃	• HT Ⅱ, HT Ⅲ 치료 • CPR, 에피네프린 3회까지 투여(1회 1mg, 임상 반응에 따라 3회 초과 투여), 자동심장충격기 사용 • 심폐우회술 또는 체외막 산소요법(가능하다면)과 함께 재가온 또는 능동적인 외부 그리고 대안으로 체내 재가온과 함께 CPR

표 10-4
체온에 따른 가온법

체온	가온법	
34~36℃	수동 재가온법 (Passive rewarming)	• 담요 • 바람막이(wind shield)
	능동적 외부 재가온법 (Active external rewarming)	• 온감 산소흡입(oxygen inhalation) • 보온병(hot water bottle) • 웜팩(warm pack)
30~34℃	수동 재가온법	• 담요 • 바람막이
	능동적 외부 재가온법	• 전기워밍기구(electrical warming device) • 목탄워밍기구(charcoal warming device) • 보온병 • 전기담요 • 방사 열원(radiant heat source) • 따뜻한 베드(warming bed)
< 30℃	능동적 내부 재가온법 (Active internal rewarming)	• 가온 IV 수액(fluid) (42~44℃) • 가온, 습한산소(humid oxygen) (42~43℃) • 가온복막세척(warm peritoneal lavage) (42℃~43℃) • 가온위세척(warm gastric lavage) • 가온가슴막세척(warm pleural lavage) • 체외가온법(extracorporeal rewarming)

출처: 심폐소생술과 전문심장소생술, 군자출판사, 황성오 외, 2021

경우), 중심체온이 28℃ 이하인 환자 그리고 심정지가 일어난 환자는 체외막산소요법(Extracorporeal Membrane Oxygenation, ECMO)이나 심폐우회술(Cardiopulmonary Bypass, CPB)이 가능한 곳으로 이송해야 하며, 외상 등의 합병증이 없다면 인근 의료시설로 이송한다(그림 10-5).

저체온증 환자에 대한 일반적인 응급처치는 다음과 같다.

① 지속적인 체온 손실을 예방하기 위해 젖은 옷을 벗긴다.

② 추가적인 열손실이나 냉기로부터 보호한다(예: 수동적 외부 가온법).

③ 환자를 수평 자세로 눕힌다. 이때 환자의 머리가 심장보다 높지 않도록 한다.

④ 중등도 이상의 저체온증 환자에서는 재가온을 시행한다(예: 구급차 내 히터 가동, 온장고 활용)

⑤ 부정맥을 유발하지 않도록 환자를 조심스럽게 다룬다.

⑥ 주기적으로 심부체온을 측정한다.

⑦ 심장리듬을 측정한다.

병원 내에서의 처치는 무엇보다 환자를 조심스럽게 다루어 심장에 자극을 주지 않도록 한다. 처치는 체온에 따라 비침습적인 방법에서부터 침습적인 방법으로 단계적 적용이 이루어진다. 기본적으로 활력징후 주기적 평가, 산소 투여, 산소포화도 및 심전도를 지속적으로 감시해야 한다. 중심정맥관을 삽입해야 할 경우 심근에 자극이 되지 않게 조심스럽게 삽입해야 하며, 기관내삽관도 마찬가지이다.

경미한 저체온증이라면 환자의 체온을 높이기 위해 담요나 의복으로 몸을 감싸 따뜻한 주위환경을 조성해 주는 가온법을 적용하고, 필요시 환기보조 등을 고려해 본다. 중간 저체온증이거나 심한 저체온증일 경우 능동적 재가온법을 시행하는데 여기에는 외부에서 열을 가하는 능동적 외부 재가온법과 신체 내부로 열을 가하여 체온을 올리는 능동적 내부 재가온법이 있다. 능동적 외부 재가온법에는 전기담요 등을 적용하는 것이 있으며, 능동적 내부 재가온법에는 40℃ 수액의 정맥투여, 40℃ 고온다습한 산소 투여, 40~45℃ 수액을 이용하여 위, 장, 복강 등 세척, 혈액투석이나 체외순환을 이용하여 재가온시키는 것을 말하며, 체온상승 효과가 가장 높다. 체온이 30℃ 미만인 심한(중증) 저체온증 환자에게 외부에서 열을 가할 경우 피부혈관이 확장되어 심박출량 감소로 갑작스런 혈압 저하(rewarming shock)가 발생하거나 말초혈관의 차가운 혈액이 중심순환으로 유입되어 중심체온 하강(afterdrop phenomenon)할 수 있다. 따라서 심한(중증) 저체온증에서는 우선적으로 능동 내부 재가온법을 시행한 후 체온이 30℃ 이상으로 유지되면 능동 외부 재가온법을 전환해야 한다. 일반적으로 경미한 저체온증에는 수동적 가온법과 능동 외부 재가온법이 사용될 수 있으며, 중간 저체온증 환자에게 능동 외부 재가온법을 사용할 경우 신체의 몸통부에 국한해서 적용해야 한다. 이러한 재가온법에도 불구하고 활력징후가 나타나지 않을 때(HT IV 단계) 체외막산소요법(Extracorporeal Membrane Oxygenation, ECMO)을 고려해야 한다. 병원 내 저체온증 처치는 HT Ⅰ~HT Ⅳ 단계에 따라 진행된다(표 10-3). 그러나 병원 전과 마찬가지로 저체온증으로 인해 심정지가 발생한 경우에는 적극적인 처치를 제공해야 하며, 기관내삽관 및 혈역학적 감시와 더불어 수액을 공급한다. 또한 체온에 따른 적절한 가온법도 병행해야 하며, 고칼륨혈증 등의 전해질 장애도 발생할 수 있기 때문에 주기적인 혈액 검사와 심전도 감시가 필수적이다. 심실세동이 발생할 경우 가온될 때까지 제세동 효과가 떨어질 수 있기 때문에 최초 3회 제세동 후에도 심실세동이 지속되면 제세동을 더 이상 실시하지 않고, 체온이 30℃ 이상이 될 때까지 가온을 시행한다.

(2) 동상

동상 환자에 대한 응급처치는 직접적으로 열을 가하는 것은 오히려 조직 손상을 악화시킨다. 현장에서는 되도록 손상 부위를 멸균드레싱하는 정도로 하고 응급의료센터로 이송시켜 병원 치료를 받도록 해야 한다. 만약 병원 이송시간이 길어질 경우 현장에서 처치를 시행해야 하는데 일반적인 응급처치는 다음과 같다.

① 환자를 추운 환경으로부터 따뜻한 장소로 옮긴다.
② 손상 부위를 주무르거나 문지르지 않는다.
(손상 부위를 문지를 경우 조직 내의 얼음 결정이 주위 조직에 추가 손상을 일으킨다.)
③ 손상 부위를 건조된 멸균거즈로 덮고 붕대로 느슨하게 감싸준다.
④ 수포는 터뜨리거나 짜내지 않는다.
⑤ 저체온증의 증상 및 징후를 관찰한다.
⑥ 일차평가를 주기적으로 시행한다.
⑦ 현장에서 열요법을 적용할 경우 38~42℃의 따뜻한 물에 피부가 붉은색을 보일 때까지 담근다.
⑧ 병원 도착 전 추운 환경에 재노출 가능성이 있을 경우 열요법은 시행하지 않는다.
병원에서의 응급처치 또한 병원 전 처치와 같다. 동상 부위를 문지르거나 마찰을 가하지 않고, 40℃ 가량의 따뜻한 물에 20~30분간 담그고 피부색이 정상으로 돌아오는지 관찰한다. 외부에서의 건조한 열을 가하는 것은 피해야 하며, 파상풍 및 항생제를 투여한다.

(3) 동창

예방이 무엇보다 중요하며 체온소실을 최소화하기 위한 적절한 의복을 착용하여 보온에 신경써야 하며, 추위 노출을 되도록 피하는 것이 좋다. 중심체온이 감소하면 전신에 말초혈관수축이 발생하기 때문에 손상 부위뿐만 아니라 전신을 따뜻하게 유지하는 것이 중요하다.

대개 환자는 자신의 손을 겨드랑이에 넣거나 입김을 불어넣는 등의 가온을 시도할 것이다. 초기 회복하는 동안 환자는 따끔거림이나 열감을 호소할 수 있는데 이는 정상이다.

동창에 대한 일반적인 응급처치는 다음과 같다.

① 환자를 추운 환경에서 벗어나게 한다.
② 영향 받은 부위를 따뜻하게 한다.
③ 팔다리에 동창이 발생했다면 부목을 대고 덮어준다.
(문지르거나 마사지하지 말고 추위에 재노출되지 않도록 한다.)
④ 니코틴산(nicotinic acid)나 니페디핀(nifedipine) 투여가 치료에 도움이 된다(병원 내 치료).

(4) 기타

참호족(침수족)의 발생 원인을 이해하고 처치에 반영하는 것이 좋다. 우선 환자를 춥고 습한 환경으로부터 따뜻한 장소로 옮기고 손상 부위를 따뜻하게 해주고, 건조 및 통풍이 될 수 있도록 한다. 또한 젖어 있는 신발이나 양말을 모두 벗기고 발을 점차적으로 따뜻하게 한다. 참호족은 무엇보다 예방이 중요하며, 차가운 물속에 오래 있는 것을 피하고, 젖은 양말 및 신발 등을 자주 교체하는 것이 좋다.

4 익사

1) 개요

우리나라 질병관리청에서는 매년 23개 병원 응급실에

내원한 손상 환자의 발생 원인을 전향적으로 수집하고 있다. 2015~2018년 동안 발생한 익사사고 통계자료를 살펴보면 익사사고는 4년 동안 남성이 474명(70.4%)으로 여성보다 2배 이상 많았으며, 9세 이하의 소아는 198명(29.4%)으로 나타났다. 익사사고는 여름(6~8월, 47.3%)에 사고가 많고, 특히 7월에 2.5배로 급증한다.

우리나라는 바다보다 하천, 호수 등 내륙에서 익사사고가 더 많이 발생하고, 체계적인 신고 및 구급 활동이 이루어지고 있으나 사고 예방에 있어 아직 어려움을 겪고 있다. 이러한 어려움을 극복하기 위해 '재난 및 안전관리기본법(약칭 재난안전법)' 및 '수상에서의 수색·구조 등에 관한 법률(약칭 수난구호법)'에 따라 예방 및 대응 체계를 구축하고 있다. 하지만 익사사고는 생활안전 사고로 자연 및 사회 재난과는 다른 특성을 가지고 있으며, 발생지역이 광범위하고 발생 시기를 특정하기 힘들어 법 개정을 통한 예방 및 업무 강화에는 어느 정도 한계가 있다.

익사(drowning)는 "액체(보통 물)에 침수되어 일차적인 호흡기 손상이 발생하는 일련의 과정"으로 정의하고, 환자는 이 과정 후에 생존하거나 사망할 수 있다고 Utstein 가이드라인에서 제시하고 있다. 세계보건기구(World Health Organization, WHO)에서는 익사의 정의를 "익사는 액체에 신체가 부분적으로 혹은 완전히 잠겨 호흡기계 장애를 경험하는 과정이다."라고 정의하고 있다. 익사 손상에서의 가장 심각한 손상은 저산소증으로 익사 후 사고의 정도와 시간, 흡인한 물의 양 등이 중요한 소견 중 하나이다. 따라서 이러한 익사환자들에게 가능한 한 빨리 산소 공급과 환기를 시켜주고 관류를 회복시켜 주는 것이 매우 중요하다.

익사의 과정은 물속에 잠겨 허우적거리는 상황에서 일차적으로 많은 호흡을 시도하고, 이차적으로 입, 입인두(oropharynx), 후두(larynx) 등에 물이 들어가 불수의적인 연축으로 후두경련(laryngeal spasm)이 발생한다(그림 10-6). 이는 저산소증(hypoxia), 고탄산혈증(hypercarbia), 산증(acidosis)에 빠져 의식을 잃거나 사망 가능성을 증가시킨다.

익사에서 침수 액체의 종류(바닷물, 민물 등)에 따른 분류는 임상적으로 중요하지 않으며, 가능한 한 빠른 산소 공급과 환기 그리고 관류 회복이 중요하다. 익사사고 현장에서 신속한 응급처치와 현장 심폐소생술이 필요할 수 있고, 환자상태에 따라 필요치 않을 수도 있다. 하지만 의식이 명료한 환자도 평가와 감시를 위해 응급의료센터로 이송해야 한다.

2) 익사 손상 환자평가

현장에서의 응급구조사는 익사 손상 환자평가를 위해 우선 병력청취를 시행한다. 환자가 물의 깊이와 상관없이 실제 물에 빠졌었는지를 확인하고, 다이빙 또는 추락과 같은 외상 가능성에 대해 인지한다. 침수가 확인된 경우에는 침수 시간, 물의 온도 등을 확인하는 것이 중요하다. 신체검진으로는 환자의 반응과 호흡상태를 확인하고, 가장 가까운 지역응급의료기관 이상의 병원으로 이송함을 원칙으로 한다.

3) 익사 손상 환자 응급처치

(1) 현장에서의 응급처치

① 응급구조사는 우선 본인의 안전에 주의한다.

② 환자를 가능한 한 안전한 장소로 이동한다.

③ 환자의 전반적인 평가 및 처치를 시행한다.

④ 일반적인 기본심폐소생술은 A-B-C 순서로 시행한다.

- 호흡정지의 경우 구조호흡만으로도 반응한다.
- 외상과 관련이 없는 경우에는 목보호대가 오히려 기도확보를 방해한다.

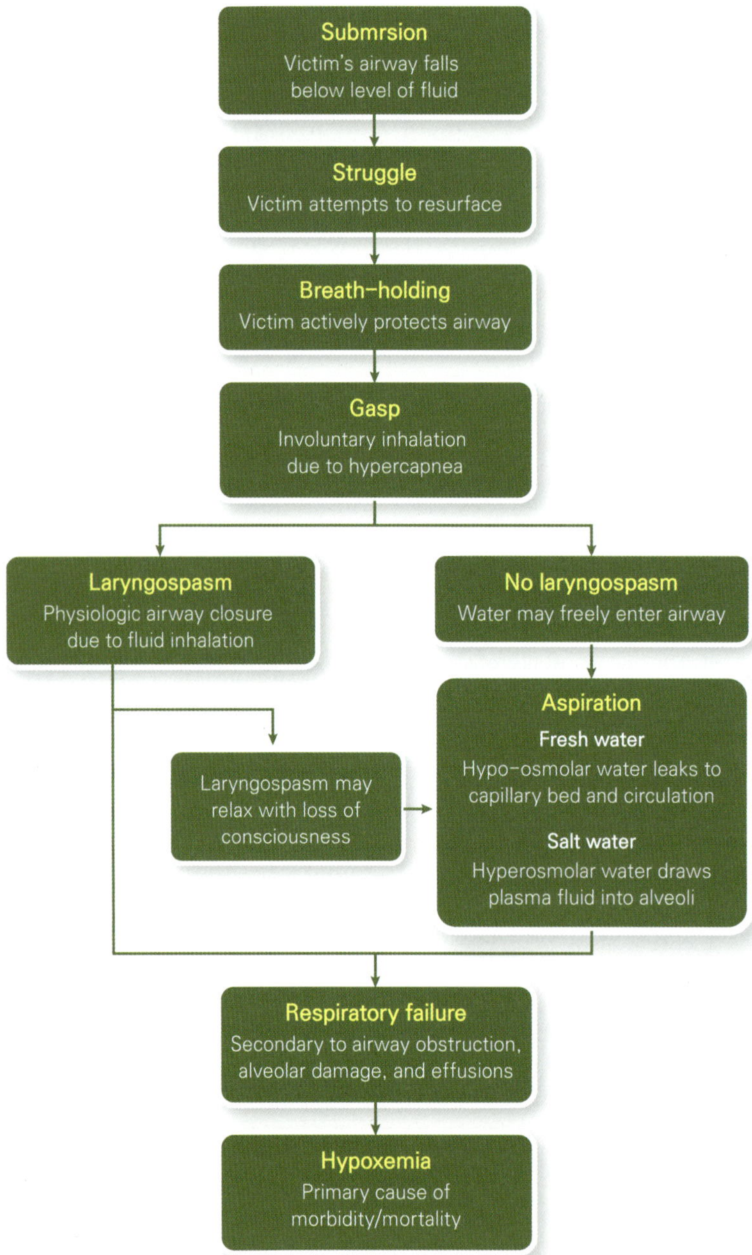

그림 10-6
익사 과정
출처: Paul S. Auerbach, Tracy A Cushing, N. Stuart Harris. Auerbach's Wilderness Medicine, 2-Volume Set 7th Edition, 2016.

(2) 현장에서 병원으로 이송 시 응급처치

① 기도개방, 호흡, 맥박의 상태를 측정한다.

② 환자의 저체온증을 예방하기 위해 재가온 조치를 취한다(표 10-5).

③ 필요시 심폐소생술 및 제세동을 시행한다.

④ 구조호흡을 포함한 소생술을 실시한 환자는 뚜렷한 증상이 없어도 병원으로 이송한다.

(3) 현장에서 병원으로 이송 중 응급처치

① 우선 환자를 물에서 구출하고 안전한 곳으로 옮긴다.

② 젖은 피복을 제거하고, 마른 피복으로 덮어 저체온증에 빠지지 않게 주의한다.

③ 심정지 상태가 아닌 경우 척추 손상이 의심되면 척추 고정을 시행한다.

④ 경증의 호흡곤란 환자의 경우 비관으로 분당 4L를 투여한다.

⑤ 산소포화도 94% 이하의 호흡곤란 또는 분당 호흡수 30회 이상인 환자는 분당 10L 이상의 산소를 안면 마스크로 투여하며, 가장 가까운 지역응급의료기관 이상의 병원으로 이송한다.

(4) 병원에서의 응급처치

① 환자의 심전도 감시와 맥박산소측정을 시행한다.

② 다른 합병증을 검사하기 위해 가슴 단순 X-ray와 혈액 검사를 실시한다.

③ 혈역학적으로 불안정한 경우 환자의 심부체온을 감시한다.

④ 보통 4~6시간 동안 관찰하며, 정상일 경우 귀가시킬 수 있다.

⑤ 4~6시간 관찰 후 환자의 상태가 나빠지면 재평가 및 중환자실로의 입원을 고려한다.

⑥ 의식상태가 기면(drowsy) 이하인 환자는 산소 투여 필요시 환기 보조를 시행해야 한다.

⑦ 동맥혈 산소분압 유지가 불가능한 경우 기관내삽관을 하고 양압환기를 시행한다.

⑧ 심각한 손상을 입은 환자는 기계적 인공호흡기 치료를 시행한다.

⑨ 예방 목적의 항생제 투여는 권장하지 않는다.

> 응급의료센터에 내원한 익사사고에 의한 심장마비 환자는 무수축, 무맥성 전기활동, 무맥성 심실빈맥, 심실세동의 심정지 리듬이 발생할 수 있으며, 처치를 위해 전문심장소생술 지침을 따른다.
>
> 심폐소생술을 시행한 환자는 뇌와 주요 장기의 심각한 허혈 손상으로 예후가 좋지 않다. 또한 폐 흡인이 있는 일부 환자들에게 급성호흡부전 등의 생명을 위협하는 합병증이 발생할 수 있다.

표 10-5
재가온요법(Rewarming)

종류	방법
수동적 재가온법 (Passive rewarming)	젖은 의복을 벗기고, 담요를 이용하여 따뜻한 환경을 제공한다. 수동 재가온법은 추가적인 저체온증을 방지하지만 중등도, 중증의 저체온의 경우 능동적 재가온법을 시행해야 한다.
능동적 외부 재가온법 (Active external rewarming)	가온 담요, 열 패드, 핫팩 등을 이용하여 환자에게 외부적으로 열을 제공한다. 능동적 외부 재가온법은 중증 저체온 환자 또는 말초혈관 확장으로 저관류 상태의 환자에게는 효과가 없으며, 차가운 혈액의 순환이 심부체온의 하강, 저혈압, 심실세동, 무수축 등의 부작용을 유발하므로 주의해야 한다.
능동적 내부 재가온법 (Active internal rewarming)	따뜻한 수액(warm saline) 처치, 방광 및 위 세척(lavage), 복막투석(peritoneal dialysis), 체외막산소 공급(extracorporeal membrane oxygenation, ECMO) 등의 방법이 있다.

5 질식(Asphyxia)

1) 개요

질식은 비정상적인 호흡으로 인해 신체에 산소 공급이 부족한 상태를 말한다. 주로 조직과 장기에 영향을 미치는 저산소증을 유발한다. 질식의 종류에는 목눌림질식(strangulation), 질식(suffocation), 화학적 질식(intoxication), 익사(drowning)로 나눌 수 있다. 세부적으로 나누어 보면 목눌림질식의 경우 목맴(의사, hanging), 끈졸림(교사, ligature strangulation), 손졸림(액사, manual strangulation) 등이 있으며, 질식에는 공기의 산소결핍, 코입막음, 기도막힘, 호흡운동장애, 기도말단이나 폐포(alveolar)의 폐쇄가 있다. 화학적 질식(중독)에는 유독가스 등을 흡입함으로써 발생한다. 본문에서는 화학적 질식(중독) 중 일산화탄소 중독에 대해 살펴보고자 한다.

2) 일산화탄소 중독(Carbon Monoxide Poisoning)

일산화탄소는 탄소를 포함하고 있는 화석연료가 불완전하게 연소할 때 발생하는 가스로 체내로 흡입된 일산화탄소는 일산화탄소헤모글로빈(carboxyhemoglobin, COHb)을 생성하고, 산소해리곡선(oxygen dissociation curve)을 왼쪽으로 이동시키며 저산소증을 유발한다. 일산화탄소의 헤모글로빈에 대한 친화력은 산소에 비해 250~270배 높아 흡입되는 일산화탄소의 양이 매우 적은 경우에도 일산화탄소헤모글로빈이 생성될 수 있다.

또한 무색, 무미, 무취 및 비자극성이기 때문에 일산화탄소가 누출될 경우 환자가 인지하기가 쉽지 않다. 따라서 일산화탄소가 누출과 동시에 중독이 된다. 이러한 특성 때문에 일산화탄소는 '침묵의 살인자(the silent killer)'로 불리며, **일산화탄소 중독**은 전 세계적으로 심각한 사망률과 이환율을 보이는 흔한 중독이다.

3) 일산화탄소 중독 환자평가

(1) 병원 전 환자평가

일산화탄소 중독은 가장 흔하게 발생하는 가스중독이지만 증상과 징후가 모호하거나 다양하다. 두통, 위약감, 어지럼, 구역, 구토, 의식소실 등이 나타날 수 있는데 이 중 두통은 가장 흔하고 초기에 발생하는 증상이다. 일산화탄소 농도에 따라 증상과 징후는 다양하다(표 10-6).

표 10-6
CO-Hb 농도에 따른 증상 및 징후

CO-Hb 농도	증상과 징후
0 ~ 10%	대개 없음, 운동내성 감소, 협심증, 절뚝거림(파행)
10 ~ 20%	전두통(frontal headache), 호흡노력을 동반한 호흡곤란
20 ~ 30%	깨질 듯한 두통(throbbing headache), 호흡노력을 동반한 호흡곤란, 주의력 저하
30 ~ 40%	심한 두통, 구토, 시야 변화
40 ~ 50%	혼란, 실신, 심근허혈
50 ~ 60%	기절, 경련
> 60 ~ 70%	혼수, 사망
기타	발적, 시야 감소, 동측성 반맹, 시각신경유두부종, 망막출혈, 청력변화, 폐부종

일산화탄소 중독이 의심될 경우 병력청취를 통해 가능한 한 많은 정보를 얻어야 한다. 시간이 많이 경과된 후에는 진단이 어려워지므로 초기 빠른 시간 내에 CO-Hb level을 측정하는 것이 중요하다. 그러나 CO-Hb level을 기준으로 환자의 중증도를 결정해서는 안 되며 초기 노출 시 CO-Hb 농도는 시간 경과에 따른 반감기가 있음을 인지하고 평가해야 한다. 현장에서의 병력청취를 통해 얻어야 하는 내용은 다음과 같다.

① 중독 물질, 약물 종류, 노출 시간, 노출 경로, 다른 노출자는 없는지 파악한다.
② 의도성/비의도성을 파악한다(사고, 자살, 범죄 등).
③ 현장 정보를 수집한다(약물 용기, 현장 분위기 및 냄새 등).

신체검진으로는 일차평가(기도, 호흡, 순환)에 준하여 평가하여 처치한다. 기본적으로 일산화탄소 중독이 의심되는 환자는 산소 투여가 가장 우선시되어야 한다. 환자의 전신상태 평가 및 의식수준 평가가 이루어져야 하며, 구강 주변 분비물이 있다면 흡인을 시도한다.

(2) 병원 내에서의 환자평가(진단)

정상 CO-Hb 농도는 0~5%이며, 흡연자에서는 10%까지도 증가할 수 있음을 알아야 한다. COHb 농도는 진단을 위해서만 활용될 뿐 중증도와는 관계가 없어 동맥 또는 정맥에서 측정한 것을 사용한다. 일산화탄소중독을 진단하기 위한 평가요소는 다음과 같다.

- 심전도 및 모니터링
- 산소포화도 측정(실제 동맥혈 수치보다 높게 나온다.)
- 동맥혈가스분석 검사
- 심장 효소 수치
- 가슴 X-ray

현장에서 시행한 일산화탄소-산소측정기(CO-Oxymetry, 그림 10-7) 검사에서 CO헤모글로빈이 정상인 경우 고압산소치료기가 있는 원거리 병원으로의 이송이 반드시 필요한 것은 아니다.

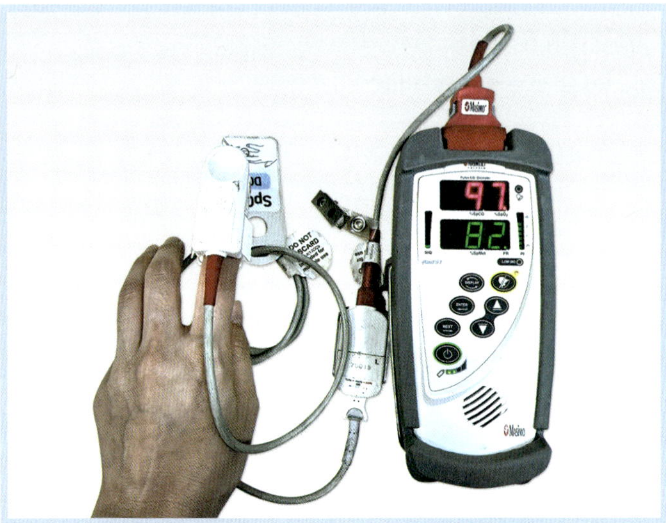

그림 10-7
일산화탄소-산소측정기(CO-Oxymetry)

4) 일산화탄소 중독 환자 응급처치

무엇보다 현장 안전이 가장 중요하다. 현장 안전이 확보되었다면 환자 일차평가를 시행한다.

일산화탄소 중독에서 가장 중요한 치료는 산소 투여이기 때문에 평가와 동시에 비재호흡 마스크로 100% 산소를 공급해야 한다. 병원 전 단계에서는 환자의 의식수준 및 활력징후 변화에 중점을 두어 평가와 처치가 진행되어야 하며, 필요시 전문기관내삽관 및 수액 투여도 고려해 볼 수 있다. 장시간 고농도의 일산화탄소에 노출되었을 경우에는 심정지에 이를 수 있어 심정지 가능성에 대해서도 준비를 해두어야 한다.

병원 단계에서는 심정지 발생 및 심폐소생술 시행유무, 다른 노출 확인(2시간 이내 또는 2주 이내), 지속되는 증상 등의 이상 소견 여부 등에 따라서 치료가 달라진다(그림 10-8). 만약 중증의 일산화탄소 중독이 의심된다면 고압산소요법을 고려해 볼 수 있다. 고압산소요법은 대기압이 1기압보다 높은 기압상태에서 고농도의 산소를 공급하는 방법으로 인체 내 혈중 산소포화도가 높아지게 함으로써 기포를 제거(Gas washout)하고 기포 부피를 감소시킨다(그림 10-9). 특히 일산화탄소 중독 환자에게 초기 적용 시 기포 제거와 함께 백혈구가 미세혈관에 부착되는 것을 억제(inhibit leukocyte adhesion)하는 치료효과가 있다.

일산화탄소 중독의 최종 치료 목표는 지연성 신경·정신병적 장애(Delayed Neuropsychiatric Sequelae, DNS)의 발현을 예방하고, 중증도를 줄이는 것이다. 지연성 신경·정신병적 장애는 보통 빠르면 4주에서 6개월 이후까지 증상발현되기 때문에 일산화탄소 노출 이후 6시간 이내에 시행하여 이를 예방하고 중증도를 감소시켜야 한다.

국내의 경우 과거에 비해 고압산소요법이 가능한 병원의 수가 많이 늘고 있는 추세이다. 상급종합병원급 13개소, 종합병원급 17개소, 병원 및 기타 의료기관 20개소로 2021년 기준으로 총 50개소로 증가하고 있다(그림 10-10).

고압산소요법 합병증

- oxygen induced seizure (0.01%)
- 귀 및 부비동 기압장애 (barotrauma)
- 폐 기압장애 (pulmonary barotraumas)
- 혈관 공기색전증 (vascular gas embolism)
- 코피, 귀 및 안면부 통증

고압산소요법 금기증

- 절대적 금기증: 치료하지 않은 기흉(공기가슴증)
- 상대적 금기증: 폐쇄공포증

치료하지 않은 기흉이다.

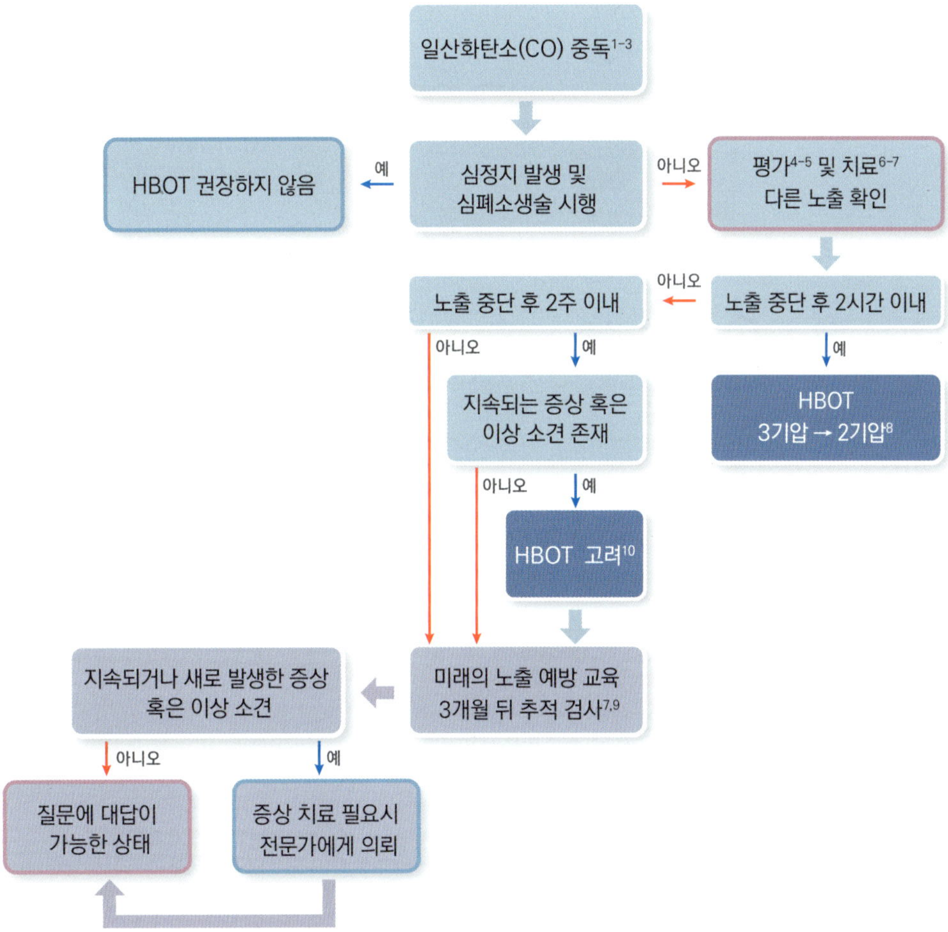

1. 일산화탄소 중독: 일산화탄소 노출+관련 증상
2. 급성 혹은 만성(24시간 노즐, 간헐적으로)
3. COHb와 SpCO는 중독으로부터의 시간 경과와 산소 투여로 인해 상승되어 있거나 혹은 정상화될 수 있음
4. 신경학적 평가: rapid alternating movement, finger-to-nose, heel/shin, 서 있을 수 있다면 tandem gait, Sharpened Romberg test
5. 검사실 평가: COHb, pregnancy test Troponin I, electrocardiogram, 필요시 CBC, lactate, CMP, CK, drug screen, liver function test, Chest radiograph, echocardiogram, HBOT를 지연시키지 말것
6. 비재호흡 마스크 산소, 고유량 비강 캐뉼라 산소 투여(가열 습윤된 산소 60L/min까지 투여 혹은 필요시 기도삽관 후 100% 산소 투여, 연기 흡입 시 시안화물 해독제 사용, RSI, 화상 치료 고려
7. 호흡곤란, 두근거림, 흉통, 피로가 있을 경우 심장검사 의뢰
8. 3.0 ATA로 60분간 치료하며, 두 번의 5분 공기 흡입 시기를 가진 후 2.0 ATA를 60분간 한 번의 5분 공기 흡입 시기를 가짐. 2.5~3.0ATA의 다른 치료 일정도 비슷하게 효과적일 수 있음.
9. 인지, 감정, 신체, 신경학적 합병증은 필요시 신경과, 신경정신과, 정신과에 의뢰됨
10. 일부는 임상적인 평형에 이를 때까지 매일 HBOT를 옹호

그림 10-8

일산화탄소 중독 치료

출처: 대한고압의학회 외. 고압의학. 군자출판사. 2023.

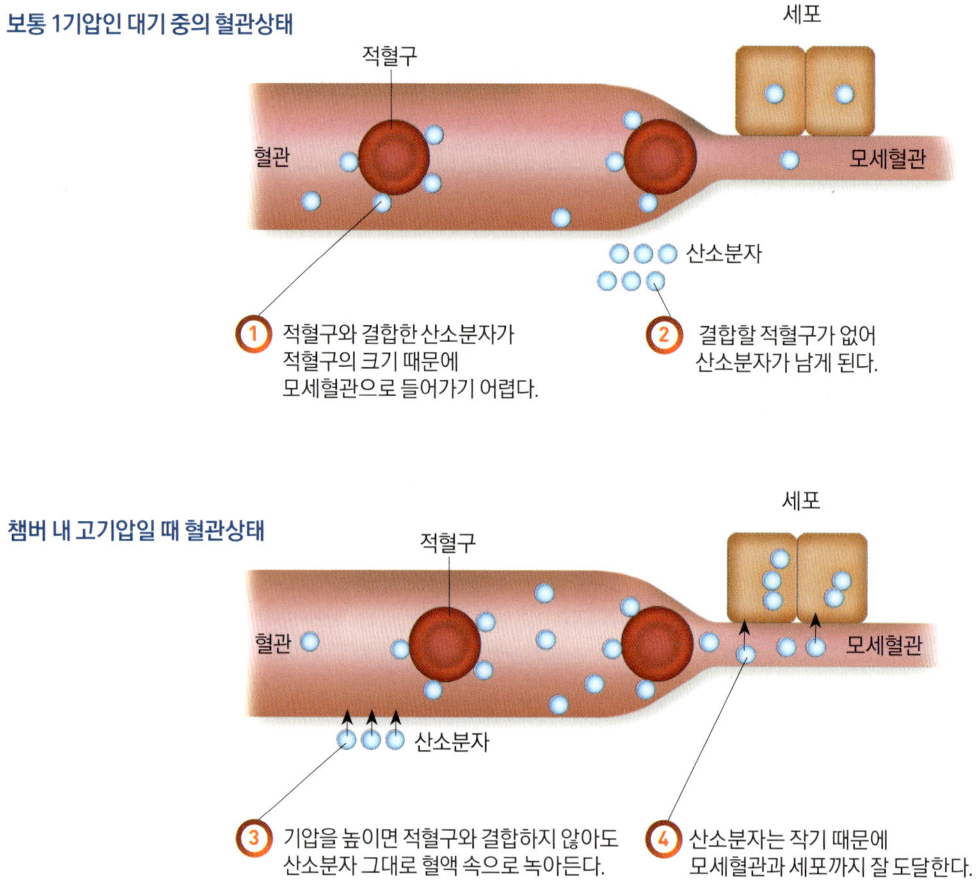

고압산소요법의 치료 기전

고압산소요법(HBOT)은 두가지 기전에 의해 이루어진다. 일차적 기전은 과산소화(Hyperoxygenation)와 기포 크기 감소(decrease in bubble size)이다. 이는 헨리의 법칙에 따라 동맥 산소의 부분압력 증가로 인해 혈장의 용해된 산소가 증가하며, 보일의 법칙에 따라 압력이 증가하면 기포 부피가 감소하는 원리이다. 이차적 기전은 일차적 기전에 의해 발생되는 효과로 다음과 같다.

- Vasoconstriction
- Fibroblast function
- Angiogenesis
- Bone remodeling
- Fibroblast proliferation
- Synergy
- Gas washouLeukocyte oxidative killing
- Toxin inhibition and antibiotic t etc.

그림 10-9
고압산소요법 원리

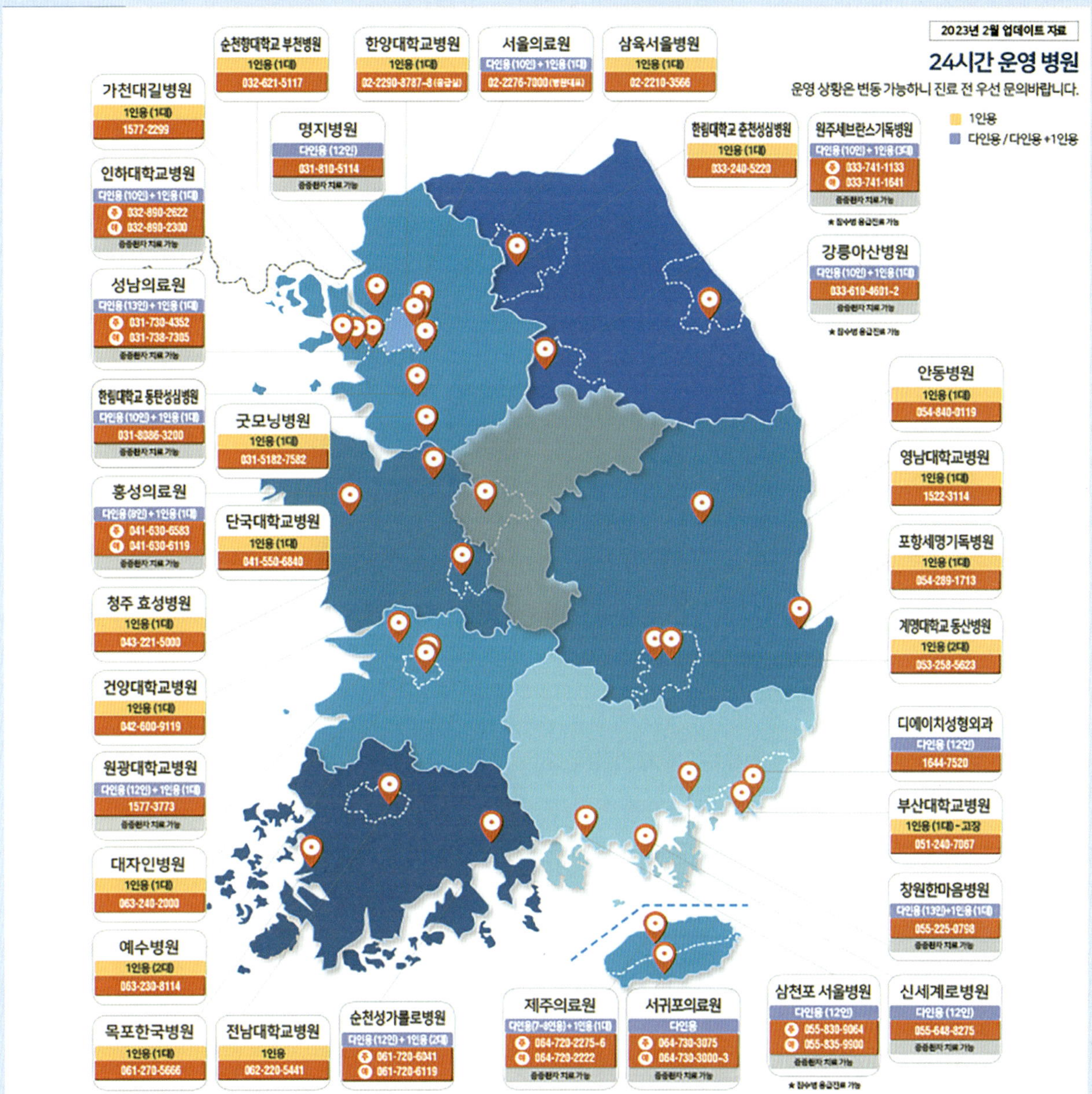

※ 정규진료 시간 운영 병원

지역	병원명	제품형태	전화번호
서울	서울아산병원	다인용(10인)	02-3010-3343
	두발로병원	다인용 (4인)	1833-2280
	노원을지대학교병원	1인용 (1대)	02-970-8554
	염창환병원	1인용 (1대)	02-514-1291
대구	광개토화상병원	다인용 (10인) +1인용 (2대)	053-565-1190
	푸른병원	다인용 (6인) + 1인용 (1대)	053-471-2800
경남	통영고려병원	다인용 (10인)	055-644-8275
부산	고신대학교복음병원	1인용 (1대)	051-990-6175
	해동병원	다인용 (12인)	051-412-6161
	파크병원	다인용 (10인) + 1인용 (1대)	051-294-8330
	온종합병원	1인용 (1대)	051-607-0119
	정관일신기독병원	다인용 (10인)	051-780-0545

지역	병원명	제품형태	전화번호
부산	서호하단병원	다인용 (4인)	0507-1474-6672
	서호광안요양병원	1인용 (2대)	051-745-5274
	센텀사랑의병원	1인용 (1대)	051-996-0015
	다대수병원	다인용 (6인) + 1인용 (1대)	051-260-1088

※ 민간인치료불가

지역	병원명	제품형태	전화번호
강원	동해해양특수구조대	다인용	033-741-2000
충북	공군항공우주의료원	다인용 (8인)	주043-290-5533 야043-290-5642
충남	오천보건지소	다인용 (7인)	041-932-4303
경남	해군해양의료원	다인용	055-549-0912
부산	중앙해양특수구조단	다인용	051-664-2701

그림 10-10

전국 고압산소치료기 운영 현황(2023년 2월 기준)

출처: 대한고압의학회 (kauhm.org)

6 압력 손상(Barotrauma)

1) 개요

최근 국내뿐만 아니라 전 세계적으로 해양레저스포츠의 관심은 지속적으로 증가하고 있으며, 수많은 해양레저스포츠 중 스쿠버다이빙(Self Contained Underwater Breathing Apparatus Diving, SCUBA)은 도움 없이 혼자 수중에서 숨을 쉴 수 있는 장비를 착용하고 다이빙을 하는 것으로 일반적으로 사고율이 높지 않아 국내·외에서 즐기는 대표적 해양레저스포츠라고 할 수 있다. 그 외 군사적 이용은 물론 구조, 인양, 해저공사, 해양생물 연구 등 많은 전문적인 분야에서 다양한 목적으로 사용 중이다.

잠수의학은 diving medicine, undersea and hyperbaric medicine, subaquatic medicine, marine medicine 등으로 불리며, 인간이 수중환경으로 들어감으로써 발생하는 질환에 대한 진단, 치료, 예방으로 정의한다. 수중환경에서 발생할 수 있는 응급상황은 많지 않으나 수중환경에서의 돌발 상황은 언제든지 발생할 수 있다. 응급상황으로는 해양 동물에 의한 손상이나 질환·수중환경의 특수한 환경적 요인·압력변화로 인한 인체생리학적 문제 등이 발생할 수 있다.

2) 기체의 법칙

압력 손상과 관련된 세 가지 물리학적 법칙은 보일의 법칙(Boyle's law), 달톤의 법칙(Dalton's law), 헨리의 법칙(Henry's law)으로 각각의 법칙은 압력과 부피 그리고 기체분압과 관련되어 있으며, 이는 압력 손상과 관련된 응급상황의 이해를 돕는다.

(1) 보일의 법칙

일정한 온도에서 기체의 압력과 부피는 반비례한다(그림 10-11). 예를 들어, 일정한 온도에서 기체의 압력이 두 배로 증가하면 기체의 부피는 반으로 줄어든다. 이는 하강 또는 상승 시 발생하는 압력 손상의 중요한 요인이 된다.

(2) 달톤의 법칙

기체의 전체 압력은 각각의 기체 부분압력의 총합과 같다(그림 10-12).

(3) 헨리의 법칙

일정 온도에서 기체의 양은 기체의 압력과 비례한다(그림 10-13). 예를 들어 잠수 시 압력이 증가하고 체내로 많은 양의 압축공기가 축적되는데 이는 감압병의 원인이 된다.

3) 압력 손상

(1) 하강 시 압력 손상

수중환경에서 하강 시 물속으로 깊게 들어감에 따라 수압이 높아지고, 인체 내 기체의 부피는 감소하게 된다(Boyle's law). 즉 인체의 압력과 외부환경의 압력이 평형을 이루지 못했을 경우 '압착증(squeeze)'이 발생한다. 일반적인 압착증의 증상으로는 쥐어짜는 듯한 통증, 조직의 충혈, 출혈, 부종 등을 일으키며 하강 시 압력 손상으로는 외이도 압착, 중이 압착, 내이 압착, 마스크 압착증 등이 있다.

> **Boyle's law**
>
> 일정한 온도에서 기체의 압력과 그 부피는 서로 반비례한다(그림 10-14).

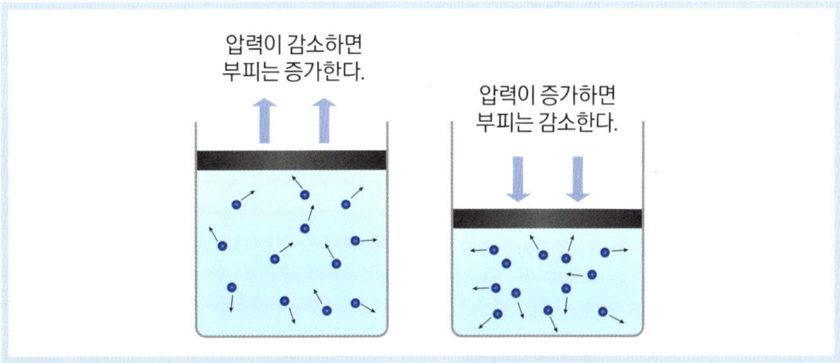

그림 10-11
보일의 법칙(Boyle's law)

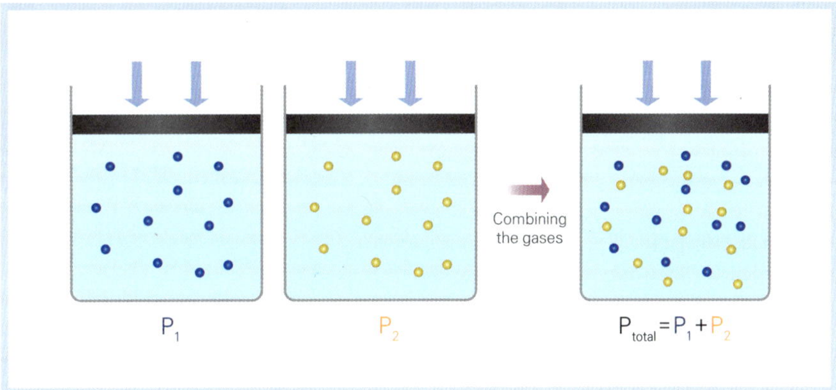

그림 10-12
달톤의 법칙(Dalton's law)

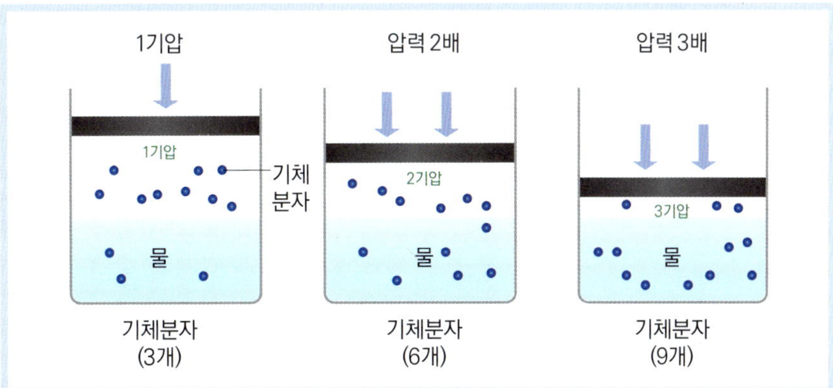

그림 10-13
헨리의 법칙(Henry's law)

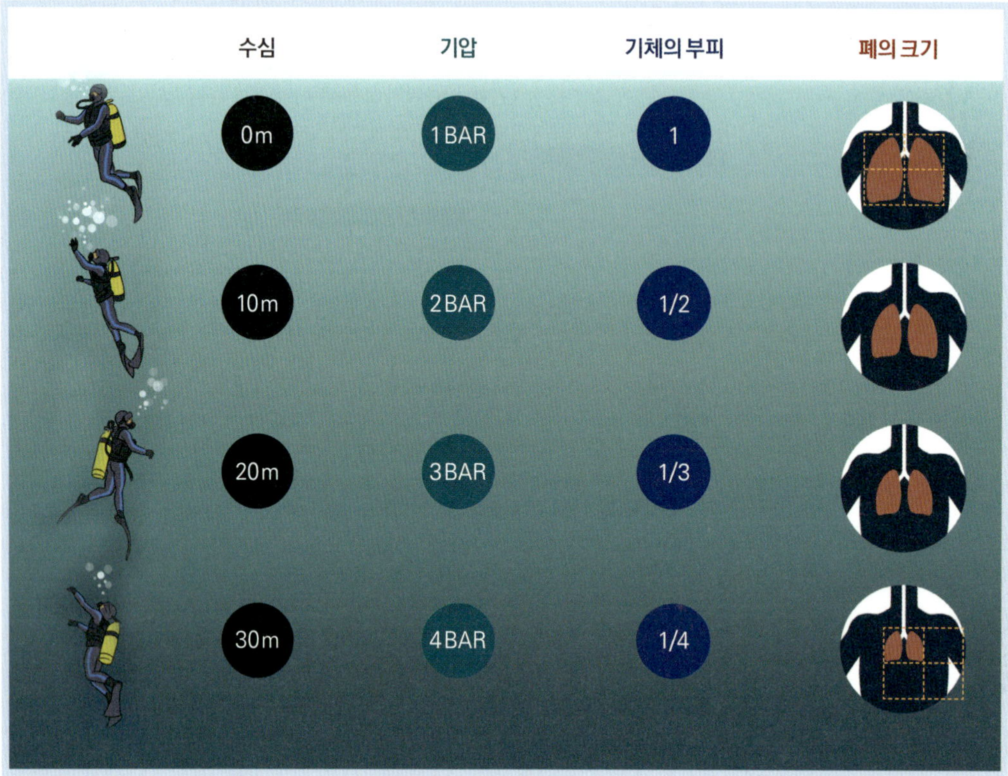
수심
기압
기체의 부피
폐의 크기
0m
1BAR
1
10m
2BAR
1/2
20m
3BAR
1/3
30m
4BAR
1/4

그림 10-14
수심에 따른 기체의 부피 변화

1 외이도 압착

외이(external ear)는 주위 환경과 통해 있어 압력 평형 유지에 문제가 없지만 이물질, 귀마개 등에 의하여 평형을 유지하지 못했을 경우 발생한다. 주요 증상은 통증, 청력 감소, 충만감 등이 발생한다. 외이도(external acoustic meatus) 압착은 외이도를 청결하게 유지함으로써 충분히 예방이 가능하다.

2 중이 압착

중이(middle ear) 압착은 가장 흔한 형태이며, 유스타키 오관(eustachian tube)을 통해 코인두(비인두, nasopharynx)와 중이 사이의 압력 균형을 유지하지 못했을 경우 발생한다(그림 10-15). 주요 증상은 외이도와 유사하게 통증, 청력 감소, 청력 소실, 충만감 등이 발생한다. 유스타키오관의 협착이 발생한 경우에는 중이강(tympanic cavity) 내의 점막조직들이 부종, 충혈 등을 보이며, 압력차가 심해질 경우 고막천공, 중이강 내의 모세혈관 파열 등이 발생한다. 중이 압착은 경증의 경우 대부분 호전되지만 통증이 심한 경우 비스테로이드성 소염진통제를 투여하거나 출혈 또는 감염이 의심될 경우 항생제를 투여하기도 한다.

3 내이 압착증

내이(internal ear) 압착은 흔치 않지만 충분히 압력 평형을 유지하지 않은 채 급속도로 하강한 경우 발생할 수 있다. 전형적인 증상으로는 이명, 현훈, 청력상실 등이 수 시간 이내 발생하고, 다른 증상은 충만감, 오심, 구토, 안구진탕, 방향감 상실 등이 발생하기도 한다.

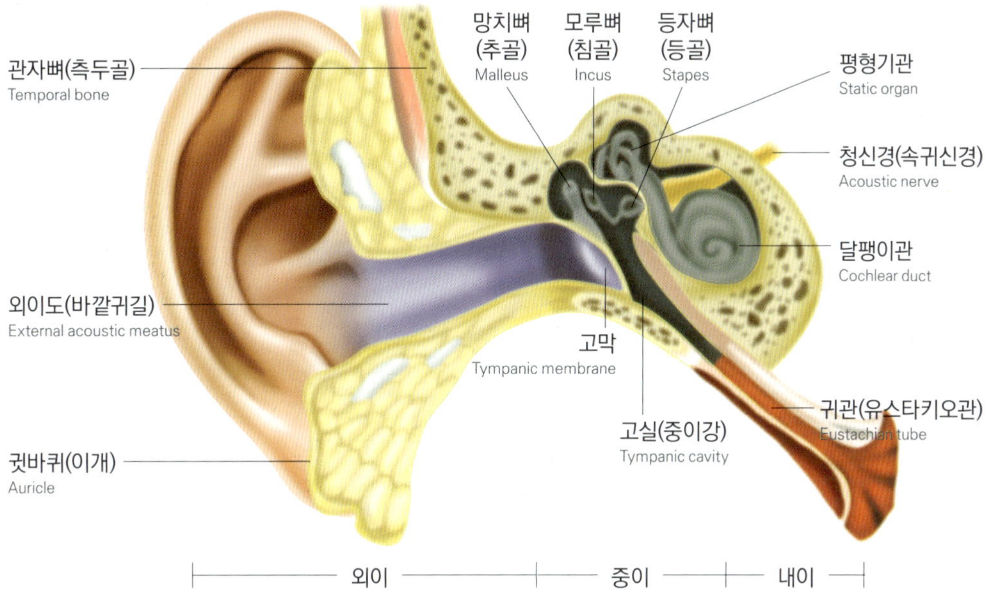

그림 10-15
귀의 해부학적 구조

4 마스크 압착

마스크 압착은 마스크와 안면 사이의 공간 압력 균형이 유지하지 못했을 경우 발생한다. 주요 증상으로는 안면 부위의 점상출혈, 결막출혈 등이 발생하며, 이는 대부분 시간이 지나면 저절로 소실된다(그림 10-16).

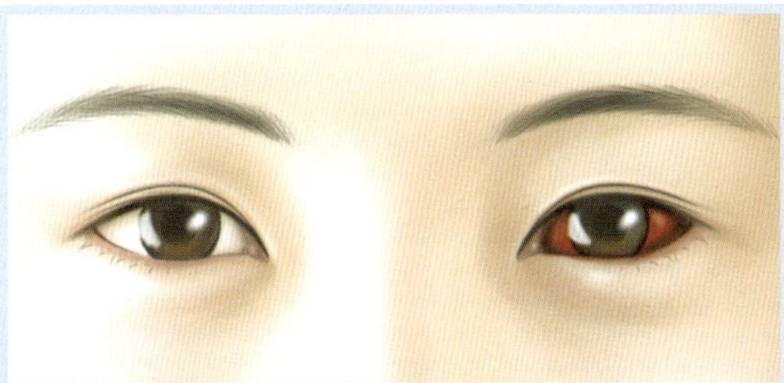

그림 10-16
마스크 압착증(Mask squeeze)

(2) 상승 시 압력 손상

상승 시 압력 손상은 하강 시와 반대의 물리적 변화로 응급상황은 주로 빠르게 상승 시 발생한다. 수중 환경에서의 수압과 우리의 체내의 압력은 평형을 유지한 상태로 잠수장비의 공기로 호흡을 한다. 하지만 빠르게 상승 시 수압이 낮아지고, 신체 내의 기체 부피가 증가되면서 폐과팽창증후군(pulmonary overinflation, burst lung syndrome), 뇌동맥 공기색전증(cerebral artery air embolism), 감압병(decompression sickness) 등의 압력 손상을 받게 된다.

1 폐과팽창증후군

폐과팽창증후군(Pulmonary Overinflation, Burst lung syndrome)이란 폐에 갇힌 가스의 팽창 또는 폐의 과도한 팽창으로 인한 압력 손상 관련 질환이다(그림 10-17).

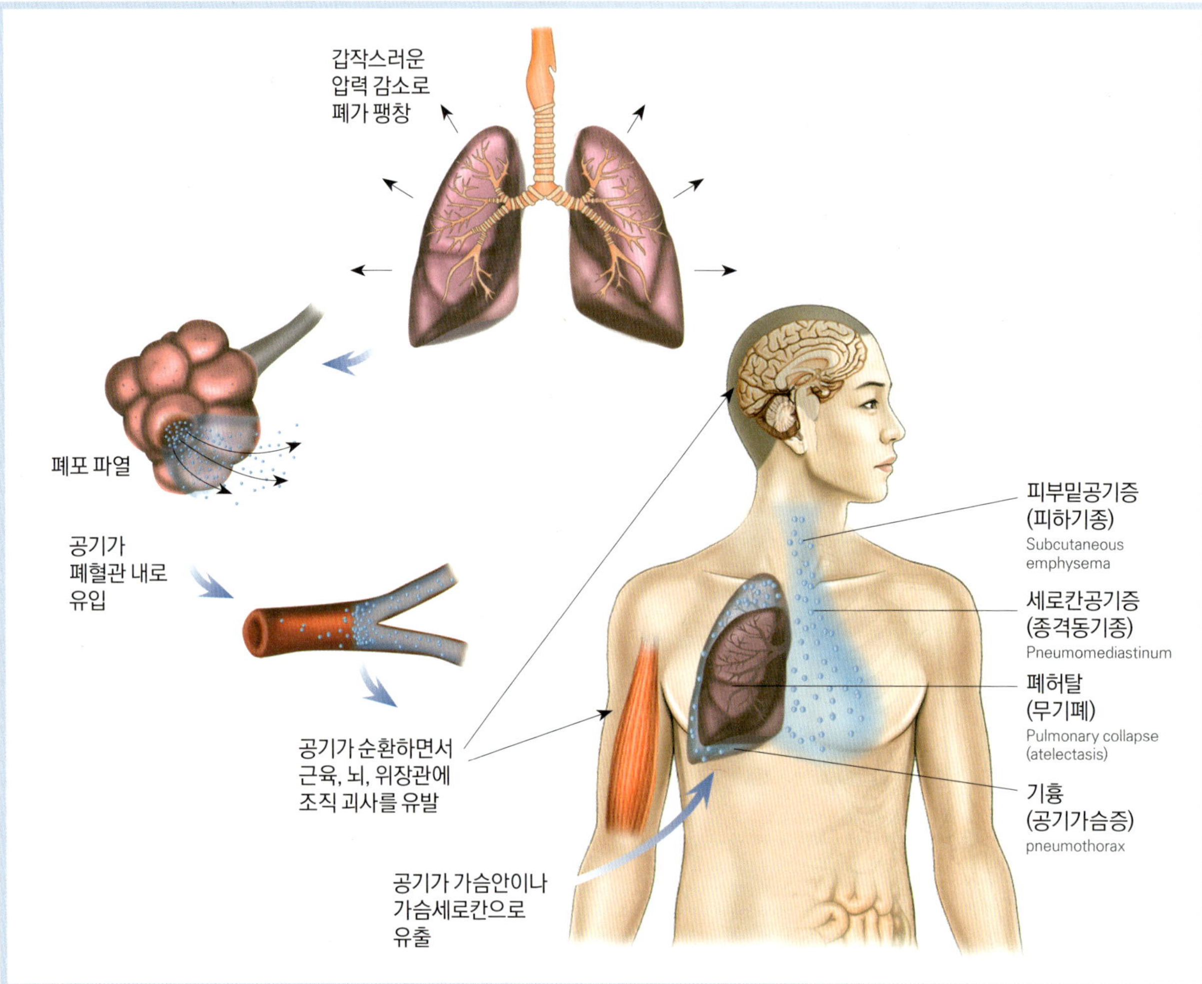

그림 10-17
폐과팽창증후군

이는 드물게 발생하지만 발생 시 심각한 손상을 유발한다. 수심이 깊은 곳에서 빠르게 상승하였을 경우 신체 내 압력은 줄어들고 폐 안의 공기는 팽창한다. 이 과정에서 폐 조직 손상으로 폐과팽창증후군이 발생한다. 폐 조직에서 유출되는 공기가 가슴으로 유입되면 기흉(pneumothorax), 세로칸(종격동)에 유입될 경우 세로칸공기증(종격동기종, pneumomediastinum)이 유발된다. 유출된 공기가 혈류에 유입되는 경우에는 뇌동맥 공기색전증이 유발되며, 과거 폐질환을 가지고 있는 사람에게 2배 이상 발생 가능성이 높아진다.

폐 조직 손상의 경우 산소 투여와 보존적 처치로 치료가 가능한 경우도 있지만 공기색전증인 경우에 응급구조사는 기본적인 응급처치와 100% 산소를 투여하면서 재가압 시설이 갖춰진 병원으로 이송해야 한다.

2 감압병

감압병(decompression sickness)은 수심 깊은 환경에서 수면 위의 빠른 상승으로 인해 외부 압력이 갑자기 낮아지고 혈액 속에 녹아 있던 질소가 빠져나와 혈액순환을 방해하는 질환이다. 일반적으로 감압병에 노출되기 쉬운

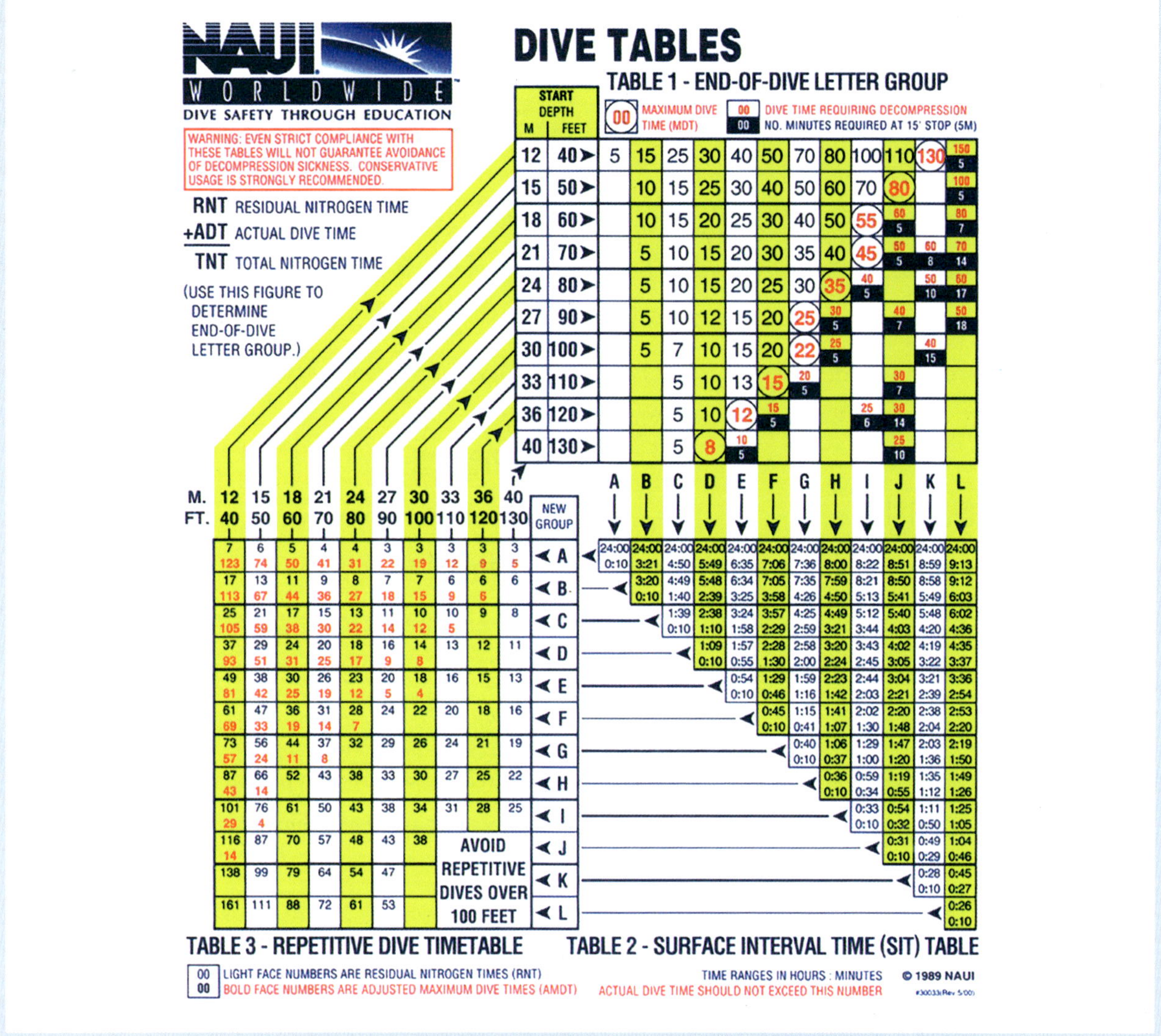

그림 10-18
감압표
출처: NAUI(National Association of Underwater Instructor)

잠수부들은 잠수의 깊이와 잠수의 시간 등 상승속도를 조절할 수 있는 감압표(그림 10-18)로 감압을 시행하기 때문에 드물게 발생하지만 과운동, 피로, 비만, 고령, 반복잠수, 탈수, 음주, 낮은 수온, 잠수 후 비행 등의 외적인 요인으로 감압병이 발생할 수 있다.

감압병은 I형 감압병과 II형 감압병으로 분류할 수 있다. I형 감압병의 증상은 근골격계 통증이 가장 흔하며, 주로 어깨, 무릎의 뼈와 관절의 통증을 호소한다. 그리고 피부가 따끔거리거나 무감각해지고 청색으로 얼룩덜룩해지는 '대리석양 피부'를 보이기도 한다. II형 감압병은 드물게 발생하며 다리마비, 감각이상, 시각장애, 한쪽마비, 실어증 등의 다양한 중추신경계 문제나 가슴통증(흉통, chest pain), 호흡곤란, 기침 등의 호흡기계 또는 심폐기계 문제가 드물게 발생한다.

4) 압력 손상 환자평가

압력 손상은 대부분 외부환경과 압력의 불균형으로 발생한다. 잠수 손상의 일차평가에서는 공기색전증, 감압병 등의 모든 압력 손상과 관련된 증상을 고려하고 환자평가를 시행한다. 잠수 손상에서의 필수 평가 항목으로는 환자의 증상 및 징후의 발생 시간, 잠수 깊이, 잠수 횟수, 잠수 지속 시간 등이 중요하며, 그 외 사용된 호흡 장비의 종류, 환자 체온의 보호 유무(의복 종류), 잠수 이후 비행 시간, 잠수의 경험, 과거병력, 음주, 약물복용 등을 평가해야 한다.

5) 압력 손상 환자 응급처치

응급구조사는 병원 전 단계에서 모든 환자에게 100% 고농도 산소를 지속적으로 투여하고, 저체온에 유의하며 응급의료센터로 이송을 시작한다. 산소를 투여함으로써 감압병 증상이 소실될 수 있지만 산소를 멈추지 않고 이송하는 것이 허혈조직의 혈액순환을 돕고 부종을 줄이는 효과가 있다. 감압병의 경우 증상이 경미해 보여도 시간이 지나면서 진행될 수 있기 때문에 가능한 한 모든 환자를 재가압 치료가 가능한 병원으로 이송하는 것이 예후에 도움이 된다. 과거 뇌색전증을 예방하기 위해 이송 중 환자의 머리를 낮추는 것을 권장하였지만 이는 뇌부종의 위험과 기도유지에 어려움이 발생할 수 있기 때문에 바로 누운 자세로 신속히 이송한다. 환자가 의식이 있는 경우에는 직접 물을 마시게 하는 것도 도움이 되며, 그렇지 않은 경우 정맥로 확보를 통해 수액 처치를 하는 것이 환자에게 도움이 된다.

6) 재가압요법

감압병은 헨리의 법칙(Henry's law)을 이용한 재가압 처치가 필요하다. 재가압요법은 대기압보다 높은 압력으로 환자에게 산소를 공급하여 체내 질소를 재용해하여 배출시킨다. 이는 부작용이 거의 없으며, 환자의 증상을 완화한다.

재가압요법에는 여러 가지 방법이 있으나 미국 잠수고압의학회(Undersea and Hyperbaric Medicine Society, UHMS), 미국해군잠수교법(US NAVY Diving manual)

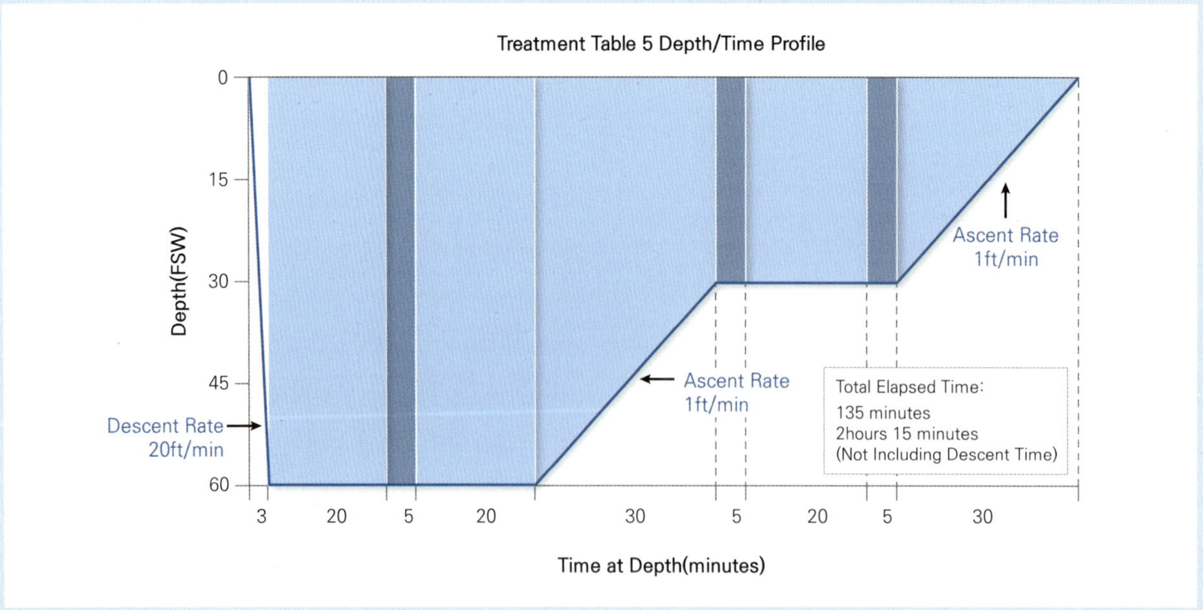

그림 10-19
미국해군 치료법

치료법(그림 10-19, 20)을 표준으로 이용하며, 시행 방법은 다음과 같다.

① 60 feet(약 18 m) 수심까지 분당 20 feet 속력으로 3분 동안 가압을 시행한다.

② 100% 산소 투여를 20분간 3회 시행한다.

③ 분당 1 feet 속력으로 30분 동안 감압하여 30 feet(약 9 m) 수심까지 상승한다.

④ 100% 산소 투여를 60분간 2회 시행한다.

⑤ 분당 1 feet 속력으로 30분 동안 감압하여 대기압 상태로 복귀한다.

> 감압 중에 100%산소를 계속 투여하며, 산소 투여 사이에는 독성 예방을 위해 5~15분간 산소 공급을 중단한다.

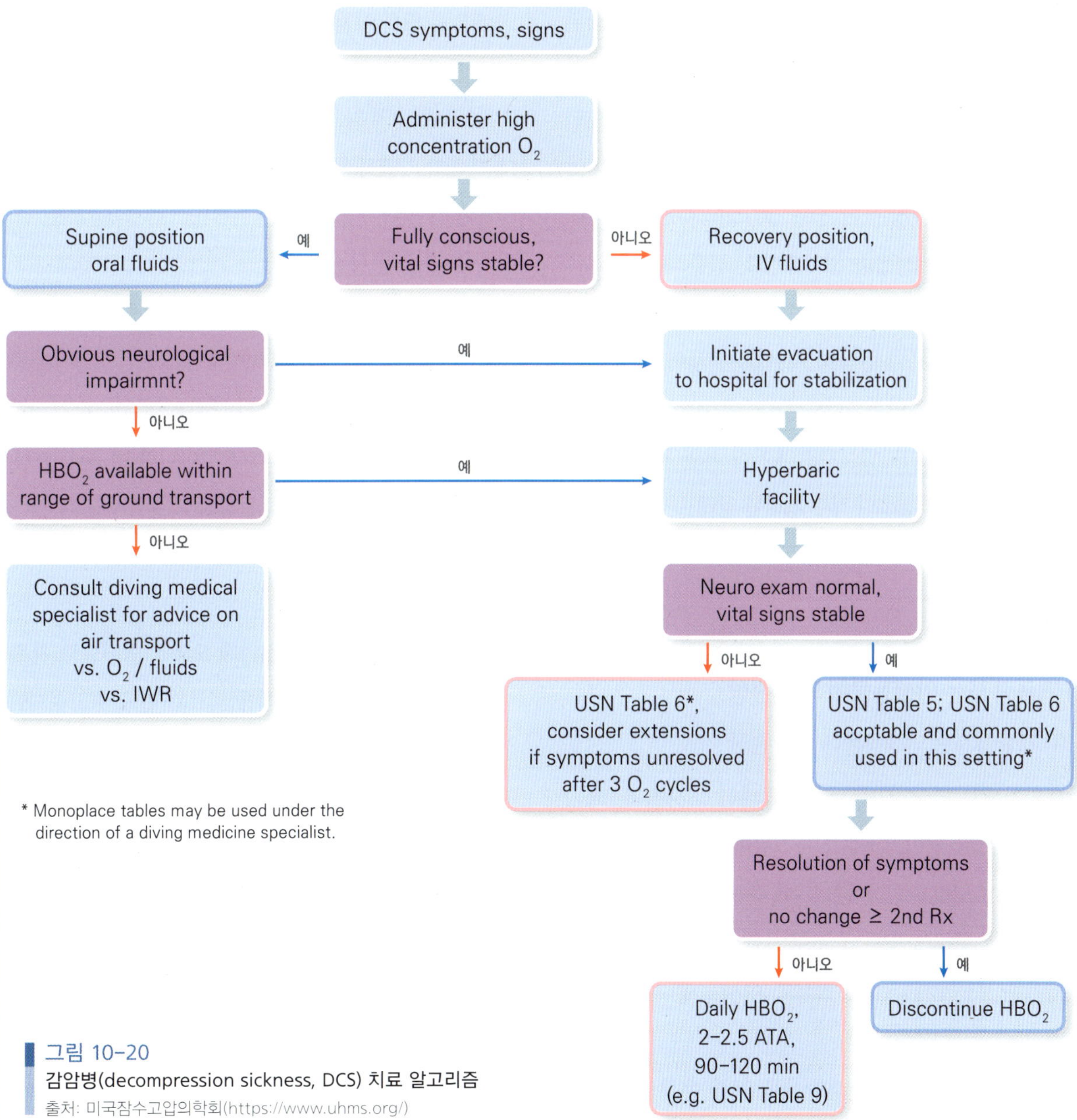

그림 10-20
감압병(decompression sickness, DCS) 치료 알고리즘
출처: 미국잠수고압의학회(https://www.uhms.org/)

7 동식물에 의한 손상

1) 개요

개나 뱀 등에 물리거나 벌, 개미, 거미 등의 곤충에 물릴 경우 독소 종류에 따라 중독 증상이 매우 다양하다. 상처 부위 모양은 찔린 상처(자창, puncture wound), 열상(laceration), 찢긴 상처(avulsion), 찰과상(abrasion)등 다양한 형태로 나타나며, 특히 광견병바이러스에 감염된 야생동물이나 가축에 물릴 경우 감염된 동물의 타액이 상처에 접촉하면서 감염이 일어날 수 있다. 이럴 경우 어떤 동물인지와 상처 부위 모양 등을 파악해야 하며, 만약 야생동물이나 가축에게 물린 경우 광견병(공수증, hydrophobia, rabies) 예방접종 유무 확인은 필수적이다.

벌, 개미, 거미 등에 물리는 곤충 교상의 경우, 피부 손상과 더불어 알레르기 반응이 일어날 수 있으며, 심할 경우 아나필락시스로 악화되기도 한다. 곤충교상은 음식물 및 약물 다음으로 아나필락시스의 가장 흔한 원인으로 보고 있으며, 특히 벌에 쏘인 직후 경미한 알레르기 반응에서부터 아나필락시스와 같은 중증 알레르기 반응으로 나타날 수 있다.

2) 개물림 또는 야생동물에 의한 손상

(1) 개물림 또는 야생동물에 의한 손상

소방청에서 개물림 사고 발생에 대한 조사결과, 최근 5년간 1만 1,238건이 발생했으며, 5~8월에 가장 많이 발생한 것으로 보고하고 있다. 반려견에 대한 관심 증가와 함께 개물림 사고도 감소되지 않고 유지되거나 증가되고 있는 추세이며, 드물게는 너구리, 스컹크, 야생들개, 야생고양이 등에 의해 발생하기도 한다.

이러한 개물림 또는 야생동물로 인한 손상은 상처에 대한 평가뿐만 아니라 전염가능성도 고려해야 한다. 동물들의 입 속에는 전염성 높은 세균들이 많기 때문에 물리게 될 경우 심각한 감염을 일으킬 수 있으며, 인수공통감염병(zoonosis)인 광견병에 노출될 수 있다. 대개 피부 손상 부위에 국소적 증상 및 징후는 심하지 않으나 맹견에게 물릴 경우 손상범위가 매우 넓고, 오염도가 높다.

1 환자평가

개물림 또는 야생동물 사고로 인해 환자는 매우 당황하고 겁에 질려 있을 것이다. 따라서 우선적으로 환자를 안정시킨 뒤 손상 부위를 평가한다. 손상 부위는 동물의 특성에 따라서 다양하게 나타날 수 있으며, 매우 지저분한 상처인 경우가 많다. 손상 부위는 기본적으로 통증, 부종, 출혈, 반상 출혈 등을 동반한다.

개물림 또는 야생동물 사고에서 환자에 대한 평가뿐만 아니라 광견병의 감염 여부 파악이 중요하다. 광견병은 중추신경계를 침범하는 바이러스성 급성 감염질환이다. 광견병 바이러스를 통해 감염되며 개뿐만 아니라 너구리, 스컹크, 야생들개, 야생고양이 등의 동물들도 전파시킬 수 있다.

2 환자 처치

개물림에 의한 손상은 심하게 오염된 병변으로 간주하여 파상풍 예방 치료와 항생제 치료가 반드시 고려되어야 한다. 병변 부위는 소독 후 거즈로 덮은 후 2~3일 후에 봉합(delayed closure)를 원칙으로 한다. 광견병의 가능성이 높은 개에 물린 경우는 즉시 면역치료를 시행한다. 손상 부위는 다양하게 평가될 수 있으며, 기본적으로 소독을 포함한 드레싱을 적용해야 한다. 지저분하고 상처의 크기가 클 경우 봉합을 필요로 하므로 간단한 처치 후 가능한 한 빨리 병원으로 이송해야 한다.

광견병에 걸린 동물은 과도한 타액 분비, 비정상적인

행동을 보이기도 하므로 추적 관찰이 중요하다. 광견병 여부 표식 등이 있다면 환자 처치에 매우 좋겠지만 그렇지 않은 경우에는 개를 생포한 후 격리 관찰해야 한다. 광견병 바이러스에 감염되었을 경우 치료법은 없다. 만약 동물을 찾지 못하거나 확인이 안 되는 경우 환자는 광견병에 걸린 것으로 간주하고 치료해야 한다. 그러나 동물이 광견병 증상을 10일간 관찰했음에도 증상을 나타내지 않으면 특별한 치료를 시행하지는 않는다. 그러나 야생 동물인 경우는 면역치료를 고려해야 한다.

(2) 뱀에 의한 손상

전 세계에는 약 2,500여 종의 뱀이 서식하고 있으며, 그 중 약 10%가 독사로 알려져 있다.

우리나라에는 14종이 서식하고 있으며, 이 중에서 살모사, 까치살모사, 불독사 등 3종만이 독사이다. 우리나라의 독사는 주성분이 혈액독이며, 신경독 성분은 매우 적다.

주요 발생 지역은 대체적으로 뱀이 서식할 만한 곳인 시골이나 산악 지역에서 주로 나타난다. 독사와 무독사의 구별은 보통 이빨자국, 대가리 모양 등으로 확인한다(그림 10-21).

1 환자평가

뱀에 물린 환자를 평가하기 위해서는 첫 번째로 독사에게 물렸는지 여부를 판단하는 것이 중요하다. 독이 없거나 독을 다 사용한 뱀에게 물렸을 가능성도 있기 때문에 독의 존재 유무를 파악한 후 처치 계획을 수립하는 것이 좋다. 뱀에 물린 환자의 1/3에서만 국소 또는 전신 증상이 발생한다.

독사에 의해 물린 경우 독니 자국이 있으며, 작열감 및 수 시간에 손상 부위 몸쪽으로 부종, 홍반, 출혈성 수포, 반상 출혈 등이 발생한다. 심각할 경우 30분 이내로 쇼크로 사망에 이를 수도 있다(그림 10-22).

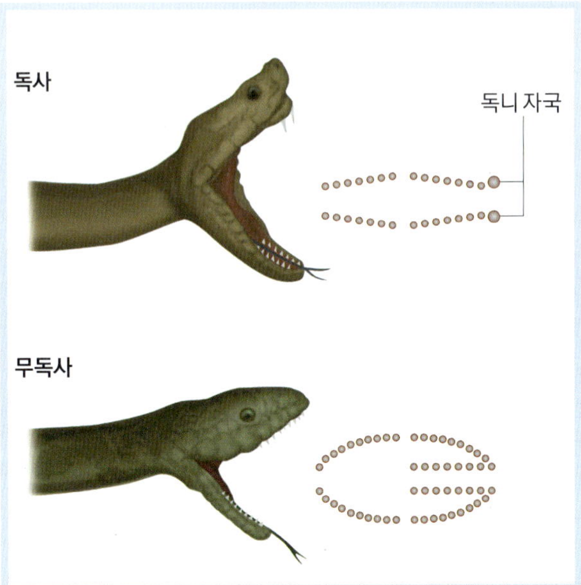

그림 10-21
독사와 무독사 구별(대가리 모양)
- 독사: 삼각형, 무독사: 둥근 모양
- 유혈목이는 대가리 모양이 둥근 형태이지만 독사로 분류

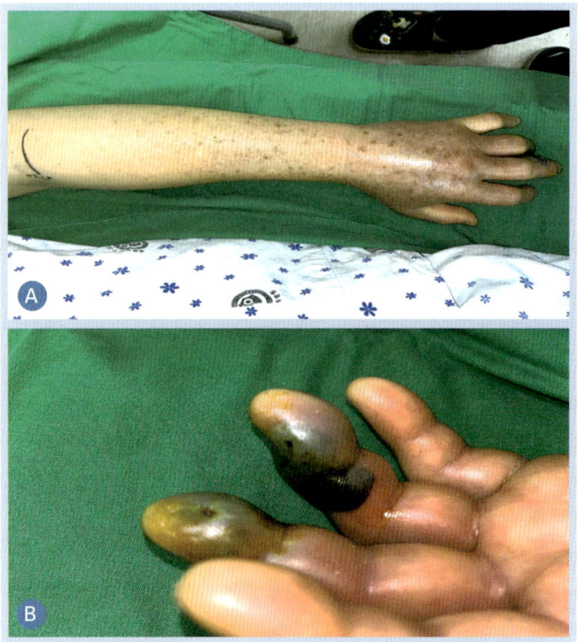

그림 10-22
뱀 교상에 의한 손, 손가락 손상

전신 반응으로 오심, 구토, 발한, 말초 감각이상, 전신무력감, 불안정한 활력징후, 의식 변화, 파종성 혈관 내 응고증 등을 보인다.

2 환자 처치

병원 전 응급처치

- 환자를 안정시키고 신체에 압박을 가할 수 있는 것들은 느슨하게 해준다(예: 시계, 반지 등).
- 활력징후를 측정한다.
- 외부 상처 출혈이 있을 경우 세척 및 지혈을 시행한다.
- 상처 부위 드레싱 후 부목으로 고정하여 움직임을 최소화한다.
- 쇼크 징후가 발현될 경우 정맥로 확보를 통한 수액 투여 및 산소를 투여한다.
- 환자를 신속히 이송하며, 이송 중 환자의 구토 가능성에 유의한다(금식).
- 뱀의 종류를 파악할 수 있다면 의료진에게 함께 인계한다.

병원 내 치료

- 전신 신체검진을 시행하고 교상 부위를 확인한다.
- 수액을 주입하고, 필요하다면 승압제(inotropics)를 사용한다.
- 교상의 증상 및 징후가 없다면 상처를 깨끗이 세척하고 파상풍 예방 및 항생제를 사용한 뒤 최소 6시간 이상 관찰한다.
- 교상의 증상 및 징후가 있다면, 혈액 검사(CBC, electrolyte, renal, liver function test, PT, PTT, fibrinogen, urinalysis, ECG, blood type, crossmatch)를 시행한다.
- Antivenin 사용 준비: 피부 반응 검사(N/S 희석(1 : 10)해서 교상 부위와 떨어진 부위에 피부밑주사 시행 후 10분 뒤에 확인한다(알레르기 반응 관찰).

> **Antivenin(항뱀독소)**
>
> 국내에서는 현재 코박스 건조 살무사 항독소 주(Kovax freeze-dried agkistrodon antivenom)만 시판되고 있으며 투여량은 6000 unit/via부터 시작한다.

- Antivenin 사용: 사용 전 충분히 수액 투여(hydration)하고, 전처치로 디펜하이드라민(diphenhydramine) 1mg을 투여한다. 생리식염수나 5% DW에 1/10으로 희석해서 5분간 5~10cc가 투여되도록 조절하고, 알레르기가 없다면 1~2시간 동안 전량 투여한다.

> 알레르기 발생 시 아나필락시스에 준하는 치료를 시행한다.
> 알레르기 반응이 사라지면 다시 antivenin 주입 속도를 올린다.

(3) 벌쏘임에 의한 손상

우리나라에는 2,800여 종이 서식하고 있지만 대표적으로 가장 많이 보게 되는 벌은 말벌, 꿀벌, 땅벌, 호박벌이 대부분이다. 꿀벌은 직접적 위해만 없다면 공격하지 않지만 말벌은 꿀벌의 70배나 되는 독성을 가지고 있으며, 공격성도 강해 위험성이 높다.

벌쏘임 사고는 보통 7월에 급증하기 시작해서 8~9월에 가장 빈번하게 발생한다. 소방청 자료에 따르면 지난 3년간 벌쏘임 사고 평균을 보면 6월 대비 7월에 약 3배 증가한 것으로 나타났으며, 사망자도 매년 증가하고 있다.

1 환자평가

벌에 쏘였을 때 사람마다 나타나는 반응은 다르다. 쏘인 부위에 국소적 발적, 부종, 통증, 가려움증, 열감 등의 염증 반응이 나타난다. 이는 알레르기 반응을 일으키는 물질인 히스타민(histamine) 물질 분비로 인해 발생하는데 이 물질은 혈관을 확장시켜 혈류량을 늘리고 손상 부위 통증, 부종, 가려움증을 발생시킨다. 심할 경우 벌에 쏘인 후 15분 이내에 빠른 증상 발현과 함께 혈압 저하, 기도 부종, 호흡곤란 등의 아나필락시스 반응을 보이기도 하며, 사망에 이르기도 한다(그림 10-23).

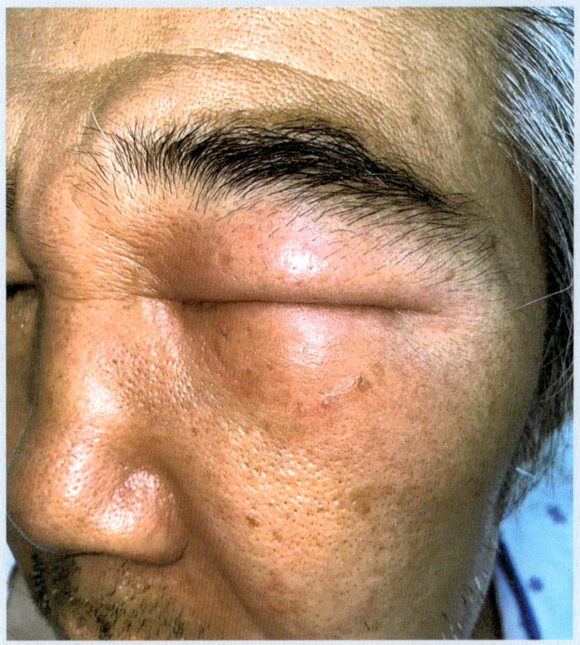

그림 10-23
벌쏘임에 의한 증상 및 징후

환자 접촉 시 의식이 있다면 일차평가 시 아나필락시스를 시사하는 과거병력을 포함한 현 병력과 검진 소견을 확인해야 한다. 발생 시간, 손상 부위 증상 및 징후 평가를 통해 국소 반응인지 전신 반응인지 구별할 필요가 있다. 아나필락시스의 주요 징후는 노출 후 갑자기 발생된 혈관부종, 전신 두드러기, 복통, 호흡곤란, 혈압 저하 등 전형적인 임상 양상이다. 대개 원인 물질에 노출된 후 즉시 또는 수십 분 이내에 증상과 징후가 갑자기 나타나며, 시간이 경과함에 따라 빠르게 진행될 수 있다.

2 환자 응급처치

기본적인 일차평가(의식수준, 기도, 호흡, 순환)를 시행한다. 일차평가 상 문제가 있을 경우 즉시 중재를 시도해야 한다.

① 경증의 손상일 경우 지지요법으로 얼음주머니를 손상 부위에 대준다.
② 벌침이 손상 부위에 남아 있다면 손상 부위를 긁어 제거하는 것이 좋다.
③ 아나필락시스 발현 시 1:1,000(1mg/mL) 에피네프린(epinephrine)을 근육주사하는 것을 권장하며, 정맥주사의 경우 1:10,000 농도로 사용한다.
- 성인: 0.3~0.5mL(0.3~0.5mg, max 0.5mg), 소아 0.01mg/kg(max 0.3mg)
- 에피펜(Epipen, Zext)이 있다면 즉시 초기 투여 용량 주사(그림 10-24)

④ 보조적으로 항히스타민제, 기관지확장제, 스테로이드제를 투여해 볼 수 있다.
⑤ 0.9% 생리식염수 정맥 투여를 고려해야 하며, 활력징후를 바탕으로 수액량을 조절한다.
⑥ 호흡곤란이 동반될 경우 6~8L/min 산소 공급을 시행해야 하며, 산소포화도를 모니터한다.

병원 내에서는 병원 전 처치와 다르지 않다. 경증인 경우에는 얼음 주머니를 대주고, 항히스타민제를 사용한다. 또한 아나필락시스 등의 과민 반응인 경우는 이에 준하는 치료를 시행한다.

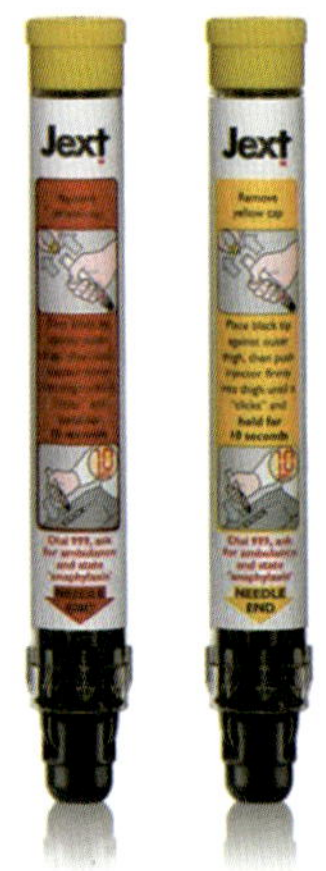

에피펜(Epipen, Zext) 사용법

① 주사 부위인 검은 부분이 아래로 향하도록 한다.
② 노란 뚜껑(안전핀)을 당겨서 제거한다.
③ 검은 부분을 허벅지 바깥쪽을 수직 방향으로 딸깍 소리가 날 때까지 세게 누른다.
④ 누른 상태로 10초간 유지한 뒤, 10초간 문지른다.
⑤ 호전되지 않거나 악화되었을 경우, 첫 번째 투여 후 5~15분 후에 두 번째 투여할 수 있다.

* 일반인의 경우, 일차 투여 후에 119에 아나필락시스임을 알리고 도움을 요청해야 한다.

그림 10-24
에피펜 사용법(좌: 30kg 이상, 0.3mg epinephrine, 우: 15-30kg, 0.15mg epinephrine)
출처: https://www.health.kr

(4) 해양동물에 의한 손상

해양동물에 의한 손상에는 해파리, 가오리 등의 해양 척추동물의 가시로 인한 독소에 의해 손상을 입는 경우가 많다. 이외 상어에 의한 교상도 있지만 발생빈도는 현저히 낮다.

1 환자평가

해파리 등의 가시에 쏘일 경우 국소 통증과 부종이 발생하며, 심할 경우 호흡곤란, 구토, 빈맥, 저혈압 등의 쇼크 증상이 나타날 수 있다.

2 환자 응급처치

해양동물에 의한 손상 시 감염과 파상풍 위험성이 있으므로 지속적으로 관찰해야 한다. 해양동물에 의한 손상 시 일반적인 응급처치는 다음과 같다.

① 물속에서 꺼내어 상처 부위를 노출시킨다.
② 상처 부위를 바닷물이나 물로 씻어낸 뒤 출혈이 있을 경우 지혈을 시도한다.
③ 상처 부위를 소독한 뒤 부목으로 고정한다.
④ 환자를 신속히 응급의료센터로 이송시킨다.
⑤ 과민 반응이 나타날 경우 과민성 쇼크에 준한 처치를 시행한다.

3) 식물에 의한 손상

독성을 가진 식물에 의한 손상은 주로 중독을 초래하게 된다. 우발적 섭취 및 식용식물로 오인하여 섭취하거나 직접 피부 접촉으로 인한 접촉성 피부염을 유발하기도 한다. 독초에 의하여 발생되는 피부 증상은 가려움증, 작열감, 수포형성 등이 있다. 국내에는 옻나무로 인한 접촉성 피부염이 흔하다.

피부 독작용을 보이는 가장 흔한 식물은 독담쟁이덩굴이나 국내에서는 흔하지 않고 오히려 옻나무에 의한 피부 손상이 흔하다. 옻나무를 직접 만지거나 근처에 가면 피부 발진부터 시작해서 심할 경우 쇼크에 빠지기도 한다. 1~2시간 이내에 급성으로 피부 증상이 발현되며, 홍반, 구진, 수포, 가려움증, 화끈거림, 발적 등이 발현된다. 열이 나거나 혈압이 떨어지는 등의 전신 증상이 나타나기도 한다.

1 환자평가 및 처치

기본적으로 일차평가 절차에 따라 기도, 호흡, 순환 및 의식수준을 평가하며, 병력청취, 신체검진, 활력징후 측정을 시행한다. 발현된 지 얼마 지나지 않은 경우 경미한 수준의 증상 및 징후를 보이지만 시간이 지남에 따라 전신반응으로 쇼크에 이를 수 있기 때문에 주의를 기울여야 한다. 시간이 지나면 나아지기도 하지만 붓거나 가려움증을 호소할 경우 냉찜질을 해야 할 수도 있다. 또한 아나필락시스 쇼크로 의심된다면 수액치료 및 에피네프린, 항히스타민제 투여를 고려해야 하며, 호흡부전이 발생할 수 있기 때문에 산소 투여와 함께 빠르게 병원으로 이송해야 한다.

참고문헌 REFERENCE

1. 허탁 외. 고압의학. 대한고압의학회. 군자출판사. 2023.
2. 황성오 외. 심폐소생술과 전문 심장소생술 6판. 군자출판사. 2021.
3. Alana B. What to know about asphyxiation. Medical News Today. 2020.
4. Bledsoe, et al. Paramedic care Principles & Practice, Volume 5, 5th edition. 2019.
5. Guy NS, et al. Carbon Monoxide Toxicity Treatment & Management. Medscape. 2023.
6. Harvey D, et al. Emergency care 13th edition. 2017.
7. Jang GC, et al. Overview of anaphylaxis in Korea: diagnosis and management. *Allergy Asthma Respir Dis* 2013;1(3):181–196.
8. Kim H, et al. Rescue and Emergency Care 18th edition. 2017.
9. Kim JG, et al. Review of Features and Response system for Unintentional Drowning in Korea. *Journal of the Korea Society of Disaster Information* 2016;13(1):118–129.
10. Kindwall EP. A short history of diving and diving medicine. In: Bove AA, editor. Bove and Davis'diving medicine. 3rd ed. 1. Philadelphia: WB Saunders. 1997.
11. Lee KK. Outbreaks and Control of Animal Rabies in Korea. *Infect Chemother* 2010;42(1):1–5.
12. Lee SM, et al. Current Status and Development Direction of Hyperbaric Medicine in Korea. *J Korean Med Assoc* 2022;65(4):232–238.
13. Lynn MD. Hypothermia and Cold Injury in Children. *Pediatr Rev* 2022;43(1):58–60.
14. Martin E. M et al. Clinical staging of accidental hypothermia:The Revised Swiss System Recommendation of the International Commission for Mountain Emergency Medicine (ICAR MedCom). *Resuscitation* 2021;162:182–187.
15. Neubauer RA, et al. The polemics of hyperbaric medicine. *J P and S.* 2005;10:15–7.
16. Park SK, et al. An introduction to diving medicine and decompression sickness. *J Korean Med Assoc* 2012;55(7):659–665.
17. Paul S. Auerbach, et al. Auerbach's Wilderness Medicine, 2-Volume Set 7th Edition, 2016.
18. Rozali A, et al. Pulmonary Over inflation Syndrome in an Underwater Logger. *Med J Malaysia* 2006;61(4):496–498.
19. The Standard Protocols for 119 Emergency Medical Services Providers. 2020.
20. United States Naval Sea Systems Command. US Navy diving manual. Washington, DC: AquaPress. 2008.
21. https://www.koreavaccine.com/
22. https://www.uhms.org

CHAPTER 10

복습하기

응급구조학 외상 이름: ______________

01 이 장에서 중요한 핵심 내용을 요약 정리하여 제출하시오.

02 5지선다형으로 3문제 작성하시오.

CHAPTER 11

특수환자 외상

Chapter editor. 윤종근
Author. 곽은주, 윤종근

이 장의 학습을 마치면 다음을 시행할 수 있다.

1. 소아의 해부생리학적 차이를 설명할 수 있다.
2. 소아환자에게서 기도 처치와 조직의 적절한 산소 공급의 중요성을 설명할 수 있다.
3. 소아에서 발생하는 외상의 종류와 특징, 손상기전을 이해할 수 있다.
4. 소아환자에게서 발견되는 다양한 손상의 처치 방법을 설명할 수 있다.
5. 중증 소아 외상환자의 일차 처치를 시행할 수 있다.
6. 장기 및 계통에 따른 외상처치를 시행할 수 있다.
7. 노인 외상의 역학에 관해 설명할 수 있다.
8. 노인 외상의 주요 원인에 대해 설명할 수 있다.
9. 노인환자에서 외상의 중증도를 증가시키는 요인에 대해 설명할 수 있다.
10. 노인환자에게 발생하는 낙상의 위험 요소에 대해 설명할 수 있다.
11. 노인환자에게 발생하는 차량 및 보행자사고의 심각성을 이해한다.
12. 노인환자 평가의 일반적 원칙을 설명할 수 있다.
13. 노인 외상환자의 전반적인 평가 및 처치에 대해 이해한다.
14. 산부인과 환자의 외상의 특성에 대해 설명할 수 있다.
15. 임신 중 손상의 원인 및 특별한 고려사항에 대해 숙지한다.
16. 임신부 환자의 평가 및 특별한 고려사항에 대해 이해할 수 있다.
17. 임신부 환자의 특별한 관리 방법에 대해 숙지한다.
18. 부인과 환자의 외상과 관련한 평가 및 처치에 대해 이해할 수 있다.

KEYWORDS

소아 외상
소아외상계수
소아평가삼각구도
TICLS
PALS
소아 글래스고혼수척도
노인 외상
노인 운전자
낙상
의사소통
임신 중 손상
태반조기박리
질 출혈

1 소아 외상

1) 개요

소아 외상(pediatric trauma)은 매년 증가하고 있으며 소아 사망과 장애의 주요 원인이다. 사망의 흔한 원인은 외상에 의한 머리 손상이며, 손상 유형으로는 교통사고가 가장 많으며, 익수, 추락, 화상 순으로 많이 발생한다.

사고가 발생한 소아의 경우 사고 발생부터 적절한 평가를 시행하고 중증도에 따라 치료가 가능한 의료기관을 선택해야 한다. 소아 외상으로 사망한 환자 중 뇌손상을 제외한 기타 손상으로 인해 사망한 환자의 대부분은 적절한 응급의료체계와 체계적인 외상처치 치료가 가능한 의료기관의 이송으로 사망을 예방할 수 있다. 심한 외상을 입은 소아환자의 경우 가까운 병원보다는 전문적으로 치료가 가능한 전문외상센터로 이송해야 한다.

중증외상 소아환자의 주요한(major)소생 실패 원인은 기도확보 및 호흡 보조 실패, 그리고 복부 내부 출혈 및 뇌출혈의 초기 인지 및 응급처치 실패이다.

소아는 해부생리학적으로 성인과 몇 가지 차이점이 있다(그림 11-1).

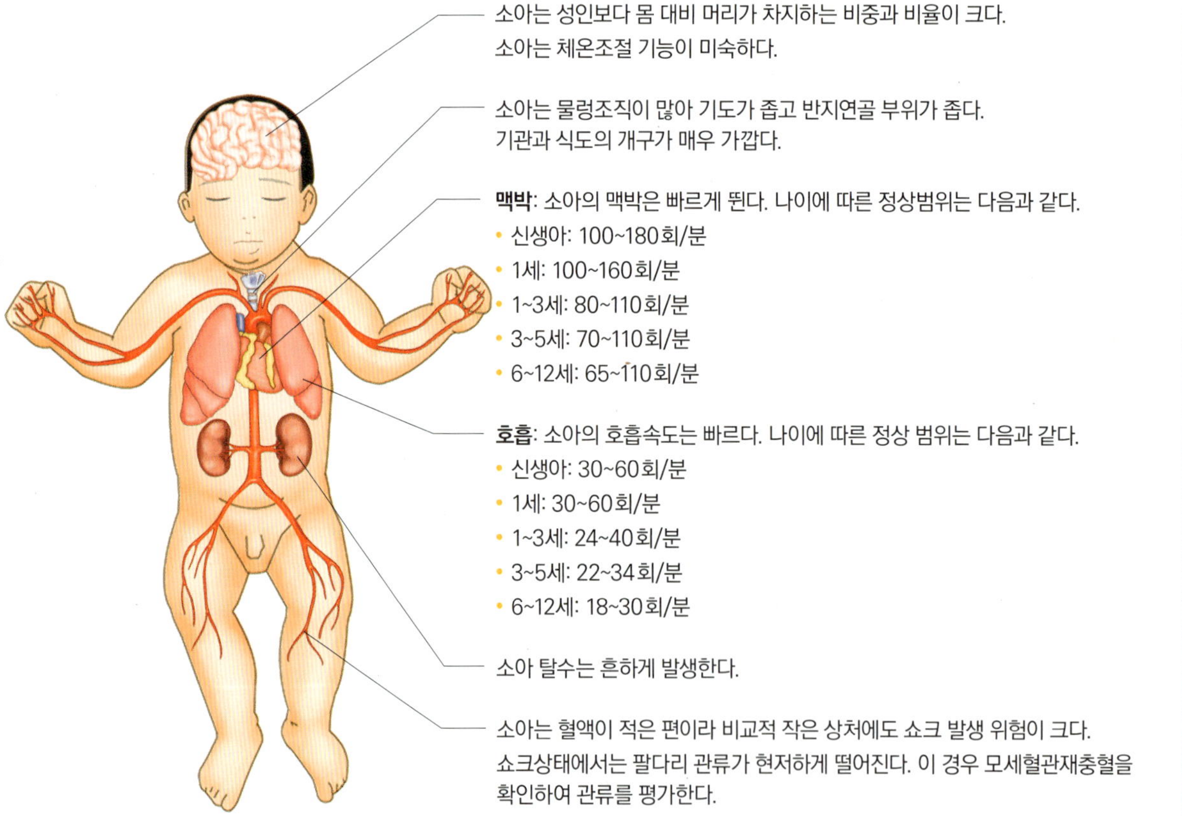

그림 11-1
소아의 해부생리학적 차이

하지만 소아 외상처치의 우선순위는 성인과 큰 차이가 없다. 중증 소아 외상은 머리 손상을 동반하고, 저산소증이 저혈량증보다 빈도가 높기에 초기 기도유지와 쇼크의 처치가 매우 중요하다. 즉각적인 소생술을 시행하여야 할 경우에는 일차평가(primary survey)를 시행하면서 함께 처치하여야 하고, 그 외 다른 상황들은 이차평가(secondary survey)를 시행하면서 처치한다(표 11-1).

2) 소아 외상의 유형

교통사고는 소아 외상에서 가장 많은 부분을 차지하고 탑승자, 보행자, 자전거 사고를 당하기도 한다(표 11-2).

소아의 몸통은 매우 유연하고 탄력적이기 때문에 몸통에 손상 흔적이 없더라고 큰 충격이 내부 장기로 강하게 전달되는 특징을 가지고 있다. 나이가 어릴수록 물렁조직(연부조직) 및 근육벽이 얇고, 상대적으로 몸의 주요 기관이 얕게 위치하기에 외부의 충격에 쉽게 노출되어 다발 손상이 쉽게 발생할 수 있다. 따라서 외관상 드러나는 징후가 없더

표 11-1
소아 외상의 특징

특징
머리 손상의 발생률이 성인보다 높다.
목부위 손상의 감별이 어렵다(방사선학적 이상이 없는 척수 손상, SCIWORA).
기도폐쇄의 발생률이 성인보다 높다.
복부가 손상되면 가로막의 상승으로 호흡부전증이 자주 발생한다.
산소소모량이 많아 저산소증의 발생률이 높다.
저체온증이 흔히 발생한다.
연령에 따라 활력징후의 정상값이 달라 중증도 판단이 어렵다.
뼈대가 아직 발달되어 있지 않기 때문에 외형보다 내부 손상이 많다.

표 11-2
소아에서 흔한 손상기전과 연관된 손상 형태

손상기전	소아 손상의 일반적인 형태
자동차 탑승자	• 안전벨트 미착용: 다발성 외상, 머리와 목 손상, 두피와 얼굴 열상 • 안전벨트 착용: 가슴과 복부 손상, 다리의 척추 골절 • 측면 충격: 머리, 목, 가슴 손상, 팔다리 골절 • 터진 에어백: 머리, 얼굴, 가슴 손상, 팔 골절
보행자 사고	• 저속 손상: 다리 골절 • 고속 손상: 다발성 외상, 머리와 목 손상, 다리 골절
추락	• 낮은 높이: 팔 골절 • 중간 높이: 머리와 목의 손상, 팔과 다리의 골절 • 높은 높이: 다발성 외상, 머리와 목 손상, 팔다리 골절
자전거 사고	• 헬멧 미착용: 머리, 목 손상, 두피와 얼굴 열상, 팔 골절 • 헬멧 착용: 팔 골절 • 자전거 핸들 충돌: 배 내부 손상

표 11-3
소아외상계수(Pediatric Trauma Score, PTS)

	점수		
	+2	+1	-1
몸무게(kg)	> 20	10~20	< 10
기도	정상	입안 혹은 코안기도, 산소	기관내삽관, 반지방패연골절개술, 기관절개술
수축기혈압(mmHg)	> 90: 말초맥박과 관류 좋음	50~90: 목동맥/넙다리동맥 촉지	< 50: 약하거나 무맥
의식수준	깨어남	둔함 혹은 의식 소실의 과거력	혼수, 무반응
골절	없음 혹은 의심	단일, 폐쇄	개방 혹은 다발
피부	없음	타박상, 찰과상, 근막 손상 없는 7cm 미만 열상	조직손실, 탄환상처 혹은 근막을 관통하는 찔림 상처
합			

출처: Adapted with permission from Tepas JJ. Mollitt DL, Talbert JL, et al: The pediatric traoma score as a predictor of injury of severity in the injured child.

라도 면밀한 관찰과 평가가 필요하며 소아외상점수를 이용하여 중증도에 따른 초기 치료를 결정하고 환자의 예후를 평가할 수 있다(표 11-3).

3) 소아 외상환자의 특징

(1) 크기와 모양

소아는 특성상 체격이 작고, 지방조직과 결체조직이 적어 체면적당 전달되는 충격이 커질 수 있고, 내부장기들의 위치가 얕게 있기에 다발 손상이 흔하게 발생한다. 또한 나이가 어릴수록 전체 몸통에 비해 머리가 크고, 머리뼈가 상대적으로 얇으며, 신경 수초화가 덜 이루어져 있기에 심각한 머리 손상이 더 많이 발생한다.

(2) 뼈대

성인에 비해 석회화가 덜 된 소아의 뼈대는 연약하고 구부러지기 쉽기 때문에 뼈의 골절이 없어도 내부 장기의 손상이 자주 발생한다. 예를 들면 갈비뼈 골절은 소아에서 드물지만 폐 타박상이 흔하다. 가슴우리(흉곽, thoracic cage)의 다른 물렁조직(연부조직, soft tissue)이나 심장, 세로칸(종격동, mediastinum)의 구조물들 역시 갈비뼈 골절 없이 심각한 손상을 보일 수 있다. 따라서 소아에서 갈비뼈 골절은 큰 에너지가 전달된 것을 의미하며, 심각한 다발성 손상을 의심해야 한다.

소아는 대부분의 성장판이 열려 있기 때문에 뼈대계 손상 시 손상 부위가 성장판을 포함하는 경우 심한 성장 장애가 발생할 수 있다.

(3) 체표면적

소아는 저체온증이 아주 쉽게 발생한다. 소아의 피부밑(피하, subcutaneous) 지방층이 얇고, 체중에 비해 체표면적이 넓으며, 대사가 활발하기 때문에 열에너지 소실이 많아진다. 혈압이 낮을 때 저체온증이 어른에 비해 더 빨리 나타날 수 있고, 저체온이 발생할 경우 청색증, 약한 호흡과 서맥, 대사산증, 저혈당 등이 유발되어 치료에 악영향을 줄 수 있으므로 체온유지에 대한 초기 처치가 필요하다.

(4) 심리적인 상태

소아는 감정적인 불안정 때문에 스트레스, 통증, 위협이라고 생각되는 것이 다가올 때 소극적인 행동을 보인다. 낯선 사람과 어려운 상황에서 의사소통하는 것이 제한적이어서 병력청취와 협조적인 검진, 특히 통증을 유발하는 신체검진은 매우 어렵다. 따라서 소아에게 접근 시 안정감을 유지하도록 노력해야 하고, 필요에 따라 부모나 보호자가 옆에 있게 하거나 아이가 좋아하는 인형 혹은 물품을 갖게 하는 것도 도움이 될 수 있다.

(5) 장기 예후

소아 외상 환자의 처치 과정에서 중요하게 고려할 사항으로 손상이 소아의 정상적인 성장 및 발달에 어떠한 영향을 미치는지 생각해야 한다. 소아는 성인과 달리 손상 이후 손상 자체의 회복뿐 아니라 성장과 발달에 영향을 미칠 수 있다. 특히 장기 기능, 성장 변형 또는 추후 비정상적인 발달과 관련된 손상으로 인한 정신적 생리적 영향에 대해 간과해서는 안 된다. 가벼운 손상을 입었다 하더라도 소아는 뇌기능, 정신과적, 장기 기능의 지속적인 장애를 가질 수 있다.

4) 일차평가 및 처치

소아는 해부생리학적으로 성인과 차이가 있지만 소아 외상환자의 일차평가 및 처치는 성인의 경우 같다. 일차평가 후 응급처치를 시행하고, 이차평가를 시행하게 된다. 우선순위는 기도(A, airway), 호흡(B, breathing), 순환(C, circulation)의 순서로 우선적인 처치가 필요하다.

환자 처치나 이차평가 도중 예상치 못하게 소아환자가 악화될 경우 다시 일차평가로 돌아가 ABC의 순서로 평가와 처치가 이루어져야 한다.

소아 외상환자에게 효과적인 응급처치를 하기 위해서는 적절한 크기의 기도기, 후두경 날, 기관내삽관 튜브, 코위관, 혈압계 커프, 산소마스크, 백밸브마스크 장비를 이용할 수 있다. 필요시 소아의 키를 바탕으로 실제적인 약물 용량과 장비의 크기를 제공하는 Broselow 소생 테이프가 응급처치를 제공하는데 도움을 줄 수 있다.

응급처치 제공자는 소아의 발달 단계에 따라 시각 및 청각, 외관(외모)에 대한 이해를 바탕으로 소아가 아픈지 안 아픈지를 신속하게 판단하고 빠르게 접근해야 한다.

소아평가삼각구도(PAT, Pediatric Assessment Triangle) 사용은 중증도를 평가하고 치료의 우선순위를 결정하며, 생리학적 문제를 식별하는데 도움이 되고, 치료에 대한 반응 및 추가적인 처치에 대하여 결정할 수 있다(그림 11-2).

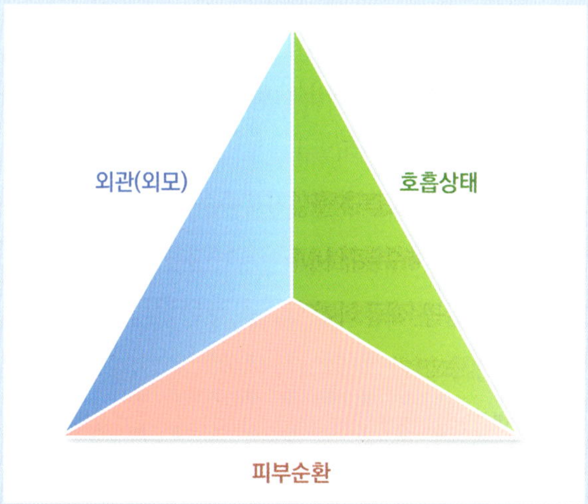

그림 11-2
소아평가삼각구도

소아평가삼각구도의 구성 요소는 외관(외모), 호흡상태 및 피부순환이다.

첫 번째 TICLS와 PALS를 사용하여 소아의 전반적인 모습을 평가하는 것이다(표 11-4).

두 번째 호흡상태를 평가한다.

표 11-4
외관의 평가 항목

TICLS		PALS	
근긴장 (tone)	움직이고 있는가? 축 늘어져 있는가?	놀이 (play)	잘 노는가? 주위에 흥미를 보이는가?
주위에 대한 반응 (interactiveness)	주위에 흥미를 보이는가? 장난감을 가지고 노는가?	활동 (activity)	손발의 움직임은? 축 늘어져 있는가?
정신적 안정 (consolability)	달래면 안정을 되찾는가?	시선 (look)	시선을 맞추는가? 이쪽으로 시선을 돌리는가?
시선 / 응시 (look / gaze)	시선을 맞추는가? 멍하고 있지 않은가?	말하기 / 미소 (speech / smaile)	목소리가 이상한가? 웃는 얼굴을 하는가? 달래면 웃는가?
말하기 / 울음 (speech / cry)	분명하지 않은 쉰 소리를 내는가? 심하게 울고 있는가?		

호흡 횟수[빠른 호흡은 산증(acidosis)을 보상할 가능성이 있음], 호흡음이나 기침(천식이나 개 짖는 듯한 소리의 기침), 호흡 양상[자세, 코벌렁임(nasal alar breathing), 노력 호흡(voluntary ventilation), 함몰 호흡]이 있는지를 평가한다.

세 번째 창백, 반점 형성, 청색증을 찾아 피부순환을 평가해야 한다. 이 세 가지 소아평가삼각구도 구성 요소를 결합하면 일반적인 외관 모습을 통한 중증도를 평가할 수 있다.

(1) 기도

❶ 해부학적 구조

소아의 혀와 후두부는 상대적으로 크고, 기도가 앞쪽에 위치하여 성인보다 기도폐쇄의 위험성이 높다. 소아의 나이가 적을수록 머리뼈와 얼굴 중간 사이의 크기의 차이가 심하게 난다. 소아는 바로 누웠을 때 머리뼈와 후두가 크기 때문에 목뼈가 자연적으로 구부러지는데 이는 후인두를 앞쪽으로 꺾이게 할 수 있고, 작은 입에 비해 혀가 커서 바로 누운 자세에서 중력 방향으로 혀가 뒤로 처져 기도 폐쇄가 발생할 수 있다.

❷ 목뼈 보호

소아 외상 시 소아의 목뼈를 보호하기 위해서는 척추고정판이나 목뼈를 보호하기 위해 개발된 소아 고정판에 눕혀야 한다.

소아 머리 고정 시 수건이나 머리고정대(head immobilizer)로 이마를 고정하고, 목뼈고정대를 이용하여 턱 아랫부분을 고정판에 고정하도록 한다. 만약 목뼈고정대를 착용하지 않고 테이프를 이용하여 고정할 경우 입 개방을 방해할 수 있으므로 턱 아래에 사용해서는 안 된다.

❸ 도수기도유지

외상이 없는 소아환자의 기도는 냄새 맡는 자세(sniffing position)를 유지할 수 있지만 외상이 있는 경우 중립 자세를 유지하고 고정해야 한다. 중립 자세는 제5, 6목뼈의 굽힘과 제1, 2목뼈의 폄을 예방하여 목뼈를 잘 보호한다. 중립 자세에는 필요에 따라 턱 밀어올리기 방법으로 기도를 개방할 수 있다. 소아 외상의 경우 목뼈의 움직임을 최소화

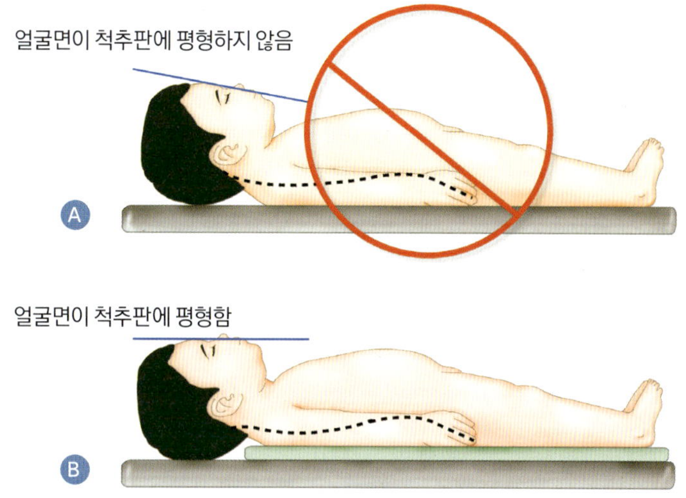

그림 11-3
기도유지 자세

하기 위해 적절한 목뼈고정대에 고정할 때까지 계속 손으로 고정을 유지해야 한다. 또한 영아의 몸통 아래에 2~3cm 두께의 패드나 수건을 놓는 것도 목의 굽힘을 최소화할 수 있고 기도를 유지하는데 도움이 된다(그림 11-3).

4 기도유지기

소아의 경우 기도유지기(oral airway)인 입인두기도기와 코인두기도기를 이용하여 기도를 유지할 수 있다. 입인두기도기는 의식이 없고 구토 반응이 없는 경우에 사용해야 하며, 의식이 있거나 구역반사가 있는 경우는 코인두기도기를 사용할 수 있다.

입인두기도기를 삽입할 경우 성인처럼 180도 혹은 90도로 회전하여 삽입할 경우 입안 내 손상이나 출혈을 유발할 수 있기 때문에 삽입 시 설압자로 소아의 혀를 부드럽게 누른 상태에서 혀의 방향대로 삽입해야 하고 삽입 후 구토반사로 인한 구토를 하는지 잘 관찰해야 한다.

5 기관내삽관

소아는 어른에 비해 목이 짧고, 혀와 편도가 상대적으로 크기 때문에 후두를 확인하는 것이 성인에 비해 어렵다. 후두는 작고 앞쪽으로 위치하면서 깔때기 모양이기 때문에 분비물이 인두 뒤 공간으로 넘어가기 쉬운 해부학적 구조를 가지고 있어 호흡부전이 있는 소아환자에게 기도개방은 매우 중요하다.

소아에게 다음과 같은 상황이 있는 경우 기관내삽관을 시행하도록 한다.

- 백밸브마스크를 이용한 환기 시 환기가 잘 되지 않거나 지속적인 기도 및 호흡보조가 필요한 경우
- GCS 8점 미만의 혼수상태
- 저산소증(동요가슴, 폐타박상, 기도 손상 등)이나 저환기에 의한 호흡부전
- 초기 수액요법에도 반응이 없는 저혈량성 쇼크의 외상환자
- 방어적 후두 반사 기능이 소실된 경우

소아의 후두덮개는 U자 모양에 가깝고 펄럭거리기 때문에 기관내삽관 시 곡선형 날보다는 직선형 날을 후두경에 연결하여 사용하는 것이 좋고, 삽관 시 반지연골을 살짝 누르면 기도를 확인하는데 도움이 된다. 삽관 시 튜브의 사이즈를 결정하는 가장 쉬운 방법은 콧구멍의 직경이나 새끼손가락 끝의 직경에 맞추는 것이다. 튜브 크기 및 삽입 깊이는 다음과 같다(표 11-5).

표 11-5
튜브 크기 및 삽입 깊이

튜브 크기 및 삽입 깊이	내용
기관내튜브 크기(ID, mm)	• < 1세 cuffed 3.0 uncuffed 3.5
	• 1세 ≤ 나이 < 2세 cuffed 3.5 uncuffed 4.0
	• 2세 ≤ cuffed 나이(세) / 4 + 3.5 uncuffed 나이(세) / 4 + 4
기관내튜브 삽입 깊이(cm)	• 3 × 기관내튜브 크기(mm)

삽관 전에는 미리 산소를 충분하게 공급하여 산소포화도를 높인 후 삽관을 시행한다. 외상이 있는 소아의 경우 삽관 시 지나친 목뼈의 움직임이 생길 수 있으므로 적어도 두 사람이 함께 삽관에 참여하여 목뼈 움직임을 최소화한다. 두 사람이 함께 시행하는 경우 한 사람은 목뼈 고정, 다른 한 사람은 삽관을 하도록 한다. 응급으로 기관내삽관이 필요한 경우 급속연속기관삽관을 시행하며, 이때 사용되는 약물 선택 시 혈역학적, 위험도, 뇌손상의 가능성을 고려해서 선택한다. 흔히 사용하는 제제로 에토미데이트(etomidate), 미다졸람(midazolam)이 있다. 마비성 약제의 사용은 환아의 상태에 덜 영향을 미친다. 석시닐콜린(succinylcholine), 베큐로니움(vecuronium), 로큐로니움(rocuronium)이 흔히 마비성 약제로 사용된다. 치오펜탈(thiopental)은 저혈압을 유발할 가능성이 있으므로 외상환자에게 사용하지 않는다. 1세 미만에서 삽관 1~2분 전 아트로핀 사용은 분비물을 줄이는데 도움이 될 수 있다.

(2) 호흡

저산소증은 소아 심정지의 가장 흔한 원인이다. 따라서 초기에 저산소혈증이 아닌 경우라도 보조산소를 투여하여 저산소혈증에 빠지는 것을 예방해야 한다.

일반적으로 산소 투여는 비재호흡마스크를 사용하지만 적용하기가 힘든 아이들에게는 블로우바이법(blowby; 코와 입 가까운 거리에서 산소를 제공하는 방법)으로 산소를 투여할 수 있다.

호흡부전이 있는 경우 즉시 양압환기를 시행하고, 30kg 미만의 소아에게는 소아용 백밸브마스크를 권장한다. 소아환자에서 사용되는 백밸브마스크는 백밸브 장치가 수동적으로 압력을 가하는 것을 제한할 수 있도록 디자인되어 소아의 기도에 일정 압력 이상이 들어가지 않도록 되어 있다. 그럼에도 불구하고 시술자가 과량의 환기량 및 압력을 가할 경우 기관지 및 폐포(alveolar)에 손상을 유발할 수 있다.

소아는 눈에 띄는 호흡곤란 증상이 없을 수 있기에 중심청색증, 말단기관의 기능저하, 산소포화도 하강 등을 유심히 관찰해야 한다. 경미한 저산소혈증을 가진 아이는 보다 미미한 동요나 모세혈관 재충혈 지연 등의 증상을 나타내기도 한다. 소아에서 부적절한 환기의 징후로는 빠른호흡, 콧구멍의 확대, 그렁거림, 가슴 퇴축, 천명음 등이 있다.

(3) 순환

1 생리적 차이

건강한 소아에서는 빈맥(빠른맥, tachycardia)과 말초혈관 수축으로 실혈을 보상하기 때문에 전체 순환 혈액량의 30%가 소실될 때까지도 수축기혈압이 정상 범위로 유지될 수 있다. 저혈량성 쇼크를 예측할 수 있는 징후는 빈맥과 피부 혈관수축으로 관류가 감소되는 것이다. 하지만 빈맥은 두려움이나 통증, 정신적인 스트레스에 의해서도 나타날 수 있기 때문에 자세한 관찰이 필요하다. 출혈 및 쇼크의 다른 징후로는 말초맥박이 점점 약해지는 것, 맥압이 20mmHg 이하로 감소되는 것, 몸통에 비해 팔다리가 차갑게 느껴지는 것, 피부반점이 나타나는 것, 통증에 대한 반응에 둔감해지는 것 등이 나타날 수 있다(표 11-6).

2 수액요법

수액 치료의 목표는 순환하는 혈액량을 빠르고 적절하게 대체할 수 있도록 공급하는 것이다. 소아환자가 쇼크인 경우에는 가능한 한 20G 이상의 굵은 정맥로를 2개 확보하여 생리식염수나 링거락테이트 수액을 20mL/kg의 양으로 빠른 시간 내에 주입하도록 한다. 즉각적인 수액 주입 후에도 혈압이 유지되지 않는 출혈성 쇼크의 경우 같은 방법으로 60mL/kg이 넘지 않도록 세 번까지 수액을 반복하여 주입할 수 있다. 만일 두 번의 수액주입에도 불구하고 쇼크의 징후가 개선되지 않거나 악화되면 즉시 혈액형을 맞춘 농축적혈구 또는 Rh(−) O형의 농축적혈구를 10mL/kg로 준비하여 투여하고, 저체온증을 예방하기 위해 수액을 섭씨 39도 정도 따뜻하게 해서 주입한다.

최근에는 손실조절 소생(damage control resuscitation)의 개념으로 초기에 일찍 균형된 수혈(balanced ratios of packed red blood cell, fresh frozen plasma, and platelets)을 시작하고 등장성 수액량을 제한하여 치명적인 세 가지 합병증인 외상으로 인한 응고장애, 저체온, 그리고 대사성 산증을 방지하도록 하고 있다. 이 기본 프로토콜은 생리식염수나 링거락테이트 수액을 20mL/kg로 bolus 시행 후 바로 균형 수혈(10~20mL/kg of packed red blood cell, 10~20mL/kg of fresh frozen plasma, and platelets)을 시행한다.

수액 및 수혈 치료를 하는 과정 동안 다음과 같은 순환부전의 징후들이 회복되는지 확인한다.

- 심박수가 정상으로 회복
- 외부 자극에 대한 감각 반응의 회복
- 약했던 말초맥박 회복
- 피부색이 정상으로 회복
- 팔다리가 따뜻하게 회복
- 수축기혈압이 정상 범위로 회복
- 맥압이 20mmHg 이상으로 회복
- 소변량이 나이에 맞게 회복

표 11-6
소아환자의 실혈에 따른 전신 반응

계통	경한 혈액 손실 (< 30%)	중등도 혈액 손실 (30%~45%)	중증 혈액 손실 (> 45%)
심혈관	심박수 증가, 약한 말초맥박, 정상 수축기혈압 [80~90+ (2×나이)], 맥압 정상	매우 증가된 심박수, 약한 중심맥박, 말초맥박 소실, 낮은 수축기혈압 [70~80+ (2×나이)], 좁은 맥압	빈맥에서 서맥으로 변화, 매우 약하거나 중심맥박 소실, 말초맥박 소실, 저혈압 [<70+ (2×나이)], 좁은 맥압(혹은 감지 어려운 이완기혈압)
중추신경계	불안, 과민, 혼돈	기면, 통증에 둔한 반응	혼수
피부	서늘함, 반상, 지연된 모세혈관재충혈	청색증, 아주 지연된 모세혈관재충혈	창백하고 차다
소변	저량	소량	없음

소변 정상 수치: 영아: 2mL/kg/hr, 유아 1.5mL/kg/hr, 소아 1mL/kg/hr

3 혈관 확보

외상으로 인해 혈압이 낮고 말초혈관이 수축된 쇼크상태인 소아환자에게 말초혈관을 확보하는 것은 매우 어렵다. 말초혈관 확보 시 가장 먼저 선호되는 부위는 팔의 오금과 발목의 두덩정맥(치골정맥, pubic vein)이며, 말초혈관 확보 시 두 번 정맥로 확보를 실패한 경우 골내 주사를 고려해야 한다.

골내 주사는 동반된 골절이 없는 6세 미만의 소아에서는 매우 유용하며, 정강뼈의 거친면 2~4cm 아래의 앞쪽, 안쪽에 삽입한다. 그러나 연조직염(cellulitis), 골수염, 구획증후군 등의 합병증이 우려되므로 다른 방법으로 혈관이 확보되면 가능한 한 빨리 제거하는 것이 좋다.

5) 손상 유형별 특징과 처치

(1) 머리 외상

소아의 머리 손상은 성인에 비해 더 취약하다. 성인에 비해 뇌척수액의 양도 적고 뇌는 더 말랑말랑하고 거미막밑 공간이 상대적으로 작아 부력이 작아지므로 뇌를 보호해 주지 못한다. 그러므로 외상에 의한 가속에너지가 머리에 전해지면 뇌실질에 에너지를 직접적으로 전하여 결국 머리에 가해지는 손상이 커진다.

5세까지의 소아 뇌혈류량은 성인의 약 2배이기에 저혈압과 저산소증에 매우 취약하고 어른과 다른 양상으로 머리 손상에 대한 증상과 징후가 나타날 수 있다. 소아는 뇌혈류량을 감소시키는 저산소증, 저혈량증, 경련, 고체온증에 의해 발생하는 이차적인 뇌손상에 취약하다. 저혈량증과 저산소증이 동반된 경우 뇌에 치명적이다. 저혈량증에 따른 저혈압은 가장 중요한 위험 요소이므로 적절한 순환혈액량을 회복시키고 저산소증을 막는 것이 필수적이다.

소아는 머리 봉합선과 숫구멍(천문, fontanelle)이 열려 있기 때문에 머리덮개널힘줄밑(모상건막하, subgaleal) 공간이나 경막바깥으로 실혈이 일어나면서 드물게 저혈압이 올 수 있다. 머리가 상대적으로 크기 때문에 두개내출혈(머리속출혈, intracranial hemorrhage)은 상당량의 혈액량 감소를 유발하고, 어른에서는 동맥출혈로 인한 경막외출혈(경막바깥출혈, epidural hemorrhage)이 흔하지만 소아는 머리뼈 골절이 있을 때 정맥에서 피가 나는 경우가 더 흔하다.

구토와 기억상실은 두개내압(머리속압력, intracranial pressure) 상승이 없어도 머리 손상이 있는 경우 흔한 증상이지만 지속적인 구토를 보이는 경우 악화되고 있다고 볼 수 있다.

소아에서 두개내압 상승의 징후는 주로 구토, 어지러움, 짜증, 두통, 의식수준의 저하로 나타난다(표 11-7).

두개내압 상승이 의심되는 소아는 가볍게 과호흡을 시켜야 하며(이산화탄소 농도를 30~35mmHg로 유지), 출혈로 혈압저하가 발생한 경우 수액을 투여한다. 다량의 수액이 뇌부종을 악화시킬 수 있으나 저혈량증으로 발생할 수 있는 2차적인 뇌손상도 무시할 수 없으므로 뇌손상이 있는 환자에게 수액을 투여할 경우 주의하면서 저혈압을 교정하여 뇌 적정 혈류압을 유지해야 한다.

(2) 척추 외상

척수 손상은 소아에서 흔하지 않다.

8세 미만의 어린이에게는 상부 목뼈 손상이 흔하고, 조금 더 큰 어린이에서는 중간 목뼈 손상이 흔하다. 해부학적으로 가시사이인대(극간인대, interspinous ligament)와 관절주머니(joint capsule)가 어른보다 신축성이 있어 구부러지기 쉽다. 또한 척추체가 쐐기 모양이며, 앞쪽으로 구부러지기 쉽고, 후관절이 편평하다. 2번째 목뼈가 3번째 목뼈보다 앞쪽으로 전위되어 있기 때문에 정상적인 상태에서도 불완전 탈구된 것으로 보일 수 있다. 목뼈 골절만 있는

표 11-7
소아 글래스고혼수척도

		>1세	<1세	
개안반응	4	자발적 반응	자발적 반응	
	3	말소리에 반응	큰소리에 반응	
	2	통증자극에 반응	통증자극에 반응	
	1	반응 없음	반응 없음	
운동반응	6	명령에 복종		
	5	통증 부위를 찾아냄	통증 부위를 찾아냄	
	4	굴곡-움츠림	굴곡-움츠림	
	3	비정상적 굽힘	비정상적 굽힘	
	2	비정상적인 폄	비정상적인 폄	
	1	반응 없음	반응 없음	
		>5세	<5세	0~23 개월
언어반응	5	정상적으로 대화 가능	적절한 단어와 표현 사용	미소, 까르륵 거림, 적절한 울음
	4	어리둥절하고 대화 가능	부적절한 단어	울음
	3	부적절한 언어	울음/비명	부적절한 울음 및 비명
	2	신음소리	그렁거림(grunts)	그렁거림(grunts)
	1	반응 없음	반응 없음	반응 없음

경우 통증, 압통, 골절 윗부분의 물렁조직 손상이 나타나며, 골절 유무에 관계없이 척추 손상이 있는 경우 척수 손상의 형태에 따라 다르게 나타난다(표 11-8).

소아는 척추의 특징 때문에 방사선학적으로 척추의 손상이 발견되지 않은 경우에도 척수 손상이 있을 가능성을 항상 염두에 두어야 하고, 척추 외상의 신경학 소견은 척수 손상 여부에 따라서 다양하게 나타날 수 있다. 특히 SCI-WORA 환아의 경우 50%의 환자에서 지연 마비가 나타나며, 4일이 지난 후에야 신경 증상이 나타난 예가 보고되었기에 주의를 요한다. 이런 아이들의 많은 경우에는 손상 시나 손상 직후에 일시적 이상감각, 저림, 근력의 약화를 보인다. 척수 손상에 대한 알고리즘은 다음과 같다(그림 11-4).

표 11-8
소아에서의 척주(vertebral column)의 특징

특징
인대 이완
지지근육의 미발달
부분적인 골화(뼈조직이 만들어진) 경향
쐐기 모양의 추체
척추 관절돌기 관절의 수평화
굴전 시 지렛목 위치가 높다
고리뼈(환추, atlas) 후두관절의 불안정성

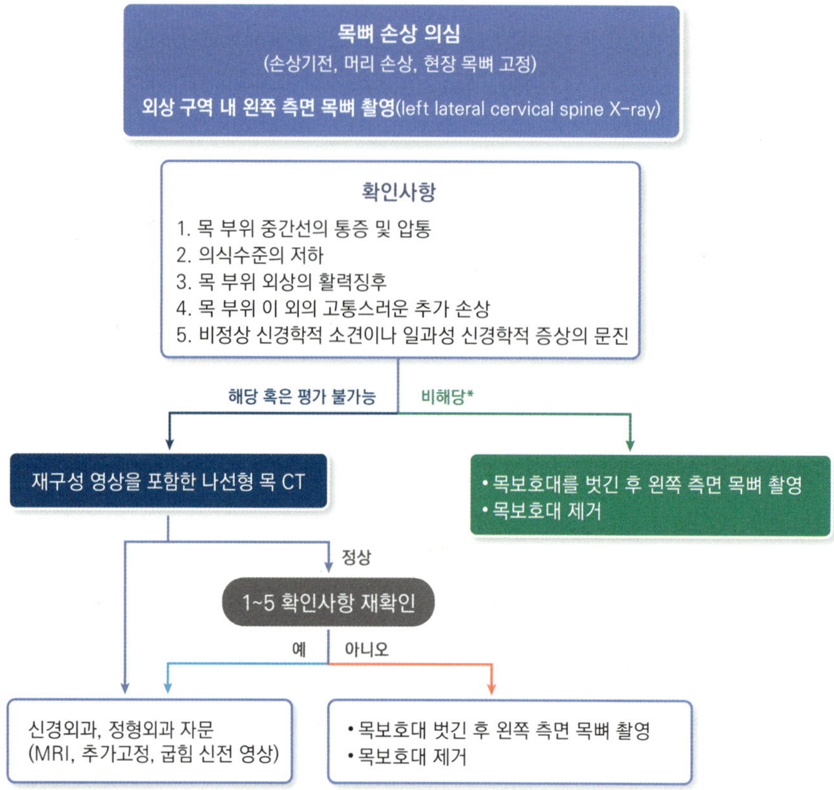

• 임상검사의 음성판단은 환자가 깨어 있고, 의식이 명료하며, 질문에 답할 수 있는 연령, 목 부위 외 추가적인 심한 손상을 입지 않은 경우 가능하다.
• 즉, 의식이 명료한 환자가 목 부위 통증이 없고, 신체검진에서 목뼈 압통이 없으며, 통증 없이 모든 범위에 스스로 목 부위 운동이 가능해야 한다.

그림 11-4
척수 손상에 대한 알고리즘

현장에서의 척추 손상이 의심되는 경우 딱딱한 평면위에 바로 눕힌 후 목의 폄(신전, extension)이 유발되지 않도록 몸통 아래에 2~3cm의 패드를 넣어 머리가 중립 자세로 유지되도록 한다.

패드는 어깨부터 골반까지 연속적이고 평평해야 하며 등뼈, 허리뼈, 엉치뼈, 꼬리뼈가 앞뒤 혹은 좌우로 움직이지 않도록 한다. 소아가 구토하는 동안 흡인을 예방하기 위해 소아환자와 척추고정판을 옆으로 회전할 가능성이 있다면 소아환자의 바깥쪽과 고정판의 모서리 사이에 패드를 대어 소아가 움직이지 않도록 해야 한다.

과거에는 소아환자가 발견된 곳에 유아용 카시트(car seat)가 있다면 영아나 작은 소아는 유아용 카시트에 고정할 것을 권고하였다. 하지만 유아용 카시트에 소아 손상 환자를 곧게 선 자세로 유지하는 것은 소아환자의 머리로부터 척추에 가해지는 축부하를 증가시킨다. 따라서 미국 도로교통안전국(NHTSA)은 현재 유아용 카시트 대신에 적절한 크기와 표준화된 소아용 고정 장비에 소아환자를 고정하여 이송하는 것이 더 낫다고 권고하고 있다.

(3) 가슴 외상

소아에서 가슴 손상의 주요 원인은 교통사고에 의한 가슴 둔상이 일반적이다. 가슴 손상의 경우 외상의 흔적이 없거나 초기 단순 방사선촬영상 진단이 어려운 경우가 많고 주로 다발성 손상을 동반하는 경우가 많다.

가슴 손상 환자 중에서 대부분은 다발성 장기 손상이 있으며, 높은 사망률과 연관되어 있다.

소아의 경우 뼈는 신축력이 좋고, 연골 부분이 많으며, 가슴우리(흉곽, thoracic cage)의 전후경이 짧아 내부 장기에 대한 보호효과가 떨어져 충격 에너지가 바로 내부 장기로 전달된다. 소아들은 상대적으로 유연한 가슴우리를 가지고 있으므로 가슴에 외상을 받아도 외부로 드러나는 소견이 없을 수 있다. 또한 소아 기관은 좁고 짧아서 쉽게 압박되는 특징이 있고, 가슴 둔상으로 인하여 약간의 기관 압박이나 분비물로 인한 기도폐쇄에도 쉽게 호흡부전에 빠질 수 있다. 또한 산소소모량이 많으므로 저산소증이 쉽게 발생할 수 있어 환자상태가 불안정한 경우에도 반드시 산소를 투여하면서 치료 및 검사를 시행하여야 한다.

가슴 손상의 근거가 있거나 의심되는 경우에는 철저한 신체검진과 함께 반드시 가슴 방사선 사진을 찍어야 하며, 갈비뼈골절이 발견되는 경우에는 다른 동반 손상을 시사하는 예민한 지표가 된다.

소아의 가슴 외상 중 가장 많은 것은 폐타박상이며, 초기 응급실 가슴 방사선 사진에서는 폐타박상이 나타나지 않을 수 있다. 폐타박상은 가슴 손상에 의한 사망원인 중 가장 높은 비율을 차지하며, 소아의 갈비뼈는 탄력성이 뛰어나 쉽사리 골절이 되지 않으므로 갈비뼈 골절이 없어도 소아에서는 심각한 수준의 폐타박상이 발생할 수 있음을 생각해야 한다. 또 다른 흔한 손상은 기흉이며, 기흉 역시 갈비뼈 골절 없이 발생할 수 있다. 가슴세로칸(종격동, mediastinum) 구조물이 잘 움직이므로 소아에서는 긴장기흉이 잘 발생할 수 있다.

(4) 복부 외상

소아복부 외상은 구분하고 판단하기 어려우며, 치명적인 부상의 가장 흔한 원인으로 다발성 외상을 받은 경우 전체 25% 이상에서 발견된다. 어린이는 성인보다 비례적으로 고형장기가 더 크고, 복부의 피부밑지방(피하지방)이 적으며, 복부근육의 발달이 미약하기 때문이다. 복부 손상의 50% 이상이 차량충돌에 의한 치명적인 손상이 원인이고, 자전거 핸들바에 의해서도 복부 손상이 발생할 수 있다. 둔기 및 관통 손상기전으로 인해 상대적으로 더 많은 고형장기 손상이 발생한다.

소아 복부의 신체검진은 이차평가 중에 시작된다. 위(stomach)와 방광(bladde)의 팽창이 있는 경우 감압해야 하고 몸통의 찰과상과 타박상을 찾아야 한다.

최근 미국소아연구그룹(The Pediatric Emergency Care Applied Research Network)의 20개 응급실 12,000명 정도의 복부외상연구에서 제시한 중재수술(intervention surgery), 색전술(embolization), 복부 출혈로 인한 수혈, 정맥을 통한 수액(IV fluid requirement) > 48시간)이 필요하지 않은 복부 손상 저위험군은 다음과 같다.

① 복부 외상/ 안전벨트 흔적 또는 둔탁한 복부 외상이 있는 GCS < 14점에 해당되지 않는다.

② 신체검진 시 복부 압통이 없다.

③ 가슴벽에 외상이 없으며 복통, 장음 감소, 구토 등의 증상이 없다.

- 중요도는 내림차순
- 세 가지 이상의 기준을 충족할 때 중재가 필요하나 복부 내 부상 위험은 0.1%이다. 97%의 민감도와 99%의 음성예측도

복강 내 손상을 시사하는 중요한 소견으로는 ① 초기의 설명되지 않은 저혈압, ② 복부의 멍 자국, 피부 얼룩 출혈이 있다. 특히 배벽(abdominal wall)의 반상 출혈(멍) 자국은 복부 내 장기 손상의 가능성을 높이므로 무시되지 않아야 한다.

복부 손상 시 병원 전 중요한 처치 요소에는 수액소생술, 보충적 고농도 산소 투여와 지속적인 관찰, 적절한 의료기관으로 빠른 이송이 포함된다. 복부 손상을 입은 소아환자에게 병원 전 상황에서 제공할 수 있는 결정적인 처치는 없다. 따라서 소아환자를 가장 가깝고 치료가 가능한 의료기관으로 빠르게 이송하는 것이 중요하다.

2 노인 외상

1) 개요

통계청은 2022년 우리나라의 65세 이상 고령 인구는 전체 인구의 17.5%로 이미 고령사회로 진입하였으며, '25년에는 20.6%로 초고령사회로 진입할 것으로 발표하였다.

고령사회에서 초고령사회로의 도달 연수(65세 이상 고령 인구 비중 14% → 20%)는 오스트리아 53년, 영국 50년, 미국 15년, 일본 10년에 비해 한국은 7년에 불과하며, 2040년에는 35.3%로 인구 3명 중 1명이 노인일만큼 노인 인구의 증가폭이 크다.

또한 '21년 65세 이상 고령자 10만 명당 사망원인별 사망자수는 악성신생물(암) 709.3명, 심장질환 312.0명, 폐렴 250.3명, 뇌혈관질환 220.6명 순으로 악성신생물(암), 뇌혈관질환에 의한 사망은 감소하는 추세이나 알츠하이머병에 의한 사망은 계속 증가하고 있으며, 고령자의 사망원인별 사망률을 전체 인구 사망률과 비교하면 악성신생물(암) 4.4배, 심장질환 5.1배, 폐렴 5.6배, 뇌혈관질환 5.0배, 알츠하이머병 5.9배 수준이다(통계청, 2022 고령자 통계).

노인의 외상 발생 빈도는 평균 수명의 연장, 노인 인구의 사회 활동 증가 등으로 인해 매년 증가하고 있으며, 나이가 들어감에 따라 근육 위축, 평형감각 소실, 사고 대처 반응 시간 증가, 생리적 기능저하 등이 원인이 되어 외상의 발생 확률이 높아진다.

2) 노인 외상 역학

외상은 미국 내 65세 이상 노인들의 사망원인 중에서 7위를 차지한다. 우리나라 또한 노인 인구가 많아지면서 외상으로 고통받는 노인 인구의 수도 증가하고 있다.

노인 외상의 주요 원인으로는 낙상, 자동차 사고, 화상, 폭력 등이며 노인 외상에 의한 주요 사망 원인 중 하나인 낙상은 65세 이상 환자의 사망 원인 중 약 40%를 차지하므로 주의가 요구된다.

노인환자에서 외상의 중증도를 증가시키는 요인은 다음과 같다.

- 골다공증과 근육 약화로 인한 추락과 골절의 가능성 증가
- 심장 예비력의 감소로 인한 실혈에 보상하는 능력 저하
- 호흡기능의 저하로 인한 성인 호흡부전증후군의 발생 가능성 증가
- 신부전으로 인한 체액 이동에 적응하는 능력 저하

(1) 낙상

낙상은 65세 이상 인구 중 사망과 장애의 주된 원인으로 남성과 여성에서 발생 빈도는 비슷하지만 여성의 경우 골다공증이 더 심하기 때문에 중증 손상이 남성에 비해 2배 정도 더 많다.

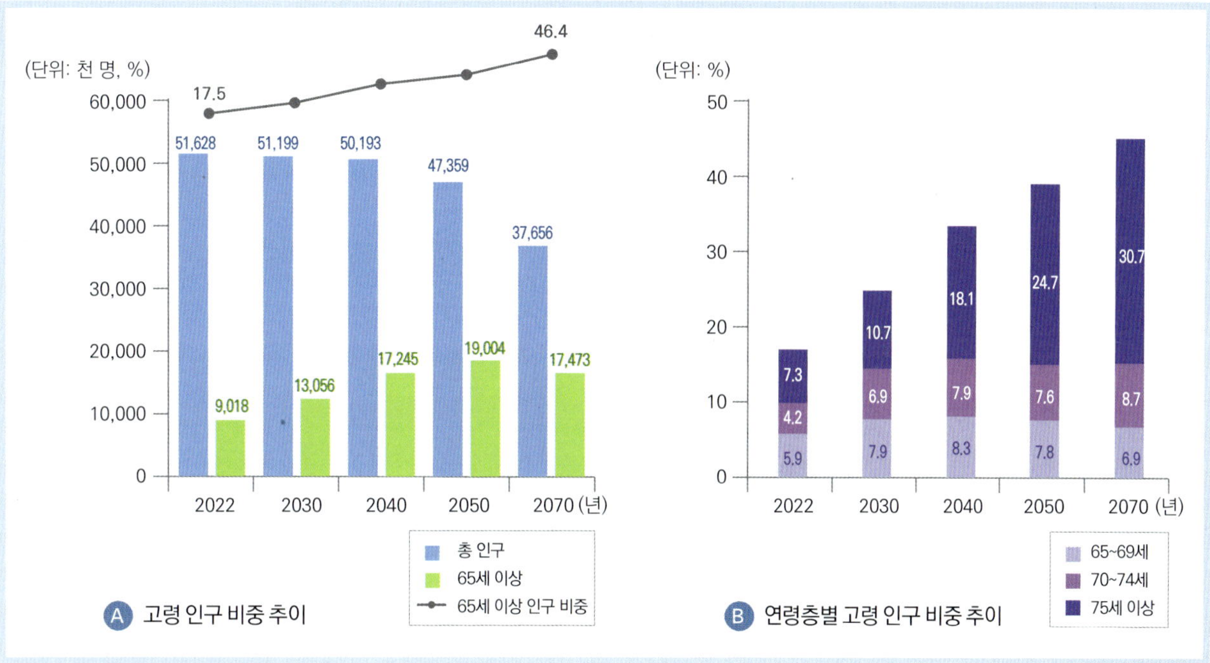

그림 11-5
한국 고령 인구 변화 추이 예상
출처: 통계청

낙상의 원인은 주로 노화로 인한 자세와 보행의 변화로 인해 발생하며 녹내장이나 백내장, 야간 시력 감소 등의 원인으로 보행하는데 문제가 발생한다. 또한 중추신경계나 말초신경계 질환 그리고 심혈관질환, 항응고제나 베타차단제 약물 복용으로 인해 낙상을 일으키기도 한다. 안전하지 않은 주변 환경적 요소, 즉 미끄러운 바닥, 맞지 않는 신발, 어두운 조명, 카펫과 같은 요소도 낙상을 유발하는 중요한 요소이다.

낙상의 경우 대부분 긴뼈 골절이 주로 발생하며, 엉덩관절 골절은 사망률과 발생률이 가장 높다. 엉덩관절 골절로 인한 사망률은 손상 후 1년 이내 사망률이 20%이며, 2년 이내 사망률은 33%까지 증가한다.

응급구조사는 노인환자가 쉽게 넘어지는 요인과 낙상으로 인한 심각한 손상, 빈도, 발생할 수 있는 합병증, 관련된 위험 요소를 잘 알아야 하며, 이러한 사고 발생을 예방하기 위한 관리에 주의를 기울여야 한다.

노인들은 혹여 가족들에게 부담이 될까봐 외상을 입은 후에도 사고에 대해 언급하지 않는 경우가 많다. 또한 외상을 대수롭지 않게 생각하여 심각한 통증이 느껴질 때까지 병원을 찾지 않는 경우도 잦다. 아무리 가볍게 다친듯 해도 나이가 들면서 골다공증이 동반되는 경우가 많고 이에 따라 골절 발생 가능성은 더욱 커지기 때문에 가벼운 이상이라도 느껴진다면 바로 인근 병원을 방문하여 진료 및 검사를 받는 것이 중요하다.

(2) 차량 및 보행자 사고

노인과 관련된 대부분의 교통사고는 과속이나 음주운전보다는 대부분 인지 기능의 부조화나 판단 착오, 반응 시간의 지연 등과 연관되어 발생한다.

70세 환자가 다발성 외상에 의해 사망할 위험은 20세 환자의 3배 이상이다. 이는 주로 같은 강도의 외상에 대해서 노인환자가 취약한 상황임을 알 수 있다.

우리나라 도로교통공단의 교통사고분석시스템(TAAS)의 경찰 데이터베이스상 교통사고 통계에 따르면 **노인운전자** 연령층별 교통사고 현황은 아래와 같다(표 11-9).

도로교통공단에 따르면 가해운전자가 만65세 이상인 노인운전자 사고는 2011년 13,596건에서 2021년 31,841건으로 10년간 2배 이상 늘었다. 이는 2021년 발생한 전체 교통사고의 15.7%에 달하며, 교통사고 사망자 중 709명(24.3%)이 노인운전자 사고로 목숨을 잃었다.

2021년 노인운전자 사고를 연령별로 세분화하면 65~69세 운전자 15,612건, 70~74세 9,019건, 75~79세 4,735건 등 고령일수록 사고가 감소했다. 반면 치사율은 65~69세에서 1.8%, 70~74세 2.1%, 75~79세 3%로 높아졌다. 85세 이상 운전자 사고의 치사율은 4.7%에 달했다.

또한 2021년판 OECD 회원국 교통사고 비교 보고서를 보면 2019년 OECD 36개 회원국 중 우리나라의 경우 인구 10만 명당 사망자는 6.5명으로 27위인 반면 65세 이상 인구 10만 명당 교통사고 사망자 수는 19.8명으로 회원국 평균(7.6명)보다 2배 이상 많았고, 2021년 전체 보행자 사망자 1,018명 중 노인이 절반 이상(601명, 59%)을 차지하고 있다(그림 11-6).

65세 이상 고령층의 인구 10만 명당 사망자 수는 보행 중 교통사고 및 이륜차 승차 중 교통사고 등 상황별로도 OECD 회원국 중 가장 많았다. 65세 이상 고령층의 보행 중 교통사고 사망자는 9.7명, 이륜차 승차 중 교통사고 사망자는 3.9명으로 모두 OECD회원국 가운데 1위를 차지했다.

노인환자는 적절한 생리적 보상기전의 능력이 떨어져 있으며, 어떤 외상환자에서든 손상을 즉각적으로 인지하고 출혈의 원인을 찾는 것이 중요하지만 이는 특히 노인환자에서 중요하다. 운전자가 고령일수록 피해가 심각해질 가능성이 높다.

고령운전자 사고의 근본적인 원인은 나이 자체다. 나이가 들면 자연스럽게 인지능력이 떨어지고, 교통사고로 이어질 여지가 많으며, 시력도 감퇴된다. 실제로 2021년 노인운전자 사고의 법규위반사항은 운전미숙 등 안전의무 불이행이 1만6979건(53.3%)으로 가장 많았으며, 그다음으로 신호위반(11.7%), 안전거리 미확보(10.9%) 등이 뒤를 이었다.

그럼에도 불구하고 고령운전자는 2019년 334만 명에서 2021년 402만 명으로 증가하고 있다. 고령 인구가 많아

표 11-9
도로교통공단 교통사고분석시스템(TAAS)의 경찰데이터베이스 상 노인운전자 연령층별 교통사고 현황

연령	2011년			2021년		
	사고건수	사망자수	부상자수	사고건수	사망자수	부상자수
합계	13,596	605	19,814	31,841	709	44,713
65 – 69세	7,594	264	11,309	15,612	286	22,285
70 – 74세	4,036	208	5,743	9,019	185	12,642
75 – 79세	1,488	93	2,163	4,735	143	6,477
80 – 84세	373	33	471	1,963	71	2,655
85세 이상	105	7	128	512	24	654

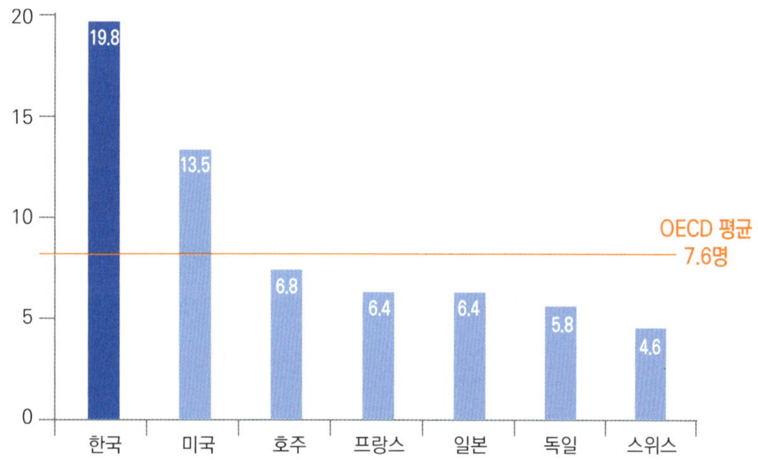

그림 11-6
65세 이상 인구 10만 명당 교통사고 사망자 수

지고 있는데다 은퇴 후 생계를 위해 운송업에 진출하는 사례도 상당하기 때문이다. 각 지자체에서 교통비, 지역 상품권 등으로 면허 반납을 유도하는 '면허증 자진반납 제도'를 운영하고 있으며, 최근 3년간 반납률은 2% 정도이다.

(3) 머리 외상

노인환자는 의식 소실이 동반된 머리 손상을 입은 경우 예후가 좋지 않다. 뇌는 나이가 들어감에 따라 위축되고 이러한 위축은 뇌의 표면과 머리뼈 사이의 거리를 멀어지게 한다. 이 공간으로 정맥이 늘어나 잡아당겨지게 되면서 훨씬 쉽게 찢어져 경막하출혈이 발생하기도 한다. 또한 머리뼈안(두개강, cranial cavity) 공간이 커짐에 따라 뇌압 상승의 증상 및 징후가 나타나기 전에 많은 양의 출혈이 생길 수도 있다. 머리 외상과 저혈량성 쇼크가 같이 동반될 경우 사망률이 증가한다.

노인환자들은 또한 목뼈 손상의 위험이 높은데 이는 노화와 관련하여 관절에 퇴행성 변화가 일어나기 때문이다. 이러한 변화로 인해 척추가 강직될 위험이 높고, 유연성이 떨어지며, 척추강이 좁아져 경도의 외상에 의해서도 척수 손상이 발생할 위험이 증가한다.

(4) 가슴 외상

노인환자에서는 노화로 인해 가슴우리(흉곽)의 탄력성이 떨어져 가슴 손상에 취약하다. 호흡기계 및 심혈관계 기능 또한 감소하며, 젊은 환자에 비해 심장, 대동맥, 대혈관 손상 위험이 증가한다.

심근 타박상은 가슴 둔상의 합병증으로 이로 인해 심장의 수축부전이나 치명적인 부정맥이 발생할 수도 있으며, 드물지만 가슴 둔상 이후 심장눌림증이 발생할 수도 있다.

가슴에 심한 둔상을 입은 경우에는 심장파열, 판막 손상, 대동맥박리 등이 발생할 수도 있다. 특히 빠른 감속에 의한 손상기전의 경우 박리성 대동맥류의 가능성을 고려해야 한다.

(5) 복부 외상

노인환자에서 복부 손상은 신체의 다른 부분의 손상에 비해 심각한 결과를 초래할 수도 있다. 증상 및 징후가 명확하게 나타나지 않을 수 있으므로 손상기전으로 보아 상복부 손상이 의심되면 즉각적으로 외상센터로 이송해야 한다. 노인환자는 복부 수술을 잘 견뎌내기에 어려움이 따르며 수술 후 호흡기 합병증이나 감염 등에 취약하다.

(6) 근골격계 외상

노인환자는 골다공증으로 인해 골절의 위험이 높다. 골반 골절은 특히 치명적이다. 노인환자에서 근골격계 외상을 평가할 경우 통증감각이 저하되어 있을 수 있다는 점을 명심해야 하는데 심각한 골절을 입은 경우에도 놀라울 정도로 통증이 없는 경우도 있다. 사망률 또한 증가하는데 성인 호흡부전증후군, 폐혈증, 신부전(콩팥기능상실, renal failure) 및 폐색전증과 같은 지연성 합병증이 증가할 수 있다.

(7) 화상

노인환자에서 화상에 의한 유병률 및 사망률의 위험이 증가하는 이유는 심장질환이나 당뇨병 등의 기저질환, 화상의 깊이를 증가시키는 피부의 변화, 영양상태의 변화, 감염에 저항하는 능력의 저하 등이 있다. 노인 화상환자의 경우 통증 자각 감소와 얇아진 피부 때문에 심각한 조직 손상으로 이어질 수도 있어 중증도를 높게 보아야 한다. 또한 콩팥 손상을 막기 위한 특별한 수액요법을 필요로 한다.

화상을 입은 후 초기 수 시간 동안 환자상태를 주의 깊게 평가해야 하며, 수액요법 시 과도하게 주입되지 않도록 해야 한다. 폐음 청진 및 맥박과 혈압 등 활력징후를 주의 깊게 감시하고 소변 배출량을 시간당 50~60mL로 유지하기 위해 노력해야 한다.

3) 노인 외상환자의 평가 및 처치

(1) 노인환자 평가의 일반적 원칙

노인들은 노화와 관련된 생리적 변화와 급·만성 기저질환, 의사소통장애 등으로 인해 손상에 대한 환자평가가 어려울 수 있으므로 노인환자의 임상적 평가를 어렵게 하는 노인환자의 특성을 고려해야 한다.

- 노인환자들은 한 개 이상의 질환을 가지고 있는 경우가 흔하다.
- 만성질환의 문제로 손상이나 급성질환에 대한 평가가 어려울 수 있으며 혼란을 줄 수 있다.
- 노화가 질병이나 손상에 대한 개인의 반응에 영향을 미칠 수 있다.
- 노인환자에 따라 통증이 덜하거나 아예 없을 수 있다.
- 환자 본인이나 응급구조사가 환자상태의 심각성을 평가절하할 수 있다.
- 노인환자에 있어서는 사회적, 정서적 요인이 건강에 크게 영향을 미칠 수 있다.
- 노인환자는 병원 환경을 겁내며 자율성을 상실할까 두려워한다.
- 노인환자는 의료비용에 대한 경제적 부담을 갖고 있는 경우가 많다.

(2) 일차평가

노인 외상환자평가는 일반적인 외상환자평가 절차와 유사하다.

1 대량출혈

현장이 안전한지 확인하고 생명을 위협하는 출혈이 있는

지 그리고 출혈의 정확한 원인을 평가하고 외부 출혈이 있을 경우 신속히 지혈을 실시해야 한다. 출혈 부위에 직접 압박을 가하고 만약 팔다리에 심각한 출혈이 있으면서 직접 압박으로도 지혈이 되지 않으면 지혈대 사용을 고려할 수도 있다.

2 기도

의식의 변화로 인해 혀로 인한 기도폐쇄가 발생할 수 있다. 특히 입안에 이물질이나 틀니, 부러진 치아가 있는지 살펴본다. 노인들은 틀니를 끼고 있는 경우가 흔하므로 이는 기도를 유지하는데 영향을 줄 수 있다. 산소마스크로 산소를 공급할 경우 입 주위로 밀착이 잘 되려면 틀니가 제자리에 있어야 한다. 부분 틀니의 경우 응급상황에서 빠지기 쉬우므로 이로 인한 완전 또는 부분 기도폐쇄를 유발할 수도 있다. 기도유지를 위해 부분 틀니는 제거해야 한다.

노인은 항응고제를 복용하고 있는 경우가 많고 코인두 점막조직이 약하여 코인두기도기를 사용할 경우 출혈의 가능성이 있다. 이러한 출혈로 기도유지가 어렵거나 기도내 흡인이 발생할 수 있다. 노인 외상환자들은 생리적 예비력이 매우 제한되어 있으므로 조기에 백밸브마스크나 기관내삽관을 통한 기계호흡을 고려해야 한다.

3 호흡

대부분 성인은 분당호흡수가 12~20회로 적절한 분당호흡량을 가지지만 노인환자에서는 일회호흡량과 폐 기능의 감소로 인해 분당호흡수가 12~20회 사이에서도 호흡량이 적절하지 않을 수 있다. 이러한 변화로 인해 호흡수가 정상이더라도 즉시 호흡음을 평가해야 하며, 일회호흡량이 적어서 호흡음을 평가하기 어려울 수도 있음을 명심해야 한다.

노인환자는 폐활량이 종종 50%까지 감소하며, 모세혈관에서 산소와 이산화탄소 교환이 감소하여 환기 불균형과 쇼크상태에서의 저산소증이 쉽게 발생한다. 가슴의 운동능력 또한 감소되어 있어 일회환기량과 분당호흡수가 적게 나타난다.

모든 외상환자에서 가능한 한 빨리 산소 투여를 시행해야 하며, 산소포화도는 94% 이상으로 유지한다. 노인환자는 만성폐쇄성폐질환(COPD)의 유병률이 높으며, 심한 COPD 환자라도 짧은 이송시간 동안 고농도 산소 투여로 호흡 충동을 약화시키지는 않는다. 그러나 환자가 기면상태이거나 호흡수가 감소할 경우 전문적인 기도관리를 위해 백밸브마스크 기구를 사용하여 호흡을 보조한다. 노인 외상환자는 젊은 외상환자보다 조기에 호흡보조가 필요하다.

4 순환

노인환자의 평가에 있어서는 일반적인 활력징후의 범주를 벗어날 수 있음을 유념해야 한다. 예를 들어, 정상 혈압인 성인의 수축기혈압이 120mmHg일 경우 정상 범주이나 수축기혈압이 150mmHg인 고혈압 환자에서 수축기혈압이 120mmHg인 경우는 저혈압을 의미한다.

심장박동수 또한 노인 외상환자에게 있어서 좋은 평가지표가 될 수 없는데 이는 베타차단제와 같은 약물 복용으로 심장의 카테콜아민에 대한 반응이 낮게 나타날 수 있기 때문이다. 또한 노인에게서는 모세혈관재충혈 시간이 말초동맥질환으로 인한 부적절한 혈액순환으로 지연될 수도 있으므로 이를 순환의 지표로 삼기에는 신뢰성이 떨어질 수 있다. 팔다리의 먼쪽에서의 운동, 감각, 순환 기능이 어느 정도 감소하는 것은 노인환자에서는 정상 소견일 수도 있음을 유념해야 한다.

노인환자들은 심혈관계 예비율이 낮아 적은 양의 혈액 소실에도 대처하기 힘들다. 노인환자는 피부가 이완되어 있고 항응고제를 복용하고 있는 경우가 많아서 큰 혈종이 발생하기 쉬우며, 심각한 내부 출혈이 발생할 수 있다. 개방성 상처에 대한 직접 압박을 통한 지혈, 안정화, 골반의 고정과 외상센터로의 신속한 이송이 필요하다.

또한 출혈 환자에 대한 수액 처치는 손상기전과 전반적인 상태에 따라 시행되어야 하나 과도한 정맥 내 수액 투여는 피해야 한다. 병원 전 단계에서 소변 배출량은 노인환자의 관류상태를 평가하기에 좋은 지표라고 보기는 어렵다.

(3) 이차평가

노인환자에 대한 이차평가 또한 성인 환자와 같은 방법으로 시행하며, 생명을 위협하는 치명적인 문제를 해결한 후에만 시행한다.

1 의사소통

노인환자와의 **의사소통**에는 노화 과정 및 세대차이 등으로 인해 의사소통에 장애가 발생할 수 있다. 노인환자와의 의사소통 시에는 다음과 같은 요소를 고려해야 한다.

- 노인들은 시각과 청각에 장애가 있을 수 있으므로 의사소통 시 주의한다. 노인과의 대화에 공감하며 단지 의사소통이 어렵거나 불가능하다고 환자의 지능을 과소평가해서는 안 된다.
- 환자에 대한 세세한 정보를 얻는데 환자의 보호자나 가족, 간병인의 도움이 필요할 수 있다.
- 시력과 청력의 기능저하 및 장애, 이해력 및 운동능력의 감소로 인해 병력청취와 신체검진에 영향을 줄 수 있음을 기억해야 한다. 환자가 질문을 제대로 듣거나 이해하기 어려울 수 있고 의사소통에 장애가 생겨 심각한 손상을 평가하는데 방해 요소가 될 수 있다.
- 환자를 부를 때 모욕적이거나 무시하는 호칭을 사용하지 않는다. 가능한 성함을 부르도록 하며, 존중하는 태도로 하나씩 질문하고 답을 할 때까지 기다려 준다.

2 병력조사

노인환자에 대한 병력조사의 경우 "SAMPLE" 병력에 따라 자세히 파악한다. 특히 노인 외상환자의 경우 기존 질환은 매우 중요하게 파악해야 할 요소 중 하나이며, 이에 따라 다양한 약물들을 빈번하게 복용하고 있으므로 외상환자의 처치와 평가에 약물 복용 여부, 복용 약물의 종류 등을 파악하는 것은 매우 중요하다. 환자에게 의식장애나 의사소통의 장애가 있거나 복용하고 있는 약물을 알지 못해 약물 복용에 대한 정보를 얻기 어려울 수도 있다. 또한 노인환자들은 많은 양의 약물을 자주 복용하고 있기 때문에 약물 복용을 빠뜨리거나 이중으로 복용하는 경우도 종종 발생한다. 부주의한 약물 복용이 외상 발생의 원인이 되거나 의식장애, 활력징후 변화의 원인이 될 수 있다는 점을 알아야 한다.

노인 외상의 경우 사고 후 대처도 중요하지만 이보다 더욱 중요한 것은 미리 사고를 예방할 수 있는 방안을 강구하는 것이다. 우선 예상치 못한 외상에도 최대한 덜 다치도록 혹은 빠른 회복을 기대할 수 있도록 노인 스스로 평소에 꾸준히 골밀도 검사를 하는 것이 좋다. 이와 함께 사고를 예방하기 위한 환경적 요인에도 주의를 기울여야 한다.

사고의 원인이 될 수 있는 구조물을 정리하고, 노인 안전을 위한 시설물이 필요한 경우 설치를 고려해야 한다. 대표적인 예로 발에 걸리기 쉬운 전선 정리, 화장실 이용을 위한 손잡이 설치, 침대 난간 관리, 미끄러운 슬리퍼 착용하지 않기, 전구와 같은 물건 교체 시 외부 도움 요청하기, 집안의 조명을 어둡지 않게 하기 등이다.

3 임신부 외상

1) 개요

임신한 여성은 독특한 해부학적 구조의 변화와 생리적 변화를 겪는다. 이런 변화는 생식기계, 유방, 위장관계, 심혈관계, 호흡기계 및 대사 등에도 영향을 미친다. 임신 중 생리적 변화는 산모와 산모의 복부장기를 보호한다.

여성의 자궁 무게는 보통 약 50~60g 정도이고, 약 10mL의 액체를 담을 수 있는 용적을 갖고 있지만 임신 말기의 자궁의 무게는 약 1kg 정도이며 용적은 약 5,000mL 정도가 된다. 임신 중 자궁이 커짐에 따라 자궁 바닥(fundus)의 높이는 그림 11-7과 같이 변화하며, 산모의 복부 장기는 대부분 배안의 윗부분으로 이동한다. 이러한 이동으로 윗배에 직접적인 둔상이나 관통상을 제외하고는 배안 장기는 비교적 보호를 받는다.

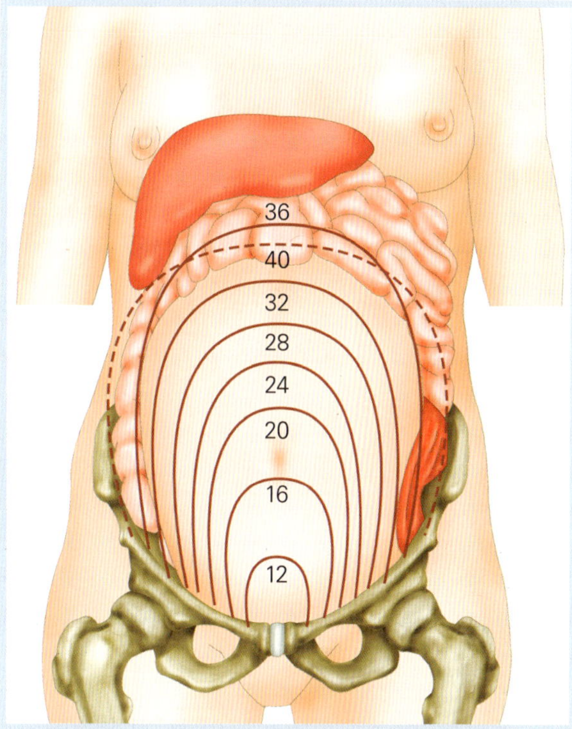

그림 11-7
임신 중 자궁 크기의 변화

또한 임신 기간에 따라 자궁이 커지며 두꺼운 자궁근육과 자궁 내 양수가 완충역할을 하여 태아는 잘 보호된다. 자궁은 견고하므로 태아에 대한 외상의 충격을 고르게 분산시키며, 손상 발생률을 감소시킨다. 이런 효과로 직접적인 관통상이나 심한 둔상 외에 태아의 신체에 직접적으로 외상이 발생하는 경우는 드물다. 태아 사망의 가장 큰 위험은 모체의 외상으로 인한 사망에 의해 태아가 조산되는 경우이다.

2) 임신 중 손상

임신부가 심한 외상을 입은 경우 태아는 사망의 위험이 매우 높다. 외상은 임신한 여성의 첫 번째 사망 원인이며, 복부 관통상은 전체 모성 사망의 36%를 차지한다. 임신부 외상의 경우 자궁과 태아의 크기 및 무게의 증가가 환자에게 미치는 영향을 고려해야 한다.

임신 초기의 자궁은 골반뼈 안에서 잘 보호받고 있으며, 임신 중기와 말기에는 자궁이 골반으로부터 나오고 복부안으로 올라가며 둔상과 관통상에 더 취약해진다. 자동차 충돌사고에서 허리벨트의 사용은 허리벨트가 자궁을 압박하기 때문에 자궁의 손상 가능성이 커지지만 반면 어깨벨트는 자궁 손상의 위험을 감소시킨다.

임신부의 손상 원인은 교통사고, 낙상, 관통상 순으로 많이 발생하며, 이러한 손상은 임신 중의 자궁에 외상을 유발한다. 모체의 방광, 간, 비장 등에 손상을 가져올 수 있으며, 골반 골절로 인한 대량출혈과 태아의 머리뼈 골절이 생길 수 있다.

외상에 의한 태아 사망의 가장 흔한 원인은 모체의 사망이다. 이외에도 태반박리, 쇼크, 자궁 파열 및 태아의 머리 손상 등이 발생할 수 있다. 또한 임신부는 자궁의 무게가 환자의 균형에 영향을 주어 넘어지기 쉽다.

심각한 둔상은 자궁 파열을 유발할 수 있고, 관통상은 자궁을 찢거나 관통할 수 있다. 이때 모체에 심한 출혈이 발생하거나 태아에게 혈액 공급이 줄어들며 모체와 태아 모두의 생명이 위험해질 수 있다. 임신 기간이 길어질수록 자궁 및 태아 손상의 위험은 높아지며, 임신 후반기 3개월 동안 위험도가 가장 높다. 외상으로 인한 자궁 파열은 드물게 발생하는 합병증이지만 중증 둔상, 골반 골절, 드물지만 자상이나 총상에 의해서도 발생할 수 있다.

자궁의 둔상은 태반이 자궁벽에서 떨어져 나가게 할 수도 있다. 이는 자궁은 매우 탄력성이 높은데 반해 태반은 탄력적이지 못하기 때문이다. **태반조기박리(abruptio placentae)**라고 불리는 이 증상은 박리가 모체와 태아의 출혈을 유발하여 태아와 산모의 생명에 위험을 초래할 수 있다. 태반조기박리는 출혈이 자궁 내에서 일어나지만 **질 출혈**도 나타날 수도 있으며, 둔상으로 인해 조산할 수도 있다.

3) 임신부 환자평가

임신부 환자의 평가와 처치의 우선순위는 임신한 외상 환자와 임신하지 않은 환자에서 동일하게 평가와 처치를 시행한다. 환자의 기도, 호흡, 순환, 출혈조절, 안정화 및 의료기관으로의 신속한 이송이 중요하다.

(1) 임신부 환자평가의 특수 고려사항

모체는 임신 후반기에 혈액량이 최대 50% 증가하여 정상 수준의 150%로 늘어나 저혈량의 증상 및 징후가 나타나기 전에 이미 30% 이상의 혈액 손실이 있을 수 있다는 점을 유의해야 한다. 환자를 왼쪽으로 눕게 하여 자궁이 대정맥을 압박하지 않도록 주의한다. 척추 손상이 의심되면 환자를 척추고정판에 고정시키고 들것에 실은 뒤 전체 고정판과 환자를 왼쪽으로 15도 기울여 준다.

모체가 저혈압이나 저관류의 증상을 보이기 전에 태아는 저관류에 빠질 수 있으니 임신부의 활력징후를 주의 깊게 평가한다.

임신 후반기의 복부 손상은 중증 자궁 손상을 유발할 수도 있으며, 정상적인 자궁은 촉진 시 단단하고 둥글게 느껴진다. 임신 초기 12주가 지난 자궁은 엉덩뼈능선 바로 위에서 촉진되고, 32주 즈음에는 배안 위로 커지면서 갈비뼈 경계에 도달한다. 손상된 자궁에 대한 촉진을 시행할 경우 자궁의 둔상의 흔한 증상인 압통과 근육수축을 유발할 수 있으며 이러한 근육수축은 저절로 소실되는 경우도 있으나 어떠한 압통, 통증, 수축작용이라도 발생할 경우 태반조기박리를 의심해 보아야 한다. 모체는 자궁 수축이 촉진되면서 근육경련을 호소할 수 있고 질 출혈이 있을 수도 있다. 태아와 모체의 심각한 위험을 나타내는 태반조기박리의 경우 빠른 이송이 요구되는 응급상황이다.

자궁 촉진을 통해 자궁의 비대칭성이 나타나면 자궁 파열의 증상일 수 있다. 자궁 파열은 자궁 수축과 함께 발생할 수 있지만 자궁바닥은 촉진이 불가능하고, 자궁 수축과 함께 복부가 단단해지지 않는다.

4) 임신부 환자 관리

임신은 임신부의 신체적, 생리적 변화를 유발하므로 임신부 환자에 대한 특별한 관리가 요구된다.

- **초기에 고농도 산소 투여를 실시한다.**
  임신부는 복강내압의 증가로 호흡이 더욱 힘겨워지고 태아가 유독 저산소증에 취약해진다. 산모에 대한 적절한 기도유지와 산소 공급은 태아 저산소증 예방에 필수적이다. 필요한 경우 치료 초기에 간헐적 양압환기(positive pressure ventilation)를 제공하고, 적극적인 기도관리를 실시하며, 가능하면 맥박산소측정기로 산소포화도를 모니터링한다.

- **임신 후반기 환자의 자세는 왼쪽으로 눕힌다.**

  환자가 바로 누운 자세(앙와위)의 경우 자궁은 아래대정맥(하대정맥)을 압박하고 심장으로의 정맥환류를 감소시킬 수 있다. 이는 손상을 입지 않은 환자에게 저혈압을 유발하고 출혈이 있는 환자에게 심각한 결과를 초래할 수 있다. 크고 무거워진 자궁이 아래대정맥을 압박하여 초래되는 복강내압 증가는 골반 부위와 다리의 정맥압을 증가시킨다. 이러한 압력은 혈관의 울혈을 유발하고, 골반 골절이나 다리 손상의 정맥 출혈 속도를 증가시킨다.

  또한 환자를 왼쪽으로 눕히는 자세는 자궁에 의해 아래대정맥이 눌리지 않도록 하는데 도움이 된다.

- **임신 후반부 여성은 구토와 질식의 위험이 있다.** 이는 자궁이 커지면서 복강내압력이 증가하고, 임신 호르몬은 위 내용물의 역류를 막는 들문조임근(괄약근)을 이완시키기 때문이다. 산모의 의식수준이 현저히 감소할 경우 약물보조삽관(drug assistant intubation)을 고려한다.

- **저혈압이 보이는 임신 여성의 경우 조기에 수액소생술을 제공하는 것이 중요하다.** 임신 여성은 임신 후반기에 혈액량이 최대 50% 증가하여 저혈량으로부터 모체를 비교적 잘 보호한다. 그러나 산모의 혈액량 증가가 태아를 보호하지는 못한다. 산모의 저혈압은 초기 단계에서 태반으로 가는 혈류량을 감소시키기 때문이다. 실제로 임신 여성의 경우 30% 이상의 혈액 소실이 있기 전까지 혈압이나 맥박수의 변화가 잘 나타나지 않는다. 임신으로 인한 빈혈은 적극적인 수액요법으로 적혈구 농도를 더 희석시켜 비효과적인 순환을 더욱 악화시킬 수 있다는 점도 기억해 두어야 한다.

5) 외상성 부인과 환자의 관리

여성생식기는 외상에 민감하며, 흔히 질과 회음부 외상이 있을 수 있다. 질 손상과 같은 생식기 외상의 발생률은 남성보다 여성에서 더 흔하고, 부인과 외상은 어떤 나이에서도 발생할 수 있다. 둔상이 관통상보다 더 흔히 발생하며 자전거를 타는 등 다리를 벌리고 걸터앉았을 때 일어나는 손상도 둔상의 흔한 유형이다.

여성생식기 외상은 자동차 충돌, 스포츠 경기, 폭행, 성관계 등으로 흔히 발생하며, 그 외에도 안전벨트에 의해 아랫배에 가해진 힘, 회음부에 직접적인 타격, 질 안으로의 이물질 삽입, 직접 유산 시도와 분만 시 열상 등에 의해서도 부인과 외상이 발생할 수 있다. 생식기 외상은 다량의 출혈이 있을 수 있다. 만일 환자가 생리기간이라면 생리혈과 외상에 의한 출혈을 구별하기 어려울 수 있다.

질 손상은 성폭행으로 인한 열상이 흔하다. 질이나 회음부 손상 시 열상 부위를 직접 압박하거나 냉찜질팩을 댄다. 질 출혈의 원인은 대부분 분명하지 않을 수도 있다. 출혈이 심하거나 쇼크의 증상이 나타나면 정맥로를 확보하여 수액처치를 제공하며 활력징후를 자주 측정한다.

질 출혈은 내출혈의 한 유형이며 가볍게 취급되어서는 안 된다. 질 출혈이 심하더라도 절대 질 안으로 채워넣기를 하거나 드레싱을 해서는 안 된다. 질 출혈의 색깔과 양을 기록해야 하며, 질 부위에 패드를 적용했을 경우 사용된 모든 패드는 환자와 함께 병원으로 가져간다. 수술이 필요한 경우가 많으므로 즉시 외상센터로 이송한다.

참고문헌 REFERENCE

1. 김진우 외. 병원 전 외상소생술. 군자출판사.
2. 김진우 외. 병원 전 외상소생술 2판. 군자출판사. 2021.
3. 대한외상학회. 외상의학. 범문에듀케이션.
4. 대한응급의학회. 응급의학. 군자출판사.
5. 도로교통공단. 2021년판 OECD 회원국 교통사고 비교 보고서. https://www.koroad.or.kr/main/board/6/7459/board_view.do. 2021.
6. 이근 외. Mosby's 전문응급구조학 3판. 군자출판사. 2012.
7. 전국응급구조과교수협의회. 전문외상응급처치학. 대학서림.
8. 전국응급구조과교수협의회. 노인전문응급처치학. 도서출판 한미의학. 2008.
9. 전국응급구조과교수협의회. Paramedic Care Principles and Practice 4판. 대학서림. 2014.
10. 전국응급구조과교수협의회. Paramedic Care Principles and Practice 5판. 대학서림. 2020.
11. 질병관리청 외. 2018–2019 국가손상종합통계. 2023.
12. 통계청. 2022 고령자 통계. https://www.kostat.go.kr/portal/korea/kor_nw/1/1/index.board?bmode=read&aSeq=420896. 2023.
13. ACS. ATLS Advanced Trauma Life Support: Student course manual 10th edition. Chicago. 2018.
14. Holmes JF, et al. Identifying children at very low risk of clinically important blunt abdominal injuries. *Ann Emerg Med* 2013;62:107.
15. AAOS. Nancy Caroline's Emergency Care in the Streets 6th edition. Johnses and Bartlet Publishers, LLC. 2010.
16. Young–Shin Kim, et al. Management of Pain and Agitation for Patients in the Intensive Care Unit. *J Neurocrit Care* 2015;8(2):53–65.

CHAPTER 11

복습하기

응급구조학 외상 이름: ______________

01 이 장에서 중요한 핵심 내용을 요약 정리하여 제출하시오.

02 5지선다형으로 3문제 작성하시오.

CHAPTER 12

전장 상황에서의 응급의료

Chapter editor. 한승태
Author. 한승태, 남소윤

이 장의 학습을 마치면 다음을 시행할 수 있다.

1. 민간환경과 전술적 상황에서의 병원 전 외상소생술의 차이를 설명할 수 있다.
2. 전투부상자처치의 목적을 설명할 수 있다.
3. 의무요원의 자격별 전투부상자처치 업무범위를 설명할 수 있다.
4. 전투부상자처치의 3단계를 나열하고 설명할 수 있다.
5. 교전 중 처치 단계에서의 응급처치를 이해하고 시행할 수 있다.
6. 전술적 현장 처치 단계에서의 응급처치를 이해하고 시행할 수 있다.
7. 전술적 후송 처치 단계를 이해하고 응급처치를 시행할 수 있다.

KEYWORDS

전투부상자처치(TCCC)

- 교전 중 처치 단계
- 전술적 현장 처치 단계
- 전술적 후송 처치 단계

1 전투부상자처치 개요

군 전술 상황에서의 응급의료는 일반적인 민간환경에서 실시되는 응급의료와 기본적으로 다르다. 군인은 전쟁, 테러, 특수작전 등과 같은 전투 임무를 수행함에 있어 전투부상자처치가 시행되는 부분에서 다음과 같은 큰 차이가 발생한다.

- 적의 공격이 언제나 발생할 수 있으므로 부상자의 치료뿐만 아니라 전술적인 상황에도 대처해야 한다.
- 개인이 소지할 수 있는 응급의료 장비가 제한적이어서 환자 처치에도 제약이 따른다.
- 전술적인 상황을 고려했을 때 군 전술적 임무완수가 전투부상자처치보다 우선시된다.
- 전술적 상황에 따라 부상자 후송까지의 시간이 일정치 않으며, 신속한 후송이 가능하지 않을 수 있다.

한국군은 1965년 장병기본훈련과목으로 '구급법'이라는 교육을 시행하여 심폐소생술, 붕대/부목법, 도수/들것 운반법, 지혈법 등을 교육해 왔다. 그러나 미군과 마찬가지로 전장 상황이 고려되지 않은 이론위주의 체험식 교육에 대한 제한사항을 극복하고자 2020년에 미군의 **전투부상자처치**(Tactical Combat Casualty Care, TCCC) 시범 교육을 수행하였고, 교육 효과가 입증되었다. 그리하여 2022년부터 전투부상자의 생존율 향상을 위하여 전투 상황에서 발생 가능성이 높고 예방가능한 사망 원인을 줄이는데 초점을 맞춘 '전투부상자처치' 교육이 전군에 도입 중이다.

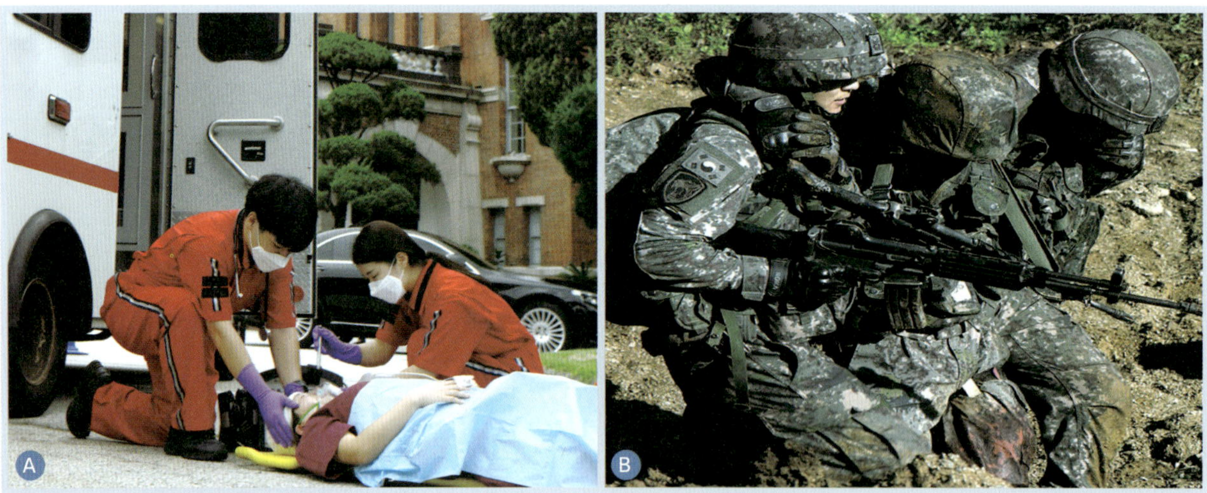

그림 12-1
민간환경(A)과 군 전술적 환경(B)에서의 병원 전 전문외상처치

2 전투부상자처치(TCCC)의 목적

2015년 DMZ 목함지뢰 사건과 2017년 판문점 귀순 북한군 총격 사건 등과 같이 전투부상자처치는 일반적으로 민간에서의 발생하는 응급현장과는 전혀 다르기 때문에 전투부상자처치의 목표도 다음과 같이 일반적인 응급처치와 차이가 있다.

1) 전투부상자 치료

전투 현장에서 전술적 상황에 따라 알맞은 응급처치를 통해 부상자를 치료함으로써 환자의 생존율을 향상시켜야 한다. 특히 교전 중인 경우 과다 출혈과 같은 상황이 발생한 경우 처치자로서 스스로 응급처치를 우선적으로 시행해야 한다.

2) 추가 부상자 발생 예방

다양한 위험 요소가 식별된 상태에서 부상자가 발생한 경우 위험 요소를 제거하거나 은·엄폐가 가능한 장소로 이동하여 안전을 확보해야 한다. 응급처치는 안전이 확보된 공간에서 시행함으로써 추가적인 부상자가 발생하지 않도록 예방한다.

3) 전투 임무완수

전투부상자처치의 근본적인 목적은 전투 임무완수이다. 즉 임무수행이 응급처치보다 우선한다는 점이다. 군이라는 특수성과 적과 대치되는 상황에서 전투 임무완수가 되지 않는 경우 부상자의 치료 및 추가 부상자를 예방할 수 없으면 자신의 안전도 확보할 수 없기 때문이다.

2015년 DMZ 목함지뢰 사건

사건 개요
- 2015년 8월 4일 7시 35분과 40분 두 차례에 걸쳐 경기도 파주시 인근 DMZ 남측 GP 추진철책 통문하단에 북한측이 설치한 목함지뢰가 폭발
- 목함지뢰는 GP 추진철책 통문하단 북측 40cm지점(1차 폭발, 목함지뢰 2발 매설 추정)과 남측 25cm지점(2차 폭발, 목함지뢰 1발 매설 추정)에 매설되어 있었으며, 두 차례의 폭발로 인해 한국군 2명 부상

환자평가
- 1차 폭발 부상자(1명): 오른쪽 무릎 위, 왼쪽 무릎아래 절단
- 2차 폭발 부상자(1명): 1차 부상자 부축하는 과정에서 근처에 추가 지뢰로 인한 폭발, 오른쪽 발목 절단

현장 처치
- 현장에서의 과다 출혈에 따른 부대원들이 지혈대 사용

전술적 현장에서의 고려사항
- 매설된 추가 지뢰 여부 및 북한군 추가 도발 위험성 상존

2017년 판문점 귀순 북한군 총격 사건

사건 개요
- 2017년 11월 13일, 북한군 1명이 판문점을 넘어 귀순하다 이를 저지하려는 조선인민군 육군에게 다발성 총상을 당한 채로 대한민국 육군에 구조된 사건
- 육군은 공동경비구역(JSA)내 군사 분계선에서 50미터 정도 떨어진 곳에서 쓰러진 조선인민군 1명 발견, 우리 육군 3명이 낮은 포복으로 접근, 북한군을 구출하여 유엔군 헬기에 싣고 병원으로 긴급 후송

환자 평가
- 몸 전신에 다발성 총상에 따른 과다 출혈

현장 처치
- 미군의 항공의무후송팀에서 가슴감압술 및 수액처치 등 시행

전술적 현장에서의 고려사항
- 북한군의 추가 사격이 지속될 수 있는 상황

3 의무요원 자격별 전투부상자처치

1) 미군의 자격별 전투부상자처치 범위

미군의 전투부상자처치는 의무교육 과정에 따라 4단계로 구분이 된다.

1단계은 'All Service Members'로 전투에 참여하는 모든 군인들이 시행할 수 있는 응급처치 단계이며, 2단계는 'Combat Life Saver'로 기본 의무교육을 마친 전문인명구조원들이 시행하는 응급처치 단계이다. 3단계 'Combat medic'은 전투 의무병으로 이 단계부터 응급현장에서부터 제한적으로 약물처치와 전문의료 술기를 시행할 수 있는 단계이며 4단계인 'Combat Paramedic'은 전투 구급요원으로 지침(표 12-1)에 따라 응급약물 및 응급의료 술기 모두를 시행할 수 있는 단계이다.

표 12-1
자격별 전투부상자 응급처치 범위

TCCC 처치자 / 술기항목	세부술기 항목	단계 1 전투원	단계 2 전투 인명구조원	단계 3 전투 의무병	단계 4 전투 구급요원
TCCC 개관	전투부상자처치 시행	○	○	○	○
	교전 중 처치	○	○	○	○
	전술적 야전 처치	○	○	○	○
	전술적 후송 처치			○	○
부상자 평가	TCCC 신속한 부상자 평가	○	○	○	○
	부상자 분류			○	○
대량출혈	전술 상황에서의 대량출혈 관리	○	○	○	○
	지혈대 적용	○	○	○	○
	지혈드레싱 적용	○	○	○	○
	직접 압박법	○	○	○	○
	접합부 지혈대			○	○
	지혈대(XStat) 적용			○	○
기도관리	전술 상황하 기도평가	○	○	○	○
	기도유지 자세(서거나 기댄 자세)	○	○	○	○
	기도유지	○	○	○	○
	부상자의 회복 자세	○	○	○	○
	BVM 마스크 환기		○	○	○
	코안기도유지기		○	○	○
	성문기도유지기			○	○
	기도유지 흡입			○	○
	반지방패연골절개술			○	○
	E-T tube 삽관			○	○

TCCC 처치자 / 술기항목		세부술기 항목	단계 1 전투원	단계 2 전투 인명구조원	단계 3 전투 의무병	단계 4 전투 구급요원
호흡관리		전술 상황에서의 호흡평가	○	○	○	○
		전술 상황에서의 호흡부전의 치료	○	○	○	○
		가슴 손상 시 chest seal 적용		○	○	○
		바늘감압술		○	○	○
		산소요법			○	○
		자동화된 환기				○
		흉강삽관술				○
순환 관리	출혈 조절	전술 상황에서의 출혈 평가		○	○	○
		골반 압박 기구 적용			○	○
		지혈대 재평가 및 재적용			○	○
		다른 지혈도구로 지혈대 교체			○	○
	IO, IV / 쇼크처치	전술 상황에서의 출혈성 쇼크 평가	○	○	○	○
		출혈성 쇼크 치료			○	○
		정맥라인 확보 / saline lock 적용			○	○
		골내주사			○	○
		수액제제 투여			○	○
		혈액 공급			○	○
머리 손상		전술 상황하 머리 손상자의 평가 및 치료	○	○	○	○
		AVPU를 활용한 의식상태 확인		○	○	○
저체온증 관리		전술 상황하 저체온증 예방	○	○	○	○
		저체온증 예방을 위한 기구사용		○	○	○
안구 손상		전술 상황하 안구 관통 평가, 치료	○	○	○	○
		안구보호대 적용	○	○	○	○
모니터링		전술 상황하 기본 활력징후(맥박, 호흡)	○	○	○	○
		산소포화도			○	○
		심전도			○	○
화상처치		화상 평가 및 처치	○	○	○	○
		화상 중단 및 드레싱	○	○	○	○
골절처치		골절사정		○	○	○
		부목적용		○	○	○
		견인부목 적용			○	○
의사소통		의식 있는 부상자와 의사소통으로 안정감 제공	○	○	○	○
		부상자 보고	○	○	○	○
		환자 후송 준비 요청		○	○	○
기록		TCCC 카드 기록	○	○	○	○
부상자 후송		부상자 이동(끌기법, 옮기기)		○	○	○
		차량, 항공기 등에서 탈출		○	○	○
		전술적 후송 준비		○	○	○

2) 우리나라 군의 자격별 전투부상자처치 범위

우리나라 국군은 현재 2022년부터 전투부상자처치의 교육 과정으로 전문 응급요원을 배출하고 있지만 법률적 의료행위의 허용범위에 대한 부분이 해결되지 않아 명확하게 구분되어 있지는 않다. 하지만 제한적이지만 전쟁·재난 등 특수 상황 발생 시 군의 응급환자 처치 역량을 강화하기 위하여 전시·사변 등 비상사태가 발생하거나 군 작전 수행 중에는 군 시설 등 한정된 영역에서 관련 교육을 이수한 군인 등도 응급처치를 시행할 수 있도록 군 보건의료에 관한 법률 제11조의2 군인 등의 응급처치가 개정되었다.

- 응급처치 시행자: 국방부 장관이 정한 응급처치 교육을 이수한 군인 및 군무원
  - 대통령이 정하는 군 응급처치 교육(군보건의료에 관한법률 시행령 제15조)
    - 국군의무학교 응급처치 교육
    - 각 군에서 시행하는 응급처치 교육
    - 기타 국방부 장관이 필요하다고 인정하는 교육
- 상황적 조건: 전시·사변이나 그 밖에 이에 준하는 비상사태하에 있거나 군 작전 수행 중
- 응급처치 시행자의 시행 조건: 군 복무기간에 한정
- 응급처치 시행자의 장소 제한 조건: 군시설 및 군작전지역
- 대통령령으로 정하는 응급처치를 시행하는 군인 등의 응급처치 범위
  - 환자 의식상태 평가
  - 대량출혈 제어
  - 기도유지, 호흡관리, 환자 순환상태 확인
  - 화상·골절·상처 관리
  - 저체온증 예방
  - 환자운반
  - 기타 국방부장관이 정하는 전투 현장 등에서 필요하다고 인정되는 응급처치

4 전투부상자처치(TCCC) 단계

전투부상자처치는 전술적 상황에 따라 **교전 중 처치**, **전술적 현장 처치**, **전술적 후송 처치**로 구분되며, 그에 따른 처치도 차이가 있다.

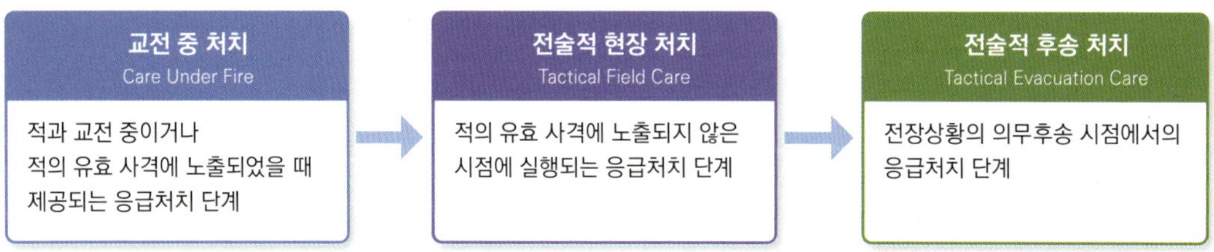

1) 교전 중 처치(Care Under Fire)

의무요원과 부상자가 적과 교전 중이거나 적의 위험에 노출되었을 때 시행되는 응급처치 단계이다. 위험에 노출되어 있기에 부상자뿐만 아니라 구조를 나선 의무요원도 위험에 노출될 수 있어 우선적으로 적의 위협이 제거되어야 한다. 또한 적의 사격권 안에 지속적으로 노출될 경우 추가적인 손상이 발생할 수 있어 부상자를 은·엄폐물로 이동을 통해 안전을 확보해야 한다. 이러한 급박한 상황이기에 응급처치에 대한 행위는 자칫 처치자와 부상자 모두를 위험하게 할 수 있어 매우 제한적으로 시행되어야 한다.

처치 단계	응급처치 내용
부상자 이동	• 움직일 수 없거나 의식이 없는 부상자를 적의 위험에서 안전을 확보 우선 시행 • 부상자 이동에 도움 시 적의 공격에 노출되는 경우 구조자도 함께 위험에 노출될 수 있기에 주의 • 환자를 이동시킬 수 있는 상황: 교전 중 부상자 이동 시 신속이동, 생존성 보장을 고려해 척추 손상을 고려하지 않음 [美국방보건국(DHA: Defense Health Agency)
기도관리	• 기도관리를 위한 즉각적인 처치 불가 – 기도 손상에 대한 응급처치를 시행하기 위해 필요한 시간, 장비 및 자세는 부상자 및 의무요원 모두를 더 큰 위험에 노출 – 직접적인 위험으로부터 안전해지는 전술적 현장 처치 단계에서 기도관리 응급처치 시행
목뼈 고정	• 총상에 의한 목의 관통상: 목뼈고정 미시행 • 추락, 낙상, 자동차 사고로 인한 목이나 척추의 둔상: 목뼈고정 시행 단 적의 공격이 없이 안전할 때만 적용 – 베트남 전쟁 중 목에 관통상을 당한 부상자 중 1.4%만이 목뼈고정이 필요 – 응급현장에서 일반적으로 목뼈고정 장비를 착용하는데 시간은 5.5분이나 걸렸으며, 최근 연구에서는 0.6%만이 척추 손상과 관련
출혈 관리	• 전투 중 부상자의 사망률을 줄일 수 있는 방법은 초기의 외부 대량출혈에 대한 지혈 • 전술적 상황에서는 다음과 같은 이유로 지혈대가 우선적으로 사용 – 직접 압박은 전투 상황에서 수행 및 유지가 어려우며, 부상자를 신속히 이동하는 것을 지연 – 지혈대는 부상자 스스로가 적용할 수 있으므로 의무요원이 적 위험에 노출 방지 – 지혈대 사용으로 인한 몇 가지 합병증은 있지만, 허혈 시 2시간 이내 사용한다면 합병증 감소 • 팔다리 출혈 시 지혈대 적용: 적용 시 박동성 출혈 여부 확인 – 박동성이 있거나 지속적으로 출혈이 있는 경우 – 환자 주변에 혈액이 바닥에 고여 있는 경우 – 입고 있는 의복이 혈액으로 젖어 있는 경우 – 출혈 부위에 적용한 드레싱이 지혈 효과가 없어 출혈이 지속되는 경우 – 팔다리 절단이 있는 경우 – 출혈 흔적이 보이며 부상자가 쇼크상태일 때 • 팔다리 손상이 아닌 중심부 손상인 경우(목, 겨드랑이, 고샅부위): 직접 압박과 압박드레싱, 지혈 작용제를 통해 지혈 시행 – 지혈제제 사용 시 3분간의 직접 압박이 필요하기 때문에 교전 중 처치 단계에서는 바람직하지 않음

2) 전술적 현장 처치(Tactical Field Care)

의무요원과 부상자가 적의 위험에 노출되지 않은 시점에 실행되는 처치이다. 이 단계에서는 다음과 같은 특징을 갖는다.

- 적의 위험 요소는 감소하였지만 여전히 존재한다.
- 현재까지도 응급의무지원 물자는 휴대하고 있는 장비만 가용한다.
- 치료를 위한 시간이 매우 유동적이다. 후송 또는 적과의 재교전까지의 시간은 수 분에서 수 시간까지 될 수 있다.

(1) 전술적 현장 처치 단계에서의 응급처치(MARCH)

처치 단계	응급처치 내용
의식변화에 따른 부상자 대응 방법	• 폭발과 심각한 충격에 노출되면서 머리 손상, 대량출혈 등으로 저혈량 및 저산소증의 가능성을 높이고 부상자의 의식변화가 발생하여 부적절한 행동을 할 가능성 상존 → 무장 해제와 통신장비 제거 필요 → 잠재적인 위협 요소 제거
대량출혈 (Massive bleeding)	• 전술 현장에서 사망률이 가장 높은 손상: 대량출혈 • 팔·다리 대량출혈: 지혈대 실시 – 첫 번째 지혈대로 출혈이 조정되지 않는 경우 두 번째 지혈대를 첫 번째 지혈대보다 몸통 쪽으로 적용 • 지혈대를 적용할 수 없는 몸통 부분 외부 출혈: 지혈드레싱 사용 – 최소 3분이상 직접 압박 시행 – 다른 유형의 지혈드레싱은 적용 기전이 다르기에 출혈을 억제하지 못할 경우 이를 제거하고 동일한 유형 또는 다른 유형의 새로운 드레싱을 적용 • 접합부 출혈은 별도의 접합부 지혈대를 사용해서 지혈
기도 (Airway)	• 부상자가 의식이 있고 스스로 숨을 쉴 수 있으면 기도유지를 해주기보다는 부상자를 똑바로 앉아 가장 편안한 자세를 취할 수 있도록 하여 기도를 최대한 보호 • 기도폐쇄가 없는 무의식상태의 부상자인 경우: 턱 들어올리기 또는 턱 밀어올리기법으로 기도를 개방 • 호흡곤란 없이 자발적 호흡을 보이는 무의식상태 부상자: 코인두기 사용 – 코인두기는 부상자가 의식을 회복하였을 시 견디기 수월하고 부상자 운반 시 빠질 가능성이 적음 • 기관내삽관 지양: 전술적 환경에서는 삽관 경험이 풍부한 의무요원이 부족하고, 또 시행하는 경우 밝은 빛 때문에 전술적인 면(적에게 노출)에서 문제 야기
호흡 (Respirations/ Breathing)	• 관통상 또는 가슴 둔상으로 인해 전장에서 발생하는 심각한 호흡곤란은 긴장기흉을 나타내는 것으로 간주 • 전술적 상황에서의 진단: 호흡음 없음, 기관 편위 및 타진 시 과공명과 같은 전형적인 임상 징후에 의존 불가. 이러한 징후가 항상 존재하는 것이 아니며, 존재하더라도 전술적 상황에서 인지하기가 매우 어려움 • 전투 의무요원은 일반적으로 산소 실린더의 무게와 실린더의 탄도 손상으로 인한 폭발 가능성 때문에 의료장비의 일부로 현장으로 운반하지 않음 • 다만 휴대용으로 후송 차량에 탑재해 부상자 집결지점에서 사용

처치 단계	응급처치 내용
순환 (Circulation)	• MARCH의 일차평가 중 눈에 보이는 대량출혈은 우선적으로 응급처치를 시행한 상태이고 현재의 단계에서는 내부 출혈을 포함한 모든 출혈을 감안하여 평가 • 내부 출혈은 근본적인 출혈 원인을 해결해야 하며, 외부 출혈은 시행된 처치를 재평가 • 전술적 현장 처치 단계에서의 수액소생은 민간 환경에서의 병원 전 수액소생과 차이점 – 전술 상황에 따라 완벽한 수액소생을 위한 충분한 시간이 주어지지 않을 수 있으며, 극한상황에서의 치료는 즉각적인 후송 여부 판단 필요 – 시간과 자원이 부족한 상황에서 지혈은 수액소생보다 우선 시행해야 할 처치 – 전술환경에서 수액소생이 필요한지 결정하기 위해서는 부상자의 의식상태와 맥박을 평가하는 것이 적절 • 전술적 현장 처치 단계에서의 수액소생은 쇼크 징후나 증상을 보이는 부상자들에게만 제공 • 골내주사: 안정적이고 신속히 라인 확보 유리, 골수염 등 합병증 유발 가능 • 셀라인 락(saline lock): 정맥라인 확보 후 이송에 유의, 필요시 바로 투입 가능
머리/저체온증 (Head/hypothermia)	• 외상성뇌손상(TBI)으로 인해 의식 변화가 있다고 의심되는 부상자가 먼쪽 맥박이 약하거나 소실되었다면 노동맥을 회복시킨 후 최대한 빨리 이송 • 외상환자에게 나타나는 저체온증: 추운 환경에 국한되지 않고 따뜻한 주변 온도에서도 발생 가능. 특히 전장 상황에서는 부상자의 치료 및 후송 중 주변 환경(항공 이송)에 따라 발생 • 체온유지가 가능하면 모든 보호장비를 환자에 정착하고 젖은 옷은 갈아 입혀 체온유지를 하고 마른 담요, 판초우의, 침낭 등 체온을 유지할 수 있는 보온 물품이 있으면 사용 • 수액 투여 필요시 가온된 수액 투여

(2) 전술 상황에서의 심폐소생술

폭발 또는 관통상 등 외상으로 인해 전장에서 발생한 심정지 환자에게는 심폐소생술을 일반적으로 성공할 수 없고 시도해서도 안 된다. 심정지 상태인 환자에게 의무요원이 심폐소생술을 하는 동안 생존 가능한 부상이 있는 부상자의 처치가 지연될 뿐만 아니라 심폐소생술을 하는 동안 적의 공격에 노출될 수 있기 때문이다.

그리고 긴장기흉은 전투부상자처치에서 심정지의 가장 잠재적 원인으로 높은 원인 중 하나이다.

(3) 기타 주요 손상

1 안구 관통상

전장에서의 안구 손상은 주로 폭발로부터 금속 파편으로 인해 발생하지만 보호안경으로 사전 예방이 가능한 손상이다. 안구 손상이 있을 경우 가장 중요한 것은 손상된 부위에 압력이 가해지는 것을 예방하고 추가 손상으로부터 눈을 보호하기 위해 고정하는 것이다. 전술적 현장 처치 단계에서 안구 손상을 입었을 경우 빠른 시력 검사를 시행해야 한다. 이를 확인하기 위한 방법으로는 부상자에게 인쇄물을 읽어보게 하거나 의무요원이 손가락을 셀 수 있는지, 빛의 유무를 확인할 수 있는지를 평가하고 눈 위에 단단한 눈 보호대로 손상된 눈을 가리고 가능한 한 빨리 이송해야 한다.

2 골절

상황이 허락하는 한 모든 골절 의심 환자는 부목을 댄다. 부목을 대기 전·후 말초맥박, 감각 및 운동신경(PMS)을 확인한다. 폭발에 의한 골절상을 입었을 시 구획증후군이 동반될 수 있음을 명심해야 한다. 골절 의심환자에서 먼쪽 맥박이 확인되지 않을 경우 즉각적인 후송이 필요하다.

현대 전장에서 부상의 양상이 변화함에 따라(차량용 사제 폭박물 공격 및 대인용 사제폭발물이 확산) 다리 절단, 골반 및 복부에 대한 관통상을 동반한 골반골절이 발생하고 있다. 이러한 경우 넓적다리의 중간(mid-thigh)부터 배꼽 사이에 부상 및 다리 절단 환자에게 골반원주 안정화(circumferential pelvic stabilization)를 이용하는 것을 권장하고 있다. 큰돌기(greater trochanters) 주변에 원주의 압박을 가하면 골반 골절 환자에게 최적의 정복을 기대할 수 있다. 장력 조절기가 달린 골반 밴드를 이용하면 부상 부위에 높은 압력이 가해지는 것을 막을 수 있으며, 추가적인 손상을 예방할 수 있다.

(4) 의사소통

전투상황에서는 부상자들은 극도의 불안과 공포를 일으킬 수 있기 때문에 가능한 한 빨리 부상자와의 의사소통을 통해 격려하고 안심시키며 처치에 관한 설명을 솔직하게 이야기해 준다. 또한 치료의 확신을 가지고 치료계획을 부상자에게 설명해 준다.

전술적 리더의 의사소통으로서 후송 자산의 조정을 지원하기 위해 부상자의 상태 및 호송 요구사항을 제공하고 전술적 후송을 준비하기 위해 후송팀과 통신한다.

후송 지원팀과 가능한 경우 후송자에 대해 의료제공자와 통신을 연결하고 손상기전, 증상 및 징후, 처치내용(mechanism·injuries·symptoms·treatments, MIST)을 전달하며 의사소통을 진행한다.

(5) 문서화

전장에서 발생한 환자의 기록은 단순한 행정사항이 아닌 부상자의 상태에 영향을 미칠 수 있는 매우 중요한 행위이다. 부상자의 손상기전, 환자평가, 처치내용(투여 약물, 치료법 등), 부상자의 상태 변화는 지속적이고 최적의 처치를 위해 필요하다. 또한 이러한 문서화는 향후 응급 최상체계의 개선 과정에도 근거문서로서 가치가 매우 크다. 미군의 경우 이러한 기록을 용이하고 효율적으로 할 수 있도록 TCCC카드(DD form 1380)를 보급하여 사용 중이다.

(6) 부상자 후송 준비

전술적 현장처치 단계에서 부상자를 지속적으로 치료하기 위해 치료가 가능한 지역과 병원시설로 후송하는 것은 매우 중요하다. 앞서 환자를 처치한 후 환자평가, 처치내용, 부상자의 상태변화에 대해 작성한 TCCC카드 작성을 후송 준비 단계에서는 완료한 다음, 부상자에게 부착시킨다. 그리고 후송 자산이 준비되는 대로 탑승이 용이하도록 처치상태를 확인하고, 저체온증 예방을 위해 담요를 추가하거나, 느슨한 붕대나 고정끈은 바람에 날리거나 이동 중 걸릴 수 있으므로 출발 전 단단히 고정시켜 준다. 이는 후송 중 환자 인계를 위해 매우 중요한데, 전술적인 환경에서는 고정익/회전익 항공기로의 후송도 발생하기 때문에 이에 따른 소음과 하강풍 고도에 의한 기온 저하 등이 고려되어야 하기 때문이다.

3) 전술적 후송처치(Tactical Evacuation Care)

전장상황에서의 의무후송은 부상이 발생한 지점(Point of Injury, POI)에서 외과적 수술이 가능한 가장 가까운 상급의료시설(Role 2: 소생술 및 손상 관리 수술이 가능한 전방 수술팀 또는 Role 3: 종결 치료가 가능한 전투 지원병원)까지의 부상자 후송을 말한다. 전술적 후송은 크게 부상자 후송(CASEVAC: Casualty evacuation)과 의무후송(MEDEVAC: Medical evacuation)으로 나뉜다. 민간과 달리 전장 상황에서의 후송은 전술적인 상황과 부상자 후송 자체도 작전으로 수행되어야 하며, 후송 자산 또한 의무 물자와 장비가 갖추어진 상용 구급차가 아닌 공격자산이 탑재된 비의무 자산을 이용하여 후송될 수도 있다. 이렇게 전투 지역에서 전술적인 후송 자산을 이용하여

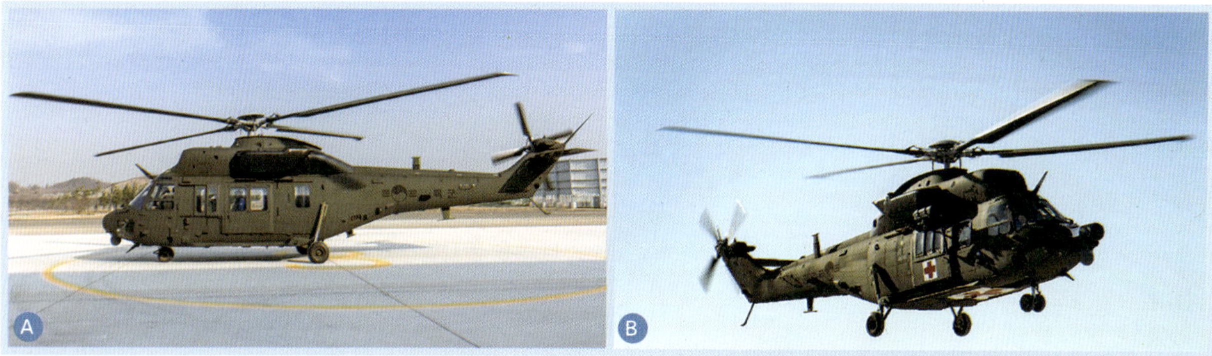

그림 12-2
A. CASEVAC B. MEDEVAC

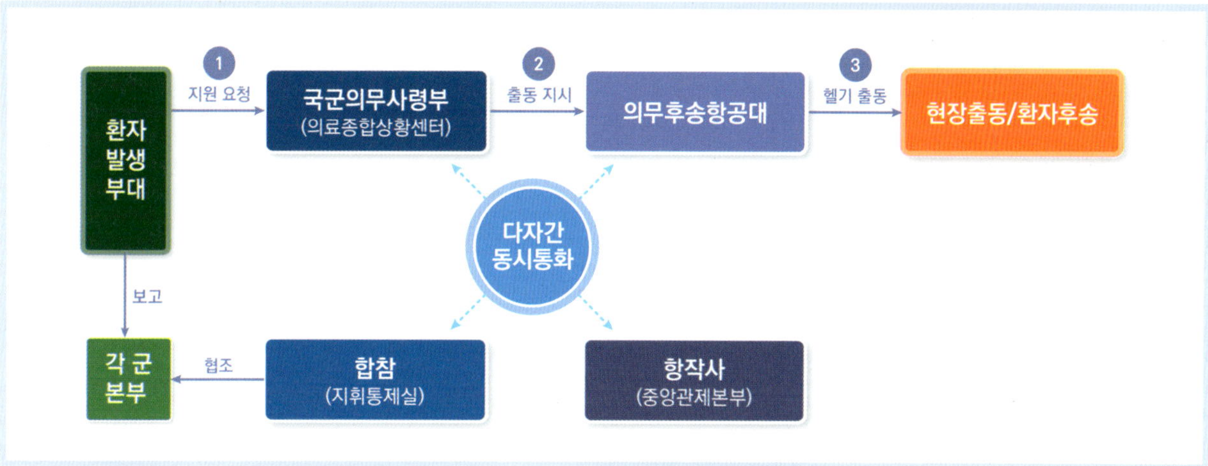

그림 12-3
항공의무후송(헬기) 지원 체계도(주·야간)
(환자관리훈령 제37조 관련)

후송되는 경우를 부상자 후송(CASEVAC)이라고 하고, 전투 자산이 아닌 환자 후송을 위한 의무 물자와 장비가 탑재된 군 의무후송자산들(적십자 마크가 표시되어 있는 전투용AMB, 상용AMB, 의무후송전용헬기 등)에 의한 후송을 의무후송(MEDEVAC)이라고 한다(그림 12-2).

항공 의무후송의 경우 미국과 한국에서의 개념이 다른데, 작전지역이 대부분 미 본토 외 지역인 미국의 경우 작전지역에서 본토로의 고정익을 이용한 대륙 간 항공 환자 후송을 항공의무후송(Aeromedical evacuation)이라고 하지만, 우리나라의 경우 고정익/회전익 항공기와 같은 항공자산을 이용한 항공후송을 모두 통틀어 항공의무후송(Aeromedical evacuation)이라고 정의한다.

한국군은 '국방환자관리훈령'에 명시되어 있듯 환자가 발생한 경우 환자 발생 부대에서 군 응급신고앱이나 의료종합상황센터(1688-5119)에 신고를 하면, 환자의 상태를 의료종합상황센터의 응급의학과 군의관들이 확인하고, 간호장교와 의정장교들이 상황과 상태에 맞는 후송계획을 수립한다. 이때 항공후송이 필요할 경우 의무후송항공대에 출동명령을 내려 항공의무후송이 시행되는데, 의무후송전용헬기(MEDEON: 메디온)에는 중환자를 후송할 수 있는 의무 장비와 함께 응급의학과 군의관, 호이스트 항공구조가 가능한(미 연방청의 승인을 받은 교육기관에서 자격인증을 받은) 응급구조사들이 구조와 처치 임무를 수행하고 있다.

(1) 환자발생보고/후송 요청

의무후송 요청은 일반적으로 표준화된 북대서양조약기구(NATO)의 9-Line 의무후송 요청 형식을 사용하여 전송된다. 이는 9개의 상황에 대해 간략하고 명확하게 보고하는 요청형식이다. 의무후송 요청은 상황에 따라 달라질 수 있지만 일반적으로는 line 1–5까지로 구성된다. 이는 미군뿐 아니라 UN연합군에서도 적용하고 있으며 연합작전 간에도 활용되고 있다.

Line 1: 환자 발생지점(좌표로 표기) AB 000-0000

Line 2: 환자탑승지점 주파수, 콜사인

Line 3: 우선순위 및 환자수

- A 긴급
- B 긴급(외과)
- C 응급
- D 비응급

Line 4: 특구 구조/의료장비

- A 없음
- B 호이스트
- C 구조장비
- D 인공호흡기

Line 5: 유형별 환자수

- L 들것환자
- A 보행환자

Line 6: 환자탑승지점 위험수준

- N 적 위험없음
- P 적 위협 가능성 있음
- E 지역 내 적 있음(주의)
- X 지역 내 적 있음. 아군지원 필요

Line 7: 환자탑승지점 표시방법

- A 판넬
- B 불꽃 신호
- C 연막신호
- D 없음
- E 기타

Line 8: 환자국적/신분

- A 미군
- B 미국시민
- C 미군 아닌 인원
- D 미국 시민이 아닌 인원
- E 적군

Line 9: 전시 화생방 오염여부, 평시 탑승지점 지형적 특징

- N 핵
- B 생물학
- C 화학

(2) 전술적 후송처치 단계에서의 응급처치

처치 단계	응급처치 내용
대량출혈 (Massive bleeding)	• 지속적으로 환자 출혈 부위를 관찰하면서 인지하지 못한 출혈에 재평가 • 모든 외부 출혈 조절
기도 (Airway)	• 전장 상황보다 환경적으로 안전하고 의무 물자가 지원되는 상황이기에 처치의 범위를 확대 • 기관내삽관을 시도할 수 있으며, 항공 이송에 따른 압력차이로 커프의 팽창이 염려된다면 I-gel 삽입 가능
호흡 (Respirations/ Breathing)	• 전술적 후송 처치 단계에서는 호흡 보조를 진행 가능 • 무의식 환자 또는 화상, 쇼크상태인 환자, 외상성뇌손상 등 산소포화도가 낮은 부상자는 산소 제공이 도움됨 • 항공 이송이 고도 상승으로 산소 분압이 낮아지기 때문에 산소포화도를 모니터링하면서 산소포화도가 90% 이하로 떨어지면 보조 산소 제공 • 개방기흉 환자인 경우 고도상승으로 가슴막 안에 공기 팽창으로 긴장기흉을 일으킬 위험이 높기 때문에 주의
순환 (Circulation)	• 이전에 시행한 출혈 조절 처치의 적절성을 재평가하고 추가 손상 여부를 재확인 • 부상자가 쇼크상태이거나 지혈대를 적용한 후부터 의료시설에 2시간 이내로 도착하는 경우 현장에서 지혈대를 제거하지 않음 • 지혈대를 2시간 동안 적용된 상태이고 부상자가 쇼크상태가 아닌 경우 팔다리의 출혈 부위를 다시 평가하여 지혈대를 제거하고 다른 방법으로 출혈을 조절할 수 있는지 확인 • 후송 단계부터 혈압모니터링을 시작하는데 투여하는 수액과 관계없이 수액소생술의 목표 수축기혈압 100~110mmHg로 유지 • 외상성뇌손상이 지속해서 발생하는 경우 목표 수축기혈압은 90mmHg 이상으로 유지
머리/저체온증 (Head/hypothermia)	• 외상성뇌손상을 입은 부상자는 다음과 같은 사항에 대해 주의 깊게 모니터링 시행 – 의식수준 감시 확인 – 동공확장 확인 – 수축기혈압 90mmHg 이상 유지 – 산소포화도 90% 이상 유지 – 호기말이산화탄소분압을 35~40mmHg로 유지 – 저체온증 예방 • 의식저하를 동반한 한쪽 동공 확장이 나타나는 경우 뇌 탈출을 의미할 수 있기 때문에 두개내압을 감소시키기 위해 다음과 같은 조치 시행 – 정맥 내 또는 골내로 3% 또는 5% 고장식염수 250mL 투여 – 부상자의 머리를 30° 거상 – 부상자에게 과다호흡을 시행: 호흡수는 분당 20회로 환기 – 호기말이산화탄소분압을 30~35mmHg로 유지 – 가능한 한 최대 흡인 산소농도(FiO_2)로 산소를 공급하면서 과다 환기

전술적 후송처치 단계에서의 응급처치는 전술적 현장 처치와 마찬가지로 MARCH알고리즘에 의거하여 수행하지만, 항공후송 시에는 고정익의 경우 높은 고도에 의한 기흉의 악화나 저산소증에 의한 외상성뇌손상 환자의 상태가 악화될 수 있는 특수한 환경이 생길 수 있다. 또한, 고정익/회전익 항공기 모두 고도에 의한 낮은 기온으로 인해 저체온증이 발생할 수 있다.

부상자 이송은 단순히 후송 자산 내에서의 처치뿐

아니라 현장에서 후송자산으로 환자를 옮기고, 후송 자산에서 도착 병원으로 환자를 옮기는 모든 과정에서 발생할 수 있는 모든 위험사항(하강풍에 의한 바람, 항공기 소음, 위험한 환경 등)을 인지하고 있어야 하며 반드시 이동 후에는 환자의 상태를 재평가하고 점검해야 한다.

(3) 전술적 후송 처치 단계에서의 심폐소생술

부상자가 명백히 치명적인 부상을 입지 않고 단시간 내에 수술 능력이 있는 의료시설에 도착할 경우 이 처치 단계에서 심폐소생술을 시행하는 것이 적절하다. 하지만 심폐소생술은 임무가 제한되거나 다른 부상자에 대한 처치에 지연시킨다면 시행해서는 안 된다.

참고문헌 REFERENCE

1. 국군의무사령부. www.medcmd.mil.kr.
2. 김진우 외. 병원 전 외상소생술. 군자출판사. 2021.
3. 김진우 외. 병원 전 외상소생술. 군자출판사. 2022.
4. 법제처. 국방환자관리훈령. 2022.
5. 법제처. 군보건의료에관한법률. 군보건의료에관한법률 시행규칙. 2022.
6. Butler FK, et al. Battlefield trauma care then and now: a decade of tactical combat casualty care. *J Trauma Acute Care Surg* 2012;73(6)(Suppl 5):S395–402.
7. Eastridge BJ, et al. Death on the battlefield (2001–2011): implications for the future of combat casualty care. *J Trauma Acute Care* 2012;73(6)(Suppl 5):S431–437.
8. Morrison JJ, et al. En–route care capability from point of injury impacts mortality after severe wartime injury. *Ann Surg* 2013;257(2):330–334.
9. https://www.deployedmedicine.com
10. https://www.naemt.org/education/naemt–tccc/tccc–mp–guidelines–and–curriculum

CHAPTER 12

복습하기

응급구조학 외상 이름: ______________

01 이 장에서 중요한 핵심 내용을 요약 정리하여 제출하시오.

02 5지선다형으로 3문제 작성하시오.

CHAPTER 13

화학 손상

Chapter editor. 양현모
Author. 양현모

이 장의 학습을 마치면 다음을 시행할 수 있다.

1. 외상에 의한 화학 손상을 정의할 수 있다.
2. 국내에서 주로 사용하는 화학물질을 설명할 수 있다.
3. 노출된 화학물질에 따라 증상 및 징후를 설명할 수 있다.
4. 화학물질에 노출된 환자에 대해 일차평가, 이차평가를 시행할 수 있다.
5. 노출된 화학물질에 대한 일반적인 처치 원칙을 설명할 수 있다.

KEYWORDS

화학사고
화학물질
화학 손상
벤젠
톨루엔
황산
메탄올
염소

1 개요

현대사회는 기술과 여러 분야들의 정보를 빠르게 습득할 수 있는 상황으로 응급환자에게도 더 적절한 처치를 제공할 수 있게 됨과 동시에 응급구조학의 지식과 기술 또한 빠르게 향상되고 있다. 1995년도부터 양성된 국내의 응급구조사는 병원 전과 병원 내 응급상황에서 발생하는 응급환자를 적절하게 평가하고 처치할 수 있는 지식과 술기를 최상의 상태로 반드시 유지해야 한다. 응급구조학의 지식은 다른 전문적인 직업들과 마찬가지로 지속적이고 체계적인 교육, 경험 및 비판 등으로 인해 학습된다. 비행기 조종사가 단 한 번의 비행 훈련을 실시하였다고 해서 단독으로 비행을 하지 않는 것처럼 응급구조사 또한 한 번 혹은 이전에 받은 교육 경험만으로 현재의 응급상황에서 적절한 응급처치 술기를 충분히 발휘할 수 없다.

최근까지도 화학사고와 관련된 이론적 지식은 국내의 현실을 온전히 반영하지 못한 내용으로 구성되어 있었다. 하지만 국내 또한 화학사고 발생에 따른 응급환자는 해마다 증가하고 있으며, 유해화학물질 취급 및 유통량 증가에 따라 누출·화재·폭발위험도 지속적으로 발생하고 있다(그림 13-1). **화학사고**는 해당 산업체에서 근무하는 근로자들의 건강과 생명을 위협할 뿐만 아니라 **화학물질**을 취급하는 주변 주민들의 건강 및 환경에 치명적인 결과를

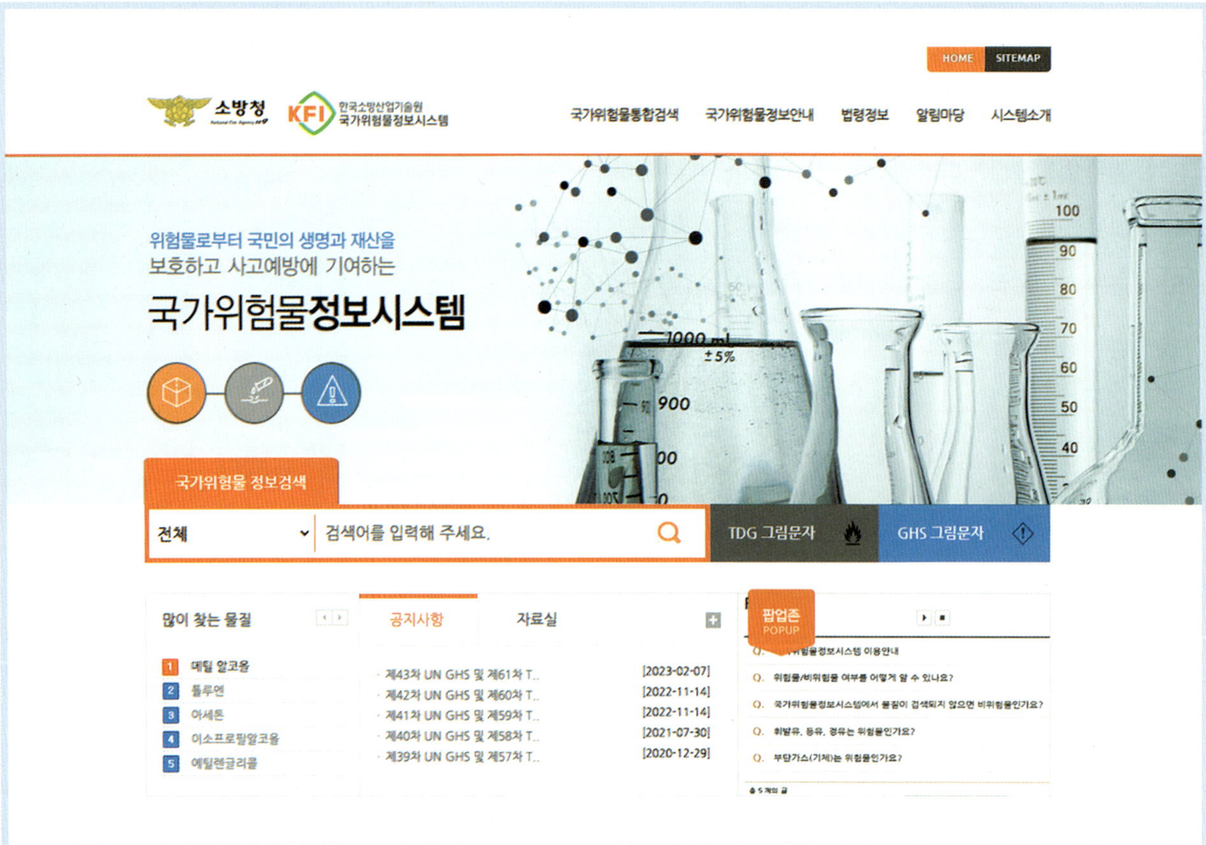

그림 13-1
국가위험물정보시스템(https://hazmat.mpss.kfi.or.kr/index.do)

끼칠 수 있어 외상에 의한 화학 손상도 손상의 주요 원인이 되고 있다.

외상에 의한 화학 손상 환자를 잘 다루기 위해서는 국내에서 가장 많이 사용하고 있는 화학물질을 인지하고 그에 따른 적절한 평가 및 처치 술기를 학습하는 것이 중요하다. 병원 전 상황에서 정확한 화학 손상의 결과를 확인하는 것은 쉽지 않은 일이지만 이미 발생된 화학 손상의 여러 가능성에 대해 알 수 있어야 한다. 심각한 화학 손상 가능성의 빠른 인지를 통해 적절한 응급환자의 분류, 평가, 처치, 이송병원 선정 등을 할 수 있어야 한다.

2 일반 원칙

외상에 의한 **화학 손상**은 사건 전, 사건, 사건 후의 3단계로 구분된다. 다시 말하면 사건 전 단계는 예방 단계이고 사건 단계는 화학물질의 특성을 포함하는 외상 사건의 일부이다. 그리고 사건 후 단계는 환자의 평가 및 처치 단계이다.

1) 사건 전 단계

사건 전 단계는 화학 사고 이전의 모든 것을 말한다. 화학 손상 환자의 사건 전 단계를 파악하는 것은 중요하다. 여기서 반드시 고려해야 하는 사항은 화학물질이 흡입 또는 폭발을 일으킬 수 있는 물질인지를 판단하는 것과 해당 산업체의 위험물관리자의 교육상태, 그리고 화학 손상을 일으킬 수 있는 물질을 보관한 방법 등이다.

대체로 화학 손상을 일으킬 수 있는 물질들은 취급하는 산업체에서 위험물관리자가 책임을 지고 보관, 취급하고 있지만 근로자가 많지 않은 산업체의 경우에는 한 명의 근로자가 여러 책임을 가지고 있는 경우가 있어 화학 손상을 일으킬 수 있는 위험물에 대해 확실한 보관 및 처리 방법에 대해 잘 인지하지 못할 수 있다. 이러한 상황은 응급환자의 평가 및 처치 전략에 직접적인 영향을 미친다.

2) 사건 단계

사건 단계는 화학물질이 폭발 등의 원인으로 인해 갑작스럽게 노출되는 시점에 시작된다. 유해화학물질의 갑작스러운 노출의 대상은 움직이거나 고정된 물체 또는 사람이 될 수 있다. 예를 들면 2020년 3월 6일 10시 23분경 충청남도 공주시 검상동 소재 반도체 세정액 생산공장에서 고장난 펌프를 근로자들이 점검하던 중 질산, 불산, 초산으로 혼합된 질산 혼합물이 누출되어 근로자 4명이 화학적 화상을 입는 사고가 발생하였다. 화학물질이 노출되는 양과 화학물질의 특성들이 환자에게 미치는 효과는 모두가 평가를 시작할 때 고려해야 할 중요한 사항들이다.

3) 사건 후 단계

사건 후 단계 동안에는 유해화학물질 노출과 사건 전 단계에서 수집된 정보를 환자평가와 처치에 이용해야 한다. 이 단계는 유해화학물질 노출로부터 그 물질이 흡수되는 시점에서 시작된다. 생명을 위협하는 외상에 의한 화학 손상의 발생은 서서히 혹은 빠르게 생길 수도 있고 보다 천천히 감소할 수도 있는데 이러한 합병증은 현장과 병원으로 이송하는 중에 제공되는 응급처치 유무에 달려 있다. 사건 후 단계에서 외상에 의한 화학 손상의 이해, 화학 손상에 관한 현장 진단 그리고 적절한 평가와 술기는 환자 예후에 큰 영향을 미친다.

화학적 손상을 이해하기 위해서는 화학물질의 특성과 보호장비 착용상태를 파악하는 것이 중요하다. 예를 들어 화학 손상에서 어떤 장면을 목격했는지, 화학물질의 특성은 무엇인지, 외상을 일으킨 화학물질의 노출 경로는 무엇인지, 보호복과 같은 적절한 보호장비를 사용하였는지, 아니면 보호장비를 착용하지 않은 상태에서 화학물질에 노출되었는지, 화학물질의 단순 접촉인지 등을 파악하는 것은 손상의 예측과 적절한 처치를 위해서 필요하다.

3 화학물질 관련 법령

현재 국내에서 유통 및 취급되는 화학물질에 대한 사고는 유해성과 위험성 정보가 부족하며, 정부 차원의 화학물질 관리체계 또한 다소 혼란이 초래되고 있어서 화학물질의 관련 법령에 대한 이해가 필요하다. 국내에서 취급되는 화학물질은 환경부의 「잔류성유기오염물질 관리법」·「화학물질관리법」, 원자력안전위원회의 「원자력안전법」, 고용노동부의 「산업안전보건법」, 산업통상자원부 「도시가스사업법」·「고압가스 안전관리법」·「액화석유가스의 안전관리 및 사업법」, 과학기술정보통신부의 「연구실 안전환경 조성에 관한 법률」, 농림축산식품부의 「비료관리법」·「사료관리법」·「농약관리법」, 소방청의 「위험물안전관리법」, 경찰청의 「총포·도검·화약류 등의 안전관리에 관한 법률」, 식품의약품안전처의 「식품위생법」·「약사법」·「화장품법」·「마약류 관리에 관한 법률」의 17개 법령에 따라 관리되고 있으며 부·처·청별 위험물, 유독물, 사고대비물질, 유해화학물질, 고압가스, 에너지 등으로 구분하고 있다. 이 중 유해성과 위험성이 존재한다고 판단되는 화학물질을 관리하는 4개 부·청 5개 법령(위험물안전관리법·화학물질관리법·산업안전보건법·고압가스 안전관리법)을 선정하여 이에 해당하는 물질들을 "유해·위험물질"이라 정의하고 있다. 각 부·처·청에서 관리되고 있는 화학물질은 동일한 물질이라 하더라도 법령에 따라 중복관리가 가능

표 13-1
화학물질 관련 법령

부서명	법령
환경부	「잔류성유기오염물질 관리법」 「화학물질관리법」
원자력안전위원회	「원자력안전법」
고용노동부	「산업안전보건법」
산업통상자원부	「도시가스사업법」 「고압가스 안전관리법」 「액화석유가스의 안전관리 및 사업법」
과학기술정보통신부	「연구실 안전환경 조성에 관한 법률」
농림축산식품부	「비료관리법」·「사료관리법」·「농약관리법」
소방청	「위험물안전관리법」
경찰청	「총포·도검·화약류 등의 안전관리에 관한 법률」
식품의약품안전처	「식품위생법」·「약사법」·「화장품법」 「마약류 관리에 관한 법률」

하게 되어 있으나 개별법령에 따라 다른 관리기준과 규제 분류가 되어 있는 것이 현실이다(표 13-1).

4 화학사고 대비·대응체계

꾸준하게 증가하는 화학물질사고와 관련하여 취급 시 체계적인 관리 방법은 화학사고 예방 및 대응에 있어 매우 중요한 요소이다. 이 중 대응활동의 핵심은 화학사고 발생 초기에 현장대응을 적절하게 할 수 있는 응급구조사의 역량 강화이다. 2012년 9월 28일 경북 구미에서 발생한 불화수소 누출사고에 대한 초기대응에 대해 많은 문제점이 지적되어 개선이 필요하였다. 그 후 정부에서는 화학물질 취급사업장의 전반적인 관리를 중앙정부 역할로 이전하면서 7개 화학재난 합동방재센터(이하 합동방재센터)와 환경부 화학물질안전원이 연계하여 국내 소재 사업장에 대한 화학사고 예방 및 대응을 수행하고 있다. 그리고 화학사고인 경우 합동방재센터 내 7개 119화학구조팀을 주축으로 환경팀, 산업안전팀, 가스안전팀, 지자체 팀이 협업으로 대응하고 있다. 권역별로는 서울·인천·경기 지역은 시흥 합동방재센터, 전북은 익산 합동방재센터, 대구·경북은 구미 합동방재센터, 대전·세종·충남은 서산 합동방재센터, 광주·전남·제주는 여수 합동방재센터, 부산·울산·경남은 울산 합동방재센터, 강원·충북은 충주 합동방재센터에서 각각 담당하고 있다. 또한 전국 시도 소방본부에서는 특수구조단(부산·인천·광주·강원), 특수대응단(경기·경기북부), 119특수구조단(서울·대구·대전·충북·충남·전남·경북·경남·제주·창원·세종), 특수화학구조대(울산), 119화학대응센터(인천) 등 서로 명칭은 조금씩 다르지만 특수 화학사고 발생 시 관할지역 내 출동 골든타임 확보 및 전문적인 대응을 수행할 화학구조대원 구성원으로 주축이 되어 출동 대비태세 확립 임무를 수행하고 있다.

5 증상 및 징후

화학 손상과 관련된 응급환자에게 적절한 평가와 처치를 제공하기 위해서는 다양한 물질들의 증상 및 징후를 잘 알아야 한다. 국내에서 주로 발생하는 화학 손상물질에 대한 증상 및 징후는 다음과 같다(표 13-2).

표 13-2
화학물질 노출에 대한 증상 및 징후

화학물질	증상 및 징후
벤젠	현기증, 졸림, 두통, 오심, 구토, 호흡곤란, 경련, 의식상실, 피부건조, 발적, 통증, 충혈, 인후염
톨루엔	마취작용 유발, 두통, 일과성 상기도 자극, 눈자극, 유쾌한 기분, 오심, 콧물, 현기증, 마비, 중추신경계 기능저하, 시력저하, 저칼륨혈증
황산	인후통, 호흡곤란, 기침, 급성후두덮개염, 후두부종, 폐부종, 청색증
메탄올	망막 및 시신경 손상, 두통, 피로, 중추신경계 기능저하, 현기증, 오심, 구토, 상기도 자극, 홍반, 호흡곤란, 의식불명, 충혈
염소	폐부종, 간질성 폐렴, 호흡곤란, 기침, 질식, 빠른호흡, 쌕쌕거림, 쉰목소리, 그렁거림, 근력약화, 두통, 오심, 구토, 콧물, 눈물, 흉통

1) 벤젠

벤젠은 주로 다른 종류의 새로운 화학물질을 만드는데 사용되는 것으로 금속에 묻은 기름을 제거하는 용매 역할을 한다(그림 13-2). 무색을 띠며 달콤한 냄새가 나는 것이 특징이다. 휘발성이 커서 매우 빠르게 공기 중에 분산되어 호흡기에 노출되며, 지방에 녹는 성질이 있고 1급 발암물질로 백혈병을 유발할 수 있다. 벤젠에 노출된 환자는 의식소실, 현기증, 졸림, 두통, 구역, 구토, 호흡곤란, 경련, 피부건조, 발적, 통증, 충혈, 인후염 등이 나타날 수 있다.

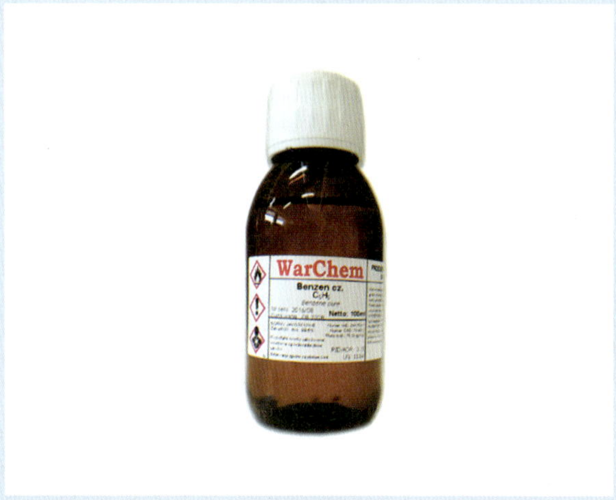

그림 13-2
벤젠
출처: https://allegro.pl/oferta/benzen-czysty-100ml-warchem-8749623579

2) 톨루엔

톨루엔은 산업 현장에서 가장 널리 사용되는 유기용제로 벤젠과 같이 무색의 액체이며 달콤한 냄새가 나는 것이 특징이다(그림 13-3). 과량 흡입 시 환각 증세를 유발할 수 있으며, 장기간 흡입한 경우 암을 유발할 수 있다. 톨루엔에 노출된 환자는 마취효과가 일어나 유쾌한 기분이 들게 하며 현기증과 구토, 눈과 호흡기 자극으로 인한 시력저하, 폐 손상으로 인한 호흡곤란, 중추신경계 기능저하, 저칼륨혈증 등이 나타날 수 있다(그림 13-4).

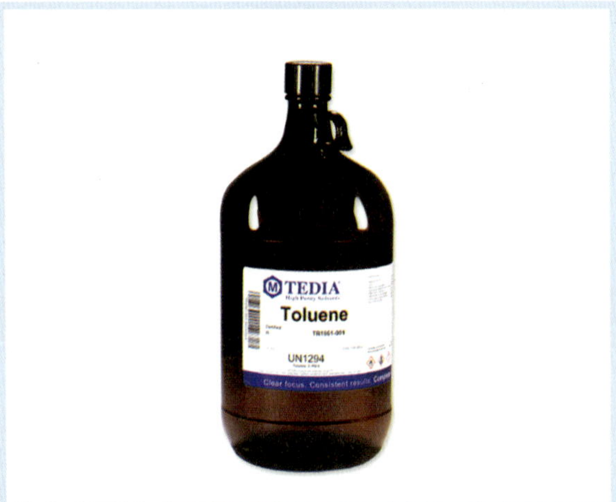

그림 13-3
톨루엔
출처: https://tedia.com/product/toluene

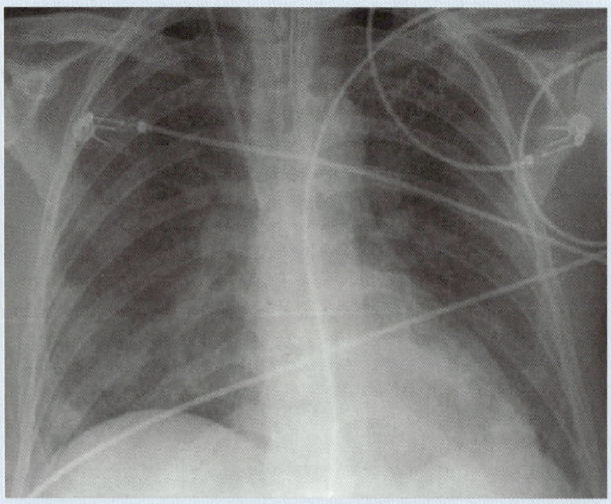

그림 13-4
톨루엔 중독으로 인한 급성 폐손상 환자의 X-ray 사진
출처: 인터넷(구글)

3) 황산

황산은 각종 건조제, 탈수제로 사용되며 공업상의 용도로 가장 많이 사용되고 있다(그림 13-5). 황산은 무색, 무취의 액체로 물과 반응성이 매우 큰 물질이기 때문에 화재 시 황산이 있는 장소에 물을 뿌리면 더 큰 위험이 발생할 수 있다. 황산에 노출된 환자는 대부분 피부 손상이 나타나며 인후통, 호흡곤란, 기침, 화상, 급성후두덮개염, 후두부종, 폐부종, 청색증 등이 나타날 수 있다(그림 13-6).

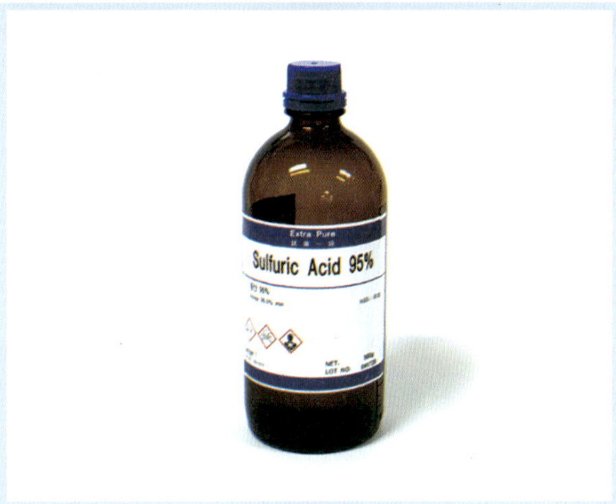

그림 13-5
황산
출처: https://ideascience.co.kr/product/%ED%99%A9%EC%82%B0%EC%8B%9C/6722/

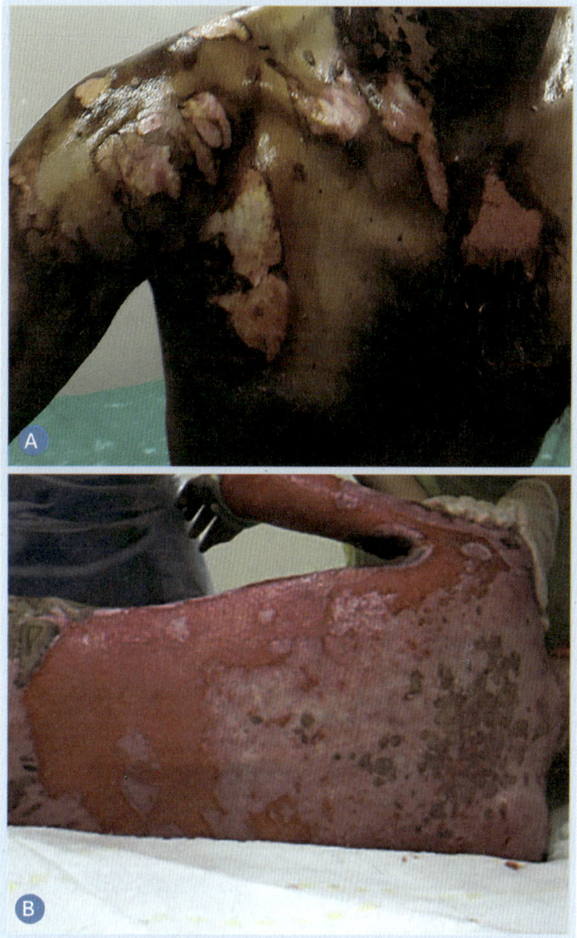

그림 13-6
황산 노출로 인한 피부 손상 환자의 사진
출처: 인터넷(구글)

4) 메탄올

메탄올은 부동액, 폐수 처리의 촉진제 등과 같이 산업현장에서 다양하게 사용된다(그림 13-7). 무색이며 알코올 냄새가 나는 것이 특징이고 산화제들과 쉽게 반응해서 화재 및 폭발에 위험성이 높은 화학물질이다. 메탄올에 노출된 환자는 두통, 피로, 중추신경계 기능저하, 현기증, 메스꺼움 등을 느끼며, 가장 대표적으로 망막 및 시신경 손상을 발생시킨다(그림 13-8).

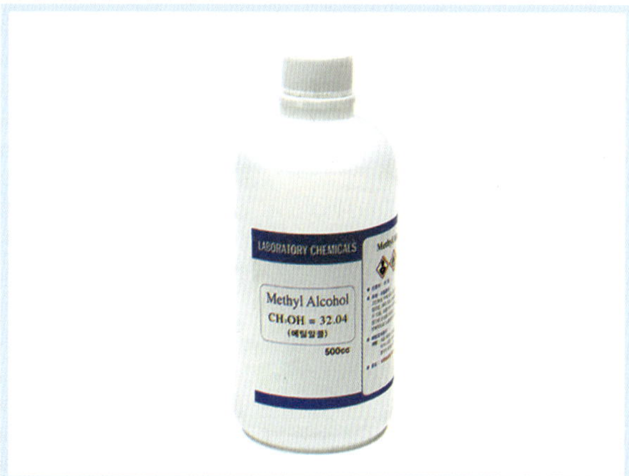

그림 13-7
메탄올
출처: https://ideascience.co.kr/product/%EB%A9%94%ED%8B%B8%EC%95%8C%EC%BD%9C%EB%A9%94%ED%83%84%EC%98%AC%EA%B7%9C%EA%B2%A9-%EC%84%A0%ED%83%9D/279/

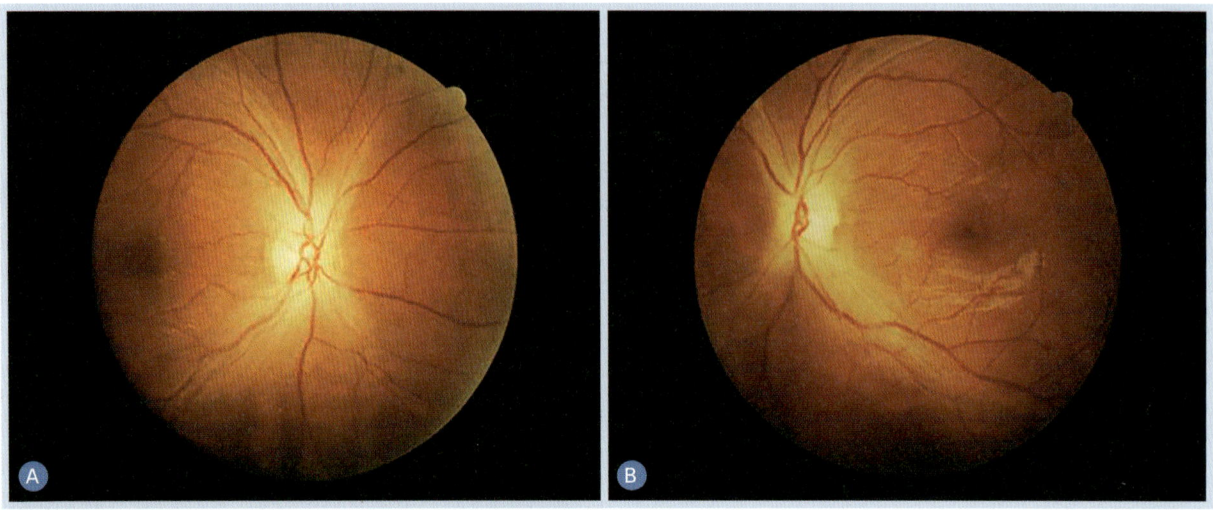

그림 13-8
메탄올 노출로 인한 시신경 손상 사진
출처: 인터넷(구글)

5) 염소

염소는 자극적인 냄새가 나는 황록색 기체로 산화력과 독성이 강하고 공기보다 2.5배 무겁다. 주로 산화제, 표백제, 소독제, 의약품, 폭발물, 표백분 등을 만드는데 사용된다(그림 13-9). 또한, 많은 물질들과 폭발적으로 반응하며 폭발성의 화합물을 형성한다. 염소에 노출된 환자는 두드러기, 폐부종, 간질성 폐렴, 호흡부전, 기침, 질식, 호흡곤란, 빠른 호흡, 쌕쌕거림, 쉰목소리, 그렁거림, 근력약화, 두통, 오심, 구토, 콧물, 눈물, 가슴통증 등을 느낄 수 있다(그림 13-10).

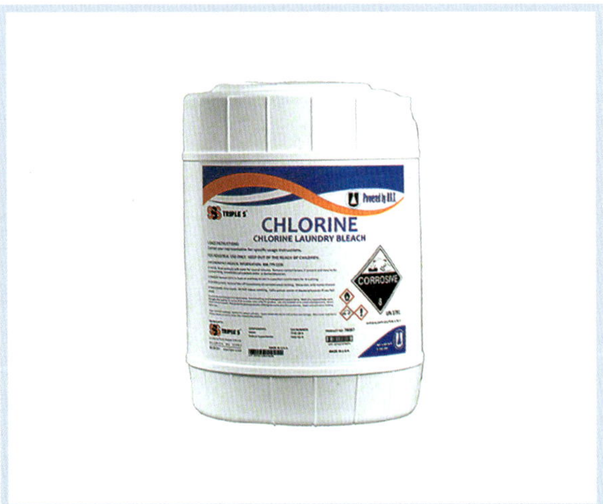

그림 13-9
염소 표백제
출처: https://www.truewestsupply.com/catalog/p/78007/SSS-UNX-Chlorine-Laundry-Bleach-5-Gal

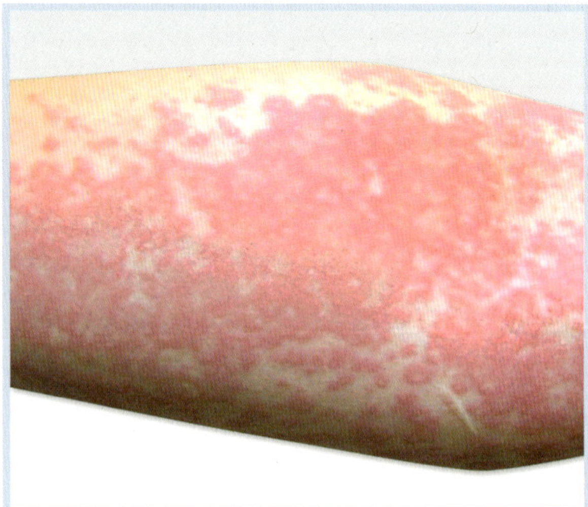

그림 13-10
염소 노출로 인한 피부 손상 사진
출처: 인터넷(구글)

6 평가

화학물질로 인한 외상환자는 생명을 위협하는 문제를 파악하기 위해 빠른 일차평가와 함께 화학물질에 대한 신속한 평가가 도움이 된다. 매우 역동적인 화학 손상의 병태생리학은 화학물질에 따라 매우 다르기 때문에 환자에 대한 적절한 평가와 관리가 반드시 필요하다. 시간이 지남에 따라 환자의 상태가 화학물질로 인해 급변할 수 있기 때문에 지속적으로 재평가하는 것이 중요하다.

1) 일차평가

(1) 기도

환자의 기도개방을 반드시 평가하고 유지해야 한다. 혀는 무의식 환자의 기도를 완전히 폐쇄할 수 있다. 시끄러운 호흡음은 혀나 이물질로 인한 부분적인 기도폐쇄를 의미한다. 화학물질로 인한 기도 주변 피부 손상, 흡입으로 인한 구토는 화학물질로 인한 외상환자에서 흔한 원인이다.

(2) 호흡

호흡 기능의 평가에는 호흡 속도, 깊이 및 적절성에 대한 평가가 포함되어야 한다. 흔히 무산소 대사와 쇼크의 초기 징후 중의 하나인 빠른 호흡은 맥박 증가보다 더 빠르게 나타날 수 있다. 호흡수를 측정하기 위해 일차평가에서 시간을 낭비하지 않는다. 그 대신에 호흡평가는 느림, 정상, 빠름, 매우 빠름으로 추정한다.

화학 손상에 동반된 느린 호흡은 일반적으로 환자가 명백히 응급상태에 있음을 나타낸다. 맥박산소측정기로 측정하여 산소포화도 또한 감소하였다면 이러한 의심을 더욱 확신할 수 있다. 맥박산소측정기로 측정한 산소포화도가 95% 이하일 경우 저산소증의 원인을 파악해야 한다. 산소포화도를 90% 이상으로 유지하지 않으면 외상에 의한 화학 손상을 입은 환자는 대부분 나쁜 예후를 초래하므로 산소포화도를 90% 이상으로 유지하는 것은 매우 중요하다. 기관내삽관과 같은 기도 처치를 시행하는 환자는 기본적으로 호기말이산화탄소를 측정하고 지속적으로 모니터링해야 한다. 호기말이산화탄소를 감시하는 것은 관류 변화를 파악하는 데 도움이 되기 때문이다. 만약 환자가 저산소증이 의심된다면 장비의 결과가 정상 수치를 나타낸다고 할지라도 처치해야 한다. 항상 모든 평가의 결과보다 더 중요한 것은 환자의 임상적 상황이다.

(3) 순환

순환평가는 일차적으로 환자의 관류상태를 신속하게 파악하며 이차적으로 화학물질로 인해 손상받은 부위뿐만 아니라 신체의 각 부위도 같은 평가를 시행한다. 맥박의 유무, 피부색, 모세혈관 재충혈 시간을 한 부위만이 아니라 몸 전체를 시행해야 한다.

1 출혈

순환평가는 생명을 위협할 만한 외부 출혈에 대한 신속한 평가로 시작된다. 환자는 주요 출혈 부위가 옷 등에 의해 가려져 있을 수 있으며 화학물질에 노출되어 화려한 외관상태로 인해 외부 출혈을 파악하는데 혼란을 줄 수 있다. 이러한 이유로 외부 출혈의 원인을 확인하기 위해 몸 전체를 평가한다.

2 맥박

맥박측정은 관류상태를 평가하는 중요한 방법이다. 맥박을 촉진할 수 있는 경우에는 맥박이 강한지 약하거나 힘이 없는지, 맥박수가 너무 빠르거나 느리지는 않은지,

규칙적인지와 같은 특징과 강도를 기록해야 한다.

병원 전 외상처치에서 혈압에 초점을 맞추고 있지만 일차평가 시 혈압을 측정하기 위해 시간을 소비해서는 안 된다. 충분한 출동 인원이 있는 경우에는 일차평가 중 혈압 측정을 실시할 수도 있지만 일반적으로는 이차평가를 시작할 때 측정을 시행하고, 잠재적으로 생명이 위협 받을 가능성이 있는 화학 손상 환자는 혈압측정을 위해서 이송을 지연해서는 안 되며, 가능한 한 혈압측정은 이송 중에 시행하도록 한다.

❸ 피부상태

환자의 분홍빛 피부는 일반적으로 무산소 대사가 없는 산소 공급이 잘 되고 있다는 상태를 보여준다. 피부의 색깔뿐만 아니라 피부가 건조하거나 습한지를 평가해야 한다. 화학물질로 인해 손상 받은 피부는 피부상태에 따라 평가를 다소 어렵게 만들 수 있다는 것을 기억한다.

(4) 신경학적 장애

일차평가를 시행하면서 글래스고혼수척도를 실시하여 기도, 호흡, 순환평가와 함께 환자의 의식상태의 이상 유무를 평가한다. 화학물질 중독으로 인한 뇌손상으로 의식상태의 변화가 나타날 수 있다. 알코올 과다복용을 포함한 일반적인 약물 중독환자는 뇌손상을 빠르게 인지하긴 어렵지만 화학적 손상으로 인해 신경학적 장애가 나타난다면 뇌 허혈로 간주하고 신속하게 처치해야 한다.

(5) 노출 / 환경

환자의 신체를 노출하여 눈에 잘 보이지 않는 부위의 손상을 평가하고 화학물질로 인한 추가적인 손상을 보여줄 수 있는 단서를 찾아본다. 외상에 의한 화학 손상 환자는 물질의 흩어짐에 따라 생명을 위협하는 손상뿐만 아니라 다른 손상이 흔하게 동반된다. 이러한 신체노출은 보온이 되고 개인의 프라이버시가 보호 받을 수 있는 구급차 내에서 시행하는 것이 추천된다.

2) 이차평가

생명을 위협하는 손상을 확인하고 처치를 시행한 후 적절한 의료기관으로 이송하는 동안 시간이 허용된다면 이차평가를 시행해야 한다. 가장 중요한 평가는 화학 손상 환자의 의식상태의 평가와 그 변화양상을 관찰하는 것이다. 최초 발견된 현장에서는 의식이 명료해 보였으나 이후 환자의 처치와 이송을 하는 동안 상태가 더 악화될 가능성이 높기 때문이다. 환자 머리와 얼굴의 화학물질로 인한 흡입 화상, 2차 손상을 통한 머리함몰 및 상처 등을 주의 깊게 촉지해야 한다. 콧구멍, 귓구멍으로 흘러나오는 맑은 액체는 뇌척수액일 수 있으나 외상에 의한 화학 손상의 경우 화학물질과 혼합되면 일반적으로 발견하기 어렵다. 만약 환자가 협조가 가능하다면 팔다리의 감각 및 운동능력의 평가를 포함하는 신경학적 검사를 시행해야 한다. 팔다리의 전체 또는 부분적인 이상은 기능의 비대칭성과 마찬가지로 신경학적 손상의 중요한 단서가 된다.

(1) 병력

SAMPLE 병력(증상 및 징후, 알레르기, 복용 중인 약물, 과거병력, 마지막 식사, 사건)은 시간과 상황이 허락한다면 환자 또는 가족, 목격자에게 정보를 얻을 수 있다. 기존의 환자가 가지고 있는 과거병력 등이 현재의 상태를 혼란스럽게 만들 수 있다. 반드시 환자가 노출된 화학물질의 특성과 연관 지어 환자의 임상증상을 평가해야 한다.

7 처치

화학 손상 환자의 효과적인 처치는 다른 외상환자와 동일하게 일차평가에서 확인된 생명을 위협하는 문제에 초점을 맞추고 우선순위에 따라 처치를 시작하는 것이다. 이러한 문제점이 해결되었다면 중독된 화학물질의 특성에 맞추어 처치를 시작해야 한다(표 13-3). 대부분 화학 손상 환자는 보존적 치료가 주가 된다.

1) 벤젠

벤젠의 경우 휘발성이 커서 매우 빠르게 공기 중에 분산되어 호흡기 노출이 쉽기 때문에 호흡 장비 착용으로 흡입 손상을 예방해야 한다. 환자를 발견하는 즉시 일차평가를 시작한다. 먼저 환자를 노출 환경으로부터 벗어나게 하는 것이 중요하다. 환자의 옷에 벤젠이 묻은 경우 즉시 오염된 옷을 제거하고 다량의 미온수로 세척한다. 환자를 회복자세로 취해준다. 회복 자세는 환자가 복용한 약물이 장으로 넘어가는 시간을 늦추고, 구토로 인한 기도폐쇄를 예방할 수 있다.

벤젠은 해독제가 없기 때문에 환자의 상태에 따라 보존적 치료를 해야 하고 눈에 들어간 경우 많은 양의 물로 최소 15분 이상 세척해야 한다. 구토를 유발할 경우 식도나 목에 장애를 유발할 수 있기 때문에 강제적인 구토유발은 금기이다.

2) 톨루엔

100~200ppm의 톨루엔을 8시간 흡입하면 피로, 구토, 감각저하, 운동불능 등의 증상을 보이며, 600ppm 정도의 농도가 되면 단시간 노출만으로도 심한 흥분, 구토, 두통을

표 13-3
화학물질 노출에 따른 응급처치

화학물질	처치
벤젠	• 해독제가 없어 환자의 상태에 따라 보존적 치료 • 눈에 들어간 경우 많은 양의 물로 최소 15분 이상 세척 • 옷에 묻은 경우 즉시 오염된 옷을 제거하고 다량의 미온수로 세척 • 환자를 신선한 공기가 있는 곳으로 이동 • 섭취 시 구토 유발 금기
톨루엔	• 옷에 묻은 경우 즉시 오염된 옷을 제거하고 다량의 미온수로 세척 • 위장 세척 금기 • 필요시 보충 산소 또는 기계적 환기 실시
황산	• 표면적 손상의 경우 세척 • 옷에 묻은 경우 즉시 오염된 옷을 제거하고 다량의 미온수로 세척 • 부식성 산성 중독을 유발하므로 위세척 금기 • 중탄산염은 위팽창을 유발할 수 있는 이산화탄소를 방출하여 위가 파열될 수 있기 때문에 금기
메탄올	• 해독제는 에탄올 • 심한 중독상태인 경우 혈중 독성물질을 줄이기 위해 필요시 혈액투석
염소	• 옷에 묻은 경우 즉시 오염된 옷을 제거하고 다량의 미온수로 세척 • 환자를 신선한 공기가 있는 곳으로 이동 • 동상이 발생한 경우 문지르거나 물로 세척하는 것은 금기

일으킨다고 보고되었다. 먼저 톨루엔에 노출된 환자를 그 환경으로부터 벗어나게 하는 것이 중요하다. 즉시 일차평가를 시작하고 필요한 경우 보충 산소 또는 기계적 환기를 실시한다. 옷에 묻은 경우 즉시 오염된 옷을 제거하고 다량의 미온수로 세척한다. 만약 톨루엔을 섭취하였다면 세척의 효과가 없을 뿐만 아니라 합병증 발생률이 높으므로 위세척은 시행하지 않는다.

3) 황산

황산은 물과 반응성이 매우 커 황산이 노출된 부위에 무분별하게 물을 뿌리면 더 큰 위험이 발생한다. 환자를 황산이 노출된 환경으로부터 벗어나게 하는 것이 중요하며, 발견 즉시 일차평가를 시행한다. 표면적인 부상의 경우 환부를 세척하고, 옷에 묻은 경우 즉시 오염된 옷을 제거하고 다량의 미온수로 세척한다. 위세척은 부식성 산성 중독을 유발하므로 금기시되며, 중탄산염 투여는 이산화탄소를 방출하기 때문에 위팽창을 유발하여 위 파열이 일어날 수 있어 이 또한 금기이다.

4) 메탄올

메탄올은 다른 물질들과 쉽게 반응하여 화재 및 폭발 위험성이 높으므로 환자를 발견하면 노출된 환경으로부터 즉시 벗어나게 해야 한다. 일차평가를 실시하고 기도, 호흡, 순환에 문제가 있는 경우 즉각적으로 처치를 시행한다. 옷에 묻은 경우 즉시 오염된 옷을 제거하고 다량의 미온수로 세척한다. 해독제는 에탄올이며, 심한 상태의 경우 혈중 독성물질을 줄이기 위해 혈액투석이 가능한 병원으로 빠른 이송을 하는 것이 중요하다.

5) 염소

염소는 강한 산화제로 많은 물질들과 폭발적으로 반응하거나 폭발성의 화합물을 형성하므로 환자를 발견하는 즉시 노출된 환경으로부터 벗어나도록 해야 한다. 고농도의 염소 가스에 노출되면 단기적으로 폐손상 및 성인호흡곤란증후군(adult respiratory distress syndrome, ARDS)에 이은 호흡기 자극 및 호흡곤란을 초래할 수 있으며 낮은 염소 농도에 노출되면 노출 후 하루가 지나 폐부종(delayed pulmonary edema)이 발생할 수 있다. 일차평가를 실시하면서 기도, 호흡, 순환에 문제가 있는 경우 즉각적으로 교정해 주고, 옷에 묻은 경우 즉시 오염된 옷을 제거하고 다량의 미온수로 세척한다. 염소에 노출된 부위가 동상이 발생한 경우 문지르거나 물로 세척하는 것은 금기이다.

참고문헌 REFERENCE

1. Ahluwalia R, et al. Density, viscosity, and surface tension of binary liquid systems: Ethanoic acid, propanoic acid, and butanoic acid with nitrobenzene. *Journal of Solution Chemistry* 1996;25(9).
2. Bond SJ, et al. Cutaneous burns caused by sulfuric acid drain cleaner. *J Trauma* 1998;44(3).
3. Broberg K, et al. Influence of genetic factors on toluene diisocyanate–related symptoms: evidence from a cross–sectional study. *Environ Health* 2008;7(15).
4. Byrne A, et al. Psychiatric and neurological effects of chronic solvent abuse. *APA Psycnet* 1991;36(10).
5. Davidson EC, et al. The treatment of acid and alkali burns: an experimental study. *Ann Surg* 1927;85(4).

6. Dominic WJ, et al. Sulfuric acidburns in a child: histologic examination as an indication of wound depth. *J Burn Care Rehabil* 1987;8(5).

7. Gibran NS. Practice Guidelines for Burn Care, 2006. *J Burn Care Res* 2006;27(4).

8. Greaves I, et al. Injuries due to burn and cold. Trauma care manual, 3rd Edition. CRC Press. 2021.

9. Hassanpoor N, et al. Severe optic disc cupping following the methanol toxicity in a 20–year–old man: a case report. *Iran J Med Sci* 2021;46(5).

10. Maibach HI, et al. Chemical skin injury. Springer. 2014.

11. National Institute for Occupational Safety and Health. Nitrobenzene. Immediately Dangerous to Life and Health Concentrations.

12. Palao R, et al. Chemical burns:pathophysiology and treatment. *Burns* 2010;36(3).

13. Penner GE. Acid ingestion: toxicology and treatment. *Ann Emerg Med* 1980;9(7).

14. Roock SD, et al. Severe metabolic acidosis following assault chemical burn. *J Emerg Trauma Shock* 2012;5(2).

15. Rosenberg NL, et al. Toluene abuse causes diffuse central nervous system white matter changes. *Ann Neurol* 1988;23(6).

16. Shin YW, et al. A case of optic nerve atrophy with severe disc cupping after methanol poisoning. *Korean J Ophthalmol* 2011;25(2).

17. Sridhar J, et al. Optical coherence tomography angiography and en face optical coherence tomography features of paracentral acute middle maculopathy. *Am J Ophthalmol* 2015;160(6).

18. Sykes RA, et al. Chemical burns: retrospective review. *J Burn Care Rehabil* 1986;7(4).

CHAPTER 13

복습하기

응급구조학 외상 이름: ______________

01 이 장에서 중요한 핵심 내용을 요약 정리하여 제출하시오.

02 5지선다형으로 3문제 작성하시오.

CHAPTER 14

외상성 심정지

Chapter editor. 문준동
Author. 문준동

이 장의 학습을 마치면 다음을 시행할 수 있다.

1. 외상성 심정지의 특징을 비외상성 심정지와 비교하여 설명할 수 있다.
2. 외상성 심정지의 가역적 원인을 찾고 교정할 수 있다.
3. 외상성 심정지 환자의 현장 처치와 이송에 대한 일반적인 원칙을 설명할 수 있다.

KEYWORDS

외상성 심정지
소생술 보류
소생술 중단
저산소혈증
저혈량증
긴장기흉
심장눌림증
소생가슴절개술
대동맥내 풍선폐쇄소생술(REBOA)
손상통제소생술

1 개요

외상성 심정지(Traumatic Cardiac Arrest, TCA)는 사망률이 매우 높지만 자발순환회복이 이루어진 경우 생존자의 신경학적 예후는 다른 원인의 심정지보다 훨씬 좋은 것으로 보고되고 있다. 외상성 심정지는 빠른 반응이 중요하며, 병원 전 전문외상처치와 전문화된 외상센터를 포함한 외상체계가 잘 구성되어야 생존 확률을 높일 수 있다.

가슴 압박, 인공호흡, 심장충격기(제세동기) 등의 사용은 일반적인 소생술과 같으나 외상성 심정지의 경우 가역적 원인의 처치가 동시에 이루어져야 하며, 이는 가슴 압박보다 처치의 우선순위가 높다. 이렇게 비외상성 심정지의 처치와는 다른 접근이 필요하나 외상성 심정지를 별도의 범주로 다루어 지침을 마련하기 위한 노력은 비교적 최근의 일로 아직 문헌마다 차이점이 존재하며 비외상성 심정지와 같이 보편적으로 적용되는 알고리즘은 현재까지 없다. (본 교재에서는 2015년 이후 유럽소생협회의 지침과 전문가 집단의 합의된 최근 문헌 근거를 기반으로 기술하였음을 밝힌다.)

2 역학

외상성 심정지는 사망률이 매우 높다. 하지만 각국의 심정지 등록자료에 따른 외상성 심정지의 생존율 보고는 1.6~32%까지로 차이가 크다. 이러한 차이는 연구 대상 환자의 이질성과 각국 외상체계의 구조적 차이에 기인한다고 판단된다. 또한 생존자에서 신경학적 예후는 다른 원인에 의한 심정지보다 훨씬 좋은 것으로 보고하고 있다. 외상성 심정지의 원인은 손상기전과 손상 부위에 따라 다양하지만 교정 가능한 원인으로 분류하면 표 14-1과 같으며, 이는 빠른 원인 교정으로 소생을 기대할 수 있다. 외상성 심정지에서 발견되는 초기 심전도 리듬은 심박출량의 감소로 인한 무맥성 전기활동이 가장 흔하며(66%), 그다음 무수축(30%), 심실세동(6%)의 순서이다. 이는 심실빈맥이나 심실세동이 가장 흔한 초기 리듬인 심장성 심정지와 큰 차이를 보인다.

표 14-1
가역적인 외상성 심정지의 원인

원인	%
출혈	48%
긴장기흉	13%
질식 또는 저산소증	13%
심장눌림증	10%

3 진단

임박한 심정지 상태는 혈역학적 불안정과 저혈압, 말초맥박의 소실, 중추신경계 문제와 무관한 의식저하를 특징으로 한다. 적절한 처치가 신속히 이루어지지 않으면 이 상태는 심정지로 진행될 가능성이 크다. 흔히 쇼크가 진행되면서 심한 저혈압으로 인해 무맥성 전기활동이 발생하게 된다. 외상성 심정지로 진행하면 의식 소실, 심정지 호흡 또는 자발 호흡의 소실과 함께 목동맥 맥박이 만져지지 않는다. 초음파를 사용하면 외상성 심정지의 원인을 확인하고, 이에 따른 소생술을 시행하는 데 도움이 될 수 있다.

4 예후 인자 및 소생술 보류와 중단

외상성 심정지 환자의 신뢰할 수 있는 생존예측인자는 잘 알려져 있지 않지만 생존과 관련된 요인으로 동공반사와 자발 호흡의 존재, 자발적인 움직임, 그리고 심전도상 QRS파가 보이는 경우 등이 있으며, 심폐소생술 시간이 짧은 경우, 병원 전 처치 및 이송에 소요된 시간이 짧은 경우, 가슴 관통상 그리고 심정지 목격자가 있으며 전기충격이 가능한 리듬일 때 그리고 소아의 경우 예후가 더 양호하다.

과거 연구들은 병원 전 외상성 심정지의 불량한 예후에 기초하여 소생술의 시행이 무의미할 수 있다고 보고하였다. 현장에서 3분 이상 심폐소생술 시 관통상 또는 둔상에 의한 심정지에서 소생 환자가 없거나 현장에서 또는 이송 중에 심폐소생술을 시행받은 환자 중 소생 환자가 없다는 보고들에 기반하여 2003년 미국외과학회(American College of Surgeons)와 미국응급의료서비스의사협회(National Association of EMS Physicians)는 사망이 명백하거나 무호흡과 무맥박 그리고 심전도에서 QRS파가 없는 경우 등에 기반하여 현장에서 소생술을 보류하거나 중단할 수 있는 지침을 제시하였다. 그러나 이후 이 기준에 해당하는 환자에서 소생의 사례가 다수 보고되면서 2012년과 2013년에 지침이 개정되었으나 모호한 기준이 많다는 문제를 가지고 있다. 현재 외상성 심정지의 경우 소생술을 보류하거나 중단을 고려하는 기준에 대한 최소한의 전문가의 의견 합의는 다음과 같다.

소생술 보류 고려 조건

- 이전 15분 이내에 생명의 징후가 없음
- 생존을 기대할 수 없는 심각한 외상[예: 참수(decapitation), 심장 관통상, 뇌조직 소실(loss of brain tissue)]

소생술 중단 고려 조건

- 가역적 원인이 해결된 후 자발순환회복이 되지 못함
- 가역적 원인이 해결된 후 초음파에서 심장 활동이 보이지 않는 무맥성 전기활동

하지만 이는 보류 또는 중단의 절대적 기준이 아니라 고려사항이며, 한국을 포함한 많은 국가에서 응급구조사의 사망 선언은 법률적으로 허용되고 있지 못하다는 점을 유의해야 한다.

그리고 외상성 심정지의 생존율은 일률적으로 매우 낮다고 보는 것보다 손상의 수준과 심정지의 원인(예: 둔상보다는 관통상 그리고 저산소증, 긴장기흉, 심장눌림증에 의한 심정지는 소생확률이 높고, 보다 적극적인 처치가 필요하다) 그리고 응급의료체계와 반응 수준에 따라 큰 차이를 보인다고 보는 것이 적절하다.

5 초기 처치

1) 병원 전 처치

현장에서 내려야 할 중요한 결정은 심정지가 외상으로 인한 것인지 또는 기저질환에 의한 것인지 구별하는 것이다. 외상에 의한 심정지임을 확인할 수 없는 경우 표준 전문심장소생술을 시행한다. 또한 경미한 심근타박상(myocardial contusion)이나 심장진탕(commotio cordis)과 같이 손상에 의해 심장전도체계의 이상으로 발생한 심정지 역시 표준 전문심장소생술(ACLS)의 지침에 따라 처치한다.

질병(뇌졸중, 심근경색, 저혈당증, 경련 등)에 의한 의식 소실이나 심정지는 이차적인 외상으로 이어질 수 있다.

표 14-2
가역적인 원인의 교정

원인	중재
저산소혈증	기도유지, 보충적 산소투여, 양압환기
저혈량증	외부 출혈의 지혈, 골반고정대, 혈액제제 조기 투여(가능한 경우), 소생가슴절개술과 내림대동맥교차클램핑 또는 REBOA
긴장기흉	양쪽 가슴감압술(가슴개구술) 또는 바늘가슴천자(바늘감압술)
심장눌림증	초음파-가이드 심장막천자 또는 소생가슴절개술

차량 충돌사고의 약 2.5%가 비외상성 심정지로 인해 발생하는 것으로 보고되고 있으며, 이 경우는 초기 심정지 리듬이 전기충격이 필요한 심실세동이나 심실빈맥인 경우가 흔하며, 일반적인 외상성 심정지에 비해 예후가 좋다.

병원 전 그리고 병원 단계에서 가장 중요한 처치는 가역적인 모든 원인의 신속한 교정이다. 또한 많은 연구에서 짧은 현장 소요 시간은 중증외상과 외상성 심정지의 생존율 증가와 연관되어 있음을 보고하고 있다. 따라서 병원 전 단계에서의 처치는 위와 같은 생명을 구하는 필수적인 중재만을 시행하고 심폐소생술과 함께 병원으로 즉시 이송하는 것이 가장 중요하다.

2) 병원 처치

외상성 심정지의 성공적 처치를 위해서는 모든 처치들이 순차적으로 수행되는 것이 아니라 병렬적으로 동시에 수행되어야 하고, 이는 팀에 기반한 접근을 통해 가능하다. 심폐소생술의 최우선 순위는 잠재적으로 가역적인 모든 원인의 신속한 교정이다. 그림 14-1의 외상성 심정지 알고리즘을 참조한다.

3) 가슴 압박과 에피네프린

저혈량증, 심장눌림증 또는 긴장기흉으로 인한 심정지에서 가슴 압박은 정상 혈량상태에서 발생한 심정지만큼 효과적이지 않으며, 자발적인 심박출량을 오히려 감소시킬 수 있다. 따라서 가슴 압박은 가역적 원인을 해결하는 것보다 우선순위가 낮다. 또한 외상성 심정지에서 폐쇄성 가슴압박(closed cardiac compression)에 비해 가슴절개술(개흉술)을 통한 심장의 직접 압박(open cardiac compression)을 시행받은 환자에서 더 결과가 좋다는 보고가 있다.

외상성 심정지 환자만을 대상으로 한 에피네프린 투여에 관한 문헌은 매우 제한적이나 소아 외상을 대상으로 진행된 연구가 있었으며 자발순환 회복률은 높았으나 생존율과 신경학적 예후에는 차이를 보이지 않았다고 보고하고 있다. 또한 몇몇 문헌들은 출혈성 쇼크 시 에피네프린 투여는 외상성 심정지 환자에게 부정적인 영향을 미치는 것으로 보고하고 있다. 이는 심장성 심정지와 달리 서서히 심정지로 진행되는 동안 이미 충분한 양의 체내 에피네프린, 노르에피네프린과 같은 카테콜아민이 분비되었기 때문에 추가적인 혈관수축제는 도움이 되지 못할 뿐 아니라 순환혈액량의 부족 상태에서 혈관수축은 조직관류를 더 악화시킬 수 있다는 생리학적 이유에 근거한다.

4) 저혈량증

일시적인 지혈 조치로 생명을 구할 수 있다. 또한 **저혈량** 외상성 심정지에서 혈액제제로 순환혈액량을 빠르게 보충하는 것이 필수적이다. 병원까지의 이동 시간이 20분을 초과하는 경우 신선동결혈장과 농축적혈구의 병원 전 수혈은

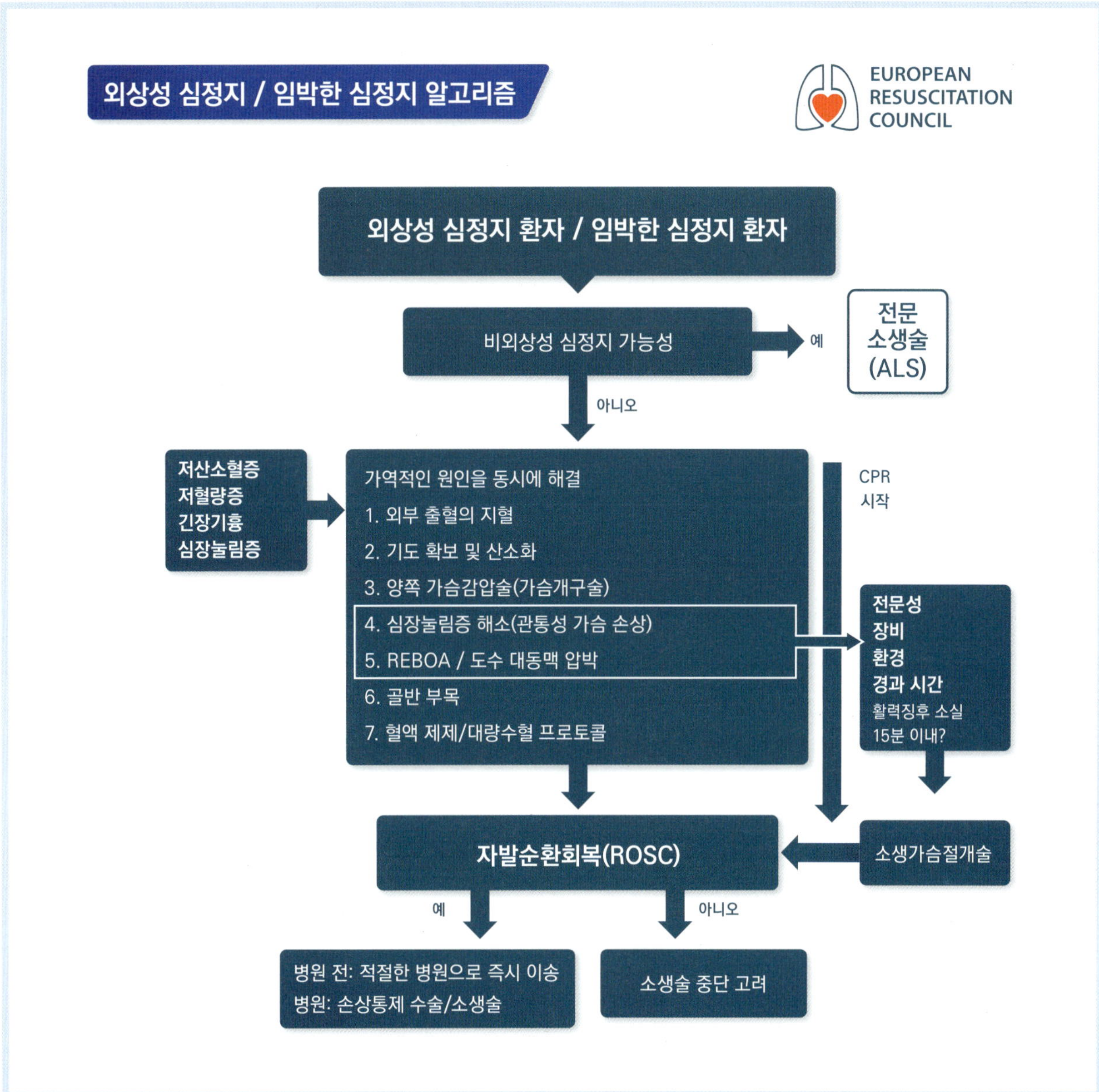

그림 14-1
유럽소생협회(European Resuscitation Council, ERC)의 외상성 심정지 알고리즘(2021)

환자의 생존에 도움이 되는 것으로 알려져 있다.

압박이 가능한 외부 출혈은 직접 또는 간접 압박, 압박 드레싱, 지혈대 및 국소 지혈제로 처치할 수 있다. 압박이 어려운 부위의 출혈은 외과적 지혈이 가능한 병원으로 이송하면서 부목(골반고정대 포함), 혈액제제, 수액 및 트라넥삼산(Tranexaminic Acid, TXA)을 사용한다.

응급 대동맥 폐쇄(aortic occlusion)는 출혈량이 많고 지혈할 수 없는 가로막밑(횡격막하) 내부 출혈이 있는 경우 최후의 수단으로 권장된다. 이는 소생가슴절개술(소생개흉술, Resuscitative Thoracotomy, RT) 후 내림대동맥교차클램핑(cross-clamping of the descending aorta) 또는 **대동맥내 풍선폐쇄소생술(Resuscitative Endovascular Balloon Occlusion of the Aorta, REBOA)**로 가능하다. 하지만 어떤 방법이 더 효과적인지에 대한 근거는 아직 부족하다(그림 14-2) (그림 14-3).

신경성 쇼크 발생 시 교감신경 보상작용의 장애로 인해 중등도의 혈액 소실이 동반되어도 심정지가 가능하며, 수액 보충과 혈압상승제 정맥투여가 필요하다.

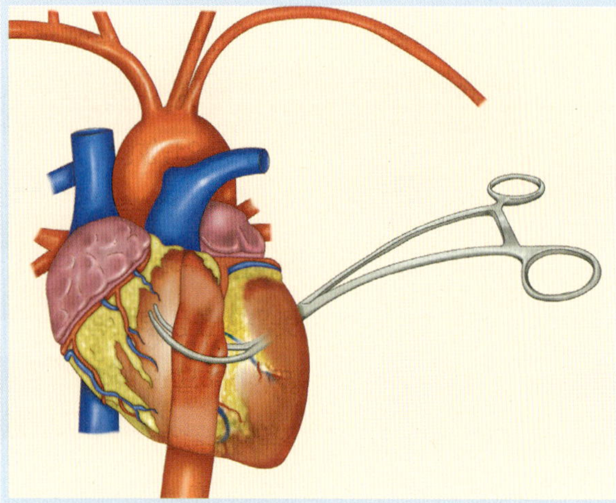

그림 14-2
내림대동맥(하행대동맥) 교차클램핑

5) 저산소혈증

외상성 심정지에서 **저산소혈증**은 기도폐쇄, 외상성 질식 또는 외상성뇌손상으로 인해 발생할 수 있다. 외상성뇌손상에 의한 뇌 무호흡증(brain apnea)은 외상으로 인한 저산소혈증과 심정지의 원인이나 흔히 과소평가되는 경향이 있으며, 생존할 수 없을 정도의 뇌손상에서만 발생하는 것은 아니다. 외상으로 인한 뇌 무호흡증은 외상성

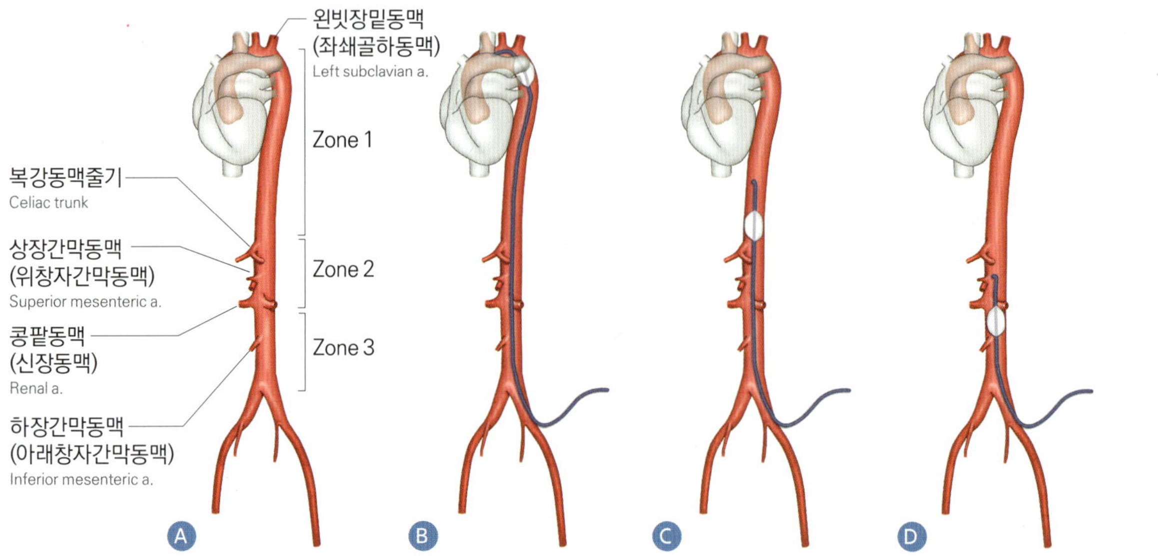

그림 14-3
대동맥내 풍선폐쇄소생술(REBOA)

뇌손상 경과를 악화시킬 수 있으며, 처치가 늦어지면 질식으로 이어질 수 있다. 적극적인 기도 관리와 환기로 저산소증에 의한 심정지를 예방할 수 있다.

그러나 저혈량성 쇼크 또는 심장눌림증 환자에서 양압환기는 가슴안 압력을 상승시키고, 이에 따라 정맥환류를 감소시켜 심박출량을 더욱 감소시킬 수 있으며, 손상 부위의 출혈을 증가시키고, 단순기흉을 긴장기흉으로 진행하게 하는 주요 원인이 되기도 하므로 주의해야 한다.

소량의 일회 환기량을 제공하는 것이 심장의 전부하를 적절히 유지하는 데 도움이 될 수 있다. 또한 양압환기 시 호기말이산화탄소분압측정기를 사용하여 정상이산화탄소혈증을 유지한다.

6) 긴장기흉

긴장기흉이 의심되는 경우 손상통제수술(damage control surgery) 전까지 4번째 갈비사이(늑간) 공간에서 양쪽 가슴감압술(bilateral thoracostomies)이나 바늘가슴천자(needle thoracocentesis)를 시도할 수 있다. 하지만 양압환기를 시행하고 있는 경우 가슴감압술이 바늘가슴천자보다 더 효과적이며, 가슴관(흉관)을 삽입하는 것보다 빠를 수 있다. 필요한 경우 바로 클램쉘가슴절개술(clamshell thoracotomy)까지 시행할 수도 있다.

현장에서 바늘가슴천자 시행 시 최근 천자의 권장 위치가 4, 5번째 갈비사이와 앞겨드랑이선 또는 정중 겨드랑이선이 만나는 곳으로 바뀌었으나 이 위치에 천자를 할 경우 카테터의 유지가 현장에서는 쉽지 않을 수 있으므로 대신 2번째 갈비사이공간과 중앙빗장뼈선이 만나는 곳을 선택할 수 있다. 하지만 8cm 이상의 10~16게이지 그리고 쉽게 구부러지지 않는 카테터를 사용해야 한다.

한 연구에서는 심정지 환자에서 가슴감압술(바늘흉강천자 또는 흉강개구술)을 시행한 결과 51%의 높은 비율로 긴장기흉 또는 양측성 기흉이 확인되었으며, 따라서 가슴감압술은 외상성 심정지 환자의 통상적인 표준 처치로서 보다 적극적으로 고려되어야 하고, 가슴 손상의 징후나 의심되는 임상적 소견(기관 편위, 한쪽 가슴의 호흡음 감소 또는 과팽창 등)이 있는 경우 반드시 시행해야 한다고 보고하고 있다.

7) 심장눌림증

심장눌림증은 가슴관통상으로 인한 심정지의 흔한 원인이며, **소생가슴절개술(소생개흉술)**이 필요하다. 가슴절개술은 경험 있는 의료진과 적절한 시설, 장비가 필요하며, 일반적으로 심정지 후 10분 이내에 도착한 가슴둔상, 심정지 후 15분 이내에 도착한 가슴관통상 환자에게 시행하여 생존율을 높일 수 있다. 이 기준에 따라 소생가슴절개술을 시행 시 관통상 환자의 약 15%, 심장 관통상 환자의 약 35%가 소생하는 것으로 추정하고 있다. 하지만 둔상 환자에서 소생가슴절개술을 시행한 경우 소생률은 관통상에 비해 매우 낮은 것으로 알려져 있다. 현재 소생가슴절개술의 기준은 지역과 국가별로 응급의료체계에 따라 그리고 전문가 그룹 간에 의견의 차이가 존재하고 있다.

성공적인 소생가슴절개술의 조건은 4E, 즉 전문성(Expertise), 장비(Equipment), 환경(Environment), 경과 시간(Elapsed time)으로 요약할 수 있으며, 네 가지 중 한 가지라도 충족되지 못하면 소생가슴절개술은 무의미할 수도 있다.

심장눌림증 시 주사침을 이용한 심장막천자는 혈액이 응고되어 있는 경우가 많아 도움이 되지 못하는 경우가 많으며, 또한 심장막천자 때문에 소생가슴절개술을 지연시켜서는 안 된다. 하지만 가슴절개술이 불가능한 경우 초음파를 이용하여 심장막천자를 시도한다.

6 후속 처치

중증 저혈량성 쇼크의 치료는 지혈되지 않은 손상 시 저혈압소생술(hypotensive resuscitation), 지혈과 응고장애 예방 및 교정을 포함하는 지혈소생술(hemostatic resuscitation) 그리고 손상통제수술(damage control surgery)의 요소로 구성되고, 이를 **손상통제소생술(damage control resuscitation)**이라고 한다(그림 14-4). 저혈압소생술은 요골 맥박(radial pulse)이 만져질 정도(또는 수축기혈압 80~90mmHg)의 양으로만 수액 투여를 제한하는 것이다. 하지만 외상성뇌손상 환자는 두개내압(intracranial pressure) 상승으로 인해 더 높은 뇌관류압이 필요할 수 있으므로 수축기혈압을 정상으로 유지한다. 저혈압소생술의 지속 시간에 대한 명확한 근거는 아직 제한적이지만 60분을 초과하지 않도록 한다. 비가역적 장기 손상의 위험이 출혈을 최소화하는 이점보다 크다면 의미가 없다.

지혈소생술은 출혈 및 과도한 수액 투여로 인한 응고장애를 예방하기 위해 혈액제제를 초기에 사용하는 것이다. 농축적혈구, 신선동결혈장 그리고 혈소판을 1:1:1의 비율로 투여한다. 이 비율은 기관 프로토콜마다 차이가 있을 수 있으며, 전혈(whole blood)의 투여가 더 효과적이라는 보고도 있다. 또한 외국의 일부 지역에서는 현장에서 혈액제제 투여를 시작하기도 한다. 트라넥삼산(TXA)은 외상성 출혈로부터 생존율을 높이는 것으로 알려져 있고, 부하 용량으로 10분에 걸쳐 1g을 정맥 투여하며, 이어 8시간에 걸쳐 1g을 정맥 투여한다. 처음 부하 용량으로 투여하는 트라넥삼산은 외상 후 첫 1시간 이내에 사용할 때 가장 효과적이며, 최소한 첫 3시간 이내에 투여한다. 외상 후 4시간 이후 투여는 사망률을 증가시킬 수 있으므로 권장되지 않는다.

쇼크의 원인을 임상적으로 진단할 수 없는 경우 생명을 구하는 중재 시행을 목표로 초음파 검사를 시행할 수 있다. 초음파 검사를 통해 수 분 안에 혈액복막(hemoperitoneum), 혈흉, 긴장기흉 및 심장눌림증을 빠르게 진단할 수 있고, 저혈량증 상태의 판단과 무맥성 전기활동 시 심장의 움직임 여부 판별에 도움이 된다.

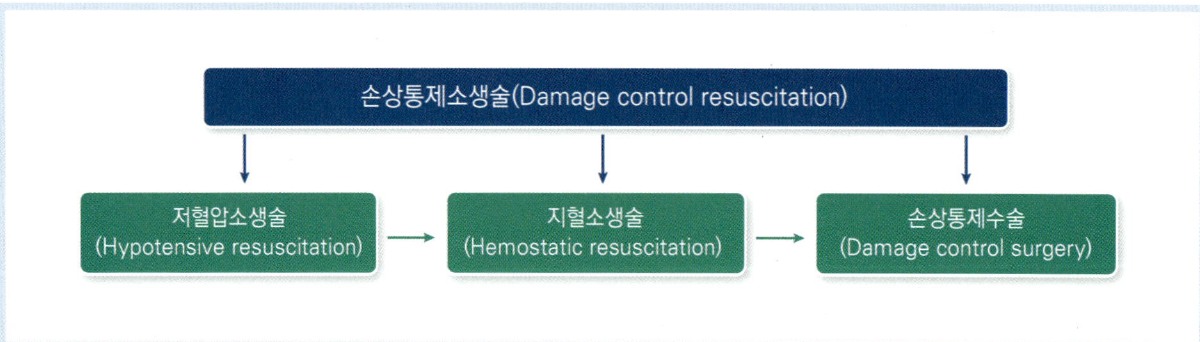

그림 14-4
손상통제소생술

참고문헌 REFERENCE

1. Anatolij T, et al. European Resuscitation Council Guidelines for Resuscitation. Cardiac arrest in special circumstances. *Resuscitation* 2015;95.
2. Carsten L, et al. European Resuscitation Council Guidelines for Resuscitation. Cardiac arrest in special circumstances. *Resuscitation* 2021;161.
3. Fiona B, et al. BET 3: The efficacy of chest compressions in paediatric traumatic arrest. *EMJ* 2016;33(5).
4. Hopson LR, et al. Guidelines for withholding or termination of resuscitation in prehospital traumatic cardiopulmonary arrest. *J Am Coll Surg* 2003;196(1).
5. Johan E, et al. Localization of out-of-hospital cardiac arrest in Göteborg 1994–2002 and implications for public access defibrillation. *Resuscitation* 2005;64(2).
6. Lockey D, et al. Traumatic cardiac arrest: who are the survivors? *Ann Emerg Med*. 2006;48(3).
7. Mistry N, et al. Chest decompression during the resuscitation of patients in prehospital traumatic cardiac arrest. *Emerg Med J* 2009;26(10).
8. National Association of EMS Physicians and American College of Surgeons Committee on Trauma. Termination of resuscitation for adult traumatic cardiopulmonary arrest. NAESP/ASCOT. *Prehosp Emerg Care* 2012;16(4).
9. National Association of EMS Physicians and American College of Surgeons. Withholding of resuscitation for adult traumatic cardiopulmonary arrest. *Prehosp Emerg Care* 2013;17(2).
10. The CRASH-2 collaborators. The importance of early treatment with tranexamic acid in bleeding trauma patients: an exploratory analysis of the CRASH-2 randomisedcontrolled trial. *Lancet* 201126;377(9771).

CHAPTER 14

복습하기

응급구조학 외상 이름: ______________

01 이 장에서 중요한 핵심 내용을 요약 정리하여 제출하시오.

02 5지선다형으로 3문제 작성하시오.

CHAPTER 15

환자 이송체계

Chapter editor. 윤병길
Author. 윤병길

이 장의 학습을 마치면 다음을 시행할 수 있다.

1. 외상환자의 병원 전 단계 중증도 평가를 시행하고 적정 수준의 의료기관을 선정할 수 있다.
2. 병원 전 단계에서 외상환자의 중증도 평가 결과에 따라 적정 수준의 의료기관을 선정한다.
3. 외상환자의 병원 간 전원을 위한 이송 전 확인사항을 수행하고, 안전한 이송을 할 수 있다.

KEYWORDS

환자 분류

환자 이송

1 개요

병원 전 외상환자의 처치 과정에서 외상의 중증도를 평가하고 증상에 따른 응급처치를 신속하게 제공하는 것은 매우 중요하다. 이를 위해서는 지역사회별로 적정 수준의 외상의료서비스를 제공할 수 있는 외상체계가 구축되어야 한다.

외상환자에 대한 병원 전 단계의 응급의료에서는 외상환자의 중증도를 현장에서 정확하게 평가하고 분류한 후 적정 수준의 의료기관을 선정하여 이송해야 한다. 외상환자가 의료기관으로 일차 이송된 후에도 해당 의료기관에서 적정 수준의 의료적 치료를 제공할 수 없다고 판단되는 경우 응급 치료를 통해 초기 안정화를 이룬 후에 상위 수준의 의료기관으로 안전하게 이송해야 한다.

2 외상체계의 구성

국내 외상환자 예방가능 외상사망률은 2015년 30.5%에서 2019년 15.7%로 감소하게 되었다. 이러한 예방가능 외상사망률의 감소는 중증외상환자 치료에 특화된 권역외상센터의 운영과 병원 전 응급의료시스템의 개선이 크게 영향을 미친 것이다. 외상환자의 예방가능 외상사망률은 119 구급차를 이용해 내원한 경우 15.6%로 다른 이송수단에 비해 낮았고, 다른 병원을 거치지 않고 최종 치료가 가능한 의료기관으로 신속한 이송 시 15.5%로 다른 병원을 거쳤을 때의 31%에 비해 현저히 낮게 나타나 중증외상환자를 현장에서 이송 지연하지 말아야 하며, 수술 등의 최종 치료가 제한되는 의료기관으로의 이송은 피해야 한다.

중증외상환자에게 적정수준의 치료가 빠른 시간 안에 제공되는 것이 매우 중요하다. 외상환자의 응급의료에 있어서 외상체계(trauma system)의 구축이 중요한 이유는 바로 외상진료의 수준 결정과 제공시간 단축에 외상체계의 구축이 관련되기 때문이다.

외상체계가 적절하게 기능하기 위해서는 의료기관의 시설, 인력, 외상 치료 제공 수준 등에 따라서 외상센터를 단계별로 지정하는 것이 중요하다. 중증외상환자를 진료하는 과정에서 요구되는 고난이도의 수술, 중환자실 치료 등이 즉각적으로 제공될 수 있도록 전문 의료인력과 의료시설의 확보 여부가 외상센터 지정의 주요 기준이 된다. 외상체계가 원활하게 작동하기 위해서는 이와 같이 외상센터의 운영뿐만 아니라 외상환자 발생 시 병원 전 단계 현장에서 외상의 중증도를 정확하게 평가하고 분류하여 적정 단계의 외상센터로 이송하는 과정도 또한 중요하다. 국내의 경우 권역외상센터와 권역응급의료센터 등 응급의료기관 등을 운영하고 있으며, 그 구체적인 지정 기준은 그림 15-1과 같다.

그림 15-2와 같이 외상체계는 외상센터와 같은 병원 단계만으로 운영될 수 없으며, 체계적인 시스템의 운영이 필수적이다. 이중 병원 전 단계는 현장 단계에서 중증도 평가, 응급처치, 적정 병원으로의 이송 그리고 이를 전체적으로 관리하는 의료지도 등을 포함한다.

권역외상센터

- 24시간 365일 중증외상환자 진료가 가능하도록 외상환자 전담 전문의를 중심으로 3개 이상의 외상팀을 구성
- 다발성 외상을 포함한 중증외상환자에 대한 포괄적인 응급대응과 치료가 가능하도록 각 외상팀별로 전문과목 구성과 과목별 인원수를 산정하여 외상환자 전담 전문의를 배치

1. 외상환자의 진료
2. 외상의료에 관한 연구 및 외상의료표준의 개발
3. 외상의료를 제공하는 의료인의 교육훈련
4. 대형 재해 등의 발생 시 응급의료 지원
5. 그 밖에 보건복지부장관이 정하는 외상의료 관련 업무

권역응급의료센터

- 응급환자의 진료를 위해 응급실과 각 전문진료과의 당직 인력을 확보하고 관련 부서 간 협력체계를 가동해야 한다.
- 불시에 발생하는 중증응급환자를 수용하기 위하여 중환자실과 일반병동의 예비병상, 응급전용 수술장 등을 확보해야 한다.
- 감염의사환자의 선별, 음압격리병상 등 감염예방 시설의 운영, 동선분리 및 감염예방활동, 보호자 및 방문객 출입통제 등 응급실 감염예방 및 확산방지를 위한 지침을 마련하고 시행되도록 해야 한다.

1. 중증응급환자 중심의 진료
2. 재난 대비 및 대응 등을 위한 거점병원으로서 보건복지부령으로 정하는 업무
3. 권역(圈域) 내에 있는 응급의료종사자에 대한 교육·훈련
4. 권역 내 다른 의료기관에서 제11조에 따라 이송되는 중증응급환자에 대한 수용
5. 그 밖에 보건복지부장관이 정하는 권역 내 응급의료 관련 업무

지역응급의료센터

- 시·도지사는 응급의료에 관한 다음 각 호의 업무를 수행하게 하기 위하여 「의료법」 제3조의3에 따른 종합병원(이하 "종합병원"이라 한다) 중에서 지역응급의료센터를 지정할 수 있다.

1. 응급환자의 진료
2. 제11조에 따라 응급환자에 대하여 적절한 응급의료를 할 수 없다고 판단한 경우 신속한 이송

지역응급의료기관

- 시장·군수·구청장은 응급의료에 관한 다음 각 호의 업무를 수행하게 하기 위하여 종합병원 중에서 지역응급의료기관을 지정할 수 있다.

1. 응급환자의 진료
2. 제11조에 따라 응급환자에 대하여 적절한 응급의료를 할 수 없다고 판단한 경우 신속한 이송

- 응급환자를 24시간 진료할 수 있도록 응급의료기관의 지정기준에 따라 시설, 인력 및 장비 등을 유지하여 운영하여야 한다.

그림 15-1
우리나라 응급의료기관 등의 지정기준

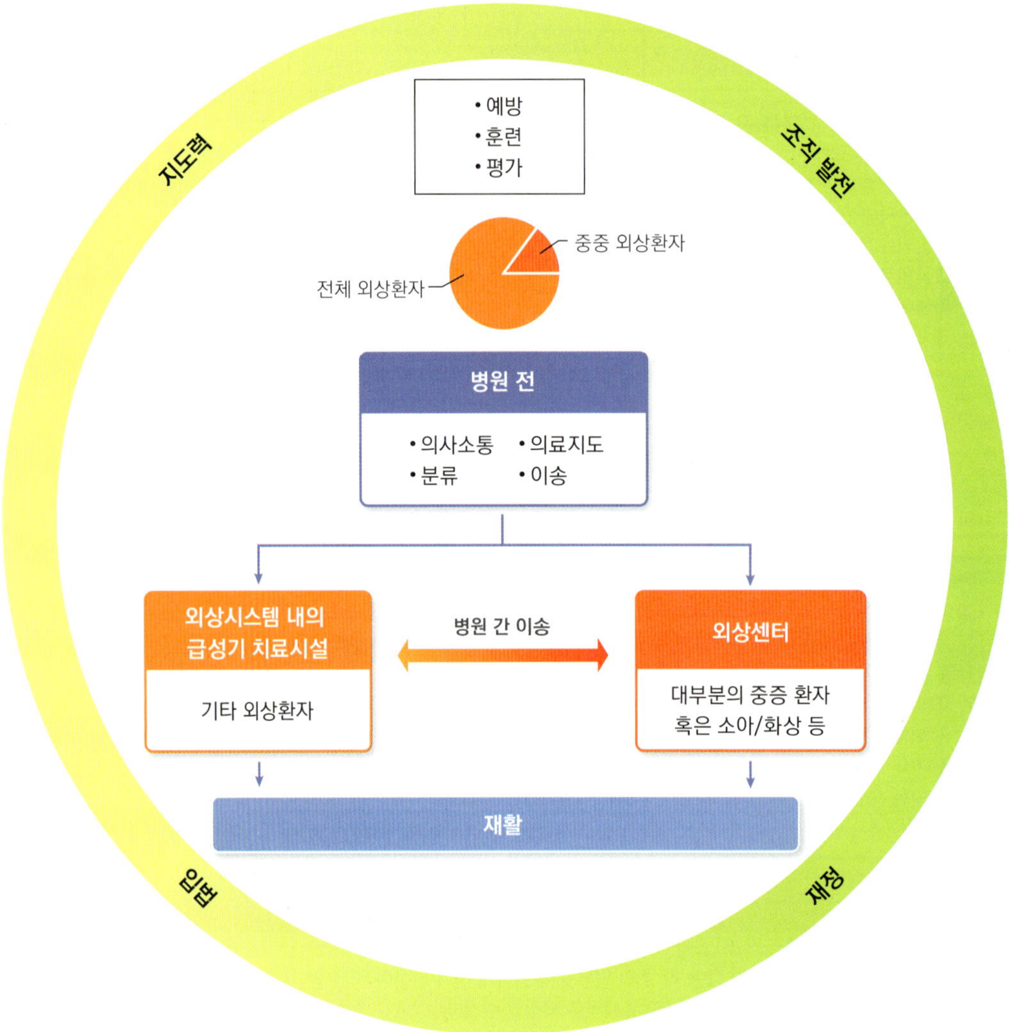

그림 15-2
외상체계의 구성 요소

3 현장에서 외상환자의 중증도분류

외상진료체계에서 높은 외상 진료 수준을 갖추는 것과 전달체계의 효율성은 필수적인 요건이라고 할 수 있다. 이를 위해서는 외상의 중증도에 따라 적절한 수준의 병원으로 이송하는 triage protocol의 준수가 필수적이라고 할 수 있으며, 환자나 보호자가 직접 병원을 선택하는 등 비의학적인 근거에 의해 치료기관이 선택될 경우 환자의 예후와 자원의 효율적인 사용에 부정적인 영향을 초래할 수 있다.

미국에서는 2021년 "National Guideline for the Triage of Injured Patient(Field Triage Guideline)"를 발표하였고, 가이드라인에서 제시하는 사항에 따라 이송하기를 권장한다. Field Triage Guideline은 손상 유형, 의식 수준과 활력징후(이전 생리학적 기준)에 해당하는 내용을 포함하는 중증 손상 고위험군(빨강)과 손상기전과 응급구조사의 판단(특별 고려사항)을 포함하는 중증 손상 중간위험군(노랑)으로 구분하며, 각 영역에서 위에서 아래, 왼쪽에서 오른쪽으로 읽도록 구성되었다.

1) 손상 유형(Injury Pattern)

현장 분류 과정에서 머리부터 발끝까지 현장 외상환자 평가 기준에 맞게 구성되었다. 다음 손상 유형 기준 중 한 가지라도 만족을 한다면 상위 수준의 외상 관련 의료 치료를 제공할 수 있는 의료기관으로 이송해야 한다.

- 머리, 목, 몸통 및 팔다리의 몸쪽 부위의 관통상
- 머리뼈 변형, 머리뼈 골절 의심
- 비정상 움직임 또는 감각 상실을 동반한 척추 손상
- 가슴벽(흉벽)의 불안정성, 변형 또는 동요가슴(연가양 흉부)
- 골반 골절
- 두 곳 또는 그 이상의 긴뼈의 몸쪽 골절
- 으깸(압궤, crush), 벗겨진(degloved), 썰린(mangled) 또는 맥박이 없는 팔다리
- 손목 또는 발목 몸쪽 절단
- 지혈대 또는 지속적인 압력으로 압박이 필요한 치명적인 출혈

고위험군 손상 유형에 해당하는 환자는 원칙적으로 높은 수준의 의료기관으로 이송되어야 한다. 구급대원이 이송 시에는 지역 내 외상센터 혹은 권역응급의료센터 등 높은 수준의 병원으로 이송하고, 반드시 이송 전에 해당 지역의 응급의료정보망(구급상황센터 등)을 통해서 이송병원의 의료 자원을 확인하고 의료지도를 받은 후 이송해야 한다. 만약에 외상환자가 고위험군 손상 유형에 해당사항이 없다면 구급대원은 현장분류지침의 2단계로 넘어가서 의식수준과 활력징후에 따라서 중증도를 평가한다.

2) 의식수준 & 활력징후(Mental Status & V/S)

손상 유형 중 고위험군에 해당하지 않는 환자는 의식수준 및 활력징후를 이용하여 외상의 중증도를 분류할 수 있다. 이는 사고 현장에서 응급구조사가 처음 외상환자를 만났을 때 중증외상의 손상 유형에는 해당하지 않지만 중증외상의 가능성이 있는 경우를 선별하기 위한 기준이다. 의식수준과 활력징후 기준에 해당하는 구체적인 요소는 다음과 같다(그림 15-3).

모든 환자

- 명령을 따를 수 없음(GCS 운동점수 < 6)
- 호흡수 < 10회/분 또는 > 29회/분
- 호흡곤란 또는 호흡보조가 필요한 환자
- 산소보조 없이 $SpO_2 < 90\%$

0-9세

- SBP < 70 mmHg $+ (2 \times$ 나이$)$

10-64세

- SBP < 90 mmHg 또는
- HR $>$ SBP

나이≥65세

- SBP < 110 mmHg 또는
- HR $>$ SBP

손상 유형 및 의식수준과 활력징후 기준에 해당하는 RED-중증 손상 고위험 환자는 지역의 가장 큰 외상센터, 즉 상위응급의료기관인 권역외상센터, 권역응급의료센터, 지역응급의료센터 등으로 이송해야 하며, 이송 전에 환자의 수용 가능 여부를 확인하고 의료지도를 받아야 한다.

적색 기준
높은 등급 위험도의 심각한 부상

손상 패턴

- 관통상 또는 자상: 머리, 목, 몸통(torso), 팔다리의 몸쪽 부위
- 머리뼈 변형, 머리뼈 골절 의심
- 척추 손상이 의심되는 운동/감각기능 상실 발생
- 불안정하거나 변형이 있는 가슴벽 또는 동요가슴 의심
- 골반골절 및 의심
- 두 곳 이상의 긴뼈의 몸쪽 골절 및 의심
- 으깸(crushed), 벗겨진(degloved), 썰린(mangled) 또는 맥박이 없는 팔다리
- 손목 또는 발목 근위부 절단
- 지혈대 처치 혹은 직접압박을 포함한 상처 채워넣기 처치가 필요한 활동성 출혈

의식수준과 활력징후

모든 환자
- 간단한 명령을 따르지 못함(GCS의 운동 6점 미만)
- 호흡수 10회/분 미만 또는 29회/분 초과
- 호흡곤란 상태이거나 호흡보조가 필요
- 실내 공기에서 산소포화도 90% 미만

0~9세
- 수축기혈압 < 70mmHg + (2 × 나이)

10~64세
- 수축기혈압 < 90mmHg 또는
- 심박수 > 수축기혈압

65세 이상
- 수축기혈압 < 110mmHg 또는
- 심박수 > 수축기혈압

위의 RED 기준 중 하나라도 해당되는 환자는 지역외상시스템의 이용 가능한 최고 수준의 외상센터로 이송되어야 한다.

황색 기준
중간 등급 위험도의 심각한 부상

손상기전

- 고위험 교통사고
  - 신체의 부분적 또는 완전한 차량에서의 이탈(튕겨져 나감)
  - 차체 눌림(지붕 포함)
    - 탑승자가 있는 쪽이 30cm 이상 밀려 들어옴
    - 차량의 어느 부분이든 45cm 이상 밀려 들어감
    - 갇힌 환자에 대한 차량구조술이 필요한 경
  - 동승자의 사망
  - 어린이(0~9세)가 어린이용 카시트에 앉지 않았거나, 안전벨트 미착용
  - 심각한 손상이 있을 정도의 차량 충돌 정보가 911상황실로 원격 전송된 경우(역자 주: 차량의 자동충돌알림(automatic collision notification) 시스템을 기반으로 마련된 지침이기에 국내 상황과는 다를 수 있다.)
- 큰 충격을 받은 이송장치(예: 오토바이, ATV, 말 등)에서 분리된 탑승자
- 보행자/자전거 탑승자의 튕겨남, 부딪힘, 큰 충격을 받음
- 높이 3m 이상에서의 추락(모든 연령)

응급구조사의 판단

다음에 해당하는 위험 요소를 고려한다:
- 어린이(5세 이하) 또는 노인(65세 이상)의 낮은 높이에서의 낙상으로 머리에 상당한 충격이 있음
- 항응고제 사용
- 아동학대 의혹
- 특별한 건강관리가 필요한 환자 (예: 인공호흡기 의존, 심실보조장치 착용 등)
- 임신 20주 초과
- 외상을 동반한 화상
  - 어린이는 무엇보다도 소아 진료가 가능한 센터로 이송되어야 함

중증외상 고위험군(빨간색) 기준에 해당하지 않지만 중증외상 중간 정도 위험군(노란색) 기준을 해당되는 환자는 지역외상시스템의 이용 가능한 외상센터로 이송되어야 한다(최고 수준의 외상센터일 필요는 없다).

그림 15-3
중증도분류와 병원 선정

3) 손상기전에 따른 기준

외상환자의 중증도를 평가하는 과정에서 환자에게 발생한 손상기전을 반드시 고려해야 한다. 환자에게 외상이 발생하는 과정에 대하여 병력을 청취한 후에 만약에 손상기전이 다음 중에서 하나라도 해당된다면 적정 의료서비스를 제공할 수 있는 근거리의 응급의료기관으로 이송하는 것이 좋다.

- **고위험 자동차 충돌**
  - 차량에서 신체의 부분 또는 전체적 이탈
  - 차체 눌림(찌그러짐 – 지붕포함)
    - >25cm 탑승자 부위
    - 탑승자 이외의 구역에서 45cm 이상 찌그러짐
    - 갇힌 환자를 구출할 필요성
  - 동승자의 사망
  - 어린이(0~9세)가 어린이용 카시트에 앉지 않았거나 안전벨트 미착용
  - 자동차 원격데이터에서 위험한 손상
- **큰 충격을 받은 이송장치(예: 오토바이, ATV, 말 등)에서 이탈된 탑승자**
- **보행자/자전거 탑승자의 튕겨남, 부딪힘, 큰 충격을 받음**
- **낙상 > 3m (모든 연령)**

중증외상 고위험군(빨간색) 기준에 해당하지 않지만 손상기전에서 이송 기준에 해당한다면 가장 큰 외상센터로 이송할 필요는 없으나 가장 가까운 외상센터로 이송해야 한다. 이 경우에도 이송병원의 선정과 이송 중 병원 전 치료를 위해서 의료지도가 필요하다.

4) 환자의 기저질환 등 고려해야 할 기준

손상 유형, 의식수준과 활력징후, 손상기전 등에서는 중증외상의 가능성이 적은 환자 군에서 기저질환이나 동반요인으로 인해서 외상으로 인한 불량한 예후가 예상되거나 특별한 의료 치료가 필요한 경우 인지를 판별한다. 비록 생리학적으로 안정적이고 해부학적으로나 손상기전상 경미한 외상일지라도 고령이거나 출혈성 질환 등을 가진 경우에는 전문 의료기관에서 치료가 필요할 수 있으며, 응급구조사는 이를 고려해야 한다. 다음 사항 중에 해당되는 것이 있다면 의료지도를 통해서 필요한 치료 수단을 제공할 수 있는 병원으로 이송해야 한다.

- 어린이(5세 이하) 또는 노인(65세 이상)이 낮은 높이에서 추락하여 머리에 큰 충격이 있음
- 항응고제 사용
- 아동학대 의혹
- 많은 자원이 필요한 특수 의료서비스가 요구되는 사항
- 임신 > 20주
- 외상과 관련된 화상
- 소아는 소아전문센터로 우선 분류해야 한다.

중증외상 고위험군(빨간색) 기준에 해당하지 않지만 중증외상 중간 정도 위험군(노란색) 기준에 해당되는 환자는 지역외상시스템의 이용 가능한 외상센터로 이송되어야 한다(최고 수준의 외상센터일 필요는 없다).

4 이송병원 선정

국내 응급의료체계에서는 「응급의료에 관한 법률 제30조의 2(권역외상센터의 지정)」, 「응급의료에 관한 법률 제30조의 3(지역외상센터의 지정)」 법률을 바탕으로 중증외상환자가 병원에 도착하면 즉시 응급수술 등 최적의 치료를 제공할 수 있는 시설, 장비, 인력을 갖춘 권역외상센터를 운영 중에 있으며, 외상환자 전담 의료진, 전용장비를 갖춰 다학제 외상팀이 지체 없이 협력하여 진단·수술이 가능하게 되어 있다. 또한 외상을 포함하여 중증응급질환의 치료를 담당하는 의료기관을 단계별로 권역응급의료센터, 지역응급의료센터, 지역응급의료기관, 전문응급의료센터 등으로 분류하고 있다. 각 단계의 응급의료센터는 국가에서 지정한 기준에 따라서 시설, 인력, 제공되는 응급의료 서비스의 수준을 만족해야 한다. 권역응급의료센터와 권역외상센터의 경우에는 외과, 정형외과, 흉부외과 등의 주요 외과 의사와 중환자실 등 미국의 상위외상센터(Level I trauma center)와 유사한 시설과 인력을 보유하고 있다. 지역응급의료센터의 경우에는 중증응급환자를 위한 별도의 중환자실 병상확보나 흉부외과 등 외과 의사의 인력확보를 의무화하고 있지는 않지만 많은 수의 대학병원, 3차 의료기관이 지역응급의료센터로 분류되어 있어서 상당수의 지역응급의료센터가 상위외상센터로서 기능을 시행할 수 있다. 하지만 지역과 의료기관에 따라서 제공하는 의료서비스 수준의 차이가 있을 수 있다. 지역응급의료기관의 경우에는 소규모의 응급 병상과 외과 계열 전문의 1인 이상의 비상 진료체계로 규정하고 있어 상위외상센터로서 기능하기에는 제한이 있다. 이러한 외상환자를 진료할 수 있는 응급의료기관의 분포에도 불구하고 외상전담팀과 외상전담 수술실 혹은 중환자실 등이 구축되어 있는 응급센터가 충분하지 않다.

중증외상환자의 경우 권역외상센터로 이송된 경우 예방가능 사망률이 감소한 것으로 보고되었고, 위와 같은 여건을 감안하여 국내에서는 현장분류지침에 따라서 중증외상환자로 분류되는 경우에는 소요 시간이 더 걸리더라도 우선 권역외상센터로 이송을 시도하는 것이 적절하다.

또한 지역마다 응급의료체계의 지리적 특성이 다르므로 중증외상 의심 환자의 이송병원 결정을 위한 지역별 프로토콜이 있어야 하며, 중증외상환자의 최종 기관으로 이송체계를 조기에 정착시키기 위하여 생활권역을 기반으로 권역외상센터의 직접의료지도 시행을 고려해야 한다.

5 이송방법 선정

중증외상환자를 이송 시 올바른 병원 선택 및 환자의 적절한 치료를 위하여 이송 받는 병원 또는 응급의료지도의사에 의한 의료지도를 받아야 하며, 이를 적절히 수행하기 위하여 노력해야 한다. 국내의 경우 지역응급의료센터 이상의 기관이라 하더라도 권역외상센터와 진료권역이 겹치는 경우 권역외상센터로 우선 이송하도록 권장하며, 시간이 걸리더라도 권역외상센터 및 권역응급의료센터로 이송하는 것이 예방가능 외상사망률을 낮출 수 있기 때문에 필요시 항공의료서비스를 이용할 수 있다.

응급의료 헬기는 중증외상환자 이송 시 지상 이송에 비해 높은 수준의 처치를 제공할 수 있으며, 지상 이송보다 빠르게 이송할 수 있다. 그러므로 중증응급환자가 응급의료헬기의 출동이 필요하다고 판단되는 경우 신속하게 요청해야 한다.

1) 응급의료헬기 요청 기준

① 환자의 상태가 외상과 관련된 헬기 이송 기준(그림 15-4)에 해당되고, 현장이 응급의료헬기 출동지역으로 판단될 경우 응급의료헬기를 요청할 수 있다.

- 환자의 생명유지, 악화·추가 손상 방지 등을 위해 응급의료헬기를 이용하여 신속한 이송이 필요하다고 판단한 경우
- 응급의료헬기 이외의 수단으로 환자의 이송이 불가능하거나 이송 지연이 발생할 경우
- 다수 사상자가 발생한 경우
- 그 밖에 응급의료헬기 이송이 필요하다고 판단되는 경우

> **응급의료헬기 출동지역**
>
> 현장거리, 교통체증 등으로 구급차를 이용한 이송이 헬기 이착륙 소요시간(약 15분) 및 현장까지 소요예상 비행시간보다 더 많은 시간이 소요될 것으로 판단될 경우

② 응급의료헬기 출동지역이 아니더라도, 그 밖의 사정으로 인하여 지상에서 응급환자 이송이 상당히 지체될 것으로 예상되는 경우에는 응급의료헬기를 요청할 수 있다.

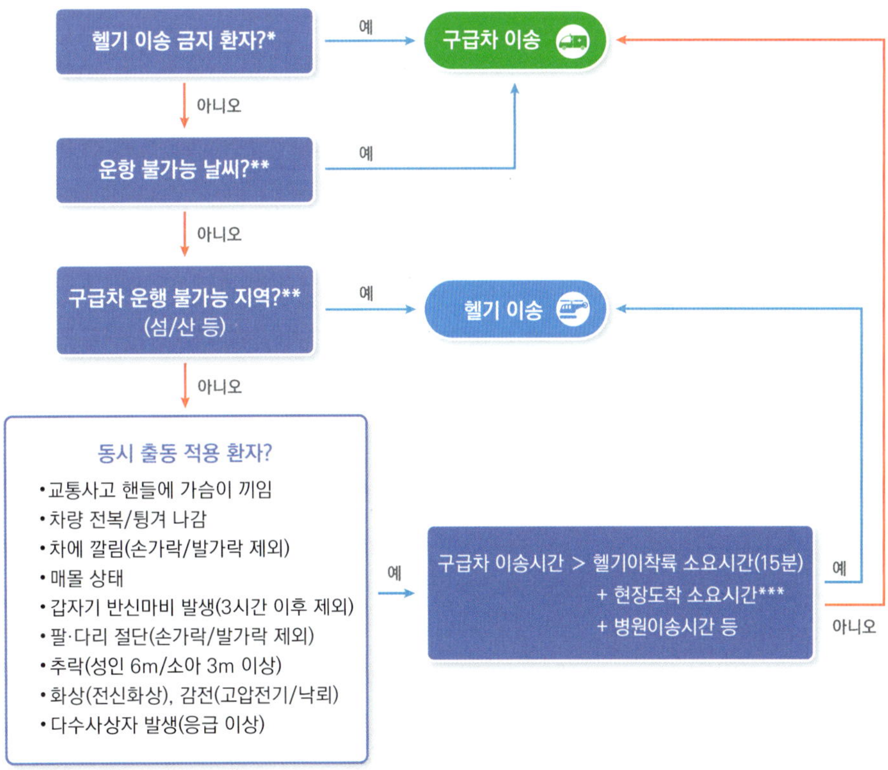

*헬기이송 금지: 통제가 안 되는 공격적인 환자, 감염(의심) 또는 유해물질 오염(의심) 환자

** 각 상황실 운항관리 담당자가 판단(항공구조구급대 운영 규정 및 환경적 요인 등을 종합적으로 판단하여 결정)

*** 현장도착 소요시간은 착륙장에서 사고현장까지의 시간도 고려하여 산정

그림 15-4
응급의료헬기 요청 기준

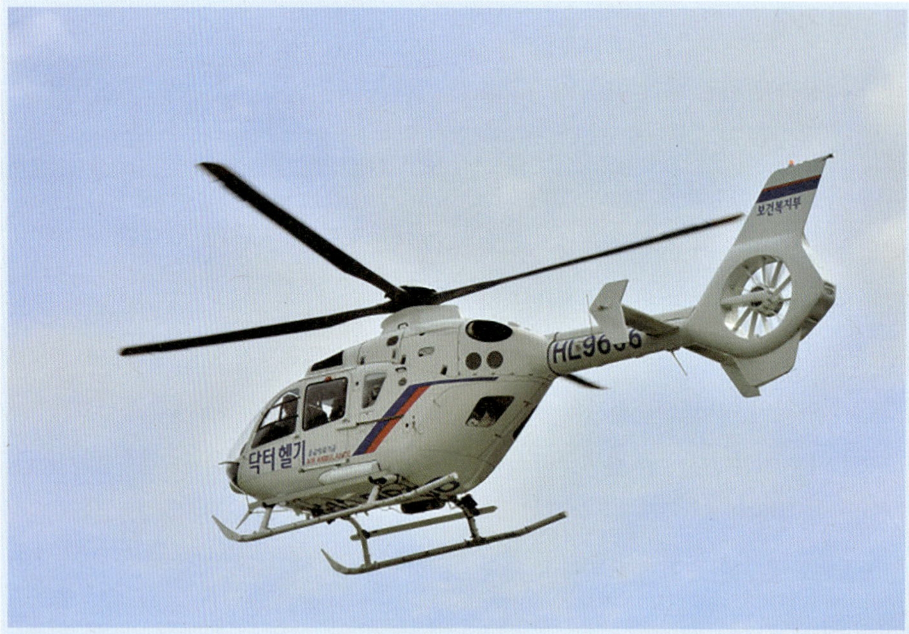

6 Overtriage와 Undertriage

현장에서 중증외상환자 분류 시 undertriage를 결정할 경우 중증외상환자를 외상센터가 아닌 비외상센터로 이송할 가능성이 높아지고, overtriage를 결정하게 될 경우 경증 환자를 상위레벨의 외상센터로 이송될 수 있다. 관련 가이드라인에서는 overtriage를 할 경우 외상센터의 과밀화는 발생할 수 있지만 undertriage를 최소화하여 중증외상환자가 비외상센터로 이송되어 예방가능 외상사망률이 증가하지 않도록 할 것을 권장하고 있다.

참고문헌 REFERENCE

1. 김진우 외. 병원 전 외상소생술 2판. 군자출판사.
2. 대한응급의학회 외. 한국형전문외상처치술. 군자출판사.
3. 대한외상학회. 외상의학 2판. 2023.
4. 보건복지부 외. 예방가능한 외상사망률 평가 및 외상센터 운영활성화. 2017.
5. 보건복지부. 전국 예방가능한 외상사망률 30.5% → 19.9%로 크게 개선-권역외상센터의 본격적 운영과 확대 영향으로 분석. 2019.
6. 소방청. 범부처 응급의료헬기 공동운영에 관한 매뉴얼. 2019.
7. 전국응급구조학과교수협의회. 전문외상응급처치학 5판. 대학서림.
8. ACS. Advanced Trauma Life Support 10th edition. 2018.

CHAPTER 15

복습하기

응급구조학 외상 이름: ______________

01 이 장에서 중요한 핵심 내용을 요약 정리하여 제출하시오.

02 5지선다형으로 3문제 작성하시오.

CHAPTER 16

외상점수체계

Chapter editor. 김성호
Author. 김성호, 박찬용

이 장의 학습을 마치면 다음을 시행할 수 있다.

1. 간편손상척도(Abbreviated Injury Scale, AIS)를 이해할 수 있다.
2. 손상중증도점수(Injury Severity Score, ISS)를 이해할 수 있다.
3. 수정외상점수(Revised Trauma Score, RTS)를 이해할 수 있다.
4. 외상손상중증도점수(Trauma and Injury Severity Score, TRISS)를 이해할 수 있다.

KEYWORDS

AIS

ISS

RTS

TRISS

1 간편손상척도(AIS)

AIS(Abbreviated Injury Scale)는 다발성 손상 환자에 대해 1971년 처음 만들어졌으며, 해부학적 점수체계의 시초라고 할 수 있다. 자동차 교통사고로 발생하는 손상의 유형과 심한 정도를 정의하고자 미국자동차의학진흥협회(Association for the Advancement of Automotive Medicine, AAAM)에서 만든 것으로 최근 2015년에 업데이트 이후 2,000여개의 손상 코드로 발전하였다. 이는 신체 부위를 머리, 얼굴, 목, 가슴, 배, 척추, 팔, 다리, 기타 외상의 9가지로 분류하게 되며(표 16-1), AIS 코드는 점 앞(pre-dot)에 6자리와 점 뒤(post-dot)의 한 자리로 이루어진다. 점수는 총 7자리로, 소수점 앞 6자리는 1) 신체 영역(body region), 2) 해부학적 구조(type of anatomical structure), 3-4) 특정 해부학적 구조(specific anatomical structure), 5-6) 손상 수준(level of injury)을 나타내고 점 뒤의 숫자는 7) 손상 점수(severity score)를 나타내게 된다. 점수체계는 1점에서부터 5점까지 점수화하여 손상의 심한 정도를 보여주는데, 생존이 불가능할 것으로 판단되는 경우 6점으로 표시한다(표 16-2).

표 16-1
AIS 신체 부위와 의미

AIS 신체 부위	의미
1	Head (머리)
2	Face (얼굴)
3	Neck (목)
4	Thorax (가슴)
5	Abdomen and pelvic contents (배 및 골반 내 장기)
6	Spine (척추)
7	Upper extremity (팔, 상지)
8	Lower extremity (다리, 하지)
9	External and other (기타)

표 16-2
AIS 점수와 의미

AIS 구성 요소 (post-dot)	의미
1	Minor (가벼운)
2	Moderate (보통의)
3	Serious (심한)
4	Severe (극심한)
5	Critical (위태로운)
6	Unsurvivable (생존하기 힘든)
9	Not further specified (부정확함)

AIS는 세부사항들이 지속적으로 업데이트되는 것이 가장 큰 장점이다. 하지만 AIS로 코딩 과정을 거치는 경우 많은 시간이 걸린다는 단점이 있으며, 코딩 작업을 정확하게 하기 위해서는 특별한 교육과 훈련 과정이 필요하다. 또한 미국자동차의학진흥협회에 의해 등록상표가 걸려 있어 사용 시 비용을 지불해야 하는 단점이 있다.

2 손상중증도점수(ISS)

ISS(Injury Severity Score)는 AIS를 개선하기 위해 개발되어 처음으로 다발성 손상 환자에 대해 종합적인 점수를 제시한 해부학적 점수체계이다. 이는 기존 9개 신체 부위로 손상을 구분한 AIS를 6개의 신체 부위로 재분류한 것이다(표 16-3).

표 16-3
신체 부위 분류

	의미
1	Head or Neck – including cervical spine
2	Face – including the facial skeleton, nose, mouth, eyes & ears
3	Chest – thoracic spine & diaphragm
4	Abdomen and pelvic contents – abdominal organs & lumbar spine
5	Extremities or pelvic girdle – pelvic skeleton
6	External

ISS를 계산하기 위해서는 신체 부위별 AIS 점수를 계산하고 가장 점수가 높은 3개의 신체 부위의 AIS 하나씩을 골라 이들 각각의 제곱한 값을 더하면 된다.

즉 ISS는 다음의 식에 의해 구해지게 된다.

$$ISS = (AIS\ a)^2 + (AIS\ b)^2 + (AIS\ c)^2$$

한 환자의 예를 들면 다음과 같다(표 16-4).

ISS는 1점에서부터 75점까지 매겨질 수 있으며, 점수가 높을수록 대략적으로 사망률이 높다는 것을 의미한다. 점수의 해석은 16점 이상인 경우 중증외상환자라고 하며, AIS가 6점인 경우 ISS는 자동적으로 75점으로 계산된다.

ISS는 현재 사망률과 연관성이 높아 아직까지 전 세계적으로 가장 널리 사용되는 해부학적 점수체계이다. 그러나 생리학적인 지표를 고려하지 않은 점수체계이며, 6개로

표 16-4
ISS 예시

Body region	Injury description	AIS coding	AIS	Square of top 3
Head and Neck	Left temporal bone fracture Subdural hemorrhage Intraventricular hemorrhage	150402.2 140651.3 140678.2	2 3 2	9
Face	Left zygomatic arch fracture	251806.1	1	
Chest	Multiple rib fractures (> 3) T12 body fracture (minor)	450203.3 650632.2	3 2	9
Abdomen	L1 transverse process fracture	650620.2	2	
Extremity	Left scapula fracture Left humerus shaft fracture Pelvic fracture, complete disruption of posterior arch (blood loss > 20%)	750951.2 751221.2 856164.5	2 2 5	25
External	Left axilla laceration wound (> 20cm)	410604.2	2	
			ISS	43

※ 실제로 사용되고 있는 키워드

나누어진 신체 구역 중 한 구역에 2개 이상의 손상이 중복되더라도 점수는 하나의 손상만 포함된다는 점, 정확한 검사 소견 또는 수술 결과를 알아야 산출할 수 있다는 점, 응급환자의 초기 중증도 판정에는 사용하기 어려운 등의 단점이 있다.

Triage-RTS는 세 가지 지표의 코드값을 단순히 합한 것이며, 0점에서 12점까지이다. 점수가 높을수록 생존 확률이 높다는 것을 의미하며, 한 요소라도 3점 이하인 경우나 합계점수가 10점 이하인 경우 적절한 치료가 가능한 의료기관으로 이송해야 한다(표 16-5).

3 수정외상점수(RTS)

RTS(Revised Trauma Score)는 손상에 대한 생리학적 점수체계로 평가자 간 신뢰도가 높고 사망 예측에 대한 정확도가 입증되었다. 측정하는 항목은 GCS(Glasgow Coma Scale), 수축기혈압, 호흡수로 총 세 가지 항목이며, 지표 당 코드값(code value)은 0~4점까지로 구성되고, RTS는 다음의 식에 의해 구해진다.

RTS = 0.9368(GCS code) + 0.7326(SBP code) + 0.2908(RR code)

RTS는 머리 손상에 높은 계수로 가중치를 두며, 합계는 0점(사망)에서 7.84점 사이이다.

4 외상손상중증도점수(TRISS)

TRISS(Trauma and Injury Severity Score)는 해부학적 손상지표(ISS), 생리학적 손상지표(RTS), 환자 나이를 공식에 대입하여 중증도를 예측하는 도구이다. 적용되는 계수는 둔상과 관통상에서 다르다.

TRISS를 구하는 공식은 다음과 같다.

$$Ps = 1 / (1 + e^{-b})$$

여기서 b는 b = b0 + b1(RTS) + b2(ISS) + b3(Age Index)로 계산되며, 계수 b0–b3는 주요외상결과연구(Major Trauma Outcome Study, MTOS) 데이터베이스의 다중회귀분석에서 구해진다(표 16-6).

표 16-5
Triage-RTS(Range: 0~12)

Coded Value	GCS	SBP (mmHg)	RR (breaths/min)
0	3	0	0
1	4~5	1~49	1~5
2	6~8	50~75	6~9
3	9~12	76~89	10~29
4	13~15	> 89	> 29

표 16-6
TRISS 계수

	Blunt	Penetrating
b0	0.4499	2.5355
b1	0.8085	0.9934
b2	0.0835	0.0651
b3	1.7430	1.1360

TRISS는 TRISS 계산기(TRISS calculator)에서 AIS, SBP, RR, GCS, Age를 입력하면 자동으로 계산되므로 계산에 대해 크게 염려할 필요는 없다(그림 16-1). 하지만 TRISS는 환자의 기존 만성질환을 고려하지 못하는 한계점이 있으며, ISS와 RTS 값이 틀리게 되면 결국 결과 값에 오류가 발생할 수 있는 단점이 있다.

Patient age in years: 25

Revised Trauma Score(RTS)

Glasgow Coma Scale: 8

Systolic blood pressure(BP): 68

Respiratory rate: 24

Injury Severity Score(ISS)

Head and neck injury: Critical (5p)

Face injury: Critical (5p)

Thorax injury: None (0p)

Abdomen injury: None (0p)

Extremities injury: Critical (5p)

External injury: None (0p)

- TRISS Score:
  - Probability of Survival – Blunt = 4.43%
  - Probability of Survival – Penetrating = 4.99%
- The Revised Trauma Score(RTS) in this case is 4.5020.

  Interpretation: Values below the established threshold of 4 require immediate care in the trauma centre. The higher RTS, the higher the chances of susrvival are.
- Injury Severity Score = 75

예시: 25세 남성으로 1시간 전 3m높이의 사다리에서 계단으로 추락한 환자

GCS: 8점(E1V2M5), Initial V/S 68/35-99-24-36.4-99%
영상검사 소견: 이마뼈 골절, 광대뼈 골절, 입방뼈 개방골절

점수 계산은 Head and neck injury 5점, Face injury 5점, Extremities injury 5점으로 ISS 및 TRISS의 의미는 위와 같다.

TRISS 계산은 아래의 주소에서 확인할 수 있다.
https://www.mdapp.co/trauma-injury-severity-score-triss-calculator-277

그림 16-1
TRISS 계산

참고문헌 REFERENCE

1. 박찬용 외. 그림으로 보는 외상학. 군자출판사. 2015.
2. Choi YH, et al. Comparison between Korean Triage and Acuity Scale and Injury Severity Scoring System in Emergency Trauma Patients. *Journal of East-West Nursing Research* 2022;28(1):10–20.
3. Jung KW, et al. Injury Severity Scoring System for Trauma Patients and Trauma Outcomes Research in Korea. *J Acute Care Surg* 2016;6(1).
4. Kim SM. Factors affecting the length of hospital stay and medical expenses in trauma patients. The Graduate school of Public Health Seoul National University. 2019.
5. Uhm TH, et al. Exploratory Study on Trauma Scoring Systems for SAVE Triage. *Fire Science and Engineering*. 2020;34(5):98–103.

CHAPTER 16

복습하기

응급구조학 외상 이름: ____________

01 이 장에서 중요한 핵심 내용을 요약 정리하여 제출하시오.

02 5지선다형으로 3문제 작성하시오.

I N D E X

찾아보기

Q

R

S

ㅅ

ㅇ

ㅈ

ㅊ

ㅋ

ㅌ

ㅍ

ㅎ